正誤表

2019年8月刊行の小社『内科学書 改訂第9版』のなかに下記の誤りがありましたので，お詫びするとともに，以下のように訂正いたします．

Vol.1　293ページ　右段　17行目
（誤）　しかし，21世紀以降の医療において，患者の安全確保は最優先課題の一つとなった．
（正）　　　　21世紀以降の医療において，患者の安全確保は最優先課題の一つとなった．

Vol.2　165ページ　図（1）赤痢アメーバ大腸炎患者の粘血便
（誤）　　　　　　　　　　　　　　　　　　　　　（正）

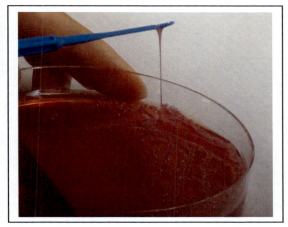
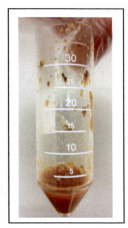

Vol.3　451ページ　図（30）下欄
（誤）　fomepizoleがこの酵素を抑制する治療薬であるが，日本では使用することができないので，エタノールを使用することになる．
（正）　ホメピゾールがこの酵素を抑制する治療薬であり，2015年より日本でも使用可能となった．

Vol.6　199ページ　図（63）b　矢印の位置
（誤）　　　　　　　　　　　　　　　　　　　　　（正）

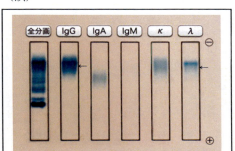
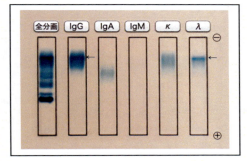

株式会社　中山書店

内科学書　改訂第 9 版　PDF ダウンロードお申込み方法

PDF ダウンロードのお申込みには，会員登録が必要です．

まず，下記 URL のお申込みフォームに Download Key 他の必要事項を入力してください．

　　　https://www.nakayamashoten.jp/nk9/

弊社からメールで，会員登録サイトの URL をお知らせします．

会員登録サイトより会員登録（アカウントの取得）をしてください．
会員登録（アカウントの取得）が完了後，追って弊社よりアカウント承認（会員登録の完了）のご連絡をいたします．
弊社でのアカウント承認の後，ログインが可能になります．
※アカウント承認には，お時間をいただく場合があります．あらかじめご了承ください．

なお，会員登録は内科学書 改訂第 9 版を購入いただいたご本人 1 名のみ，行えます．
中古・オークションや譲渡などで所有されたかたはご登録できません．
同一の「Download Key」で 2 名以上の会員登録はできません．
PDF は，ご本人のみ使用可能です．
PDF のコピーおよび複数名による使用は禁止いたします．

Download Key

KH9ycWJJ0B

●ご注意●

「Download key」は，本書を購入した個人にアクセス権を付与するために提供するものです．特定のアクセス制御を有する端末に関しての，認証情報（ID・パスワードなど）をその端末利用者や管理者以外の人間に漏らしたり流布したりする行為は，「不正アクセス禁止法」により禁止されています．これに違反した場合，同法により罰せられます．

改訂第**9**版

内科学書 Vol.**1**

●総編集
南学　正臣（東京大学医学部腎臓・内分泌内科学 教授）

■ 内科学総論
●編集
伴　信太郎（愛知医科大学 特命教授/医学教育センター長）

■ 臨床症状
●編集
山本　和利（松前町立松前病院 病院事業管理者）

●編集協力
塩沢　昌英（獨協医科大学 特任教授/兵庫医科大学 客員教授）

中山書店

《内科学書》
改訂第9版

● 総編集

南学　正臣　東京大学医学部腎臓・内分泌内科学　教授

● 部門編集　(五十音順)

伊藤　裕　慶應義塾大学医学部腎臓内分泌代謝内科　教授

大田　健　公益財団法人結核予防会　複十字病院　院長

小澤　敬也　自治医科大学名誉教授／客員教授

下村伊一郎　大阪大学大学院医学系研究科内分泌・代謝内科学　教授

田中　章景　横浜市立大学神経内科学・脳卒中医学　教授

千葉　勉　関西電力病院　院長

伴　信太郎　愛知医科大学特命教授／医学教育センター長

平井　豊博　京都大学大学院医学研究科呼吸器内科学　教授

深川　雅史　東海大学医学部内科学系腎内分泌代謝内科　教授

福田　恵一　慶應義塾大学医学部循環器内科　教授

藤田　次郎　琉球大学大学院医学研究科感染症・呼吸器・消化器内科学（第一内科）教授

三森　経世　医療法人医仁会武田総合病院　院長

持田　智　埼玉医科大学消化器内科・肝臓内科　教授

山本　和利　松前町立松前病院　病院事業管理者

● 基準値一覧　編集

山田　俊幸　自治医科大学臨床検査医学　教授

● 編集協力

塩沢　昌英　獨協医科大学　特任教授／兵庫医科大学　客員教授

《内科学書》改訂第9版

序

　優れた医師となるためには，疾患の機序を理解し，そのうえで臨床的なエビデンスを踏まえ，診断と治療を進めることが重要です．表面的に羅列された所見や検査結果を記憶したのみの医師は，典型例には対応できても，非典型的な経過を示す患者の前では無力です．なぜ，その所見や検査結果がみられるのか，また治療がどのように効くのか，そのメカニズムまで理解した医師になってはじめて，限りない多様性を示す現実の患者に，適切に対応することができます．

　本書は，1971年の初版刊行以来，現象面の背後にある基本原理をきちんと考察することを重視し，基礎医学を踏まえた疾患の理解に重点を置きながら，臨床的基礎がしっかりと身につくよう編集されています．

　医学の進歩は日進月歩であり，医療の世界には革新的新技術が次々に導入されています．多くの臨床試験が行われ，免疫チェックポイント阻害薬をはじめ新しい薬理機序による治療薬も登場してきました．これに伴い，各学会からの診療ガイドラインも，一定期間の成果をまとめて改訂が繰り返されています．前版である第8版が刊行された2013年以降も，多くの革新的進歩があり，経験豊富な医師であっても常に知識をアップデートすることが必要です．

　今回の改訂では，前版刊行以後の新知見を盛り込むことはもちろん，項目についても見直しを行い，急激に変化している社会情勢にも合わせて内容の最適化を図っています．

　各分野の編集，編集協力，執筆の先生がたは，現在の日本のトップランナーばかりですが，その大半が本書のかなり前の版を学生時代に愛用していた世代です．私自身を含め，本書で勉強した世代の医師が，時を経て編集作業の中心的立場を担い，総力を結集して作成したものが本書の改訂第9版です．

　本書は，長年，日本の内科学の教科書の金字塔であり続けています．これまで，学生たちにとっては日常の学習や国家試験の準備のための定本として，また若手医師から経験豊かな医師に至るまで，診療現場の机上にあって知識の再確認や更なる自己研鑽に役立つ成書として愛読されてきました．この改訂第9版も伝統を受け継ぎ，格調が高く，しかも読みやすいものに仕上がっています．今また新しい息吹を放つ本書が，読者に愛用され，役立つことを心より願っております．

　　2019年6月

編集代表　南学　正臣

内科学書 Vol.1

執筆者一覧

（執筆順）

内科学総論

髙久　史麿	地域医療振興協会　会長
井村　裕夫	日本学士院幹事，京都大学名誉教授
小泉　俊三	七条診療所　所長，佐賀大学名誉教授
掛江　直子	国立成育医療研究センター生命倫理研究室　室長
福嶋　義光	信州大学名誉教授，特任教授（医学部）
中川　正法	京都府立医科大学附属北部医療センター　病院長
葛谷　雅文	名古屋大学大学院医学系研究科地域在宅医療学・老年科学　教授
栗原慎太郎	長崎大学病院安全管理部　講師
河野　　茂	長崎大学　学長
珠玖　　洋	三重大学大学院医学系研究科　病態解明医学講座遺伝子・免疫細胞治療学　教授
池田　裕明	長崎大学医歯薬学総合研究科腫瘍医学分野　教授
谷口　正実	国立病院機構相模原病院臨床研究センター長
長谷川眞紀	湘南東部クリニックアレルギー内科
中野真規子	慶應義塾大学医学部衛生学公衆衛生学教室　専任講師
大前　和幸	慶應義塾大学名誉教授
植村　和正	愛知淑徳大学健康医療科学部健康栄養学科　教授
齋藤　和雄	北海道大学名誉教授，北海道健診センタークリニック　理事長
松井　英介	岐阜環境医学研究所・座禅洞診療所　所長
那須　民江	名古屋大学名誉教授，中部大学生命健康科学部スポーツ保健医療学科特任教授
上島　通浩	名古屋市立大学大学院医学研究科環境労働衛生学分野　教授
上條　吉人	埼玉医科大学救急科　教授
藤本　秀士	九州大学名誉教授
遠藤　容子	日本中毒情報センター大阪中毒110番　施設長
浅利　　靖	北里大学病院救命救急・災害医療センター　センター長，教授
金子　　宏	星ヶ丘マタニティ病院　副院長，内科部長
徳田　安春	群星沖縄臨床研修センター　センター長
堀田　勝幸	岡山大学病院新医療研究開発センター臨床研究部　教授
妹尾　　賢	岡山大学大学院医歯薬学総合研究科血液・腫瘍・呼吸器内科学　大学院生
山口　耕介	鳥取大学医学部附属病院第三内科診療科群　助教
井岸　　正	鳥取大学医学部附属病院卒後臨床研修センター　教授
清水　英治	鳥取大学名誉教授
髙橋萌々子	虎の門病院臨床腫瘍科　レジデント
尾崎由記範	虎の門病院臨床腫瘍科　医員
高野　利実	虎の門病院臨床腫瘍科　部長
福岡　敏雄	倉敷中央病院救命救急センター・総合診療科　主任部長
上島　弘嗣	滋賀医科大学アジア疫学研究センター　特任教授，滋賀医科大学名誉教授
吉村　健清	産業医科大学名誉教授
山口　直人	社会福祉法人恩賜財団済生会　済生会保健・医療・福祉総合研究所研究部門　研究部門長
藤野　善久	産業医科大学産業生態科学研究所環境評価部門環境疫学研究室　教授
山本　和利	松前町立松前病院　病院事業管理者
向原　　圭	久留米大学医療センター総合診療科　准教授
伴　信太郎	愛知医科大学特命教授／医学教育センター長
宮崎　　景	高茶屋診療所　所長
下　　正宗	医療法人財団　東京勤労者医療会　理事長
内山　眞幸	東京慈恵会医科大学放射線医学講座　教授
太田　智行	国際医療福祉大学病院放射線科　病院准教授
福田　国彦	学校法人慈恵大学名誉教授
三浦　義正	自治医科大学内科学講座消化器内科学部門　講師
山本　博徳	自治医科大学内科学講座消化器内科学部門　教授
古川　雄祐	自治医科大学分子病態治療研究センター幹細胞制御研究部　教授
安藤　雄一	名古屋大学医学部附属病院化学療法部　教授
木村　　哲	東京医療保健大学　学長
吉田　全宏	大阪市立総合医療センター血液内科　医長
木村　　宏	名古屋大学大学院医学系研究科ウイルス学　教授
堀越　　昇	順天堂大学医学部総合診療科，中島医院
加藤　俊介	順天堂大学大学院医学研究科臨床腫瘍学　教授

山村　昌弘	岡山済生会総合病院リウマチ・膠原病センター センター長
成瀬　正浩	玉名第一クリニック　院長
冨田　公夫	東名厚木病院腎代謝内科
佐藤　智彦	星槎大学大学院教育学研究科　教授，東京大学医学部附属病院輸血部　客員研究員
岡崎　　仁	東京大学医学部附属病院輸血部　教授
前田　圭介	愛知医科大学大学院緩和・支持医療学　准教授
武山　直志	愛知医科大学救命救急科　教授
金井　英俊	小倉記念病院腎臓内科　部長
市川真由美	山形大学医学部放射線腫瘍学分野　助教
根本　建二	山形大学医学部放射線腫瘍学分野　教授
小澤　敬也	自治医科大学名誉教授／客員教授
中神　啓徳	大阪大学大学院医学系研究科健康発達医学寄附講座　教授
森下　竜一	大阪大学大学院医学系研究科臨床遺伝子治療学講座　教授
樫本　直樹	産業医科大学医学部医学概論教室　学内講師
藤野　昭宏	産業医科大学医学部医学概論教室　教授
田邉　一成	東京女子医科大学　病院長／泌尿器科　教授・講座主任，診療部長
上本　伸二	京都大学大学院医学研究科外科学講座肝胆膵・移植外科学分野　教授
松本　慎一	国立国際医療研究センター糖尿病研究センター膵島移植プロジェクト　研究アドバイザー
磯部　光章	日本心臓血圧研究振興会附属榊原記念病院　院長
星野　　健	慶應義塾大学医学部小児外科　特任准教授
長藤　宏司	久留米大学医学部内科学講座血液・腫瘍内科部門　教授
原田　実根	唐津東松浦医師会医療センター　院長
妙中　義之	国立循環器病研究センター名誉所員
嶋津　岳士	大阪大学大学院医学系研究科生体統御医学講座救急医学　教授
益子　邦洋	医療法人社団永生会南多摩病院　院長
織田　成人	千葉大学大学院医学研究院救急集中治療医学　教授
若林　秀隆	横浜市立大学附属市民総合医療センターリハビリテーション科　准教授
下川　宏明	東北大学大学院医学系研究科循環器内科学分野　教授
木澤　義之	神戸大学医学部緩和支持治療科　特命教授
長尾　能雅	名古屋大学大学院医学系研究科医療の質・患者安全学　教授
前沢　政次	北海道大学名誉教授，京極町国民健康保険診療所　所長
孫　　大輔	東京大学大学院医学系研究科医学教育国際研究センター医学教育学部門　講師
佐藤　寿一	名古屋大学大学院医学系研究科総合診療医学　講師

遠藤　久夫	国立社会保障・人口問題研究所　所長
安村　誠司	福島県立医科大学医学部公衆衛生学講座　教授
遠藤　英俊	国立長寿医療研究センター病院老年内科　部長
武田　雅俊	大阪河崎リハビリテーション大学　認知予備力研究センター長
佐藤　智晶	青山学院大学法学部法学科　准教授
伊藤　澄信	国立病院機構本部　総合研究センター長

臨床症状

内藤　俊夫	順天堂大学大学院医学研究科総合診療科学講座　教授
伴　信太郎	愛知医科大学特命教授／医学教育センター長
三高千惠子	順天堂大学大学院医学研究科麻酔科学・ペインクリニック講座　特任教授
齊藤　正樹	札幌医科大学神経内科学講座，アドミッションセンター　講師
保坂　　隆	保坂サイコオンコロジー・クリニック院長，聖路加国際病院　診療教育アドバイザー
葛原　茂樹	鈴鹿医療科学大学看護学部看護学科　教授
堀　　進悟	イスム富士見総合病院　顧問
和田　典男	市立札幌病院糖尿病・内分泌内科　部長
小原まみ子	亀田総合病院腎臓高血圧内科　部長
西山　　充	高知大学医学部内分泌代謝・腎臓内科　准教授
衛藤　　光	聖路加国際病院皮膚科　診療教育アドバイザー
溝岡　雅文	広島大学病院総合内科・総合診療科　准教授
小林　知貴	広島大学病院総合内科・総合診療科　助教
田妻　　進	広島大学病院総合内科・総合診療科　教授
尾崎由基男	笛吹中央病院　院長
酒見　英太	洛和会音羽病院　副院長 洛和会京都医学教育センター　所長
赤水　尚史	和歌山県立医科大学医学部糖尿病・内分泌代謝内科（内科学第一講座）　教授
榛村真智子	自治医科大学附属さいたま医療センター眼科　講師
梯　　彰弘	自治医科大学附属さいたま医療センター眼科　教授
木下　　望	自治医科大学附属さいたま医療センター眼科　講師
髙野　博子	自治医科大学附属さいたま医療センター眼科　准教授
豊田　文彦	自治医科大学附属さいたま医療センター眼科　助教
田中　克明	自治医科大学附属さいたま医療センター眼科　助教
青柳　　優	山形大学名誉教授
三輪　高喜	金沢医科大学医学部耳鼻咽喉科学　主任教授
柳　　　清	聖路加国際病院耳鼻咽喉科　部長
内藤　健晴	藤田医科大学医学部耳鼻咽喉科学教室　教授
山崎　　裕	北海道大学大学院歯学研究院口腔健康科学分野

		高齢者歯科学教室 教授
久	育男	京都学園大学 副学長
青島	正大	亀田総合病院呼吸器内科 主任部長
千田	彰一	香川大学名誉教授
山田	玄	手稲渓仁会病院呼吸器内科 主任部長
横尾	慶紀	手稲渓仁会病院呼吸器内科 副部長
島田	和幸	新小山市民病院 理事長, 病院長
小川	崇之	東京慈恵会医科大学内科学講座循環器内科 准教授
吉村	道博	東京慈恵会医科大学内科学講座循環器内科 教授
原澤	茂	済生会川口医療福祉センター 総長
瓜田	純久	東邦大学医療センター大森病院 院長
加藤	元嗣	国立病院機構 函館病院 院長
仲瀬	裕志	札幌医科大学医学部消化器内科学講座 教授
杉山	敏郎	北海道大学病院先進消化器がん分子標的治療・予防学研究部門 特任教授
三木	一正	一般財団法人日本健康増進財団 代表理事
木下	芳一	製鉄記念広畑病院 病院長

杉本	元信	世田谷記念病院 院長
滝川	一	帝京大学医療技術学部長, 医学部名誉教授
中尾	眞二	金沢大学医薬保健研究域医学系血液内科 教授
小船	雅義	札幌医科大学医学部血液内科学 准教授
井山	諭	札幌医科大学医学部血液内科学 助教
菊地	尚平	札幌医科大学医学部血液内科学 助教
池田	博	札幌医科大学医学部血液内科学 助教
堀越	哲	順天堂大学医学部内科学教室腎臓内科学講座 先任准教授
清水	徹男	秋田大学名誉教授
柴田	興一	東京女子医科大学東医療センター内科（神経内科）准教授
矢吹	省司	福島県立医科大学医学部整形外科学講座 教授
髙橋	裕	神戸大学大学院医学研究科内科学講座糖尿病・内分泌内科学部門 准教授
倉澤剛太郎		浅間南麓こもろ医療センター産婦人科 部長

目次

内科学書　Vol.1

内科学総論

1　内科学概論

医学における内科学 ―――――――高久史麿　2
内科学の歴史 ――――――――――井村裕夫　4
患者と医師との関係 ―――――――小泉俊三　7
医の倫理 ―――――――――――――掛江直子　9

2　病因，病態

遺伝と疾病 ――――――――――――――――――13
　すべての領域の医療実践に必須の遺伝医
　　学・ゲノム医療の基礎知識 ―――福嶋義光　13
　遺伝性疾患の分類 ――――――――――――――13
　診療の基本となる家族歴の聴取 ――――――――15
　遺伝学的検査の実施とその留意点 ―――――――15
　個人遺伝情報の取り扱い ―――――――――――17
　遺伝カウンセリング ―――――――――――――17
　遺伝学的検査・遺伝カウンセリングが必要
　　な患者・家族への対応 ――――――――――――17
　有用な遺伝情報が得られるウエブサイト ――――18
　内科疾患と遺伝 ――――――――中川正法　18
加齢・老化と疾病 ――――――――葛谷雅文　21
　加齢・老化の概念と身体機能の老化につい
　　て ――――――――――――――――――――21
　老年期（高齢者）の疾病の特徴 ――――――――22
　老年期の急性期疾患 ―――――――――――――24
　老年期疾患の対応 ――――――――――――――24
　エンドオブライフケア ―――――――――――――25
　付 フレイル ――――――――――――――――――25
感染，免疫，アレルギー ――――――――――――27
　感染症 ――――――――栗原慎太郎，河野　茂　27
　免疫異常 ―――――――珠玖　洋，池田裕明　31
　　自己免疫 ―――――――――――――――――33
　　免疫不全 ―――――――――――――――――37
　アレルギー性疾患 ――谷口正実，長谷川眞紀　39

環境・栄養 ――――――――――――――――――43
　環境要因による疾病 ―――中野真規子，大前和幸　43
　嗜好品と疾病 ―――――――――植村和正　48
　栄養と疾病 ―――――――――――――――――54
　生活習慣病―概念の変遷 ――――――――――――56
　職業性疾患 ―――――――――――齋藤和雄　57
　内部被曝 ――――――――――――松井英介　62
中毒 ――――――――――――――――――――――69
　中毒の病態 ―――――――那須民江，上島通浩　69
　工業毒中毒 ―――――――上島通浩，那須民江　70
　農薬中毒 ――――――――――――上條吉人　74
　付 サリン中毒 ―――――――――――――――――77
　食中毒 ―――――――――――――藤本秀士　77
　咬刺症 ―――――――――――――遠藤容子　80
　薬物中毒 ――――――――――――浅利　靖　81
心身症 ――――――――――――――金子　宏　86
　心身症での評価項目 ―――――――――――――87
　病因・病態の基礎 ――――――――――――――89
　病因・病態に沿った心身症診断 ――――――――90
医原性疾患 ―――――――――――徳田安春　92
腫瘍学 ――――――――――――――――――――94
　分類と悪性度 ―――――――堀田勝幸，妹尾　賢　94
　癌の疫学 ――――――――――――――――――96
　癌死亡 ―――――――――――――――――――97
　発癌物質 ―――――山口耕介，井岸　正，清水英治　99
　癌遺伝子 ―――――――――――――――――――105
　腫瘍マーカー
　　―――――――髙橋萌々子，尾崎由記範，髙野利実　111
臓器不全 ――――――――――――福岡敏雄　113
　多臓器機能障害 ――――――――――――――113

3　疫学

疫学の概念と方法 ―――――――上島弘嗣　116
　死亡率と罹患率（発症率）――――――――――118

目次　ix

疾病の推移と関連する要因—————— 120

臨床疫学————吉村健清，山口直人，藤野善久 121
臨床疫学の必要性———————————— 121
臨床疫学の基本的手法———————————— 121
evidence-based medicine（EBM）———— 122
ランダム化比較試験（RCT）の一事例
（WOS 研究）———————————— 124

4 診断学

臨床における判断————————山本和利 126
診断の手順———————————————— 126
簡便検査———————————————— 128
検査後確率———————————————— 128
付 オッズと尤度比———————————— 128

医療面接，病歴———————向原 圭，伴 信太郎 129
医療面接の基本———————————————— 129
面接技法———————————————— 130
病歴の基本的内容———————————————— 133
問題指向型診療録———————————————— 133

身体診察法————————————宮崎 景 133
全身状態とバイタルサイン———————— 134
身体各部の診察———————————————— 135
頭頸部———————————————— 135
胸部———————————————— 137
腋窩リンパ節———————————————— 138
腹部———————————————— 138
直腸———————————————— 140
神経———————————————— 140
上肢———————————————— 142
下肢———————————————— 143

臨床検査————————————下 正宗 143
検査の分類———————————————— 143
検体検査の注意点———————————————— 144
検査選択で考慮すべきこと———————— 145
基準値と基準範囲———————————————— 145
臨床判断値———————————————— 146
臨床検査とインフォームド・コンセント—— 147
単位表記について———————————————— 148

画像診断————内山眞幸，太田智行，福田国彦 149
X 線検査———————————————— 149
CT———————————————— 150
MRI———————————————— 154
超音波検査———————————————— 158
各種画像検査で使われる造影剤———————— 159
核医学検査———————————————— 162

内視鏡検査————————三浦義正，山本博徳 165
消化管内視鏡検査———————————————— 166
小腸内視鏡の進歩———————————————— 168
腹腔鏡検査———————————————— 170

遺伝子診断———————————古川雄祐 170
染色体検査———————————————— 171
DNA 診断———————————————— 171
疾患関連遺伝子———————————————— 174
遺伝子多型———————————————— 175
遺伝子診断と倫理———————————————— 175
遺伝カウンセリング———————————————— 176

5 治療学

治療の目的————————————安藤雄一 177
エビデンスを重視する医療———————— 177
チーム医療の重要性———————————— 178
非薬物療法———————————————— 178
食事摂取の基準———————————————— 178
運動療法と有酸素運動———————————————— 179

薬物療法総論———————————————— 180
薬物の成り立ち———————————————— 180
体内薬物動態と薬物相互作用———————— 180
特別な背景を有する患者の薬物療法———— 182
ゲノム薬理学———————————————— 183
薬物治療モニタリング（TDM）———————— 184

各種の薬物療法———————————————— 185
抗菌薬————————————木村 哲 185
抗ウイルス薬————————吉田全宏，木村 宏 187
抗癌薬————————堀越 昇，加藤俊介 190
ステロイド薬————————————山村昌弘 198
免疫抑制薬———————————————— 201
鎮痛消炎薬（非ステロイド性抗炎症薬）——— 206

輸液療法————————成瀬正浩，冨田公夫 209
体液生理の基礎———————————————— 209
輸液製剤の種類———————————————— 210
水・電解質バランスと維持輸液———————— 211
輸液療法の実際———————————————— 212

輸血療法————————佐藤智彦，岡崎 仁 213
輸血療法のあり方———————————————— 213
血液製剤の特性と適正使用（使用指針に基
づく）———————————————— 214
輸血のための検査（実施指針に基づく）——— 217
輸血副作用・合併症（実施指針に基づく）— 217

経静脈栄養————————————前田圭介 220
適応———————————————— 220

穿刺・投与ルート	220	
投与内容	221	

経腸栄養 — 221
適応と禁忌	222
経口栄養補助（ONS）	222
経管栄養ルート	223
経管栄養の合併症	223
栄養剤	224

呼吸管理 ——————武山直志 224
気道確保	224
酸素療法	225
機械式人工呼吸	226

血液浄化療法 ——————金井英俊 229
血液透析法（HD）	230
血液濾過法（HF）	231
血漿交換（PP，PE）	231
血液吸着（HP）	232
腹膜灌流（PD）	232

放射線治療 ——————市川真由美，根本建二 232
放射線の種類と生物効果	232
放射線の修飾因子	233
分割照射	234
放射線治療の目的	235
放射線治療技術	235
治療計画	237
集学的治療	238
放射線障害と医療安全	238
付 放射線治療の基本概念	239

遺伝子治療 ——————小澤敬也 239
遺伝子治療の基本コンセプト	241
遺伝子治療のための遺伝子導入法	241
対象疾患	241
倫理的問題	242

再生医療 ——————中神啓徳，森下竜一 242
血管再生の治療	242
細胞を利用した血管再生	243
幹細胞からの再生医学	243
今後の課題	244

脳死・臓器移植 —————— 244
脳死臓器移植の現状 ——樫本直樹，藤野昭宏 247
腎移植 ——————田邉一成 248
肝移植 ——————上本伸二 252
膵・膵島移植 ——————松本慎一 254
心臓移植 ——————磯部光章 258
小腸移植 ——————星野 健 259

造血幹細胞移植（HSCT）——長藤宏司，原田実根 261

人工臓器 ——————妙中義之 264

救急治療 —————— 267
ショック，心停止 ——————嶋津岳士 267
意識障害	269
呼吸停止	271
出血性疾患 ——————益子邦洋 273
急性腹症	275
多臓器不全 ——————織田成人 278
腎不全	281

リハビリテーション ——————若林秀隆 282
リハビリテーションのモデル	284
リハビリテーションのチームアプローチ	284
内科疾患のリハビリテーション	285
付 リハビリテーション栄養とサルコペニア	286

性差医療 ——————下川宏明 286
性差医療の歴史	287
虚血性心疾患と性差	287
慢性心不全と性差	289

緩和ケア ——————木澤義之 291
一次緩和ケア（基本的な緩和ケア）	292
二次・三次緩和ケア（専門的な緩和ケア）	292

患者安全 ——————長尾能雅 293
医療の高度化とリスク制御の必要性	293
世界的課題としての患者安全	293
わが国における患者安全対策	293
クリニカルガバナンスの構築	296

6 地域医療

地域医療とプライマリケア ——————前沢政次 297

チーム医療・多職種連携 ——————孫 大輔 301
チームを構成する専門職	301
チーム医療・多職種連携を成功させる要素	303
効果的なチームワークに対する障害	303
医療チームのためのコミュニケーション技術	304
チーム医療・多職種連携の今後の課題	305

7 予防医学

予防の段階 ——————上島弘嗣 306
2つの予防戦略	306
健康日本21	307
予防のためのアプローチ法 ——————佐藤寿一 308

8 保健, 医療

日本の医療保険制度 ──────── 遠藤久夫 311
　医療保険制度の特徴 ──────── 311
　診療報酬制度 ──────── 312
　低医療費政策と高齢者医療費 ──────── 313
高齢者の保健・医療 ──────── 安村誠司 314
　人口の高齢化と医療効率の低下 ──── 314
　高齢者の QOL と生命倫理 ──────── 314
　わが国の高齢者対策の方向 ──────── 314
　在宅医療・地域包括ケアシステム ──── 315

介護保険 ──────── 遠藤英俊 315
　介護保険の背景とその目的 ──────── 315
　介護保険制度の特徴と実際 ──────── 316
　今後の課題 ──────── 320
精神的健康管理と保険法 ──────── 武田雅俊 321
医療と法律 ──────── 佐藤智晶 325
　医療における法規制の役割 ──────── 325
　最善の医療のための支援策 ──────── 326
　医療事故への対応 ──────── 327
　先端的医療等の問題 ──────── 328
臨床試験 ──────── 伊藤澄信 328

臨床症状

1 全身症候

発熱 ──────── 内藤俊夫 336
　不明熱 ──────── 339
　薬剤熱 ──────── 340
　詐熱 ──────── 340
　危険な高体温 ──────── 340
全身倦怠感 ──────── 伴 信太郎 341
　付 筋痛性脳脊髄炎/慢性疲労症候群 ──── 342
ショック ──────── 三高千惠子 342
意識障害 ──────── 齊藤正樹 344
不穏 ──────── 保坂 隆 346
けいれん ──────── 葛原茂樹 347
失神 ──────── 堀 進悟 349
口渇, 脱水 ──────── 和田典男 350
浮腫 ──────── 小原まみ子 352
肥満, るいそう ──────── 西山 充 353

2 皮膚, 外表

皮疹, 粘膜疹 ──────── 衛藤 光 357
爪・毛髪異常 ──────── 359
瘙痒 ──────── 360
手掌紅斑 ──── 溝岡雅文, 小林知貴, 田妻 進 362
くも状血管腫 ──────── 363
リンパ節腫脹 ──────── 尾崎由基男 364

3 頭頸部, 感覚器

顔貌の異常 ──────── 酒見英太 366
甲状腺腫 ──────── 赤水尚史 367
視力障害 ──── 榛村真智子, 梯 彰弘 369

視野障害 ──── 木下 望, 梯 彰弘 370
眼の充血 ──── 髙野博子, 梯 彰弘 371
眼痛 ──── 豊田文彦, 梯 彰弘 372
眼球突出 ──── 榛村真智子, 梯 彰弘 374
眼瞼下垂 ──── 髙野博子, 梯 彰弘 375
複視 ──── 日中克明, 梯 彰弘 377
難聴, 耳鳴 ──────── 青柳 優 378
めまい (眩暈) ──────── 381
嗅覚障害 ──────── 三輪高喜 382
鼻出血 ──────── 柳 清 383
鼻漏, 咽頭痛 ──────── 内藤健晴 385
味覚障害 ──────── 山崎 裕 386
口腔症状 ──────── 387
嗄声 ──────── 久 育男 391

4 呼吸器, 循環器

咳 (咳嗽) ──────── 青島正大 392
痰, 血痰, 喀血 ──────── 394
喘鳴, 呼吸副雑音 ──────── 395
異常呼吸 ──────── 396
息切れ, 呼吸困難, 呼吸促迫 ──────── 397
いびき ──────── 398
胸痛 ──────── 千田彰一 400
動悸 ──────── 401
チアノーゼ ──────── 402
　付 Raynaud 病 ──────── 402
ばち指 ──────── 403
胸水 ──────── 山田 玄, 横尾慶紀 404
血圧異常 ──────── 島田和幸 406
間欠 (性) 跛行 ──── 小川崇之, 吉村道博 406

5 消化器

舌苔	原澤　茂	409
口臭	瓜田純久	410
吃逆		411
吐血	加藤元嗣	412
下血，血便		413
嚥下困難		414
胸やけ		414
おくび（げっぷ）	仲瀬裕志	415
腹痛	杉山敏郎	416
食欲不振		419
悪心，嘔吐	三木一正	420
裏急後重（しぶり腹，テネスムス）	仲瀬裕志	421
腹部膨満		422
便秘	木下芳一	422
下痢，血便，粘血便，脂肪便		423
蠕動不穏		424
肝腫，脾腫	杉本元信	425
黄疸	滝川　一	427

6 血液・造血器

貧血	中尾眞二	429
多血症	小船雅義，井山　諭，菊地尚平	430
出血傾向	小船雅義，井山　諭，池田　博	432

7 腎，尿路

尿量異常	堀越　哲	434
乏尿，無尿		434
多尿		435
排尿障害		436
血尿，膿尿		437

8 神経・運動器

睡眠障害	清水徹男	440
頭痛，頭重感	柴田興一	441
腰痛，背部痛	矢吹省司	442
関節痛		444
四肢痛		445
運動麻痺	齊藤正樹	447
付　平山病（若年性一側性上肢筋萎縮症)		450

9 内分泌

成長・発達障害	髙橋　裕	451
性機能障害	倉澤剛太郎	452
男性性機能障害		452
女性性機能障害		452

索引　455

【本書の使い方】

■目次
タイトルに*がついている項目は，そのページには解説がなく，解説のある参照先を提示しています．

■ Learning More on the Web
本文中にある のマークは，本書に連動したウェブ情報提供サイト"Learning More on the Web"として
　　https://www.nakayamashoten.jp/nk9/lmw/
に，書籍の記述に関連した画像，動画などがアップロードされていることを示します．

アップロードされているのは図版もしくは写真です．
アップロードされているのは動画です．

内科学総論

編集●伴 信太郎

1 内科学概論	▶ 2
2 病因, 病態	▶ 13
3 疫学	▶116
4 診断学	▶126
5 治療学	▶177

1 内科学概論

医学における内科学

医学の礎としての内科学

医学の発展の歴史をひもといてみると明らかなように，医学は内科学（internal medicine）から始まっている．問診，視診，触診のみによって診断し，治療といっても祈禱や薬草の処方しかなかった医学の黎明期にあっては，医学すなわち内科学であった．その内科学から手術的な治療手技を行うための外科学が，また乳幼児から成人前までを対象とする小児科学が分かれ，さらに医学の進歩に伴って耳鼻咽喉科学，眼科学，皮膚科学，精神医学などのように対象とする臓器，組織，疾患の種類によって，あるいは放射線医学のように用いる器械によって医学が細分化されてきたことは，医学の発展の歴史が教える通りである．

最近"ホリスティックメディシン"，"プライマリケア"，"プレシジョンメディシン"といった言葉で表現される，患者を全身的に診断・治療すること，公衆衛生学的な観点をも加えた患者への対応さらに分子生物学的な変化を対象とした診断・治療が強調されるようになっているが，その際の中心となるのは内科学であり，内科的な予防，診断，治療である．医学，医療の対象となるのは，いかに医学が進歩してその内容が細分化されても，あくまでも患者個人であるから，内科学が医学，医療の中心であることは，いつの時代になっても変わることはない．

内科学の分化と統合

科学が進歩し，その内容が拡大するに伴って，拡大した内容を細分化して整理することが行われる．内科学も例外ではなく，循環器内科，消化器内科，呼吸器内科，血液内科，内分泌代謝学など罹患している臓器や細胞に基づいた内科学の細分化や，アレルギー・膠原病学のように，病態に基づいた分化が行われ，内科の各診療科も上記の内科学の細分化に伴って分化してきた．上述のような細分化は，内科学の研究，教育，診療のレベルを向上させるうえで不可欠であったことは間違いない．しかしこのような内科学の細分化に伴って，さまざまな問題が起きてきたことも事実である．全人的医療という言葉でも表されているように，最近の傾向として，患者とその病態だけではなく，患者の社会的・精神的背景をも考慮に入れた幅広い見地

から診療することの重要性が強調されるようになっているが，上記の細分化された各内科の専門医は，どうしても自分の専門とする分野の疾患に重点をおいた診療を行う傾向がある．現在の日本のような高齢化社会では，複数の内科的疾患を有する患者が多くなっているが，専門医が自分の専門以外の臓器の疾患を見逃してしまう傾向があるという問題点が指摘されている．また医学生に対する内科学の教育に際しては，当然のことながら全内科疾患に関する基本的な知識，診断技術の教育が重要であるが，その際内科全般にわたる基本的な知識・技術を十分に習得していて，それを学生に教えることができる教員として，はたして細分化された内科の専門医がふさわしいかという問題点も指摘されている．以上のような観点から，内科の統合がその分化と同様に重要であるということが論じられるようになり，その結果，内科学全体に関する幅広い知識と技術を習得した後に各専門分野に進むことの重要さが強調されるようになっている．そのような考え方は多くの医科大学・医学部の病院で総合内科が作られ，そこでは主に一般内科的な教育・診療が行われていること，また日本内科学会の専門医制度でも内科認定医の資格を取得した後に総合内科専門医あるいは内科の各専門分野の専門医の資格が取得できるようになっていることなどによっても示されている．

基礎医学の内科臨床への応用

医学の研究は大きく2つに分けられる．すなわち病態の解明と新しい診断・治療法の開発である．

前者の病態の解明に関連して基礎医学の分野が発展し，解剖学，生理学，生化学，病理学など独自の学問分野が展開されてきたことは周知の通りである．これらの基礎医学の進歩は臨床の場で臨床検査という形で応用され，心電図検査による心臓の異常の診断，血清の生化学的検査による肝機能異常の診断の例が示すように，臨床検査は日常の診療にとって不可欠な要素となっている．臨床診断学における一連の生理学的検査や生化学的検査の重要性は医学の進歩に伴って加速度的に増大し，臨床検査医学という新しい医学の分野の確立へと進展していった．

第二次世界大戦中に人類は人工的な核融合の実験に成功し，それが原子爆弾の開発や原子力発電などにつながったことはよく知られた事実であるが，核融合の際につくられるアイソトープは有力なマーカーとして画像診断に応用され，さらにアイソトープの有してい

る組織障害性を利用した治療法の開発も行われてきた．ちょうどX線が発見され，それがX線診断，X線による癌の治療へと発展していったのと同じような経緯でアイソトープが臨床の場で用いられ，その結果，放射線医学のなかに核医学というサブスペシャリティーが生まれるようになった．

基礎医学の研究はその発展に伴って，より基礎的な科学である生物学の知見を導入するようになり，それは細胞生物学的・分子生物学的手技の基礎医学研究への応用という形で現れた．それとともに研究の手技，さらにその内容までもが次第に基礎医学の各分野で共通となり，現在では細胞生物学や分子生物学が基礎医学の共通の言葉となっていることは衆目の認めるところである．

細胞生物学，分子生物学の導入は基礎医学の分野にとどまらず，臨床医学，特に内科学の各分野で広くみられるようになった．たとえば臨床的に得られる細胞の染色体の分析による病態の解明，診断への利用は，1960年の慢性骨髄性白血病（chronic myelogenous leukemia：CML）におけるフィラデルフィア（Ph）染色体の発見を契機としている．また，1960年代の半ば頃に行われた造血細胞の in vitro 培養によるコロニー形成法の開発は，各種血液疾患における造血幹細胞の異常の解明，さらに骨髄移植療法の有用性の理論的な裏づけへと進展した．

分子生物学の急速な進歩の源となったのは，DNAを細胞から取り出してそのヌクレオチド組成を調べたり，切断したり，つなぎ合わせたりし，さらにそのDNAを細胞内に戻すなどの遺伝子工学と呼ばれる技術の開発であった．そして，この遺伝子工学の技術も内科学の診断，治療に広く応用されてきている．DNAの特定の異常による先天性疾患の病態の解明，診断には患者の細胞のDNA解析が不可欠である．また最近では，CMLにおけるPh染色体に関連して出現してくる bcr-abl 融合遺伝子などの遺伝子の異常の検索が診断・治療経過の追跡に際しても臨床的に行われるようになっている．さらに細胞内でのウイルスの遺伝子の存在の証明がウイルス疾患の診断に利用されてきている．

遺伝子工学の医学への応用は治療の面にも及び，大腸菌や培養細胞中にヒトの細胞由来の各種の生理活性物質の遺伝子を導入することによって臨床的に有用な生理活性物質の大量生産を行い，その物質を治療に応用することが1970年代から1980年代にかけて行われるようになった．その結果生まれたのが，現在広く用いられているインターフェロンやエリスロポエチン，コロニー刺激因子（colony stimulating factor：CSF）などの造血因子である．1990年代になるとヒ

トの細胞の中に遺伝子を導入することによって血友病などの先天性疾患，Parkinson病などの神経疾患あるいは閉塞性血管障害などを治療しようとする遺伝子治療が始まり，一部の疾患ではその有用性が臨床的に証明されている．また，CMLの bcr-abl，肺癌の EML4-ALK などの融合遺伝子の有するチロシンキナーゼ活性を標的とする薬剤，あるいは各種モノクローナル抗体を用いる標的療法が新しい治療法として登場してきており，標的治療の手段ならびに対象疾患が急速に拡大しているのが現状である．さらに患者個人の全ゲノムの解析が短時間，かつ安価な費用で行われ，その結果が疾患の診断治療に広く応用される時代が，急速に近づいている．そのような技術の発達に伴う倫理的な問題にも当然留意すべきである．この他，再生医療の分野でも骨髄移植による白血病などの治療，骨髄中の間葉系幹細胞の移植による神経疾患の治療が行われており，近い将来iPS細胞による再生医療も開始されるであろうと期待される．また，免疫チェックポイント阻害薬による肺癌の治療，CAR-T cell によるBリンパ球性白血病の治療なども新しい治療として最近注目されている

以上のように生理学，生化学の臨床検査への応用，アイソトープの臨床検査，治療の分野への導入，X線，超音波，内視鏡，CT，MRI，PET など画像技術の進歩の臨床診断への応用，染色体分析，細胞培養の技術の診断への応用，遺伝子工学の臨床応用など，新しい概念や手技，治療の臨床への応用は常に内科学を中心にして行われてきた．もちろんレーザー光線の臨床的応用など外科の分野への応用が最初に行われた技術も少なくないが，総体的にみたならば医学の進歩は内科学の進歩を反映したものであるといってよいであろう．医学は内科学から始まり，内科学の進歩によって医学も進歩してきたといえる．

内科学を志す人々へ

医学に限らず，すべての学問はその進歩に伴って内容が増え，その内容が細分化されてくる．内科学もその例外ではないが，細分化が進めば進むほど，全体を統合した知識の重要さが増すことも事実である．幅広い基礎の建物があって初めてより高い尖塔をその上につくることが可能なのであって，高い尖塔だけではその高さもおのずから制限されてしまう．ましてや，患者を全人的にみることが必要な臨床医学の現場でまず必要なのは，幅広い臨床的な能力であり，その根幹をなすのは内科学の知識であり技術である．

科学の進歩は絶え間なく続くであろう．このことは人類が発達した大脳をもって生まれてきた以上，誰も阻止できない事実である．その科学の進歩を反映して

科学をそのなかに取り入れた近代医学が今後ともますます発展し，その発展の中心に内科学が位置することは今後とも変わりがない．したがって，内科学を志す者は内科学の進歩に歩調を合わせるべく常に勉学に励む必要がある．特に日常診療に従事している臨床家にとって，生涯にわたる学習は医療人としての義務である．

医学の研究には患者を治すという大義名分があり，研究者たちはそのことを目標にして研究しているといってよいであろう．しかし，医学の進歩が新たな生命倫理の問題を引き起こすことも事実である．生殖医療の進歩に伴って起こってきた諸問題，臓器移植の問題などもその例であり，遺伝子診断に関してもすでに倫理的，社会的な問題が提起されている．医学の進歩に伴い，科学的な判断だけにゆだねられない多くの問題が医療の現場で起こっていることは周知のとおりである．したがって，内科学を志す者は，このような倫理的，社会的な問題に対する関心を常にもち，これらの問題に対する勉学も怠らないようにすることが必要である．

（髙久史麿）

● 文献

1) Goldman L, Schafer AI : Approach to medicine, the patient, and medical profession : Medicine as a learned and human profession. In : Goldman L, et al (eds) . Goldman's Cecil Medicine, 24th edition. Philadelphia : WB Saunders ; 2011. p.2.
2) Emanuel EZ : Bioethics in the practice of medicine. ibid, p.4.

内科学の歴史

内科学の歴史は医学そのものの歴史であるといってよいであろう．先史時代，病気は超自然的なものと考えられており，それに対応するには呪術しかなかった．しかし，人はやがて薬草などの効果を経験で知るようになり，古代エジプト，インド，中国などで独自の医学が誕生した．一方，病気を自然の現象ととらえ，これを詳しく観察する近代医学の基盤は，Hippocrates（BC 460-377 頃）を中心とする古代ギリシャの医家によってつくられた．中世，医学は一時衰微するが，ルネッサンス以降解剖学が発展し，病気の基礎を臓器に求める器官病理学（Morgagni〈1682-1771〉），組織に存在するという組織病理学（Bichat〈1771-1802〉）が登場した．19 世紀に入ると顕微鏡の発達によって細胞の観察が可能となり，Virchow（1821-1902）によって細胞を基盤とする細胞病理学が提唱されたし，Koch（1843-1910）らによって感染症の病原体が発見された．観察と経験によって発展してきた医学は 19 世紀後半になって科学の基盤をもつようになったのである．そして，20 世紀に入ると科学としての医学は多方面に発展し，現在の隆盛へとつながっている．

1990 年に始まった国際ヒトゲノムプロジェクトは 2003 年に終了し，ポストゲノム時代といわれる新しい時代が到来した．ゲノム解析技術の進歩はめざましく，次世代シークエンサーの登場と生命情報科学（bioinformatics）の進歩によって，短時間にかつ低廉な価額で個人のゲノムを解読することが可能となった．そして個人のゲノム情報に基づいて個別化医療を実現しようとするプレシジョン・メディシン（precision medicine）の時代が，幕を開けようとしている．

ゲノム科学の進歩は，細胞生物学を始め，医学のさまざまな分野の進歩を促した．その一つが幹細胞研究，特に人工多能性幹細胞（induced pluripotent stem cell : iPS cell）の研究とその医療への応用であろう．再生医療と呼ばれる新しい分野が，徐々に臨床に導入されようとしている．また，CRISPR-Cas9 などのゲノム編集技術（genome editing）が発展し，その臨床への応用が始まろうとしている．

医学の歴史を知ることは，現在の医学を理解し，未来への展望を開くうえに重要である．特に高度に専門化，細分化が進み，それがいっそう加速されようとしている現在の医療のなかで，医師は常に自分の医療活動の座標軸を明確にし，将来の発展の方向を模索しなければならない．歴史は，未来を照らす一つの燈火となるといってよいであろう．医学の歴史については多くの成書があるので，ここでは年代順の記載を避け，現在から振り返ってみた歴史をいくつかの項目に分けて述べてみたい．

診断法の進歩

病気の診断は，詳細な臨床観察から出発した．Hippocrates の時代には視診と触診が中心で，かつ予後を推定することに重点がおかれていた．臨床観察を重視する考えはその後も引き継がれ，17 世紀英国の Sydenham（1624-1689）は病気を分類し，痛風や舞踏病など多くの疾患を記載した．

現在の診察法がおおよそ完成したのは 19 世紀である．Auenbrugger（1722-1809）の打診法がフランスで普及し，やがて Laënnec（1781-1826）による聴診器を用いる間接聴診法の導入によって，心・肺疾患の診断は目覚ましく進歩した．19 世紀後半になると Charcot（1825-1893）を中心としたフランス学派に

よって，神経学的診察法が完成された．

　病気の診断に尿や血液の所見を参考にすることは古くからなされていた．甘い尿の存在はすでに古代のインドで知られていたといわれるが，18世紀になると尿糖が検出できるようになり，19世紀にはBright（1781-1858）により尿蛋白の検出法が確立されて診断に用いられるようになった．また　顕微鏡の進歩によって血球の計算や白血球の染色による分類がなされるようになったのも19世紀の末葉のことである．そして，1890年代から1900年頃にかけて一部の病院に臨床検査室が設けられ，尿，血液の化学的・形態学的検査や，細菌の顕微鏡検査，血清学的検査などが補助診断法として次第に普及した．臨床検査施設は米国で特に発展し，第二次世界大戦後になるとわが国でも病院に中央検査室がつくられるようになった．

　生理学的検査法の導入も，主として20世紀に入ってからである．1896年にRiva-Rocci（1863-1937）が脈波測定用カフを用いる方法を導入してから，血圧測定が急速に普及した．さらに1903年，Einthovenは心電図の記録に成功したが，これが循環器疾患の診断に大きな進歩をもたらすこととなった．

　画像診断の進歩も，20世紀の医学を特徴づける特筆すべき事項である．1895年，Röntgen（1845-1923）がX線を発見すると，すぐに診断に応用され，断層撮影も行われるようになった．さらに，コンピュータの進歩によって断層撮影の所見を迅速に処理して映像化するコンピュータ断層撮影（computed tomography：CT）が，1973年に導入されて，画像診断に革命をもたらした．また，Lauterburは1973年に核磁気共鳴の所見のイメージ化に成功し，やがて磁気共鳴イメージング（magnetic resonance imaging：MRI）が臨床に応用されるようになった．その他，第二次世界大戦中潜水艦の発見に用いられた超音波が，戦後画像診断に応用され，比較的簡便な診断法として普及したし，胃，大腸，気管支などの内視鏡の技術も20世紀後半に急速に進歩し普及した．さらに，20世紀前半に発見された放射性同位元素をトレーサーとして画像化するSPECT（single photon emission computed tomography），PET（positron emission tomography）などの画像診断法が導入された．これらは機能を示す画像として注目されている．画像診断の進歩は，手術しないで体内の状態の可視化を実現し，さまざまな疾患の正確な診断に貢献することとなった．

▌治療・予防法の進歩

　内科治療の中心である薬物療法は，先史時代からの長い歴史をもっている．当初は経験に基づいて見出された薬草などの生薬が用いられた．やがて化学の発展に伴って，アスピリンのような化学物質が登場した．感染症の化学療法薬として，20世紀に入るとEhrlichによる梅毒治療薬サルバルサンの発見，Domagkによるサルファ薬の発見などによって，病原体を直接攻撃する治療法が登場した．しかし何といっても大きいのは，1928年にFlemingが偶然見出した青カビのつくるペニシリンである．これによって感染症の治療は一変することとなった　さらに1944年，Waksmanは結核菌に有効なストレプトマイシンを放線菌から発見し，長いあいだ人類を苦しめた結核の制御に大きく貢献した．その後も抗菌薬は次々と登場し，一時は感染症の克服は可能と考えられた時期もあった．しかし，やがて抗菌薬への耐性菌が現れ，感染症治療の大きい障害となった．また，1980年頃からAIDS（acquired immunodeficiency syndrome）などの新しい感染症が登場し，結核など一部の古い感染症も増加して，新興・再興感染症が大きな課題となってきている．ウイルス性疾患に対しては，まず，アシクロビルが見出され，ウイルス性肝炎，AIDSの治療薬も登場してきた．

　感染症の予防は，人類の長年の希求であった．天然痘を予防するためにJenner（1749-1823）が牛痘を用いる種痘を導入して以来，この方法は全世界に普及し，天然痘は地球上から根絶された．同様にポリオウイルスに対してもワクチンを用いる根絶戦略が進められており，近い将来成功するものと期待されている．このほか多くの感染症が，ワクチンにより制御されるようになってきているが，インフルエンザウイルスなどのRNAウイルスは変異が激しくてワクチンによる予防が容易ではないし，ジカウイルス，エボラウイルスのような新興感染症が登場するため，感染症対策は今後とも重要な課題である

　20世紀の治療医学のいま一つの成果は，副腎皮質ステロイドの応用である．Henchは関節リウマチの治療にステロイドホルモンが卓効を示すことを見出して免疫抑制療法への道を開いた．その後，種々の免疫抑制薬が開発されたが，それらは臓器移植における拒絶反応の抑制にも有効であり，移植治療の発展に貢献した．

　20世紀末葉になって，新しい型の薬物が登場して注目されるようになった．それは慢性骨髄性白血病（CML）の治療薬イマチニブである．CMLでは染色体の転座によってキメラ蛋白，Bcr-Ablが生じ，これが強い蛋白キナーゼ活性を示して細胞増殖に関与している．イマチニブはこのキナーゼを抑制することにより，CMLに寛解をもたらすことが明らかとなった．癌は細胞の分裂増殖などにかかわる遺伝子の異常，いわゆるドライバー変異（driver mutation）によって起こるとする考え方が有力になっており，イマチニブの

ようにその変異蛋白の機能を抑制する標的治療薬が次々登場している．従来の細胞分裂阻害薬と比較して副作用が少なく，癌治療は，遺伝子異常を明らかにして標的薬を選択するプレシジョン・オンコロジーの時代へと移りつつある．

癌治療の今一つの進歩は，免疫チェックポイント阻害薬や遺伝子改変T細胞（CART）を用いる免疫療法の進歩である．抗原提示細胞がT細胞を活性化し，そのT細胞が癌細胞に作用するところには，免疫反応を抑制するチェックポイントが存在するが，それを抗体薬で阻害すると著効を示す例があることが明らかにされた．癌治療も新しい時代を迎えようとしている．

薬剤以外の内科的治療としては，20世紀後半に始まったものが多い．内科領域における移植医療として，1957年にThomasによって始められた同種骨髄移植は，主要組織適合抗原の知識の発展とともに成績が向上し，白血病などの治療に広く応用される標準的な医療となった．そのほか，内視鏡を用いる手術，カテーテルを用いる血管内手術，いわゆるinterventional radiology（IVR）も20世紀の後半になって登場し，急速に普及した治療法である．また，傷害された組織を再生する再生医療の臨床研究も進んでいる．

病因研究の進歩

疾患の病因，発生病理の研究は，まず病理学を基盤として発展したことは，すでに述べた通りで，形態学的に炎症，腫瘍，変性などの概念が次第に確立された．19世紀になると"生きた解剖学"として実験生理学が次第に発展し，生化学もそれに伴って進歩した．そうしたなかでBernard（1813-1878）の有名な『実験医学序説』が生まれ，その後の内科学における病態生理の理解に大きな影響を及ぼした．

19世紀の後半になると細菌が，20世紀に入るとウイルスが発見され，感染症の疾患概念が確立された．それとともにPasteur，Ehrlichらに始まった免疫学が発展し，免疫の異常によって起こる自己免疫疾患や膠原病の概念が，20世紀の中葉には確立された．さらに免疫学の研究が進むと，脂肪蓄積や動脈硬化のような内因性物質に対しても，軽度の慢性炎症が起こり，それが持続することによって種々の病変が惹起されることが知られるようになった．一方，1905年，von Pirquetによってアレルギーの概念が提唱されたが，そのなかでもアトピーと呼ばれる疾患群が免疫グロブリンEの関与によって起こることが明らかになった．

「内分泌」という概念は，肝グリコーゲンが分解されてブドウ糖が血中に放出される現象として，最初にBernardによって提唱されたが，やがて情報伝達物質の血中への放出を指す言葉となった．そして，このような物質に対して1905年に「ホルモン」という名称が与えられた．20世紀はホルモン発見の世紀となり，インスリン（1921年）をはじめ，多くのホルモンが発見された．そしてホルモンの分泌低下，ないしは亢進による病気が次々と明らかにされた．一方，脚気や壊血病などは食品中の有効成分の不足によって起こることが明らかとなり，1910年のビタミンB_1の発見以来，種々のビタミンが見出され，その応用によってビタミン欠乏症は激減することとなった．

脳を構成する基本単位は，神経細胞とその突起，ニューロンであることが，20世紀の前半Cajalによって明らかにされ，ニューロン間の伝達物質も次々と見出された．20世紀後半になると，Parkinson病が神経伝達物質の一つ，ドーパミンの減少によって起こることが明らかにされ，治療に応用されるようになった．また，MRIに，血流の変化により起こる信号の変化を画像化するfMRI（functional MRI）の技術も開発され，脳の器質性病変のみでなく機能の変化も知ることができるようになった．

20世紀の初頭にはメンデルの遺伝の法則が再発見され，やがて遺伝子（gene）の概念が提唱された．この遺伝子はデオキシリボ核酸（DNA）であることが明らかとなり，1953年にWatsonとCrickによりDNAの二重らせんモデルが提唱されて以来，DNAの研究は急速に発展した．一方，遺伝性疾患の遺伝様式の研究を中心として，臨床遺伝学が進歩した．1970年以降，遺伝子のクローニングが可能となり，またDNAを増幅するpolymerase chain reaction（PCR）の技術も開発されて，単一遺伝病の責任遺伝子とその異常が次々と明らかにされるようになった．また，発癌の機構についても癌遺伝子，癌抑制遺伝子が次々と発見され，癌は細胞増殖に関係する遺伝子の突然変異の蓄積によって起こるとする考え方が有力となったことはすでに述べた通りである．

1990年代に始まったヒトゲノムの全塩基配列の解読は2003年に完了し，ヒトの標準的なゲノム配列を基盤として医学はポストゲノム研究の時代に入った．そして，2007年以降ヒトゲノムの多型（個人差）と疾患の関連を明らかにするgenome-wide association study（GWAS）が急速に進んだ．臨床遺伝学は単一遺伝病から多因子疾患（いわゆるcommon disease）の病因解明の時代へと向かっている．しかし，ゲノムの多型と環境因子の相関など，なお将来に残された問題も多い．特に胎生期から生後早期の環境が，後年の成長・発達，健康に影響するとする考え方，DOHaD（Developmental Origin of Health and Disease）説も登場し，ゲノムのみでなく，その発現を調節するエピゲノム（epigenome）の重要性が指摘されるようになっ

た.

他方, 遺伝子解析技術の進歩は, 従来分離培養できなかった人体に共生する細菌の分析を可能にし, 消化管, 口腔, 気道, 皮膚などに存在する膨大な数の細菌の種類を明らかにした. その結果, マイクロビオーム (microbiome) と総称される共生菌が, 消化器疾患のみでなく, 肥満, アレルギー, 精神神経疾患などさまざまな疾患の発症機構に関与することが明らかにされた. 人体は, 共生する微生物とともに, 超個体 (superorganism) を形成しているとの考え方も提唱されている.

未来の医学への胎動

20世紀, 医学はめざましい発展を遂げた. それを一言でいえば, 経験の学問から, 近代科学に基づく医学への脱皮である. しかし, 人は個人の尊厳を, 複雑な心の動きを, そして長い伝統と多様な価値観をもつ存在であるので, 科学としての医学との間でさまざまな相克を起こしてきた. 臓器移植, 体外受精, 遺伝子治療など, 医の倫理が大きな問題となってきた例は少なくない. それは今後も続く課題であろう. 特に単一遺伝子病などへの遺伝子治療は, 近い将来の倫理的課題となると考えられる.

医学の進歩は, 人にかつてない長寿をもたらすこととなった. 人の平均寿命が50歳を超えたのは20世紀中葉のことで, 抗菌薬や予防接種の導入による感染症対策の進歩が大きな要因であった. 寿命はその後も延び, わが国では平均寿命が男女とも80歳を超えて, なお伸び続けている. そして少子化の進行と相まって, 増大する医療費, 介護費, 年金など, 大きな経済的負担にどう対処するかが深刻な問題となっている. それは医学の専門化と総合的医療のあり方など, 医療制度の変革を求める要因となりつつある.

こうしたなかで医学は治療から, 予防へと転換をしなければならない. そしてゲノム, エピゲノム, 個人の健康診断記録などに基づいた個別化予防, さらには発症前診断, 発症前介入を目指す先制医療が必要となる. 発症してからでは遅いAlzheimer病をはじめとする神経変性疾患に, 先制医療は特に必要である.

最後に情報科学の進歩が, どのように医学に影響するかについてふれておきたい. 人工知能の研究の進歩は, 疑いなく内科の臨床に導入され, 有力な補助診断法として活用されるようになるであろう. さらに膨大な医療情報は, 上に述べた個別化予防のみでなく, 治療に活用されることは疑いがない. 情報学のリテラシーを医師がどのように習得していくか, これからの課題であろう.

基礎研究の成果の臨床, 特に治療への応用を促進す

る橋渡し研究 (translational medicine), 多数の人 (コホート) を対象として調査する疫学的研究は, わが国が不得意な分野であるが, 今後とも重要な課題である. とくに臨床疫学は, 証拠に基づく医療 (evidence-based medicine) の基盤となる分野として発展するであろう.

（井村裕夫）

注：人名の後の生・没年は19世紀末までの場合のみ記載した.

●文献
1) 川喜田愛郎：近代医学の史的基盤（上，下）. 東京：岩波書店；1977.
2) Ackerknecht EH：A Short History of Medicine. New York：Ronald Press；1968.

患者と医師との関係

身体の苦痛や異常, 心身の不調, 健康への不安を感じて医療機関を訪れる患者にとっては, 担当医との出会いが本格的な医療の世界への入り口と感じられる. 初診患者にとっては, どのような医師に出会うことになるのか, いささか不安がつきまとうが, 医師の側も, あらゆる医行為の大前提として, この出会いに始まる患者との関係が信頼に満ちたものであることを願っている. しかし, 患者の思いと医師の考えは往々にしてすれ違い, 重要な局面で両者の齟齬が顕在化することがある.

このすれ違いの原因として, 従来から, "専門家" と "素人" との間の非対称な関係が指摘されてきた. 情報量の非対称が, 人間関係の非対称を生み出す大きな要因であるが, 従来は, 厖大な医学の体系を学び, 長期間にわたる修練によって治療技術を身につけた医師は, "(知識も経験も乏しい) 患者のことを思って患者の代わりに判断し", 患者は権威のあるその "判断" に従うものとされていた.

しかし, 1970年代, 市民の権利意識が高まるとともに, 社会のなかで専門家が果たしてきた役割に対する異議申し立ての声が起こり, 上述のような患者-医師関係はパターナリズムとして批判された. 実際, 医療の効果を体感するのは患者自身であり, 十分な説明を受けて選択肢を示されれば, 自らの身体にかかわる事柄については患者自身による主体的な判断が可能であり, かつ, 望ましいと考えられるようになったのである. こうして, 今日では, 患者の自律を基本原則とした「インフォームドコンセント」の考え方が定着す

るに至っているが，時に，自己決定権の本来の意義が理解されず，身勝手な要求や社会人としての配慮を欠いた権利の主張として表れることがあり，信頼を基盤として醸成されるべき患者-医師関係がとげとげしくなり，現場の臨床医を意気消沈させる状況が生じている．真に望ましい患者-医師関係が実現するには，人々が社会規範を尊重し，互いに礼節をもって振る舞うこと（civility）が欠かせない．

患者と医師とのコミュニケーション：日々の診療現場で

　医療を，"病気を治すこと"，と平易に言い換えても，医師の立場からは"疾患の診断と治療"であり，患者にとっては，"苦痛や心配がなくなり，健やかに命を長らえること"を意味する．ここですでに食い違いが生じているのであるが，社会心理学や医療人類学の手法を用いた調査研究[1]によれば，患者の受診理由や病（やまい）についての考え方（解釈モデル），受診に至る経緯（受療行動）は実に多様である．

　患者と医師とのコミュニケーションは，多くの場合，診察室での対面（医療面接）から始まる．互いの挨拶と自己紹介を含め，患者が安心して自分の症状や心配事について話せる診察室の雰囲気やスタッフの態度が信頼感醸成の第一歩であるが，現実には，忙しさを理由にこの基本的条件を欠いている診療環境が少なくない．具体的には，「今日はどうされましたか？」と受診理由を尋ねることからはじまるが，尋問型の質問を避け，少なくとも1分半くらいは，患者が自由に話せる時間をとることが勧められている．患者の話にしっかりと耳を傾けることによって，患者も，他人には言いにくい事柄について心を開いて話してもよいという気持ちになり，身体症状の背後にある心理社会的問題が明らかになったり，重要な診断のきっかけが得られたりすることが少なくない[2]．次いで，鑑別診断のためにいくつかの焦点を絞った質問を行ったうえで身体診察へと進むが，身体診察自体が患者の信頼感につながるコミュニケーションの機会となりうることは多くの経験ある臨床家が指摘しているところである[3]．

インフォームドコンセントからシェアードデシジョンメイキング（意思決定の共有）へ

　医療面接と身体診察の結果，血液検査や画像診断，専門診療科への紹介，処方などが必要と判断した場合，そのことをわかりやすく患者や患者の家族に伝え，患者や患者の家族の考えを訊いたうえで，"同意"を得ることになる．このプロセスは，インフォームドコンセントとしておおむね定着しているが，情報を提供する医療側とその説明内容について同意または不同意を表明する患者側という関係の非対称性が残っている．最近では，医療側と患者側が対等の立場で熟慮して臨床上の意思決定に至るシェアードデシジョンメイキング（shared decision making；意思決定の共有）という考え方が患者-医師関係のあるべき姿として注目されている．❶に患者と医師とのコミュニケーションの4類型を示した．

医療専門職の歴史と今日の医療プロフェッショナリズム教育

　患者に接する医師には，患者との対人関係においても，また，提供しようとする医療の内容についても，医療専門職としての倫理規範（プロフェッショナリズム）が求められる．プロフェッショナリズムの根底には，患者が抱えている苦痛や苦悩を気がかりに思う心の働きがある（惻隠の情）．自分のことよりも患者のことを優先する医師の姿勢は，利他主義（altruism）と呼ばれ，仏教の世界で説かれる慈悲の心，キリスト教における愛と通じるところがあるが，多忙ななかにあってもこのような医療の原点に立ち返る省察の機会は大切にしたい．約2,500年前のHippocrates誓詞にも，患者の益となる養生法のみを行うこと，患者の秘密を守ること，患家（往診先）での振る舞いなど，今でも色あせない至言が記されているが，現代医療をとり巻く状況に触発された「新ミレニアムにおける医のプロフェッショナリズム：医師憲章」が，2002年，米国と欧州の内科学会から同時に発表された（❷）．この医師憲章の特徴は，Hippocrates以来の患者の福利（第1の原理）に加えて患者の自律を第2の原理として掲げたこと，さらに第3の原理として社会正義に関する医療専門職集団（プロフェッション）としての責任に言及したことである．

　日常診療のなかで常に理想的な医師像を示し続ける

---

❶ 患者と医師とのコミュニケーションの4類型

1. パターナリズム（paternalistic model）
   医療職が事実を伝え，価値基準も示す
2. 説明と同意（informative model）
   医療職は事実を伝える（説明する）が，患者は自らの価値基準で判断する
3. 説明+患者の選択をサポート（interpretive model）
   医療職は事実を伝えるだけでなく，相談相手として，患者が自らの価値基準を明確にし，最適の選択肢を選べるようにサポートする（インフォームドコンセント）
4. 対話を通じてともに熟慮・判断（deliberative model）
   対話を通じて，患者が自らの価値基準や自らにとっての治療の意義について判断する力をつける．医療職は事実も価値基準も示すが，患者の価値観も尊重される（シェアードデシジョンメイキング〈意思決定の共有〉）

（Emanuel EJ, et al：Four models of the physician-patient relationship. *JAMA* 1992；267：2221.）

ことは至難の技であるが，最新の医療プロフェッショナリズム教育の理論では，プロフェッショナリズムとは，行動を問われる具体的な状況下で，さまざまの逸脱（lapse）を体験しつつも，個人としてあるいは組織人としてプロフェッショナルに相応しく振る舞う努力を積み重ねることによって医師であればだれもが身につけられる行動様式であるとされている[4]．

患者と医師との関係の新しい局面：医療への過大な期待とhigh value care

インフォームドコンセントの考え方が定着しているとはいえ，実際の診療現場では，今なお，忙しい医師から十分な説明が受けられないとの患者側からの不満は少なくない．待ち時間や職員の接遇に対する苦情，自己中心的な要求をする一部の受診者の存在などは医療機関における管理上の問題でもあるが，近年，広くみられる傾向として，現代医療への過大な期待を背景に過剰な検査や処置を希望する患者が増えている．また，医療の不確実性や診療行為に伴うリスクを度外視して，"医療を行えば必ずよい結果をもたらすはず"，したがって"思わしくない結果は医療過誤"と短絡的にとらえる傾向が強くなり，患者と医師との間の信頼関係が揺らいでいる．

「有限の医療資源の適正配置」は，❷に示した「医師憲章」でも責務の一つとされているが，近年，米国内科学会では，「費用（cost）」はかかるが患者に「益＝よい結果（good outcome）」をもたらさない医療をLow Value Care と定義づけ，High Value Care の推進を目指す啓発活動を展開している[5]．これと同主旨の

❷ 新ミレニアムにおける医のプロフェッショナリズム：医師憲章

序文
基本的原則（3）
・患者の福利優先
・患者の自律性
・社会正義（公正性）
プロフェッショナルとしての一連の責務（10）
・プロフェッショナルとしての能力に関する責務
・患者に対して正直である責務
・患者情報を守秘する責務
・患者との適切な関係を維持する責務
・医療の質を向上させる責務
・医療へのアクセスを向上させる責務
・有限の医療資源の適正配置に関する責務
・科学的な知識に関する責務（科学的根拠に基づいた医療を行う責務）
・利害衝突に適切に対処して信頼を維持する責務
・プロフェッショナル（専門職）の責任を果たす責務

（ACP 日本支部 翻訳 project〈大生定義委員長〉訳．内科専門医会誌 2006：18〈1〉．）

「Choosing Wisely（賢明な選択）キャンペーン」も2012 年に始まり，世界的な注目を集めている[6]．このキャンペーンでは，全米の専門医学会の協力を得て診療科ごとに5つの代表的な「無駄と思われる」医療をリストアップし，患者が，自分の受ける医療について最も適切な選択肢を選べるように，"医師と患者の対話を促進し，意思決定を共有する"ことを目指している．このChoosing Wisely キャンペーンについては，患者と医師との関係を問い直す斬新な試みとして，わが国でも関心が広がりつつある．

（小泉俊三）

●文献

1) Kravitz RL, et al：Prevalence and sources of patients' unmet expectations for care. *Ann Intern Med* 1996；125：730.
2) 斉藤清二：医師と患者のコミュニケーション．東京：日本医師会総合政策研究機構；2005．p.12.
   http://www.jmari.med.or.jp/download/kanja.pdf
3) 日野原重明：癒しの技のパフォーマンス．東京：春秋社；1997.
4) Levinson W, et al：Understanding Medical Professionalism. New York：McGraw-Hill Education；2014／宮日靖志，小泉俊三（監訳）：日常診療の中で学ぶプロフェッショナリズム．東京：カイ書林；2018.
5) High value Care／clinical information／ACP
   https://www.acponline.org/clinical-information/high-value-care
6) Choosing Wisely キャンペーン
   https://www.choosingwisely.org/

医の倫理

医の倫理（medical ethics）とは，医療の実践のなかで求められる倫理を指す．大別するならば，①医師など医療専門職（profession）の徳や義務を定める狭義の「医の倫理」と，②医療ならびに科学技術の進歩や人権思想の浸透，医療制度の変化などに対応した「医療倫理」，「臨床倫理」などと呼ばれる医療領域にかかわる実践倫理とに整理することができる．

医の倫理の歴史

医の倫理の歴史を遡ると，紀元前より『ヒポクラテスの誓い』にみられる伝統的な医の倫理が存在した．この誓いは，医療知識の伝承および独占，患者への善行ならびに無危害，安楽死や堕胎の禁止，差別の禁止，守秘義務などを，医師の職業倫理として説いている．

これはまさに，医師の義務と責任をまとめたものであり，医療専門家の行動規範として現代まで引き継がれている．特に"do no harm."という言葉に象徴される，善行（beneficence）ならびに無危害（non-maleficence）といった倫理原則は，今もなお医の倫理の根幹を成している．

中世になり，この医の倫理は，キリスト教道徳と融合し，慈愛などの徳の実践が求められるようになる．近世初頭，聖職者と医師の分離，すなわち医療の世俗化が進み，その後，産業革命による社会変革により，病院医療という新しい医療形態が生まれた．この時代，アメリカ医師会の倫理綱領（1847年）に思想的影響を与えたパーシバル（Thomas Percival）は，医師の義務として，専門家同士の協調性，礼儀正しさ，医療専門職の伝統的なヒエラルキーの堅持，医師の徳として，従順な患者に対する優しさ・謙遜などをあげ，紳士的な医師のパターナリズム（paternalism）的思想を説いている．

わが国では，『医心方』（984年）が最も古く，この中で医術は大慈悲と惻隠の情を具現すべきであるとされ，神道・儒教・仏教的伝統を折衷する形をとっていた．江戸時代になり，医術は仏教から離れ，新儒教（朱子学）を精神的支柱とするようになる．これは貝原益軒の『養生訓』（1713年）に，「医は仁術なり．人を救うを以て志とすべし．」と記されていることからもみてとれる．このように，儒教的道徳に支えられたパターナリズムは，その後の医学の近代化の過程においても長く日本の医療を支配した．

パターナリズムから自律性尊重の医療へ

パターナリズムが支配的な職業倫理であった伝統的医療倫理が，現在の自律性尊重の医療倫理へと変革した要因はさまざま考えられるが，医学の進歩と価値観の多様化が大きく影響している．すなわち，医学の進歩に伴い疾病構造が変化し，感染症に対して治癒を目指す医療から慢性疾患との共存を考える医療へと医療目的がシフトし，さらに創薬や医療機器の開発を含む急速な医療・医科学技術の進歩により治療選択肢が増え，治療法の選択が必要となったこと，そして「いのちの考え方」が，伝染病や貧困，戦争を乗り越えて「生きぬく」時代から，人工呼吸器や経管栄養などの医療技術によって「生かされる」時代を経て，さまざまな治療選択肢のなかから自らの価値観にあった「生き方を選ぶ」時代へと変わってきたためといわれている．もちろん，この背景には，同時代（1960〜1970年代）にアメリカを中心に湧き上がった公民権運動などの社会運動の流れのなかで，自らのいのちと人権を守り育てるための市民運動（患者の権利運動）があったこと

はよく知られている．

このように，医療の進歩による価値観の多様化により，今までの伝統的かつ権威的なパターナリズム医療ではなく，患者の自律性ならびに人格を尊重した医療が求められるようになったのである．医療倫理では，これを自律性尊重（respect for autonomy）の原則と呼び，患者の自己決定権ならびに人格権尊重の根拠となっている．

患者の権利概念とインフォームド・コンセントの法理

伝統的パターナリズムに基づき医療が提供されていた時代，医師は家長（父親）のように患者にとって善と考えられる治療方針を決め，治療にあたっていた．しかし，前述した価値観の多様化などにより，個々の患者の価値観や意思をふまえた治療方針が求められるようになると，患者が自らの意思で選択・決定することができるよう，医師はていねいかつ十分な説明を求められるようになった．これがインフォームド・コンセントの始まりである．

インフォームド・コンセントの法理の誕生の歴史は，19世紀末から20世紀初めにかけてのアメリカの判例法にみられる．患者の承諾を欠く介入が侵襲であり不法行為として損害賠償責任を課せられるとした判決が相次ぎ，なかでもシュレンドルフ（Schlöndorff）判決（ニューヨーク，1914年）では，「成人に達した健全な精神を有するすべてのものは，自己の身体に何がなされるかを決定する権利を有する」「その患者の同意なく手術を行った医師は暴行（assault）を犯したこととなり，その損害に対して責任を負う」とし，パターナリズムの否定と自己決定の重要性が指摘された．

その後，20世紀後半になってからは，患者の同意の存否よりも，その同意の有効性の前提としての医師の説明の適否ないし十分さが争点となり，医師の説明不足それ自体を不法行為として責任を追及するようになった．サルゴ（Salgo）判決（カリフォルニア，1957年）では，初めて「インフォームド・コンセント」という言葉が用いられ，続くネイタンソン（Natanson）判決（カンザス，1960年），カンタベリー（Canterbury）判決（ワシントンD.C.，1972年）により，インフォームド・コンセントの7つの構成要素，すなわち①患者の意思能力，②医師による情報開示，③医学的処置の推薦，④患者による理解，⑤患者の決定，⑥患者の自由意思，⑦患者による授権，が出揃い，現在のインフォームド・コンセントの法理が確立したのである．また，説明義務の範囲の基準についても，当初は合理的ないし平均的医師がなすであろう説明を医師に義務づける「医師基準」が支配的であったが，カンタベリー

判決では合理的患者が重要と考える事項の説明を義務づける「合理的患者基準」が採用され，現在に至る．

他方，医療は絶え間なく進歩し，ますます高度化が進むなか，医療専門家ではない（素人である）患者が，医師からの情報提供を受けたとはいえ，自らの治療法を選択するということの難しさが指摘されるようになった．そこで出てきたのが，共同意思決定（shared decision-making）や意思決定支援の考え方である．治療を受ける受けないの決定権は，患者の権利として患者本人が有していることに変わりはないが，治療方針についての意思決定を患者一人に背負わせるのではなく，医療者が医療専門家として，患者の価値観，人生観，患者が医療に何を求めているのかをふまえて，患者の求めに最も沿うものを一緒に考え，意思決定の支援をするのである．

このように，現在の医療倫理における重要な概念である「患者の権利概念」は，インフォームド・コンセントの法理の確立の歴史とともに培われ，さらに患者に寄り添う姿勢をもって発展してきたといえる．

バイオエシックスの視座の必要性

医療技術が飛躍的に進歩するにつれて，患者の医療サービスへのニーズも多様になっていく．1960年代半ばから1970年代半ばは，急速な医科学技術の進歩がみられた時期で，人工透析，臓器移植，人工妊娠中絶，避妊用ピル，出生前診断，集中治療室や人工呼吸器の普及，在宅死から病院死への変化，遺伝子工学の進歩などが，社会的議論を呼び，科学技術が生命に対してもたらす予想以上の力に市民の問題意識が高まった時代といえる．さらに，1970年代半ばから1980年代半ばにかけては，治療の中止（人工呼吸器の取り外し）が争われたカレン・アン・クィンラン（Karen Ann Quinlan）事件（1976年）や，治療の差し控え（親による治療拒否）が議論をよんだベビー・ドゥ（Baby Doe）事件（1982年）により生と死の問題，人格の定義といった問題に関心が集まり，アメリカでは学際的なメンバーにより大統領委員会が組織され，「死の定義」や「延命措置のあり方」についての報告書がまとめられた．

この頃から，「いのち」にかかわるあらゆる価値観と判断の問題について，伝統的な学問の枠組み，すなわち医学，看護学，倫理学，法学，宗教学，哲学，公共政策学，政治学，経済学など旧来の個別の枠組みを超えたまったく新しい「超学際的」な発想により，グローバルなスケールで問題をとらえ直し，その内容を学問的に体系化するバイオエシックス（生命倫理）の視座が求められるようになってきた．医の倫理・医療倫理が，医療専門家が自らを律するための行動規範（倫理規範）であると同時に，生命倫理における一領域として，超学際的かつグローバルな視座からの議論が求められるようになってきたのもこの頃である．

1980年代半ば以降は，免疫抑制薬の開発に後押しされる形で臓器移植が普及し，希少な医療資源の公正な配分（distributive justice）といった問題が浮上し，さらに分子生物学の急速な進歩はヒトの遺伝子情報を解読するというヒトゲノム解析の国際プロジェクトに発展し，また遺伝子診断が予防医学という建前のもと急速に展開した．さらに，受精卵を用いたES細胞研究やクローン研究，生殖細胞系列の遺伝子改変といった人類のあり方の根本にかかわる問題も提起され，全世界的レベルでのルールづくりが求められるに至った．このような情勢の変化により，医療倫理においても，バイオエシックスの視座からの検討が必要となったのである．

個を超える倫理的問題

医学・医療技術の発展は，医療において倫理的検討を要する領域をどんどん広げていく．

かつては，医師と患者の関係において，たとえば治療法選択における価値判断の相違や説明の適切性の問題など，当事者である患者の人格および自己決定権を尊重し，意思決定のプロセスの公正性を担保することで対応できる「個の問題」が主な医療倫理の課題であった．しかし，終末期患者の延命治療の差し控えや中止の問題，安楽死・尊厳死の問題，脳死問題などでは，家族などの近親者のみならず法律や社会通念にまで影響を及ぼす当事者を超える問題，すなわち「個を超える問題」が倫理的議論を呼ぶこととなった．また，臓器移植，ES細胞臨床研究，iPS細胞臨床研究，再生医療などは，臓器や細胞の提供者といった他者を巻き込む，患者本人の意向だけでは進められない「個を超える問題」であり，さらに，生殖医療，生殖細胞系列に対する遺伝子治療，クローン研究などでは，患者世代のみならず次の世代の個人の人生を巻き込む世代を超えた「個を超える問題」として倫理的問題を提起する．

「個の問題」であれば，他者に害を及ぼさず，法を犯さない常識的な範囲において患者の自己決定を尊重することが優先される．しかし，「個を超える問題」については，個人の要望のみに基づき対応することは適さず，公共的な枠組みのなかで議論され，必要に応じて規制される必要がでてくる．したがって，倫理規範の一部は法制化され，われわれは法や倫理指針などによって規制されうるのである．

その他，医療費や健康保険制度の問題など医療資源の配分に関する問題，医療・福祉制度など社会政策の問題も，医療倫理で議論されるべき重要な課題である．

これらの問題については，それぞれの社会，コミュニティにおける合意形成および政策の妥当性の検証が必要である．

手続き的正義

価値観が多様化した現代では，普遍的な「善」は存在しないと言わざるを得ない場面が多々ある．そこで，個々の患者にとっての「善」を考える時には，その意思決定のプロセスが正当化（justify）できるものであったことをもって，導き出された結論が公正なものであるととらえることになる．したがって，医師と患者間の「個の問題」においては，適切なインフォームド・コンセントおよび意思決定支援のプロセスがきわめて重要となる．しかし，それでも倫理的ジレンマが生じる，もしくは解消しない場合がある．そのような場合は，個人で判断せず，多職種の多様な意見に耳を傾け，学際的な議論をすることが手続きとして望ましい．その際，法や倫理指針による規制を踏まえ，必要に応じて病院倫理委員会（hospital ethics committee：HEC）ないし臨床倫理委員会（clinical ethics committee：CEC）などでの議論を求め，施設による判断を得るなどして対応するという手続きが求められる．

倫理的問題の議論においては，このような倫理的プロセスを手続き的正義（procedural justice）と呼び，正義（justice）の原則の一つとして重要視している．

結語

現代の「医の倫理」は，医師と患者という単純な関係を基軸とする倫理に留まらず，医療を含む社会システム全体を見据えた超学際的な視座を有する倫理として求められている．しかしながら，やはりその原点としては，患者に対し医療情報のみならず，医療の不確実性についても十分に説明をしつつ，患者と対話し，寄り添い，信頼関係を構築して，医療を進めることにある．

本項では，医の倫理の歴史を振り返り，臨床での出来事を中心に倫理4原則（自律性尊重，善行，無危害，正義）を紹介するにとどめたため，医学研究における人権侵害の歴史，被験者保護などの研究倫理については，他項の解説や下記文献などを参照されたい．また，医療における差別や優生思想による人権侵害の歴史も，医の倫理の歴史において重要であり，医療専門家は，病や障碍を有する身体的弱者，子どもなど自らの意思表明ができない社会的弱者などへの倫理的配慮も忘れてはならない．

現代の「医の倫理」が輝かしい医学の進歩とさまざまな負の歴史の上にあることを再認識し，日々倫理的問題に向き合いつつ，さらに未来に続く新たな倫理的課題へも関心をもち続けていく姿勢が，いま医療専門家に求められているのではないだろうか．

（掛江直子）

●文献

1) Beauchamp TL, et al：Principles of Biomedical Ethics, 7th Edition. Oxford：Oxford University Press；2013.（トム・L・ビーチャムほか〈著〉，立木教夫ほか〈監訳〉：生命医学倫理，第5版．千葉：麗澤大学出版会；2009.）

2) Jennings B, editor：Encyclopedia of Bioethics, 4th edition. Macmillan Library Reference；2014.（生命倫理百科事典 翻訳刊行委員会〈編〉：生命倫理百科事典，第3版．東京：丸善；2007.）

3) World Medical Association：Medical Ethics Manual, 3rd edition. 2015.
https://www.wma.net/what-we-do/education/medical-ethics-manual/
（樋口範雄〈監訳〉：WMA 医の倫理マニュアル，2015年改訂．東京：日本医師会；2016.
https://www.med.or.jp/doctor/member/000320.html）

4) 塚田敬義ほか（編）：改訂版 生命倫理・医事法．東京：医療科学社；2018.

5) 浅井 篤ほか：医療倫理．東京：勁草書房；2002.

2 病因，病態

遺伝と疾病

すべての領域の医療実践に必須の遺伝医学・ゲノム医療の基礎知識

　個人のゲノム情報に基づき，個々人の体質や病状に適した，より効果的・効率的な疾患の診断，治療，予防が可能となる「ゲノム医療」実現推進が国策の一つとなり，すでに癌や難病の分野では実用化が始まっている．遺伝医学・ゲノム医療の知識がどの医師にも必要であるという時代が到来することを見据えて，2016（平成28）年度の医学教育モデル・コア・カリキュラムの改訂で，「遺伝医療・ゲノム医療」の項目が，「全身におよぶ生理的変化，病態，診断，治療」の大項目に新たに加えられた．そのねらいとしては，「遺伝情報・ゲノム情報の特性を理解し，遺伝情報・ゲノム情報に基づいた診断と治療，未発症者を含む患者・家族の支援を学ぶ」と記載されている．

　遺伝学的検査により明らかにされる生殖細胞系列の遺伝情報は，①生涯変化しない情報（不変性），②将来を予測しうる情報（予測性），③血縁者も関与しうる情報（共有性）であるため，その扱い方は通常の臨床情報とは異なり，特別な配慮が求められる．本項では，最低限，医師が身につけておくべき遺伝医学・ゲノム医療の基礎知識，および必要な際に有用な情報を得る方法を中心に記載する．しかし，医学・医療における遺伝医学・ゲノム医療の重要性を理解するためには，遺伝医学・ゲノム医療に関する成書[1]を一度は通読しておくべきである．わが国で誤解の多い用語，あるいは理解することが困難な用語のいくつかを❶にまとめた．

遺伝性疾患の分類

　ほとんどすべての病気は遺伝要因と環境要因の相互作用の結果として引き起こされているが，遺伝要因の相対的役割は大きいものから小さいものまでさまざまである（❷）．遺伝要因がその発症原因のすべてである疾患，および遺伝要因が発症に部分的に関与する疾患は，主に染色体異常症，単一遺伝子疾患，多因子遺伝疾患の3種類に分類される．

染色体異常症

　染色体異常症の障害は，1つの遺伝子の質的変化で

はなく，染色体1本全体あるいは染色体の一部分に含まれる遺伝子群の過剰あるいは欠失によって生じている．21番染色体が1本過剰に存在するとDown症候群となるが，21番染色体上のそれぞれの遺伝子に原則として正常である．染色体異常症の頻度は高く，生産児1,000人に約7人が罹患しており，妊娠初期の自然流産児のなかでは，約半数は染色体異常を伴っている．重度の障害により小児期に気づかれる染色体異常だけではなく，性染色体異常や微細染色体構造異常などの場合には，症状が軽く，成人に達してから発見されることがあるので，内科領域においても染色体異常症についての基本的知識が必要である．

単一遺伝子疾患（メンデル遺伝病）

　単一遺伝子疾患は1つの遺伝子の変異により発症する疾患である．変異は対をなす染色体のうちの一つの染色体上のみに存在する場合（もう一方の相同染色体の同一部位の遺伝子は正常：ヘテロ接合）もあるし，相同染色体の双方に存在する場合（ホモ接合）もある．少数ではあるが，核ゲノムではなくミトコンドリアDNAに変異が存在する場合もある．いずれの場合でも，発症原因は，その単一遺伝子の変異によってもたらされる遺伝情報の重大な変化である．単一遺伝子疾患では，十分な家系情報を得ることにより，常染色体優性遺伝形式，常染色体劣性遺伝形式，X連鎖劣性遺伝形式などを明らかにすることができる場合があるが，家族歴がないからといって，単一遺伝子疾患を否定することはできない．新生突然変異，浸透率の低い疾患，症状をまったく表さない保因者を通じて変異アレルが伝えられる場合があるからである．ほとんどの単一遺伝子疾患は発症頻度が数千から数万人に1人とまれなものであり，最も頻度の高いもの（家族性高コレステロール血症など）でも，その頻度は1/500〜1,000である．一つ一つの単一遺伝子疾患の頻度は低いが，単一遺伝子疾患群としてみると疾病罹患および死亡の重要な要因となっている．集団全体では，約2％の人は生涯のいずれかの時期に，単一遺伝子疾患に罹患していると推定される．さらに，従来は単一遺伝子疾患が疑われることのなかった病態のなかに単一遺伝子疾患が含まれていることにも留意すべきである．たとえば，先天代謝異常症の一つであるFabry病は，成人に達してから，特発性心筋症，腎不全，脳梗塞などで発症し，診断されることが多い．Fabry病は酵素補充療法による根本的治療が可能な疾患である

❶ 誤解されやすい遺伝医学用語

1) heredity と genetics

本来，遺伝学（genetics）は，世代間の遺伝継承（heredity）と個体間の多様性（variation）をともに研究する学問であり，現在ではその本質である遺伝子，染色体，DNA，ゲノムなどを主な研究対象としている．個体間の多様性は遺伝学の重要な研究対象であるが，わが国では，世代間の遺伝継承に関する現象を研究する学問と理解している人が多い．それに付随して「遺伝病は遺伝する病気である」，すなわち「親の病気が子どもに遺伝して子どもも病気になるのが遺伝病である」という誤解が蔓延しており，「遺伝病はまれなもの，自分たちには関係のないもの」と考えている人が多い．家族歴がなく新生突然変異により発症した単一遺伝子疾患や，複数の遺伝子の変化が発症に関係する多因子遺伝疾患である common disease の発症機構を理解するためには，遺伝病の定義が「ヒトの体をつくる設計図である遺伝子の変化がその発症に関係している病気が遺伝病（genetic disease）である」ということを医療者自らが理解し，そのことを患者をはじめ広く社会に伝えていく必要がある．すべての人が遺伝病の発症リスクを有していることから，遺伝情報による差別はあってはならないことであり，それぞれの個性（遺伝型の多様性）を認め合う社会を築くことができなければ，遺伝情報を適切に医療の場で利用することは困難である．

2) 一親等と一度近親

一親等という法律用語を医学・医療の場で用いている医療関係者は多いが，それは誤りである．医療の基本である家族歴聴取の目的の一つは，遺伝要因に関する情報を得ることである．その際，対象となっている患者と同じ遺伝子を共有している割合の高い人たちの健康状態を知ることはきわめて有用である．一卵性双生児の場合を除けば，ある個人に最も遺伝的に近いのは，親・子・同胞（兄弟姉妹）であり，全ゲノムの 1/2 を共有している．この関係を一度近親（first degree relatives）と呼ぶ．法律用語である一親等は，親子関係だけを示しており，同胞（兄弟姉妹）関係は二親等となってしまうため，医学・医療の場で「親等」という用語を用いてはならない．

3) 保因者と未発症者

保因者とは遺伝子変異あるいは染色体構造異常を有しているものの，現在および将来にわたって発症しない者をいう．常染色体劣性遺伝病や X 連鎖劣性遺伝病，染色体均衡型構造異常，および浸透率の低い常染色体優性遺伝病ではこのような状態が起こりうる．遅発性の常染色体優性遺伝病で，発症前遺伝学的検査の結果，遺伝子変異があることはわかったものの，まだ発症していない者については，未発症者という表現を用いるのが一般的である．

4) 遺伝子検査と遺伝学的検査

現在，いろいろな場面で用いられている「遺伝子検査」という言葉にはさまざまな内容のものが含まれている．①感染症の原因となっている病原微生物を明らかにするために，患者検体中に病原微生物特有の DNA 配列が存在しているかどうかを調べる検査，②癌など，体を構成する細胞の一部に後天的に起きた遺伝子変異の存在を明らかにする検査，③ 単一遺伝子疾患あるいは多因子遺伝疾患などにおいて，病気の発症に関係する遺伝子変異の有無を明らかにする検査，などである．①および②の場合は，現状を把握し，より良い医療の提供のために行われるものであり，時々刻々変化しうる情報でもあることから，通常の臨床検査と同様の対応で行って，特に問題は生じない．しかし，③は生涯変化せず，血縁者も関係しうる情報であり，場合によっては，将来を予測する情報ともなりうるので，倫理的にも問題が生じる可能性がある．したがって，③を行う場合には，遺伝カウンセリングの必要性などについて慎重に検討する必要がある．

いわゆる「遺伝子検査」という用語についての混乱を避けるために，①を「感染症核酸検査（infection nucleic-acid testing）」，②を「体細胞遺伝子検査（somatic gene-based testing）」，③を「遺伝学的検査（genetic testing）」と呼ぶことが提唱されている．

ので，早期診断・早期治療が望まれる．内科医には，注意深い観察により，一般的疾患（common disorders）のなかからまれな単一遺伝子疾患を見出す努力が求められている．

多因子遺伝疾患

多因子遺伝は，ほとんどの疾患の発症に関係している（❷）．疾患の発症に遺伝要因が関与していることは，単一遺伝子疾患における特徴的な遺伝様式がみられなくても，罹患者の血縁者における再発率が高いことや一卵性双生児において発症率が高いことにより示される．多因子遺伝疾患には，神経管閉鎖不全症（無脳症，二分脊椎），唇裂，口蓋裂，あるいは先天性心疾患などの先天奇形を引き起こす出生前発生障害ばかりではなく，Alzheimer 病，糖尿病，高血圧，アレルギー疾患，精神疾患などの成人になってから発症する多くの一般的疾患も含まれる．多因子遺伝疾患は，複数あるいは多数の遺伝子が，その疾患へのなりやすさに関係

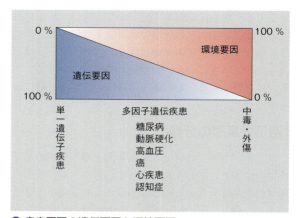

❷ 疾病原因の遺伝要因と環境要因

しており，環境要因も協同して発症に至る．多因子遺伝疾患は小児期においては約 5 % が罹患していると考えられるが，生涯罹患率は 60 % 以上に上ると推定される．多因子遺伝に関係した疾患の易罹患性を明ら

かにする遺伝学的検査が，今後，急速に普及すると考えられるので，内科領域では特に，多因子遺伝疾患の遺伝学について深く学んでおく必要がある．

診療の基本となる家族歴の聴取

家族歴の聴取はすべての診療行為において重要な地位を占めていなければならないが，わが国では，その重要性が十分認識されていない傾向がある．包括的な家族歴聴取は，その病気が遺伝性疾患であるとの認識の有無にかかわらず，すべての疾患を分析する際の重要な第一歩である．家族歴は次のような理由で重要である．
①診断のきっかけになることがある．
②その病気が遺伝性であることを示す可能性がある．
③病気の自然歴や表現度の差に関する情報が得られることがある．
④遺伝様式を明らかにできることがある．
⑤他の家系メンバーの発症リスクを推定できることがある．

遺伝性疾患の診断やその遺伝予後を判定するためには，詳細な家系図を作成することが必要である．アメリカ人類遺伝学会では家系図記載法の標準化を提唱しており，わが国でも広く用いられている（❸）．家系図は必ず古い世代を上に新しい世代を下に記す．わが国ではしばしば左から右に向かって書いてある家系図を見かけるが，上から下というのは国際的に決められていることなので，左から右というのは好ましくない．

家系図から情報を読み取る際，最も重要なことは，どの人とどの人がどれだけ遺伝子を共有しているかを知ることである．親・子・同胞（兄弟姉妹）はそれぞれ遺伝子を1/2ずつ共有している一度近親，祖父母，孫，おじ・おば，おい・めいは1/4の遺伝子を共有している二度近親，いとこは1/8の遺伝子を共有している三度近親である（❶）．

家族歴の聴取は目的意識をもって行うことが重要である．常染色体優性遺伝病が疑われる場合は遺伝情報の1/2を共有している一度近親者，すなわち，親，子，同胞（兄弟姉妹）の情報が特に重要である．患者の両親が正常と思われる場合でも軽微な症状がないかどうか詳細に検討する必要がある．表現度の差の大きな疾患があるので注意が必要である．患者が生まれたときの両親の年齢を聞いておくことも重要である．父親の年齢が高くなると常染色体優性遺伝疾患の突然変異率が高くなる．また，遅発性すなわち成人になってから発症する遺伝病では，若くして亡くなった人の場合，問題とする疾患を発症していなかったからといって，遺伝子変異がなかったとはいえない．したがって，死亡した人の死亡時の年齢を聞いておくことも重要である．

常染色体劣性遺伝病が疑われる場合は，夫婦間に血縁関係（血族結婚，近親婚）がないかどうかを必ず記載する．夫婦間に血縁関係があると常染色体劣性遺伝による疾患である可能性が高くなる．最近では核家族が多くなり，先代にさかのぼって家族歴を聴取するのが困難になりつつあるが，両親の出身地を聞いておくと，ある程度，類推できることがある．

X連鎖劣性遺伝病が疑われる場合は，特に母方の家系の男性について詳しい情報を集める必要がある．

遺伝学的検査の実施とその留意点

遺伝学的検査は種々の目的で行われるが，実施に際しては，日本医学会「医療における遺伝学的検査・診断に関するガイドライン」[2]を遵守する必要がある．2017年現在，わが国で保険診療として実施可能な疾患は染色体検査を除けば，筋ジストロフィー，先天性難聴，およびまれな先天代謝異常症などの72疾患にすぎないが，国際的にみれば，商業ベースで実施可能な遺伝学的検査は数千種類以上に上る．

日本医学会ガイドラインは，遺伝医学関連10学会ガイドラインを基礎に，研究段階の遺伝学的検査から実用段階に入った遺伝学的検査のあり方について記載している．遺伝学的検査を，①すでに発症している患者の診断を目的として行われる遺伝学的検査と，②非発症保因者診断，発症前診断，出生前診断を目的に行われる遺伝学的検査，の2つに分類し，それぞれにおいて必要とされる診療体制の違いを明確に記載している．

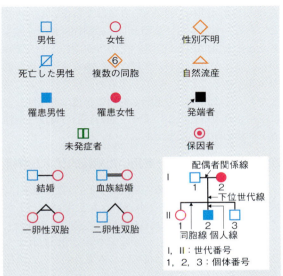

❸ 標準的家系図記載法

発症者の確定診断を目的として行われる遺伝学的検査

すでに発症している患者の診断を目的として行われる遺伝学的検査では，原則として，一般診療の流れの中で主治医の責任において行うべきである．すなわち，主治医が臨床的有用性を確認し，患者・家族に対し，検査前の適切な時期にその意義や目的の説明を行うとともに，結果が得られて後の状況，および検査結果が血縁者に影響を与える可能性があることなどについても患者・家族が十分に理解したうえで検査を受けるかどうか自己決定できるよう支援する．

非発症保因者診断，発症前診断，出生前診断を目的に行われる遺伝学的検査

通常，被検者は検査実施時点では，患者ではないため，一般診療とは異なり，遺伝医療（遺伝子診療）として，事前に適切な遺伝カウンセリングを行った後に実施する．

非発症保因者診断を目的とする遺伝学的検査

保因者は，現在および将来にわたってその疾患を発症することはない（❶の「保因者と未発症者」参照）．したがって，保因者検査の目的は，将来，生まれる子が発端者と同じ遺伝病に罹患する可能性を予測し，次子をもうけるかどうかの判断，出生前診断が可能かどうかなどについての情報を得るために行われるものであり，その検査により，直接本人の健康管理に役立つ情報が得られるものではないことについて十分理解しておく必要がある．

発症前診断を目的とする遺伝学的検査

①有効な治療法および予防法の確立されていない疾患の発症前検査においては，
　ⅰ)被検者は判断能力のある成人であり，被検者が自発的に発症前検査を希望していること
　ⅱ)同一家系内の罹患者の遺伝子変異が判明しているなど，遺伝学的検査によって確実に診断できること
　ⅲ)被検者は当該疾患の遺伝形式，臨床的特徴，遺伝学的検査法の詳細についてよく理解しており，検査の結果が陽性であった場合の将来設計について熟慮していること
　ⅳ)遺伝学的検査後および結果が陽性であった場合には発症後においても，臨床心理的，社会的支援を含むケアおよび治療を行う医療機関が利用できること
　を確認し，当該疾患の専門医，臨床遺伝専門医，精神医学専門医，認定遺伝カウンセラー，臨床心理士，ソーシャルワーカーなどによるチームで，複数回の

遺伝カウンセリングを行ったうえで，検査の実施の可否を慎重に決定する．
②家族性腫瘍など，ある程度有効な予防法・治療法の存在する疾患の発症前検査については，その臨床的有用性と検査を行うことによる不利益とのバランスを十分考慮したうえで，被検者の希望に応じて実施する．

易罹患性検査

①多因子疾患などに関する易罹患性検査を行う場合には，検査の感度，特異度，陽性・陰性結果の正診率などが十分なレベルにあることを確認しなければならない．
②易罹患性検査に際しては，担当医師は，遺伝子（DNA）変異が同定されても，その発症は疾患により一様ではなく，浸透率や罹患性に対する効果（寄与率）などに依存すること，また，検査目標とする遺伝子に変異が見出されない場合であっても発症する可能性が否定できないことなどについて，被検者に十分に説明し，理解を求めなければならない．

薬理遺伝学的検査

薬物代謝酵素の遺伝子多型検査による薬剤感受性診断は，副作用の頻度を低下させるなど，直接治療に役立てられうる情報であり，有用性が高いと考えられる．特に抗癌薬や抗リウマチ薬において，投与前に薬物代謝酵素の遺伝子多型検査を行い，その結果に基づき適切な薬剤の選択や投与量を予測する個別化医療（オーダーメイド医療，テーラーメイド医療）が現実のものになろうとしている．ここで留意すべきは，薬理遺伝学的検査の導入により，副作用で苦しむ人の数を減少させることは期待できるが，0にはならないということである．すなわち，集団としての副作用頻度を減少させることはできるが，すべての人が副作用からまぬがれることができるわけではない．あくまでも確率的な情報であることについて，患者の了解を得ておく必要がある．また，この遺伝学的情報が遺伝的差別などに誤用されることのないよう，他の目的の遺伝学的検査と同様の注意が必要である．

次世代シークエンサーを用いた網羅的ゲノム解析

癌診療および難病診療の分野を中心に，近年急速に，次世代シークエンサー（NGS）などを用いたヒトゲノムの網羅的解析（全ゲノム解析，エクソーム解析，マイクロアレイ解析など）が臨床の場で用いられようとしている．これらの解析では，本来目的とした遺伝子変異以外のゲノム上の変化が検出されることがあるため，日本人類遺伝学会では，事前説明の内容と方法，

結果開示の方針，遺伝カウンセリングの方法などについての方針をあらかじめ決定しておき，その方針に従って対応すべきであることを骨子とした「次世代シークエンサーを用いた網羅的遺伝学的検査に関する提言」[3] を公表している．

DTC 遺伝子検査

DTC とは"direct to consumer"つまり，消費者に医療機関を介さず直接販売する，という意味である．DNA は，頬粘膜，唾液，爪，毛髪などにも含まれているため，採血などの医療行為を伴わず検体採取できることから，このような事業形態が技術的に可能となった．これらの DTC 遺伝子検査ビジネスで提供されている検査は，病気のなりやすさ（生活習慣病の易罹患性）や体質（肥満，薄毛，美肌など）など健康・容姿に関わるものに留まらず，個人の能力（知能，文系・理系，音感），性格（外向的，内向的），進路（音楽，美術，運動適性）などの非医療分野にまで広がっている．しかし，そのほとんどは有用性についての科学的根拠が欠如しており，精度管理，検査前後の遺伝カウンセリング体制，結果報告後のフォローアップ体制，個人遺伝情報保護の体制などが不十分なものである．このような検査が何ら規制を受けず蔓延している状態は決して好ましいものではなく，日本人類遺伝学会では，2010 年に「一般市民を対象とした遺伝子検査に関する見解」[4] を公表し，注意を促している．また，日本医師会でも 2016 年に発行した「かかりつけ医として知っておきたい遺伝子検査，遺伝学的検査Q&A」[5] で，Q14 として「DTC 遺伝子検査の留意点は何でしょうか？」を記載している．

個人遺伝情報の取り扱い

個人遺伝情報の取り扱いに関しては，遺伝情報にアクセスする医療関係者は，遺伝情報の特性を十分理解し，個人の遺伝情報を適切に扱うことができることを前提に，すでに発症している患者の診断を目的として行われた遺伝学的検査の結果は，原則として，他の臨床検査の結果と同様に，患者の診療に関係する医療者が共有する情報として診療録に記載する必要がある．電子カルテが普及しつつある現状において，医療関係者を対象とした遺伝医学教育・研修の重要性が高まっている．個人遺伝情報は守秘義務の対象であることは論をまたないが，血縁者の不利益を防止するために例外的に開示が許容される場合があり，そのプロセスについても検討しておく必要がある．

遺伝カウンセリング

遺伝カウンセリングは，疾患の遺伝学的関与について，その医学的影響，心理学的影響，および家族への影響を，人々が理解し適応していくことを助けるプロセスである．このプロセスには，

① 疾患の発生および再発の可能性を評価するための家族歴および病歴の解釈
② 遺伝現象，検査，マネジメント，予防，資源，および研究についての教育
③ インフォームド・チョイス（十分な情報を得たうえでの自律的選択），およびリスクや状況への適応を促進するためのカウンセリング

などが含まれる．遺伝学的検査・診断に際して，適切な時期に必要に応じて遺伝カウンセリングを実施する．

現在，わが国には，遺伝カウンセリング担当者を養成するものとして，医師を対象とした「臨床遺伝専門医制度」（http：//jbmg.jp/）と非医師を対象とした「認定遺伝カウンセラー制度」（http：//plaza.umin.ac.jp/~GC/）があり，いずれも日本人類遺伝学会と日本遺伝カウンセリング学会が共同で認定している．

遺伝カウンセリングに関する基礎知識・技能については，すべての医師が習得しておくことが望ましい．また，遺伝学的検査・診断を担当する医師および医療機関は，必要に応じて，専門家による遺伝カウンセリングを提供するか，または紹介する体制を整えておく必要がある．

遺伝学的検査・遺伝カウンセリングが必要な患者・家族への対応

わが国では，発端者の診断・治療にあたっている主治医がさまざまな遺伝に関する情報提供を患者・家族に行っていると考えられるが，遺伝医療で最も重要な遺伝カウンセリングは単なる情報提供だけではなく心理的・精神的・社会的サポートを行うことがきわめて重要である．遺伝カウンセリングを行おうとする医師は専門分野だけの知識ではなく幅広い遺伝医学の知識を身につけ，遺伝情報の特殊性と倫理的問題を理解し，心理的・精神的・社会的サポートが可能となるような診療体制を構築したうえで遺伝カウンセリングを行う必要がある．

遺伝学的検査・遺伝カウンセリングが必要な患者・家族に，適切に対応するためには，臨床遺伝専門医から助言を得ること，または遺伝子医療部門に紹介することも考慮すべきである．特に，遺伝カウンセリング担当者の個人的努力では，倫理的な問題のために，対応困難な事例（治療法の確立していない疾患の発症前診断や選択的中絶が可能となる出生前診断など）については，大学病院の遺伝子診療部などの組織的体制が整備された部門での対応が求められる．2018 年現在，すべての大学病院（本院）を含む 115 の医療施設に名

称はさまざまであるが遺伝子医療部門が設立されている[4].

有用な遺伝情報が得られるウェブサイト

OMIM（Online Mendelian Inheritance in Man）https://www.ncbi.nlm.nih.gov/omim

世界で最初の臨床遺伝外来を Johns Hopkins 大学に開設した故 Victor McKusick 博士が作製し始めた遺伝性疾患のカタログであり，現在も最新の情報を掲載するために更新が続けられている．2018 年 1 月 21 日現在，24,412 の遺伝性疾患を含むヒトのメンデル形質が登録されており，遺伝性疾患の診療・教育・研究を行う際に，全世界で利用されている．

GeneReviews®
https://www.ncbi.nlm.nih.gov/books/NBK1116/

遺伝性疾患の症状や診断，遺伝学的検査（遺伝子検査など），遺伝カウンセリングなどについての医療スタッフ向けの遺伝性疾患情報サイトである．2018 年 1 月 1 日現在，702 疾患が登録されている．そのうち 172 疾患については，信州大学遺伝子診療部が事務局となり，GeneReviews Japan <http://grj.umin.jp> として日本語訳が公開されている．

全国遺伝子医療部門連絡会議
http://www.idenshiiryoubumon.org

2003 年から開催されてきた連絡会議の報告書とともに遺伝子診療を実施している全国の施設の検索システムが掲載されている．

（福嶋義光）

●文献，URL
1) 福嶋義光（監訳）：トンプソン&トンプソン遺伝医学，第2版．東京：メディカル・サイエンス・インターナショナル：2017.
2) 日本医学会：医療における遺伝学的検査・診断に関するガイドライン：2011.
　　http://jams.med.or.jp/guideline/genetics-diagnosis.html
3) 日本人類遺伝学会：『次世代シークエンサーを用いた網羅的遺伝学的検査に関する提言』
　　http://jshg.jp/wp-content/uploads/2017/11/237481c-fae4fcef8280c77d95b574a97.pdf
4) 日本人類遺伝学会：『一般市民を対象とした遺伝子検査に関する見解』
　　http://jshg.jp/news/data/Statement_101029_DTC.pdf
5) 日本医師会：『かかりつけ医として知っておきたい遺伝子検査，遺伝学的検査　Q&A』

http://dl.med.or.jp/dl-med/teireikaiken/20160323_6.pdf
6) 全国遺伝子医療部門連絡会議．
　　http://www.idenshiiryoubumon.org

内科疾患と遺伝

病因論と遺伝学

1953 年に DNA の二重らせん構造が解明されて以来，ゲノム関連の生命科学分野は目覚ましい進歩を遂げている．2003 年にはヒトゲノムの完全版の解読が終了したことが宣言され，その後，国際ヒトゲノムコンソーシアムによってさらにその詳細な解析が行われ，ヒト遺伝子の数はハエと同じ約 2 万 3,000 個であることが明らかとなった．さらに，これらの遺伝子からメッセンジャーRNA（mRNA）に転写される際の選択的スプライシング（alternative splicing）による多様性，翻訳された蛋白質の翻訳後修飾（posttranslational modification）メカニズム，RNA 干渉による遺伝子発現制御のメカニズムなどが明らかとなってきた[1].

また，DNA 解析技術の画期的進歩により全ゲノム関連解析（GWAS），全エキソーム解析が飛躍的に進歩し，癌を含むあらゆる疾患の関連遺伝子解析研究が進んでいる．同時に多くの遺伝情報を共有するデータベースの構築が進んでいる（ヒトゲノムバリエーションデータベース．https://gwas.biosciencedbc.jp/）．今後，飛躍的な疾患原因遺伝子・関連遺伝子の発見，ゲノム編集技術（genome editing）の発展，次世代の治療法，予防法の開発が期待されている．

遺伝子と疾病

遺伝子の異常は種々の疾病の原因となる．体細胞レベルで遺伝子変異が起こる体細胞変異の代表的な疾患が癌であるが，この体細胞変異が次世代に伝わることはない．一方，生殖細胞レベルで遺伝子変異が起こると次世代までその変異が受け継がれる．この場合，単一遺伝子異常による疾病や多因子病の原因になる場合もある．しかし，遺伝子の変化が必ず疾病を引き起こすわけではない．一人ひとりの体形や指紋が違っているのと同じようにヒトの遺伝子には相違（ヒトゲノムの多様性〈human genetic variation〉）があり，近年，疾患との関連が注目されている．

突発的な事故などによる疾病を除いて，多くの疾病は環境要因と遺伝要因が相加的（additive），また相乗的（epistatic）に関与して引き起こされる．最近のゲノム研究の進歩は単一遺伝子病の研究から多因子病の全ゲノムレベルでの解析へと進んでいる．遺伝病の発症・進行がすべて遺伝要因だけで規定されるものでは

ない（❹）．モデル動物を用いた環境要因と遺伝性疾患の発症に関する研究が環境要因の重要さを示している．たとえば，Alzheimer病についてみても遺伝子改変動物モデルをより良い環境（environmental enrichment）で飼育することによって，学習能力，記憶能力を改善し，アミロイドβ蛋白を減少させ，神経栄養因子やネプリライシンの発現を増加させることが報告されている（❺）．

DNAの変異がなくても翻訳後修飾により機能が障害される場合もある．翻訳後修飾はmRNAから翻訳された蛋白質が機能を発現するまでに受ける修飾であり，癌，心臓病，脳卒中，糖尿病，動脈硬化などの生活習慣病における疾患プロテオーム解析研究が進んでいる．

内科疾患の遺伝学的分類

多くの遺伝病はメンデルの法則に従うが，メンデルの法則に従わない遺伝形式を示す疾患もある．非メンデル遺伝を示すものに，母性（細胞質）遺伝，遺伝子刷り込み（genomic imprinting），トリプレットリピート変異，多因子遺伝がある．

メンデル遺伝を示す疾患

①単一遺伝子病：1つの遺伝子座に支配される疾患であり，常染色体優性（顕性）遺伝病，常染色体劣性（潜性）遺伝病，X連鎖劣性遺伝病などがある．多くの遺伝病がこのカテゴリーに分類される（OMIM．http://www.ncbi.nlm.nih.gov/sites/entrez?db=omim）が，一般的に各疾患の頻度は低い．遺伝子治療，酵素補充療法などによる治療が可能な単一遺伝子病（ADA〈アデノシンデアミナーゼ〉欠損症，Pompe病，Gaucher病，Wilson病，シトルリン血症，筋ジストロフィーなど）も増加している．

非メンデル遺伝を示す疾患

①母性（細胞質）遺伝病：母親を介して遺伝する疾患で，ミトコンドリアDNA（mtDNA）の変異で発症するKearns-Sayre症候群，MELAS（mitochondrial myopathy, encephalopathy, lactic acidosis and stroke-like episodes），LHON（Leber's hereditary optic neuropathy）などのミトコンドリア病が代表的である．MIDD（maternal inherited diabetes and deafness）はmtDNAのm.3243A＞G変異と関連しており，全糖尿病患者の0.5～3.0％を占めるといわれている．

②遺伝子刷り込み：遺伝子刷り込みは，遺伝子が雌雄

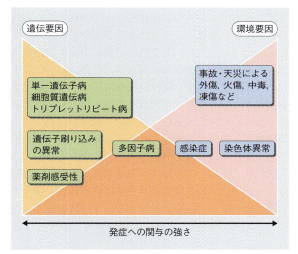

❹ 遺伝病の発症・進行を規定する環境要因と遺伝要因

❺ 中枢神経疾患のモデル動物に対する environmental enrichment と運動療法の効果

疾患	効果		
	行動レベル	細胞レベル	分子レベル
Alzheimer病	学習・記憶能力の向上	Aβ減少	synaptophysin, NGF, neprilysinの発現増加
Huntington病	発症遅延，病状進行遅延	大脳皮質・線条体萎縮の抑制，凝集体の抑制，神経発生	BDNF, DARPP-32の発現増加, CB1の発現増加
Parkinson病	MPTPへの耐性増加，運動機能の改善	ドパミン神経減少の抑制 ドパミン関連輸送体減少の抑制	GDNF発現増加 線状体におけるドパミン減少の抑制
脳卒中	運動機能・認知機能の回復	神経突起の増加，梗塞領域縮小，神経幹細胞様細胞数の増加	BDNF, NGFの増加 ステロイドホルモン受容体減少の抑制
外傷性脳障害	運動障害，認知機能障害の軽減	障害病巣の減少，樹状突起の増加，前駆細胞の増加	BDNFの増加 ドパミン輸送体の減少

Aβ：amyloid-β
BDNF：brain-derived neurotrophic factor
CB1：cannabinoid receptor 1
DARPP-32：dopamine- and cAMP-regulated phosphoprotein
GDNF：glial-derived neurotrophic factor
MPTP：1-methyl-4-phenyl-1,2,3,6-tetrahydropyridine
NGF：nerve growth factor

（Nithianantharajah J, Hannan AJ：Enriched environments, experience-dependent plasticity and disorders of the nervous system. Nature Reviews Neuroscience 2006；7：697.）

いずれの生殖細胞から伝達されるかで異なった発現をする現象で，遺伝子のメチル化による後成現象（epigenetic phenomenon）などによるとされている．遺伝子刷り込み現象は，Prader-Willi 症候群や Angelman 症候群などでみられる．遺伝子刷り込み現象の破綻（loss of imprinting：LOI）は，Wilms 腫瘍などの種々の腫瘍発生の原因となる．

③**トリプレットリピート病**：トリプレットリピート病（triplet repeat disease）は，CAG や CTG などの 3 塩基の反復配列数の伸長現象によって引き起こされる疾患である．現在，球脊髄性筋萎縮症，Huntington 病，脊髄小脳失調症などの約 20 種類の疾患が報告されている．表現促進現象（anticipation）とは，世代を経るごとに罹患者の発症年齢が低下し，重症度が増す現象であり，トリプレットリピート病でよくみられる現象である．古典的メンデル遺伝では説明できなかったが，3 塩基の反復配列数の伸長現象と相関しており，遺伝子変異が動的であることより動的変異（dynamic mutation）と呼ばれている．減数分裂時や体細胞分裂時にリピート数が変化するが，反復配列が伸長する機序として，DNA 複製または修復時における反復配列近傍のシスエレメントの関与が示唆されている．

④**多因子遺伝病**：複数の遺伝因子に加え，環境因子が複雑に関与する形質の遺伝形式である多因子遺伝（multifactorial inheritance）をとる疾患を多因子病という．近年，急速に増大している認知症も単一遺伝子によるものもあるが，多くの例は多因子遺伝による疾病と考えられる．多因子病の表現型（多因子遺伝形質）は，質的形質と量的形質の 2 群に分けられる．質的形質には，先天奇形，糖尿病，統合失調症のように発症の有無で分類可能な疾病があり，量的形質には連続する数値として表される身長，体重，血圧，知能，血清脂質などが該当し，低身長，高血圧，脂質代謝異常症，肥満などの疾患と関連する．量的形質における遺伝要因の関与の程度は，遺伝力（heritability）によって推定される．

GWAS による多因子遺伝病の研究では，糖尿病，高血圧，心筋梗塞，癌，関節リウマチ，肺線維症，肥満など多くの疾患でそれぞれに特異的な遺伝子多型が報告されている．生活習慣病関連では，商業レベルで遺伝子多型に基づく疾病リスク情報が提供されるようになってきた．この消費者直結型遺伝子検査（Direct-to-Consumer〈DTC〉Genetic Testing）が適切に行われるために，遺伝専門家の関与，関連ガイドラインの遵守に関する見解が日本人類遺伝学会より出されている．

⑤**染色体異常**：染色体異常の頻度は，新生児の0.54 ％，周産期死亡児の約 6 ％，自然流産児の約50 ％，受精卵の約 50 ％であり，染色体異常の発生は決してまれなことではない．染色体異常受精卵・胎児の多くは，妊娠に気づかれる前・妊娠早期に自然淘汰されている．内科領域で診る機会が多いのは，Down症候群，Turner 症候群，Klinefelter 症候群などであろう．

Down 症候群は，21 番染色体長腕にある Down 症候群発症領域のトリソミーにより症状が発現する．染色体起因症候群のなかでは最も出生頻度が高い（1 人／約 800 人）．片親が転座染色体保因者の場合，保因者の先祖や同胞，Down 症の姉兄に同じタイプの保因者がいる可能性がある．

Turner 症候群（45, X）は，低身長，性腺形成不全，翼状頸，外反肘，心・大血管奇形，腎奇形などを示す疾患で，表現型は女性型，核型は 45, X またはそのモザイクを示す．新生児出生頻度は 1／2,000 である．成長ホルモン，女性ホルモンによる治療が行われる．Klinefelter 症候群は，X 染色体過剰に由来する性染色体異常症候群で，表現型は男性型，核型は 47, XXY またはモザイクを示す．男性性腺機能不全のうち最も多い疾患で，発生頻度は 1／1,000 男性である．女性化乳房を呈する症例では男性乳癌の発生頻度が高い．

環境要因のみによる疾患

偶発的な事故による外傷・火傷・中毒，地震などの天災に伴う外傷・栄養障害・温熱障害，寒冷地での凍傷などが該当する．最近注目されている地震に伴う下肢静脈血栓症（いわゆるエコノミークラス症候群）なども主に環境要因に依拠しているが，プロテイン C 欠損症などの遺伝的要因が潜在している場合もある．感染症も環境要因の関与が大きいが，宿主側の抵抗性という遺伝要因もあり，環境要因と遺伝要因が相互に関与している．

診断学と遺伝学

臨床診断学

臨床診断学における基本は，注意深い診察による鑑別診断，必要な検査の実施，確定診断，病態評価，そして患者および家族への十分な説明である．この臨床診断学にも遺伝学の進歩は大きな福音をもたらしており，遺伝学的検査は日常診療において不可欠なものとなりつつある．しかし，遺伝学的検査の進歩は，医療現場に検査偏重主義を助長する可能性がある．日常診療において最も大切なことは，検査を行う前に患者を丁寧に診察することと十分な説明である．特に，遺伝性疾患が疑われるときは，患者本人のみならず家族も含めた十分な説明が必要であり，このことによって患者および患者家族と医療側とのトラブルも回避することができる．

遺伝学的検査による診断

遺伝学的検査は，末梢血，生検組織，培養細胞，絨毛膜上皮，母体血などを用いて，遺伝生化学的検査，染色体検査，DNA検査などによって行われる．DNA検査は，Sanger法，定量的PCR法，マイクロアレイ法，次世代シークエンサーを用いるエクソーム解析法，直接塩基配列決定法などを用いて，確定診断，保因者診断，発症前診断，出生前診断，着床前診断，新生児スクリーニング，易罹患性診断，薬剤感受性診断などを目的として実施される．遺伝学的検査には，診断精度，検出感度，遺伝子異常の多様性，個人情報の管理，生体試料の取り扱いなどの問題がある．近年，一般臨床検査と同じように手軽に遺伝学的検査が行われるようになっており，その品質管理，個人情報管理，採算性，遺伝カウンセリングなどが問題となっている．

遺伝子診断の利点としては，酵素活性の測定などによる方法と比較して，少量の試料で安定して診断可能であることや，多数の検体を比較的短時間に処理可能であることなどがあげられる．しかし，各疾患の遺伝子異常の検出に，最も適した方法が選択されなければ誤った診断をする可能性もあり，常に最新かつ最適な方法を用いる必要がある．

遺伝学的検査による確定診断が有用であることはいうまでもない．たとえば，家族性アミロイドポリニューロパチーは，発症前または早期に遺伝学的検査を行うことによって，発症予防指導や肝移植を含む適切な指導が可能となっている．しかし，遺伝要因の関与が大きい成人発症の疾患の場合は，本人の発症時点ですでに遺伝的リスクが次世代に広がっている可能性が高いこと，一般的に難治性であること，治療法がない疾患の場合に遺伝学的検査にて確定診断を行うことの意味，発症者の遺伝学的検査を行うことで血縁者の発症前診断や出生前診断といったより対応が困難な課題に向き合うことになる可能性が高くなること，などの遺伝カウンセリング上の問題がある．日常診療においては，発症者の確定診断目的に行う遺伝学的検査であっても，遺伝カウンセリング上の問題点があることを十分に認識しておく必要がある．日常診療における遺伝カウンセリング・マインド（傾聴と共感的理解）を高めることが医療従事者に求められている．

遺伝子医療への期待

これからの遺伝子医療は，ゲノム解析技術の進歩により，診断・治療・予防のすべての分野で個別化遺伝子医療が進むと考えられる．すでに，薬理遺伝学の臨床応用として薬剤感受性診断が始まっており，適切な治療法の選択，副作用の回避・軽減，臨床試験計画の作成などに利用されている．今後は，一人ひとりの全塩基配列を短時間に解析し，疾患発症リスク・薬剤感受性診断などに基づいた発症予防，治療法選択，健康指導などが可能になるであろう．さらには，着床前遺伝子選別による遺伝的リスクの高い受精卵の排除が行われるようになるかもしれない．このようなことが可能になれば，疾病における遺伝要因をかなり排除することができるようになり，医療経済的効果も期待される．しかし，クローン技術，生殖補助技術などによって生まれた子どもの長期的な追跡調査の不足による安全性への懸念，倫理性の問題はいまだ未解決である．

遺伝子医療の課題として，遺伝カウンセリングの十分な実施，遺伝子検査の標準化（遺伝子検査に必要な機器・設備，検査法などの標準化），遺伝子医療を支える医療職の普及（染色体検査認定士，ゲノムリサーチコーディネーター，遺伝子分析科学認定士，認定遺伝カウンセラー，臨床遺伝専門医），DTC遺伝子検査の評価システムなどがあり，早急に解決していく必要がある．近年のES細胞（embryonic stem cell：胚性幹細胞），iPS細胞（induced pluripotent stem cell：人工多能性幹細胞）などの多能性幹細胞やダイレクトリプログラミングの開発研究の急速な展開により[2]，遺伝子治療，再生医療もより現実的になりつつある．このようなゲノム研究の著しい進展により，医療のパラダイムシフトが展開されようとしているが，一方で従来の生命倫理観だけは解決困難な課題も多く，生命倫理に関する国民的論議が必要とされている．

（中川正法）

●文献

1) Green ED, et al：Human Genome Project：Twenty-five years of big biology. *Nature* 2015；526；29.

2) Grade S, et al：Neuronal replacement therapy：previous achievements and challenges ahead. *NPJ Regen Med* 2017；2；29.

加齢・老化と疾病

加齢・老化の概念と身体機能の老化について

加齢とは年を重ねる（年齢が増加する）ことであり，老化とはこの加齢に伴う自然な身体的，精神心理的変化を指す．老化には，誕生してから発育，成熟，衰退，死亡までの全経過とする考え方（広義の老化）と，成熟期以後，衰退期に起こる現象としての老化（老衰，senescence，senility）とする考え方（狭義の老化）がある．

ここでは老化を老年期以降の体の変化と考える。老年期（高齢者）の始まりは一般的には65歳以降とされるが、この年齢設定は必ずしも生物学的老化を考慮したものではない。生物学的老化とは、加齢により起こる生理機能の低下を指す。この生物学的老化自体、個人差が大きく、さらには加齢変化も臓器ごとに差がある。2017年に日本老年学会、日本老年医学会は近年の日本人の加齢に伴う身体的な機能変化の出現が遅延していることを踏まえて、高齢者を75歳にしてはどうかと提言した。このように、老年期自体も年代により変化する可能性がある。

老年期に起こる疾病は、若年期、成人期に起こる疾病とは大きく異なり、老年期ならではの特徴がある。その根底には老化に伴う、体全体の予備力（ある機能について最大能力と平常の生命活動を営むのに必要な能力との差）の低下、恒常性機能（ホメオスタシス：その内部環境を一定の状態に保ちつづけようとする機能）の低下、ならびに各臓器の老化に伴う変化が根底にある。❻に代表的な臓器の老化に伴う変化を記載したが、多くは生物にとっては不利な機能変化を伴う。

老年期（高齢者）の疾病の特徴

❼に高齢者の疾病に関する特徴を掲載し、以下にいくつかの代表的な特徴について、記載した。

多病（multimorbidity：多疾患罹患状態）

二種類以上の慢性疾患を同時に罹患している状態をmultimorbidity（多病、多疾患罹患状態）という。加齢とともにmultimorbidityの割合は増加し、65歳以上では60％以上、85歳以上では80％以上に及ぶとの報告や、65歳から加齢とともに罹患している慢性疾患数が増加し、65〜74歳の前期高齢者では平均2.5疾患、85歳以上では平均4疾患程度の慢性疾患をかかえるとの報告もある。❽に前期高齢者（65〜74歳）ならびに後期高齢者（75歳以上）に多い代表的疾患をあげた。

このmultimorbidityの存在はそれぞれの疾患が他の疾患に影響を及ぼし、フレイル（付 参照）のリスク、さまざまな身体機能障害のリスクを増強し、高齢患者の生活の質（quality of life: QOL）のみならず、家族のQOLをも低下させる。さらに、このmultimorbidityは多剤投与（polypharmacy）にもつながりやすい。この多数の慢性疾患は他の急性期疾患が起こった場合、またはもともと所有する慢性疾患が急性増悪した場合、次々と他の慢性疾患にも影響を及ぼし、障害や生命予後の悪化につながる可能性が高くなる。

一般的には成熟期以降、年齢が増加するにつれて高血圧、糖尿病、脂質異常症、肥満などの生活習慣病が増加し、また老年期になり、それらの生活習慣病を基盤とした心血管病が増加する。また種々のリスク因子に長年曝露されることにより、慢性心不全、慢性閉塞性肺疾患、慢性腎臓病、悪性腫瘍なども加齢とともに増加する。これらの要因により老年期においては、多くの慢性疾患が集積しやすくなる。

非定型的な症状

高齢者では、疾病の定型的症状を伴わないことがある。たとえば心筋梗塞時に胸痛を伴わない、感染症においても白血球増加を伴わない場合などである。また、ある疾患が別の臓器の症状として現れる場合もある。たとえば、尿路感染症でせん妄を起こすケースとか、発熱による意識障害などである。この非特異的症状のために受診が遅れ、誤った診断につながる場合もまれではない。

機能障害につながりやすい、またはすでに複数の機能障害をかかえている場合

高齢者ではもともと基礎体力が低下し、恒常性も低下している。そのため、さまざまな疾患に罹患後、疾患自体の治療ができたとしても、元の状態に完全に回復することが難しいことがまれではない。

高齢者に起こる疾病の多くは非可逆的な経過をとることが多く慢性化しやすい。疾病による種々の障害をもたらし、社会に対する適応の障害につながり、日常生活をするうえで、何らかの介助が必要になり（要介護状態）、QOLが損なわれる。また高齢者は疾患に罹患後、廃用症候群、転倒、骨折、褥瘡、失禁、感染症、せん妄といった老年症候群の発生につながる可能性がある。

高齢者によく観察される障害は日常生活動作（activity of daily living：ADL）障害、認知機能障害、摂食嚥下障害、排泄障害などである。特に認知症、脳血管障害、Parkinson病、慢性心不全・呼吸不全、骨折、変形性関節症、悪性腫瘍などは要介護状態に至りやすく、社会に依存せざるを得なくなるケースが多い。障害と疾病との関係は相互作用の関係にあり、疾患が障害を誘導することも多いが、逆に障害が疾患を誘導することもある。たとえば肢体不自由が原因で転倒・骨折に至る、排尿障害が原因で尿路感染症が起こる、摂食嚥下障害により誤嚥性肺炎を起こす、などである。

社会的要因や環境の影響を受けやすい

種々の機能障害をかかえる高齢者は社会や家族に依存する状況に陥りやすい。家族、社会による十分なサポートが欠如する状況では、意欲の低下やリハビリテーションの効果も減弱し、社会・生活復帰の可能性も低下する。高齢者は疾患に対する自覚症状に乏しく、

❻ 老化に伴う各臓器の変化

全般	予備力の低下，恒常性機能の低下
身体組成	筋肉量低下，脂肪量増加（後期高齢者では減少），体内水分量低下
心臓	心拍出量の低下，収縮期血圧の上昇，拡張期血圧の低下
血管	血管の硬化（動脈硬化）
肺	努力肺活量・最大酸素摂取量の低下，咳反射の低下
消化器	消化管運動機能の低下
腎臓	糸球体濾過率の低下，腎血流量の低下
膀胱	過活動性膀胱，排尿筋収縮力低下
筋骨格系	関節可動域の制限，筋肉量・筋力の低下，骨密度の低下
内分泌	ホルモン分泌低下
免疫	T細胞・B細胞の機能低下
感覚器	視力調節力の低下（老視），難聴，味覚・嗅覚低下
神経系	記憶学習能力の低下，精神運動速度の低下，体性感覚機能の低下
口腔	咀嚼機能低下，口腔乾燥，嚥下機能低下

❼ 高齢者の疾患の特徴

多臓器にわたる疾患が認められる（多病）

症状が非定型的である

慢性化しやすい

機能障害を誘導しやすい，またはすでにさまざまな障害と共存している

合併症を併発しやすい

社会的要因や環境により病状が変動しやすく，療養場所も影響する

多剤投与（polypharmacy）が多く，薬物による副作用が起きやすい

水・電解質の異常をきたしやすい

意識障害が起こりやすい

感染症に罹患しやすい

老年症候群と共存する場合が多い

体重減少など低栄養に傾きやすい

❽ 老年期に多い慢性疾患の例

65歳〜74歳	75歳以上
高血圧 糖尿病 脂質異常症 虚血性心疾患	慢性心不全 慢性閉塞性肺疾患 慢性腎臓病 悪性腫瘍 前立腺肥大（男性） 白内障 脳血管障害 関節症 骨粗鬆症（女性） うつ病 認知症 心房細動 貧血

周囲の人間が異常を察知するケースも多い．したがって独居などのケースでは疾患の発見が遅れる可能性があり，予後を大きく左右する．ADLが低下していたり，認知機能障害が存在する高齢者では服薬の自己管理が十分できず，介護者による服薬管理が必要である．また療養先の選定には，身体機能の程度よりも，むしろ環境や介護力に依存せざるを得ないケースも多い．十分な介護力のある環境と，介護力が乏しい独居状態の環境では自宅で療養可能か否かがかなり異なる．

多剤投与

5〜6種類以上の服薬をしている場合，polypharmacyという．高齢者では多病をかかえて，さらには老年症候群を基盤にした複数の訴えがあり，それらに対応するために多くの薬が処方されやすい．さらには，複数の医療機関を受診していることもあり，薬の相互作用の問題や，重複した処方がなされてしまう場合もまれではない．多剤投与になればなるほど薬の副作用が出やすくなり，それ自体が高齢者の健康障害を引き起こすこともある．さらには服薬アドヒアランスの低下が起こり，重要な薬が服用できない場合もまれではない．特に高齢者の場合は，服薬管理能力をしっかり把握し，能力に合わせた服薬可能な処方を心掛ける必要がある．また，認知機能などに問題がある場合は，家族などに服薬管理を依頼するなどの配慮も必要である．

高齢者の薬物療法に際しては，服薬数はできるだけ少なくし，アドヒアランスの向上を図り，服薬管理者を設定するなどの対応を考える必要がある．

老年症候群との共存

老化が進行し，多数の疾患をかかえ，身体および精神心理機能が低下した高齢者においては，高齢者に特有なさまざまな症候や障害が生ずる（❾）．これを一括して「老年症候群」と呼ぶ．これらの症候や障害は単一なものではなく，複合的なものである．「老年症候群」は75歳以上のいわゆる後期高齢者に多くみられる．高齢者医療の現場では，その要因を解明し，適切な医療を行うことが，きわめて重大な課題となっている．

水・電解質異常

高齢者ではすでに述べたように恒常性維持機能が低下しており，水分，電解質の異常が容易に起こりやすい．骨格筋は水分の重要な貯蔵庫であるが，加齢とともに骨格筋量が減少する（サルコペニア，後述）．高齢者では成人に比較して細胞内水分が減少することが知られ，その主な原因は骨格筋量の減少によるとされる．したがって，水分の貯蔵庫が少ないため，容易に脱水になりやすい．高齢者の脱水は，夏の熱中症に代表されるような，季節に依存するものだけではなく，口渇中枢の感受性低下により口渇感が高齢者では減少しており，水分摂取自体が減少しやすい．さらに生活のなかで頻尿や尿失禁などに対して，介護者または患

❾ 老年症候群の例

認知機能障害	サルコペニア
転倒	めまい
失禁	失神
脱水	関節痛
視力低下	うつ状態
難聴	せん妄
栄養障害	便秘
嚥下困難	褥瘡
頻尿	骨折
フレイル	身体機能障害

者本人が水分摂取を控えたりする場合もまれではない．また利尿薬などの過度な使用により脱水が起こる場合もある．

さらに高齢者では電解質異常も起こしやすく，その要因は老化による腎糸球体濾過率の低下による Na 保持能の低下，血漿レニン活性の低下，抗利尿ホルモン（バソプレシン）の分泌異常，電解質の排泄に関与する薬剤の服用，電解質摂取不足など複数の原因が絡んでいる．最も多い電解質異常は低 Na 血症であるが，高齢者では，腎の Na 保持能の減退，食事からの Na 摂取不足など加齢に伴う Na 保持能の低下とともに，腎の尿濃縮能の減弱に伴いバソプレシンの分泌が亢進しやすい．最も多い原因は心不全などの浮腫を伴う疾患であるが，その他，抗利尿ホルモン不適合分泌症候群（syndrome of inappropriate secretion of antidiuretic hormone：SIADH），鉱質コルチコイド反応性低 Na 血症（mineralcorticoid-responsive hyponatremia of the elderly：MRHE）やその他の内分泌疾患との鑑別が必要である．

低栄養

老化とともに 65 歳以上になると徐々ではあるが，一般には食欲が減少してくる（❿）．原因は味覚・嗅覚の低下，食欲関連ホルモンの低下，エネルギー必要量の低下，などが想定されている．しかし，活動量も軽度低下するために大きく体重減少することは少ない．しかし，75 歳以上になるころより，体重自体が減少してくる傾向にある．この原因はさまざまであり，環境・疾病・薬剤・口腔機能の問題，味覚・嗅覚の低下，加齢自体の問題など複雑である．この状態はフレイルのリスクに直結する．さらにこの体重の減少を放置しておくと，真の低栄養状態になる．低栄養とは必要十分なエネルギーならびに栄養素の摂取ができないことにより，健康状態が維持できない状態である．低栄養は免疫機能の低下，エネルギー産生の低下，組織修復能の低下，恒常性の低下，薬物代謝異常に伴う薬物副作用などさまざまな不健康状態，ひいては疾病発

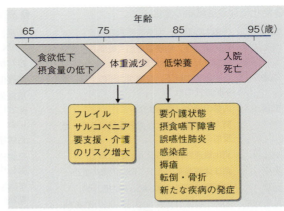

❿ 加齢と栄養関連事項の時間経過

症にもつながり生命予後の悪化に直結する．

老年期の急性期疾患

特に後期高齢者において急性期疾患として頻度の多い疾患を⓫にまとめた．急性の脳血管障害，特に脳梗塞と脳塞栓（心房細動に伴う）は急性期疾患として頻度の高い疾患である．また現在，日本人の死亡原因の第三位になっている肺炎も大変多い．特に摂食嚥下障害に伴う誤嚥性肺炎は繰り返し起こすことが多い．排泄障害に伴う尿路感染症，胆石に伴う急性胆囊・胆管炎，慢性心不全，慢性閉塞性肺疾患の急性増悪（原因は種々），貧血（消化管出血のみならず，鉄欠乏，造血障害など），意識障害，水・電解質異常，女性では転倒による脊椎圧迫骨折，大腿骨頸部骨折なども多い．

老年期疾患の対応

上記のように，多数の慢性疾患をもち，さらに多数の高齢者特有の症状（老年症候群）をかかえ，さらにはさまざまな生活環境で暮らす高齢者に対して画一的な治療介入は難しい．疾患への対応に関しても，複数の疾患を所有する場合の個々の疾患に対する治療方針に関して，しっかりエビデンスに基づいた指針があるわけではない．現在，さまざまな疾患の診療ガイドラインが存在するが，それらは基本的にはその疾患が単独に存在する場合を想定した治療，診療ガイドラインであり，他の複数の疾患を同時にもつこと，さらにはさまざまな症候，障害をかかえているという状況を想定していない．これらの複数の慢性疾患をどのように治療・管理をするか，どのように優先順位をつけて治療・管理をしていくかなどは，実は現在でも画一的な管理の方法はない．

一般的には，高齢者も個々の疾病の診療に関するエビデンスを基に治療方針を決めていくのは成人と変わ

⓫ 後期高齢者によくみられる急性期疾患

脳血管障害（脳梗塞, 脳塞栓）
肺炎（特に誤嚥性肺炎）
尿路感染症
胆道系感染症
慢性臓器不全の急性増悪
貧血
意識障害
徐脈性不整脈
水・電解質異常
骨折（女性）

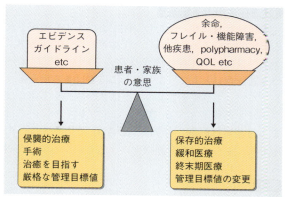

⓬ 高齢者医療の方針決定—メリット・デメリットのバランス

らない（⓬）．しかし，他の疾患や精神心理，身体機能の状態を考慮して，さらには余命を考えながら，患者本人のQOLに配慮する視点が重要である．余命の限られた高齢者においては成人で設定される管理目標値が必ずしも至適目標値とはならないことがある．内科治療としては薬物療法が基本ではあるが，多数の疾患をかかえている場合にそれぞれの疾病に対する薬物療法を実施することはpolypharmacyおよび薬物副作用につながりやすい．かならず，優先順位を考えながら，できるだけ，処方数を減らすことを心掛ける必要がある．また，患者本人，さらには介護者である家族の意思は治療方針を決定する際，当然重視する必要があるのはいうまでもない（⓬）．

廃用症候群とは，急性期疾患などで活動性や運動量の低下した安静状態が持続することにより，全身の臓器に生じる二次性障害の総称である．高齢者ではもともと予備力が低下しているために，軽度の侵襲や短期間の安静臥床でも，関節の拘縮，骨格筋の萎縮（廃用性サルコペニア），起立性低血圧，心機能低下，深部静脈血栓症，褥瘡，便秘，高次機能障害，せん妄などを認めやすい．したがって，できるだけ早期に離床を進め，リハビリテーションなどの導入を進める必要がある．さもないと，病気は治癒したが，ADLが低下して自宅に帰ることができないなどにつながる．

また病気の治療，または管理だけで高齢者のQOLの向上は望めないことが多く，介護との連携が不可欠である．特に要介護高齢者においては医師から多職種への積極的な連携が重要である．

エンドオブライフケア end of life care

老年期の疾患には，治療が困難なケースや疾病発症前の状態に回復させることが困難な状況も多い．たとえば悪性腫瘍のみならず，肺炎を含む重症感染症，重症の脳血管障害，重症臓器不全など多数の疾患がある．積極的な治療の選択をしたとしても，治療への反応が悪く，当初の目標に到達できない場合もまれではない．また経口摂取不良，摂食嚥下障害に関する問題にも遭遇する機会が多く，経口摂取が進まない際に人工栄養を導入するか否かの選択など，高齢者診療に当たる際，人生の終末期におけるさまざまな医療の選択の問題を避けて通るわけにはいかない．

「死は医療の敗北である」といわれた時代もあったようだが，高齢者医療にはその言葉は当てはまらず，ヒトには寿命があり，むしろどのような看取り方をするのか（quality of death：QOD）を重視する考えが重要である．ただ，どの時点で治療を撤退して看取りにシフトするのかなど，意思決定にかかわることは慎重にすべきである．まずは本人の意思を尊重し，本人の意思が確認できない場合は，本人にとって最善の方針をとることを基本とし，家族や医療・ケアチームが十分に話し合い，方針を決定する必要がある．

付 フレイル frailty

概念

フレイルの診断は必ずしも統一されておらず，また定義自体の歴史的変遷も存在するが，現在広く理解されているフレイルとは，高齢期に生理的予備能が低下することでストレスに対する脆弱性が亢進し，生活機能障害，要介護状態，死亡などの転帰に陥りやすい状態で，筋力の低下により動作の俊敏性が失われて転倒しやすくなるような身体的問題のみならず，認知機能障害やうつなどの精神・心理的問題，独居や経済的困窮などの社会的問題を含む概念である．またフレイルを，高齢者の脆弱性や要介護状態に至るプロセスの一段階と考え，さらには適切な介入による健常に回復することが可能であるという，可逆性の状況としてとらえる（⓭⓮）．しかし，精神・心理的なフレイルならびに社会的フレイルに関してはなお十分診断方法が確立されておらず，ここでは主に身体的フレイルについて述べる．

診断とそのアウトカム

現在世界的にも，またわが国でも最もよく使用される身体的フレイルの診断は，①体重減少，②疲労感，③活動量低下，④身体機能の低下，⑤筋力低下，の5つを診断項目として，3つ以上に当てはまる場合はフレイルとして診断し，1つまたは2つ該当する場合はフレイル前段階とする（⑮）．このフレイルに当てはまる対象者は転倒，移動障害，ADL障害，入院，生命予後，さらには要介護状態のリスクになることが明らかにされている．

要因

フレイルの要因を⑯にまとめた．サルコペニアとは加齢による骨格筋量の低下ならびに身体機能または筋力低下を指し，フレイルの大きな要因となる．フレイルをサルコペニア，予備力低下と関連させる理論が存在（フレイル・サイクル）し，⑰に示すように摂取量低下（食欲低下）が体重減少を起こし，低栄養状態がサルコペニアを誘導，さらにはサルコペニアにより疲労度（活力低下）ならびに筋力低下が引き起こされ，その後，身体機能低下，活動度の低下に連なるサイク

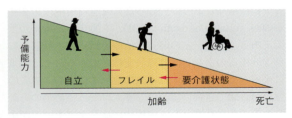

⓭ **フレイルの位置づけ**
自立と要介護状態の中間に位置．
（葛谷雅文：老年医学における Sarcopenia & Frailty の重要性．日老医誌 2009；46：279．）

ルが提案されている．またサルコペニア，すなわち骨格筋量低下により基礎代謝自体が低下し，それにより活動量の低下も加わり，消費エネルギー量の低下を伴い，さらに摂食量が低下するという悪循環のサイクルに入る．この理論からも，フレイルは明らかに摂取エネルギーであるとか，消費エネルギー量，基礎代謝などと密接にかかわり，栄養とは切り離せないものであることがわかる．なお，⑰の黄色の項目はフレイル診断に使用する5項目（⑮）である．すなわち，これらの診断項目は互いに関連しあっていることがわかる．

さらに糖尿病や慢性心不全，慢性閉塞性肺疾患や慢性腎臓病などの慢性疾患の不適切な管理がフレイルのリスクになる．また最近では口腔機能の低下（健康な歯の状態や咬合力など）も身体的フレイルの要因と報告されている．これらのリスクに対して不適切な管理または放置すると，早期にフレイル状態に陥り，要介護状態につながる．これらのリスクを適切に管理することにより，フレイルの出現は遅らせることができる（⑭）．上記のようにフレイルは可逆的な状態であり，フレイルに至ってからも早期に発見し，適切に介入をすることにより再び自立をとり戻すことが可能な場合がある（⑭）．

介入法

フレイル予防ならびにフレイルに陥ってからの介入に関しては，⑯のフレイルの原因となる因子を予防することに尽きる（⑬）．フレイルに至るリスクを軽減することによりフレイルに至る時期を遅らせることが可能となる．

サルコペニアの介入法としては十分なエネルギー摂取による体重減少の予防ならびに十分な蛋白質摂取が重要である．重篤な腎障害がない限り，蛋白質は最低

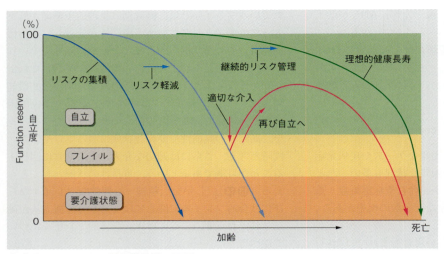

⓮ **自立，フレイル，要介護状態の関係**

⓯ 身体的フレイルの診断

1. 意図しない体重減少（体重減少：1年に4〜5kg以上）
2. 疲労感の存在
3. 生活活動量の低下
4. 身体機能の低下（歩行速度の遅延など：<0.8 m/秒）
5. 筋力低下（握力：男性<26 kg；女性<18 kg）

上記の5項目の内3項目当てはまればフレイル，1〜2項目ならフレイル前段階

⓰ フレイルの要因

サルコペニア（骨格筋量低下，筋力低下）
　栄養不良（蛋白質摂取不足）
　運動不足
慢性疾患の不適切な管理
社会（参加）活動の低下
精神・心理機能の低下
口腔機能の低下

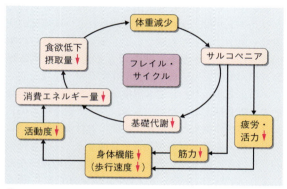

⓱ フレイルサイクル

(Xue QL, et al : Initial manifestations of frailty criteria and the development of frailty phenotype in the Women's Health and Aging Study II. *J Gerontol A Biol Sci Med Sci* 2008 ; 63 : 984.)

でも1g/kg体重/日，すでにサルコペニアが存在していたり，定期的運動介入を実施する場合ならば，できれば1.2〜1.5g/kg体重/日程度の摂取が望ましい．また定期的な運動（レジスタンス運動）や活動的な生活を心がけることが重要である．また慢性疾患のしっかりとした管理がフレイルのリスクを軽減し，自立した期間を延ばす可能性がある（⓮）．

〔葛谷雅文〕

● 文献

1) 日本老年医学会（編）：老年医学系統講義テキスト．東京：西村書店；2013.
2) 葛谷雅文：老年医学におけるSarcopenia & Frailtyの重要性．日老医誌 2009；46：279.
3) 葛谷雅文ほか（編）：フレイル　超高齢社会における最重要課題と予防戦略．東京：医歯薬出版；2014.

感染，免疫，アレルギー

感染症

概念

感染症（infectious disease）とは，宿主と異なる遺伝的背景を有する病原体（pathogen）が生体内へ一定量侵入し，増殖を行う感染（infection）の状態により，宿主の生体機能の障害や生体が反応することに付随して症状が出現する状態である．たとえ同一の病原体であっても，生体内で共存する場合や疾患を惹起しない場合もある．また，感染が成立したとしても症状を認める顕性感染と症状を認めない不顕性感染があり，宿主の免疫状態によっていずれの状態をとるかも変わりうる．

「感染症」は病原体の伝播を介して社会全体への影響をもつ稀有な疾患群であり，文化や宗教を含む社会制度やインフラ，世論の動向など社会学的な要素を加味しなければ対応できない．たとえばWHOが公表している10大死因には，順位を下げつつあるものの，いまだに下気道感染症や腸管感染症，結核といった感染症が存在しており，インフラ整備の改善を含む，対「感染症」としての社会整備がまだ途上である一方で，わが国の死因で肺炎の順位が上がっており，高齢者の増加による相対的な免疫低下の影響が数値となって現れるなど個体と社会の両方の影響が複雑に絡み合っている．

病原体（または寄生体）

病原体の種類

感染症を惹起する病原体（または寄生体）としては，①ウイルス，②細菌，③リケッチア，④マイコプラズマ，⑤真菌，⑥寄生虫，⑦原虫などに加えて，「感染症の予防及び感染症の患者に対する医療に関する法律」の報告義務疾患に含まれるように，⑧異常プリオンまでがその範疇に入ると考えることが多い．

ウイルスはその保有する核酸がDNAであるかRNAであるかによって分類されるが，臨床的にはウイルスが侵襲する臓器によって，発疹性ウイルス，神経系ウイルス，腸管系ウイルス，呼吸器系ウイルスなどに分けて取り扱われる．

細菌は，グラム染色による染色性の違いが治療薬の選択に大きく関連していることから，グラム染色とその形態によって分類することが有用である．なかでも臨床的に問題となるのはグラム陽性球菌とグラム陰性桿菌である．また，培養条件として好気性，嫌気性に

分類することも多いが，これは検体提出時に留意する必要がある．

真菌は日和見感染症（opportunistic infection）として発症することが多いが，日本においてクリプトコックスは健常者にも疾患を惹起するため注意が必要である．また免疫低下宿主に対しては，カンジダ，アスペルギルスの感染症が増加しており，加えて *Pneumocystis jirovecii* によるニューモシスチス肺炎は，HIV（human immunodeficiency virus）感染症の増加とともにその重要性を増してきている．

原虫，寄生虫による感染症は，現在のわが国では決して多いものではないが，地域特異性や特殊な感染経路など病歴に特徴があり，注意が必要である．

病原性

病原体が産生する多糖体や蛋白分解酵素，分泌する外毒素（exotoxin），病原体に含有される内毒素（endotoxin）などの毒性が病原性を決定し，生体への侵襲となる．さらに病原体側の因子として，増殖能力や免疫細胞からの攻撃の回避能力などが感染の成立に関与する．

ただし，感染症の病態を形成するのは，多くの場合，生体の感染防御反応そのものによる組織障害が関与しており，病原体によるこれら炎症反応の誘導性も病原性の一つである．

生体（または宿主）

生体の防御機能

感染症は，宿主の免疫を含む防御能と病原体の病原性のバランスによって病態が変化することが知られている（宿主寄生体関係：host-parasite relationship）．宿主側の防御能として免疫機構だけでなく，物理的障壁，抗菌薬など多様なものがある．外因性の感染の場合は特に，病原体が生体へ定着あるいは侵入しなければならず，侵入部位における防御機構の破綻は感染症の原因や病態の多様性に影響している．

たとえば真菌感染症は，わが国では多くの場合日和見感染症として存在するが，免疫機構が正常であっても，侵入門戸である肺組織や皮膚，腸管粘膜などの物理的障壁によって発生しうる．

ただし，免疫能の低下は感染症発症の大きな要因であることには違いがない．たとえば，後天性免疫不全症候群（acquired immunodeficiency syndrome：AIDS）ではCD4$^+$T細胞と発症に関連が明確に認められ（⓲），免疫機構の制御を実感として理解できる．

同様に現代では，抗癌薬治療，移植治療などに伴う免疫低下宿主が増加してきており，低下する免疫の担当細胞の種類によって，予測される感染性疾患が異なり，効果的な予防投与につなげる必要がある．

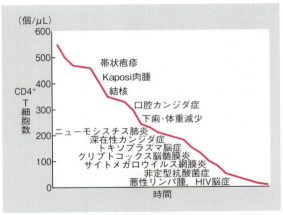

⓲ CD4$^+$T細胞数と日和見感染症の関係

集団としての感染予防

感染症に対する免疫は集団としても獲得できることがワクチンプログラムなどに認められる．病原体の病原性や種類によっても異なるが，多くの場合特定の集団で80％以上が感染を防御できる免疫を有する場合，その集団での感染の拡大は発生せず，免疫を有さない宿主であったとしても感染機会がなくなり，感染症の発生を抑えることができる．ワクチンそのものによる個体への免疫とともに，集団における免疫といっていい高い免疫保有率が効果を発揮する．しかし社会的背景の差によるワクチンに対する考え方の違いなどにより，適切にワクチンプログラムが発揮できず，種々の規模で流行が発生することは，いまだ経験されることである．

感染症という疾患は病態だけを理解しても発生を抑制できないため，現在では多様な領域の専門知識を集合して対策を講じている．

発症要因と進展形式

発症要因

感染症には，病原体が環境，動物あるいは他者から直接・間接的に侵入する場合（外因性感染）と，体内に存在し，平素は無害である病原体が低下した防御能を突破して発症する場合（内因性感染）がある．一般細菌などでは，これらを明確に分けることがしばしば困難であり，医療関連感染が疑われる場合などに問題となることもある．

進展様式

宿主へ侵入した病原体は，感染局所に初期感染巣を形成する．全身性の免疫が低下していない場合でも，感染局所の免疫低下によって，気道や尿路などの管内を進展し，あるいは血管やリンパ管などを介して，あるいは直接浸潤して二次感染巣を作ったり，全身性に

散布されて進展することがある.

感染症の変遷

変遷に関与する因子

感染症は時代や社会背景により大きく左右される. たとえばコロンブスの西インド諸島発見に付随して拡大した梅毒は, 数年後には日本にも侵入した. これらは大航海時代という時代背景が影響していることは明らかである. 現代においてもインフラの整備や社会・政治, 気候などにより, 主たる感染症は大きく変容する. 実際わが国においても地球温暖化の影響により, マラリアなどの疾患の増加が危惧されている.

しかし, 現代の感染症の特徴は, 交通機関の発達によって感染が急速に世界に拡大する可能性があることであり, SARS（severe acute respiratory syndrome: 重症急性呼吸器症候群）ウイルスによって現実のものとなった.

❶❾に示すように, 1990 年に WHO が示した新興感染症・再興感染症は現在でも次々と発生しており, 感染症の病原体の変化とともに, 国家を超えた世界規模での感染対策が必要とされている.

感染症は新たな病原体の発見や従来から知られていた病原体に新たな感染症の病態が認識されたりして変遷を続けている. このような感染症の変遷には次のようなことが原因と考えられる.

①人口の高齢化や医療の発達などによる免疫低下宿主の増加
②抗菌薬開発と耐性菌の出現
③診断法の進歩による新しい病原体の認識
④従来から知られていた病原体の疾患との関連の証明
⑤飛躍的な交通網の発達と情報網の発達による特定地域の感染症の世界的な拡大

これらのように, 新興感染症といえども新たにこの世に誕生したというよりも, 感染機会が増えることにより疾患として認識される, あるいは診断技術の革新によって新病原体として認識されることが主たる因子となっている.

薬剤と感染症

抗微生物薬の登場は感染症を死亡原因のトップから引きずりおろしてきた. しかし, 抗微生物薬の多くは微生物が分泌する物質から発見されることが多く, 微生物間での長い戦いの結果, すでに耐性を獲得している株が存在することは当然のことかもしれない. また人工的に合成された薬剤であっても, 微生物による耐性の獲得が報告されるようになってきている.

一方で, 新規作用薬剤の開発は徐々に困難となってきており, 薬剤耐性菌による感染症が, 患者予後, 医療経済に与える影響は莫大なものとなってきている.

また薬剤耐性菌は病院など医療施設内での感染が主体で, 市中の感染は薬剤感受性菌が主体であると考えられてきたが, 必ずしもそうではなくなってきている. たとえば市中肺炎の主要原因菌である肺炎球菌のペニシリン耐性やインフルエンザ菌のβラクタマーゼ非産生アンピシリン耐性（β-lactamase negative ampicillin resistant: BLNAR）などの増加が指摘されており, 特に基礎疾患がなくても感染する市中感染型メチシリン耐性黄色ブドウ球菌（community acquired-methicillin resistant *Staphylococcus aureus*: CA-MRSA）による感染では, 初期治療の失敗が予後に影響することもあって, 薬剤耐性であることが大きな問題となっている. さらに, 現在では海外で流行している多剤耐性菌（多剤耐性アシネトバクターやカルバペネム耐性腸球菌など）がもち込まれ, 対応に苦慮する事例が認められており, 世界的な対策の重要性が示唆される. 実際に 2015 年 5 月の世界保健総会では, 薬剤耐性（AMR）に関するグローバル・アクション・プランが採択され, 2016 年 4 月 5 日にはわが国においてもアクションプランが決定されている.

感染症の変遷がもたらしたもの

感染症は時代を経るたびに新しい側面を顕わにしてきた. そのたびにわれわれは時にインフラを整備し, 時に抗微生物薬を開発し, 時に栄養状態を改善するなどさまざまな対策によって対処してきた. しかし, HIV の出現によって感染症への対応は大きく変わることになる. それは, 医療従事者への感染がクローズアップされたことに対する対策の構築であった. 感染症への対応は, 以後, 予防への観点が大きく伸張することとなった.

感染に対しては, 種痘をはじめ, さまざまなワクチンにより免疫を作製して予防することで, たとえば, すでに天然痘を駆逐することに成功した. しかし, まだ認識されていない感染症が多く存在することに対しての予防策はワクチンでは成り立たない. そこで, 標準予防策という概念がいくつかの変遷を経て登場することになった. 1996 年に CDC（アメリカ疾病予防管理センター）から発表されたこの概念は「すべての患者に対して, 汗以外のすべての体液を, 感染性を有するものとして扱う」ことを基本としている. これに加えて, 原因病原体ごとに特異的な感染経路に関する対策を追加する感染経路別予防策（接触, 飛沫, 空気の 3 経路）を実施することで多くの感染を制御できると考えられている.

⑲ 新興感染症・再興感染症の概念と疾患の一部

	定義	疾患
新興感染症	かつては知られていなかったが，近年新しく認識された感染症で，局地的に，あるいは国際的に公衆衛生上の問題となる感染症	MERS，SARS，高病原性鳥インフルエンザ，ウエストナイル熱，エボラ出血熱，クリプトスポリジウム症，クリミア・コンゴ出血熱，後天性免疫不全症候群（AIDS），ニパウイルス感染症，マールブルグ病，ラッサ熱，重症熱性血小板減少症候群（SFTS），日本紅斑熱
再興感染症	既知の感染症で，すでに公衆衛生上の問題とならない程度までに患者が減少していた感染症のうち，近年再び流行し始め，患者数が増加したもの	マラリア，ジフテリア，結核，百日咳，狂犬病，デング熱，トキソプラズマ，黄熱病，ペスト，サルモネラ，コレラ，住血吸虫症，リューシュマニア症，エキノコックス症

感染症診断法の進歩

標準的診断法

現在までにさまざまな検査法が開発されてきたが，標準的な検査法はやはり塗抹・培養検査であることに変わりはない．特に一般細菌においてはグラム染色の染色性は治療に直結することが多く，グラム染色は短時間で適切な治療法を選択できることから疾患の予後に大きく寄与している．

培養検査は治療方針の決定・変更に最も重要であるが，結果までに時間を必要とすることや，検体の採取・提出方法が病原体によっては特殊であって，専門知識を必要とする場合がある．しかし，近年では病原体の同定や薬剤感受性などを短時間で検出する検査系が実施されており，今後の経過を注視しなければならない．

抗原検出法

イムノクロマト法などの方法を用いて，検体から直接病原体の抗原を検出する方法が現在隆盛となってきている．この方法の利点は，容易であるために検査者による結果のブレが少ないことにある．ただし，病原体指向性が強く，臨床症状から病原体を絞ったうえで検査を実施し，検査結果が陽性の場合に病原体特異的な治療が可能である．抗原が検出された場合とされなかった場合で，治療法が大きく二分されるような場合には非常に有用である．

遺伝子検出法

PCR（polymerase chain reaction）法の誕生以降，遺伝子検出の分野が大きく進展してきている．遺伝子検出法を用いれば，たとえば血液検体から血中に存在する病原体やその断片に含まれる遺伝子から，培養検査と比較して非常に短期間で菌種を同定できる．また薬剤耐性遺伝子を検出すれば，薬剤感受性試験の結果を待たずして耐性を判断できるため，治療の選択に対して非常に有用である．しかし，現在のところは，一般の診療機関や検査室では遺伝子検出はできないか，高価であるために広く用いられる方法とはなっていない．

リンパ球刺激検査

特に結核感染症の診断の分野で，宿主のリンパ球を用いた検出系が誕生して広く用いられるようになってきている．いくつかの方法があるが，いずれも，結核菌に比較的特異的な抗原によりリンパ球を刺激し，分泌されるサイトカインを検出することで診断する．旧来用いられてきたツベルクリン反応は，BCGとの交差反応性を有するので，わが国のように小児期のBCG接種率が高い国では診断法としての特異性が低く，このリンパ球刺激検査系が有効である．

感染症治療法の進歩

感染症の治療法は病原体により開発サイクルが大きく異なる．たとえば，HIV感染症に対する治療は1年ごとに新しい知見に基づいて変化している．しかし，ここでは感染症治療を概観する目的で，抗菌薬を中心に記載する．

抗菌薬，抗真菌薬

抗菌薬をはじめとした抗微生物薬は，生体と病原体のバランスを宿主優位にシフトさせる最も有効な手段である．ただし，近年は，耐性化した微生物に対する新規抗微生物活性を有する薬剤の開発は困難となりつつある．

適切な投与設計

新規薬剤の開発スピードが緩やかになったこともあって，既存の薬剤の正しい利用に注目が集まっている．臨床薬理学から薬物動態学（pharmacokinetics：PK）と薬力学（pharmacodynamics：PD）を応用した投与設計が治療に利用されている．一般にPKは薬物の体内動態，つまり感染局所への薬物の分布を調べるものであり，PDは作用機序を考慮し，抗菌薬では濃度と効果の関係を調べるために用いられる．

薬剤のPK/PD理論による適切な投与は，決して新規薬剤に頼らなくとも現在の多くの感染症を克服できることを示してきた．抗菌薬を例としたPK/PD理論からの分類を⑳に示す．抗菌薬に限らず，適切な投与設計は重要であり，使用にあたっては，必ず確認が必要である．

⑳ PK／PD 理論からみた主要な抗菌薬の分類

	時間依存性	濃度依存性	時間依存性＋PAE
薬剤	βラクタム系薬	ニューキノロン系薬	アジスロマイシン
	マクロライド系薬（AZM 除く）	アミノグリコシド系薬	テトラサイクリン
			バンコマイシン
評価項目	time above MIC	AUC/MIC90	

AZM：アジスロマイシン，PAE：post-antibiotic effect（一定時間，細菌に抗菌薬を接触させると，薬効作用濃度以下になっても菌の増殖を抑制する効果），MIC：minimum inhibitory concentration（最小発育阻止濃度），AUC：area under the curve（薬物血中濃度時間曲線下面積）．

その他の治療法

　抗微生物薬による治療に加えて，生体の過剰な反応を軽減させることによって予後を改善する試みがなされている．ステロイドや好中球エラスターゼ阻害薬などが代表であるが，疾患の重症度，感染部位，あるいはもしかしたら人種差などによって有効性に差が認められ，また使用量，使用期間などが必ずしも定まっていない．使用に際しては最新のエビデンスに基づいて判断すべきである．

（栗原慎太郎，河野　茂）

▌免疫異常

免疫応答とその異常

免疫の役割

　生体にはさまざまな異物の侵襲から身を守るためのシステムが不可欠である．そのため，病原体などの侵入者を正確に検出し，効率良く破壊・排除する高度なシステムである免疫系をつくり出してきた．侵入者の検出は，原始的な細胞群による病原体関連分子パターン認識能とリンパ球の抗原レセプターによる自己・非自己の識別能の精緻な発達により整備され，一方ではさまざまな機構による異物の処理・排除能が準備されている．食細胞とリンパ球を中心とする全身的なネットワークが形成され，多様な細胞群とサイトカイン，ケモカイン，補体などのきわめて多数の分子群の共同作用により免疫系が機能する．

　免疫機能にかかわる細胞群，分子群の機能異常は，当然さまざまなかたちの疾患として表れる．免疫機能の低下は免疫不全症となり感染症に対する脆弱性となって表れ，腫瘍発生のリスクを高めることも示唆されている．一方，異物への過剰な反応性はアレルギー疾患となる．自己に対しての免疫反応性を喪失もしく

は抑制する自己抗原トレランスは多種類の細胞および分子機能のバランスと複雑な反応過程で保たれており，このシステムの破綻は，自己組織の損傷を意味し，事実多くの自己免疫疾患の発生へと連なる．

　医療の現場では，移植の際に免疫が果たす拒絶反応を制御することも必要となる．特に骨髄移植の際には宿主の移植片に対する拒絶反応のみならず，移植片対宿主病（graft versus host disease）の制御も重要である．免疫応答の人為的な操作も現代の医療においては果敢に挑戦され，さまざまなワクチン，細胞療法，免疫抑制薬，免疫チェックポイント阻害薬などの免疫機能修飾製剤が開発されている．

自然免疫と獲得免疫

　免疫応答は自然免疫（innate immunity）と獲得免疫（adaptive immunity）に大別される．㉑に示すように，自然免疫は外来性の病原体などの異物に速やかに反応する非特異的な反応で，獲得免疫は抗原特異性を有するより強力で持続的な反応とされてきた．最近の研究は，自然免疫がさまざまな病原体などに共通した分子群（病原体関連分子パターン〈pathogen-associated molecular patterns：PAMPs〉）を特異的に認識していること，また自然免疫はさまざまな機構で獲得免疫と連携して機能していることなどを明らかにしている．

①**自然免疫**：自然免疫は主として食機能を有する好中球などの多形核細胞群，単球，マクロファージ，樹状細胞やリンパ球の NK 細胞などによって担われ，補体関連分子群，炎症にかかわる TNF-α や IL-1 などのサイトカイン，低分子量のケモカイン，リゾチーム，ディフェンシンなどの各種蛋白分子による複合的な反応である．食機能を有する細胞群は，前述の PAMPs を認識する各種の Toll-like receptor（TLR）や細胞内の核酸受容体である STING，RIG-I，cGAS 等によって病原体を認識し，免疫応答に中心的な役割を果たす転写因子（NF-κB）の活性化を促す．樹状細胞，マクロファージ，単球などの食細胞は，貪食した病原体の処理機構であるとともに，後述する獲得免疫においては処理した蛋白分子に由来する抗原ペプチドを提示して T 細胞群を刺激する．この抗原提示細胞（antigen presenting cell：APC）として機能するというきわめて重要な役割は，自然免疫から獲得免疫への架け橋における要となっている．

②**獲得免疫**：獲得免疫は抗原特異性と免疫記憶を特徴としている．B 細胞および T 細胞は，それぞれ固有の抗原受容体を有している．リンパ節内で抗原に反応した T 細胞や B 細胞は，クローン拡大により分裂増殖し，その結果，同じ特異性をもつ多数のリンパ球や抗体によって強力な免疫防御力を発揮する．これら

反応には時間がかかり，そのため獲得免疫は自然免疫に遅れて作動する．しかし，前感作を受けたメモリーリンパ球が再度抗原に曝されると，免疫的記憶により速やかに強い反応が起こる．リンパ球はそれぞれ固有の抗原受容体を発現しており，この受容体の多様性が獲得免疫の抗原特異性を保証している．

　B細胞は，それぞれが産生する免疫グロブリンが細胞表面に発現されて抗原受容体となっており，T細胞は免疫グロブリンと構造の似たT細胞受容体（T cell receptor：TCR）をもっている．㉒に示すように，B細胞では免疫グロブリンH鎖およびL鎖のゲノム遺伝子が分化の過程で再構成を起こし，高い多様性が生み出される．これらのH鎖とL鎖の組み合わせにより免疫グロブリンはきわめて多様な抗原特異性をもっている．T細胞にはα鎖とβ鎖からなるTCRを有するαβ型T細胞とγ鎖とδ鎖からなるTCRを有するγδ型T細胞が存在するが，TCRの特異性，多様性も免疫グロブリン同様の遺伝子の再構成機構により成立している（㉓）．

抗原の提示機構

　B細胞が蛋白分子などの一部分に直接反応するのと違って，T細胞は蛋白から断片化されたペプチドとHLA（human leukocyte antigen）などの主要組織適合遺伝子複合体（major histocompatibility complex：MHC）分子との複合体に反応する．㉔に示すように，CD4$^+$T細胞は，MHCクラスIIに結合したアミノ酸10〜15程度のペプチド抗原と反応し，CD8$^+$T細胞はMHCクラスI分子に結合したアミノ酸8〜10程度のペプチド抗原を認識する．MHCクラスI結合性のペプチドは，主に抗原を提示する細胞内で産生された蛋白が蛋白分解能をもつプロテアソームにより断片化されたものである．一方，MHCクラスII結合性ペプチドは，エンドサイトーシスなどにより取り込まれた外来性異物がエンドサイト内で処理され断片化されたものである．したがって，MHCクラスI結合性ペプチドは内在性蛋白に，またMHCクラスII結合性ペプチドは外来性蛋白に由来すると考えられるが，樹状細胞などの抗原提示細胞の一部は外来性抗原をとり込みプロセスした後にそのペプチドをMHCクラスIに提示してCD8$^+$T細胞を活性化する．クロスプレゼンテーションという独特の機能をもつことが知られている．

リンパ球の機能的サブセット

　リンパ球は異なった機能をもつ多数のサブセットで構成されており，これらのサブセットの多くはそれぞれ特有な表現型を示す（㉕）．骨髄由来のB細胞は最も分化した形質細胞に至るまで，もっぱら抗体生産を担う．骨髄に由来し，胸腺を経て分化・成熟するT

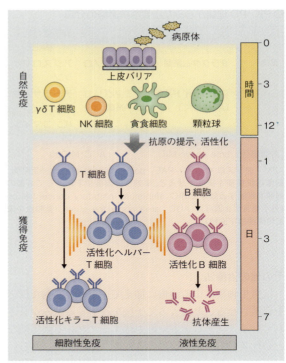

㉑ 自然免疫と獲得免疫
異物はまず非特異的に速やかに反応する自然免疫系の細胞群により処理される．貪食細胞に処理された異物は抗原として提示され，リンパ球を中心とする獲得免疫系が反応する．獲得免疫系は抗原特異性と免疫記憶を特徴とし，キラーT細胞を中心とする細胞性免疫とB細胞を中心とする液性免疫に大別される．

細胞にも多くのサブセットが存在し，獲得免疫では主としてCD4$^+$T細胞とCD8$^+$T細胞が関与する．CD8$^+$キラーT細胞は，ウイルスなどの細胞内感染性病原体に感染された宿主細胞や癌細胞，また同種移植細胞などを抗原特異的に認識し，グランザイムB，パーフォリン，Fasリガンド，TRAIL（tumor necrosis factor related apoptosis-inducing ligand）などの分子関与のもとに破壊する．CD4$^+$T細胞には，免疫応答を増強するヘルパーT細胞（Th）と，抑制に働く制御性T細胞（Treg）の存在が明らかにされている．ヘルパーT細胞はB細胞による抗体産生増強や抗体のクラススイッチに重要な働きを示すとともに，CD8$^+$キラーT細胞の活性化増殖に関与する．また，異物を貪食したマクロファージなどを活性化することにより食細胞による病原体の排除を促進する．ヘルパーT細胞には関与するサイトカインによりTh1（IL-2，IFN-γ），Th2（IL-4，IL-5，IL-10）という異なった働きを有する細胞があり，Th1は主として細胞性免疫の誘導を促し，Th2はIgEなどの抗体産生の免疫応答を促すと考えられている．しかし，Th1，Th2は固定したサブセットというよりは免疫の場のサ

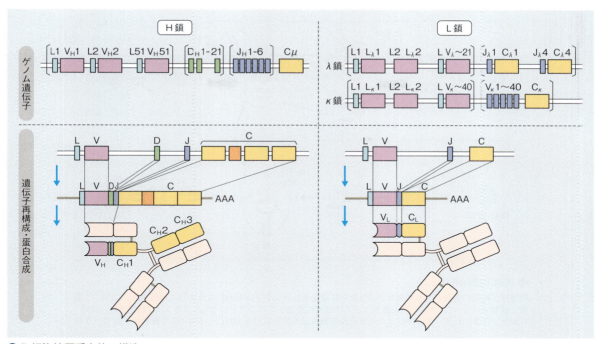

㉒ B細胞抗原受容体の構造
B細胞の抗原受容体（抗体分子）はH鎖とL鎖が会合して形成される．H鎖はそれぞれ多くの遺伝子群からなるV, D, J各領域の再構成により形成された遺伝子にコードされ，L鎖はV, J領域の再構成による．この構造がB細胞の抗原反応性の多様性と特異性の基盤となっている．

イトカイン状況などでどちらかの反応性の相対的優位性が現れると考えられる．一方，CD4$^+$制御性T細胞はさまざまなリンパ球による免疫応答の抑制機能を示し，自己免疫，移植免疫などの生体内の免疫応答制御に重要な役割をもっていると考えられる．さらに，IL-17を産生する炎症反応に関与するTh17細胞，IL-9を産生するTh9細胞，IL-22を産生するTh22細胞，リンパ節のB細胞濾胞に局在し抗体産生に関与するTfh細胞など多様なサブセットが知られる．これらリンパ球サブセットおよび抗原提示細胞などの免疫担当細胞間のネットワークの破綻はさまざまな疾患となり表れる．

自己免疫 autoimmunity

自己免疫寛容（トレランス）の成立

　自己と非自己の識別を行う免疫系が，どのように自己に対する反応性を抑えているのか（免疫寛容：トレランス）の理解は重要である（㉖）．B細胞とT細胞の抗原受容体がともにその構成遺伝子セグメントのランダムな再構成を経た遺伝子により生み出される事実は，新たに産生されたリンパ球には自己・非自己を問わず極めて多種多様な抗原に反応しうるものが含まれることを示している．古くから自己抗原反応性の幼若なリンパ球は，該当する抗原との遭遇により除去され

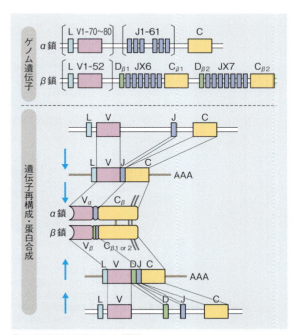

㉓ T細胞抗原受容体の構造
T細胞の抗原受容体（T細胞受容体）はα鎖とβ鎖が会合して形成される．α鎖はそれぞれ多くの遺伝子群からなるV, J領域の再構成により形成された遺伝子にコードされ，β鎖はV, D, J領域の再構成による．この構造がT細胞の抗原反応性の多様性と特異性を保証している．

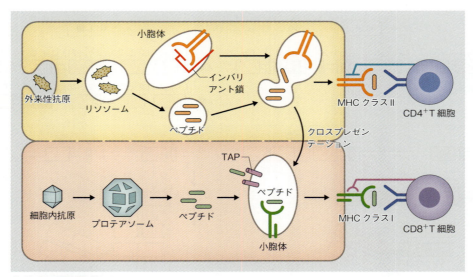

㉔ 抗原の提示機構

抗原提示細胞に貪食された細菌などの外来性抗原由来のペプチドはMHCクラスIIに提示され，CD4$^+$T細胞に認識される．ウイルスや自己抗原などの内在性抗原由来のペプチドはMHCクラスIに提示され，CD8$^+$T細胞に認識される．樹状細胞などの抗原提示細胞は外来性抗原をMHCクラスIにも提示する能力（クロスプレゼンテーション能）をもつ．

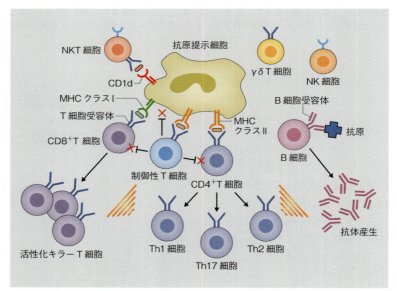

㉕ リンパ球のサブセット

リンパ球はさまざまなサブセットからなり，それぞれ特有な表現型，抗原認識形態，機能をもつ．CD8$^+$T細胞はMHCクラスIに提示されたペプチドを認識し，活性化されてキラーT細胞として働く．CD4$^+$T細胞はMHCクラスIIに提示されたペプチドを認識する．CD4$^+$T細胞はその産生するサイトカインなどによってTh1細胞，Th2細胞，Th17細胞へ分化する．自己抗原を認識するCD4$^+$T細胞の一部は制御性T細胞として，抗原提示細胞，リンパ球の活性化・機能を抑制する．B細胞はその細胞表面の受容体（抗体分子）で抗原分子を直接認識し，抗体産生形質（plasma）細胞へ分化する．NK細胞はNK受容体とともに限られた特異性のNK受容体と抑制性NK受容体をもち，抗原非特異的な認識をする．NKT細胞はNK受容体とともに限られた特異性のT細胞受容体をもち，CD1d分子に提示された糖脂質抗原を認識する．γδT細胞は一部の細菌成分などを認識するが，その際，T細胞受容体を使う認識とT細胞受容体を使わない認識を行うと考えられている．

る（クローン喪失）と考えられてきた．

　胸腺に入ったCD4⁻CD8⁻（ダブルネガティブ）T細胞は*TCR*遺伝子の再構成により抗原受容体を発現して，CD4⁺CD8⁺（ダブルポジティブ）T細胞となり，胸腺皮質上の自己MHCクラスIおよびクラスII分子と接触し，反応したもののみが選択され（正の選択：ポジティブセレクション），CD4またはCD8を失ったシングルポジティブT細胞となる．これらのT細胞はさらに自己抗原ペプチドと自己MHCクラスIまたはクラスIIの複合体と反応し，その反応の強すぎるT細胞は除去される（負の選択：ネガティブセレクション）．このように自己抗原との強い反応性を有するT細胞が除去されることにより中枢性トレランスが起こるが，胸腺上皮細胞は必ずしもすべての自己抗原を発現しているわけではない．また，胸腺において自己抗原と反応したT細胞の一部は死滅せずに末梢に出てくる．胸腺から末梢に出たリンパ球に対しては，末梢性トレランスの機構が存在し，自己抗原反応性の強いクローンの除去や反応性を喪失させるアネルギーなどにより自己反応性の抑制が行われる．さらにCD4⁺制御性T細胞は，自己抗原反応性を有する他のリンパ球活性を抑制すると考えられる．B細胞においても，幼若な段階で自己抗原に遭遇して排除されるというクローン除去は中枢性免疫寛容の重要な機構である．また，B細胞による抗体産生能が多くの抗原でT細胞に依存しており，T細胞トレランスの存在が二次的にB細胞トレランスを維持している．

自己免疫疾患

　自己抗原に対する免疫寛容機構の理解は，宿主内には多くの自己抗原反応性リンパ球が免疫バランスを保ちつつ存在していることを示している．さまざまな要因が重なって生じた自己に対する免疫寛容の破綻は，組織障害や臓器の機能不全へと発展し，自己免疫疾患を引き起こす．自己免疫疾患にはこれまで膠原病というカテゴリーで取り扱われてきた多くの疾患のほか，内分泌・代謝疾患，血液疾患，神経・筋疾患の一部などが含まれる（㉗）．生じる免疫異常は橋本病のように特定臓器に限局性の高いものから，SLEのように全身に及ぶ広範囲の傷害性を伴うものまで存在し，またさまざまな移行型が認められる（㉘）．本質的にそれぞれの疾患において免疫応答の標的となる分子がどのような細胞，組織に分布しているのか，またその

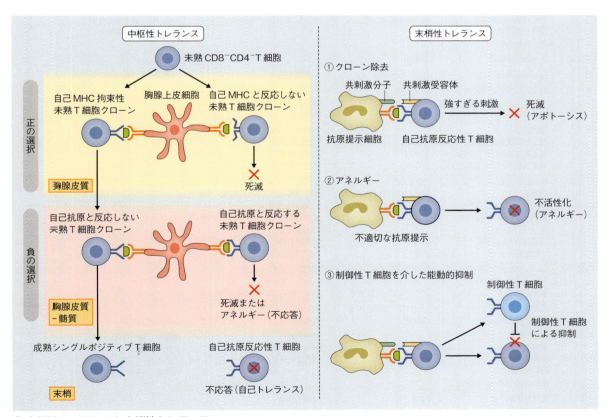

㉖ 中枢性トレランスと末梢性トレランス
リンパ球はその成熟過程で胸腺において自己抗原反応性クローンの除去と不応答性が起きる（正の選択と負の選択）．さらに胸腺では発現しない自己抗原に関しては末梢性のトレランス成立機序（クローン除去，アネルギー，能動的抑制）が存在する．

❷ 自己免疫疾患

罹患臓器	疾患	標的臓器・組織	自己抗体	備考
全身性	関節リウマチ（RA）	関節（滑膜），肺，眼，心臓	リウマトイド因子，抗 CCP 抗体	関節痛，骨変形，筋力低下，間質性肺炎，虹彩毛様体炎，アミロイドーシス
	全身性エリテマトーデス(SLE)	皮膚，腎，心臓，脳，肺	抗 dsDNA 抗体，抗 Sm 抗体	発熱，関節痛，紅斑，Raynaud 現象，漿膜炎，腎炎，精神症状
	全身性皮膚硬化症（SSc）	皮膚，肺，腎，消化管	抗トポイソメラーゼ I（Scl-70）抗体，抗セントロメア抗体	Raynaud 現象，皮膚硬化，間質性肺炎
	多発性筋炎 / 皮膚筋炎（PM/DM）	皮膚，筋，肺	抗 Jo-1 抗体，抗 Mi 抗体	筋力低下，筋肉痛，関節痛，紅斑，Raynaud 現象，ヘリオトロープ疹，Gottron 徴候，間質性肺炎，悪性腫瘍
	結節性多発動脈炎（PN）	細・小・中動脈	抗好中球細胞質抗体（P-ANCA）（顕微鏡的 PN）	糸球体腎炎，心筋梗塞，多発性単神経炎，網膜病変，高血圧，皮下結節，筋肉痛，関節痛
	リウマチ熱（RF）	心，関節，神経，皮膚	抗溶連菌抗体（ASO）	心炎（僧帽弁），多発関節炎，小舞踏病，輪状紅斑，皮下結節
	Sjögren 症候群（SjS）	涙腺，唾液腺，関節，肺	抗 SS-A 抗体　抗 SS-B 抗体	ドライアイ，口内乾燥，関節痛，Raynaud 現象，間質性肺炎
	混合性結合組織病（MCTD）	SLE, PSS, PM/DM, SjS など 2 疾患以上が重複	抗 U1-RNP 抗体	関節炎，Raynaud 現象，筋力低下
	アレルギー性肉芽腫性血管炎（好酸球性多発血管炎性肉芽腫症）	細・小・中動脈，肺	リウマトイド因子，抗好中球細胞質抗体（P-ANCA）	喘息発作，全身性血管炎，多発性単神経炎
	Wegener 肉芽腫症（多発血管炎性肉芽腫症）	鼻咽頭，気管，肺，腎	抗好中球細胞質抗体（C-ANCA）	上気道症状，下気道症状，糸球体腎炎
	抗リン脂質抗体症候群	動脈・静脈・子宮　など	抗リン脂質抗体	血栓症，妊娠合併症
	IgG4 関連疾患	涙腺，唾液腺，膵臓，腎，肺，下垂体，リンパ節など	IgG4 高値（抗原特異性は明らかでない）	自己免疫性膵炎，Castleman 病，Sjögren 症候群，Mikulicz 病，IgG4 陽性形質細胞著明浸潤
消化器	自己免疫性萎縮性胃炎	胃壁細胞	抗壁細胞抗体	巨赤芽球性貧血を合併
	潰瘍性大腸炎	大腸	抗大腸粘膜抗体	
	自己免疫性肝炎	肝細胞	抗核抗体，抗平滑筋抗体，抗肝腎ミクロソーム抗体	
	原発性胆汁性胆管炎	肝小葉間胆管	抗ミトコンドリア抗体	SjS, RA，橋本病を合併
	原発性硬化性胆管炎	胆管		潰瘍性大腸炎と関連
	自己免疫性膵炎	膵		
循環器	大動脈炎症候群	大動脈		
肺	Goodpasture 症候群	肺胞・腎糸球体	抗基底膜抗体	急速進行性糸球体腎炎を合併
腎	急速進行性糸球体腎炎	腎糸球体	抗基底膜抗体，抗 MPO-ANCA 抗体，抗 DNA 抗体，抗 P-ANCA 抗体	
血液	悪性貧血		抗内因子抗体，抗壁細胞抗体	慢性萎縮性胃炎を合併
	自己免疫性溶血性貧血	赤血球	抗赤血球抗体	
	自己免疫性好中球減少症	好中球	抗好中球抗体	
	特発性血小板減少性紫斑病	血小板	抗血小板抗体	
内分泌・代謝	Basedow 病	TSH 受容体	抗 TSH 受容体抗体	
	橋本病	甲状腺ミクロソーム，サイログロブリン	抗甲状腺ミクロソーム抗体，抗サイログロブリン抗体	
	原発性甲状腺機能低下症	甲状腺	抗ペルオキシダーゼ抗体，抗甲状腺刺激抗体	
	特発性 Addison 病	副腎	抗副腎抗体	
	1 型糖尿病	膵島	抗膵島細胞抗体	
神経・筋	Guillain-Barré 症候群	ガングリオシド	抗ガングリオシド抗体	カンピロバクターなど細菌やウイルスの先行感染が関与
	重症筋無力症	アセチルコリン受容体	抗アセチルコリン受容体抗体	
眼	原田病	ぶどう膜・皮膚・神経	病変部のリンパ球浸潤	
	自己免疫性視神経症	視神経	抗核抗体，抗カルジオリピン抗体	各種疾患に合併
皮膚	慢性円板状エリテマトーデス		抗核抗体	播種型で高い力価
	限局性強皮症		抗 ssDNA 抗体	斑状強皮症で高い力価
	天疱瘡	表皮	抗デスモソーム抗体	
	尋常性白斑	メラノサイト	抗メラノサイト抗体	
	Sutton 後天性遠心性白斑	〃	〃	汎発型（A 型）に顕著
生殖器	特発性無精子症	精巣	抗精子抗体	
	習慣性流産		抗 β_2-GPI 抗体，抗カルジオリピン抗体	

二次的な病態がどのように広がるのかが，自己免疫疾患の臓器スペクトルを規定していると考えられる．自己免疫疾患の患者血清中にはDNA，RNAなどの核酸成分やその他の核内成分，細胞内成分，細胞表面成分など多岐にわたる抗原に対する自己抗体の存在が認められる（㉗）．しかし，それらの自己抗体のうち疾患発生の原因であることが明確なものは限られており，疾患の病態形成と組織傷害の進行に伴って生じた結果であるものも多く含まれると考えられる．

自己免疫疾患で発症機序と標的自己抗原が明らかなものは少ない．患者や実験動物での解析で，宿主のHLAを含むさまざまな遺伝的要因の関与が示唆されているが，多くの場合，疾患の発症には複数の遺伝的背景が関与していることが考えられる．とりわけHLAは，前述のようにT細胞の認識する抗原ペプチドの提示分子であり，提示されるペプチドの内容と性格はHLAの型により異なってくる．このことは，HLAの型による自己抗原ペプチドの提示能に違いがあり特定の個体での疾患発生の可能性が強まることを示唆している．ウイルスなどの病原体の感染が自己免疫疾患発症の契機となる例がしばしば認められる．これは，病原体の感染により，自己抗原と交差反応性を示す抗原刺激が過剰に与えられたり，リポ多糖のように病原体のもつ物質により非特異的に多くのリンパ球刺激が生じたり，また幅広いTCRに反応するスーパー抗原が細菌感染によってもち込まれ，その結果，過剰な免疫反応や免疫バランスの破綻を生じることも考えられる．リウマチ熱における溶血性レンサ球菌感染など，感染と自己免疫疾患の関連が比較的明確な例も知られている．さらに均衡を破ったサイトカイン産生や標的臓器細胞における不適切なMHC抗原の発現なども自己組織傷害性を伴う免疫反応へと発展することが報告されている．SLEでは核酸を認識するパターン認識受容体の異常や核酸分解機構の異常と疾患の関連性も指摘されている．今後，次世代シークエンサーなどの発達によって，さまざまな疾患の関連遺伝子と発症機序が明らかになることが期待される．近年，関節リウマチに対する抗TNF抗体や抗IL-6受容体抗体のように，病態や標的細胞の理解が新規で有効な治療法の開発につながりつつあるものもある．

免疫不全 immunodeficiency

免疫にかかわるさまざまな細胞や機能分子の異常や欠損は免疫不全症としてとらえられ，その発症機序により原発性と続発性に分けられている．原発性免疫不全症は，遺伝的要因および発生過程での免疫機能不全であり，T細胞，B細胞，食細胞，補体，そのほか，サイトカインや免疫受容体などの広範な細胞や分子群

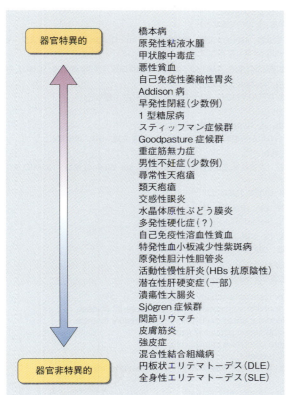

㉘ 自己免疫疾患のスペクトル

自己免疫疾患は免疫応答が向けられる抗原の発現が特定の臓器に限局しているか全身に分布しているかで，器官特異的疾患から器官非特異的疾患までのスペクトルの中に位置づけられる．

(Male D, et al〈高津聖志ほか監訳〉：免疫学イラストレイテッド 第7版．東京：南江堂：2009.)

❷❾ 原発性免疫不全症の分類（IUIS 原発性免疫不全症分類 2017 に準拠）

分類		代表的疾患
I. 細胞性および液性免疫に影響する免疫不全症	a. CD3T 細胞減少によって特徴付けられる重症複合型免疫不全症（SCID）	・SCID T⁻B⁻（ADA 欠損症，細網異形成症，RAG1/2 欠損症，アルテミス欠損症，DNA PKs 欠損症，DNA ligase IV 欠損症，CERNUNNOS/XLF 欠損症など） ・SCIDT⁻B⁺（δγ 欠損症，JAK-3 欠損症，IL-7a 欠損症，CD3δ 欠損症，coronin-3A 欠損症など）
	b. SCID に比較して軽症の複合型免疫不全症	・MHC クラス II 欠損症，MHC クラス I 欠損症，DOCK8 欠損症，TCR α 欠損症，DOCK2 欠損症，CD40 欠損症/CD40L 欠損症，IL-21R 欠損症など
II. 他の症候を伴う複合型免疫不全症	IIa	・先天性血小板減少症（Wiscott-Aldrich 症候群など） ・DNA 修復異常（毛細血管拡張性運動失調症，Nijmegen 染色体不安定症候群，Bloom 症候群，PMF2 欠損症，ICF 症候群など） ・免疫骨形成不全（類骨毛髪形成不全症，Schimke 症候群など） ・先天異常を伴う胸腺欠損（DiGeorge 症候群，CHARGE 症候群など）
	IIb	・高 IgE 症候群（Job 症候群，Comel Netherton 症候群など） ・先天性角化異常症（DKC，COATS plus 症候群など） ・ビタミン B₁₂ および葉酸代謝異常 ・免疫不全を伴う無汗性外胚葉形成不全症 ・その他（プリンヌクレオシドホスホリラーゼ欠損症，免疫不全を伴う肝中心静脈欠損症など）
III. 抗体産生不全を主とする免疫不全症	a. 低ガンマグロブリン血症	・B 細胞欠損（X 連鎖無ガンマグロブリン血症など） ・B 細胞＞ 1%（遺伝子欠損が明らかでない CVID，PI3KCD 突然変異，PTEN 欠損，CD81 欠損，CD19 欠損，CD20 欠損など）
	b. その他の抗体欠損症	・IgG，IgA 低下と正常／上昇 IgM で B 細胞数正常（AID 欠損症など） ・アイソタイプ，軽鎖，または機能異常があり B 細胞数正常（選択的 IgA 欠損症，選択的 IgG サブクラス欠損症，特異抗体欠損症など） ・持続的 NF-κB 活性化による高 B 細胞数（CARD11 GOF）
IV. 免疫調節障害	a. 血球貪食症候群（HLH）および EBV 感受性	・低色素沈着（Chédiak-Higashi 症候群など） ・家族性血球貪食症候群（パーフォリン欠損など） ・EBV 感受性（RASGRP1 欠損，CD70 欠損など） ・EBV 関連 HLH（XLP1，XLP2 など）
	b. 自己免疫性疾患を伴う症候群およびその他	・自己免疫性リンパ球増殖症候群（ALPS） ・LRBA 欠損，STAT3GOF 欠損 ・APECED（APS-1），ITCH など ・制御性 T 細胞欠損（IPEX，CD25 欠損など） ・腸炎を合併する免疫調節異常（IL-10 欠損など）
V. 食細胞の数，機能の先天的異常	a. 好中球減少	・Schwachman-Diamond 症候群，G6PC3 欠損，糖原病タイプ 1b，Cohen 症候群，エラスターゼ症候群，HAX1 欠損症（Kostmann 病）など
	b. 機能欠損	・嚢胞性線維症（CF），白血球接着異常症，GATA2 欠損症，肺胞蛋白症，慢性肉芽腫症（CGD）など
VI. 自然免疫不全	a. 細菌および寄生虫感染	・細菌感染主体（IRAK4 欠損，MyD88 欠損など） ・寄生虫および真菌感染主体（STAT1 GOF，IL-17F 欠損，CARDS 欠損など） ・その他（大理石骨病など）
	b. MSMD およびウイルス感染	・MSMD（IFN-γ 受容体欠損，IL-12 欠損，RORc 欠損など） ・ウイルス感染感受性主体（WHIM 症候群，STAT1 欠損，STAT2 欠損，IRF7 欠損など）
VII. 自己炎症性疾患	VIIa	・反復性炎症（家族性地中海熱など） ・じんま疹を伴う全身性炎症（家族性寒冷自己炎症症候群，Muckle-Wells 症候群，NOMID または CINCA など） ・その他（CANDLE 症候群，COPD 欠損など）
	VIIb	・無菌性炎症（PAPA 症候群，Blau 症候群など） ・Type I Interferonopathies（Aicardi-Goutieres 症候群など）
VIII. 補体欠損症		・易感染性が高い（CS 欠損，C6 欠損，C3LOF など） ・易感染性が低い（C1q 欠損，C3GOF など）
IX. PID の表現系を示す疾患		・体細胞変異関連（ALPS-SFAS など） ・自己抗体関連（慢性皮膚粘膜カンジダ症，肺胞蛋白症など）

AID : Activation-induced cytidine deaminase
ALPS : Autoimmune lymphoproliferative syndrome
CINCA : Chronic infantile neurologic cutaneous and articular syndrome
CVID : Common variable immunodeficiency
EBV : Epstein-Barr virus
GOF : gain-of-function
HLH : Hemophagocytic lymphohistocytosis
MHC : Major histocompatibility complex
MSMD : Mendelian susceptibility to mycobacterial disease
NOMID : Neonatal onset multisystem inflammatory disease
RAG : Recombination activated gene
SCID : Severe combined immunodeficiency
TCR : T cell receptor
WHIM : Warts, hypogammaglobulinemia, infections, myelokathexis

（Bousfiha A, et al : The 2017 IUIS Phenotypic Classification for Primary Immunodeficiencies. *J Clin Immunol* 2018 ; 38 : 129.）

㉚ 続発性免疫不全症の成因

1. 感染：ウイルス（HIV〈後天性免疫不全症候群：AIDS〉など），重症感染症
2. 薬剤：副腎皮質ステロイド，免疫抑制薬，化学療法薬
3. 悪性腫瘍
4. 栄養障害：栄養失調，亜鉛・セレン・銅・鉄・ビタミン（A，B_6，C，E）・葉酸欠乏など
5. 代謝異常：糖尿病など
6. 腎疾患

の異常により引き起こされ，国際免疫学連合 IUIS（International Union of Immunological Societies）により㉙に示すように分類されている．常染色体劣性または X 連鎖劣性遺伝形式をとるものがほとんどであり，責任遺伝子が解明されているものも多い．主たる症状は易感染性であり，感染が反復または遷延化しやすいだけでなく，重症化し致死的となることもまれではない．

治療は，一般的な感染症に対する治療や抗体補充療法などのほかに，骨髄移植も多く行われる．原因遺伝子が判明しているものに対しては原因物質の補充療法のほか，ADA（adenosine deaminase）欠損による重症複合免疫不全症のように遺伝子治療の可能性も探られている．

一方，続発性免疫不全症は多くの薬剤，放射線，感染，代謝異常や腫瘍，その他の疾患を原因として発症する（㉚）．臨床的には，いわゆる易感染性や自己免疫様症状が認められ，とりわけ B 細胞機能不全，食細胞機能不全，補体成分欠損による免疫不全では，肺炎レンサ球菌や黄色ブドウ球菌などの反復細菌感染を起こしやすい．T 細胞機能不全ではウイルス，真菌などに対するいわゆる日和見感染が多く認められるが，T 細胞機能の低下は抗体産生にも影響を与え，反復細菌感染も伴うことが多い．HIV（human immunodeficiency virus）感染で引き起こされる後天性免疫不全症候群（acquired immunodeficiency syndrome：AIDS）は今日では世界的に大きな問題であり，続発性免疫不全のなかでも特に注目を集めている．HIV は $CD4^+$ T 細胞，抗原提示細胞に感染する．「リンパ球の機能的サブセット」で述べたように $CD4^+$ T 細胞は免疫応答における調整役として重要な位置を占めており，$CD4^+$ T 細胞の減少を伴う AIDS は，ニューモシスチス肺炎，カンジダ食道炎，サイトメガロウイルス感染症，非定型抗酸菌症，反復性肺炎，クリプトコックス髄膜炎，結核，感染に関連すると考えられる悪性腫瘍発生など，幅広い免疫不全による持続的な易感染性と多彩な症状を特徴とする．

（珠玖　洋，池田裕明）

アレルギー性疾患

アレルギーの概念とその変遷

アレルギー（allergy）という語は，1906 年に von Pirquet がギリシャ語の allos（other）と ergo（action）を組み合わせて，「変じた反応能力」という意味をもたせ，"Allergie" と題する論文で初めて提唱したものである．本来，生体にとって有益であるはずの免疫反応が，生体に対して病的に働く，つまり全身的または局所的な傷害を起こす場合をいう．

ある種の感染症において，一度罹患して回復すれば，二度と同じ感染症にはかからないという現象は古くから知られていたようであるが，それを初めて意図的に応用し，医学的手技として確立したのは，1796 年の Jenner の牛痘接種による天然痘の予防である．これは同時に，免疫に対する理解の始まりともいえる．1890 年には Behring と北里が減毒した外毒素を注射した動物の血清中に抗毒素，つまり毒素を中和する物質が産生されてくることを証明し，ジフテリア，破傷風の抗毒素血清療法を開発した．受動免疫療法である．しかし，この療法には異種動物の血清を使うため，じんま疹，発熱，関節痛，リンパ節腫脹，時にショックなど，血清病の症状が現れることがあった．1891 年，Koch は，健康なモルモットの皮下に結核菌を注射すると 10〜14 日後に局所に硬結ができ，それが次第に壊死となって潰瘍をつくり，所属リンパ節も腫脹，乾酪化し，やがてモルモットは死亡するが，すでに結核菌の感染を受けているモルモットでは 1〜2 日後に局所の充血・硬結ができ，すぐに壊死を起こして浅い潰瘍をつくるが，感染は全身には及ばず，所属リンパ節の変化もなく，治ってしまうことを発見した．これは Koch 現象と呼ばれる．

1902 年，Portier と Richet は，イソギンチャクの毒素を注射されて生き残ったイヌに，数週後，少量の同一毒素を注射すると数分後に呼吸困難，下痢などの激しい症状を起こして死亡することを観察した．これは，あらかじめ毒素を注射して免疫した場合，2 度目の注射が防御的に働くのではなく，かえって激烈な症状を惹起するという，それまでとは逆の現象であったため，予防（prophylaxis）の反対（ana）という意味で ana-phylaxis と命名された．1903 年 Arthus はウサギの皮内，あるいは皮下に 2〜5 mL のウマ血清を 5〜7 日間隔で反復注射すると，6 回目頃から注射局所に浮腫を生じ，次いで出血・壊死が起こり潰瘍となる現象を発見した．これが Arthus 現象である．

1911 年，Noon が花粉による減感作療法（免疫療法）を開発した．

❸ アレルギー反応の分類（Gell と Coombs）

	同義語	抗体	抗原	メディエーター サイトカイン	受身伝達	皮膚反応	主な疾患
I 型	即時型 アナフィラキシー型	IgE IgG 4	外来性抗原 ハウスダスト，ダニ，花粉，真菌 TDI，TMA（ハプテン）薬剤（ハプテン）	ヒスタミン ECF–A ロイコトリエン PAF　など	血清	即時型	アナフィラキシー アレルギー性鼻炎 アレルギー性結膜炎 気管支喘息 じんま疹 アトピー性皮膚炎（？）
II 型	細胞障害型 細胞融解型	IgG IgM	外来性抗原（ハプテン）ペニシリンなどの薬剤 自己抗原 細胞膜抗原，基底膜抗原	補体系	血清		不適合輸血による溶血性貧血 自己免疫性溶血性貧血 特発性血小板減少性紫斑病 薬剤性溶血性貧血・顆粒球減少症・血小板減少症 Goodpasture 症候群
III 型	免疫複合型 Arthus 型	IgG IgM	外来性抗原 細菌，薬剤，異種蛋白 自己抗原 変性 IgG，DNA	補体系 リソソーム酵素	血清	遅発型（3～8 時間）	血清病 SLE，RA 糸球体腎炎 過敏性肺炎（III＋IV？）ABPA（I＋III＋IV？）
IV 型	遅延型 細胞性免疫 ツベルクリン型	感作 T 細胞	外来性抗原 細菌，真菌 自己抗原	リンホカイン IL-2 IFN-γ サイトカイン	T 細胞	遅延型（24～72 時間）	接触皮膚炎 アトピー性皮膚炎（？）過敏性肺炎（III＋IV？）移植拒絶反応 結核性空洞，類上皮細胞性肉芽腫

1921 年，Prausnitz と Küstner が，患者血清を健常者の皮内に注射し，翌日に同一部位に抗原を注射すると即時型皮膚反応が生じることを発見した．Prausnitz-Küstner 反応（P-K 反応）である．この過敏症を担う物質は動物に受け身感作することはできず，また沈降反応を呈さないもので，レアギン（reagin）と呼ばれた．後に，1966 年，石坂により IgE（免疫グロブリン E）として単離された．

1923 年，Coca は，健常者にみられない，本来無害な物質に対する異常な過敏反応を「不思議な疾患」という意味で atopy と名づけた．

このような歴史的背景のもとで，現在では，アレルギーという言葉は免疫反応に基づく局所的，全身的な生体傷害を表すものとして，アトピー（atopy）という言葉は液性免疫反応（IgE を介する免疫反応）による狭義のアレルギーを，アナフィラキシーという言葉は全身の臓器を標的とし，全身症状の発現をみる激烈なアレルギー反応を表すものとして使われている．

アレルギー性疾患の定義と分類

アレルギー反応は一般に 4 つの型に分類される（❸）．Gell と Coombs がこの分類を提唱したのは IgE が発見される前であったが，現在でもその基本的概念は十分に通用し，広く使われている臨床的分類である．最近は，これに V 型としてレセプター抗体型を加える

こともある．

I 型アレルギー

マスト細胞（mast cell）の細胞膜上にある高親和性 IgE 受容体（FcεR I）に固着した IgE 抗体が，抗原（アレルゲン）と反応することによりマスト細胞から遊離されるケミカルメディエーター（化学伝達物質）が引き起こすアレルギー反応である．多価のアレルゲンが細胞膜上の IgE 抗体と反応して FcεR I を架橋（bridging）し，そのシグナルが細胞内に伝達され，ケミカルメディエーターが放出される．ケミカルメディエーターにより各組織において血管透過性亢進，平滑筋収縮，粘液分泌増加などが起こる．アレルゲンとの接触から症状出現までの時間が短く，即時型アレルギーとも呼ばれる．

皮膚反応では，アレルゲンの皮内注射後 15 分から 30 分後を最大とする発赤，膨疹がみられる．アレルゲン特異的 IgE 抗体が産生されており，皮膚テスト，血清内特異的 IgE 抗体検査，ヒスタミン遊離試験などで確認することができる．代表的疾患は気管支喘息（アトピー型），アレルギー性鼻炎・花粉症，アレルギー性結膜炎，アナフィラキシーショックなどである．

II 型アレルギー

細胞膜，あるいは細胞外マトリックスに存在する抗原に抗体が反応し，細胞膜上に形成された抗原抗体複合体により補体系が活性化され細胞障害を引き起こ

す. 抗体は IgG あるいは IgM である. II 型アレルギー
の抗原の多くは自己の生体組織に由来する内因性抗原
である. 肺胞と腎の基底膜抗原の場合, Goodpasture
症候群を引き起こし, 赤血球膜抗原であれば溶血性貧
血となる. また, 細胞膜抗原に結合した IgG 抗体に
対して, IgG 受容体をもったマクロファージ, K 細胞
(キラー細胞) が結合して標的細胞を傷害する抗体依
存性細胞介在性細胞障害 (antibody-dependent cell-
mediated cytotoxicity：ADCC) も II 型に含まれる.

III 型アレルギー

免疫複合体 (immune complex) と呼ばれる, 可溶
性抗原と抗体の結合物による組織障害である. 血中免
疫複合体は補体と結合し, 活性化させ, C3a や C5a
を産生し, 血管透過性亢進, 白血球遊走, 平滑筋収縮
などを起こす. また血管壁や糸球体に沈着した免疫複
合体そのものが組織障害を起こしたり, 沈着した免疫
複合体が好中球やマクロファージに貪食され, 食細胞
が放出する蛋白分解酵素や活性酸素により周囲組織を
破壊することもある. 皮膚反応では皮内注射後 3～8
時間後に最大となる紅斑・浮腫を特徴とする炎症反応
を起こす.

IV 型アレルギー

細胞性免疫, 遅延型アレルギー, あるいはツベルク
リン型とも呼ばれている反応である. T 細胞で他動物
に移入することができることから, 細胞性免疫が主と
して関与すると考えられる. 感作された T 細胞と抗
原との反応により, T 細胞からサイトカインが放出さ
れ細胞障害を起こす. T 細胞は幅広い免疫反応と関与
するため, 厳密には IV 型アレルギーは T 細胞がエ
フェクターとして関与する反応と理解するのが適当で
ある.

V 型アレルギー

細胞膜上のホルモンなどのレセプターに抗レセプ
ター抗体が結合して引き起こされる反応を V 型アレ
ルギーということもある. 抗レセプター抗体はホルモ
ン作用をもった刺激抗体として作用したり, レセプ
ターに対して競合的に作用してホルモンの作用を遮断
したり, レセプターを破壊したりとさまざまな作用を
もつ. しかし, 抗原抗体反応の面からは V 型と II 型
は同じような反応であり, II 型に含めることも多い.
V 型アレルギーとしては抗アセチルコリン抗体による
重症筋無力症, 抗 TSH (thyroid-stimulating hor-
mone) 抗体による甲状腺機能亢進症, あるいは甲状
腺機能低下症, 抗インスリン抗体による高血糖, ある
いは低血糖などが知られている.

アレルギー性疾患の疫学

近年の欧米諸国では, アレルギー性疾患, 特に花粉

症と食物アレルギーの増加が顕著であり, 国内でも同
様である. 国内青壮年期の花粉症有病率は 40 ％以上
を占め, 気管支喘息も成人では 7 ％以上と増加し, 食
物アレルギーの増加も著しい. アトピー皮膚炎に関し
ては, 頻度の増加はないものの, 成人期における難治
例増加が指摘されている. 小児喘息の有病率は, 日本
含め先進国で 10 ％以上であるがその増加に抑制がか
かりつつある.

アレルギー性疾患の病因と発症要因

ある人にアレルギー性疾患が発症するかどうかに,
その人がもつ素因 (遺伝) と環境などが複雑に関係す
る. さらに最近では, 肥満, マイクロバイオームとア
レルギー疾患発症との関連が明らかになりつつある.
マイクロバイオームとは, 腸, 皮膚, 口腔, 鼻腔, 腟
などに存在する細菌, 真菌, ウイルスなどを指すが,
特に腸内細菌叢とアレルギー発症との関連を指摘され
ている.

遺伝素因

アトピー素因は, 一般的には環境や食物アレルゲン
に対する特異的 IgE 抗体が陽性を示す体質を指す.
またアトピー疾患とは, 特異的 IgE が主原因となる
花粉症, 鼻アレルギー, 気管支喘息, 食物アレルギー
などを指す. しかし, アトピー素因があっても, アレ
ルギー疾患を発症しない場合も多い. 日本人一般若年
成人におけるスギやダニアレルゲンに対する特異的
IgE 抗体陽性率はここ 20 年間で増加し, 70 ％以上で
陽性である. しかし, そのうちアレルギー疾患を発症
するのは半数以下であり, IgE 抗体陽性＝アレルギー
疾患発症ではない.

アトピー性疾患が家族的に集積して発症することは
よく知られている. アトピー性疾患の家族歴があれば,
ない場合に比べて 3.5 倍から 4 倍程度発症の危険性が
高いという報告がある. また双生児を対象に行われた
研究でも, 一卵性双生児では片方にアトピー性疾患が
ある場合, もう一方にアトピー性疾患が出る確率は約
60 ％, 二卵性双生児では約 30 ％といわれている. し
かし, これは逆にいえば, 遺伝的に同一である一卵性
双生児でも 100 ％は一致しないということでもあり,
遺伝以外の要素の重要性を示唆するものでもある.

2003 年にヒトゲノムの塩基配列が決定され, 遺伝
要因の研究が急速に進んでいる. さらに近年では, ア
レルギー疾患においても, ゲノムワイド関連解析
(genome wide association study：GWAS) を用いて,
ゲノム上の数十万個の SNP を一度に調べ相関をみる
遺伝子スクリーニング法が主流である. その結果, 多
数の疾患感受性遺伝子が報告され, 喘息やアトピーに
関与する候補遺伝子も 30 以上報告されている. 現時

㉜ 家塵中ダニの除去を目的とした室内環境改善のための注意

①床の掃除：床の掃除機かけはできるだけ毎日実行することが望ましいが、少なくとも、3日に1回は20秒/m²の時間をかけて実行することが望ましい．

②畳床の掃除：畳床のダニと寝具は相互汚染があるので、特に掃除機かけには注意が必要である．3日に1回は20秒/m²の時間をかけて実行する必要がある．

③床以外の清掃：電気の傘、タンスの天板なども年に1回は徹底した拭き掃除をすることが望ましい．

④寝具類の管理：寝具類の管理は喘息発作を予防する上で特に大切である．1週間に1回は20秒/m²の時間をかけて、シーツを外して寝具両面に直接に掃除機をかける必要がある．

⑤布団カバー、シーツの使用：こまめなカバー替え、シーツ替えをすることが望ましい．ダニの通過できない高密度繊維のカバー、シーツはより有効である．

⑥大掃除の提唱：室内環境中のダニ数は、管理の行き届かない部分での大増殖が認められるので、年に1回は大掃除の必要がある．

（日本アレルギー学会．大田　健〈監〉：アレルギー総合ガイドライン2016．東京：協和企画；2016．p.58．）

点では疾患感受性遺伝子として疾患発症に対する寄与度が大きいものは少なく、遺伝的要因だけではアレルギーの発症を説明することは困難である．遺伝的背景には、人種差があり、さらに小児と成人喘息では結果が異なる．さらに、遺伝子の暗号を変えることなく環境要因が遺伝子発現を制御しうるエピジェネティックな機序も報告されており、アレルギー発症には環境が大きく関与している．ただし、表皮バリア機能に重要なフィラグリン（表皮の顆粒細胞から産生される蛋白）の遺伝子多型は、アトピー性皮膚炎を発症しやすく、さらに喘息発症にも関与していることが判明している．

ヒト遺伝子が長期に変化しないにもかかわらず、近年のアレルギー疾患患者が急増している事実は、遺伝子以外の要因がアレルギー疾患発症に強く関与していることを示唆している．

環境要因

原因アレルゲンへの曝露：特異的IgE抗体が陽性のアレルギー（アトピー）疾患において、原因アレルゲンへの曝露増加は、その発症に大きく影響する．日本では、スギと室内塵ダニ（ハウスダストダニ）アレルゲンに対する感作とそれによるアレルギー性鼻炎や喘息が多い．スギ花粉症は1960年代ではほとんどなかったが、近年の増加は、スギ花粉飛散が増加したことが主原因とされる．一方、ダニアレルギー患者の増加も、気密性の高い住居が一般化し、室内ダニアレルゲン量が増加したためと考えられている．室内塵ダニ（国内では、コナヒョウヒダニ、ヤケヒョウヒダニ）は、室温25℃以上湿度60％以上を好むため、日本では最も一般的なアレルゲンであり、世界でも日本は有数のダニアレルゲン高濃度国とされる．また一般的には、

室内塵中のダニアレルゲン量が2μ/g dust以上の環境下でIgE抗体が陽性化し、10μ/g dust以上で喘息が発症しやすいことが判明している．室内のダニを減少させるため具体的対策として、㉜の内容が提示されており、これらを実行することでダニアレルゲンに対する感作やダニ喘息の発症と増悪が予防される．

現在の日本人若年成人のダニ、スギアレルゲンに対する陽性率は70％を超える．一度、IgE感作が生じると、他の飛散アレルゲンにも感作が連続して生じやすくなる．これは先行感作アレルゲンによる持続的かつ潜在的な気道炎症の結果、気道バリア機能が低下するためと推定されている．

生活習慣（肥満、喫煙）の関与：先進国の多くの報告で、肥満は喘息発症因子であり重症化因子とされる．特に女性においてBMIが30を超えると顕著な危険因子となる．さらに日本人成人女性では軽度の肥満でも喘息有病率が上昇し、成人後にそれがあると喘息の新規発症リスクが増加する．その機序は、気道炎症（主に好中球性気道炎症）の悪化、肥満による呼吸機能低下、内臓脂肪組織におけるレプチンやその間質に存在するマスト細胞が炎症病態を悪化させている可能性が指摘されている．逆に肥満がある喘息患者では、食事療法や減量手術により喘息症状や呼吸機能が改善する．一方、鼻アレルギーや花粉症においては、むしろ肥満がそのリスクを低下させるとする報告もあり、肥満は危険因子とはとらえられていない．同様に食物アレルギーやアトピー性皮膚炎と肥満との関連もないと考えられている．

喫煙は受動喫煙も含め、COPDだけでなく喘息の発症因子であり重症化因子である．ただし肥満と同様、鼻アレルギーや食物アレルギー、アトピー性皮膚炎と喫煙の関連については明確な結論は得られていない．

妊婦の肥満や喫煙は、出生児の将来（6〜10歳）の喘息やアトピー体質の発症、およびその重症化に関与する報告が数多くあるが、その機序は明らかでない．

衛生仮説：1989年に乳幼児期の非衛生的環境（主に感染の機会の増加）がその後の花粉症発症を抑制する"衛生仮説"が提唱された．これ以降の多くの疫学研究により、乳幼児期に、衛生的環境や感染機会が少ない環境で育つとアレルギー疾患が発症しやすいことが証明され、逆に、牛や馬を飼育している酪農農家での生活（エンドトキシン曝露）歴がある児、多くの感染機会がある保育園通院児や兄弟が多い児においては発症率が低いことが明らかにされた．近年の先進国でのアレルギー疾患増加は、主にこの機序によると考えられている．

腸内細菌説：腸には1,000種類以上の腸内細菌が住み着き、多くの疾患に関与していることが判明しつつあ

る．これらの細菌は，出産時に母体から，経腟分娩により児の腸に受け継がれ，やがては 100 兆個以上も腸に定住するとされる．正常の腸内細菌叢のバランスが崩れる行為として，妊娠中母体の抗菌薬や制酸薬使用，また帝王切開などがあげられ，それらにより児の将来のアレルギー疾患発症が増加することが明らかになりつつある．

（谷口正実，長谷川眞紀）

●文献

1) Franklin N, et al.：Middleton's Allergy, 8th ed. Elsevier；2014.
2) 宮本昭正（監）：臨床アレルギー学，改訂第 3 版．東京：南江堂；2007.
3) 山本一彦（編）：アレルギー病学．東京：朝倉書店；2002.
4) 日本アレルギー学会．太田　健（監）：アレルギー総合ガイドライン 2016．東京：協和企画；2016.

環境・栄養

環境要因による疾病

環境の概念

　人の健康に影響を与える環境要因は多彩である（㉝）．第二次世界大戦の推定死者数が 8,000 万人であることや発展途上国の健康状態を想像すれば，社会の安定，良好な経済状態，高水準の社会基盤（インフラストラクチャー）という社会的環境が，現代人の健康に影響を与える最も大きな環境要因であることが理解できよう．宗教，教育水準，嗜好などの文化的環境，人知では制御できない自然環境要因も健康に大きな影響を与える．本項では，物理環境および化学環境（中毒を除く）による健康障害について記述する．生物学的環境については「感染症」（p.27）の項を参照されたい．

気圧環境と疾病

　異常気圧による障害は，大気成分分圧の増加による高圧障害と低下による低圧障害，および，減圧時の差圧により発生する減圧症に分類できる．

1. 高圧障害

酸素中毒：急性型（中枢神経型）酸素中毒は，3 気圧以上の酸素に比較的短時間曝露したときに出現し，口唇や頬の攣縮，悪心，めまい，眠気，手指しびれ感，大発作類似全身けいれんなどが起きる．高分圧酸素による酵素の不活性化や過酸化脂質形成による中枢神経細胞膜機能障害といわれているが，ヒト中毒例でに病理的変化なく，発生機序は不明確である．

　慢性型（肺型）酸素中毒は，比較的高くない分圧（500～1,000 mmHg）の酸素の長時間曝露により，肺胞浮腫，出血，毛細管内皮細胞や I 型肺胞上皮細胞の破壊などを伴う滲出性の病変，間質の線維化，II 型肺胞上皮過形成などを伴う増殖性変化が起きる．呼吸困難，咳，吸息時の胸痛，肺活量減少，重症の場合は肺水腫や呼吸不全に至る．

窒素酔い：窒素は比較的脂肪に溶け込みやすく，高分圧の窒素には麻酔作用がある．水深 40 m を超える深潜水では，酒酔い症状や，軽い多幸症状態になり，記憶力減退，観念の固定，計算ミス，眠気，誤判断，錯乱，意識喪失などが起きる．予防には，麻酔作用の最も小さい不活性ガスであるヘリウムを主成分とした人工空気を使用する．

高圧神経症候群：ヘリウム-酸素を用いた深海潜水で，加圧（潜降）時に手や腕に著しい振戦，めまい，悪心・

㉝ 人の健康に影響を与える環境要因

社会的要因	政治経済	社会の安定，経済的余裕，社会基盤（上・下水道，エネルギー，交通，通信，医療など）
	職場	職場の人間関係，やりがい，給料，昇進，仕事量，ノルマ，ストレスなど
	家庭	家族関係（夫婦，親子，同居親族），近隣関係など
	学校	友人関係，教師との関係，成績，受験
文化的要因	宗教	教義，割礼，ベジタリアン
	教育	識字率，就学率，教育水準など
	嗜好慣習	飲酒，喫煙，喫茶，スポーツ，風習，食習慣など
自然要因		暦年，加齢，地勢，地震，洪水，噴火など
化学的要因	栄養	水，炭水化物，蛋白質，脂質，ミネラル，ビタミンなど
	有害物質	大気・水質・土壌汚染物質，産業化学物質など
物理学的要因	放射線	電離放射線，紫外線，可視光，赤外線，照度など
	気温気湿	寒冷，熱暑，湿度
	その他	気圧，騒音，振動，電磁場
生物学的要因	病原体	細菌，リケッチア，ウイルス，原虫，寄生虫など
	有害生物	ハエ，蚊，ノミ，ダニ，ゴキブリ，ネズミ，コウモリ，毒ヘビ，毒キノコ，ウルシなど

嘔吐が発生することがある．機序は十分解明されていないが，加圧（潜降）速度の大きいほど，圧力の高いほど出現しやすい．

2. 低圧障害

酸素欠乏：大気中の酸素分圧の低下により，動脈血酸素分圧 PaO_2 が低下し，酸素欠乏症状が発生する．高度 0 m 時の PaO_2 と比して，高度約 3,000 m では PaO_2 は約 90 ％になり，4 時間以上で易疲労感，集中力低下，4,300 m では PaO_2 は約 80 ％になり，眠気，頭痛，判断力低下，筋協調低下，心拍・呼吸数増加，チアノーゼ，6,700 m では PaO_2 は 70 ％以下になり，けいれん，虚脱，5〜10 分で意識喪失，7,600 m では 60 ％以下になり，3〜5 分で意識喪失する．

高山病：

【病態・臨床症状】

1,800〜2,500 m 以上の高地に未順応で移動すると，酸素欠乏，寒冷，疲労などさまざまな要因が重なって高山病（mountain sickness）を発症する．

山酔い（acute mountain sickness：AMS）は，2,700 m 以上に急に登山したときに多く発症するが，1,200〜1,800 m でも発症する．高地に到着後 6〜12 時間後に二日酔類似の症状である，頭痛，倦怠感，食欲不振，悪心，嘔吐などが現れる．

高地脳浮腫（high-altitude cerebral edema：HACE）は，AMS が重症化した状態であり，思考分裂，歩行失調，興奮，昏睡などの中枢神経症状を発症する．

高地肺水腫（high-altitude pulmonary edema：HAPE）になると，安静時でも呼吸困難，胸部圧迫感，チアノーゼ，頻脈などの呼吸循環症状を発症する．

【治療】

予防は，高度をゆっくり上げることである．2,000 m を超える地域に行く場合や急性高山病の既往のある場合は，高地に行く 1 日前から炭酸脱水酵素抑制薬のアセタゾラミドを内服する．発症したら低地へ移動させる（肺水腫については，☞「肺水腫」Vol.2 p.498）．

3. 減圧症

減圧症（decompression sickness）は急激な減圧による差圧の発生により，低圧側への出血・うっ血・浮腫・組織変形・組織破壊，および血液や組織内に溶解していた気体の再気泡化による空気塞栓により，多彩な障害を発症する．ケーソン（caisson，潜函）作業，潜水作業や高高度飛行中の航空機・宇宙船の事故などによる急激な減圧時などで発生する．

肺締め付け障害：

【病態・臨床症状】

素潜り（skin diving，息こらえ潜水）では，最大吸気位で潜降するが，潜降につれて肺内圧は相対的に低くなるため，肺うっ血，浮腫，出血が発生する．その

ため，浮上後に，胸痛，呼吸困難，血痰，肺水腫，呼吸不全が生じる．限界水深は 30 m といわれている．

【治療】

純酸素の投与，間欠陽圧呼吸，輸液など，ショック対策を行う．

肺破裂：

【病態・臨床症状】

スキューバダイビングで，浮上（減圧）中に息止めを持続すると，外圧低下のため相対的に肺内圧が上昇し，肺内空気膨張，肺過膨張，肺組織損傷が発生し，空気塞栓症，気胸，縦隔気腫が続発する．組織損傷による呼吸困難，咳，喀血，急性呼吸不全，気胸による突発性胸痛，呼吸困難，呼吸促迫，縦隔気腫による心臓圧迫，心不全，空気塞栓による諸症状が起きる．

【予防・治療】

浮上時には息止めせず，自然な呼吸で浮上する．病態に応じた治療をする．

その他の締め付け障害：中耳，副鼻腔，歯の締め付け障害が知られている．中耳では，潜水加圧により鼓膜が鼓室側に変形し，圧迫感，難聴，充血，疼痛，破裂穿孔が起きる．Valsalva 法による耳抜きで予防できる．副鼻腔と鼻腔の交通が炎症などで遮断状態で加圧すると，前頭洞や上顎洞に差圧が発生し，眉間・上顎部の疼痛や鼻出血が起きる．歯根部炎症，充塡歯周囲の空間があるときに加圧すると，歯痛が起きる．

空気塞栓症：

【病態・臨床症状】

急激な減圧による差圧の発生により，血液や組織内に溶解していた気体の再気泡化により発生する．塞栓部位により重症度が異なる．

皮膚型では四肢・体幹部のかゆみ，丘疹，大理石斑がみられる．運動器型では膝，肩など四肢大関節もしくは周辺部の疼痛，呼吸循環器型では前胸部苦痛感，呼吸困難，重症ではショック，中枢神経型では脊髄が塞栓すれば四肢・体幹部（特に下半身）の知覚障害と運動麻痺，尿閉，脳血管が塞栓すれば，めまい，視力障害，運動障害，意識障害など，内耳型ではめまい，起立不能，よろめきなどが発生する．

【予防・治療】

潜水・潜函作業では，減圧症予防策として以下のような対策がとられている．

①通常の潜水では，水深と作業時間に応じた段階的減圧スケジュール（減圧表）．

②大深度・長時間の飽和潜水では，ごく緩徐な直線的減圧．

③高気圧作業では，減圧回数を減らす．

④減圧中や減圧直後に超音波ドプラ法で流血中の気泡検査を行い，減圧スケジュールを調整する．

❸❹ 熱虚脱，熱けいれん，熱疲憊

	熱虚脱 （heat collapse）	熱けいれん （heat cramp）	熱疲憊 （heat exhaustion）	
			水分欠乏性	塩分欠乏性
発生	急激な姿勢変化，長時間の起立，強度の運動	高温職場	高温職場，行軍，スポーツ	
病態	血管緊張の低下，末梢血管拡張，血圧降下など循環機能の失調	高度発汗による水分・塩分喪失時に塩分を含まない水を多量に飲むと細胞外液の塩分濃度が急激に低下し発生	暑熱下，十分に水分が摂取されないときに発生	高温下で著しい発汗があったとき，塩分の補給を考えないで大量の水を飲んだときに起こる
症候	支膚冷たく湿潤 軽症：頭重，めまい 重症：失神 高温に慣れていない者がかかりやすい	作業によく使う筋肉のけいれん，体幹筋・胃などの痛みを伴うけいれん．労作終了後かなりの時間を経て発症することもある	初期：口渇，疲労，めまい，尿量減少，体温上昇 重症：精神機能の鈍麻，四肢感覚異常，歩行困難，せん妄，昏睡，死亡 尿量減少，高比重，塩分濃度はそれほど減少しない	疲労，悪心，嘔吐，めまい，筋肉けいれん
治療	冷暗所で安静，強心薬，補液	冷所安静，塩分・水分同時経口補給，補液（生理塩水主体）	水分補給，冷所安静	冷所安静，塩分・水分同時経口補給，補液（生理食塩水主体）

⑤健康診断による異常者の発見，不適格者の排除．

治療は，再加圧による気泡の縮小・再溶解と酸素補給を目的として高圧酸素療法を実施する．

温熱環境と疾病

1. 熱中症

熱中症（heat attack）は，外部環境（気温，気湿，気流，輻射熱）と内部環境（労働，運動，馴化，発熱，高齢，肥満，疾病，脱水，代謝，循環ほか）における熱産生と熱放散のアンバランスにより発生する．労働環境では毎年8〜47人が熱中症で死亡し，学校行事・部活動では1975〜2012年の累計で165人の熱中症死亡が報告されている．熱中症は，熱虚脱，熱けいれん，熱疲憊，熱射病に分類できる．

熱虚脱，熱けいれん，熱疲憊：熱虚脱，熱けいれん，熱疲憊の病態，症候などについて❸❹に示した．体温にほとんど変化はみられず熱中症としては比較的軽症ではあるが，放置すると脱水，電解質異常，末梢循環不全により重症化する可能性がある．

熱射病：熱射病（heat stroke）は，高温と重労働による最も重症な熱中症であり，多臓器障害，意識障害，脱水，ショック，低酸素血症などが合併し，DIC（disseminated intravascular coagulation：播種性血管内凝固症候群）による脳，肺，肝，腎などの多臓器不全で死亡する可能性が高い．

病態

暑熱下の行軍，演習，スポーツ訓練，労働による高温条件に曝露された後に突然に発症する体温調節中枢機能失調である．

臨床症状

発汗停止，40℃以上の高体温，全身けいれん，せん妄状態，小脳症状，意識喪失（1〜2分以上），昏睡などの症状がみられる．脱水，循環不全，低酸素血症などが合併し，DICによる脳，肺，肝，腎などの多臓器不全で死亡する可能性が高いので，可能なかぎり早期に治療を開始する必要がある．

発汗が停止している場合には，血清電解質や血糖値などの変化，血圧低下などがみられないことがある．運動が誘引となった熱射病では発汗が止まっているとは限らない．肝・腎に障害が及べば，AST（aspartate aminotransferase），ALT（alanine aminotransferase），クレアチニン，BUN（血中尿素窒素）が上昇する．

治療

2〜3時間以内に身体を冷却し，体温を下げる．呼吸・循環管理，DIC対策を実施する．

熱中症の予防：労働現場では，下記のような予防対策がとられている．

①脱水予防のため，冷水または2倍程度に希釈したスポーツ飲料を少量，頻繁に補給する．アルコール，カフェイン含有飲料は脱水を促進するので避ける．

②通気確保のため，軽くて，淡色のゆったりした衣服を着用し，適切な着替えを行う．

③体温（特に脳温）上昇防止のため，屋外では日除けや帽子を着用する．

④発汗の補助と皮膚温低下のため，良好な全体換気と高熱作業における局所冷気設備（スポットクーラー）を使用する．

⑤体熱産生の抑制のため，冷房下での休憩と休憩時間を増やす．

⑥早期徴候発見による早期措置と重症化の防止のため，管理者による監視を行う．

㉟ 熱中症予防のための運動指針（日本体育協会）

WBGT	湿球温	乾球温		
31℃	27℃	35℃	運動は原則中止	WBGT 31℃以上では，皮膚温より気温のほうが高くなり，体から熱を逃すことができない．特別の場合以外は運動は中止する
28℃	24℃	31℃	厳重警戒（激しい運動は中止）	WBGT 28℃以上では，熱中症の危険が高いので，激しい運動や持久走など体温が上昇しやすい運動は避ける．運動する場合には，積極的に休息をとり，水分補給を行う．体力の低いもの，暑さに慣れていないものは，運動中止
25℃	21℃	28℃	警戒（積極的に休息）	WBGT 25℃以上では，熱中症の危険が増すので，積極的に休息をとり水分を補給する．激しい運動では，30分おきくらいに休息をとる
21℃	18℃	24℃	注意（積極的に水分補給）	WBGT 21℃以上では，熱中症による死亡事故が発生する可能性がある．熱中症の徴候に注意するとともに，運動の合間に積極的に水を飲むようにする
			ほぼ安全（適宜水分補給）	WBGT 21℃以下では，通常は熱中症の危険は小さいが，適宜水分の補給は必要である．市民マラソンなどではこの条件でも熱中症が発生するので注意

WBGT（wet-bulb globe temperature）：湿球黒球温度（単位：℃）は，人体の熱収支に影響の大きい気温，湿度，輻射熱を取り入れた指標で，乾球温度（気温），湿球温度（湿度に関係），黒球温度（輻射熱）の値を使って計算する．

屋外：WBGT＝0.7×湿球温度＋0.2×黒球温度＋0.1×乾球温度
屋内：WBGT＝0.7×湿球温度＋0.3×黒球温度

⑦熱射病の徴候，一次救急についての管理者・作業者教育を行う．

⑧適正配置：ハイリスク者（肥満，体調不良，妊娠，過労，熱中症の既往，循環器・腎疾患，糖尿病で治療中）に対して配慮する．

⑨栄養，睡眠，休養などの健康管理を行う．

㉟は日本体育協会による「熱中症予防のための運動指針」である．

2. 低温環境（寒冷障害）

寒冷環境は，気流の冷却力を加味した温度指標である等価冷却温度（windchill temperature）で評価される．等価冷却温度が－22℃では「極度に寒い」，－30〜－38℃では1時間以内に露出皮膚が凍傷になり，－45〜－53℃では1分以内に露出皮膚が凍傷になる．

全身障害：

> 臨床症状

寒冷作業下で観察される軽度の障害として，精神作用鈍麻，作業能率低下，筋拘縮，腰痛，肩こり，かぜ，神経痛・リウマチ，しびれ，倦怠感，胃腸の調子が悪い，血圧上昇などの症状が現れる．

中核温が36℃になると，熱産生のために骨格筋が震え（shivering），35℃で最大になる．32℃付近以下は重症低体温症となり，意識混濁，瞳孔開放・反射あり，血圧測定困難，震え停止，30℃付近で意識喪失，筋肉硬直，脈拍測定困難，呼吸数減少，27℃付近で自発動作停止，対光反射消失，深部腱反射消失，心室細動，20℃で心停止となる．凍死の限界温度は，直腸温30℃といわれている．

> 治療

軽症例では暖かい室温で加温する．重症低体温症では，加温された輸液の点滴静注，加温液による腹膜灌流などにより，深部から加温する．中核温が27〜30℃付近で心室細動を起こす危険が高いので注意を要する．

局所障害：組織の凍結を伴う凍傷（frostbite）と凍結を伴わない凍瘡（chilblain，しもやけ）がある．

> 病態・臨床症状

凍傷

凍傷は，組織の凍結，細胞内水分脱出，細胞蛋白質凝固により，壊死をきたす．重症度により3段階に分類される．

①第一度凍傷：表皮剝離，水疱形成はなく，皮膚は蒼白になり疼痛を伴う．血流が復活すると，皮膚紅斑〜うっ血・腫脹・紫藍色となり瘙痒感を伴う．

②第二度凍傷：表皮剝離，水疱形成，知覚異常をきたす．

③第三度凍傷：病変が深層に達し，皮下組織の壊死，指趾離断に至る．

凍瘡

凍瘡は，寒冷による血管神経麻痺によりうっ血，血管壁透過性増大，組織液滲出をきたし，局所の発赤・浮腫，かゆみ，重症では水疱・潰瘍になる．

> 治療

四肢の場合は，約40℃の温浴で加温して凍結部を融解し，壊死を最小限にとどめる．病変部の保護，感染防止，抗凝固薬療法，壊死部の外科的切除を行う．

非電離放射線と疾病

放射線は波長の長短により，γ線，X線などの電離放射線と，紫外線（UV），可視光線，赤外線（IR），マイクロ波（microwave）などの非電離放射線に分類される．

㊱は角膜表面を100%としたときの非電離放射線の眼底までの透過率と吸収率を示しており，可視光線，近赤外線は眼底までの透過率が高い．

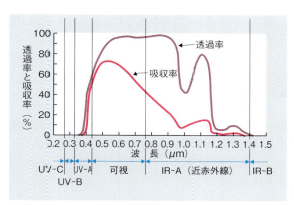

㊱ 光の眼底までの透過率と眼底での吸収率

1. 紫外線

紫外線曝露により，皮膚および眼膜に障害が発生する．急性皮膚障害としては皮膚紅斑（sunburn）があり，強い曝露や長時間曝露で浮腫，水疱が発生する．紅斑部には数日でメラニン色素が沈着し，日焼け（suntan）になる．長期の曝露では，皮膚弾力性減少，シミ，老人斑などの皮膚老化，皮膚癌が発生する．眼に対する急性障害としては，雪眼炎（雪目），溶接工の電気性眼炎があり，異物感，流涙，羞明，疼痛，浮腫，結膜充血などの角膜・結膜障害が発生し，慢性影響として白内障が発症する．予防には紫外線の遮蔽，サンスクリーン剤（日焼け防止剤）の塗布が有効である．

2. 赤外線

赤外線は約 30 mm の深さまで皮膚を透過し，温熱作用がある．近赤外線は眼透過性が高く，多量の曝露で水晶体，脈絡膜，網膜の熱傷を引き起こす．職業性の慢性曝露では，溶鉱炉の作業員，ガラス工で白内障が発生する．赤外線は地球温暖化の主役でもある．

3. マイクロ波

マイクロ波は波長が 1 mm〜1 m の非電離放射線であり，工業的には高周波プレス，高周波接着，レーダー，家庭では電子レンジに使用され，医療用器械にも使用されている．組織透過性が高く，強いマイクロ波に曝露すると体内に火傷を起こす．金属メッシュ，金属細線，金属箔などを使用したケージや保護衣着用で曝露防止可能である．なお，電子レンジには off スイッチが組み込まれており，通常の使用では曝露の機会はない．

4. レーザー

レーザーは紫外〜赤外領域の単波長の非電離放射線であり，光通信，材料加工，物質構造解析，ホログラム，医療（メス，光凝固，皮膚レーザー治療）などに使用されている．

レーザーによる障害は，曝露局所の温度上昇による蛋白変性・破壊，光化学反応，圧力・プラズマによる破壊であり，眼球曝露では視力低下，中心暗点，虹彩・網膜・脈絡膜の変性・壊死・欠損，血管破壊による硝子体内出血，網膜瘢痕，角膜曝露では眼痛，光路傷害による視力低下，角膜白斑，角膜穿孔，角膜上皮剥離，白内障，皮膚曝露では発赤，水疱，凝固，壊死，蒸化，炭化などが発生する．

レーザー機器は眼障害発生予防を主目的として危険度分類がされており，Class 1（出力<0.39 μW）は人体障害性のない低出力機器，Class 2（<1 mW）は防御反応で障害を回避できる程度の可視光の機器，Class 3A（<5 mW）は直接光直視で危険であるが Class 2 の 5 倍以下の機器，Class 3B（<0.5 W）は直接光または反射光により眼障害の可能性があるが，拡散反射光曝露では障害が発生しないレベルの機器，Class 4 は拡散反射光でも眼障害が発生する機器，となっている．ちなみに，教育や講演で使用されるレーザーポインタは，Class 2 の機器である．

障害予防対策としては，①裸眼で直接光・反射光を直視しない，②保護眼鏡の着用（ただし，一次光直視

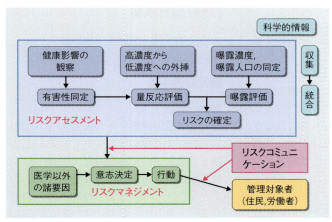

㊲ 健康リスクアセスメント

は禁忌），③瞳孔面積を小さくするために明るい照度下での使用，④高出力レーザーで出力時閉眼，などがある．

環境汚染と環境保全

昭和初期～高度成長期に鉱工業活動に伴って発生した環境汚染および健康障害は「公害」と呼ばれ，メチル水銀による水俣病・新潟水俣病，カドミウムによるイタイイタイ病，大気汚染による四日市喘息，土呂久および笹ヶ谷のヒ素中毒はその典型であった．今日の日本では，旧来型の公害の発生はほとんど制御され，1990年代半ば以降，予防原則（precautionary principle）に立脚した環境汚染対策が採用され実行されている．これは，有害要因による健康リスクを❸❼のようなプロセスにより評価し（リスクアセスメント），リスクマネジャーが実施可能性や対抗リスクに対する判断などを考慮し，健康障害の発生が顕在化しない段階で環境保全対策を実施することにより，「現在及び将来の国民の健康で文化的な生活の確保に寄与するとともに人類の福祉に貢献することを目的」（環境基本法第1条）とした手法である．

住居と健康

一生の半分以上の時間を過ごす住居では，良好な光・温湿度・空気環境を保つ必要があり，暖房や台所での燃料燃焼による室内空気汚染，ダニ・カビ・ペットなどによる生物学的な室内汚染が健康への影響の原因となる．

いわゆるシックハウス症候群・多種化学物質過敏状態

シックハウス症候群は，場所，原因，病態を問わず，屋内空気質悪化に起因する健康障害であり，多種化学物質過敏状態（multiple chemical sensitivity）は「化学物質に曝露されて一度過剰反応を獲得すると，その後，一般的な毒作用を引き起こす濃度以下の化学物質に曝露されただけで，種々の症状が出現する状態」である．

病態・臨床症状

皮膚粘膜刺激症状と，頭痛，易疲労感，めまいなどの精神神経症状を主とする不定愁訴が特徴であるが，標準化された診断基準は確立していない．発症原因としては，ホルムアルデヒドやトルエンなどの揮発性有機化合物（volatile organic compound：VOC），カビやダニなどの生物学的要因，あるいはこれらに温湿度を加えた複合的要因といわれるが，知見は不十分である．個体側の要因としては，「些細なことで動揺しやすい」，「身体変化に敏感」などで表現される心理的・性格的な高感受性グループが発症に関与するのではないかと考えられている．また，原因診断のための誘発

試験で，においをマスキングして実施すると化学物質と症状の関連が明確でなく，マスキングをしないと症状が発現しやすいことから，においに対する不快感が症状を誘発する可能性もある．

予防・治療

建築材料や防虫剤などから発生するVOCが原因と疑われる場合には，当該VOCを含有しない材料の使用や，分解，吸着，強制換気などにより濃度を低下させることが予防対策となる．治療は症候に応じた治療法を行う．

地球環境

1. 地球温暖化

地球から宇宙に放射される赤外線を吸収し地表に再放射する気体を温室効果ガスといい，二酸化炭素，メタン，一酸化二窒素，フロン類が該当する．化石燃料燃焼による二酸化炭素濃度の増加，人工化学物質であるフロン類の増加，牧畜（牛）からのメタンの放出により，温室効果ガス濃度が上昇し，地球の平均気温が上昇するといわれている．わが国では，酷暑による循環器系・呼吸器系疾患の増加，熱中症の増加，亜熱帯地域の感染症の北上による感染症の増加が懸念される．

2. オゾン層破壊

成層圏オゾン層は，太陽からの紫外線の大部分を吸収しているが，化学的に安定で塩素や臭素を含む炭素化合物ガスがオゾン層を破壊することが明らかにされた．オゾン層におけるオゾン量が1％減少すると，地上に到達する紫外線量は1.5％増加すると推定されており，皮膚癌が2％，白内障が0.6～0.8％増加すると推定されている．

（中野真規子，大前和幸）

● 文献

1）岸　玲子，古野純典，大前和幸ほか（編）：NEW予防医学・公衆衛生学，改訂第3版．東京：南江堂；2012．

嗜好品と疾病

この項では，喫煙関連疾患とアルコール関連問題について記述する．

喫煙関連疾患

定義，概念

喫煙と受動喫煙をとおしてタバコの煙に含まれる有害物質により発症リスクが上昇する疾患のことを喫煙関連疾患といい，各種の癌，虚血性心疾患，慢性閉塞性肺疾患，気管支喘息，自然気胸などがある．燃焼により発生するタバコ煙には約5,300種類の化学物質が含まれており，その中には，多環芳香族炭化水素類や

タバコ特異的ニトロソアミン類をはじめとする発癌物質が約70種類含まれている．これらの有害物質は，タバコを吸うとすみやかに肺に到達し，血液を通じて全身の臓器に運ばれる．

日本循環器学会をはじめとする喫煙関連疾患にかかわりの深い医科，歯科の9学会（日本口腔衛生学会，日本口腔外科学会，日本公衆衛生学会，日本呼吸器学会，日本産科婦人科学会，日本循環器学会，日本小児科学会，日本心臓病学会，日本肺癌学会）が合同で作成した『禁煙ガイドライン（2010年改訂版）』[1]では，「喫煙は“喫煙病（依存症＋喫煙関連疾患）”という全身疾患であり，喫煙者は“積極的禁煙治療を必要とする患者”」という認識が基本精神となっている．

ニコチン依存症の病態と臨床症状および診断

喫煙習慣の本質はニコチン依存症である．日本循環器病学会のホームページから引用すると，「ニコチンは中枢神経系のうちドパミンを介する脳内報酬系に作用するとされ，特にノルアドレナリン，セロトニン，ドパミン，アセチルコリン，γ-アミノ酪酸，グルタミン酸塩など脳内神経伝達物質の分泌がニコチン摂取で増加することや，モノアミンオキシダーゼBの活性に影響を与えることが示唆されている」．ニコチンは吸収が速く，煙を吸い込んで数秒以内に脳血管障壁を通過して脳細胞に達する．その結果，喫煙者は喫煙のたびに「快感」を感じている．ニコチンは主に肝臓で代謝され尿中に排泄されるが，この過程も速いので，血中濃度の減少による離脱症状を感じることになり，「快感」を得るだけでなく離脱症状から逃れるために頻繁に喫煙するようになる．このようにして，麻薬やアルコールの場合と同様にニコチン依存が成立する．

前述の9学会による禁煙治療の保険適用の要望などを受けて，2006年に「ニコチン依存症管理料」が新設され，禁煙治療に対する保険適用が開始されるに際して，禁煙治療の手順と方法を具体的に解説した「禁煙治療のための標準手順書」が日本循環器学会，日本肺癌学会，日本癌学会の3学会より公表された（2010年，第4版より日本呼吸器学会が加わる）．この手順書では，対象患者の抽出のために「ニコチン依存症のスクリーニングテスト（Tobacco Dependence Screener：TDS）」が用いられている．これは，世界保健機関（World Health Organization：WHO）の「国際疾病分類第10版」（ICD-10）やアメリカ精神医学会の「精神疾患の分類と診断の手引き」の改訂第3版および第4版（DSM-III-R，DSM-IV）に準拠して，精神医学的な見地からニコチン依存症を診断することを目的として開発されたものである．このテストの設問内容が臨床症状である（❸⃝⃝⃝）．

タバコと疾病

癌：国際がん研究機関（International Agency for Research on Cancer：IARC）は，WHOの一機関で，発癌状況の監視，発癌原因の特定，発癌性物質のメカニズムの解明，発癌制御の科学的戦略の確立，を目的として活動している．ヒトに対する発癌性に関するさまざまな物質・要因を評価し5段階に分類しているが，タバコはそのうちグループ1（ヒトへの発癌性について十分な証拠がある場合）に分類されている．

厚生労働省の「喫煙の健康影響に関する検討会（2016年）」は，国際機関による総括報告に加え，日本人を対象とした研究報告を再検討し，タバコと疾病の因果関係を4段階で判定した．その結果，肺，口腔・咽頭，喉頭，鼻腔・副鼻腔，食道，胃，肝臓，膵臓，膀胱および子宮頸部の癌について，喫煙と癌の因果関

❸⃝ ニコチン依存症のスクリーニングテスト（TDS）

設問内容	はい 1点	いいえ 0点
問1．自分が吸うつもりよりも，ずっと多くタバコを吸ってしまうことがありましたか．		
問2．禁煙や本数を減らそうと試みて，できなかったことがありましたか．		
問3．禁煙したり本数を減らそうとしたときに，タバコがほしくてほしくてたまらなくなることがありましたか．		
問4．禁煙したり本数を減らしたときに，次のどれかがありましたか．（イライラ，神経質，落ちつかない，集中しにくい，ゆううつ，頭痛，眠気，胃のむかつき，脈が遅い，手のふるえ，食欲または体重増加）		
問5．問4でうかがった症状を消すために，またタバコを吸い始めることがありましたか．		
問6．重い病気にかかったときに，タバコはよくないとわかっているのに吸うことがありましたか．		
問7．タバコのために自分に健康問題が起きているとわかっていても，吸うことがありましたか．		
問8．タバコのために自分に精神的問題[注]が起きているとわかっていても，吸うことがありましたか．		
問9．自分はタバコに依存していると感じることがありましたか．		
問10．タバコが吸えないような仕事やつきあいを避けることが何度かありましたか．		

注）禁煙や本数を減らした時に出現する離脱症状（いわゆる禁断症状）ではなく，喫煙することによって神経質になったり，不安や抑うつなどの症状が出現している状態．

（日本循環器学会ほか編：禁煙治療のための標準手順書，第5版，2012.）

係が明らかなレベル 1 (科学的証拠は, 因果関係を推定するのに十分である) に分類された.

　国立がん研究センターのホームページによると, 癌患者がタバコを吸うことは, 新たに発生する癌 (二次癌) の原因となり, 喫煙量の増加に伴い二次癌のリスクが高まる. さらに, 癌の診断後に禁煙した患者は, タバコを吸い続けた患者と比較して二次癌が発生するリスクが下がる. 加えて, タバコは癌の再発のリスクを高めるだけでなく, 治療効果を下げる原因にもなると考えられ, 喫煙は肺癌患者の予後悪化との因果関係も十分であるとされている. さらに, 癌を予防するためにはタバコを吸わないことが最も効果的という. というのは, 日本の研究では, 癌になった人のうち男性で 30 %, 女性で 5 % はタバコが原因であり, 癌による死亡のうち男性で 34 %, 女性で 6 % はタバコが原因だからである. また, 現在吸っている人も禁煙することによって癌に伴う上記のリスクを下げることができる.

循環器疾患：タバコが動脈硬化を促進して循環器疾患のリスクを増大するメカニズムを日本循環器学会のホームページから引用する. 「タバコ煙に含まれるニコチンは副腎皮質を刺激してカテコラミンを遊離し, 交感神経系を刺激して末梢血管の収縮と血圧上昇, 心拍数の増加をきたす. また, 強力な血管収縮および気管支収縮作用を有するトロンボキサン A_2 の遊離作用も有する. タバコ主流煙には一酸化炭素が 4 % (重量 %) 程度含まれており, 血液中のヘモグロビンと強固に結合して (酸素の約 250 倍) 慢性の酸素欠乏状態を引き起こす. タバコ煙はコレステロールの変性を促進し, 血管内皮を障害するとともに HDL コレステロールを減少させ動脈硬化を促進する. これが一酸化炭素による酸素欠乏や血管異常収縮とも相まって循環器疾患のリスクを増大させる」.

　各種調査による虚血性心疾患の罹患相対危険度は喫煙者で 2〜3 倍で, これは海外でも日本でもおおむね同様である. 1980 年から 14 年間, 1 万人の追跡調査を行った NIPPON DATA80 においては, 1 日喫煙量が多いほど心疾患死亡率が高く, 男性においては 1 日 20 本以内の喫煙者の心疾患死亡率の相対危険度は 4.2 倍, 20 本を超える場合には 7.4 倍, 毎日タバコ 1 箱喫煙の場合の虚血性心疾患の罹患と死亡に対する相対危険度は 1.7〜1.9 倍と推定された.

　一方, 脳卒中についても男女ともに 1 日喫煙量が多いほどその発症が増加することが Framingham Study により示されている.

呼吸器疾患：肺癌以外の呼吸器疾患として, 慢性閉塞性肺疾患 (chronic obstructive pulmonary disease：COPD) と喫煙の関連はよく知られている. 日本呼吸器学会のホームページによれば, COPD とは「タバコ煙を主とする有害物質を長期に吸入曝露することで生じた肺の炎症性疾患であり, 喫煙習慣を背景に中高年に発症する生活習慣病」である. 喫煙者の 15〜20 % が COPD を発症する. タバコの煙を吸入することで気管支に炎症が生じ (慢性気管支炎), 気管支が細くなることによって空気の流れが低下する. また, 肺胞が破壊されると肺気腫になり, 酸素の取り込みや二酸化炭素を排出する機能が低下する. これらの変化は不可逆的である. 努力性肺活量と 1 秒量の比率である 1 秒率の低下が閉塞性障害の目安であり, 気管支拡張薬を吸入したあとの 1 秒率が 70 % 未満で閉塞性障害をきたすその他の疾患を除外できれば COPD と診断される.

　そのほか, 喫煙は喘息発作の誘因となり, 気管支喘息の増悪因子である. また, 自然気胸の発症は喫煙者に多いことが報告されており, 自然気胸の 80 % は喫煙が関連したものである. 特発性間質性肺炎 (肺線維症) も喫煙歴がある者に多い.

わが国の喫煙率

　2016 年の国民健康・栄養調査によると, わが国で現在習慣的に喫煙している者の割合は 18.3 % であり, 男女別にみると男性 30.2 %, 女性 8.2 % である. この 10 年間でみると, いずれも有意に減少している. 年齢階級別にみると, 30〜50 歳代男性では他の年代よりもその割合が高く, 約 4 割が現在習慣的に喫煙している.

　また, 自分以外の人が吸っていたタバコの煙を吸う機会 (受動喫煙) を有する者 (現在喫煙者除く) の割合について場所別にみると, 「飲食店」では 42.2 % と 4 割を超えて最も高く, 次いで「遊技場」では 34.4 %, 「職場」では 30.9 %, 「路上」では 30.5 % といずれも 3 割を超えている.

世界の喫煙対策

　外務省のホームページによると, 1999 年の第 52 回世界保健総会 (WHO 総会) において, タバコの規制に関する条約の起草および交渉のための政府間交渉会議を設立することが決定された. そして, 2003 年 5 月, 第 56 回世界保健総会において「たばこの規制に関する世界保健機関枠組条約 (WHO Framework Convention on Tobacco Control：FCTC)」が採択された. その内容は, 職場などの公共の場所における受動喫煙の防止, タバコ製品における健康警告表示, タバコの広告, 販売促進および後援の禁止または制限, 未成年者に対するタバコの販売の禁止などからなる. 締約国は 2017 年 12 月現在で 181 国である.

　この条約のもとに締約国会議が設置されており, 締約国は条約の実施について定期的な報告を提出してい

る．その報告によると，世界では受動喫煙対策のための全面禁煙化が進んでいる．アイルランドで2004年に世界で初めて国全体を全面禁煙とする法律が施行され，同年のニュージーランド，その後もウルグアイ（2006年），イギリス（2007年），香港・トルコ（2009年），そしてアメリカでも半数以上の州で屋内を全面禁煙とする法律が成立している．その背景には，2007年の第2回締約国会議で「喫煙室や空気清浄機による対策は不適切であり，受動喫煙を防止するためには100％全面禁煙とする必要がある」という方針が示されたことがある．先進国で屋内が全面禁煙でないのは日本ぐらいであり，日本はタバコ対策「後進国」といえる．

日本の喫煙対策

日本でもほとんどの公共施設や公共交通機関，官公庁が禁煙化されたが，上述のように100％ではない．2012年に実施された厚生労働省の一般の職場に関する調査では，敷地内全面禁煙が13％，建物内禁煙が38％であり，半数の職場ではなんらかの受動喫煙が発生していることになる．2010年に神奈川県，2012年に兵庫県で全国に先駆けて条例による受動喫煙防止の取り組みが実施された．条例により多くの施設が禁煙化されたが，全面禁煙化以外に分煙を認めていること，小規模施設では努力義務であることから受動喫煙対策としては十分とはいえない．

2000年には厚生労働省により，生活習慣病の一次予防に重点をおいた「健康日本21」が策定されているが，2013年度から10年間の計画である「健康日本21（第二次）」[2]は，2012年に「国民の健康の増進の総合的な推進を図るための基本的な方針」の全部改正が行われたが，この中で喫煙については「喫煙は，がん，循環器疾患，糖尿病，COPDといったNCD（非感染性疾患 non-communicable diseases）の予防可能な最大の危険因子であるほか，低出生体重児の増加の一つの要因であり，受動喫煙もさまざまな疾病の原因になるため，喫煙による健康被害を回避することが重要である．（中略）当該目標の達成に向けて，国は，受動喫煙防止対策，禁煙希望者に対する禁煙支援，未成年者の喫煙防止対策，たばこの健康影響や禁煙についての教育，普及啓発等に取り組む」とされ，以下の数値目標が示されている．

- 成人の喫煙率：2010年 19.5％ → 2022年 12％
- 未成年者の喫煙：2022年 0％
- 妊娠中の喫煙：2010年 5.0％ → 2022年 0％
- 受動喫煙の機会を有する者の割合：2022年に行政機関や医療機関で0％，家庭で3％，飲食店15％

医療に従事する者は，あらゆる機会をとらえて禁煙を勧奨し，国民の喫煙関連疾患の減少を図ることが重要である．

アルコール関連問題

定義，概念

厚生労働省のホームページによると，アルコール関連問題に関しては「現状においては全国民を対象とした飲酒状況や，健康影響の規模などの詳細なデータが十分であるとはいえず，今後有効な対策を立て，評価を行うためには，必要な調査の実施，データの集積を行う必要がある」状況である．前述の「健康日本21（第二次）」[2]の『我が国のアルコール関連問題の現状—アルコール白書—』によると，アルコール関連問題に医学・医療上の問題としてのアルコール関連障害（または身体疾患）とそれ以外の問題に分けられ，後者は，アルコールと犯罪，アルコールと自殺，アルコールと事故（産業事故，交通事故），アルコールと産業衛生（労務管理上の問題，作業効率低下，怠業）などさまざまなテーマがあるが，全国統計的なデータは少ないようである．

2004年のWHOの報告では「世界でおよそ250万人がアルコール関連の原因で死亡．世界の全死亡の3.8％，疾病負担の4.5％に関与して」おり，「精神神経疾患や心血管疾患，肝硬変，種々の癌，その他の非伝染性疾患の回避可能な主要な危険因子であり，HIV/AIDS，結核や肺炎など一部の感染性疾患とも関連がある」とされている．

多量飲酒

厚生労働省は「健康日本21」の中で，「節度ある適度な飲酒」と「多量飲酒」を明確に定義している．前者は「1日平均20g（純アルコール量として）程度の飲酒」であり，後者は「1日平均60gを超える飲酒」である．ここでいう60gは，酒に含まれる純アルコール量で，だいたいビール中ビン3本，日本酒3合弱，25度焼酎300mLに相当する．アルコール関連問題の多くは，この多量飲酒者が引き起こしていると考えられる．

アルコール依存症までには至らないが，何らかのアルコール関連問題を有する場合，WHOが策定しているICD-10診断ガイドラインでは「有害な使用（harmful use）」，アメリカ精神医学会によるDSM-IV-TRでは「アルコール乱用（alcohol abuse）」と呼ばれる．「有害な使用」は飲酒のために何らかの精神的または身体的障害が存在する場合に，また「アルコール乱用」は社会的または家族的問題がある場合にそのように診断される．なお，DSM-5では，アルコール依存症とアルコール乱用の区分をなくし，「使用障害」でひとくくりになっている．

❸❾ ICD-10 によるアルコール依存症の診断基準

アルコール依存症の確定診断は，通常過去1年間のある期間，次の項目のうち3つ以上が経験されるか出現した場合に下される．

1. 飲酒したいという強い欲望あるいは強迫感．
2. 飲酒の開始，終了，あるいは飲酒量に関して，自らの行動を統制することが困難．
3. 飲酒を中止もしくは減量した時の生理学的離脱状態．アルコールに特徴的な離脱症候群の出現や，離脱症状を軽減するかさける意図でアルコール（あるいは近縁の物質）を使用することが証拠となる．
4. はじめはより少量で得られたアルコールの効果を得るために，飲酒量を増やさなければならないような耐性の証拠．
5. 飲酒のために，それにかわる楽しみ興味を次第に無視するようになり，アルコールを摂取せざるをえない時間や，その効果からの回復に要する時間が延長する．
6. 明らかに有害な結果が起きているにもかかわらず，依然として，飲酒する．たとえば，過度の飲酒による肝臓障害，ある期間アルコールを大量使用した結果としての抑うつ気分状態，アルコールに関連した認知機能の障害などの害．

連続飲酒とアルコール依存症

飲酒のコントロール障害は，初め「飲む量のコントロールができない」「飲む時間のコントロールができない」など，さまざまな形で現れ，次第に連続飲酒という形に集約されていく．連続飲酒とは，常に一定濃度のアルコールを体の中に維持しておくために，数時間おきに一定量のアルコールを飲み続ける状態である．臨床で遭遇するほぼすべてのアルコール依存症の患者がこの症状を示し，わが国ではアルコール依存症の重要な診断根拠とされている．

アルコール依存症を一言でいうと，「大切にしていた家族，仕事，趣味などよりも飲酒をはるかに優先させる状態」である．具体的には，飲酒のコントロールができない，離脱症状がみられる，健康問題などの原因が飲酒とわかっていながら断酒ができない，などの症状が認められる．確定診断は ICD-10 診断ガイドライン（❸❾）に従う．診断ガイドラインの中で，2の典型は連続飲酒，4は酩酊効果を得るための量が以前より明らかに増えているか，または，同じ量では効果が明らかに下がっている場合である．6では，本人が有害性に気づいているにもかかわらず飲み続けていることを確認する．

習慣飲酒者と多量飲酒者・アルコール依存症患者数

2016年度の国民健康・栄養調査によると，「生活習慣病のリスクを高める量を飲酒している者（1日あたりの純アルコール摂取量が男性で40 g以上，女性20 g以上の者）」の割合は，男性で14.6 %，女性で9.1 %であり，2010年からの推移でみると，男性では有意な増減はみられず，女性では有意に増加している（2010年，7.5 %）．年齢階級別にみると，その割合は男性では50歳代，女性では40歳代が最も高い．純アルコール摂取量が20 gとは，ビール中ビン1本，缶酎ハイ350 mL，日本酒180 mL（1合），ワイン200 mL，ウイスキー60 mL（ダブル1杯）に相当する．厚生労働省は「健康日本21（第二次）」[2] において，2022年に「生活習慣病のリスクを高める量を飲酒している者」の割合の目標を，男性で13 %，女性で6.4 %としている．

一方，前述のように多量飲酒者やアルコール依存症者の正確なデータはないようだが，2003年に実施された全国成人に対する実態調査によると，飲酒日に60 g以上飲酒していた多量飲酒者は860万人，アルコール依存症の疑いのある者は440万人，治療の必要なアルコール依存症患者は80万人いると推計されている．臨床の場では，女性の社会進出および人口の高齢化を反映して，女性・高齢アルコール依存症者の増加が顕著である．

アルコール代謝

アルコールは肝臓で代謝される．アルコール脱水素酵素（alcohol dehydrogenase：ADH）とミクロソームエタノール酸化酵素系（microsomal ethanol oxidizing system：MEOS）によりアセトアルデヒドへと酸化され，次いでアルデヒド脱水素酵素（aldehyde dehydrogenase：ALDH）により酢酸になる．MEOS は薬物代謝酵素チトクローム P450 を含む酵素群であり，大酒家では P450 が強く誘導されアルコール分解能力が亢進する．アルコール依存症の発症促進要因である．P450 を介して代謝される薬剤（ジアゼパム，クロルプロマジン，ワルファリンなど）とアルコールを併用すると，拮抗阻害や薬物代謝の亢進により薬効が増減し危険である．

アセトアルデヒドを主に酸化する2型アルデヒド脱水素酵素（ALDH2）には東アジア人特有の遺伝子多型があり，点突然変異により低活性型および非活性型が存在する．日本人には多くて，約40 %の国民がこれらのタイプであり，飲酒後に高アセトアルデヒド血症を引き起こし，顔面紅潮，心悸亢進，頭痛などのいわゆるフラッシング反応を示す．この不快な反応のために，低活性型および非活性型 ALDH2 はアルコール依存症の強力な防御因子になっている．

飲酒量と健康リスク

既存の疫学研究から，飲酒量と健康リスクとの関係はさまざまなパターンをとることが示唆されている．高血圧や脳出血は正比例関係を示すといわれているが，飲酒量の低いうちはリスクの上昇がほとんどなく，飲酒量が多くなると急激にリスクが高まるパターンは肝硬変の特徴である．非飲酒者に比べて少量飲酒者のリスクがむしろ低く，飲酒量が増えればリスクが高く

なるというJカーブパターンをとるものもある．総死亡数，虚血性心疾患，脳梗塞，2型糖尿病などでこのような関係が認められており，飲酒の健康面での利点とされている．わが国の大きなコホート研究では，総死亡でみると男女とも1日平均23g未満（日本酒1合未満）で最もリスクが低くなっている．同様な関係は欧米の研究でも認められており，男女とも1日平均19gまでの飲酒者の死亡のリスクは非飲酒者よりも低くなっている．ただし，Jカーブ関係が認められるのは先進国の中年男女とされていることに留意が必要であり，若年者の死亡についてはほぼ直線関係になるという研究結果もある．

アルコールによる健康障害

急性アルコール中毒：急性アルコール中毒は「アルコール飲料の摂取により生体が精神的・身体的影響を受け，主として一過性に意識障害を生ずるものであり，通常は酩酊と称されるもの」と定義される．通常，血中アルコール濃度が0.02％から0.1％程度ではほろ酔いと呼ばれるリラックスした状態になるが，0.3％を超えると泥酔期と呼ばれるもうろう状態，0.4％を超えると昏睡期という生命に危険を生じうる状態になる．急性アルコール中毒により死亡する場合，血中アルコール濃度が高まることによって呼吸・循環中枢が抑制されて死に至る場合と，吐物による窒息で死亡する事例がある．また死亡には至らなくともふらつきなどによって転倒する，電車や車にひかれる，海や川で溺れるなど，さまざまな危険性が高まる．

東京消防庁が発表した急性アルコール中毒による搬送者数の推移によれば，年々減少傾向にあるとはいえ，毎年1万人前後が急性アルコール中毒によって救急搬送されている．年齢別では20歳代の搬送者数が最も多い．

肝臓疾患：アルコールによる健康障害のうち，肝臓疾患は最も高頻度で，かつ重篤になる．アルコール性肝臓疾患は飲酒量が多いほど，また飲酒期間が長いほど起こりやすくなる．事実，国立病院機構久里浜アルコール症センターにおけるアルコール依存症者（毎日日本酒にすると5合以上を10年以上飲んでいる人たちがほとんど）における肝障害は約80％と高頻度である．

①**脂肪肝**：飲み過ぎによりまず生じるのが脂肪肝（症状があることはまれで，腹部超音波検査でみつかる場合が多い）である．最近では，肥満や糖尿病による脂肪肝との区別が必要である．飲酒が原因の脂肪肝は，飲酒をやめれば短期間で改善するのが特徴である．

②**アルコール性肝炎**：脂肪肝の状態でさらに大量の飲酒をした場合にアルコール性肝炎（腹痛・発熱・黄疸などの症状が出現する）という重症な状態にな

り，死亡する場合がある．アルコール性肝炎の診断がなされた患者のほとんどは，その時点で断酒が不能のアルコール依存症になっている．アルコール性肝炎で運よく改善した者がまた飲酒を再開するとやがて肝硬変に進む．

③**肝硬変**：肝硬変の状態がアルコール性肝臓疾患の最終段階である．日本酒で約7合を毎日10年以上飲み続けた場合約20％に，また15年以上飲み続けた場合では約50％に生じるといわれている．重大な症状としては腹水，黄疸，吐血などがみられる．ウイルス性肝炎が進展した肝硬変はほぼ不治の病気と考えられているが，アルコール性肝硬変の特徴の一つに，断酒を継続していると肝硬変が改善するという点がある．

循環器疾患：適量の飲酒は循環器疾患に保護的に働くといわれている（Jカーブ効果）．その目安は純アルコールで20g，男性ではビール中ビン1本または日本酒1合くらいまでで，女性ではこれより少ない量が推奨される．一方，過度の飲酒は循環器疾患関連死を増大させる．また，いわゆる「一気飲み」は急性アルコール中毒による突然死のリスクを高める．

循環器疾患ごとの飲酒の効果・影響は，

①**冠動脈疾患**：純アルコールで20g程度の飲酒では心臓関連死のリスクが20％減る．

②**心不全**：純アルコールで20g程度の飲酒では保護的に働く．

③**高血圧症**：高血圧があっても少量ならば，循環器疾患関連死・心筋梗塞・脳梗塞発症に関連して飲酒が保護的に働く．

④**脳卒中**：純アルコールで20g程度の飲酒では保護的に働く．ただし，脳出血は少量の飲酒であってもリスクが高まる．

⑤**不整脈**：飲酒は心房細動を誘発する．

膵臓疾患：膵臓疾患には急性膵炎と慢性膵炎がある．また，膵臓が広範囲に破壊される慢性膵炎の結果，膵臓の内分泌機能であるインスリン分泌が低下して糖尿病を引き起こすことがある．膵臓疾患の原因としては，アルコールの飲み過ぎのほか，胆石や自己免疫疾患などがあるが，男性においてはアルコールの飲み過ぎが最も多く，急性膵炎の約半数，慢性膵炎の約80％弱となっている．アルコールによる慢性膵炎の状態の場合，アルコール性肝炎の場合と同様にアルコール依存状態になっている場合が多い．

癌：WHOの評価では，飲酒は口腔，咽頭，喉頭，食道，肝臓，大腸と女性の乳房の癌の原因となるとされている．WHOは，アルコール飲料自体，エタノール，アセトアルデヒドの3つをヒトへの発癌性が確実なグループ1の発癌物質に認定している．したがって，

1B型アルコール脱水素酵素（ADH1B）と2型アルデヒド脱水素酵素（ALDH2）の働きが弱い人が飲酒家になると口腔，咽頭，食道の発癌リスクが特に高くなる．口腔，咽頭，食道の癌は1人に複数発生する傾向があるが，飲酒と喫煙とは相乗的に多発癌の危険性を高め，ALDH2の働きが弱い人でも多発癌が多くみられる．厚生労働省多目的コホート研究（2005年）では，男性に発生した癌全体の13％が週300g以上の飲酒に起因すると概算されている．

精神疾患：アルコール依存症とうつ病の合併は頻度が高く，アルコール依存症にうつ症状がみられる場合やうつ病が先で後から依存症になる場合などいくつかのパターンに分かれる．うつ病の患者とうつ病でない者のアルコール依存症合併率を比較した研究結果では，うつ病はアルコール依存症を合併する率が高く，過去にアルコール依存症と診断された者の調査によると，依存症の患者は依存症でない者と比べてうつ病になる危険性が高い．

また，アルコールと自殺も強い関係があり，自殺した者のうち1/3の割合で直前の飲酒が認められる．

胎児性アルコール症候群：妊娠中の母親の飲酒は，胎児・乳児に対して低体重，顔面を中心とする奇形，脳障害などを引き起こす可能性があり，胎児性アルコール症候群といわれる．胎児性アルコール症候群は飲酒量に比例してリスクも増え，大量飲酒者である女性アルコール依存症の子どもに対する調査では，妊娠中飲酒したケースの30％にみられたとする報告もある．一般人口を対象にした調査でも，ビール中ビン3本分に相当する1日60g以上のアルコールを妊娠初期に飲酒していた母親から生まれた子どもでは，体重や頭囲が明らかに小さいことが示されている．また，少量飲酒での胎児性アルコール症候群の報告例があるように，胎児性アルコール症候群の閾値はわかっていない．さらに，妊娠後期より初期のほうがリスクが高いと考えられているが，成長障害や脳の障害は妊娠中期から後期の飲酒が影響しているとされており，基本的には妊娠全期間をとおして何らかの影響が出る可能性がある．胎児性アルコール症候群には治療法はないため，唯一の対処法は妊娠中飲酒しないことである．前述の「健康日本21（第二次）」[2]では，未成年と並んで妊婦の飲酒率の目標を0％としている．

栄養と疾病

厚生労働省の「健康日本21」は以下のように述べる．「日本人の食生活が，第二次世界大戦以降約50年間に高塩分・高炭水化物・低動物性蛋白質という旧来の食事パターンから，動物性蛋白質や脂質の増加等，大きな変化を遂げたことは，感染症や脳出血などの減少の一因となった．しかし一方で，現在，癌，心臓疾患，脳卒中，糖尿病等の生活習慣病の増加が深刻な問題となってきており，これらの発症に栄養・食生活の関連がみられるものも多い．従って，栄養対策も従来の栄養欠乏から過剰栄養に焦点をあてたものへと転換を図ることが求められている」．確かに，過剰栄養による肥満は，糖尿病や高脂血症などの代謝疾患のみならず，高血圧症や虚血性心疾患や脳卒中などの循環器系疾患，また一部の癌のリスクにも関係していることが明らかになっている．一方で，摂食量の不足や低栄養による疾病がまったくなくなったわけではない．それどころか，高齢社会の現在，高齢者の蛋白摂取量の不足は運動不足と相まって，骨格筋量低下（サルコペニア）をきたし大きな問題となっている．

栄養欠乏と疾病

蛋白質・エネルギー栄養障害（protein-energy malnutrition：PEM）

摂取栄養量が継続的に不十分な場合や各種消耗性疾患などによる侵襲が原因で，蛋白質とエネルギーがともに不足している状態がPEMである．いわゆる栄養失調症のことである．多くは日常生活上活動量の低下をきたし，やがて寝たきり状態を招来する．感染症や合併症も併発しやすくなり，生命に重大な影響を及ぼし，死に至ることもある．

特に高齢者で問題になる．一般に高齢になると食事量が減少し栄養素の偏りも生じやすくなる．このような食生活を長く続けると，蛋白質やエネルギーが不足しPEMとなるリスクが高まる．また，果物や生野菜・肉類や繊維質の多いものの摂取が減少すると，ビタミンやミネラル類，食物繊維も不足しがちとなる．

PEMを評価する指標としては，血清アルブミン値，血清トランスフェリン値，総リンパ球数などがある．

ビタミン欠乏症

ビタミン欠乏には，食生活における食事摂取の偏りや疾病に伴う代謝異常などの要因がある．具体的には，長期絶食や抗菌薬投与の影響が腸内細菌叢の変化をきたし，ビオチン，葉酸，ビタミンKの合成が抑制された場合や，胃切除術後のビタミンB_{12}や葉酸の吸収障害の場合である．食事の偏りでいえば，蛋白質摂取量の増加によるビタミンB_6，糖質摂取量の増加によるビタミンB_1，高度不飽和脂肪酸摂取量の増加によるビタミンKなどの必要量増加による相対的欠乏がある．

ビタミン欠乏による疾病としては，ビタミンA欠乏による夜盲症，ビタミンB_1欠乏による脚気，Wernicke脳症，ビタミンB_2欠乏による口内炎・舌炎，ナイアシン欠乏によるペラグラ，パントテン酸欠乏に

よる皮膚炎，ビタミン B_6 欠乏による皮膚炎・貧血，ビタミン B_{12} 欠乏による巨赤芽球性貧血，ビオチン欠乏による皮膚炎，ビタミン C 欠乏による壊血病，葉酸欠乏による巨赤芽球性貧血・末梢神経障害，ビタミン D 欠乏によるくる病・骨軟化症・骨粗鬆症，ビタミン E 欠乏による小脳失調・深部感覚障害，ビタミン K 欠乏による出血傾向がある．

ミネラル欠乏症

ミネラル（無機質）は，体構成成分として，あるいは体液の調整（浸透圧，酸塩基平衡）にかかわるなどの重要な機能を有している．不足によって種々の疾病が生じるが，国民健康・栄養調査において摂取量の不足傾向にあるカルシウム（骨軟化症，くる病，骨粗鬆症）と鉄（鉄欠乏性貧血）は欠乏による疾病の発症率が高く，影響も重大である．

カルシウムと鉄以外のミネラル欠乏による疾病としては，カリウム欠乏で疲労感・脱力感（低カリウム血症で四肢麻痺），ナトリウム欠乏（低ナトリウム血症）で食欲低下・悪心嘔吐・意識障害，マグネシウム欠乏で疲労感・イライラ・食欲低下・手足の痺れ・けいれん，亜鉛欠乏で味覚障害，ヨウ素欠乏で甲状腺腫（甲状腺機能低下症）などがある．

栄養過剰と疾病

摂取栄養量の過不足を論じるときには，エネルギー消費量との相対で考えなければならない．1995 年から 2015 年までの国民健康・栄養調査結果の年次推移によれば，男女ともにほぼすべての年齢層で摂取エネルギー量は減少している（20 歳代男性 2,333 → 2,222 kcal，同女性 1,866 → 1,706 kcal，30 歳代男性 2,422 → 2,161 kcal，同女性 1,895 → 1,652 kcal，40 歳代男性 2,370 → 2,168 kcal，同女性 1,929 → 1,706 kcal，50 歳代男性 2,440 → 2,186 kcal，同女性 1,943 → 1,735 kcal，60 歳代男性 2,370 → 2,180 kcal，同女性 1,809 → 1,766 kcal，70 歳以上男性 1,975 → 1,986 kcal，同女性 1,625 → 1,639 kcal）．にもかかわらず糖尿病などの生活習慣病が増加しているのは，エネルギー消費量の低下，すなわち運動不足もその原因であろうが，年代によっては脂肪摂取量が増加していることが背景にあり，後述するように疾病に罹患しやすい体脂肪分布（内臓脂肪型肥満）を生じるのではないかと考えられる．

肥満と肥満症

肥満は糖尿病や脂質代謝異常症，高血圧症，冠動脈疾患，痛風，脳卒中などを合併することがよく知られており，栄養がかかわる疾病の代表的なものである．エネルギーが過剰な状態である肥満あるいはやせの度合いは国際的に BMI（body mass index：体重（kg）/

身長（m）^{2}）がその指標に用いられるが，国民健康・栄養調査結果の年次推移によれば，BMI 25 以上の肥満者数は，実はここ 10 年間（2005〜2015 年）で男性はほとんど有意な変化はなく，女性は有意に減少している．その頻度は 20 歳以上で男性 29.5 ％，女性 19.2 ％である．

BMI は身長と体重から算出された数値であり，いわば「過体重」の指標である．身長に対して同じ体重であっても，体組成において筋肉が多く脂肪が相対的に少なければ疾病を併発することはない．つまり，疾病を発症しやすいのは体脂肪率が高い「過脂肪症」である．また，同じ体脂肪率であっても脂肪が蓄積される部位によって健康への危険性は大きく異なってくる．筋肉の内側の腹腔内に脂肪が多く蓄積する「内臓脂肪型肥満」の者は，糖尿病，高血圧症，脂質代謝異常などを発症する確率が高くなる．一方，腰まわりや太ももなど下半身を中心に皮下脂肪が多く蓄積しているものの内臓脂肪は少ない「皮下脂肪型肥満」にはこのような疾患の合併は少ない．

日本肥満学会では，「肥満に起因又は関連する健康障害を合併するか，臨床的にその合併が予想される場合で，医学的に減量が必要とされる病態」を「肥満症」と呼び，単なる肥満と区別している．

メタボリックシンドローム（内臓脂肪症候群）

2008 年度から「特定健診・特定保健指導」が開始され，以後「メタボリックシンドローム」という言葉をよく聞くが，これは「内臓脂肪型肥満」の人が糖尿病，高血圧症，脂質代謝異常のうち 2 つ以上を併発している状態を指す．冠動脈疾患や脳血管疾患などのリスクファクターである．診断基準は，①ウエスト周囲径，②血圧値，③血糖値，④血清脂質値で，①に加えて②〜④のうち 2 つ以上が当てはまる場合に診断される．

①臍周囲径≧85 cm（男性），≧90 cm（女性）

②収縮期血圧≧130 mmHg かつ/または拡張期血圧≧85 mmHg

③空腹時血糖値＞110 mg/dL

④中性脂肪≧150 mg/dL かつ/または HDL＜40 mg/dL

生体が栄養をとりすぎた場合，あまったエネルギーは中性脂肪に作り替えられ，まず肝臓や腸間膜に蓄えられ，次いで皮下に蓄えられる．肝臓での蓄えが過剰になると脂肪肝となり，腸間膜での過剰な蓄えが内臓脂肪である．内臓脂肪は皮下脂肪に比べて代謝がさかんであり，分解されて生じた遊離脂肪酸はすぐに肝臓に取り込まれ超低比重リポ蛋白（VLDL）が増加し血液中に放出される．VLDL は中性脂肪を含むため高中性脂肪血症が発症し，VLDL は低比重リポ蛋白（LDL）

に変換するので高LDLコレステロール血症も生じる．LDLは全身にコレステロールを運搬したのちHDLとなり，今度は末梢の過剰なコレステロールを肝臓へ運搬する役割を担うが，コレステロールが多すぎて組織に運搬しきれずHDLへの変換がなされなくて低HDLコレステロール血症が生じる．このような機序でメタボリックシンドロームは脂質異常症を惹起することになり，結果として動脈硬化症を進める．

また，内臓脂肪が蓄積すると，脂肪細胞が肥大・増殖し，レプチン，アディポネクチン，TNFα，PAI-1，アンジオテンシノーゲンといったアディポサイトカインの分泌異常が起こる．これが動脈硬化を促進し，糖尿病，高血圧症，脂質異常症を発症させたり悪化させたりする原因となる．レプチン分泌過剰はレプチン抵抗性を介して摂食行動を促進する．アディポネクチンの分泌低下やTNFαの分泌亢進はインスリン抵抗性を介して耐糖能を悪化させる．アンジオテンシノーゲンの分泌増加は血圧を上昇させる．

高血圧症

塩分の過剰摂取と高血圧症の関係はよく知られている．2016年度の国民健康・栄養調査結果によると，収縮期血圧の平均値は男性134.3 mmHg，女性127.3 mmHgである．この10年間でみると男女とも有意に低下している．収縮期血圧が140 mmHg以上の者の割合は男性34.6％，女性で24.8％であり，この10年間でみるとこちらも男女とも有意に減少している．同調査における食塩摂取量の結果は，平均値は1日あたり9.9 gであり，男性10.8 g，女性9.2 gで，この10年間でみるといずれも有意に減少している．これが血圧の低下の理由と思われる．高血圧症の予防に欠かせないのは塩分摂取量の制限ということができ，1日の塩分摂取量は7〜10 g程度が目安である．

高血圧症とは，血管の中を流れる血液の圧力が継続的に強い状態といえ，進行すると血管壁の弾力性が失われ，また血管壁に傷が生じて，その傷にLDLコレステロールや中性脂肪が燃焼して生じたレムナントなどが沈着すると動脈硬化が促進される．動脈硬化が進むと狭心症や心筋梗塞などの冠動脈疾患や脳血管障害を引き起こすが，日本人では高血圧症から脳梗塞や脳出血の発症が欧米人に比べて格段に多いという特徴がある．

高血圧症の95％は原因を特定できない本態性高血圧であり，その背景には遺伝的体質に塩分の過剰摂取，肥満，飲酒，その他の生活習慣要因などが複合的に重なっていると考えられ，前述のメタボリックシンドロームとも関係の深いものである．

高尿酸血症

通風などを引き起こす高尿酸血症は，尿酸の過剰合成もしくは尿酸の排泄障害およびその両方が重なることが原因である．尿酸はプリン体が代謝されて合成されるが，細胞のエネルギー消費や分解の結果生じる．そこで，プリン体含有食品の摂取制限の前に，体内でプリン体合成を促進する肥満を是正する必要がある．肥満の結果生じるインスリン抵抗性は尿酸排泄を低下させる．

プリン体含有食品の摂取制限としては，肉食，特に動物の内臓や肉汁に注意する．

その他，アルコール飲料はそれ自体にプリン体をあまり含んでいなくても，細胞由来の尿酸の産生量が多くなると同時に尿酸の排泄を抑制するので摂取を控えたほうがよい．

生活習慣病─概念の変遷

生活習慣病とは，食事や運動，喫煙，飲酒，ストレスなどの生活習慣が深く関与し，発症の原因となる疾患の総称である．以前は「成人病」と呼ばれていたが，成人であっても生活習慣の改善により予防可能で，成人でなくても発症可能性があることから，1996年に当時の厚生省が「生活習慣病」と改称することを提唱した．日本人の三大死因である癌，脳血管疾患，心疾患，さらに脳血管疾患や心疾患の危険因子となる動脈硬化症，糖尿病，高血圧症，脂質異常症などはいずれも生活習慣病である．19世紀まで人類の健康上の課題は感染症の克服であったが，この課題がほぼ解決した先進諸国では20世紀以降に疾病構造が大きく様変わりして，生活習慣病が主たる死亡原因となっている．「生活習慣病」という用語は行政による健康政策あるいは疾患予防政策の文脈で出現し，その対策のための健康政策の目標を定期的に改正している．2000年には厚生労働省により，生活習慣病の一次予防に重点をおいた「健康日本21」が策定され，9分野（食生活・栄養/身体活動・運動/休養/心の健康づくり/喫煙/飲酒/歯の健康/糖尿病/循環器病/がん）について数値目標を定め，国民健康づくり運動が推進されることになった．これは2012年に全部改正され，2013年から始まった第4次国民健康づくり運動，「健康日本21（第二次）」に引き継がれている．

健康増進法は，2002年に国民の健康維持と現代病予防を目的として制定された法律である．その第2条において「国民は，健康な生活習慣の重要性に対する関心と理解を深め，生涯にわたって，自らの健康状態を自覚するとともに，健康の増進に努めなければならない」とし，健康づくりに取り組むことを国民の責務としている．第25条では「学校，体育館，病院，劇場，観覧場，集会場，展示場，百貨店，事務所，官公庁施設，飲食店その他の多数の者が利用する施設を管理す

る者は，これらを利用する者について，受動喫煙を防止するために必要な措置を講ずるように努めなければならない」として，受動喫煙の防止が初めて法律に盛り込まれた．

2006年には健康づくりのための運動所要量が見直され，身体活動量と運動量の基準値が新たに設定された．身体活動を主体として健康づくりをする人であれば，毎日8,000～10,000歩の歩行が目安となり，運動を主体とする人では，ジョギングやテニスを毎週約35分間，速歩では1時間の実施を目安としている．

2008年4月から，健康保険組合・国民健康保険などに対し，40歳以上の加入者を対象としたメタボリックシンドローム（内臓脂肪症候群）に着目した健診および保健指導の実施が義務づけられた．生活習慣を見直すための手段として特定健康診査を実施，その結果メタボリックシンドローム該当者およびその予備群となったものに対して，一人一人の状態にあった生活習慣の改善に向けたサポート（特定保健指導）が実施されている．

（植村和正）

● 文献
1) 循環器病の診断と治療に関するガイドライン（2009年度合同研究班報告）：禁煙ガイドライン（2010年改訂版）．
http://www.j-circ.or.jp/guideline/pdf/JCS2010murohara.h.pdf
2) 厚生労働省ホームページ：「健康日本21（第二次）」．
http://www.mhlw.go.jp/stf/seisakunitsuite/bunya/kenkou_iryou/kenkou/kenkounippon21.html

職業性疾患

概念

職業性疾患は労働との関連において発生する疾病で，労働の種類や作業条件が異なる職場にそれぞれ特有な形で発生する．すなわち，職業性疾患は多種多様な疾病を含んでいるが，職業の手段，条件，環境など，業務起因性ということで共通している．

職業性疾患は手工業時代，またはそれ以前から発生の記録がある．たとえばヒポクラテスの時代には，すでに鉛中毒などの職業病の記録があり，またイタリアのRamazziniは1700年に『働く人の病』という本を執筆し，その中でじん肺など数十種もの職業性健康障害を記した．職業性疾患が表面化したのは産業革命以後である．産業革命以後は，手作業から動力を用いた機械化産業となり，それに化学工業が加わった．そし

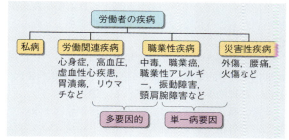

❹ 労働者の疾病

❹ 労働環境要因と健康障害

要因	因子	健康障害
物理的要因	1) 温熱条件：異常温湿度，気流，輻射熱 2) 異常気圧 3) 騒音 4) 振動：全身振動，局所振動 5) 非電離放射線：赤外線，紫外線，マイクロ波，レーザー光線 6) 電離放射線：X線，γ線，α線，β線，中性子線	熱中症，凍傷，偶発性低体温症 潜函病，高山病 騒音性難聴 動揺病，白ろう病 白内障などの眼疾患，皮膚障害 白血病などの電離放射線障害
化学的要因	1) 粉塵：ケイ酸，石綿，ベリリウムなど 2) 有害ガス：一酸化炭素，亜硫酸ガス，塩素ガスなど 3) 酸素欠乏 4) 有機溶剤：トルエン，キシレン，ノルマルヘキサンなど 5) 金属類：水銀，カドミウム，鉛など	じん肺症，皮膚障害 ガス中毒，呼吸器障害 酸素欠乏症 有機溶剤中毒，皮膚障害 金属中毒，職業癌，皮膚障害
生物学的要因	1) 病原微生物：ウイルス，リケッチア，細菌など 2) 衛生害虫：ダニ，シラミなど 3) 有機粉塵：花粉，木材など	感染症（ウイルス性肝炎，つつが虫病） 皮膚障害 アレルギー性疾患
人間工学的要因	1) 作業態様因子：重量物，作業姿勢，コンベア作業，VDT作業，ソフトウエア開発作業など 2) 時間的因子：交替制勤務，深夜業，長時間労働など	頸椎症，腰痛症，脊椎弯曲症，腱鞘炎，頸肩腕障害 不眠症，心因性疾患
社会・心理的要因	1) 通勤条件，住居条件，家庭環境，経済的条件，栄養問題など 2) 労働条件，雇用環境，職場における人間関係など	慢性疲労，運動不足症，生活習慣病，メタボリックシンドローム 自律神経失調症，不安障害など心因性疾患

てコンピュータの導入が急速に進んだ現代の情報化時代となった．そのため生産技術が人間の生理的限界を超えて多くの職業性疾患が発生した．すなわち，合成樹脂産業における職業性のアレルギー喘息や皮膚障害，塩化ビニルモノマーによる肝の血管肉腫，VDT（visual display terminal）作業従事者の頸肩腕障害，コンピュータ作業者のストレス問題，林業労働者，土木建築工事作業者にみられる振動障害などは良い例である．また最近，職場では高度情報化，生産年齢人口の減少，長時間労働問題，国際的経済不況問題などと関連して不安・ストレス問題が多く，職場では2015年12月からストレスチェックが義務化され，職場におけるメンタルヘルス対策の取り組みが重要となっている．

分類

職業性疾患は労働災害による災害性疾病と職業性疾病に分けられる．しかし，最近ではさらに労働関連疾病がクローズアップされ，労働環境や作業条件とともに生活環境や社会環境の関与が考えられる疾病概念が提唱されるようになった．労働者の疾病をまとめると⑩のようになる．

さらに職業性疾患を労働環境要因別にみると，物理的要因，化学的要因，生物学的要因，人間工学的要因，社会・心理的要因，に分類される（㊶）．

また，職業性疾患には法律上，業務が原因となって起こった外傷や病気を総称した業務上疾病という言葉がある．業務上疾病の大部分は職業病に一致するが，職業病よりはるかに範囲が制限されており，①負傷に起因する疾病，②物理的因子による疾病，③作業態様に起因する疾病，④酸素欠乏症，⑤化学物質による疾病，⑥じん肺症およびじん肺合併症，⑦病原体による疾病，⑧癌，⑨その他業務によることの明らかな疾病，たとえば，心・血管疾患，不安・うつ，自殺などに分類されている．

疫学

業務上疾病の発生状況は，1960年21,621人，1970年30,796人，1980年18,644人，1990年11,415人，2000年8,083人，2010年8,111人，2011年7,779人，2012年7,743人，2013年7,310人，2014年7,415人，2015年7,368人，2016年7,361人であり，着実に減少し今日に至っている．業種別発生割合は，鉱業，貨物取扱業，運輸交通業，建設業の順に多い．

業務上疾病の内訳（2016年）をみると，業務上の負傷に起因する疾病が5,598人で，全体の76.0％を占め，このなかで腰痛（災害性腰痛）が最も多く，業務上疾病のうちの61.4％を占めている（㊷）．

じん肺の発生状況を，じん肺法に基づき事業場において実施されたじん肺健康診断の有所見率でみると，有所見者数は鉱山の閉鎖に伴って1983年（有所見者44,440人，有所見率17.1％）以降減少し，現在の有所見者数（2016年）は1,807人（有所見率6.7％）である．業種別には，金属製品製造業，鋳物業，窯業，一般機械器具製造業，輸送用機械器具製造業，土石製品製造業，鉱業，採石業などが高い有所見率を示して

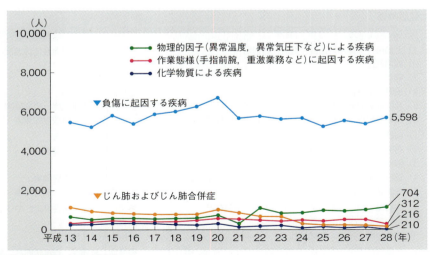

㊷ 年別業務上疾病者数

じん肺は管理1～4まであり（1：正常，2：有所見者，3：有所見者，4：有所見者），この図では管理4とその合併症のみを表している．
「じん肺およびじん肺合併症」数は，管理4決定数と合併症罹患件数の和（随時申請にかかるものを含む）．

（厚生労働省：「業務上疾病調」「じん肺健康管理実施結果調」．）

いる.

また，特殊健康診断有所見率は，1960年14.0%，1970年10.1%，1980年2.5%，1990年2.3%と減少したが，2000年6.0%，2016年6.3%で，2010年以降6%台に増加し，2014年5.8%，2015年5.6%，2016年5.7%と再び5%台となり，現在に至っている．また，特殊健康診断有所見率（2016年）が5%を超える対象作業は，米杉等取扱作業（54.9%），ベンゼンのニトロアミド化合物（34.6%），金銭登録（22.1%），腰痛関連作業（20.5%），アルキル水銀化合物（18.2%），騒音（13.4%），ヨウ素（11.1%），二硫化炭素（8.5%），電離放射線（8.4%），除染等電離放射線（8.2%）4-アミノジフェニール（8.0%），テトラクロロエチレン（6.7%），1,2-ジクロロプロパン（6.2%），潜水（6.0%），有機溶剤（5.9%），ジクロロメタン（5.9%），β-ナフチルアミン（5.7%），キーパンチ・VDT作業（5.7%），トリクロロエチレン（5.4%），脂肪族の塩化または臭化炭化水素（5.4%）である．

病態，症状

温熱条件による職業性疾患（☞「温熱環境と疾病」p.45）
異常気圧による障害（☞「気圧環境と疾病」p.43）
騒音障害

　騒音の影響は心理的影響，全身的生理機能に及ぼす影響および聴器の影響に要約される．

　職業性疾患としては難聴と音響外傷がある．職業性難聴の特徴は4,000 Hzを中心とした聴力損失であり，これをC⁵ dipと呼び，次第に会話領域の周波数にも聴力損失が広がっていく．

　騒音性難聴には一時的聴力損失と永久的聴力損失があり，前者は騒音による一過性の聴力減退で可逆的であるが，後者は不可逆的である．いずれも85 dB（A）Leq以上の強烈な騒音によって引き起こされる．すなわち，職業性難聴は騒音職場に10年以上勤務している場合，騒音で血管が収縮し，虚血状態となるために内耳蝸牛有毛細胞が全面的に変性するためにCorti器が消失して一時的聴力損失から永久的聴力障害になった感音性難聴である．

❹ VDT作業の作業区分

作業区分	作業の種類	作業時間	作業の例	作業の概要
A	単純入力型	1日4時間以上	データ，文章等の入力	資料，伝票，原稿等からデータ，文章等を入力する（CADへの単純入力を含む）
	拘束型		受注，予約，照会等の業務	コールセンター等において受注，予約，照会等の業務を行う
B	単純入力型	1日2時間以上4時間未満	単純入力型の業務	単純入力型の業務を行う
	拘束型		拘束型の業務	拘束型の業務を行う
	対話型	1日4時間以上	文章，表等の作成，編集，修正等	作業者自身の考えにより，文章の作成，編集，修正等を行う
			データの検索，照合，追加，修正	データの検索，照合，追加，修正をする
			電子メールの受信，送信	電子メールの受信，送信等を行う
			金銭出納業務	窓口等で金銭の出納を行う
	技術型		プログラミング業務	コンピュータのプログラムの作成，修正等を行う
			CAD業務	コンピュータの支援により設計，製図を行う（CADへの単純入力を除く）
	監視型		監視業務	交通等の監視を行う
	その他の型		携帯情報端末の操作，画像診断検査等	携帯情報端末の操作，画像診断検査等を行う
C	単純入力型	1日2時間未満	単純入力型の業務	単純入力型の業務を行う
	拘束型		拘束型の業務	拘束型の業務を行う
	対話型	1日4時間未満	対話型の業務	対話型の業務を行う
	技術型		技術型の業務	技術型の業務を行う
	監視型		監視型の業務	監視型の業務を行う
	その他の型		その他の型の業務	その他の型の業務を行う

（平成14年4月5日基発第0405001号）

ⓐ VDT 作業環境

照明・採光	光源は作業者の視野に入らないようにする 太陽光線が画面にあたらないようにブラインドやカーテンで調節する
作業面照度	画面上は 500 ルクス以下，書類・キーボード面は 300 ルクス以上．画面に照明器具や窓などが映り込まないようにする
室内環境	室内の温度は 17〜28 ℃，湿度は 40〜70 ％で，エアコンなどの風が作業者に直接あたらないようにする
騒音	プリンターなどの不快な騒音は防止する
VDT 機器 　ディスプレイ 　キーボード 　マウス	見やすい位置に．見やすい明るさで．室内と手もとの明るさの差はなるべく小さくする 操作しやすい位置に．文字が明瞭で読みやすく，ディスプレイから分離していて位置の調整が可能であること 操作しやすい位置に．マウスは手の大きさにあったものを使うことが大切．動かすとき，クリックするときに力を入れすぎないようにし，カーソルの速さ，ダブルクリックの間隔は自分に使いやすく設定すること
作業姿勢	椅子に深く腰かけ，背もたれに背を十分にあてる 足の裏全体が床につくようにする

振動障害

　動揺病と呼ばれる全身振動による障害と，チェンソーなどの振動工具の使用によって起こる局所振動障害がある．前者では悪心，嘔吐，胃腸障害などの自律神経系症状と内臓下垂などが現れる．後者ではしびれ，こわばり，冷感などを訴え，白指発作を中心としたいわゆる末梢循環障害のほか，末梢神経障害，骨・関節障害を中心とした所見の現れることが特徴的である．

VDT 作業

　VDT 作業とは，パソコンなどの VDT 機器を使用してデータの入力・検索・照合，文章・画像などの作成・編集・修正，プログラミング，監視などを行う作業であり，作業区分（ⓐ），作業管理，作業環境管理（ⓐ）および健康管理の指針が示されている．すなわち，機器の選択・調整に配慮し，1 日の作業時間は長時間にわたらないようにする．1 連続作業時間は，入力型・拘束型作業では 1 時間を超えないようにし，1〜2 回程度の小休止，次の連続作業までの間に 10〜15 分程度の作業休止時間を設けるようにする．

　健康管理としては，業務歴，既往歴，眼の疲労，上肢，頸肩腕部と腰背部およびストレスに関する症状を把握し，視機能，上肢の運動機能などに関する検査を配置前に行い，配置後は少なくとも 1 年に 1 回の定期健康診断を行うことが義務づけられている．そのほか，健康相談，職場体操，労働衛生教育を行うことが示されている．

電磁波による障害

　紫外線眼炎，赤外線による白内障，マイクロ波による体内深部組織の壊死，レーザー光線による眼障害などの非電離放射線障害と電離放射線障害がある．

化学物質による障害

　各種有害ガスによる中毒，鉛・カドミウム・水銀・マンガンなどの有害重金属中毒，じん肺症，有機溶剤中毒，特定化学物質による健康障害，肺，皮膚，膀胱などに発生する職業癌，職業性アレルギー，職業性皮膚障害など数多くの障害がある．これらはそれぞれ特徴ある症状，病理，病態を示す（☞「工業毒中毒」p.70，「中毒性疾患」Vol.6　p.494）．

予防

職業性疾患の予防対策

　職業性疾患を予防するためには，労働衛生対策の推進と充実が最も重要である．このためには，第一に労働衛生管理体制の確立をはかること，すなわち職場における総括安全衛生管理者，産業医，衛生管理者，作業主任者を選任し，役割分担を明確にして事業主と労働者が一丸となって労働衛生の向上に努めることである．第二に快適な作業環境を設定し，労働衛生教育を積極的に行い，労働者の健康意識を高め，自ら健康の維持増進に努めることであり，これらは職業性疾患の第一次予防である．第三に職業性疾患の第二次予防として健康管理体制を整え，職業性疾患の早期発見，早期治療に努めることである．

　そのためには労働安全衛生法に基づき，一般健康診断である，①雇い入れ時健康診断，②定期健康診断，③深夜業，坑内労働などの特定業務従事者の健康診断，④海外派遣労働者の健康診断，⑤結核健康診断，⑥給食従業員の検便，⑦自発的健康診断，を行う．特殊健康診断としては，じん肺，高圧，電離放射線，特定化学物質，鉛，四アルキル鉛，有機溶剤などの有害業務従事者を対象とする法定特殊健康診断と，紫外線，赤外線，騒音職場，振動工具，黄リン，有機リン剤，亜硫酸ガス取り扱いなど多くの有害業務を対象とした通達による指導勧奨特殊健康診断がある．

職場のメンタルヘルス対策

　近年，急速な技術革新により職場における作業態様や労働環境が大きく変化し，就業形態の多様化，企業の国際化，活動範囲の広大化などがもたらされている．

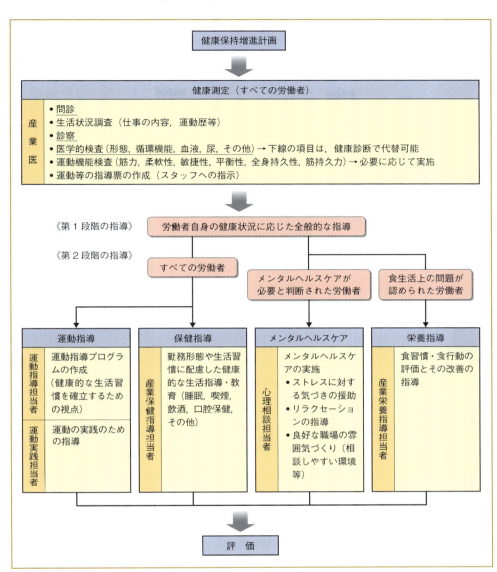

❹❺ 事業者が行う健康の保持増進措置の内容

このような労働環境のなかで，有害物質などの濃度は低減したものの，一方では職場における疲労やストレスならびにメンタルヘルス対策が新たな問題としてクローズアップされている．また，職場では高齢者と女性の労働者が増加しており，そのために高齢者や女性にとって働きやすい職場環境の設定が望まれている．メンタルヘルスに関しては，経済不況に対応するための人員削減や時間外長時間労働などが原因して職場うつが増加し，そのための緊急な対策が求められている．

このような時代の変化に対応して，わが国では快適職場指針の公表，快適職場推進センターの開設，心身両面にわたる健康保持増進対策などを積極的に進める施策を打ち出している．具体的には産業医，運動指導・運動実践・心理相談・産業栄養指導・産業保健指導担当者などの専門家を養成し，①健康測定，②運動指導，③心理相談，④栄養指導，⑤保健指導，などを行わせ，これらを通して解決をはかろうとしている（❹❺）．

(齋藤和雄)

● 文献

1) 三浦豊彦ほか（編）：現代労働衛生ハンドブック．川崎：労働科学研究所；1988．
2) 吉川 博：今日の職業性疾病．東京：中央労働災害防止協会；1990．
3) 中央労働災害防止協会（編）：労働衛生のしおり，平成29年度．東京：中央労働災害防止協会；2017．

内部被曝

内部被曝による健康障害

　外部被曝と内部被曝を分けて評価することが大切である．国際放射線防護委員会（International Commission on Radiological Protection：ICRP）は広島・長崎の原爆から照射されたγ線急性障害の疫学調査データをもとに防護基準をつくった．人体を均一なものとみなし外部被曝を平均化する方法で局所の影響を計算する．これに対しヨーロッパ放射線リスク委員会（European Committee on Radiation Risk：ECRR）は，内部被曝モデルを提唱した．呼吸や飲食によって体内に取り込まれた人工核種から繰り返し長期間にわたって放出される主にα線とβ線の影響を細胞環境・染色体DNA レベルで評価する[1]．

　放射線核種ごとに体内での沈着部位は異なる．たとえば，ヨウ素 131（^{131}I）は甲状腺に，カルシウムに似たストロンチウム 90（^{90}Sr）は骨や歯に，カリウムに似たセシウム 137（^{137}Cs）は心臓や骨格筋に蓄積しやすい．水に溶けない化合物になった放射性微粒子は，溶けるタイプより長く体内にとどまる．壊変の過程で，プルトニウム 239（^{239}Pu）はα線を，^{90}Sr はβ線を，^{137}Cs はβ線とγ線をといった具合に，放射性各種ごとに異なった放射線を周りの細胞に照射しつづける（㊻）．

　成長期にある子どもの代謝と放射線に対する感受性を考慮した健康障害の評価が必要である[2,3]（㊼）．

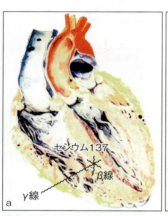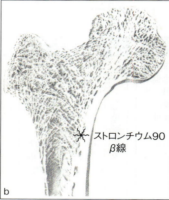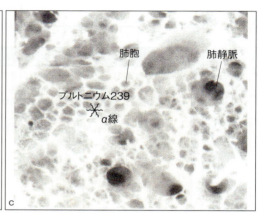

㊻ 放射線各種の体内での沈着部位
a：心筋に沈着したセシウム 137（^{137}Cs）の微粒子から照射されるγ線とβ線．
b：骨に沈着したストロンチウム 90（^{90}Sr）の微粒子から照射されるβ線．
c：肺に沈着したプルトニウム 239（^{239}Pu）の微粒子から照射されるα線．

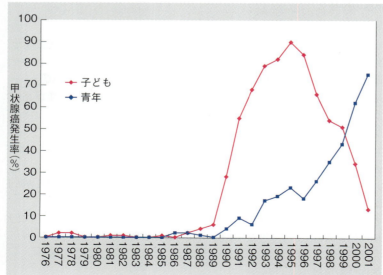

㊼ ベラルーシにおける子どもと青年の甲状腺癌発生率

(Lengfelder E, et al：Ten-year Chernobyl aid programmes of the Otto Hug Strahleninstitut-MHM：Treatment and research projects on thyroid cancer in Belarus. *International Congress Series* 2002；1234：201.)

内部被曝健康障害の事例を❹❽, ❹❾にあげる.

内部被曝のメカニズム

放射線は「距離の自乗に反比例して減弱する」

放射線は光の仲間である. そのため, 反射, 散乱, 干渉など, 光に共通した物理的性質をもっている. それらのなかで, 内部被曝を考えるときに最も重要な放射線の特性は点線源の場合「距離の自乗に反比例して減弱する」ことである. すなわち, 線源から離れれば急速に弱り, 逆に線源に近づくほど放射線のエネルギーは大きくなるのである. 飲食や呼吸によって体内に入ってきた放射線物質の小さな粒 (放射線微粒子) から放出される放射線の影響は, 放射性微粒子に隣接した細胞群にとっては, とてつもなく大きいと考えなければならない.

水溶性と非水溶性

放射性物質は分子になったとき, 水に溶けるか (水溶性) 溶けないか (非水溶性) によって, 体内にとどまる時間が大きく異なる. たとえば, セシウム137 (^{137}Cs) の場合, 水溶性の分子はカリウム40 (^{40}K) とよく似た体内分布を示し, 比較的短時間 (約3か月) で体外に排出されるが, 非水溶性分子の場合, 数年間心筋などにとどまり, 周囲組織・細胞にβ線を照射しつづける (❺⓪).

2011年3月14日, 茨城県つくば市の気象研究所では, 大気降下物中に^{137}Cs分子を含む径 2.6 μm 大の非水溶性球状微粒子が検出された (❺①).

肺内の「ホット・スポット」

吸気とともに肺内に入ってくるさまざまな物質 (エアロゾル) およびガス体の中に放射性微粒子は含まれている. 不整形の立体である肺にくまなく分布する肺胞に空気を送り込む気管支・細気管支系は, 不整な肺内空間に対応する見事な分岐様式を発達させた. ところがそこには, 空気やエアロゾルが出入りしやすい部位と, しにくい部位がある. 出入りしにくい部位にはエアロゾルのかたちで入ってきた微粒子が沈着しやすい. それらの部位は昔から肺結核や珪肺症の好発部位とされ, 今では肺腺癌の好発部位に重なる. 自然界では気象や地理的条件によって「ホット・スポット」が形成されるが, 肺の解剖学的生理学的局所不均等によって肺内にも「ホット・スポット」は生成される[7] (❺②).

分子の切断

この世に存在するものは, 私たちの身体を含め, す

❹❽ **内部被曝健康障害の事例**

ウラン採掘作業員
プルトニウム製造労働者
原子炉運転者
原爆降下物による被害住民
スリーマイル, チェルノブイリ[4-6], フクシマ原発事故による被害住民
原発事故処理作業者
放射性廃棄物処理作業者
ウラン採掘現場・原発・高レベル放射性廃棄物再処理工場周辺住民
核実験放射性降下物被害住民
「劣化」ウラン兵器被害者

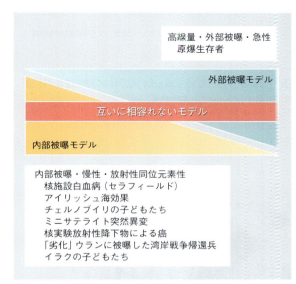

❹❾ **ECRRの外部被爆モデル (上) と内部被曝モデル (下)**
(欧州放射線リスク委員会〈ECRR〉編, 山内知也監訳: 放射線被ばくによる健康影響とリスク評価—欧州放射線リスク委員会〈ECRR〉2010年勧告. 東京: 明石書店; 2011, p.89.)

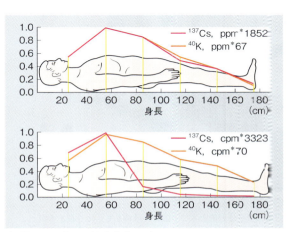

❺⓪ **^{137}Csと^{40}Kの体内分布の違い**
上: 水溶性, 食物から
下: 非水溶性, 呼吸による
(WBCセンター, ウクライナ・キエフ 2013.)

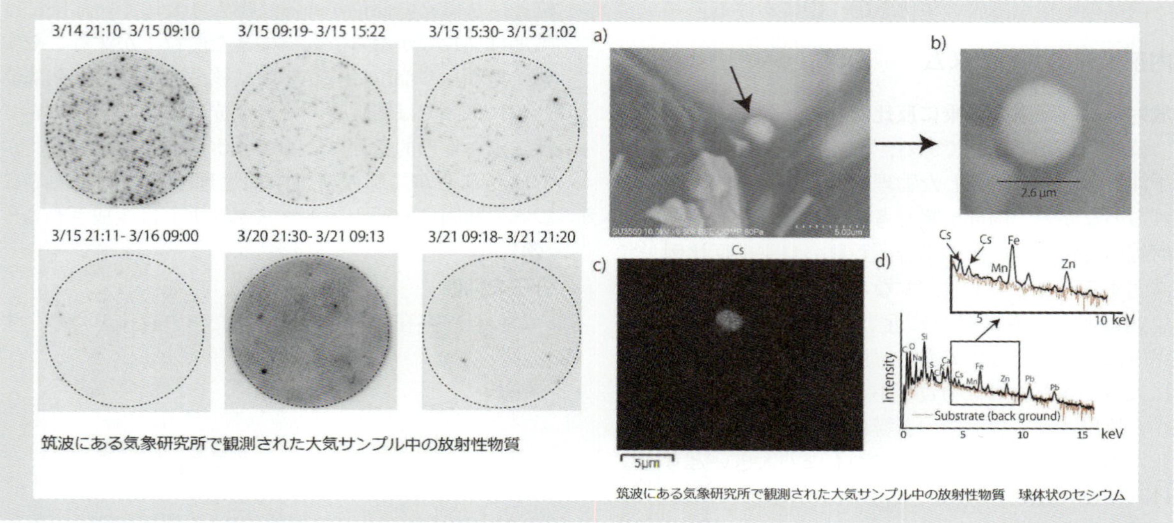

(51) ^{137}Cs 分子を含む径 2.6 μm 大の非水溶性球状微粒子

左：大気サンプル中の放射性物質

右：2.6 μm 径の非水溶性 ^{137}Cs

（Adachi K, et al.：Autoradiography Emission of spherical cesium-bearing particles from an early stage of the Fukushima nuclear accident. Scientific Reports 2013-08-30.）

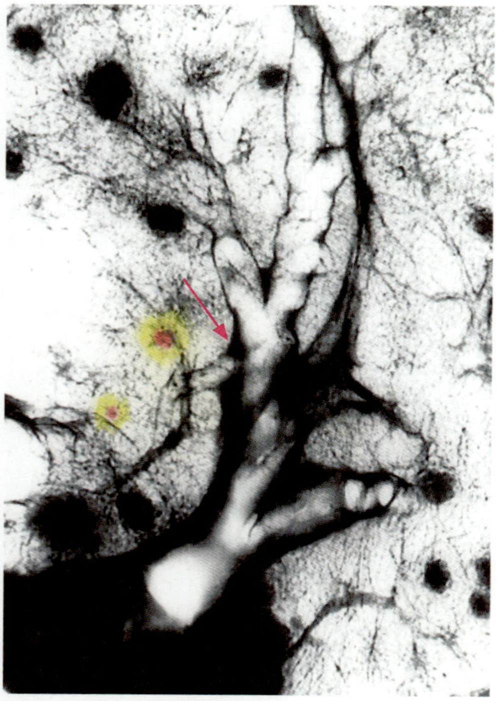

(52) 肺内のホット・スポット

親枝の半分ほどの太さで，広い分岐角をもって分岐する気管支（娘枝）がある（→）．これら娘枝が支配する領域の細気管支・肺には微粒子が沈着しやすく，そこがホット・スポットとなる．

（松井英介ほか：気管支分岐と気流，粒子沈着．気管支学 1988；10（5）：494-501.）

べて原子と分子でできている．複数の電子が原子と原子を結びつけて分子を作っている．分子を結合するのに必要なエネルギーは数電子ボルト*，原子を結びつけている電子を外すエネルギーをもった放射線を，イオン化（電離）**放射線という（(53)）．たとえば水分子（H_2O）がイオン化されると，水酸基（$^{\bullet}OH$）や過酸化水素（H_2O_2）など毒性の強いラジカルや分子を生成する．

イオン化（電離）放射線

われわれが日常，放射線と呼んでいるのは，イオン化（電離）放射線である．それだけ大きなエネルギーをもたない放射線（＝非イオン化〈非電離〉放射線）を，われわれは日常，電磁波と呼んでいる．イオン化（電離）放射線の多くは，われわれの身体を形づくっているエネルギーの 1,000 倍～100 万倍の桁違いに大きなエネルギーをもっている．^{239}Pu から放出される α 線のエネルギーは，5.1 MeV（メガ電子ボルト）．核内 DNA や酵素を構成する蛋白質分子のイオン化（電離）である切断は，生命活動に甚大な影響をもたらす（(54)）．

バイスタンダー効果

バイスタンダー効果とは，放射線で直接攻撃されな

---

*電子ボルト：一個の電子を移動させるのに必要なエネルギー．

**イオン化（電離）：原子と原子を結びつけて分子を作っている電子の 1 つを外し，分子を切断すること．

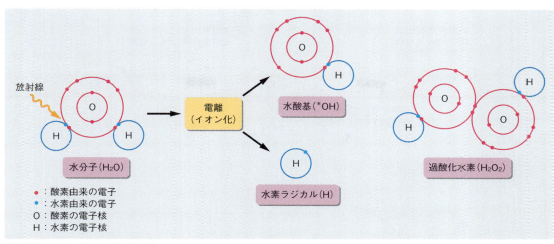

❸ 電離（イオン化）と分子切断

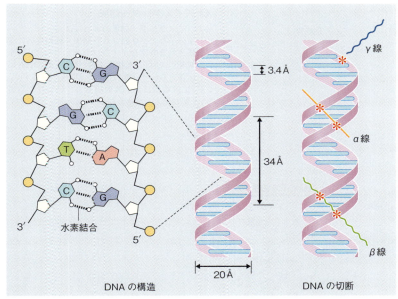

❹ イオン化（電離）放射線のメカニズム
（福嶋義光〈監訳〉：トンプソン＆トンプソン遺伝医学〈原著，第7版．2007〉メディカル・サイエンス・インターナショナル：2009.）

かった細胞核内 DNA などに，直接攻撃された細胞質や周囲の細胞から，水分子のイオン化など，何らかの仕組みを介して被曝の効果が伝えられることを指す．すなわち，直接攻撃されなかった細胞が死んだり，染色体異常が起こったり，癌化，免疫異常などが起こる現象（❺）である．

放射線誘導遺伝的不安定性（ミニサテライト突然変異）

最近，さまざまなストレスが，細胞や組織に遺伝的な不安定さを引き起こすことが明らかになってきた．それらのストレスの代表が放射線である．放射線を浴びたとき，初めて受けた傷を乗り越えて生き残った細胞集団のなかに，さまざまな遺伝的変化が，放射線を浴びなかったときの数倍から数十倍も出てくる．その遺伝子変化が，分裂した細胞に次々と受け継がれていくことを，放射線誘導遺伝的不安定性という．遺伝子のなかには，この不安定性が起こりやすい弱い部分がある．その弱い部分の構造をミニサテライト配列とかマイクロサテライト配列という（❻）．

比放射能

放射能の強さは，時間あたりの崩壊原子核数で測る．それは原子核の質量数と崩壊常数（半減期の逆数）で決まる．1975年，放射能の国際単位は Ci（キュリー）から Bq（ベクレル）に変更された．Bq は1秒間に1個の原子核が崩壊するときの放射能の強さを表す単位である．❼に放射線と単位について示す．

比放射能（A）は，重さ（g）あたりの放射能の強さで，次の式で与えられる．

$$A[Bq/g] = 1.32 \times 10^{16} / T_{1/2}[yr] \times M$$

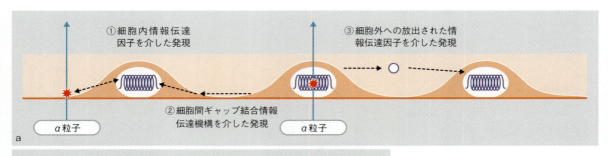

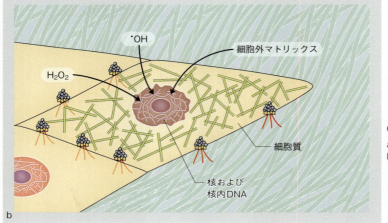

⑤ バイスタンダー効果
a：バイスタンダー効果のメカニズム．
b：水分子などが切断された結果，細胞内外に生成される有害なイオン（ラディカル・OH〈水酸基〉，H_2O_2〈過酸化水素〉など）がDNAに伝達され，その毒性物質がDNAを損傷する．
（a：佐渡敏彦ほか：放射線および環境化学物質による発がん．医療科学社；2005.）

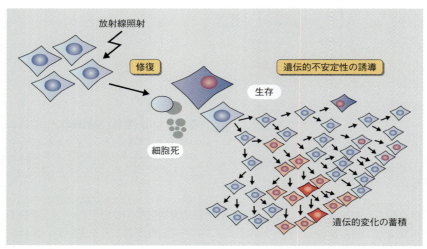

⑤ 遺伝的不安定性の誘導（ミニサテライト突然変異）の模式図
（佐渡敏彦ほか：放射線および環境化学物質による発がん．医療科学社；2005.）

$T_{1/2}$：物理的半減期，M：質量数
　半減期が短ければ比放射能は大きく，半減期が長ければ比放射能は小さくなる．
　Curie夫妻が発見したラジウム226の場合，「M：226，$T_{1/2}$：1,600年，A：370億Bq」で，1gのラジウム226の放射能を1Ciと定めていた．
　α核種（α線を放出する核種）ウラン235，ウラン238とプルトニウム239を比べてみると，質量数Mは，235，238，239とほぼ等しい．ところが半減期$T_{1/2}$は，7億年，45億年，24,000年，比放射能A［Bq/g］は，80,000，12,000，2,300,000,000であり，「プルトニウム239（^{239}Pu）は人類が創り出した最強の毒物」といわれるゆえんである．

プルトニウム製造工場と人工放射性物質

　^{239}Puは，本来地球上にほとんど存在しなかった．原子炉でウランを核分裂させる過程で大量に生成したのである．アメリカは1940年代にプルトニウム製造ハンフォード工場を建設，1945年には3個の原爆を完成し，うち2個はプルトニウム爆弾，もう1個はウ

❺⑦ 放射線と単位（ICRP）

- 被曝：放射線のもつエネルギーが人体組織に吸収される現象
- 放射線の種類と飛程
  - γ線（電磁波）：外部被曝，内部被曝でも
  - β線（電子）：内部被曝，電気的相互作用は大，体内で2.5～10 mm，空気中で1 m
  - α線（ヘリウムの原子核）：内部被曝，体内で約40 μm，空気中で45 mm
- 放射線の単位
  - Ci：ラジウム1 gのもつ放射能（毎秒370億個の壊変数）
  - Bq：毎秒1個の壊変数
    - $1Ci=370$億$Bq=3.7×10^{10} Bq$
    - $1μCi=37 kBq$　$1pCi=37 Bq$
- 照射線量（R）
  - $2.58×10^{-4}$クーロンの電離を生じるγ線量，空気中に飛び交っているγ線の量
  - 空間線量率（R/時）
- 吸収線量（rad, Gy）
  - rad（radiation absorbed dose）：100 erg/g，生体組織1 gあたり100エルグのエネルギー吸収をもたらす被曝量
  - Gy：1J/kg　$Gy=100 rad$
- 線量当量（rem, Sv）
  - 放射線の種類によって，生物に現れる被曝影響が異なる現象を考慮した被曝量単位
    - 線質係数　γ線，β線：1，α線：20
    - $rem=$線質係数$×rad$
    - $Sv=$線質係数$×Gy$
- 実効線量当量（rem, Sv）
  - 実効線量当量$=$組織加重係数$×$線量当量

ラン爆弾であった．プルトニウム爆弾の1個を同年7月16日ニューメキシコの砂漠で，もう1個を8月9日長崎市上空で，ウラン爆弾を8月6日広島市上空で爆発させた．

1953年Eisenhower大統領の"Atoms for Peace"国連演説を皮切りに，日本では「原子力の平和利用」スローガンのもと，原子力発電所でウランの核分裂が進められ，大量のプルトニウムが生成される時代に突入した．一方，1950～70年代には世界各地で頻回に核実験が繰り返され，^{239}Puや^{90}Srをはじめとする人工放射性物質が地球全体の空気と水と土および自然生態系を汚染した．

人工放射性物質は，通常運転原発からも放出されるが，1979年スリーマイル，1986年チェルノブイリ，2011年フクシマと続く巨大原発事故による莫大な量の人工放射性物質がこれに加わった．さまざまな核種が混在して人工放射性物質の微粒子は形成されている．さらに1991年からイラク，コソボ，アフガニスタン，シリアなどで使われてきたウラン兵器（ウラン235の核濃縮に際し大量に生成されるウラン238〈=「劣化」ウラン〉を使用）も地球規模の核汚染の一因となっている．

乳歯のストロンチウム90（^{90}Sr）の測定

原子炉で^{235}Uが分裂すると，さまざまな人工放射性物質が生成される．たとえば，^{137}Csと^{90}Srは，二：1の割合で生成される．両者の物理的半減期は約30年と近いが，体内に取り込まれたときの挙動は異なる．^{137}Csはカリウムによく似て心筋や骨格筋に沈着し，前述したように水溶性の場合比較的短時間（約3か月）で体外に排出される．壊変に際しβ線とγ線を出すので，飛程の長いγ線をホールボディーカウンター（WBC）で検出することによって，内部被曝を知ることができる．一方，^{90}Srはカルシウムによく似た動きをするので，骨や歯に沈着し，数十年間排出されない．壊変に際し，飛程の短い（体内では数mm）β線しか出さないため，WBCで内部被曝を調べることはできない[5-7]．

抜けた乳歯は，内部被曝を知るための絶好の検体になる．乳歯は通常6歳から抜けはじめ12歳くらいまでに永久歯と置き換わる．これら抜けた乳歯を取っておいて，^{90}Srが放出するβ線を測定する．大気圏内核実験がさかんに行われはじめた1950年代，アメリカ合衆国では乳歯^{90}Srの測定が行われた．日本でも全国各地で，大気とともに，乳歯^{90}Srの測定が行われた．スイスでは，さまざまな食品とともに，国策として1950年から今日まで68年間継続して，子どもたち個々人の乳歯^{90}Sr測定が行われてきた（❺⑧）．筆者らはスイスの研究所に学び，乳歯の^{90}Srを測定すべく「乳歯保存ネットワーク」を設立した[8]．

放射性物質

肺内の「ホット・パーティクル」

1974年TamplinとCochranは，肺に沈着し周囲の細胞に年間10 Sv（1,000 rem）以上の被曝線量を与える微粒子を「ホット・パーティクル」と定義づけた．当時放射線作業者の癌化リスクは1/1,000．これに対応してICRPが示した肺内プルトニウム最大許容沈着量は16,000 pCi．ところが1個0.07 pCiの放射能をもつ「ホット・パーティクル」の場合，2個（0.14 pCi）で癌化リスクは1/1,000となる．そこでTamplinとCochranはICRPに対して，^{239}Puホット・パーティクル吸入の許容量を1/115,000（0.14/16,000）に引き下げるよう求めた[9]．

ICRPと原子力産業

ICRPの提唱するSv（実効線量当量）は，身体の各部分が不均一な被曝を受けたとき，全身均一な被曝に換算すれば，どれだけの被曝量に相当するかという考え方に基づいている．内部被曝の場合，各局所の組織・細胞集団の被曝状況は，きわめて不均等である．バ

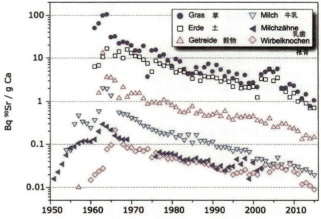

Figur 5:
⁹⁰Sr in verschiedenen, zwischen 1950 und 2015 entnommenen Proben (logarithmische Skala).

㊱ スイスで1950年代から継続的に測定されてきた乳歯，牛乳，穀物，椎骨，草，土を汚染したSr90測定値の推移

スタンダー効果や放射線誘導遺伝的不安定性・ミニサテライト配列など，最近の分子生物学的研究の成果，動物を使った基礎実験研究の結果，さらに世界各地の放射線汚染地域で行われた疫学研究の成果は，ICRPの基本的考え方が，持続的な内部被曝による晩発障害をきわめて過小評価していることを示している．

ICRPが1950年発足当初備えていた内部被曝に関する委員会を，早々に排除した理由は，内部被曝の健康影響を考慮すると原子力関連のさまざまな作業に従事する労働者とその子どもの健康を維持できなくなり，原子力戦略推進に重大な支障をきたすことになるとして，巨大な力をもつ原子力産業が判断したためである．ICRPの内部被曝線量委員会委員長であったMorganのコメントは次のとおりである．「すべての放射性核種の最大許容濃度（MPC）を決定するICRPは，原子力産業界の支配から自由ではない．原発事業を保持することを重要な目的とし，本来の崇高な立場を失いつつある」[10]．

ICRP2007年勧告「放射線防護の諸原則」にある次の記述は，当時Morganが指摘したICRPの基本的立場が今も忠実に継承されていることを物語っている．「（略）個人線量の大きさは，すべて，社会的・経済的要因を考慮して，合理的に達成できる限り低く保つべきである」（「防護の最適化の原則」より）．

IAEAとWHO

世界保健機関（WHO）は，1959年「国際原子力機関（International Atomic Energy Agency：IAEA）の了解なしに情報公開・研究・住民救援をしてはならない」との協定を結んだ．そのため，2009年に放射線健康局を廃止し，原子力に関する活動を休止した．

1988年から10年間WHOの事務局長を務めた中嶋宏は，2001年ウクライナの首都キエフでWHOの後援を受けて，「チェルノブイリ惨事の医学的影響に関する国際会議」を開催した．WHOに15年間務めたFernex（マラリアや糸状虫など感染症研究の専門家）は，ジュネーブや近隣フランスの市民・農民・医師・科学者とともに，WHOが本来の役割を取り戻すよう働きかけている[11,12]．

（松井英介）

● **文献**

1) 欧州放射線リスク委員会（ECRR）（編），山内知也（監訳）：放射線被ばくによる健康影響とリスク評価—欧州放射線リスク委員会（ECRR）2010年勧告．東京：明石書店；2011，p.89．
2) 松井英介：見えない恐怖—放射線内部被曝．東京：旬報社；2011．
3) strahlentelex（放射線テレックス）．
http://www.strahlentelex.de/tschernobylkongress-gss2011.htm
4) 今中哲二（編）：チェルノブイリ事故による放射能災害—国際共同研究報告書．東京：技術と人間；1998．p.9．
5) チェルノブイリ事故25周年国際会議資料集．
http://www.strahlentelex.de/Abstractband_GSS_2011.pdf
http://www.strahlentelex.de/Yablokov%20Chernobyl%20book.pdf
6) Twenty-five Years after Chornobyl Accident：Safety for the Future. National Report of Ukraine Kyiv：2011．
http://www.kavlinge.se/download/18.2b99484f12f775c8d

ae80001245/25_Chornobyl_angl.pdf
7) 松井英介ほか：気管支分岐と気流，粒子沈着．気管支学 1988；10（5）：494-501．
8) 乳歯保存ネットワークホームページ．
http://www.hahainc.jp
9) Tamplin A, Cochran T：Radiation Standards fof Hot Particles：A report on the inadequacy of existing radiation protection standards related to internal exposure of man to insoluble particles of plutonium and other alpha-emitting Hot Particles.
FEBRUARY 14, 1974, Washington DC：Natural Resources Defense Council street.
http://docs.nrdc.org/nuclear/files/nuc_74021401a_0.pdf%E2%80%A6
10) カーレ・Z・モーガン，ケン・M・ピータソン：原子力開発の光と影—核開発者からの証言．松井浩ほか（訳）．京都：昭和堂；2003．
11) ミシェル・フェルネクス，ソランジュ・フェルネックス，ロザリー・バーテル，竹内雅文（訳）：終りのない惨劇—チェルノブイリの教訓から．東京：緑風出版；2012．
12) 真実はどこに？—WHOとIAEA放射能汚染を巡って（YouTube）．
http://www.youtube.com/watch?v=oryOrsOy6LI

中毒

中毒の病態

中毒とその病態的背景

中毒の定義
　中毒（poisoning, intoxication）とは，主として体内に入った化学物質などによって生体系が何らかの障害を受けた状態をいう．原因物質は毒物と呼ばれ，工業的に生産・使用される化学物質（金属，有機溶剤，有機有害物質，有害ガス，農薬，医薬品など），自然界に存在し，あるいは人間活動により非意図的に生成される環境汚染物質（一酸化炭素，ダイオキシンなど），動物，植物，細菌，真菌などによりつくられる物質（ヘビ毒，フグ毒，植物アルカロイド，細菌毒素，キノコ毒，カビ毒など）があるが，ここでは主に工業的化学物質を扱う．

毒物の吸収経路
　毒物の主な吸収経路は，消化管，肺，皮膚である．経口摂取されて消化管から吸収された毒物は，門脈系を経て全身循環に入る．鼻や口から吸入された化学物質は気管，気管支，細気管支を通って肺胞に達し，血液に吸収される．呼吸量が増える激しい肉体労働時には，化学物質の吸収量も増える．皮膚からの吸収は，一般に低分子で疎水性の物質ほど大きい．

有機化学物質の代謝と排泄
　体内に吸収された毒物は，血液によって全身に運ばれ，各臓器に分布する．毒物のうち有機化学物質の多くは脂溶性であり，このままでは腎臓から排泄されにくく，肝臓で代謝を受ける．代謝には第Ⅰ相と第Ⅱ相の反応がある．前者は主に肝臓ミクロソームに局在するシトクロムP-450による酸化・還元反応，または非ミクロソーム酵素（アルコール脱水素酵素，アルデヒド脱水素酵素）による酸化反応であり，後者はグルクロン酸やグルタチオンなどによる抱合反応である．これらの反応の結果，体内に吸収された化学物質は腎臓からの排泄が容易となる．代謝によって無毒化される場合もあるが，母物質よりも反応性の高い中間代謝物が生成される（代謝的活性化）場合もある．

毒物および代謝物測定の重要性
　中毒時における血中・尿中の毒物や代謝物濃度の測定は重要である．原因物質の同定や原因物質曝露量の推定（生物学的モニタリング）が可能となり，診断および治療の一助となるが，毒物や代謝物の濃度は肝臓などの標的臓器（後述）障害の強さの指標ではないので，注意が必要である．

量-反応関係（59），量-影響関係
　「すべての化学物質は毒物である」という言葉があるように，どのような化学物質でも大量に体内に摂取されると毒性を発揮する．したがって，摂取量（曝露量）が重要となる．個体において，摂取量が多くなる

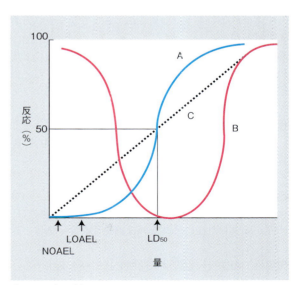

59 量-反応関係
NOAEL：最大無毒性量，LOAEL：最小毒性量．
NOAEL，LOAELは主に動物実験により決定される．

と生体反応の大きさが増す（量-影響関係）．集団においては，曝露量と反応者（発症者，死亡者など）の割合との関係は，量-反応関係と呼ばれる．半数が死亡する量を50％致死量（lethal dose 50：LD_{50}）と呼び，毒物の急性毒性の指標として用いる．

一般に，量-反応関係はS字型曲線（**59**のA）となるが，ビタミンや必須元素のように低用量と高用量においてだけ毒性を発揮する物質ではU字型（**59**のB）を，放射線のようにDNAに作用する有害因子では曝露量に対して直線性（**59**のC）を示す．

標的臓器と臨界濃度

吸収された化学物質は，特定の臓器に選択的に有害作用を引き起こすことがある．この臓器を標的臓器と呼び，その有害作用が起きるときの臓器中の化学物質の濃度を臨界濃度と呼ぶ．臨床的には血中濃度として表現することが多い．ある化学物質は2つ以上の標的臓器をもち，また多くの化学物質が同じ臓器に有害作用を示す（☞「工業毒中毒」**63** p.73）．

感受性因子

化学物質の代謝酵素のなかには活性の個人差が大きく，中毒発症の有無を左右するものがある．たとえば，芳香族アミン類は膀胱癌の原因となるが，代謝経路でアセチル基を付加する N-アセチル転移酵素活性が遺伝的に低い人は，高い人に比べ癌になりやすいことが示されている．産業現場で有害物質の曝露管理を行う際に参照される許容濃度は，感受性因子を考慮せずに設定されているため，許容濃度以下の曝露であっても感受性の高い者が発症する場合はありうる．

病態からみた分類

中毒は以下のように分類され，さまざまな表れ方および病態がある．

急性中毒：原因物質を1回，あるいは短時間内に反復摂取した場合に，まもなく生体機能障害が起きる．摂取量（または曝露濃度）が重症度を決める重要なファクターとなる．

慢性中毒：摂取（曝露）が繰り返されることによって一定期間後に有害作用を示す．1回あたりの摂取量（曝露濃度）は急性中毒時より少ない．急性影響の蓄積とそれに対する生体反応である．

過敏性反応：イソシアネートによる気管支喘息，ハロセン肝炎，ペニシリンアナフィラキシーなどのように，感作が成立した後に，あるいは感受性が高い個体のみに発症する．

発癌性：曝露後一定の潜伏期間を経て癌を発生する．アスベストによる悪性中皮腫のように，潜伏期間が約40年に及ぶものもある．

催奇形性：主に妊娠期間中に曝露されることにより，生まれる子に奇形が生じる．

（那須民江，上島通浩）

工業毒中毒

工業毒中毒とその実態

今日，工業的に製造される化学物質は数万種類に達する．職場における中毒発生件数の一端は，労働者災害補償保険（労災保険）で補償を受けた業務上疾病発生件数にみることができる．2017年には，化学物質による疾病として222人が業務上疾病として認定されている．この数字には，休業期間が3日以下の疾病や労災保険の適用を受けない自営業者など，また，前年までに発生した疾病は含まれない．認定事例には，曝露と発症との因果関係が容易に立証できる急性中毒が多く，中毒発生件数としては氷山の一角であるが，1980年の認定数590人からみると半数以下となり，この間の労働衛生管理向上の成果ととらえることができる．認定された原因物質としては，一酸化炭素，有機溶剤，特定化学物質として分類される酸・塩素などが多い．

工業毒中毒の対策

「労働安全衛生法」や「化学物質の審査及び製造等の規制に関する法律」により，化学物質を製造，輸入，使用する事業者等は，あらかじめ危険有害性に関する調査を行うべきことが定められている．また，国が指定した化学物質を譲渡・提供する際には，危険有害性情報を文書（安全データシート〈SDS〉）などにより通知することになっている．SDSや化学物質の容器ラベルには，国際連合から勧告された「化学品の分類及び表示に関する世界調和システム（GHS）」に従って分類された危険有害性を，「注意喚起語」と「絵表示」（**60**）とともに表示しなくてはならない．したがって，SDSやラベルの毒性情報は，中毒予防だけでなく中毒診断時にも有用である．

このほかに，職場では労働安全衛生法を中心とした法規をもとに，「三管理」と呼ばれる以下の3つの管理が行われる．

作業環境管理：容器にふたをするなどして作業場空気中への有害物質発散を抑制し，また，換気により空気中から有害物質を取り除く．化学物質の空気中濃度を測定し（作業環境測定），国が設定した管理濃度を参照して良好な作業環境であるか確認する．

作業管理：作業方法，作業時間，室内の空気の流れを考慮した作業位置，作業姿勢，保護具の適切な使用などにより，曝露量を管理する．個人の曝露量の測定には個人サンプラーが用いられ，曝露量が基準を超えて

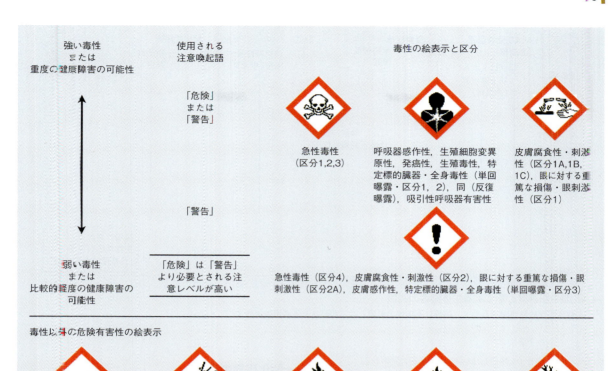

❻⓿ GHS国連勧告に従った危険有害性の絵表示と分類

❻❶ 有機溶剤中毒の症状と原因物質

毒性	症状・疾病	原因となる有機溶剤（代表例）
1．共通の毒性		
1）中枢神経系症状	頭痛，めまい，麻酔・意識障害	ほとんどすべての有機溶剤
2）皮膚・粘膜刺激	眼・鼻咽頭への刺激，皮膚炎，角化，亀裂	ほとんどすべての有機溶剤
2．特異的な毒性		
1）精神障害	意識障害，精神異常	二硫化炭素
2）視神経障害	視力低下，網膜炎	メチルアルコール，酢酸メチル
3）末梢神経障害	多発性神経炎	n-ヘキサン，トリクロロエチレン，二硫化炭素，1-ブロモプロパン
4）心臓障害	虚血性心疾患	二硫化炭素
	不整脈	トリクロロエチレン，クロロホルム
5）造血器障害	再生不良性貧血，白血病	ベンゼン
	汎血球減少	グリコールエーテル類
6）肝障害	肝炎	四塩化炭素，クロロホルム，N,N-ジメチルホルムアミド，ジメチルアセトアミド
7）腎障害	尿細管障害，代謝性アシドーシス	トルエン
	糸球体障害	二硫化炭素，塩化炭化水素
8）細血管障害	網膜細動脈瘤，腎糸球体硬化症	二硫化炭素
9）生殖次世代影響	月経停止，無精子症	2-ブロモプロパン
	催奇形性，精子数減少	グリコールエーテル類
10）皮膚障害	重症薬疹様皮膚障害	トリクロロエチレン，テトラクロロエチレン
11）発癌	胆管癌	1,2-ジクロロプロパン

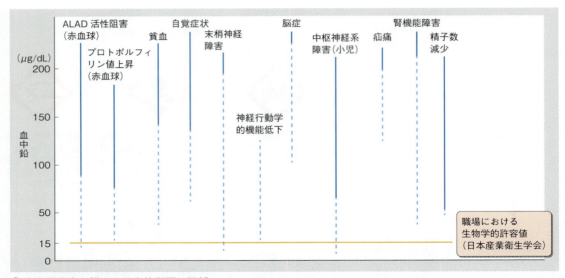

❷ 血中鉛濃度と鉛による生体影響の関係
実線は顕性の健康障害として，破線は不顕性の影響として観察される濃度域を表す．

いないかどうかの評価には許容濃度を参照する．

健康管理：中毒発生予防のために，たとえば，気管支喘息の既往がある場合は感作性物質取り扱い作業以外の仕事に配属するといったように，労働者の適正配置に努める．健康診断は，健康影響を早期発見し疾病発生を予防する目的で行われ，診断結果に基づき就業の可否を判断する．法令で義務づけられた鉛健康診断や有機溶剤健康診断では，健康影響の指標（貧血検査や肝機能検査など）とともに血中の鉛や尿中の有機溶剤代謝物の量が測定される（生物学的モニタリング．☞「毒物および代謝物測定の重要性」p.69）．また，必要に応じて衛生教育を実施する．

毒性の強い化学物質であっても法令上規制のない場合があるため，国の指針により事業所は職場で扱う化学物質の危険有害性を自主的に特定し，リスクを評価し対処することが求められている．

有機溶剤中毒

有機溶剤とは，脱脂洗浄，抽出，塗装，印刷，接着などの用途に広く使用される脂溶性と揮発性に富む一群の有機化合物である．揮発性が大で経気道的に吸入されやすく，脂溶性が高く血液脳関門を通過して中枢神経系へ達しやすい．一部の溶剤は経皮的にも吸収されて全身症状をもたらす．有機溶剤には，麻酔作用に代表される各種溶剤に共通の毒性と，個々の溶剤に特異的な毒性とがある（❶）．中毒時の治療は，曝露からの隔離と対症療法が基本である．

一酸化炭素中毒

一酸化炭素は，不完全燃焼時や火災時などに大量に発生する．吸入すると赤血球中のヘモグロビンと強く結合して酸素運搬作用を阻害し，組織の酸素欠乏をきたす．共存有毒ガスや酸素欠乏によって症状は増悪する．治療には高圧酸素吸入療法が行われる．回復しても，後遺症として健忘症などの精神神経症状や失外套症状がみられることがある．

鉛中毒

蓄電池・合金・塗料工場，ハンダづけ，鉛製品の解体，鉛再生作業などで発生したフュームや粉塵を吸入することにより鉛中毒が起きる．低濃度曝露によりまず赤血球δ-アミノレブリン酸脱水酵素（ALAD）活性阻害，赤血球プロトポルフィリン値の上昇が現れる．血中濃度が上昇すると，貧血，末梢神経障害（重症者では橈骨神経麻痺による下垂手），消化管障害（腹部疝痛，便秘），脳症（けいれん，昏睡，せん妄，知能低下）がみられる（❷）．典型的な中毒症状がみられることは今日ではまれであるが，上記症状の鑑別診断項目として鉛中毒を忘れてはならない．治療には，キレート剤のエデト酸カルシウム二ナトリウム（CaNa₂-EDTA）やジメルカプロール（バル®），ペニシラミンが用いられる．CaNa₂-EDTA使用時は特に腎障害に注意する．

近年，鉛による健康影響はかつて考えられていたより低用量でも起こることが知られるようになり，曝露量は少なければ少ないほど望ましい．

❸ その他の主な工業毒中毒

化学物質	標的臓器・組織など	症状・疾病
アクリルアミド	皮膚・粘膜 神経・感覚器 生殖器	皮膚・眼刺激 末梢神経炎，自律神経障害，失明 精巣障害
アニリン（アミノベンゼン）	血液	メトヘモグロビン血症，貧血
アスベスト（石綿）	肺・胸膜・腹膜・精巣鞘膜	石綿肺，肺癌，悪性中皮腫
四アルキル鉛	神経系	疲労感，不眠，易刺激性，せん妄
イソシアネート	気管支・肺	気管支炎，喘息
インジウム	肺	間質性肺炎
エチレンオキシド	リンパ造血系	悪性腫瘍
エチレングリコール	肝 腎 血液	肝障害 腎障害 溶血
塩化水素，塩素	粘膜 気管支・肺 口腔	粘膜刺激 気管支炎，肺水腫 歯牙酸蝕
塩化ビニルモノマー	神経系 皮膚 肝 骨	麻酔 刺激 肝血管肉腫，門脈圧亢進 指骨端溶解
カドミウム	肺 腎 歯	肺炎，肺水腫，肺気腫，肺癌 尿細管障害 カドミウム黄色環
亜鉛・銅・マグネシウムの酸化物フューム		金属熱（発熱，悪寒）
三酸化ヒ素（亜ヒ酸）	皮膚 鼻粘膜・呼吸器 末梢神経系	接触性皮膚炎，角化症，黒皮症，皮膚癌 鼻中隔穿孔，慢性気管支炎，肺癌 多発神経炎
シアン化化合物	細胞内シトクロムオキシダーゼ	呼吸困難（組織の酸素欠乏）
重クロム酸化合物	皮膚 鼻粘膜 気管支・肺	皮膚炎，皮膚潰瘍 鼻炎，鼻中隔穿孔 気管支炎，肺炎，肺気腫，肺癌
水銀（アルキル水銀）	神経・感覚器	Hunter-Russel 症候群
水銀（無機水銀）	口腔 神経系 腎 気管支・肺	口内炎 振戦，運動失調，精神障害 蛋白尿，血尿 気管支炎，肺炎
ニッケルカルボニル	肺 神経系	肺炎，肺癌 [金属ニッケルの場合は気管支喘息] 精神神経障害
フッ化水素	皮膚・粘膜 気管支・肺 歯・骨	刺激，潰瘍 気管支肺炎，肺水腫 骨硬化症，斑状歯
ベンジジンを含む芳香族ニトロアミド化合物	膀胱	膀胱癌
マンガン	精神・神経系	睡眠障害，情動失禁，性格変化，行動異常，Parkinson 症候群
遊離珪酸	肺	珪肺，肺癌

その他の工業毒中毒

主なものを❸に示した.

（上島通浩，那須民江）

●文献

1) 森 晃爾（編）：産業保健マニュアル，改訂 7 版．東京：南山堂；2017.

2) 厚生労働省労働基準局（編）：労働衛生のしおり．平成 30 年度．東京：中央労働災害防止協会；2018.

農薬中毒

概念

● 農薬を摂取することによって生体にさまざまな異常が生じることである.

● 摂取経路としては自殺企図や誤飲による経口が多いが,重症例のほとんどは前者である.また,事故による吸入や経皮・経粘膜であることもある.

病因

農薬は主として殺虫剤と除草剤に分けられる.それぞれさまざまなものがあるが,ここでは代表的なものを取り上げる.

殺虫剤

主としてアセチルコリンエステラーゼ（AChE）阻害薬が用いられている.

有機リン：化学構造の異なるさまざまな物質が合成されている.人体に対する毒性が強く,発展途上国を中心に毎年多くの人命が失われている.ジクロルボスなどの P=O 結合を有するものが AChE と反応するので,これらは直接 AChE 阻害薬と呼ばれている.神経剤であるサリンや VX もこの仲間である.フェニトロチオンなどの P=S 結合を有するものは代謝されて P=O 結合となり AChE と反応するので,これらは間接 AChE 阻害薬と呼ばれている（**64**）.

カーバメート：有機リンより毒性は弱い.メソミルなどのカルバミン酸（NH_2COOH）から誘導された薬物である（**64**）.

除草剤

パラコート製剤,グルホシネート製剤,グリホサート製剤などが用いられている（**65**）.グルホシネート製剤やグリホサート製剤は植物の表面への拡散や吸収を促進するために界面活性剤を含んでいる.

パラコート製剤：非常に有効性の高い薬物であるが,きわめて毒性が高いため過去には多くの人命が失われた.規制が厳しくなりパラコートを含有しているほとんどの製剤は販売中止となったが,現在でも農家の納屋などに残っている可能性がある.

グルホシネート製剤：グルホシネート・アンモニウム塩と陰イオン界面活性剤を主成分としている.パラコートより毒性が低く,現在最も広く用いられている除草剤の一つである.

グリホサート製剤：グリホサートのイソプロピルアミン塩,アンモニウム塩,カリウム塩などと,ポリオキシエチレンアミン（POEA）などの界面活性剤を主成分としている.やはりパラコートより毒性が低く,現在最も広く用いられている除草剤の一つである.

病態生理

AChE 阻害薬

有機リンは AChE の活性部位を構成しているセリンの水酸基とエステル結合して,リン酸化することによって不可逆的にこの酵素を阻害する.また,カーバメートは同様に AChE をカルバモイル化することによって可逆的にこの酵素を阻害する.この結果,神経終末でアセチルコリン（ACh）が蓄積し,ムスカリン受容体やニコチン受容体を過剰刺激する.

パラコート製剤

パラコートは皮膚・粘膜に腐食作用を発揮する.また,細胞内に入ると還元と酸化を繰り返しながら（レドックスサイクル）,次々と酸素に電子を供給してスーパーオキシドラジカルを産生する.これを起点に産生された活性酸素などによって肺胞細胞は遅発性に傷害されて不可逆的に線維化される.

64 殺虫剤の化学構造

65 除草剤の化学構造

グルホシネート製剤

アミノ酸構造を有するグルホシネートは脳内でグルタミン酸からグルタミンを合成するグルタミン合成酵素，およびグルタミン酸から GABA を合成するグルタミン酸脱炭酸酵素を競合的に阻害する．この結果，興奮性神経伝達物質であるグルタミン酸が過剰となる一方で，抑制性神経伝達物質である GABA が減少する．また，グルタミン酸受容体アゴニストとしての作用も指摘されている．陰イオン界面活性剤は粘膜刺激作用を発揮する．また，血管透過性を亢進させる．

グリホサート製剤

グリホサートは腎毒性を発揮する．また，グリホサート・カリウム塩を含む製剤の摂取では高カリウム血症が生じる．一方，POEA などの界面活性剤はグリホサートより毒性が強く，消化管への腐食作用，肺胞毒性，心筋抑制作用などを発揮する．

臨床症状

AChE 阻害薬

急性期には縮瞳，徐脈，流涎，流涙，悪心・嘔吐，下痢，気道分泌過多，気管支攣縮，発汗などのムスカリン様症状，散瞳，頻脈，高血圧，筋線維束攣縮，筋力低下などのニコチン様症状，錯乱，昏睡，けいれん発作，呼吸停止などの中枢性ムスカリン様症状が生じる（急性コリン作動性症候群）．有機リン中毒では摂取後 24〜96 時間で，横隔膜，肋間筋，呼吸補助筋の麻痺による呼吸不全，四肢近位筋などの筋力低下が突然生じ，回復までに 1〜3 週間を要することがある（中間症候群）．さらに摂取後 1〜3 週間で遅発性多発神経炎が生じることがある．

パラコート製剤

初期には口腔・咽頭痛，舌潰瘍，咽頭潰瘍，嚥下困難，悪心・嘔吐，下痢，腹痛などが生じる．重症では急性循環不全や心室細動などの致死性不整脈が生じて 24 時間以内に死亡する．第 1 病日を乗り越えても 1〜4 日後に乏尿，腎機能障害，肝機能障害などが生じ，3〜14 日後に進行性肺線維症が生じると救命は困難である．この時期を乗り越えても 3 か月後に急性糸球体腎炎が生じることがある．

グルホシネート製剤

初期には悪心・嘔吐，下痢，腹痛などの消化器症状が生じる．4〜60 時間という一見軽症にみえる潜伏期を経て遅延性に重症化して昏睡，けいれん発作，呼吸停止，血圧低下などが突然生じることがある．慢性期には記銘力障害や健忘が生じることがある．

グリホサート製剤

口腔内痛，咽頭痛，嚥下困難，心窩部痛，消化管粘膜障害などの消化器症状，大量の体液の喪失による血圧低下や急性循環不全，二次的な腎機能障害，急性腎不全，肝機能障害などが生じる．また，急性呼吸窮迫症候群（ARDS）などが生じることがある．グリホサート・カリウム塩を含む製剤では高カリウム血症，二次的な血圧低下や心室細動などの致死性不整脈が生じることがある．

検査

血液生化学検査

腎機能障害による BUN，Cr の上昇および eGFR の低下，肝機能障害による ALT，AST の上昇がみられる．AChE 阻害薬では ChE の低下がみられる．グリホサート製剤ではカリウムの上昇に注意する．

動脈血ガス

急性呼吸不全による PaO_2 の低下，$PaCO_2$ の上昇，pH の低下がみられる．代謝性アシドーシスによる BE，HCO_3^-，pH の低下がみられる．

胸部 X 線検査，CT

パラコート製剤では肺の間質像や線維化像が，グリホサート製剤では ARDS がみられることがある．

腹部 CT

グリホサート製剤では腸管の浮腫像がみられることがある．

心電図

パラコート製剤やグリホサート製剤では心室細動などの致死性不整脈がみられることがある．

診断

胃内容物，尿，血液などの生体試料を用いた薬毒物分析でそれぞれの主成分が検出されれば診断は確定する．

AChE 阻害薬

有機リンでは呼気のガーリック臭が診断の参考となる．血清コリンエステラーゼ（ChE）の低値は診断に有用な指標であるが，有機リンのほうがより低値となり，回復までにより時間を要する（66）．

パラコート製剤

パラコート製剤は青色に着色されているので青く染まった吐物や口腔内が診断の参考となる．尿を水酸化カリウム溶液でアルカリ性にしたうえで，ハイドロサルファイトナトリウム溶液を添加すると青色に変化する（ハイドロサルファイト反応）．パラコートの血中

66 有機リン中毒とカーバメート中毒の比較

	有機リン	カーバメート
AChE 阻害	不可逆的	可逆的
重症度	高い	低い
持続時間	長い(4〜18 日)	短い（<24 時間）
中枢神経症状	著明	軽度，または，なし
血清 ChE 値	著明に低下	低下，または，正常
アトロピン	高用量	低用量
プラリドキシム	適応	適応なし

濃度は予後の予測に有用である．血中濃度をProudfootの生存曲線（㊻）やHartらのノモグラム（㊼）にプロットして死亡または生存の可能性を評価する．

グルホシネート製剤

グルホシネート製剤は青色に着色されているので青く染まった吐物や口腔内が診断の参考となる．グルホシネートの血中濃度は遅延性に生じる重症化の予測に有用である．血中濃度を小山らのノモグラム（㊽）にプロットして重症化の可能性を評価する．

[治療]

中毒の治療は「全身管理」「吸収の阻害」「排泄の促進」「解毒薬・拮抗薬」の4大原則によるが，全身管理が最も重要である．

AChE阻害薬

全身管理：呼吸停止，気道分泌過多，気管支攣縮（急性コリン作動性症候群），呼吸筋麻痺（中間症候群）などによる急性呼吸不全にはすみやかに気管挿管・呼吸器管理を行う．けいれん発作にはミダゾラムやジアゼパムを静注する．

吸収の阻害：活性炭を投与する．服用後1時間以内なら胃洗浄を考慮する．

排泄の促進：有効な手段はない．

解毒薬・拮抗薬：気道分泌過多，または気管支攣縮による喘鳴があればムスカリン受容体拮抗薬であるアトロピン硫酸塩を静注する．有機リンではリン酸化AChEからリン酸基を奪いAChEを再活性化するプラリドキシムヨウ化物を静注する．

パラコート製剤

これまでさまざまな治療法が試みられてきたが，予後を改善するエビデンスは得られなかった．Proudfootの生存曲線やHartらのノモグラムで死亡の可能性が高ければ緩和ケアを考慮する．

グルホシネート製剤

全身管理：初診時には症状が乏しくても，集中治療室に入院させて最低でも48時間はパルスオキシメーターや自動血圧計でモニターしながら厳重に管理する．製剤を100mL以上服用しているか，小山らのノモグラムで重症化の可能性があれば予防的に気管挿管・呼吸器管理を行って，突然の呼吸停止に備える．

吸収の阻害：活性炭を投与する．服用後1時間以内なら胃洗浄を考慮する．

排泄の促進：グルホシネートはすみやかに腎排泄されるので輸液によって尿量を維持する．

解毒薬・拮抗薬：なし．

グリホサート製剤

全身管理：ARDSなどによる急性呼吸不全には気管挿管・呼吸器管理を行う．血圧低下には急速輸液を行い，必要であればカテコラミンを持続静注する．高カリウム血症や代謝性アシドーシスを伴う急性腎不全には血液透析法を行う．

吸収の阻害：活性炭を投与する．服用後1時間以内なら胃洗浄を考慮する．

排泄の促進：グリホサートはすみやかに腎排泄されるので輸液によって尿量を維持する．尿のアルカリ化や

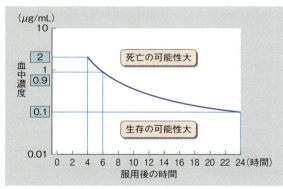

㊻ Proudfootの生存曲線

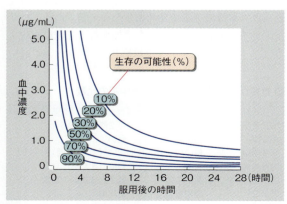

㊼ Hartらのノモグラム

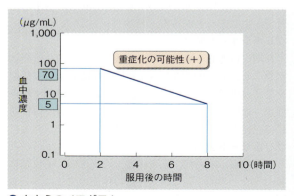

㊽ 小山らのノモグラム

血液透析法が有効な可能性がある.

解毒薬・拮抗薬：なし.

付 サリン中毒 sarin poisoning

概念・病因
- サリンはナチスドイツが化学兵器として開発した神経剤である（❻❹）.
- 常温では無色・無臭の液体で，沸点は147℃で加熱により気化する．また揮発性が非常に高い．脂溶性で吸入や経皮吸収により速やかに広く組織に分布する．半減期は1時間以内と短い.

臨床症状
非常に毒性が強く，吸収量が多いと数分以内に急性コリン作動性症候群が生じる．重症では呼吸停止，気道分泌過多，気管支攣縮による急性呼吸不全やけいれん発作が生じて死に至る.

検査・診断
血液などの生体試料を用いた薬毒物分析でサリンが検出されれば診断は確定する．血清 ChE の異常低値がみられる.

治療
急性呼吸不全にはすみやかな気管挿管・呼吸器管理が重要である．けいれん発作にはミダゾラムやジアゼパムを静注する．気道分泌過多，または気管支攣縮による喘鳴があればアトロピン硫酸塩を繰り返し静注する．プラリドキシムヨウ化物を静注する.

（上條吉人）

● 文献
1) 上條吉人：臨床中毒学．相馬一亥（監）．東京：医学書院；2009, p.238.
2) 上條吉人：急性中毒診療レジデントマニュアル，第2版．相馬一亥（監）．東京：医学書院；2012, p.212.
3) Kamijo Y, et al：A multicenter retrospective survey of poisoning after ingestion of herbicides containing glyphosate potassium salt or other glyphosate salts in Japan. *Clin Toxicol* (*Phila*) 2016；54：147.

▌食中毒

食中毒は，人体に有害・有毒な物質に汚染された飲食物（食品添加物を含む）や食品に使用する器具，容器，包装などが原因で起こる急性の中毒症状を呈する健康障害の総称である．その病態は感染症や中毒であり，異物による物理的・化学的傷害は食中毒に含まれない．多くは，下痢，腹痛，悪心，嘔吐など急性胃腸炎症状が主であるが，なかにはフグ毒やボツリヌス毒による食中毒のように神経症状を示す場合もある.

食中毒の患者や疑いの者を診断（または死体検案）した医師は，最寄りの保健所長に届け出ることが食品衛生法により義務づけられており，これをもとに厚生労働省が食中毒統計調査を行っている．しかし，実際には統計上の数字を大きく上回ると推測され，食中毒の実態を正確に把握するのは困難である.

統計調査による食中毒の年間発生事件数，患者数，死者数を❼❶に示す．2008（平成20）年以降，患者数約2万人台，事件数約1千件台で推移している．食の一般化や食品流通域の拡大などが原因となって食中毒の大規模化・広域化が進み，1事件あたりの患者数が多い事例の増加や，広域的かつ散発的に患者が発生する散在的集団発生が問題となっている.

食中毒はその原因物質によって，①細菌性食中毒，②ウイルス性食中毒，③自然毒食中毒，③化学性食中毒，④寄生虫性食中毒などに大別される．近年は，細菌・ウイルスによるものが発生件数，患者数ともに最も多く，両者で食中毒患者の90％以上を占める.

細菌性食中毒 （☞「食中毒」Vol.2 p.91）

夏に多く発生し，その原因は生食の機会が多いこと，高温多湿により細菌が増殖しやすいこと，夏バテなどによる体力低下などが考えられる．細菌性食中毒は，発症機序の違いによって，感染型と毒素型とに大別される.

感染型は，飲食物とともに摂取された菌が腸管内で感染・増殖して発病するもので，サルモネラ菌，カンピロバクター，下痢原性大腸菌，腸炎ビブリオ，ウエルシュ（Welch）菌，エルシニアによるものなどがある．腸管内で菌が増殖する際に産生する毒素が原因となる場合と，腸管組織に侵入して障害を与える場合とがあり，菌種により異なる．一般に潜伏期が比較的長く（半日〜数日），悪心，嘔吐，下痢，腹痛などの胃腸症状のほかに発熱を伴う場合が多い．また，全身倦怠感，頭重，悪寒などの前駆症状もよくみられる．下痢は水様性のものから粘血便まで原因菌種によってさまざまで，糞便を介してヒトからヒトへの二次感染が起きる場合がある．感染型は，汚染食品の加熱調理により予防が可能である.

毒素型は，原因菌が食品中で増殖する際に産生する毒素が食物とともに摂取されて消化器や神経組織に作用して発病する．原因菌には黄色ブドウ球菌，ボツリヌス菌，セレウス菌などがある．食品中に生菌が存在しなくても毒素があれば発症し，感染型に比べて一般に潜伏期が数時間〜半日と短く，消化器症状が主で発熱はまれである．ボツリヌス菌食中毒では複視や意識障害などの神経症状がみられる．また，毒素型は菌の感染によるものではないので，ヒトからヒトへの二次感染はみられない.

菌種別では，以前は，腸炎ビブリオによる食中毒が多かったが，最近はサルモネラ菌やカンピロバクター，下痢原性大腸菌，ウエルシュ菌によるものが多い．

サルモネラ菌

家畜，家禽，ネズミやペットなどが保菌し，汚染された食肉や鶏卵，調理の際の二次汚染が原因となる．最近は血清型 Enteritidis に汚染された鶏卵やその加工食品による食中毒が多い．潜伏期は 8～48 時間で，平均 24 時間．多くは悪心，嘔吐，腹痛，下痢など急性胃腸炎の症状を示す．発熱の頻度が高く，38～40℃の高熱になる．回復後，保菌者となって感染源となることがある．

腸炎ビブリオ

好塩性で海水中に生息する．主に夏季に海水温の上昇とともに増殖して魚介類を汚染し，食中毒を起こす．潜伏期は 5～24 時間で，短いほど重篤になる．激しい腹痛とともに下痢が頻回に起こり，しばしば発熱を伴う．下痢は主に水様性で時に粘血便である．まれに本菌の耐熱性溶血毒（thermostable direct hemolysin：TDH）の心臓毒性による循環器障害により死亡する例がある．

黄色ブドウ球菌

エンテロトキシン産生菌株による毒素型食中毒で，調理者の手指などの化膿創に存在する菌によって食品が汚染され，そこで産生された毒素の摂取が原因となることが多い．本毒素は耐熱性で 100℃で 30 分加熱しても失活せず，毒素の混入した食品を加熱しても食中毒は防げない．潜伏期は 0.5～6 時間（平均 3 時間）と短く，急激な悪心や嘔吐，腹痛，下痢が起こる．発熱はほとんどみられない．

下痢原性大腸菌

大腸菌はヒトや動物の腸管内に常在菌としても生息しているが，ヒトの腸管内で病原性を発揮して腸炎・食中毒を起こすものがあり，下痢原性大腸菌と呼ばれる．現在，その性質により，腸管病原性大腸菌（EPEC），腸管毒素原性大腸菌（ETEC），腸管組織侵入性大腸菌（EIEC），腸管出血性大腸菌（EHEC），腸管凝集付着性大腸菌（EAggEC）の 5 種類に分けられる．

これらの大腸菌は異なる病原因子をもち，臨床症状も大きく異なっている．EPEC による感染症は急性胃腸炎を主体とし，サルモネラ菌食中毒類似の症状を呈する．ETEC ではエンテロトキシン（LT, ST）が下痢の原因となっており，コレラ様の症状を呈する．EIEC による下痢は赤痢様であり，粘血便である．

EHEC は Vero 毒素（赤痢菌の Shiga 毒素と同じ，もしくは類似の毒素）を産生し，その細胞障害性により出血性大腸炎を起こし，時に溶血性尿毒症症候群（hemolytic uremic syndrome）などを合併する．血清型 O157：H7 に代表されるが，ほかにも O26，O128 などがあり，同じ症状を示す．ウシなど家畜の腸管に保菌され，糞便中の菌に汚染された飲食物（牛肉やその加工品，二次汚染食品，井戸水など）を介して経口感染する．少ない菌量で感染が成立するため，二次感染も起こる．

カンピロバクター

ニワトリ，ウシ，ブタなど家畜や家禽，イヌ，野鳥などの腸管に生息し，汚染された食肉（特に鶏肉），河川水や井戸水が原因となる．潜伏期は 2～10 日と比

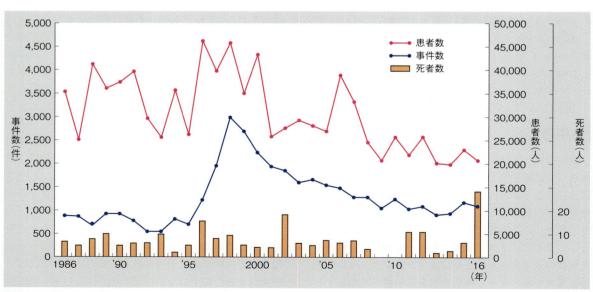

⑩ 食中毒の状況（全国）

較的長く，下痢，腹痛，発熱（38～39℃）が主症状である．下痢は腐敗臭のある水様性もしくは粘血便で，検鏡してらせん菌が見られれば診断の助けとなる．菌の分離には Skirrow 選択培地などによる微好気培養を行う．分離菌の大半は *Campylobacter jejuni* である．一般に予後は良好だが，まれに Guillain-Barré 症候群などが起こる．

ウェルシュ菌

ウェルシュ（Welch）菌（*Clostridium perfringens*）は，土壌，ヒトや動物の腸管に広く分布する有芽胞嫌気性菌で，A 型菌のうちエンテロトキシン産生株の感染が食中毒を起こす．芽胞に汚染された食物中で菌が発芽・増殖し，食品とともに摂取された菌が感染して腸管内で毒素を産生して発症する．発症には多量の菌の摂取が必要とされ，原因食は深鍋で大量の食材をいったん加熱調理した後に一夜室温に放置したものが多く，大量の食事を取り扱う施設での大規模食中毒が多い．潜伏期は 6～18 時間，嘔吐や発熱はまれで，下痢や腹痛が主症状となる．

ボツリヌス菌

ボツリヌス菌（*Clostridium botulinum*）は有芽胞嫌気性の土壌細菌で，芽胞に汚染された野菜や肉を加熱不十分なまま使用した保存食品（腸詰,缶詰,真空パック食品など）中で菌が増殖して毒素を産生し，食中毒を起こす．ボツリヌス毒素には抗原性の異なる 7 つの型（A～G）があり，A，B，E，F 型が食中毒の原因となる．日本では E 型によるものが多い．ボツリヌス毒素は神経毒であり，摂取後 12～24 時間以内に悪心，嘔吐を初発症状として，複視，散瞳などの眼症状，発語・嚥下困難などの球麻痺症状などが起こる．できるだけ早期に抗毒素血清療法を行う必要がある．呼吸麻痺で死亡することも少なくなく，20～40 ％の致死率が報告されている．

一方，乳児ボツリヌス症は経口摂取された芽胞が乳児の腸管内で発芽・増殖する感染型食中毒で，便秘，嗜眠，哺乳力低下などの症状を呈する．原因はハチミツが多いが,玩具などに付着した土をなめても起こる．

セレウス菌

セレウス菌（*Bacillus cereus*）は有芽胞菌で広く自然界に分布し，穀類や野菜，乳製品を汚染する．潜伏期が 8～16 時間で腹痛と水様性下痢を主症状とする下痢型と，潜伏期が 0.5～6 時間で悪心や嘔吐を主症状とする嘔吐型とがある．一般に予後は良好である．

ウイルス性食中毒

主に冬に発生し，最も患者数が多いのはノロウイルスである．ほかにロタウイルスなどがある．

ノロウイルスは，環境中で比較的安定して存在し，ウイルスを含む糞便によって汚染された水や食品または汚染された水域でとれた生あるいは加熱不十分の魚介類（特にカキなどの二枚貝）によって経口感染する．料理店，学校や病院などで集団発生がみられ，感染力が強く，ごく少量でも感染するので患者の糞便や嘔吐物，それらに汚染された手指や物品を介して二次感染も起きる．潜伏期は 1～2 日とされ，発熱は軽度で下痢と嘔吐が主であり，まれに脱水症状を起こし重症例や死亡例もある．

自然毒食中毒

動植物に含まれる天然の毒性物質・成分を自然毒といい，その経口摂取により起こる食中毒をいう．動物性と植物性に大別され，動物性自然毒にはフグ毒や貝毒が，植物性自然毒にはキノコ毒や有毒野草類（トリカブトなど），ジャガイモの芽に含まれるソラニンなどがある．本食中毒は，件数・患者数はそれほど多くはないが，フグ毒やキノコ毒のように致死率の高いものがあり,日本で起こる食中毒死亡者の大半を占める．

フグ毒

動物性自然毒食中毒のうちで最も重要なものである．フグ毒であるテトロドトキシン（tetrodotoxin）は神経毒で，細菌により産生されたものがフグの臓器に蓄積されたものであり，摂取後 20 分～3 時間くらいのうちに口唇，舌，指先がしびれ，次いで頻回の嘔吐，四肢の脱力，構音障害などが起こる．呼吸筋麻痺で呼吸困難となり死亡することがある．有効な解毒薬・抗血清がいまだなく，胃洗浄や人工呼吸器による呼吸管理などの対症療法が行われる．治療が適切ならば予後は必ずしも悪くない．

キノコ中毒

植物性自然毒食中毒の大部分を占める．日本では秋に多く発生し，ツキヨタケ，クサウラベニタケ，カキシメジなどによるものが多い．最も多いツキヨタケ中毒では，食後 30 分から 1 時間ほどで嘔吐・腹痛・下痢などの消化器症状が現れ，幻覚を伴うことがある．致死率は高くはない．

化学性食中毒

有害化学物質の混入によるもので，原因には有機水銀やヒ素などの有害金属，メタノールなどの化学薬品，農薬，食品添加物，カビ毒などがある．

寄生虫性食中毒

原虫ではクリプトスポリジウムなどの腸管寄生性原虫が糞便汚染により飲食物を介して感染する．これらの原虫は耐久型の嚢子を形成し，外界では増殖しないものの長期間生存可能であり，わずかな量でヒトに感

染する．水系汚染とそれに伴う水系感染が問題となっている．また，線虫類，条虫類，吸虫類にも，食品媒介性の病原体が数多く存在する．日本では食習慣から魚介類の生食を好むためアニサキスによる食中毒もある．また，人獣共通感染症として動物の間で流行している寄生虫も多く，それらの中間宿主の生食（獣肉など）によってヒトに感染するものも多い．寄生虫による食中毒は，食品衛生法によって定められた病因物質では「その他」に該当する．

（藤本秀士）

● 文献

1) 日本食品衛生協会（編）：食中毒予防必携，第3版．東京：日本食品衛生協会；2013.
2) 問題となる食中毒の up-to-date. 化学療法の領域 2012；28：1222.
3) 厚生労働統計協会（編）：国民衛生の動向（2018/2019）. 厚生の指標（増刊）．東京：厚生労働統計協会；2018.
4) 厚生労働省：食中毒統計調査.
   https://www.mhlw.go.jp/toukei/list/112-1.html

咬刺症

概念

● 本項では，有毒生物に咬まれたり刺されたりして毒成分が体内に入って起こる中毒を咬刺症と定義し，毒ヘビと刺毒魚による咬刺症について解説する．

ヘビ咬症

病因

毒ヘビの生息分布から，北海道ではマムシ，本州・四国・九州ではマムシやヤマカガシ，南西諸島（トカラ列島，奄美大島，沖縄本島，石垣島，西表島など）ではハブのほか，海洋に生息するウミヘビによる咬症が起こりうる．ヤマカガシは頸部皮下にも毒腺（頸腺）を有し，頸部を棒などで叩いたりして，頸腺毒が目に入る事故も起きている．

疫学

マムシ

咬症の年間発生数は推定3,000人以上，5～10人の死亡が報告され，重症例もしばしばみられる．

ヤマカガシ

咬症は非常にまれであるが，毒性は強く死亡例も報告されている．

ハブ

沖縄県の咬症者数は年間70人前後で推移し，2000年以降に死亡例はないが，1か月程度の入院を要する重症例が数件報告されている．

ウミヘビ類

咬症は少ないが，毒性はマムシの5～10倍あり，死亡率は高い．琉球列島で判明した有毒咬傷15例中13例が死亡している．

臨床症状

ヘビ毒には血管透過性亢進作用，筋壊死作用，血液凝固・線溶亢進作用，溶血作用があり，咬傷部の疼痛，腫脹，出血を起こす．重症の場合，マムシでは腎不全，ハブでは筋壊死やコンパートメント症候群，ヤマカガシでは全身性の出血がみられる．また，マムシ咬症では，受傷後1時間程度で血小板が急激に減少する重症例も報告されている．

ウミヘビ類では，神経症状（眼瞼下垂，開口障害，運動麻痺など）が出現するが，筋壊死を起こす種もある．

ヤマカガシの頸腺毒が目に入った場合，強い刺激性から疼痛，結膜浮腫，角膜びらんなどを起こす．

検査

時間経過とともに，腫脹の広がりや出血傾向を認めるので，入院による経過観察と経時的な血液検査が必要である．血小板減少，フィブリノーゲン減少，CKやBUNの上昇などの重症化の徴候を見逃さないようにする．

治療

受傷部の洗浄と消毒，破傷風などの感染予防と輸液管理を中心とする合併症の予防と対症療法を行うとともに，マムシ，ハブ，ヤマカガシでは，毒を中和する特異的な処置として，必要に応じて抗毒素血清を投与する．全身症状を認める場合，抗毒素がない場合やアナフィラキシーに対応できない場合は，初期治療の段階で救命救急センターなどの高次施設への転送を考慮する．ウミヘビ類では，麻痺の出現が早いため，呼吸管理のできる施設に搬送する．

ヤマカガシの頸腺毒が眼に入った場合は，直ちに水洗し，点眼による局所の消炎療法（ステロイドと抗菌薬の点眼）を主とする対症療法を行う．

刺毒魚による刺症

病因

日本では，エイ類，オニオコゼ類，ミノカサゴ類，フサカサゴ類，ゴンズイが代表的な刺毒魚であり，刺したときに毒棘に付随する毒腺から毒液を注入する．エイ類は尾部に，オニオコゼ類・ミノカサゴ類・フサカサゴ類は頭部やヒレに，ゴンズイは背ビレと胸ビレに毒棘を有し，捕まえられたり踏みつけられたりした場合などに自己防衛手段として刺す．

疫学

日本中毒情報センターには年間20件程度の問い合わせがある．釣り，海水浴などの海洋レジャーや漁師

が漁の際に刺されるほか，調理中に刺棘に触れて受傷する事故もある．

臨床症状

通常は刺傷部の激痛，腫脹，熱感などの局所症状のみで，重篤な中毒や死亡はまれである．オニダルマオコゼ，カサゴ，ミノカサゴによる刺症では悪心・嘔吐，下痢，腹痛，呼吸困難などの全身症状がみられることがある．死亡はアナフィラキシーや刺棘の胸部または腹部への穿刺によるものである．

検査

ほとんどの魚類の刺棘はX線撮影で確認できる．エイ類の刺棘やその外皮はX線透過性であるが，エコー，MRIで確認できることがある．

治療

有毒成分は熱で急速に分解するので，応急処置として，刺傷部の洗浄，30〜90分間程度の湯浸（40〜45℃）を行う．刺棘の除去，破傷風や感染症の予防，疼痛対策（局所麻酔，神経ブロック）などの対症療法を行う．

（遠藤容子）

●文献

1) 金城隆夫ほか：毒蛇咬傷．和田攻（編），中毒診療実践ガイド―どんな時に中毒を疑いどのように対処するか，第1版．東京：文光堂；2001，p.215.
2) 堺　亨：毒蛇咬症（マムシ，ヤマカガシ）の診断と治療．中毒研究 2013；26：193.
3) Tomaszewski C：Aquatic Envenomations. In：Ford MD, et al. eds. Clinical Toxicology, 1st ed. Philadelphia：Saunders；2001, p.970.

薬物中毒

概念

薬物中毒とは，薬物などが体内に吸収され生体機能が障害されることをいう．急性中毒とは，薬物が急激に吸収されて比較的短時間で中毒症状が生じることで，摂取量と重症度が比例する．慢性中毒とは，微量であっても反復的に生体内に侵入・蓄積して中毒症状が生じることである．

中毒を生じさせる原因物質は，医薬品（薬局などで購入できる一般用と医療用），家庭用品（洗剤，化粧品，タバコ，乾燥剤・鮮度保持剤など），農業用品（殺虫剤，除草剤など），工業用品（ガソリン，灯油など），自然毒・植物毒に分類される．入院加療を要することが多い中毒は医薬品・農業用品・工業用品の中毒である．

薬物中毒での死亡は厚生労働省人口動態調査（2016年）によると向精神薬中毒が多い（**71**）．

薬物の吸収と排泄

体内に吸収される経路は，経気道（吸入），経口，経皮，経静脈がある．一般に吸収速度は経静脈，吸入，経口，経皮の順で速い．脂溶性の薬物は水溶性に比べて吸収が速く中毒症状は強くなる．

吸入摂取すると気管，気管支，細気管支を経て肺胞内で肺胞毛細血管から血液中へ吸収されて全身を循環する．

経口摂取では，薬物は胃内を通過して小腸から吸収され，門脈を経由して肝臓に運ばれ代謝を受ける．代謝により腎臓から排出されやすくなる．また，肝臓から胆汁中へ排泄され，その一部が小腸で再吸収される（腸肝循環）薬物もある．腸肝循環するフェノバルビタールやカルバマゼピン中毒では活性炭の繰り返し投与を行う．

血液中に吸収された薬物は，血漿蛋白と結合するもの（結合型）と結合しないもの（非結合型）がある．血液中で薬理作用を示すのは非結合型の薬物で，非結合型は腎臓で糸球体から尿細管へ濾過される．

水溶性の薬物は，血液中でイオンに解離しているイオン型と解離していない分子型がある．酸性の薬物はpHが高いと，塩基性の薬物はpHが低いとイオン型が増大する．分子型は糸球体で濾過後，尿細管から血液中に再吸収されやすく，イオン型は再吸収されにくい．このため，抗てんかん薬のフェノバルビタール中

❼ 薬物中毒による死亡件数

医薬品による中毒死亡	件数
向精神薬	225
抗てんかん薬，鎮静・催眠薬及び抗Parkinson病薬	150
ホルモン類，その合成代替薬及び拮抗薬	14
心血管系に作用する薬物	13
その他	342
計	744

（厚生労働省人口動態調査．2016年）

❼ 蛋白結合率と体内分布容積（Vd）

	血漿蛋白結合率	分布容積 Vd（L/kg）
フェノバルビタール	51％	0.75〜0.88
ニトラゼパム	98.70％	1.1
ジアゼパム	86〜88％	1.6〜2.2
三環系抗うつ薬	―	8〜30
チオペンタール	85±4％	2.3±0.5
クロルプロマジン	―	20〜30
アセトアミノフェン	25〜30％	0.95
アスピリン	49〜80％	0.15〜0.5
フェニトイン	89±23％	40.2〜43.9

❼❸ 急性薬物中毒を疑うべき症状・徴候・既往など

- 原因不明の意識障害
- 咽頭痛
- 嘔吐，下痢，腹痛
- 過呼吸
- けいれん
- ショック
- 代謝性アシドーシス
- 呼吸不全
- 腎不全
- 肝不全
- 多臓器不全
- 横紋筋融解症
- 自殺企図
- 精神科の既往

❼❹ 臨床所見と疑うべき急性薬物中毒の原因薬物

臨床所見	中毒原因薬物
縮瞳	モルヒネ（麻薬），有機リン
散瞳	ニコチン，コカイン，アンフェタミン（覚醒剤），アトロピン，アルコール
流涎	ニコチン，有機リン
咽頭痛，びらん	酸・アルカリ剤
けいれん	三環・四環系抗うつ薬，ニコチン，樟脳
チアノーゼ	フェナセチン
低血糖	インスリン，経口血糖降下薬，非定型抗精神病薬
意識障害と縮瞳	モルヒネ
意識障害と散瞳	覚醒剤，コカイン
高熱，過呼吸	アスピリン

❼❺ けいれんをきたしやすい薬物中毒

- リチウム
- テオフィリン
- 三環・四環系抗うつ薬
- ニコチン
- アスピリン
- β遮断薬（プロプラノロール）
- インスリン
- 経口糖尿病薬
- コカイン
- 抗コリン薬（抗ヒスタミン薬を含む）
- イソニアジド
- トラマドール
- 銀杏
- 樟脳
- ストリキニン

毒やアスピリン中毒では，尿のアルカリ化のために炭酸水素ナトリウムを静脈内投与し，イオン型を増やして排泄量を増やす．

　薬物は血液中や細胞内，脂肪組織，臓器などの体内の多くの組織に分布する．血液中から組織への移行のしやすさを示すのが分布容積（volume of distribution：Vd）（L/kgまたはmL/g）である．体内薬物量を初期血漿中の濃度で除して算出する．分布容積が小さい薬物（アスピリン，ワルファリンなど）は血漿中に多く分布し，分布容積が大きい薬物（チオペンタール，ジゴキシン，アミオダロンなど）は臓器に高濃度に分布し，体から排泄されにくい．血液浄化療法を実施する場合，分布容積が大きい薬毒物は血液浄化率が悪い．血液浄化療法が効果的なのはVd＜1 L/kgの薬物である（❼❷）．

中毒の診療

急性中毒を疑う

　意識障害や意図的に薬物を服用し非協力的な患者では，十分な病歴を得られないので急性薬物中毒を疑う．

特に中毒を疑うべき症状・徴候・既往歴を❼❸に示す．

中毒薬物の推定

　薬物中毒ではバイタルサインや瞳孔径などの臨床症状から原因薬物を推測できることがある．特徴的な臨床症状と推定される薬物を❼❹に示す．

急性中毒の治療

　急性薬物中毒の治療は，①全身管理と対症療法，②吸収の阻害，③排泄促進，④解毒・拮抗薬の投与，を行う．

全身管理と対症療法：一般的な救急診療と同様に気道・呼吸・循環の評価と安定化の全身管理を最初に行う．うつ病の患者に意識障害，けいれん，心電図でQRS幅の延長が認められれば三環系抗うつ薬中毒の可能性が高い．早急に炭酸水素ナトリウムを投与することで心室性不整脈の発生などを防止できる．薬物中毒では心電図モニター，さらに十二誘導心電図は必須である．また，けいれん対策，高体温・低体温に対する体温管理が重要である．けいれんを生じる中毒原因物質が多くあり（❼❺），全身の強直間代性けいれんと意識障害を伴う重積発作では早急に治療が必要で，ベンゾジアゼピンの静脈内投与を行う．効果がない場合はフェニトイン，チオペンタールなどを投与する．

吸収の阻害と排泄の促進：

①胃洗浄：胃洗浄は，左側臥位で袋状の胃底部に洗浄液を出し入れして，胃内に残留している薬物を太い胃管により回収する方法である．誤嚥性肺炎のリスクがあるため適応例以外では実施されない傾向にあるが，中毒診療における基本的手技の一つである．

　適応は，経口摂取した薬物が胃内に残存している服用後1時間以内で，かつ，大量，強毒性，または活性炭に吸着されない薬物中毒である．ただし抗コリン薬のように腸管蠕動を抑制する薬物，サリチル酸のように胃内で薬塊となりやすい薬物などでは

数時間経過していても胃洗浄が有効なことがある.

禁忌は, 気管挿管されていない意識障害, 酸・アルカリなどの腐食性薬物, 石油製品・有機溶剤の摂取, 鋭利なものを飲み込んでいるとき, 胃の手術や生検直後である.

意識障害がある場合は誤嚥防止のためにあらかじめ気管挿管を行う. 胃管は34～36 Frの太い胃管を使用して経口的・愛護的に挿入する. 体位は左側臥位で頭側を15度程度低くする. 成人では微温湯(水道水でも生理的食塩水でも可)で1回200～300 mLの洗浄液を繰り返し出し入れして, 排液が透明になるまでおおむね5～20 L程度洗浄する.

②活性炭投与:活性炭は多くの薬物と結合する吸着剤である. 炭(charcoal)を600～900℃に加熱して(活性化〈activated〉)内部に空洞を多数作り, この巨大な表面積の部分に多くの薬物が結合する. 活性炭自体は消化管から吸収されないため, 薬物の吸収を減少させる効果がある.

適応は, 服用から1時間以内が特に有効であるが, 禁忌例および活性炭に吸着されない物質以外の中毒で投与が推奨されている. 特に有効なのは, アスピリン, アセトアミノフェン, バルビツレート, フェニトイン, テオフィリン, 三環系・四環系抗うつ薬中毒である.

禁忌は, 消化管穿孔, 腸管閉塞で, 麻痺性イレウスなど腸蠕動低下時にも相対的禁忌である.

活性炭に吸着されない薬物は, リチウム, カリウム, ヨウ素, エタノール, エチレングリコール, 強酸, 強アルカリ, ヒ素, ホウ酸, フッ化物, 臭化物, 鉄, 硫化鉄などである.

成人では50 g程度を約300 mLの微温湯に懸濁して経口または経鼻胃管投与する.

②′活性炭の繰り返し投与:活性炭の繰り返し投与は, ①脂溶性, ②血液中で非イオン化, ③蛋白結合率が低い, ④腸肝循環する, ⑤体内分布容量が小さい, ⑥活性炭に吸着が良好, ⑦腸溶剤・徐放剤, ⑧薬物塊を作る, で有効である. 具体的には, テオフィリン, フェノバルビタール, フェノチアジン系薬, 三環系抗うつ薬, オピオイド, カルシウム拮抗薬, 抗コリン薬中毒である. 初回投与量は, 単回投与法と同量とし, 2回目以降は初回投与量の半量を2～6時間ごとに24～48時間繰り返す.

③尿のアルカリ化:尿のアルカリ化は, 薬物を尿細管から再吸収されにくいイオン型にすることにより尿中排泄量を増やす治療法である. 炭酸水素ナトリウムを静脈内投与し, 尿のpHを7.5以上にする. フェノバルビタール中毒とサリチル酸中毒で効果が期待される.

④血液浄化法:血液浄化療法には, 血液透析(HD), 血液灌流・吸着(DHP), 血液濾過(HF), 持続的血液濾過(CHF), 持続的血液濾過透析(CHDF), 血漿交換(PE)などがあり, 透析膜や活性炭などの吸着物質, 濾過膜などを通して体内から薬毒物やその代謝産物を除去する方法である. 中毒原因物質の分子量, 蛋白結合率などによって方法が選択される. 血液浄化療法は他の治療法を行っても病態が悪化する場合や肝不全・腎不全などの代謝経路の機能が低下している場合などに適応となる. 血液浄化療法が推奨されているのは, アセトアミノフェン, バルビタール, カルバマゼピン, リチウム, 経口血糖降下薬メトホルミン, メタノール, フェニトイン, サリチル酸, タリウム, テオフィリン, バルプロ酸などの重症薬物中毒である. 血液透析より血液灌流が除去できる薬物が多いため, 原因物質がはっきりしないときには血液灌流が選択される. しかし, 血液灌流では循環血液量の調整や電解質補正などが困難なため, 全身状態が安定しないときには持続的血液浄化法を選択する.

血液透析が有効なのは, ①低分子量(<500), ②血漿蛋白結合率が小さい, ③分布容積(Vd)が1以下, ④低脂溶性, ⑤水溶性の薬毒物による中毒で血漿中濃度が高い, 場合である.

解毒・拮抗薬の投与:急性中毒で用いられている解毒・拮抗薬を**76**に示す. 抗けいれん薬としてベンゾジアゼピン系薬物を服用している患者にフルマゼニルを投与すると, けいれんを誘発することがあるので注意を要する. 近年, 局所麻酔薬中毒に解毒薬として脂肪乳剤を使用することがガイドラインなどで推奨されている.

向精神薬中毒

ベンゾジアゼピン中毒

ベンゾジアゼピン系薬物は, 鎮静, 抗不安, 睡眠導入, 抗てんかん作用をもち, わが国で頻用されている薬剤である. 脳内のGABA受容体複合体の受容体に結合し作用を示す. 急性中毒では, 傾眠, 構語障害, 複視, 運動失調, 呼吸抑制などの中枢神経抑制が主で, 血圧低下などの循環抑制は少なく比較的安全性が高い. しかし, アルコールや他の薬剤と併用した場合, 相乗的に効果が増大され重篤になることもある. 大量服用時には, 筋弛緩作用もあり舌根沈下や呼吸抑制をきたす. 拮抗薬としてフルマゼニルがあるが主に診断目的で使用する.

抗うつ薬中毒

抗うつ薬は**77**に示すように第一世代から第四世代抗うつ薬まであり, うつ病で多用されているため大量服

⑯ 急性薬物中毒で用いられる解毒・拮抗薬

中毒原因物質	拮抗薬
アセトアミノフェン中毒	N-アセチルシステイン
ベンゾジアゼピン中毒	フルマゼニル
エチレングリコール，メタノール中毒	ホメピゾール，エタノール
麻薬中毒	ナロキソン
局所麻酔薬中毒	脂肪乳剤
アニリン誘導体，硝酸・亜硝酸塩中毒（メトヘモグロビン血症）	メチレンブルー
有機リン中毒	アトロピン硫酸塩，PAM
シアン中毒	ヒドロキソコバラミン，チオ硫酸ナトリウム，亜硝酸アミル
一酸化炭素中毒	酸素
水銀，ヒ素，鉛中毒	ジメルカプロール（BAL）
銅，鉛，水銀，亜鉛中毒	ペニシラミン
鉄中毒	メシル酸デフェロキサミン

⑰ 抗うつ薬の世代分類

第一世代	三環系抗うつ薬：イミプラミン，アミトリプチリン
第二世代	三環系抗うつ薬：アモキサピン
	四環系抗うつ薬：マプロチリン，ミアンセリン
第三世代	SSRI：パロキセチン，フルボキサミン
第四世代	SNRI：ミルナシプラン

SSRI：選択的セロトニン再取込み阻害薬
SNRI：セロトニン・ノルアドレナリン再取込み阻害薬

薬による中毒が少なくない．作用は中枢性セロトニン再取込み阻害作用，中枢性ノルアドレナリン再取込み阻害作用，抗ムスカリン作用，抗ヒスタミン作用，抗ノルアドレナリン作用，膜興奮抑制作用（キニジン様作用）がある．世代が進むにつれて，通常使用量に伴う副作用や大量服用時の中毒症状が軽減する傾向にある．

第一世代三環系抗うつ薬の大量服用では，心血管系の抑制（頻脈，末梢血管拡張と心筋収縮力抑制による血圧低下，心筋伝導障害，不整脈など），中枢神経系の抑制（意識障害，けいれん），抗コリン作用による口腔粘膜乾燥，口渇，発汗低下，消化管蠕動低下，尿閉，便秘などが生じる．重症例では，昏睡，けいれん，血圧低下，肺水腫が出現する．また，心電図上のQRS幅の拡大，QTc間隔の延長が特徴で，これは心室性不整脈を誘発する危険がある．治療として炭酸水素ナトリウム1～2 mEq/kgをまずは投与する．

第二世代以降の抗うつ薬は，キニジン様作用はみられず大量服用時にも比較的安全とされるが，中枢神経系の毒性が強くけいれんを生じやすい．一部には心毒性をもつ第二世代抗うつ薬もある．

第三世代のSSRI（選択的セロトニン再取込み阻害薬）は軽～中等症のうつ病で多用されている．急性中毒で重症化することは少ないが，錯乱，興奮などの中枢神経障害や高体温，発汗過多，頻脈，血圧上昇，嘔気，下痢などを呈するセロトニン症候群を生じることがある．

第四世代のSNRI（セロトニン・ノルアドレナリン再取込み阻害薬）は，副作用は少なく，急性中毒ではセロトニン症候群や高血圧クリーゼを起こすことがあ

る．

抗精神病薬中毒

抗精神病薬は統合失調症の治療薬で，定型抗精神病薬と非定型抗精神病薬に大別される．定型抗精神病薬は，フェノチアジン系（クロルプロマジンなど）とブチロフェノン系（ハロペリドールなど）があり，中枢性ドパミン受容体を遮断するドパミン拮抗薬である．常用量でも鎮静，頻脈，口渇，便秘，尿閉，発汗減少，不随意運動などの錐体外路症状，低血圧がみられる．副作用に悪性症候群がある．大量服用による急性中毒では意識障害，けいれん，血圧低下，QT延長や心室細動をきたすことがある．

非定型抗精神病薬は，第二世代の抗精神病薬で，リスペリドン，オランザピン，クエチアピンなどがある．セロトニン・ドパミン拮抗薬で大量服用では定型抗精神病薬と同様の症状を呈するが比較的軽い．

炭酸リチウム中毒

炭酸リチウムは双極性障害の治療薬で，治療域が狭いために通常の投与量でも中毒症状を呈することがある．中毒症状は，中枢神経症状が主で重症だとけいれん，昏睡，ミオクローヌス，不整脈，血圧低下，呼吸抑制，高体温がみられる．活性炭はリチウムを吸着しないため無効であるが，分子量が小さく蛋白結合率が低いので重症例では血液浄化療法を選択する．血中濃度は6～8時間で再上昇するので血中濃度をモニターする．

アセトアミノフェン中毒

アセトアミノフェンは市販の鎮痛解熱薬・総合感冒薬などの成分である．米国では市販薬として多用されているため中毒例が多い．アセトアミノフェンは肝臓で代謝され，産生された代謝産物をグルタチオンにより無毒化するが，過量摂取（150 mg/kg以上）ではグルタチオンが枯渇し肝障害が発生する．このため解毒薬としてグルタチオンの前駆体のN-アセチルシステイン（NAC）を8～24時間以内に投与し肝障害を予防する．急性中毒では，服用後数時間で悪心・嘔吐が出現する．その後，1～3日後に腹痛，肝機能障害が生じ，重症例では代謝性アシドーシス，心筋壊死，

腎障害，出血性膵炎，意識障害などを呈し，3～5日で肝不全となる．服用後4時間で血中濃度を測定し，150 μg/mL以上であったらNACを初回140 mg/kgで経口投与する．

アスピリン中毒

アスピリン（アセチルサリチル酸）は市販の鎮痛解熱薬で，消化管から吸収された後に加水分解されサリチル酸となる．サリチル酸は肝臓でグルクロン酸抱合を受け腎臓から排泄される．アスピリン服用による中毒量は150 mg/kgで，300 mg/kg以上で重症，500 mg/kg以上は致死的である．中毒症状は，意識障害，不穏などの中枢神経症状，難聴，めまい，高熱などで，急性中毒の代表的な3徴候は，過換気，耳鳴り，嘔吐である．重症例では，代謝性アシドーシス，肝機能障害，心機能抑制，凝固異常を呈する．

乱用薬物

薬物の乱用とは，社会的常識や医療用途範囲から逸脱した目的・方法で薬物を使用することである．塗装目的で販売されている有機溶剤（シンナー）を吸引することや法律で規制されている覚醒剤や麻薬などを使用することは，1回の使用であっても乱用である．代表的な乱用薬物には，覚醒剤，大麻，コカイン，ヘロイン，危険ドラッグ，有機溶剤などがあり薬物依存に陥りやすい．時に急性中毒となり医療機関に救急搬送される．

薬物依存には精神依存と身体依存がある．精神依存は，薬物の効果が減弱してくると再度使用したいという強い渇望が生じて繰り返し薬物を使用することを，身体依存は，効果が減弱するとけいれんや手の震え，発汗，下痢などの離脱症状を呈し，症状を緩和するために繰り返し薬物を使用することをいう．

覚醒剤

覚醒剤とは，メタンフェタミン（商品名ヒロポン®），アンフェタミン，その塩類およびこれらを含有する薬物で「覚せい剤取締法」で規制されている．中枢神経系のドパミン増大により中枢神経刺激作用が，ノルアドレナリン増大により交感神経刺激作用が生じる．精神依存が強大であるが身体依存はない．俗名は「シャブ」「スピード」「アイス」「クリスタル」などである．

症状：強力な中枢神経刺激作用により，気分高揚，多幸感，不眠，食欲抑制，性欲亢進，活動亢進，疲労感低下，過覚醒，食欲低下などがみられる．急性中毒では，中枢神経刺激作用により多弁，多動，興奮，焦燥，不安，不穏，錯乱が，交感神経刺激作用により散瞳，頻脈，血圧上昇，体温上昇，四肢冷感，顔面蒼白，発汗過多，口渇，振戦などが生じる．重症例では高体温，

けいれん，意識障害，ショック，致死的不整脈などにより死に至ることもある．

治療：中枢神経刺激症状や高体温がみられる場合に，ジアゼパムやミダゾラムなどのベンゾジアゼピン系薬物を投与する．また，幻覚，幻想，不穏，興奮などに対しては抗精神病薬（ハロペリドール）を投与する．

大麻（マリファナ）

大麻（マリファナ）は大麻草（アサ）の葉や花穂を乾燥させたもので，吸煙して摂取することが多い．「麻薬及び向精神薬取締法」で規制されている．精神依存はあるが身体依存はほとんどない．含有されるカンナビノイドが中枢神経系の受容体を刺激し中枢神経作用を発揮する．吸煙した場合，頻脈，眼球充血，色彩や音の感覚の変容などが発現する．さらに気分高揚，多幸感を感じる場合と不安，恐怖，猜疑心，パニックに陥るなど個人差が大きい．過剰だと血圧上昇，鎮静，幻覚，時間・空間感覚の混乱，記憶障害などの中毒症状が表れる．

コカイン

コカインはコカの葉に含有されるアルカロイドで「麻薬及び向精神薬取締法」で規制されている．精神依存が強く身体依存はない．中枢神経系のドパミン，ノルアドレナリン，セロトニンを増加させるため，中枢神経刺激作用，交感神経刺激作用を生じる．鼻から吸引すると3～5分で作用が発現するが，体内では血中エステラーゼにより分解されるため作用の持続に5～15分と短い．俗名は「コーク」「スノー」「コカ」「こ」「ブロー」「クラック」などである．症状は覚醒剤と同様に気分高揚，多幸感，不眠，食欲抑制などの中枢神経興奮作用と頻脈，血圧上昇，体温上昇などの交感神経刺激作用がみられる．重篤になると致死的不整脈や脳出血を生じて死に至ることがある．

ヘロイン（モルヒネ）

麻薬の代表的薬物である．モルヒネはケシの種子から抽出されるアヘンアルカロイドで，モルヒネをアセチル化した半合成誘導体がヘロインである．「麻薬及び向精神薬取締法」で規制されている．精神依存，身体依存，さらに耐性形成はいずれも強い．ケシの実の抽出液を固めたものは阿片（あへん）と呼ばれ「あへん法」で規制されている．モルヒネは中枢神経系のオピオイド受容体を刺激して鎮痛・鎮静作用を生じる．

症状：多幸感，鎮痛，縮瞳，口渇，悪心，排尿困難，便秘などがみられ，過量摂取では，呼吸抑制，昏睡などに陥る．体内からヘロインが急速に消失すると離脱症候が発現する．最終投与後4時間程度で不安と薬物への強力な渇望が，さらに異常発汗，鼻漏，流涙，欠伸が生じる．半日程度経過すると散瞳，鳥肌，立毛筋肉痛，下肢のけいれんなどが生じる．

治療：治療は拮抗薬ナロキソンを使用する.

危険ドラッグ

　乾燥植物に大麻様作用のある合成カンナビノイドなどを混入した代替薬物の類で，以前は代替薬物に対する法規制がなかったため合法ドラッグと呼ばれていた．2000年半ばから健康被害が社会問題となり脱法ドラッグと呼称された．2005年には，無承認・無許可医薬品として薬事法での取締りが可能となり違法ドラッグと呼ばれるようになった．2007年の薬事法改正では，危険性の高い違法ドラッグを指定薬物に指定し，製造・販売などが禁じられた．しかし，類似した構造の新たな薬物の製造が後を絶たず，2013年からは個別指定と類似している化学構造の薬物を包括指定する制度が整備された．2018年2月現在，指定薬物は2,373物質（個別269物質，包括2,104物質）である．2014年7月からは危険ドラッグと呼称され，指定薬品に指定されたものは所持，使用についても罰則規定が付与された.

　危険ドラッグは種類が多く，大麻成分類似物質や覚醒剤類似物質が含有されているため大麻様，覚醒剤様の作用を呈し，使用量や使用方法によっては重篤になることがある.

症状：症状は多彩かつ広範である．身体症状として，悪心・嘔吐，過呼吸，動悸，頻脈，不整脈，発汗，呼吸困難，散瞳，高体温，高血圧，全身倦怠感などがみられ，急性中毒で重篤になると血圧低下，けいれん，意識障害などが出現する．精神症状では，幻覚，妄想，幻聴，多幸感，知覚変容，易怒性，不安・抑うつ，恐怖，不眠，不穏，興奮，錯乱などがみられる.

治療：含有成分は臨床の現場では不明なことが多く，治療は輸液と対症療法が主体となる．精神症状については，抗精神病薬やベンゾジアゼピン系薬物を投与する.

（浅利　靖）

◉文献
1) 日本中毒学会（編）：急性中毒標準治療ガイド．東京：じほう；2008.
2) 内藤裕史：中毒百科―事例・病態・治療：工業用品/ガス/農薬/医薬品/動植物，改訂第2版．東京：南江堂；2001.

心身症

心身症の定義

　心身症（psychosomatic disease）とは「身体疾患のなかで，その発症や経過に心理社会的因子が密接に関与し，器質的ないし機能的障害の認められる病態をいう．ただし，神経症やうつ病など，他の精神障害に伴う身体症状は除外する」（日本心身医学会，1991年）と定義されている．胃潰瘍，気管支喘息，高血圧，過敏性腸症候群などの身体疾患において，心理社会的因子が症状の発症，持続，改善に深く関与する場合には心身症として捉えることになる．すなわち心身症は，疾患名ではなく病態名である．診断名を診療録に記載する場合には，たとえば過敏性腸症候群（心身症）とする．心身症としてとらえたほうがよい代表的な身体疾患を❼❽に示す.

　米国精神医学会が作成する，精神疾患・精神障害の分類マニュアルである"DSM（Diagnostic and Statistical Manual of Mental Disorders）；精神疾患の診断・統計マニュアル"が2013年に改訂されDSM-5が公開された．DSMでは心身症という用語は採用されていないが，「身体症状症および関連症候群」の章で「他の医学的疾患に影響する心理的要因」（❼❾）に記載がある．診断的特徴として「よくみられる臨床例としては，不安により悪化する喘息，急性の胸痛に対する治療の必要性の否認，および体重を減らしたい糖尿病のインスリン操作があげられる．（中略）好ましくない影響には，急性で即座に医学的結果を引き起こすもの（例：たこつぼ型心筋症）から慢性，長期に及ぶもの（例：慢性の職業上のストレスによって引き起こされた高血圧症）がある．影響を受ける医学的疾患には，病態生理が明らかなもの（例：糖尿病，癌，冠動脈障害），機能性症候群（例：片頭痛，過敏性腸症候群，線維筋痛症），あるいは特発性の医学的症状（例：痛み，倦怠感，めまい）などがある」との記載がある.

❼❽ 心身症としてとらえたほうがよい身体疾患

呼吸器系	気管支喘息，過換気症候群，神経性咳嗽，喉頭けいれん，慢性閉塞性肺疾患など
循環器系	本態性高血圧症，本態性低血圧症，起立性低血圧症，冠動脈疾患（狭心症，心筋梗塞），一部の不整脈など
消化器系	過敏性腸症候群，機能性ディスペプシア，胃・十二指腸潰瘍，急性胃粘膜病変，潰瘍性大腸炎，胆道ディスキネジー，慢性膵炎，慢性肝炎，呑気症，心因性嘔吐，びまん性食道けいれん，食道アカラシアなど
内分泌・代謝系	神経性食欲不振症，過食症，甲状腺機能亢進症，糖尿病，心因性多飲症，愛情遮断性小人症，単純性肥満症，pseudo-Bartter症候群など
神経・筋肉系	緊張型頭痛，片頭痛，慢性疼痛，痙性斜頸，書痙，眼瞼けいれん，三叉神経痛など
その他	関節リウマチ，線維筋痛症，腰痛症，多汗症，円形脱毛症，慢性蕁麻疹，アトピー性皮膚炎，更年期障害，顎関節症，舌痛症，口内炎など

ICD-10では心身症に相当する箇所は，「生理的障害および身体的要因に関連した行動症候群（behavioral syndromes associated with physiological disturbances and physical factors）」という項目（F5）の中における，摂食障害（F50），性機能障害（F52），他に分類される障害あるいは疾患に関連した心理的および行動的要因（F54）などである．F54の使用例として，喘息，皮膚炎と湿疹，胃潰瘍，潰瘍性大腸炎，蕁麻疹などがあげられる．その他，神経症性障害，ストレス関連障害および身体表現性障害（neurotic, stress-related and somatoform disorders）の項目（F4）では，身体表現性自律神経機能不全（F45.3）があり，わが国で汎用されてきた自律神経失調症に相当する．

心身症の分類

これまで積み重ねてきた臨床経験から心身症は⑧のように3つのカテゴリーに分類される．

第1グループ：心理社会的ストレスが身体疾患の悪化因子，あるいは発症因子の一つとなっている場合である．「ライフイベントの変化（進学，就職，転居，身内の死など）」や「日常生活のストレス（対人関係の問題，勉強や仕事の負担など）」が疾患の発症や再燃に先行してみられる．また，心理状態（不安，うつ，怒りなど）が症状に影響を与える．

第2グループ：慢性疾患（気管支喘息，関節リウマチ，悪性腫瘍など）では，慢性再発性に経過し改善の見通しが立ちにくく，治療にかかる肉体的，精神的，経済的負担が大きい．心理社会的苦痛が加わり抑うつや不安も惹起する．

第3グループ：心理社会的因子によって身体疾患に対する適切な治療や管理を行うことが妨げられ，治療や経過に悪影響を与える．医療に対する強い不信感などを認める．

心身症での評価項目

横断的視点

身体疾患の経過に心理社会的要因がどのように関連しているかを整理することが必要である．たとえば学校・職場での人間関係でのストレスと腹痛の程度・頻度，職場での昇進・異動と頭痛の程度などをセルフモニターできるような日誌の活用があげられる．

縦断的視点

症状発症（転換点）前の状態（準備因子：場合によっては幼少時の特性），発症前後の出来事（誘発因子：たとえば進学，就職，結婚，事故など），さらに症状の持続，改善を妨げる因子（持続因子：たとえば学業・仕事への不適応，新しい生活での負担，保障問題のこじれなど）の時間軸で整理することが，心身症の診断と治療につながる．

ライフイベントや日常的ストレス

⑧に示すライフイベントや日常的ストレスの存在の有無を個々に把握する必要がある．少子高齢化（労働人口の減少），ソーシャル・ネットワーキング・サービス（social networking service：SNS），オンラインゲームの広がり，働き方の多様化，癌などの疾患治療をしながらの就労など，社会現象の変化に伴う新たなストレス（⑧の*）にも目を向ける．

生物・心理・社会的モデル

Engelが提唱した生物・心理・社会的モデル（bio-psycho-social model）は，疾病，疾病行動（例：わずかな体調不良で受診する）を理解するもので，病める対象を心身両面から把握する心身医学の立場と共通するものである．

これらの視点に沿って整理すべき評価項目を⑧に示す．

---

⑲ DSM-5にみられる心身症に該当する記載

他の医学的疾患に影響する心理的要因（Psychological Factors Affecting Other Medical Conditions）

診断基準 316（F54）

A．身体症状または医学的疾患が（精神疾患以外に）存在している．

B．心理的または行動的要因が以下のうち1つの様式で，医学的疾患に好ましくない影響を与えている．

　(1) その要因が，医学的疾患の経過に影響を与えており，その心理的要因と，医学的疾患の進行，悪化，または回復の遅延との間に密接な時間的関連が示されている．

　(2) その要因が，医学的疾患の治療を妨げている（例：アドヒアランス不良）．

　(3) その要因が，その人の健康へのさらなる危険要因として十分に明らかである．

　(4) その要因が，基礎的な病態生理に影響を及ぼし，症状を誘発または悪化させている．または医学的関心を余義なくさせている．

C．基準Bにおける心理的および行動的要因は，他の精神疾患（例：パニック症，うつ病，心的外傷後ストレス障害）ではうまく説明できない．

▶現在の重症度を特定せよ

軽症：医療上の危険性を増加させる（例：高血圧の治療においてアドヒアランスが安定しない）．

中等度：基礎にある医学的疾患を悪化させる（例：喘息を悪化させる不安）．

重度：入院や救急受診に至る．

最重度：重篤で，生命を脅かす結果になる（例：心臓発作の症状を無視する）．

（日本精神神経学会監修：DSM-5 精神疾患の診断・統計マニュアル．東京：医学書院：2014．p.317．）

心身症患者の性格傾向・行動上の問題

心身症を有する患者では，ストレスによる身体症状の発症（身体化）しやすい性格や行動パターンがみられることが多く診断の助けになる．

完全主義・執着性気質

何事もきちんとしなくてはいけないと思うタイプ，いつまでもくよくよ考えすぎるタイプである．

⑳ 心身症のカテゴリー別分類

第1グループ	ストレスにより身体疾患が発症，再燃，悪化，持続する（狭義の心身症）
第2グループ	身体疾患に起因する不適応を惹起している
第3グループ	身体疾患の治療・管理への不適応を惹起している

（筒井末春：心身症．内科学総論，伴信太郎編，内科学書，改訂第8版，Vol.1．東京：中山書店；2013．p.81，表36．）

㉑ ライフサイクルと発達課題ならびに心理・社会的ストレッサーとなりうるもの

1. 小児期

乳幼児期：基本的信頼感（安心感），基本的生活習慣（自律性）
　母親との関係—愛情・スキンシップ不足，見捨てられる不安など
　家族の雰囲気—両親の不和・別居・離婚・病気・死亡，嫁・姑の関係など
　しつけ—厳しすぎる（干渉しすぎる），一貫性がない，放任，虐待*など
　同胞との関係—弟妹の出生，親をめぐる葛藤，一人っ子*など
学童期：社会的適応性の基礎（適格性）
　家庭生活—両親との関係，母親不在，父親不在，厳しすぎるしつけ，両親（夫婦）の関係，ゲーム依存*，貧困*など
　学校生活—友人や教師との関係，学業成績，いじめなど

2. 思春期・青年期：自我同一性・性的同一性の確立（主体性）

家庭生活—親からの自立（依存・独立の葛藤）など
学校生活—友人（異性を含む）・教師との関係，学業成績，進学問題，受験失敗，クラブ活動など
社会生活：恋愛，結婚，就職など

3. 成年期・中年期：親密感，"育み，世話"

家庭生活—結婚，配偶者との関係，不妊*，子どもの出生・育児，親の役割，子どもの教育*，子どもの独立，両親との関係の変化，親の介護*，住居の条件，単身赴任，共働きなど
社会生活—就職，仕事内容と適性，出世競争，配置転換，昇進，上司・同僚・部下との関係，職場環境，過重労働*，治療と仕事の両立*，通勤時間，転職，倒産，失業，地域社会の人々との関係など

4. 初老期（退行期，更年期）・老年期：統合感，"英知"

家庭生活—子どもの独立，子どもとの関係の変化，配偶者の病気・死亡，近親者の病気・死亡，老老介護*，離婚*など
社会生活—退職，経済不安，役割喪失，生きがいの喪失，再雇用*，地域社会の人々との関係など

（吾郷晋浩：心身症．大塚俊男ほか編，こころの健康百科．東京：弘文堂；1998．p.290をもとに作成．*は筆者が追加した項目）

過剰適応

自分の感情を抑制し，思っていることを口に出さず周囲に合わせ，その期待に応えようと努力する．一見，表面上は対人関係に問題がないようにみえるが，不満や怒り，自己嫌悪感を抱くなどストレスが蓄積しやすい．

アレキシサイミア（alexythimia；失感情症）

Sifneosによって心身症の症状を説明する概念として提唱された性格特性である．その特徴を㉓に示す．心身症以外の精神障害でもみられることがある．また，心身症の患者は身体感覚への気づきも鈍い傾向が指摘され，これは失体感症（アレキシソミア〈alexisomia〉）と呼ばれる．なお，アレキシサイミアからみた心身症の症状形成仮説が病態理解に役立つ（㉔）．

タイプA行動様式

特徴は，①攻撃的，②野心的，③競争心をあおる，④いつも時間に追い立てられている，であり，冠動脈疾患の危険因子である．

鑑別が必要な精神疾患

うつ病患者が最初に受診するのは内科領域が多いこ

㉒ 患者評価項目表

	現在	発症前後	幼児期
身体的（生物的）	身体症状・所見 身体診察所見 使用薬剤 検査成績の異常	初発症状 身体状態の変化 使用薬物の変更	身体的疾患の既往歴 身体的・精神的疾患の家族歴
心理的	身体的・心理的主訴 心理状態 治療への期待	心理状態の変化 気分・行動の変化 心理学的テスト 心理的援助依頼	パーソナリティの発達 防衛機制・対人反応 精神疾患の既往
社会的	同居者 職業 社会的ストレス 物理的環境	経済状態の変化 職業の変更 生活事件の変化 物理的環境の変化	両親の職業歴 人生早期の人間関係 学校生活 結婚・職業

（Leigh H. et al：The patient evaluation grid：A systematic approach to comprehensive care. *Gen Hosp Psychiat* 1980；2：3.）

㉓ アレキシサイミアの特徴

1. 空想生活が貧弱なこと
2. 葛藤が言語化できないこと
3. 情動の体験と表出が制限されていること
4. 情動を表現したり，葛藤を回避するのに行動が使われやすいこと
5. 面接者とのコミュニケーションが困難なこと
6. 感情よりむしろ些細な事柄を際限なく述べること
7. 思考内容が内的な空想や情動よりも外的な出来事に関連していること

（筒井末春：心身症．内科学総論，伴信太郎編，内科学書，改訂第8版，Vol.1．東京：中山書店；2013．p.84-5の本文より作成．）

とが示すように，身体症状を主訴（例：頭痛，嘔気，不眠）とする精神疾患は少なくない．これらの症例の中には，心理社会的要因が発症に関与することもあり，常に精神障害との鑑別が必要となる．鑑別すべき精神疾患を⑧に示す．発達障害による身体感覚異常のために身体症状をきたす場合も多く，心身症では発達障害を念頭におくことが必要である．ただし，診断は慎重にすべきである．

病因・病態の基礎

心身症の病因・病態を考える際に，心理社会的要因（ストレスなど）と身体機能を生物学的にも理解する必要がある．

ストレス学説

生物学的なストレスとは，さまざまな外的刺激（ストレッサー）が加わったときに生じる生体内の歪みの状態をいう．身体・物理的ストレッサー（寒冷，拘束など）によって，①胃・十二指腸潰瘍，②胸腺の萎縮，③副腎皮質の肥大，の3症候が引き起こされるが，心理的ストレッサーでも同様な反応が起きることを

Selyeが明らかにした．このストレッサーの種類によらない非特異的反応群は，生体防衛反応であり，適応の維持獲得と考え「一般適応症候群（general adaptation syndrome）」として発表した．一般にはストレス学説として知られている．3段階（警告反応期，抵抗期，疲憊期）に分けて考えられている（⑧）．

情動の情報処理

情動とは，怒り，恐れ，喜び，悲しみなどの突然引き起こされる一時的で急激な感情をさす．生物学的には，個体・種族維持のための生得的な欲求が脅かされる，満たされる，または満たされないときの感情体験とそれに伴う身体反応である．恐れや怒りの出力経路を⑧に示す．アレキシサイミアでは情動体験の言語化過程に問題があるか，情動体験自体が障害されていることが推定される．それぞれ，左右大脳半球間の連絡，あるいは大脳辺縁系と大脳皮質間の連絡に障害があることを示唆する報告がある．

視床下部-下垂体-副腎軸

生体にストレスが加わると，視床下部室傍核で産生された副腎皮質刺激ホルモン放出因子（corticotropin-releasing factor：CRF）は下垂体門脈を介して，下垂体前葉より副腎皮質刺激ホルモン（adrenocorticotropic hormone：ACTH）の分泌を促す．さらにACTHは副腎皮質よりコルチゾールの分泌をもたらし，視床下部-下垂体-副腎軸（hypothalamic-pituitary-adrenal axis：HPA axis）として知られる生体反応を引き起こす．この反応は自律神経系の賦活化とともに生命維持に不可欠である．HPA軸反応性は生直後の母子分離，あるいは授乳期での親の養育行動低下により亢進する

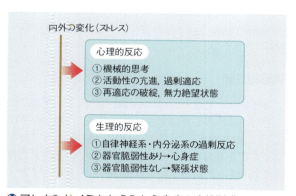

⑧ アレキシサイミヤからみた心身症の症状形成

(Sifneos PE, et al：The phenomenon of 'alexithymia'. Observations in neurotic and psychosomatic patients. *Psychother Psychosom* 1977：28 47.)

⑧ 心身症と鑑別が必要な代表的精神疾患

気分症*（気分障害）：うつ病
不安症*（不安障害）：パニック障害，社会不安障害，外傷後ストレス障害，急性ストレス障害，全般性不安障害，強迫性障害
身体表現性障害（身体症状症*）
境界性パーソナリティ障害
統合失調症
詐病，虚偽性障害
問題行動や習癖
発達障害*

(筒井末春：心身症．内科学総論，伴信太郎編，内科学書，改訂第8版，Vol.1．東京：中山書店；2013．p.82．表38．*は筆者が追加した項目)

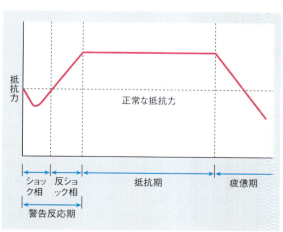

⑧ Selyeの一般適応症候群

(筒井末春：心身症．内科学総論，伴信太郎編，内科学書，改訂第8版，Vol.1．東京：中山書店；2013．p.84．図39.)

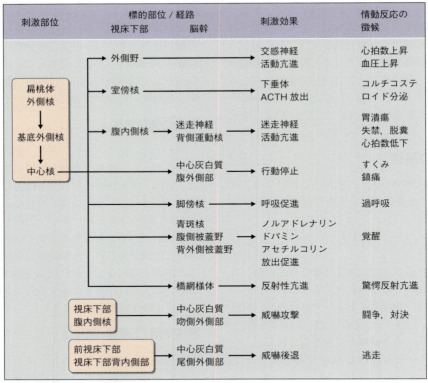

❽ 恐れと怒りの出力経路
（久保千春編：心身医学標準テキスト，第3版．東京：医学書院；2009．p.45．）

ことが齧歯類で明らかにされている．また，腸内細菌叢とHPA軸反応性の関連も報告され，HPA軸反応の安定性には，正常な腸内細菌叢が関与する．

病因・病態に沿った心身症診断

①症状に関連する器質的疾患の除外，精神疾患の除外という消極的診断と，②症状と心理社会的因子との関連（心身相関）を把握する積極的診断の組み合わせとなる．

除外診断

器質的疾患の診断に関しては，一般内科・身体医として実施する（例：慢性の腹痛と便通異常の場合は，大腸癌あるいは炎症性腸疾患の症候の有無を医療面接，身体診察，さらに一般的な血液検査，便潜血反応などの検査を実施して検討する）．専門医へのコンサルテーションが必要な場合（例：大腸癌あるいは炎症性腸疾患を示唆する危険症候がある場合に大腸内視鏡検査などの精密検査依頼）は連携して診断をする．精神疾患が疑われる場合は精神科に紹介する．精神科受診に抵抗がある場合は，当面は併診することを伝える．

積極的診断

身体症状の発症と経過に心理社会的因子が密接に関与しているのが心身症であるが，実際には患者がそのことに気づいているとは限らない．場合によっては否定することもある．したがって，初診では徹底した傾聴を基本とした医療面接と診察を行い，良好な患者・医師関係を築くことが大切である．その結果，心身相関に患者の気づきを促し，診断のみならず治療方針の決定にも結びつくことになる．そのポイントを❽に示す．

心理テスト

心理テスト（❽）には性格検査や知能検査が知られている．パーソナリティ傾向やストレス対処法，生活の質（QOL）を評価する検査もある．あくまでも診断のための補助手段である．テストへの患者の抵抗感も考慮して，必要性を説明しながら可能な範囲で実施する．一方，単一のテストで患者の人格や全体を把握することは不可能であり，目的に応じて，さまざまな心理テストを選択したり，組み合わせたりすることが必要になる．この組み合わせをテスト・バッテリーと呼び，一般的には質問紙法テストと投影法テストを組

❽❽ 医療面接のポイント

面接開始時

患者を楽にする
1. 緊張を解くように面接を始める（例：どうぞ椅子にお掛け下さい）
2. 患者を大事にしている気持ちを示す（例：問診表を拝見すると辛い日々ですね）

面接中

情報を集める
1. 開かれた質問で答えやすく（例：頭痛について詳しく聞かせて下さい）
2. 不必要に口をはさまず，患者自身の言葉で話させる
3. 患者が答えにつまったときは考えられるいくつかの答えを示す
4. よりよく理解するために必要に応じて質問を繰り返す
5. 混乱したり矛盾している箇所ははっきりさせる（例：週末がより辛いのですね）
6. 患者がその病気をどのくらいよく知っているかと聴く
7. 患者の年齢や経験に応じた言葉を使う
8. 図表，書いた物，X線写真，心電図など補助的メディアを使って話し合う
9. 患者を誤解させる自分の癖を自覚する（しょっちゅう頷くとか）

指導性の維持
10. 対話のペースを配慮する
11. 時々まとめる
12. 話題が変わるときは，切れ目を明確にする
13. 患者の話があまりずれたときは焦点を戻す
14. 時に話をまとめて患者の反応を待つ

疎通性の維持
15. アイコンタクトを保つ
16. 非言語的な面にも配慮する（椅子の位置，姿勢，表情，接触など）
17. 患者に自分の病気や他のことについての感情を表明する機会を与える
18. 患者の価値観は判断せず受容する
19. 患者の不安をあおる言動に注意する
20. 不安を除くために正しい答えが必要なことを患者に説明する
21. 患者が表明した疑問や気がかりに応える（応えられないときは保留とする）
22. 患者が意外に示した気がかりに応える
23. 患者の闘病態度を励ます

面接終了時

終わりをはっきりさせる
1. 患者に次はいつどうするかを伝える（例：予約をとる）
2. 患者に他に伝えたいことはないか尋ねる
3. 考え方の差異については合意を得るまで話し合う
4. 気持ちのよい終わりの言葉を述べる

（筒井末春：心身症．内科学総論，伴信太郎編，内科学書，改訂第8版．Vol.1．東京：中山書店；2013．p.83，表40をもとに作成）

❽❾ 心理テストの種類

I. 知能テスト

a. 個別式知能テスト
1. 鈴木・ビネー式知能検査
2. 田中・ビネー式知能検査
3. WAIS-III 成人知能検査
4. コース立方体組み合わせテスト

b. 集団式知能テスト
1. 田中A式知能検査
2. 田中B式知能検査

II. 人格テスト

1）質問紙法テスト

a. 心身両面の症状の検査を目的としたもの
1. 健康調査表（CMI）
2. 九大式健康調査表（KMI）

b. ある特定の精神状態または症状の測定を目的としたもの
1. テイラー顕在性不安尺度（MAS）
2. 状態不安・特性不安尺度（STAI）
3. 自己評定式抑うつ尺度（SDS）
4. うつ病（抑うつ状態）自己評価尺度（CES-D）
5. ハミルトン他者評定式抑うつ尺度（HRSD）
6. 気管支喘息判定テスト（CAI）
7. 食行動調査表（EAT, EDQ）
8. A型行動パターン調査表（A型傾向判別表，JAS）
9. アレキシサイミア評価尺度（BIQ, TAS など）

c. 性格・人格テスト
1. 矢田部・ギルフォード性格検査（Y-G性格検査）
2. ミネソタ多面的人格目録（MMPI）
3. モーズレイ性格検査（MPI）
4. 東大式人格目録（TPI）
5. エゴグラム（egogram）—東大式（TEG），九大式（ECL）など

2）投影法テスト

a. 言語表現による方法
1. 文章完成法テスト（SCT, KSCT）
2. 絵画欲求不満テスト（PFスタディ）
3. ロールシャッハ・テスト
4. 絵画統覚検査（TAT）・児童絵画覚検査（CAT）

b. 描画による方法
1. バウム・テスト
2. 人物描画法（DAP）など

（久保千春編：心身医学標準テキスト，第3版．東京：医学書院；2009．p.85．）

臓器レベルでの自律神経機能を調べる検査がある．後者には，起立試験，瞳孔検査，胃電図，指尖容積脈波検査，心拍変動検査などがある．睡眠時呼吸障害の診断に不可欠なポリソムノグラフィ（polysomnography：PSG）は，睡眠状態と呼吸状態モニターの組み合わせである．心身症を病態心理と病態生理から評価することで，難治性の解明や治療法の選択が可能になる．すなわち，病態生理を可視化することで，患者と一緒に病態の理解が進むことが期待される．特に脳機能画像（SPECT, PET, fMRI）や近赤外線分光法（NIRS）などによる脳機能可視化が一般臨床レベルで利用可能になることが期待される．

み合わせて数種類を選び，お互いに補完するように工夫する．

精神生理学的検査法

中枢神経の働きを調べる脳波や脳機能画像などと，

⑨⓪ 主な心身医学的治療

1. 一般内科ないし臨床各科の身体療法
2. 生活指導
3. 面接による心理療法（カウンセリング）
4. 薬物療法（向精神薬，漢方など）
5. 環境調整
6. 自律訓練法，筋弛緩法
7. 精神分析療法：交流分析
8. 行動療法：バイオフィードバック療法
9. 認知療法
10. 家族療法
11. 箱庭療法
12. 読書療法
13. 音楽療法
14. 集団療法
15. 絶食療法
16. 東洋的療法：森田療法，内観療法，鍼灸療法，ヨーガ療法，禅的療法，気功法
17. ゲシュタルト療法
18. その他

（筒井末春：心身症．内科学総論，伴信太郎編，内科学書，改訂第8版，Vol.1．東京：中山書店；2013．p.83，表42．）

心身症の治療

主な心身医学的治療を⑨⓪に示す．心理療法のうち，自律訓練法，交流分析，行動療法，認知療法が心身医学領域でよく実施されている．

（金子　宏）

◉文献

1) 小牧　元ほか（編）：心身症診断・治療ガイドライン2006．東京：協和企画；2006．
2) 筒井末春：心身症．内科学総論，伴信太郎（編），内科学書，改訂第8版，Vol.1．東京：中山書店；2013．p.80．
3) 久保千春（編）：心身医学標準テキスト，第3版．東京：医学書院；2009．
4) 日本心身医学会用語委員会（編）：心身医学用語事典，第2版．東京：三輪書店；2009．

医原性疾患

医原性疾患とその種類

医原性疾患とは医療介入に関連して起こる疾患のことである．その種類にはさまざまなものがある．代表的な種類を⑨①に示す．最近のわが国における医原性疾患のトピックには過剰医療があり，過剰医療には過剰検査と過剰治療がある．エビデンスの適用を超えた過剰な検査は，症状を引き起こすことのないような体内の変化を見つけることによって，その後のダウンスト

リーム検査（侵襲的な検査も含まれる）を行うことがあり，それによって有害事象が起こることがある．同様に，エビデンスのない過剰な治療は，それに伴う副作用のリスクを高める．代表的な例にはポリファーマシーがある．

アレルギー疾患

医原性疾患としてのアレルギー疾患の原因物質の種類を⑨②に示す．これらのうち頻度が高いのは，薬物または造影剤に対するアレルギーである．薬物アレルギーでは問診が重要である．アレルギーのCoombs-Gell分類におけるⅠ型アレルギー（即時型過敏症）は，時に重篤なアナフィラキシーショックをきたすことがあるので注意を要する．Ⅰ型アレルギーは，IgEを介した肥満細胞の脱顆粒によって起こる．造影剤アレルギーでもショックをきたすことがあるが，IgEを介しているかどうかは不明であり，そのためこれはアナフィラキシー様反応と呼ばれている．金属やラテックスアレルギーに関しては外科手術のときに問題となることがある．

薬剤性疾患

アレルギー性疾患以外の薬剤性疾患の種類には⑨③のようなものがある．薬剤の副作用にはさまざまな種類があり，ほとんどの症状で薬剤性疾患の可能性があると考えたほうがよい．発熱や食欲低下などの全身症状から，視力障害や嚥下障害などの局所症状まで，あらゆる症状のケースで薬剤性の可能性も考えるべきである．

高齢者や臓器障害をもつ患者では薬剤副作用のリスクが高くなる．高齢者では腎臓と肝臓の機能が低下し，かつ水分量や筋肉量も低下しているので，薬物の代謝が低下し体内に薬物が蓄積しやすくなる．また，高齢者では体内脂肪の割合が増加しているので，脂溶性薬剤の半減期が長くなり，これらの薬剤の副作用のリス

⑨① 医原性疾患の種類

アレルギー疾患
薬剤性疾患（アレルギー以外）
医療関連感染症
手術などによる医原性疾患
放射線被曝
その他

⑨② アレルギー疾患の種類

薬物
造影剤
金属
ラテックス

クが高まる．

さらには，高齢者では併存疾患の種類が多くなるので，自然にポリファーマシーとなる場合が多く，これによる薬剤副作用のリスクが高まる．ポリファーマシーは転倒とそれによる骨折のリスクを高める．

❾❹に，統合失調症状を既往にもつ90歳代男性で，ポリファーマシーによる薬剤性パーキンソニズム，サルコペニア，嚥下障害，誤嚥性肺炎，脱水などを認めたケースを示す．このケースに対して必要最小限度の薬剤にまで整理した結果，3種類のみの投薬となり，患者は全身状態が回復しリハビリに励むようになった．自力で食事摂取が可能となった状態を❾❺に示す．

また，患者自身の希望によって処方の種類が増える場合もある．さらには，ある薬剤による副作用をそれとは知らずに別の薬によって治療しようとする現象，すなわち処方カスケードもポリファーマシーの原因となる．

水戸協同病院で行われた研究によると，高齢者が救急で入院する原因のうち約5％が薬剤性疾患であった[1]．これらのうち，原因としての頻度の多い薬剤は，アスピリンなどの抗血小板薬，ワルファリンなどの抗凝固薬，広域スペクトラムの抗菌薬，ベンゾジアゼピン系の鎮静薬，認知症の周辺症状に対して使用された非定型抗精神病薬，利尿薬，スルホニル尿素剤などの血糖降下薬などであった．これらのハイリスク薬剤を内服中の患者では，常に副作用出現について注意を払うべきである．

薬剤間相互作用には大きく2つの種類がある．薬物動態的相互作用と薬力学的相互作用である．薬物動態的相互作用では，ある薬物の吸収や分布，代謝，排泄などに影響を与える薬剤が追加されることによって，もとの薬剤の薬理作用が増強あるいは低下したりするものである．薬物動態的相互作用の例には以下のようなケースがある．

①ケース1：甲状腺機能低下症のために甲状腺ホルモンを内服している患者が鉄剤を内服すると，甲状腺機能低下症状をみる場合がある．これは鉄剤が甲状腺ホルモンの吸収を低下させるからである．

②ケース2：高血圧症のためにカルシウム拮抗薬のアムロジピンを内服している患者が，抗菌薬のクラリスロマイシンを内服すると，血圧低下をみる場合がある．これはクラリスロマイシンがアムロジピンを代謝する酵素の活性を阻害するためである．

薬力学的相互作用は，受容体レベルまたは臨床レベルにおいて，薬理作用が重なるかまたは拮抗するために，薬理作用の増強または減弱が起こることである．薬力学的相互作用の例には以下のようなケースがある．

③ケース3：抗精神病薬を複数内服している患者で嚥下障害が増悪することがある．これは複数の抗精神病薬がそれぞれドパミン受容体遮断作用を有するからである．

④ケース4：高血圧症で降圧薬のカルシウム拮抗薬を内服している患者が，前立腺肥大症のためにα遮断薬を内服すると，血圧低下による失神をみることがある．両方の薬剤に血圧を低下させる臨床的な加重作用があることによる相互作用である．

医療関連感染症

医療に関連して起こる感染症を医療関連感染症といい，❾❻のような種類がある．このうち，術創部感染症と尿道カテーテル関連尿路感染症の頻度が高いが，カテーテル関連血流感染症と人工呼吸器関連肺炎のほう

❾❸ 薬剤性疾患（アレルギー以外）の種類

| 薬剤副作用 |
| 薬物間相互作用 |
| 薬物動態的相互作用 |
| 薬力学的相互作用 |

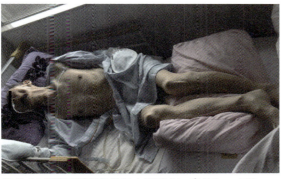

❾❹ 約20種類の薬剤を投与されていたポリファーマシーのケース

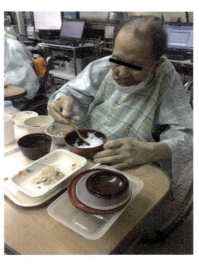

❾❺ 減薬で全身状態が軽快した同患者

96 医療関連感染症の種類

術創部感染症
尿道カテーテル関連尿路感染症
カテーテル関連血流感染症
人工呼吸器関連肺炎
輸血，血液製剤または輸液関連感染症
特別な病原体による感染症：薬剤耐性菌感染，結核，インフル
　　エンザ・ノロウイルス感染症

97 手術などによる医原性疾患の種類

血管穿刺
出血
臓器損傷
臓器摘出による影響

98 放射線（医療）被曝の種類

放射線検査
放射線治療

99 その他の医原性疾患の種類

造影剤腎症
輸血の合併症
輸液の合併症
安静の合併症
身体拘束の合併症
入院による環境変化の合併症

が重症度が高い．カテーテル関連血流感染症では中心静脈カテーテルに関連するものが有名であるが，末梢静脈カテーテルに関連するものも多いので，カテーテル刺入部では末梢であっても，その皮膚所見には注意する．HCV と HIV が発見されてからは，輸血や血液製剤での感染症はかなり少なくなった．

　医療関連感染症では薬剤耐性菌によるもののリスクが高くなる．なかでも，メチシリン耐性黄色ブドウ球菌や緑膿菌を代表とする SPACE グループの感染症が問題となる．SPACE グループに属する菌は，*Serratia*，*Pseudomonas*，*Acinetobacter*，*Citrobacter*，*Enterobacter* である．

　病院における感染症には特殊な病原体がある．代表的なものが，結核菌，ノロウイルスなどである．2015年に韓国で問題となった中東呼吸器症候群（MERS）のアウトブレイクは病院内で発生した．そういう意味ではこれも医原性疾患なのである．

手術などによる医原性疾患

　手術や手技などによる医原性疾患の種類について**97**に示す．これらは医事紛争では問題となるものである．中心静脈ライン穿刺時の血管穿刺や出血による気道閉塞などでは医療事故としてしばしば問題となる．臓器の摘出によるものとしては，甲状腺摘出による甲状腺機能低下症などがある．

放射線被曝による医原性疾患

　医原性疾患となりうる放射線被曝の種類について**98**に示す．日本における放射線の検査では CT 検査による被曝が問題となっている．他の先進国と比べて日本の保有する CT の台数が多いことがが問題である．日本では，被曝で多くの癌が発生していると考えられている．癌以外でも，放射線療法後の大腸炎による消化管狭窄や，膀胱炎による膀胱破裂などの合併症も時折みられる．

その他の医原性疾患

　その他の医原性疾患には**99**のようなものがある．造影剤腎症に関しては，実際はそれほど多くないと考えられている．輸血の合併症として，感染症は減少して

いるが，急性呼吸窮迫症候群は依然として多く認められており，臨床現場における診断の遅れが問題となっている．輸液の合併症としては電解質異常や過剰輸液による浮腫がある．

　安静の合併症として，深部静脈血栓症や肺塞栓症，高齢者におけるサルコペニアや機能的身体活動性の低下などがある．身体拘束の合併症として，深部静脈血栓症に加えて，褥瘡の形成やその悪化，せん妄の発生などがある．患者の QOL の低下も問題である．

　入院による環境の変化によって，しばしば患者の状態の悪化につながることがある．高齢者におけるせん妄，睡眠障害などである．

（徳田安春）

◉文献

1) Fushiki Y, et al：Polypharmacy and adverse drug events leading to acute care hospitalization in Japanese elderly. *Gen Med* 2014；15：110.

腫瘍学

分類と悪性度

腫瘍の定義

　腫瘍（tumor）とは，自律性をもった細胞の過剰発育状態と定義され，良性腫瘍と悪性腫瘍に大別される．

　悪性腫瘍とは，病理学的には細胞あるいは組織構造の異型性が著明で，浸潤性発育を示すものであり，臨床的には浸潤性で速やかに発育し，転移や再発を起こ

すのが特徴である．すなわち正常の組織とは異なり，以下の要素を備えている．

①クローン性（clonality）：悪性腫瘍は，通常，単一の幹細胞が増殖して形成される．

②自律性（autonomy）：悪性腫瘍細胞の増殖は正常のregulationを受けず，自律性をもって過剰に増殖する．

③退形成（anaplasia）：悪性腫瘍細胞は正常の分化を行わない．

④転移（metastasis）：悪性腫瘍細胞は体の他の部位へ，血行性，リンパ行性に不連続的に進展する．

腫瘍の分類

病理学的分類

腫瘍は発生起源を考慮する病理組織学的な立場から上皮性の腫瘍と非上皮性の腫瘍に区別され，これにさらに腫瘍組織の成熟度を加味して，通常，4つに大別される．すなわち，①成熟した上皮性の腫瘍（良性腫瘍），②成熟した非上皮性の腫瘍（良性腫瘍），③未熟な上皮性の腫瘍（癌），④未熟な非上皮性の腫瘍（肉腫），その他に分類される（⑩⑩）．

癌の分類：癌は，その発生母地組織により下記に分類される．

①基底細胞癌（basal cell carcinoma）：表皮に発生する．

②扁平上皮癌（squamous cell carcinoma）：表皮，舌，口腔粘膜，唾液腺，鼻腔，副鼻腔，咽頭，喉頭，食道，気管，気管支，子宮頸部などに好発する．

③腺癌（adenocarcinoma）：肺，乳腺，消化管，泌尿生殖器，子宮体部などに好発する．その形態により乳頭状腺癌（papillary adenocarcinoma），管状腺癌（tubular adenocarcinoma），低分化腺癌（poorly differentiated adenocarcinoma），粘液腺癌（mucinous adenocarcinoma），印環細胞癌（signet-ring cell carcinoma），腺房腺癌（lobular adenocarcinoma）などに細分類される．

④移行上皮癌（transitional cell carcinoma）：扁平上皮癌と腺癌の特徴を併せもつもので，膀胱，尿管などに好発する．

⑤その他：肝細胞癌（hepatocellular carcinoma），胆管細胞癌（cholangio carcinoma），膵島細胞癌（islet cell carcinoma），唾液腺，気道などに発生する腺様嚢胞癌（adenoid cystic carcinoma）など，種々の臓器に特異的なものがある．

肉腫の分類：組織形態学的に，明らかにある組織との類似性が認められるものに対しては，横紋筋肉腫，平滑筋肉腫，脂肪肉腫，血管肉腫，線維肉腫，骨肉腫，軟骨肉腫など，その組織を示す語尾に「肉腫」をつけて分類しているが，いかなる組織にも類似性を認めない場合には，腫瘍細胞の形態により，円形細胞肉腫，紡錘細胞肉腫などと分類されている．

良性腫瘍の分類：通常，組織学的に類似した起源組織の名称に「腫」の文字をつけて腺腫，脂肪腫，平滑筋腫などと分類している．

臨床的分類

臨床的には国際疾病分類（International Statistical Classification of Diseases and Related Health Problems：ICD-10）が用いられている．このなかで腫瘍（新生物）はC00-D48で表示されており，悪性新生物，上皮内新生物，良性新生物，性状不詳または不明の新生物に分類されている（⑩①）．

表でみる通り，悪性新生物（C00-C97）は発生母地別に細分類されている．また，良性新生物も同様に発生母地別に細分類され，さらに上皮内癌（carcinoma in situ）が発生母地別に上皮内新生物として個別に記載されているのが特徴である．

癌の進行度分類としては，Union for International Cancer Control（UICC）のTNM分類が広範に用いられている．この分類は原発巣（T），所属リンパ節転移（N），および遠隔転移（M）のそれぞれについて進行度を判定し，総合して病期診断を行うものであり，治療方針決定のため多くの腫瘍の進行度の評価に用いられている．

⑩⑩ 病理学的な腫瘍の分類

1. 成熟した上皮性の腫瘍	1）乳頭腫（papilloma） 2）腺腫（adenoma） 3）嚢腫（cystoma）
2. 成熟した非上皮性の腫瘍	1）線維腫（fibroma） 2）粘液腫（myxoma） 3）脂肪腫（lipoma） 　（黄色腫：xanthoma） 4）軟骨腫（chondroma） 5）脊索腫（chordoma） 6）骨腫（osteoma） 7）黒色腫（melanoma） 8）筋腫（myoma） 9）神経腫（neuroma） 10）神経膠腫（neuroglioma, glioma） 11）神経鞘腫（neurinoma） 12）管腫（angioma） 　血管腫（hemangioma） 　リンパ管腫（lymphangioma）
3. 未熟な上皮性の腫瘍	1）癌腫の各型（carcinoma）
4. 未熟な非上皮性の腫瘍	1）肉腫の各型（sarcoma） 　（内皮腫：endothelioma）
5. 特殊な性状をもつ腫瘍	1）造血器の腫瘍 2）白血病（leukemia）
6. 混合腫瘍	

国際疾病分類 (ICD−10)

分類	コード番号
悪性新生物	C00-C97
口唇，口腔，咽頭	C00-C14
消化器	C15-C26
呼吸器，胸郭内臓器	C30-C39
骨，関節軟骨	C40-C41
皮膚の黒色腫およびその他	C43-C44
中皮および軟部組織	C45-C49
乳房	C50
女性性器	C51-C58
男性性器	C60-C63
尿路	C64-C68
眼，脳および中枢神経系	C69-C72
甲状腺およびその他の内分泌腺	C73-C75
部位不明確，続発部位および部位不明	C76-C80
リンパ組織，造血組織および関連組織	C81-C96
原発性多部位	C97
上皮内新生物	D00-D09
良性新生物	D10-D36
性状不詳または不明の新生物	D37-D48

腫瘍の悪性度

　組織学的には構成細胞の分化度，および核分裂を起こしている細胞の比率（mitotic index）で示される増殖動態により，低分化，中分化，高分化に分類される．一方，臨床的な腫瘍の発育速度，浸潤様式，転移の頻度など，臨床的悪性度はその腫瘍の発生母地により大きく異なることが知られている．したがって，悪性度の表示は必ず臓器別に分化度を示す必要がある（例：低分化型肺扁平上皮癌）．

腫瘍により生じる病態

局所の病態

　腫瘍の増大に伴う圧迫，閉塞および腫瘍の浸潤による症状からなる．たとえば肺癌では気管支の圧迫，閉塞により咳嗽，喀痰，上大静脈の閉塞により上大静脈症候群などを起こし，大血管への直接浸潤は致命的な喀血をきたしうる．また脳腫瘍では，腫瘍の増大に伴い頭蓋内圧の上昇をきたし，頭痛，悪心，嘔吐などを訴え，大腸癌では腸管の圧迫，閉塞により便秘，腹痛を訴え，さらに増大すると触診により直接腫瘍を触知しうるようになる．

転移に伴う病態

　遠隔転移をきたすと，転移部位の臓器機能障害による種々の症状を生じる．腫瘍細胞が遠隔転移をきたす経路としては，血行性，リンパ行性の2つの経路があり，これとは別に腹膜，胸膜，心囊，皮膚などに浸潤することもある．

　転移をきたす頻度が最も高い臓器の一つは肺であ

り，特に骨肉腫，腎癌などではきわめて高頻度に肺転移をきたす．また，肝転移をきたすのは胃癌，大腸癌など消化器系の腫瘍が多く，脳転移を起こすのは肺癌，乳癌，骨転移をきたすのは前立腺癌，乳癌，肺癌が多いとされている．また骨髄に転移をきたすと正常の造血能が障害され，貧血，白血球減少による易感染性，血小板減少による出血傾向などを生じる．

腫瘍細胞の産生物質により引き起こされる病態

　膵のインスリノーマはインスリンを過剰に産生するため，低血糖症状にて発見されることが多い．また腸や肺などに生じるカルチノイド腫瘍は顔面潮紅などの特有な皮膚血管症状を呈するが，ほとんどの患者の尿中に5−HIAA（5−ヒドロキシインドール酢酸）が検出される．また肺小細胞癌などでは，いろいろなホルモンを産生することにより，paraneoplastic syndrome（腫瘍随伴症候群）として，しばしば Cushing 症候群，SIADH（抗利尿ホルモン不適合分泌症候群）などの内分泌症状を表す．

宿主の免疫能低下に伴う病態

　癌患者では細胞性免疫能が低下することが知られているが，これに伴い各種ウイルス感染症，真菌感染症，さらには原虫感染症を合併する．

癌の疫学

癌罹患・死亡リスクの概要

　2013年の罹患データに基づいて累積生涯癌罹患リスクを推定すると，男性で62％，女性で46％，つまり男性，女性ともにおおよそ2人に1人が一生のうちに癌と診断されると推定される．同様に2016年の死亡データに基づいて累積生涯癌死亡リスクを推定すると，男性で25％，女性で16％，つまり男性でおおよそ4人に1人，女性でおおよそ6人に1人が癌で死亡すると推定される．

　男女の比較では，生涯リスクは罹患，死亡とも男性のほうが高いが，癌罹患リスクでは30歳代後半から40歳代までで女性が高くなっている．これはその年齢層における女性の乳癌，子宮頸癌の罹患リスクが他の癌腫と比較して相対的に高いことが主な原因である．60歳代以降は男性が女性よりも顕著に高くなる．

　このように，癌に罹患・死亡するリスクは高く，まさに国民病である．政府レベルでの癌対策のさらなる推進が必至であり，2007年に「がん対策基本法」が施行され，5年ごとに「がん対策推進基本計画」が策定されている．

癌罹患

　わが国の癌罹患は「地域がん登録」により推計され

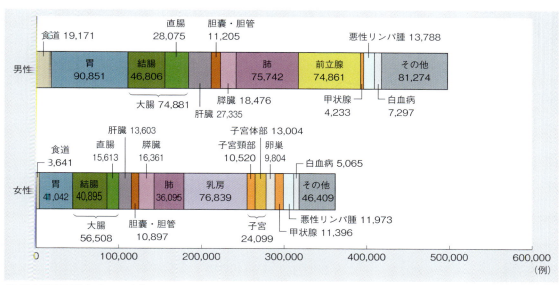

図2 部位別癌罹患率（2013年）
（国立がん研究センターがん対策情報センターより）

ている．わが国で2013年に新たに診断された癌は862,452例（男性498,720例，女性363,732例）である．部位別罹患数（図2）をみると，多くの部位で男性が女性より罹患数が多い．男性では胃，肺，大腸の順に多く，女性では乳房，大腸，胃の順に多い．

高齢化など年齢構成の変化の影響を取り除いて比較を行う場合に，年齢調整罹患率が用いられる．年齢調整罹患率は登録精度の変化の影響を受けにくくするために，長期的に精度が高く安定している3県（山形，福井，長崎）のデータが用いられている．全癌の年齢調整罹患率は男女ともに増加傾向にあるが，近年では横ばいになってきている（図3a）．部位別（図3b，c）でみると，男性では前立腺，甲状腺，悪性リンパ腫が増加している一方，肝臓は減少している．女性で近年増加しているのは乳房，子宮体部，悪性リンパ腫であり，一方で胆嚢・胆管は減少傾向である．また男女とも胃は減少傾向がみられるが，近年男性については横ばいである．

2016年1月より，従来の地域がん登録から移行する形で全国がん登録が開始され，医療機関を受診した癌患者の情報が都道府県を経由して国立がん研究センターに集約されることとなり，正確なデータを収集できるようになることが期待されている．

癌死亡

わが国の癌死亡は，全数調査である人口動態調査により把握されている．癌（悪性新生物）は1981（昭和56）年から死因の第1位を占める．2016（平成28）年には372,986人が癌で亡くなっており（人口10万対死亡率298.3），男性が女性の約1.5倍である（図4）．これは総死亡の28.5％を占めている．部位別の死亡数は，男性では肺が最も多く癌死亡全体の23.9％を占め，次いで胃（13.6％）となっており，女性では大腸の15.1％，次いで肺（14.0％）の順となっている（図4）．年齢階級別の主要死因でみた場合，癌は40〜89歳で死因1位である．

過去約50年間における年齢調整死亡率の年次推移を図5に示す．年齢調整死亡率は，年齢構成の異なる集団について，年齢構成の相違を気にすることなく，より正確に地域比較や年次比較をすることができる指標である．全癌の年齢調整死亡率は，男女とも1990年代後半から減少傾向にある（図5a）．

癌種別にみると，多くの癌で減少〜横ばいの傾向にある（図5b）．胃癌は男女とも年齢調整死亡率は急速に低下しており，食生活をはじめとする生活様式の変化，Helicobacter pylori 感染率の低下，あるいは医療技術の進歩による早期胃癌の発見，治療などが要因として考えられている．肺癌は，年齢調整死亡率でみると，男性では1993年以降，癌死亡原因の第1位となっているが，現在に至るまで減少の傾向をたどっていることが特徴である．

大腸癌は男女とも1990年代まで増加していたが，それ以降では横ばい〜緩やかな減少傾向がみられる．肝臓癌は男女ともここ最近の減少が明らかである．C型肝炎ウイルス感染者の減少が主な原因とされる．前立腺癌，卵巣癌は1990年代後半まで増加していたが，

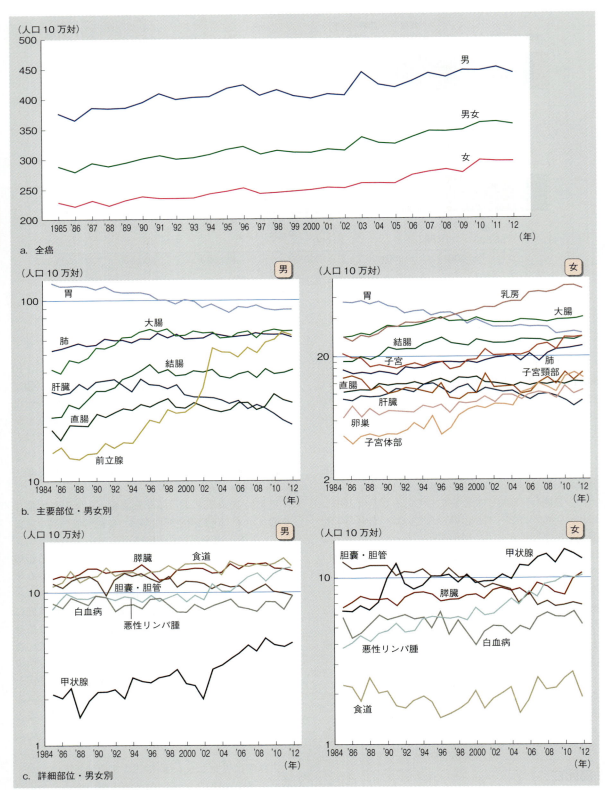

103 癌年齢調整罹患率年次推移（人口10万対）（1985〜2012年）
長期的に精度が高く安定している県（山形，福井，長崎）のデータを用いる．
（国立がん研究センターがん対策情報センターより）

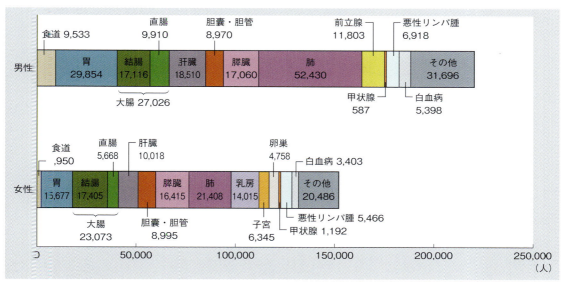

⓾ 部位別癌死亡数（2016年）
（国立がん研究センターがん対策情報センターより）

近年は減少傾向である．乳癌，膵癌は増加傾向であるが，近年その傾向は緩やかになっている．一方，子宮癌は1990年代半ばまで減少していたが，近年は罹患率の増加に伴い，わずかながら死亡率も増加に転じている点に注意すべきである．

癌年齢調整死亡率を都道府県別で比較すると，部位別では，胃癌は東北地方の日本海側と北陸地方で死亡率が高い．肝臓癌は西日本で死亡率が高く，これは，西日本でC型肝炎ウイルスの感染者割合が高いことに関連している．乳癌は大都市圏，東日本で死亡率が高い．白血病は，九州・沖縄地方で死亡率が高く，これは，九州・沖縄地方で成人T細胞白血病ウイルスI型（HTLV-I）の感染者割合が高いことと関連している．

地域がん登録における5年相対生存率

昨今の検診精度や癌治療の目覚ましい進歩にもかかわらず，全癌の5年相対生存率（実測生存率を，同じ特性〈性，年齢，暦年，地域など〉を持つ一般集団の期待生存率で割ることによって，その影響を補正した値）は62.1％（男性59.1％，女性66.0％）である（⓾）．男性では前立腺，皮膚，甲状腺の順で生存率が高く（89.5〜97.5％），女性では甲状腺，皮膚，乳房の順で高い（91.1〜94.9％）．一方で生存率が低いものとして，男女ともに膵臓（男性7.9％，女性7.5％），胆嚢・胆管（男性23.9％，女性21.1％）があげられ，次いで男性は肝（27.0％），女性は肝臓（30.5％）の生存率が低い．さらなる対癌一次〜三次予防の徹底および開発が急務である．

（堀田勝幸，妹尾　賢）

● 文献
1) 草間　悟：悪性腫瘍の定義，名称および分類．草間悟（編）．臨床腫瘍学．東京：南江堂；1982, p.5.
2) 国立がん研究センターがん対策情報センター．
http://ganjoho.jp/public/index.html

発癌物質

環境中には動物に癌を発生させる化学物質が数多く存在する．1775年にPottは化学物質とヒト癌の関連性を最初に明らかにし，煙突掃除人の陰嚢に癌が発生することを報告した．その後，ドイツでコールタールを使用する労働者に皮膚癌の多発することが報告され，煙突のすすやタール中に発癌性のあるベンゾピレンなどの多環芳香族炭化水素が検出された．一方，アニリン色素工場の労働者に膀胱癌の多発することも知られ，2-ナフチルアミンやベンジジンなどの芳香族アミン類が発癌物質であることが明らかとなった．

発癌物質（carcinogenic substance）という言葉は，動物に投与することにより癌を誘発する物質という意味で使われているが，正確には以下の項目の1つ以上を満たす必要がある．
①対照群にみられない種類の癌が投与群に発生する．
②対照群にもみられる癌が投与群のほうに高率に発生する．
③対照群に比べ，投与群ではより多くの臓器に癌が発生する．
④対照群に比べ，投与群により早期に癌が発生する．

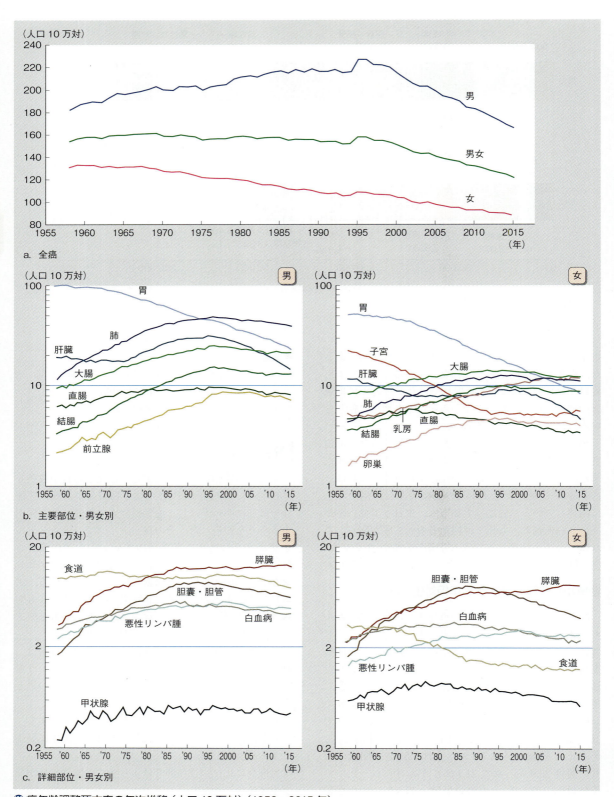

105 癌年齢調整死亡率の年次推移（人口10万対）（1958〜2015年）
（国立がん研究センターがん対策情報センターより）

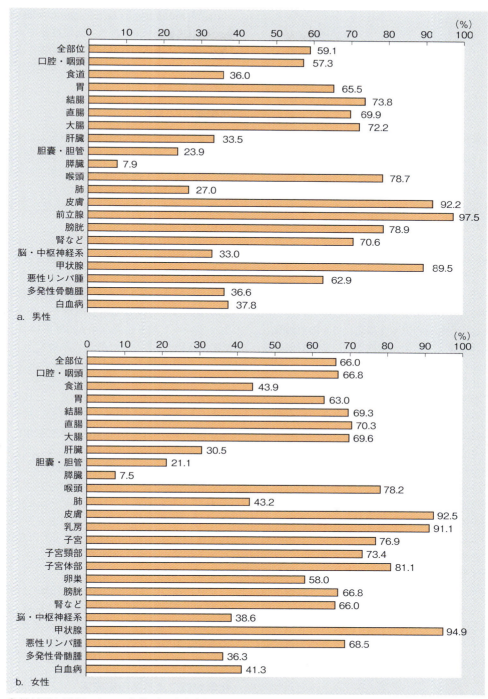

地域がん登録における部位別5年相対生存率（2006〜2008年診断例，男女別）
（国立がん研究センターがん対策情報センターより）

化学発癌

1915 年に山極勝三郎らは，ウサギの耳に天然のコールタールを何か月も塗り良性腫瘍を，さらには癌を誘発することに成功した．1930 年代に Kennaway らは炭化水素の熱処理で得られたタール中より発癌性のあるジベンゾアントラセンやベンゾピレンなどの多環芳香族炭化水素を分離した．

1935 年に吉田富三らは，ラットにアゾ色素である *o*-アミノアゾトルエン混入食を投与して肝癌を発生させることに成功した．多環芳香族炭化水素とは異なり，アゾ色素は最初の接触部位である消化管にではなく，遠隔部位である肝に癌を発生させる．ほとんどのアゾ色素は皮膚に塗っても局所に腫瘍が発生せず，一方，多環芳香族炭化水素は経口投与しても新生児を除いて肝癌を誘発しない．ニトロソアミン類のジメチルニトロソアミンはマウスやラットの肝や腎に強い発癌性を示し，この物質を扱う工場労働者には肝障害のみられることがある．食物中のアミンは高レベルの亜硝酸塩の存在下でニトロソアミンに変換され，消化器癌の発生リスクを高めるとされている．

人工的な肝発癌物質のほかに，自然界に存在する重要な肝発癌物質としてアフラトキシンがある．アフラトキシンはカビの *Aspergillus flavus*（黄色コウジ菌）が産生する毒素で，なかでもアフラトキシン B_1 は最も強力である．この毒素は長期間高温多湿な場所に貯蔵されている穀類やピーナッツなどの農産物を汚染しうる．アフラトキシンはアフリカや東南アジアでヒトの肝炎や肝癌の原因とされている．

有機物質のほかに，無機物質も癌の原因となる．ベリリウム，カドミウム，クロム，ニッケル，ヒ素の元素または化合物はヒトへの発癌物質である．

プラスチックや金属のフィルムを動物の皮下に移植すると移植部に肉腫が発生することがある．移植片の性状により発癌性は異なる．多孔性であったり，表面が粗糙であると発癌性は低下する．移植片による発癌では，フィルムの化学的性質だけでなく表面の性状や物理的性質も重要である．細胞と移植片との接着により DNA 合成が促進され，細胞が癌化する．

世界保健機関（WHO）の国際癌研究機関（International Agency for Research on Cancer：IARC）はヒトの疫学的研究や動物発癌実験に基づき，発癌物質をグループ 1（ヒトへの発癌物質），グループ 2A（おそらくヒトへの発癌物質と考えられるもの），グループ 2B（ヒトへの発癌物質の可能性のあるもの），グループ 3（ヒトへの発癌物質とは分類できないもの），グループ 4（おそらくヒトへの発癌物質ではないもの），の 4 群に分類している．その詳細は IARC の公式サイト（https://monographs.iarc.fr/agents-classified-by-the-iarc/）で公開されており，閲覧可能である．また，IARC からは後述の食品，喫煙，職業，環境因子，医薬品などと発癌性との関連でも広範な情報が入手可能である．

発癌物質の代謝

各種の発癌物質の分子構造を解析しても共通の構造はみられず，発癌物質の共通の性質は発癌物質それ自体，またはその代謝産物が電子親和性の性質をもち，細胞内の高分子物質と共有結合することになる．発癌物質が結合して作用する最も重要な細胞内標的は DNA である．

発癌物質の代謝を行う酵素の本来の役割は，体内に侵入した脂溶性の異物である発癌物質を親水性に変えて，尿や胆汁中に排泄しやすくするというものである．薬物代謝酵素は第 I 相か第 II 相に分類されるが，第 I 相の酵素は元の化合物の官能基を露出させる機能をもっている．最も重要な第 I 相酵素はシトクロム P-450（CYP）であり，水酸化代謝物を作る反応を触媒する．第 II 相酵素には UDP-グルクロノシルトランスフェラーゼ，スルホトランスフェラーゼ，メチルトランスフェラーゼなどが含まれる．これらの酵素により潜在的な有害物質が不活性化され，排泄されるが，発癌物質は DNA と反応できる電子親和性化合物に生体内で変換される構造をもっている．たとえば，多環芳香族炭化水素類は生体内で代謝され，水酸化物として排泄される．2-アセチルアミノフルオレン（AAF）や 4-ジメチルアミノアゾベンゼンなどの発癌性芳香族アミン類は，環状構造の水酸化により発癌性のない代謝産物として体外に排泄されるが，AAF のアセチルアミノ基の水酸化物は逆に AAF よりも発癌性が高くなる．

発癌物質の代謝酵素の遺伝子多型が発癌のリスクとの関連で研究されている．たとえば，CYP2A6 や CYP2A13 の遺伝子多型が肺癌のリスクと，CYP2E1 の遺伝子多型が食道癌のリスクと関連することが報告されている．

化学物質による多段階発癌

正常細胞が悪性化するには多数の連続する突然変異が必要となる．発癌物質により細胞が癌化し，増殖し，さらに臨床的に明らかな癌になるにはイニシエーション（initiation，開始），プロモーション（promotion，促進），プログレッション（progression，進行）段階を経ると想定されてきた．これらの過程は概念的なものではあるが，発癌過程を理解するうえでは有益である．イニシエーションは細胞 DNA の構造変化，特に

癌遺伝子や癌抑制遺伝子の異常であり，固定化する段階で不可逆的である．プロモーションはイニシエーションを受けた細胞にプロモーターによる可逆的な刺激が一定期間作用することにより，癌細胞として自律増殖能をもつ段階である．一般に，プロモーターには遺伝子障害を引き起こす作用はない．癌がさらに悪性化し転移能をもつ段階をプログレッションという(107)．

癌のイニシエーション，プロモーション，プログレッションのすべてを誘導できる物質を完全型の発癌物質といい，一部しか誘導できないものを不完全型の発癌物質という．しかし，プロモーション作用しかもたない発癌物質（プロモーター）は理論的には動物に癌を発生させることはできないが，実際には自然放射線や環境中に存在する微量の発癌物質により，すでにイニシエーションを受けた細胞が存在し，これら細胞へのプロモーターの作用により癌を誘発しうる．

発癌物質と癌遺伝子

発癌物質は細胞内のDNAに直接作用し，細胞を癌化させる．発癌物質は細胞DNAの癌原遺伝子の特定の部位に突然変異を起こすことにより，癌原遺伝子を癌遺伝子に活性化し細胞を癌化させる．癌抑制遺伝子に突然変異を起こし，癌抑制遺伝子を不活化することによる細胞の癌化も知られている．

ニトロソメチルウレア（nitrosomethyl urea：NMU）をラットに投与すると高率に乳癌が発生し，ras遺伝子の12番目のアミノ酸コドンに点突然変異がみられる．NMUはグアニンのO^6部位をメチル化し，メチルグアニンはチミンと誤った塩基対を形成するため，グアニンからアデニンへの塩基対置換を特異的に引き起こし，活性化ras蛋白を誘導する．

ヒトの腫瘍の半数以上で癌抑制遺伝子p53の突然変異が認められるが，その変異は不規則ではなく，いくつかのホット・スポットで起こる．喫煙者の肺癌では157，248，279番目のコドンで高頻度に変異が認められる．これらの変異は肝癌を除いて，他の癌ではまれである．培養細胞をベンゾピレン（たばこ煙内の発癌物質）の代謝物に曝露すると，同様の変異を誘発

できる．また，アフラトキシンによる肝癌では249番目のコドンの変異が特異的に認められる．

発癌物質の検査法

新しい医薬品の開発や，環境中物質の発癌性の検索に用いられる手段は変異原性試験と癌原性試験である．最もよく用いられる変異原性試験はAmes試験で，発癌物質の比較的簡便なスクリーニング法の一つである．ほとんどの発癌物質はそれ自体，または生体内で代謝されて変異原性を示すので，化学物質と組織抽出液を混合した後，ヒスチジン依存性サルモネラ菌に作用させ，ヒスチジン非依存性への突然変異をみるものである．既知の発癌物質の約90％に変異原性がみられ，Ames試験により検出可能である．他に哺乳類の培養細胞を用いる染色体異常試験，齧歯類を用いる小核試験などがある．最近ではMuta™マウスやBig Blue™マウスなどの遺伝子改変動物を用いて変異原性の検索が行われる．

発癌性試験で最もよく用いられた方法は，実験動物に長期投与を行い（ラットで24か月，マウスで18か月），癌の発生を検討することであった．しかし，多数の動物に長期間投与する必要があるので費用がかかり，効率的でない．日・米・EU三極医薬品規制ハーモナイゼーション国際会議（ICH）で「医薬品の癌原性を検出するための試験に関するガイダンス」が制定され，2種の齧歯類を用いた2年の長期癌原性試験に代わって，1種類の齧歯類を用いた長期発癌試験と1種類の短期代替発癌試験の提出により発癌性の評価が可能である，と変更された．短期代替発癌試験にも種々の遺伝子改変動物が用いられる．

環境中の発癌物質

癌の疫学や動物実験から，環境中に存在してヒトの発癌に重要な役割を果たす発癌物質は，そのほとんどがイニシエーションの段階ではなく，プロモーションやプログレッションの段階で働くとされている．表に，プロモーション段階でヒトに働く代表的な発癌物質または因子を示す．

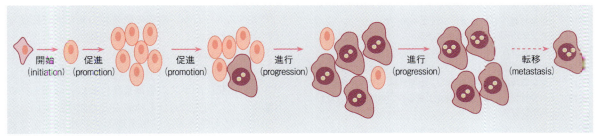

107 癌の発生・増殖・進展の模式図

化学物質のヒト発癌性の証明

　化学物質のヒトへの発癌性は疫学的・統計学的研究により証明されてきた．しかし，ヒト癌の生育に長い年月がかかること，それぞれのヒトへの化学物質の曝露状況が明確でないこと，化学物質に曝露されていないヒトにも癌が発生することなどから，ある特定の化学物質に発癌性があるか否かを証明することはきわめて難しい．一方，統計学的に癌の発生頻度に差がなくても，比較的弱い発癌物質の存在を否定することも難しい．

　疫学的には，次のようなことが証明されれば，ヒトの発癌物質と推定できる．

①ある物質への曝露と癌の発生に相関があること
②この相関性が多くの研究で再現性をもつこと
③曝露量と癌の発生頻度とのあいだに用量–反応関係のあること
④その物質への曝露を減らすことにより癌の発生頻度が減少すること

生活習慣と発癌物質

食品中の発癌物質

　アルコール飲料の発癌性は，他の発癌物質（因子）の併用により明確になる．飲酒により口腔，咽頭，喉頭，食道，肝，乳房の発癌リスクが上がるが，過度のアルコール摂取と喫煙の併用は口腔癌，喉頭癌の発生

⑱ ヒト癌に関与する発癌物質（因子）

臓器	発癌物質（因子）
肺	たばこ煙，石綿（アスベスト），ヒ素，ベリリウム，コールタール，ベンゾピレン，ニッケル化合物，煤煙，マスタードガス，クロム酸塩，重クロム酸塩，ビス（クロロ）メチルエーテル，ブタジエン，結晶シリカ
胸膜	アスベスト，エリオナイト
口腔	たばこ煙，ニッケル化合物，アルコール飲料
食道	たばこ煙，アルコール飲料
胃	塩辛い食品，焦げた食品，くん製食品
大腸	ヘテロサイクリックアミン，アスベスト
肝	アフラトキシン，塩化ビニル，たばこ煙，アルコール飲料，二酸化トリウム
腎	たばこ煙，フェナセチン
膀胱	たばこ煙，4-アミノビフェニール，ベンジジン，2-ナフチルアミン，フェナセチン
前立腺	カドミウム
皮膚	ヒ素，ベンゾピレン，コールタール，鉱物油，煤煙，シクロスポリンA，ソラレンと紫外線（PUVA療法）
骨髄	ベンゼン，たばこ煙，酸化エチレン，抗癌薬，シクロスポリンA

（DeVita VT, et al : Cancer : Principles and Practice of Oncology, 7th edition. Lippincott Williams & Wilkins ; 2005.）

率を著しく高める．また，肝炎ウイルスは肝に発癌性をもつが，肝炎患者が過度の飲酒をすると肝癌の発生率はさらに高まる．アルコール飲料にはニトロソアミンなどの発癌物質を含むものもあるが，アルコール飲料の発癌性はアルコール自体による．

　カビで汚染された食品や漬物を摂取する地域では，食道癌の発生率が高い．食品に混入する食品添加物，農薬，亜硝酸塩は発癌に関与しうるが，ヒトでの発癌性は疫学的に明らかにされていない．しかし，多くの人はこれらの物質を無意識的に長期間摂取しており，発癌物質の相乗・相加効果も考慮しなければならない．

　塩蔵食品には，食塩，亜硝酸塩，ニトロソ化合物が多く含まれる．高濃度の食塩は胃粘膜の炎症や*Helicobacter pylori*の持続感染を引き起こすことで，胃癌のリスクを高める．

　肥満者ではさまざまな癌の発生率が高く，過剰なカロリー摂取と発癌のあいだに関連性がある．

　このように食品に関連する癌は多く，ヒトの全癌の35～40％は食事に関係している．

性生活と発癌

　妊娠と出産は子宮内膜，卵巣，乳房の癌の発生率を下げる．若年で出産を経験した人は高年齢で初出産した人や出産経験のない人よりこれらの癌に罹患しにくい．早い初潮，高齢での初出産，遅い閉経は乳癌の三大危険因子である．一方，多数の性パートナーをもつ人で子宮頸癌の発生率が高まる．

喫煙と発癌

　喫煙は癌の最も重要な原因である．たばこ煙中には，200種類以上の有害化学物質と約60種類の発癌物質が含まれる．肺癌患者の50～60％は喫煙に関連するとされる．食道や喉頭などの癌を含めると，全癌の約1/3は喫煙と関連している．また，受動喫煙も，肺に対して発癌性がある．

職業と発癌

　職業と癌の関連性を最初に示したのはRamazziniで，乳癌が修道女に多発する原因は，修道女が生涯独身であるためと1713年に報告した．18～19世紀にかけて煙突掃除，鉱山，製錬所，色素工場，研磨工場などの労働者に各種の癌が発生すると報告された．

　アスベスト（石綿）曝露の職業歴のある人に肺癌や悪性中皮腫が発生しやすい．特に喫煙歴のあるアスベスト曝露者で肺癌の発生率が高い．そのほか，ベンジジンや2-ナフチルアミン曝露による尿路系腫瘍，コークスまたは発生炉ガスの製造業務における肺癌，クロム酸塩などの製造における肺癌などの頻度が高い．

　2012年に大阪府の印刷事業場の元従業員と従業員に胆管癌が多発した．1,2-ジクロロプロパン，ジクロ

ロメタンを含む洗浄剤の曝露と胆管癌発癌との関連が報告されている.

医薬品の発癌性

ほとんどの医薬品は有効性と毒性の両者を有し, 有効性が毒性を上回るときに臨床で使用される. 医薬品と急性毒性の因果関係は比較的容易に推定できるが, 投与後長期間をかけて発生する癌との因果関係を明確にすることは難しい.

ジエチルスチルベストロール (diethylstilbestrol) は切迫流産を防ぐ目的で妊婦に投与されたが, その女児に思春期以降, 腟癌が発生した. 一方, 避妊薬の合成エストロゲン製剤の長期投与は肝腺腫を誘発する. 梅毒治療薬のヒ素製剤は皮膚や肝の癌を誘発する.

抗癌薬の多くはDNAの障害能をもつ発癌物質である. 代表的なものとして, シクロホスファミドやメルファランなどのアルキル化薬やエトポシドは膀胱癌や白血病を誘発する. 臓器移植に併用する免疫抑制薬のアザチオプリンやシクロスポリンは癌の発生率を高める. アザチオプリンはDNAにも直接作用するが, 主な発癌機構は癌への宿主抵抗性の抑制とされる. 免疫抑制薬の投与患者に発生する癌は免疫系臓器に多発するので, 宿主の免疫能により増殖を抑制されている癌細胞が免疫能低下により増殖を開始すると考えられる. 鎮痛薬のフェナセチン (日本では2001年に製造・供給停止) を長期間, 大量に乱用すると腎盂癌が発生することがある.

癌遺伝子

癌遺伝子と癌抑制遺伝子

癌原遺伝子 (proto-oncogene) と癌抑制遺伝子 (tumor suppressor gene) の異常は細胞癌化の原因となる. 癌原遺伝子は正常細胞において増殖因子, 増殖因子レセプター, 細胞内情報伝達因子, 核内転写因子などとして働いているが, 変異が起こると活性化されて細胞を癌化する. 癌原遺伝子に変異が起こって, 癌化を引き起こす活性をもつようになった変異遺伝子を癌遺伝子 (oncogene) という. 癌抑制遺伝子は細胞周期, 分化, 細胞死 (アポトーシス〈apoptosis〉) などを制御しているが, 変異や欠失により機能を失い, 細胞の癌化に関与する. 臨床的な癌は, 複数の遺伝子の異常により細胞増殖機構が破綻した遺伝子病である.

癌遺伝子とウイルス遺伝子

1911年にRousは, 後にRSV (Rous sarcoma virus) と名づけられる, ニワトリの肉腫を発生させる腫瘍ウイルスを発見した. その後, 種々の動物において癌を発生させる腫瘍ウイルスが発見され, ウイルスゲノム中の特定の遺伝子が発癌を担っていることが明らかになった.

ウイルス癌遺伝子は正常細胞の癌原遺伝子に由来しており, ウイルスが細胞より奪ったものである. RSVはRNA型ウイルス (レトロウイルス) の一種でgag, pol, envといったウイルスの増殖に必要な構造蛋白や逆転写酵素をコードする遺伝子に加えて, v-srcと呼ばれる癌遺伝子をもつ. 正常細胞はその相同遺伝子であるc-srcと呼ばれる癌原遺伝子を有する. 正常細胞の癌原遺伝子mRNAはレトロウイルスのもつ癌遺伝子と相同性があるが, 正常細胞では癌原遺伝子の発現は厳密に制御されているので, 正常細胞に存在する癌原遺伝子は通常, 癌を引き起こさない. 癌原遺伝子という言葉は癌で発現される遺伝子との印象を与えるが, 実際にはその遺伝子産物は正常細胞の機能において重要な役割を果たしている.

癌遺伝子をもたないレトロウイルスは感染後, 逆転写酵素によりそのRNAをDNAに変換し, 宿主細胞DNAに組み込まれる. ウイルスDNAのもつ強い転写プロモーターにより近傍の癌原遺伝子の転写を促進し, 細胞を癌化する.

ヒト癌での癌遺伝子

遺伝子異常により癌が発生する根拠

細胞の遺伝子異常によりヒトの癌が発生する根拠は以下のようである.
①放射線や化学発癌物質などのDNA障害因子で癌が発生する.
②癌細胞に特異的な染色体異常がある.
③癌の多発する遺伝性疾患がある.
④癌ウイルスのもつ癌遺伝子が正常細胞を癌化する.
癌ウイルスのもつ癌遺伝子が動物を発癌させるので, これらの癌遺伝子は細胞に悪性形質を誘導するうえで優性に働く.

DNAのトランスフェクション

癌細胞からDNAを分離し, 他の細胞に効果的に移入する技術 (トランスフェクション) が確立されている. 通常, ヒト癌細胞から分離された癌遺伝子を含むDNAをマウスかラットの正常細胞に移入する. マウス胎仔線維芽細胞由来の株化細胞であるNIH/3T3が受入細胞として最もよく用いられている. この細胞は試験管内で無限に増殖可能で, 厳密な意味での正常細胞ではないが, 形態学的には正常であり, DNA移入後悪性形質が出現すれば, 移入されたDNAの中に癌遺伝子が存在すると判定できる. 細胞の悪性形質の判定には以下の検査法を用いる.

フォーカス (細胞集団) の形成:正常線維芽細胞は

験管内で1層に増殖し，互いに接触すると増殖を停止し（接触停止），他の細胞の上に重層することはない．一方，悪性化した線維芽細胞は接触停止を示さず何層にも増殖し，フォーカスと呼ばれる細胞集団を形成する．

足場非依存性増殖：正常線維芽細胞はガラスやプラスチックなどの足場に接着しなくては増殖できない（足場依存性増殖）．寒天培地などの半固形培地では，細胞は寒天の中に閉じ込められ，足場に接着できず，正常線維芽細胞は増殖できない．一方，悪性化した線維芽細胞は足場を必要とせず半固形培地中で増殖し（足場非依存性増殖），コロニーと呼ばれる細胞集団を形成する．

腫瘍形成：正常線維芽細胞を同種の動物やヌードマウスに接種しても腫瘍を形成しないが，悪性化した線維芽細胞は腫瘍を形成できる．

このような試験管内での悪性形質への変化をトランスフォーメーション（トランスフォーム）と呼び，この活性を調べることにより癌ウイルスや細胞DNAの発癌性を比較的容易に検出できる．

癌化した細胞に移入されたDNAとウイルス癌遺伝子との関係

トランスフォーメーションを示した細胞に移入されたヒト癌細胞由来のDNAについて，レトロウイルス由来のDNAプローブを用いてサザンブロット法を行うと，HarveyおよびKirsten肉腫ウイルス癌遺伝子と相同性を有するDNA配列がヒト癌細胞由来のDNAより見つけられた．これら2つの癌遺伝子は，それぞれH-ras，K-rasとしてすでに知られており，いずれも，21 kDの蛋白質をコードしている．この蛋白質は細胞膜に近接する細胞質に存在し，GTPに結合し，GTPase活性を有し，細胞内のシグナル伝達に関与する．

トランスフェクション法により検出された癌遺伝子のほとんどは，H-rasかK-rasかであった．神経芽細胞腫より分離された癌遺伝子はrasファミリーに属する癌遺伝子でN-rasと名づけられた．活性化されたN-rasはヒト急性白血病の約70%に認められている．ヒト癌細胞由来DNAのトランスフェクション法により検出されたrasファミリー以外の癌遺伝子としては，neu，ret，trkなどがある．

癌遺伝子の活性化

癌原遺伝子は点突然変異，遺伝子増幅，染色体転座により発癌性のある癌遺伝子へと活性化される．ヒト癌における主な癌遺伝子と活性化メカニズム，腫瘍との関係を⑩に示す．なお，癌遺伝子や癌抑制遺伝子（後述）の最新の情報は，ウェルカムトラスト・サンガー研究所（Wellcome Trust Sanger Institute）の公式サイトよりCancer Gene Census（https://cancer.sanger.ac.uk/census）として閲覧・入手可能である．

点突然変異

EJ/T24膀胱癌細胞株のras遺伝子はマウス線維芽細胞を悪性化できるが，正常細胞より分離されたras遺伝子はできない．EJ/T24細胞より分離されたrasと正常細胞由来rasをさまざまな位置で制限酵素により切断し，再接合することにより，トランスフォーム活性を有するras遺伝子の構造が決定された．EJ/T24細胞由来ras遺伝子の5′側に活性部位があり，12番目のコドンの1塩基対の点突然変異によりRas蛋白の同部位のアミノ酸がValからGlyに置き換わっていた．12番目のコドンは膀胱癌以外の癌でも見つかっている．12番目のコドンのほかに13番目と61番目のコドンの点突然変異によるアミノ酸の置換も見つかっており，正常のras蛋白に比しGTPase活性の著しい低下を示し，活性化を受ける．これらの変異Ras蛋白は線維芽細胞を悪性化する活性を有する．

点突然変異による癌遺伝子の活性化はras遺伝子のほかにneu遺伝子，p53遺伝子，fms遺伝子でも認められる．その遺伝子産物が膜貫通型レセプターチロシンキナーゼであるneu遺伝子は，膜貫通部分の点突然変異により，リガンドの結合に関係なく常にチロシンキナーゼ活性の上昇した状態にある．fms遺伝子もその遺伝子産物が膜貫通型レセプターチロシンキナーゼ（そのリガンドはCSF-1/M-CSF）であるが，点突然変異による301番目または969番目のアミノ酸の置換により活性化される．これらのアミノ酸の置換は急性骨髄芽球性白血病や骨髄異形成症候群でみられる．

遺伝子増幅

特定の遺伝子を含む領域のコピー数が増加した状態で，癌原遺伝子の無秩序な発現につながる．癌細胞には断裂，転座，欠失，重複，均一染色領域（homogeneously staining region：HSR），二重微小染色体（double minute chromosome：DM）などのさまざまな染色体異常がみられる．HSRとDMは遺伝子増幅と関連性がある．

急性骨髄性白血病由来の細胞株であるHL-60にはc-mycの増幅がみられる．神経芽細胞腫由来の細胞株ではN-mycの増幅によるHSRがしばしば認められ，N-mycの増幅を伴う患者は予後が悪い．N-mycは2番染色体に位置し，8番染色体に位置するc-mycと相同性を有する．L-mycもmyc遺伝子ファミリーに属し，c-mycやN-mycとともに肺小細胞癌の細胞株で増幅がみられ，癌の進行の速さとmyc遺伝子ファミリーの増幅とのあいだに相関性がみられている．

⑩ヒト癌においてゲノム異常のみられる主な癌遺伝子

遺伝子	染色体上の位置	遺伝子産物の機能	遺伝子異常	遺伝子異常のみられる腫瘍
N-myc	2p23-p24	転写因子	遺伝子増幅	神経芽腫, 小細胞肺癌
β-catenin	3p21.3-p22	Wnt 情報伝達系制御	点突然変異	皮膚癌, 大腸癌, 子宮内膜癌
EVI1	3q26	転写因子	染色体転座	急性骨髄性白血病
kit	4q12	幹細胞増殖因子受容体	点突然変異	消化管間質腫瘍
erbB	7q12-q13	上皮増殖因子受容体	遺伝子増幅/再構成/変異	膠芽腫, 肺癌
met	7q31	肝細胞増殖因子受容体	胚細胞変異	家族性乳頭状腎細胞癌
SMO	7q32	Hedgehog シグナル伝達	点突然変異	基底細胞癌
C-myc	8q24	転写因子	遺伝子増幅	肺癌
			染色体転座	Burkitt リンパ腫
ABL	9q34	非受容体型チロシンキナーゼ	染色体転座	慢性骨髄性白血病
ret	10q11.2	グリア細胞由来神経栄養因子受容体	胚細胞変異	多発性内分泌腫瘍症 IIA/IIB 型
			染色体転座	甲状腺癌
H-ras	11p15.5	GTP 結合蛋白	点突然変異	甲状腺腫, 膀胱癌, 前立腺癌他
Cyclin D1	11q13	サイクリン	遺伝子増幅	乳癌, 食道癌
			染色体転座	リンパ腫
MLL	11q23	転写因子	染色体転座	乳児白血病
K-ras	12p12.1	GTP 結合蛋白	点突然変異	膵癌, 肺癌, 大腸癌他
TEL	12p13	転写因子	染色体転座	急性リンパ球性白血病
cdk4		サイクリン依存性キナーゼ	胚細胞変異	家族性黒色腫
			遺伝子増幅	黒色腫, 膠芽腫, 乳癌, 骨肉腫
MDM2	12q13-q14	p53 結合蛋白質	遺伝子増幅	骨肉腫
PML	15q22	転写因子	染色体転座	急性前骨髄性白血病
erbB2	17q21	増殖因子受容体	遺伝子増幅/変異	乳癌, 胃癌, 卵巣癌, 肺腺癌
BCL2	18q21	アポトーシス抑制因子	染色体転座	リンパ腫
Cyclin E	19q12	サイクリン	遺伝子増幅	胃癌, 大腸癌
Aurora-2	20q13	セリン・スレオニンキナーゼ	遺伝子増幅	大腸癌
AML1	21q22	転写因子	染色体転座	急性骨髄性白血病
BCR	22q11.2	セリン・スレオニンキナーゼ	染色体転座	慢性骨髄性白血病

（横田 淳：がん遺伝子，がん抑制遺伝子，多段階発癌. 日本臨床腫瘍学会〈編〉. 新臨床腫瘍学. 南江堂；2006. p.3.）

ras 遺伝子ファミリーのメンバーである H-*ras*, N-*ras*, K-*ras* の増幅が種々の癌でみられている. 乳癌では *erbB2*（*Her2/neu*）や *Cyclin D1*, 神経膠腫（glioma）では *erbB* の遺伝子増幅が認められる.

染色体転座

染色体転座は 2 本の染色体それぞれの一定部位で切断が起こり断片を交換する染色体異常であるが，さまざまな種類の癌でみられ，癌の発生や進展に関与している. 相互転座は新しい融合蛋白を作り出すものと，正常な癌原遺伝子が過剰に発現されるものがある.

Ph 染色体と白血病：代表的な染色体転座として，Philadelphia 染色体（Ph chromosome）（9；22 番転座）が慢性骨髄性白血病（chronic myelogenous leukemia：CML）で，15；17 番転座が急性前骨髄球性白血病（acute promyelocytic leukemia：APL）で，8 番染色体を含む転座が悪性リンパ腫で認められている. 通常，染色体の切断端の近傍には癌遺伝子が存在し，染色体の切断，転座が癌遺伝子の活性化に関与している.

CML における Ph 染色体の発現頻度は 95 ％以上で，その発症機序は次のようである. 正常状態では 9 番染色体長腕には *ABL* 癌原遺伝子が，22 番染色体長腕には *sis* 癌原遺伝子が存在する. Ph 染色体の形成により *ABL* は 9 番染色体より 22 番染色体へ，*sis* は 22 番染色体より 9 番染色体へ転座する.

この構造異常は *abl* 遺伝子 5′ 側への 22 番染色体由来 *bcr*（breakpoint cluster region）遺伝子の連結であることがわかった. 正常細胞の *abl* mRNA の大きさは 5 kb であるが，Ph 染色体陽性の CML 細胞の *BCR-ABL* mRNA の大きさは 9 kb である. この遺伝子産物は 210 kD の Bcr-Abl 蛋白で，150 kD の正常の Abl 蛋白より分子量が大きいだけでなく，正常の Abl 蛋白に比べてチロシンキナーゼ活性の上昇が認められる.

APL での特徴的遺伝子変化は，15 番染色体上に位置する *myl* 遺伝子と 17 番染色体上に位置するレチノイン酸 α レセプター遺伝子が転座により連結することである. 15；17 番転座をもつ APL で，全トランス型レチノイン酸による治療で寛解の得られる症例があることは，薬剤の作用機序を考えるうえでも興味深い.

c-myc 発現異常とリンパ腫：Burkitt リンパ腫では *c-myc* の遺伝子座位である 8 番染色体長腕の転座がほぼ 100 ％の患者に認められる. 転座相手は 14 番, 2 番, 22 番染色体で，これらの切断点には免疫グロブリンの H 鎖, κ 鎖, λ 鎖の遺伝子がそれぞれ存在する. こ

れらの転座はBリンパ球の分化とともに進行する免疫グロブリン遺伝子再構成の際に起こると考えられる．Burkittリンパ腫患者の約80％は8：14番転座であり，c-*myc*遺伝子は8番染色体長腕の正常座位より14番染色体長腕の免疫グロブリンのH鎖の遺伝子座位のテロメア側に転座する．転座による遺伝子の再構成の結果，c-*myc*遺伝子は過剰発現し，発癌に結びつく．

同様に濾胞性リンパ腫で*BCL2*遺伝子が免疫グロブリンの遺伝子座に，急性T細胞白血病でT細胞レセプター遺伝子座に種々の癌原遺伝子が挿入され，その過剰発現につながり，癌化の原因となる．

癌遺伝子産物の機能

増殖因子とそのレセプター

細胞増殖は増殖因子による細胞外からの増殖シグナルによって調節されている．種々の増殖因子はレセプターチロシンキナーゼに結合し，増殖シグナルを細胞内へ伝達する．正常細胞においてこれらは厳密に制御されているが，癌細胞においては，増殖因子の過剰発現，レセプターチロシンキナーゼそのものの活性型変異，遺伝子転座や増幅によるレセプター自身の過剰発現により，シグナル伝達が恒常的に活性化されている．

ヒトの多くの癌で増殖因子またはレセプターの活性化が認められている．肺腺癌においてerbB1（上皮増殖因子受容体でepidermal growth factor receptor〈EGFR〉とも呼ばれる），消化管間質腫瘍（gastrointestinal stromal tumor：GIST）におけるkit（幹細胞増殖因子受容体），腎癌でmet（肝細胞増殖因子受容体）の活性型変異や，乳癌においてerbB2（別称Her2/neu）の過剰発現などが代表としてあげられる．

GTP結合蛋白

*ras*遺伝子産物はGDPやGTPなどのグアニンヌクレオチドを結合し，細胞膜内側に存在する．通常不活性のGDP結合型として存在するが，上流からのシグナル伝達により活性型のGTP結合型となる．活性化型RasはMAPキナーゼカスケードに代表される下流の細胞内シグナル伝達経路を活性化し，細胞増殖を引き起こす．癌細胞に認められる活性型変異ではRas自身がもつGTP加水分解活性が著明に低下しており，恒常的な活性化状態となる．

K-*ras*の変異は膵癌，大腸癌，肺腺癌などで高頻度に認められる．また，骨髄系白血病にはN-*ras*の変異がしばしば認められる．

細胞質内キナーゼ

細胞質内キナーゼは，活性化シグナルが細胞表面のレセプターから細胞質を通って核に伝えられる経路において必須の役割を果たす．細胞質内キナーゼはカス

ケードを形成しており，MAPキナーゼカスケードはraf-MEK-ERKの順に活性化される．また，PI3キナーゼ（phosphatidylinositol-3 kinase）/Akt（protein kinase B）系も細胞増殖やアポトーシス抵抗性に関与する．

前述のBcr-Ablは細胞質内チロシンキナーゼで活性化状態にあり，細胞質内キナーゼカスケードを活性化する．また，メラノーマ，大腸癌，甲状腺癌，肺癌などでB-rafの活性化性変異があり，MAPキナーゼカスケードの活性化につながる．

転写因子

遺伝子発現の異常は癌細胞の一つの特徴であるが，これは核内での転写因子が直接あるいは間接的に活性化されている結果である．種々の癌遺伝子産物が転写調節因子としての機能をもつ．細胞が増殖刺激を受けると，一過性にc-*myc*の発現が増強し，細胞増殖に関与する遺伝子の発現をコントロールする．

抗アポトーシス蛋白

臓器の細胞数は厳密に制御されているが，細胞数は細胞周期による制御のほか，アポトーシスと呼ばれる生理的な細胞死によっても制御されている．アポトーシスはデスレセプターと呼ばれる受容体を介するものと，ミトコンドリアを介するものがある．最終的にはカスパーゼが活性化されアポトーシスが進行する．この制御は悪性腫瘍では失われている．

癌遺伝子として同定された*BCL2*は，ミトコンドリアからのシトクロムCの放出を阻害することでアポトーシスを抑制する．

p53はDNA損傷時にp21を介し細胞周期の進行を停止させ，その損傷を修復し，それが不可能なときはアポトーシスを誘導し，傷ついた細胞を排除するという，いわばゲノムに対する監視役を担っている．しかし，正常の*p53*を欠損する細胞ではアポトーシスが誘導されず，細胞は増殖を続ける．

PI3キナーゼ/Akt経路はアポトーシスを回避する生存シグナルの主要な伝達経路であり，多くの癌で活性の亢進が認められる．

家族性（遺伝性）腫瘍と癌抑制遺伝子

正常細胞と癌細胞を融合すると一般に正常細胞の表現形質を示すことにより，正常細胞には細胞の癌化を抑える遺伝子である癌抑制遺伝子が存在することが明らかにされた．遺伝性の腫瘍で特定の染色体の特定の部位に異常があるのは，その部位に癌抑制遺伝子が存在するためである（⑩）．

癌遺伝子が，一対の遺伝子のいずれかに異常が起これば活性化して癌化に働くのと異なり，癌抑制遺伝子は癌化に抑制的に働く遺伝子なので，一対の遺伝子の

⑩ ヒト癌において失活変異のみられる主な癌抑制遺伝子

遺伝子	染色体上の位置	遺伝子産物の機能	遺伝子異常	遺伝子異常のみられる腫瘍
TGFβ-RI	3p22	TGFβのシグナル伝達	遺伝性非腺腫性大腸癌	大腸癌，胃癌，子宮内膜癌
VHL	3p26	転写制御	von Hippel-Lindau 病	腎癌，血管芽細胞腫
APC	5q21	Wnt シグナル伝達	家族性大腸ポリポーシス	大腸癌，胃癌，膵癌
EXT1	8q24.1	?	多発性外骨腫症	
p16	9p21	細胞周期制御	家族性メラノーマ	肺癌，グリオーマ，メラノーマなど
PTC	9q22	Hedgehog シグナル伝達	Gorlin 症候群	基底細胞癌
TSC1	9q34	?	結節性硬化症	
PTEN	10q23.3	蛋白ホスファターゼ	Cowden 病	
			Bannayan-Zonana 症候群	グリオーマ，前立腺癌，肺癌など
EXT2	11p11-p13	?	多発性外骨腫症	
WT1	11p13	転写・細胞周期制御	Wilms 腫瘍	Wilms 腫瘍，腎芽腫
MEN1	11q13	?	多発性内分泌腫瘍 I 型	膵内分泌腫瘍，副甲状腺腫
ATM	11q23	細胞周期・アポトーシス制御	毛細血管拡張性運動失調症	リンパ性白血病
SDHD	11q23	ミトコンドリア内呼吸鎖制御	遺伝子パラガングリオーマ	
BRCA2	13q12-q13	DNA 修復	家族性乳癌	
RB	13q14.2	転写・細胞周期制御	家族性網膜芽細胞腫	網膜芽細胞腫，乳癌，肺癌
CYLD	16q12-q13	?	家族性シリンドロマトーシス	
TSC2	16p13.3	?	結節性硬化症	
E-cadherin	16q22.1	細胞間接着	家族性胃癌	胃癌，乳癌
p53	17p13.1	転写・細胞周期・アポトーシス制御	Li-Fraumeni 症候群	ほとんどすべての腫瘍
NF1	17q11	シグナル伝達	神経線維腫症 I 型	神経芽腫，メラノーマ
BRCA1	17q21	DNA 修復	家族性乳癌	
AMAD4/DPC4	18q21.1	TGFβのシグナル伝達	家族性若年性ポリポーシス	膵癌，大腸癌，肺癌
STK1	19p13.3	セリン・スレオニンキナーゼ	Peutz-Jeghers 症候群	大腸癌，メラノーマ，膵癌など
BAX	19q13	アポトーシス制御		大腸癌，胃癌，子宮内膜癌など
hSWF5/INI1	22q11.2	クロマチン再編成		悪性ラブドイド腫瘍
NF2	22q12	細胞接着	神経線維腫症 II 型	髄膜腫，神経鞘腫

（横田 淳：がん遺伝子，がん抑制遺伝子，多段階発癌．日本臨床腫瘍学会〈編〉．新臨床腫瘍学．南江堂；2006．p.5.）

一方に異常が起こっても癌化を引き起こさず，両方とも不活性化されたときに初めて癌化に働く．

散発性（非遺伝性）の腫瘍は同一の細胞の両方の対立遺伝子に異常が起こらないと発症しないが，遺伝性腫瘍の家系では一方の異常のある癌抑制遺伝子が親から遺伝しているので，同じ細胞のもう一方の対立遺伝子に異常が起こるだけで癌化を引き起こすように働く．これが 遺伝性の網膜芽細胞腫は早期に両眼に多発することが多いが，非遺伝性の場合は片眼性でより年長児に発生する理由である．

RB 遺伝子（retinoblastoma gene）は，家族性網膜芽細胞腫より同定された最初の癌抑制遺伝子である．その遺伝子産物の活性化は細胞周期において，G_1 期より S 期への進行を抑制する．網膜芽細胞腫のほかに，乳癌，小細胞肺癌などで異常が認められる．

p53 の変異は，きわめて多様な臓器に癌の発生をみる Li-Fraumeni 症候群の原因となっているが，その失活は癌全体の 50 ％以上に存在する．

BRCA1，*BRCA2* 遺伝子は家族性乳癌の原因遺伝子として同定された．その機能として，DNA 損傷の修復に関与することが示されている．

APC 遺伝子は家族性大腸ポリポーシスの原因遺伝子で，その遺伝子産物は細胞接着に関与するカドヘリンの機能を調節して，細胞接着による増殖阻止シグナルを制御する．大腸癌の約 60 ％にこの遺伝子の変異が検出される．

遺伝子の変異や欠失のほかに，エピジェネティク（epigenetic）な異常で癌抑制遺伝子の不活性化が起こる．エピジェネティクス（epigenetics）とは，DNA 塩基配列の変化を伴わない遺伝子の活性化あるいは不活性化機構である．プロモーター領域の DNA のメチル化により，転写因子が DNA と結合できなくなり癌抑制遺伝子の転写が抑制され，発癌につながると考えられる．*PTEN* や後述の *p16* の不活性化の原因となっている．

細胞周期制御と癌

細胞周期は，DNA 合成を始めるかどうかをチェックする G_1 期，DNA 合成を行う S 期，DNA 合成を完了し染色体配分の準備をする G_2 期，細胞分裂を行う M 期に分けられる．細胞周期の重要な役割は，①S 期に DNA を忠実に複製する，②M 期に 2 つの娘細

胞に同じ染色体のコピーを同等に分配すること，である．正常な細胞周期の進行は細胞外シグナルが細胞内に伝達されることにより制御されている．これらのプロセスに関与する遺伝子は癌における変異，欠失，増幅の標的となり，細胞周期の制御異常は癌を引き起こす原因となる．特に G_1 期より S 期への進行を制御する遺伝子が標的となりやすい．G_1 期に細胞は細胞外シグナルに反応し細胞分裂に向かうか，細胞周期より脱落して休止状態（G_0 期）へ向かうかを決定する．癌細胞ではこの制御が破綻しており，細胞周期回転を続ける．

G_1 期より S 期への移行は，cyclin-dependent protein kinase（CDK）2,4,6 と cyclin の複合体によって制御されている．CDK4,6 は cyclin D1 により，CDK2 は cyclin E により正の制御を，p16 や p21 などの CDK 阻害因子により負の制御を受けている．また，*ras* 癌遺伝子は cyclin D1 の発現を促進する．癌抑制遺伝子産物である RB 蛋白は CDK4,6 -cyclin D1，CDK2-cyclin E 複合体の基質であり，リン酸化により G_1 期より S 期への移行を抑制する機能を失い，結果として細胞を増殖させる（⑪）．p21 の転写を活性化する *p53*，*p16* は癌抑制遺伝子，*cdk4*，*cyclin D1* は癌遺伝子である．

癌遺伝子の臨床応用

ヒト癌の発生や進展における癌遺伝子の役割に関する知識が集積されるにつれて，癌の診断や予後の判定に，癌遺伝子やその産物の検出が有用であるのではないかとの期待がもたれている．しかし，癌遺伝子の異常は一般的に広い範囲の癌で認められることが多く，ある癌に特異的な遺伝子変化がみられることは少ない．また同じ臓器に発生した同じ組織型の癌でも，必ずしも同じ遺伝子変化がみられるわけではないので，現在のところ癌遺伝子の診断への応用は限られている．

一方，癌遺伝子産物を治療の標的とした分子標的薬の臨床応用が近年著しく進歩した．

イマチニブ（imatinib）は Bcr-Abl 蛋白のチロシンキナーゼ活性を抑制する目的で合成され，慢性骨髄性白血病に対する一次治療薬となっている．イマチニブは Bcr-Abl 以外に kit や血小板由来増殖因子レセプター（platelet-derived growth factor receptor：PDGFR）のチロシンキナーゼ活性を阻害する．GIST（消化管間膜腫瘍）には高率に kit あるいは PDGFR の遺伝子変異が認められ，恒常的に活性化されている．イマチニブは GIST の治療にも用いられる．ダサチニブ（dasatinib）も Bcr-Abl, kit, PDGFR, c-src のチロシンキナーゼ活性を阻害し，慢性骨髄性白血病や GIST の治療に用いられる．ニロチニブ（nilotinib）もイマチニブと同様に Bcr-Abl のほか，kit や PDGF 活性を抑制する．慢性骨髄性白血病の治療に用いられる．

ゲフィチニブ（gefitinib）は EGFR のチロシンキナーゼ活性を阻害する．肺癌で効果を評価されたが，EGFR の発現の高い肺扁平上皮癌では効果はあまりなく，EGFR の遺伝子変異を伴う肺腺癌で有効率が高い．非小細胞肺癌の 3 割弱が EGFR の遺伝子変異を有すると推定されており，肺癌組織あるいは細胞からの遺伝子変異の検出が臨床的に行われ，ゲフィチニブの投与の適応が決められる．同様に EGFR チロシンキナーゼ活性を阻害するエルロチニブ（erlotinib）と erbB2（Her2/neu）のチロシンキナーゼに対する阻害剤であるアファチニブ（afatinib）も EGFR 遺伝子変異陽性肺癌の治療に用いられる．これらの EGFR チロシンキナーゼ阻害剤への耐性肺癌の半数が EGFR-T790M 変異を有する．オシメルチニブ（osimertinib）も EGFR チロシンキナーゼに対する阻害剤であるが EGFR-T790M 変異陽性肺癌症例に対しても有効性が示されている．セツキシマブ（cetuximab）は，EGFR に対するヒトキメラ抗体であり，大腸癌の治療に用いられる．

非小細胞肺癌の 3〜5 % に，*EML4*（echinoderm microtubule associated protein-like 4）遺伝子と ALK（anaplastic lymphoma kinase）遺伝子が融合した *EML4-ALK* 遺伝子が検出される．*ALK* は受容体型チロシンキナーゼを，*EML4* は微小管会合蛋白質の一種をコードするが，*EML4-ALK* が肺腺癌を引き起こすことも確認されている．ALK 阻害剤であるクリゾチニブ（crizotinib），アレクチニブ（alectinib），セリチニブ（ceritinib）が *EML4-ALK* 陽性肺癌に用いられ，高い効果を上げている．クリゾチニブは ROS1（ROS proto-oncogene 1）チロシンキナーゼの阻害活性も有

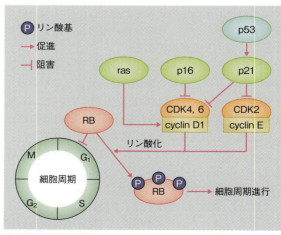

⑪ 細胞周期の制御

し，非小細胞肺癌の1％程度の頻度である*ROS1*融合遺伝子陽性肺癌の治療にも使用されている．

トラスツズマブ（trastuzumab）はerbB2（Her2/neu）に対するヒト化モノクローナル抗体である．erbB2の過剰発現は細胞を癌化させるが，その発現は種々の癌腫に認められている．トラスツズマブは抗体依存性細胞障害とerbB2からのシグナルを阻害することで抗腫瘍効果を発揮する．現在，乳癌の治療に用いられている．乳癌の約20％にerbB2の過剰発現が認められ，その発現の検索は，エストロゲン・プロゲステロンレセプターの発現と並んで必須である．erbB2とEGFRの阻害薬であるラパチニブも，erbB2過剰発現が認められる乳癌治療に用いられる．

メラノーマでは約半数にセリン/スレオニンキナーゼであるB-rafの活性化変異が認められる．B-raf阻害剤であるベムラフェニブ（vemurafenib）単剤治療とB-raf阻害剤のダブラフェニブ（dabrafenib）とMEK阻害剤のトラメチニブ（trametinib）との併用療法がB-raf変異陽性メラノーマの治療に用いられている．

結節性硬化症は，癌抑制遺伝子であるTSC1あるいは*TSC2*遺伝子の異常で引き起こされる．これらの遺伝子産物はセリン/スレオニンキナーゼのmammalian target of rapamycin（mTOR）に対して抑制的に働く．結節性硬化症では，これらの遺伝子異常のためにmTORに対する抑制機能が低下し，結果としてこのキナーゼが活性化されていると考えられる．結節性硬化症に伴う腎血管筋脂肪腫および上衣下巨細胞性星細胞腫の治療薬として，mTOR阻害薬のエベロリムス（everolimus）が承認されている．リンパ脈管筋腫症も同様の遺伝子異常で発症すると考えられ，mTOR阻害薬の効果が期待されている．エベロリムスは腎細胞癌，膵・消化管神経内分泌腫瘍，乳癌の治療にも用いられる．

現在，分子標的治療の研究が精力的に行われているが，その標的分子の多くが癌遺伝子産物であり，癌遺伝子の理解は癌治療に携わる医師に必須の要件となっている．

（山口耕介，井岸　正，清水英治）

●文献

1) DeVita VT, Hellman S, Rosenberg SA：Cancer；Principles and Practice of Oncology, 7th edition. Philadelphia：Lippincott；Williams & Wilkins；2005.

2) 日本臨床腫瘍学会（編）：新臨床腫瘍学．東京：南江堂；2006.

3) Tannock IF, et al（谷口直之ほか監訳）：がんのベーシックサイエンス，第3版．東京：メディカル・サイエンス・

インターナショナル；2006.

腫瘍マーカー

腫瘍マーカーとは

腫瘍マーカーとは，広義には，腫瘍組織や血清中の蛋白や遺伝子などで，悪性腫瘍の存在，種類，性質，治療効果，予後などの情報と相関する指標のことであるが，本項では，血液検査で測定するCEAやCA19-9など，「腫瘍特異的な蛋白の血中濃度」という狭義で用いる．腫瘍マーカーの測定目的としては，癌のスクリーニング，診断の補助，再発のモニタリング，治療効果判定などがあげられる（⑫）．

癌のスクリーニング（検診）

腫瘍マーカーを早期癌のスクリーニング（検診）目的で使用する場合，その結果が陽性となることで検査後確率が有意に増加することが必要であり，陽性尤度比（感度/1－特異度）が十分高いことが求められる．一般に，腫瘍マーカーが上昇するのは進行期の癌であるため，癌検診で早期癌の発見のために腫瘍マーカーを測定することは推奨されない．偽陽性の結果により，余計な検査や不安を与えられる人が増える一方，癌の存在によって陽性となる場合は，見つかるのは進行癌であることが多く，癌の早期発見早期治療という目的には合致しない．早期発見早期治療によってベネフィットが得られる（当該疾患によって死亡するのを免れる）人が一定割合以上いることが証明されていない限り，腫瘍マーカーを検診で用いてはならない．

ほとんどの腫瘍マーカーは，検診で用いることに推奨されないが，前立腺癌のPSA，肝臓癌のAFPやPIVKA-IIなど一部の腫瘍マーカーについては，早期癌でも数値が上昇するため，癌の早期発見に活用できる可能性がある．

PSA検査による前立腺癌の検診については，米国と欧州で大規模なランダム化比較試験が行われた．米国で行われた「PLCO試験」には，55〜74歳の男性76,693人が参加し，1年に1回の検診（PSA検査と直腸診）を受けるグループと，検診を受けないグループにランダムに割り付けられた．約10年間経過観察した結果，前立腺癌死亡率は両群で有意差なく，検診を行っても，前立腺癌の死亡の減少にはつながらないことが示唆された．一方，ヨーロッパの7か国で行われた「ERSPC試験」には，55〜69歳の男性162,243人が参加し，4年に1回程度のPSA検査（検診）を受けるグループと，検診を受けないグループにランダムに割り付けられた．約9年間経過観察した結果，PSA検査を行うことで，前立腺癌で死亡する人の数を約

20％減らせることが示された．いずれも，大規模なランダム化比較試験であるが，2つの試験の結果は一致しておらず，世界的にも意見が分かれている．

癌ハイリスク集団に対しては，定期的な腫瘍マーカー検査が推奨される場合がある．B型慢性肝炎，C型慢性肝炎，肝硬変などは肝細胞癌のハイリスク群であり，6か月に1回の超音波検査とAFP，AFP-L3分画およびPIVKA-IIなどの腫瘍マーカーを測定することが推奨されている．さらにB型肝硬変，C型肝硬変患者は超ハイリスク群に属し，3～4か月に1回，それらの検査が推奨されている．AFPの持続的上昇や200 ng/mL以上の高値，AFP-L3分画の15％以上の上昇，PIVKA-IIの40 mAU/mL以上の高値が認められた場合，超音波検査で明らかな異常がなくとも，ダイナミックCTやMRIでの検査が考慮される．

再発モニタリング

腫瘍マーカーは，癌の術後再発をモニタリングする目的で使用されることがある．術後再発のモニタリングとしての役割は，癌の種類によって異なる．国内外のガイドラインでは，胚細胞腫瘍（非セミノーマ）でのAFPやHCG，大腸癌でのCEAは術後のサーベイランスとして推奨されている[1,2]．卵巣癌におけるCA125については，術後に定期的に測定することで癌の再発を4～5か月早期に発見できるが，早期の治療介入が予後の改善にはつながらないことから，その測定意義は確立されていない[3]．乳癌では，定期的な腫瘍マーカー（CEA，CA15-3）の測定は推奨されていない．

⑫ 主な腫瘍マーカーと保険適用疾患

腫瘍マーカー	肺癌	乳癌	食道癌	胃癌	大腸癌	肝臓癌	胆嚢・胆管癌	膵臓癌	子宮頸癌	子宮体癌	卵巣癌	腎癌	前立腺癌	膀胱癌	その他腺癌	その他扁平上皮癌
AFP						●					●					
AFP-L3%						●										
CA15-3		●									●					
CA19-9	●		●	●	●	●	●	●			●		●			
CA50					●	●	●	●								
CA72-4		●			●						●					
CA125	●				●			●		●	●					
CEA		●	●	●	●	●	●	●						●	●	
CSLEX		●														
CYFRA	●															
DUPAN-2						●	●	●								
elastase 1								●								
HER2 蛋白		●		●												
ICTP	●												●			
NCC-ST-439		●			●		●	●								
NSE	●											●				
抗 p53		●	●		●											
PIVKA-II						●										
ProGRP	●															
PSA													●			
SCC	●		●						●							●
SLX	●							●			●					
Span-1						●	●	●								
STN															●	
TPA		●		●	●								●	●		
γ-Sm													●			

（日本分子腫瘍マーカー研究会編：分子腫瘍マーカー診療ガイドライン．東京：金原出版；2016．p.23 より抜粋）

⑬ 癌の治療効果判定として使用される腫瘍マーカー

臓器別癌	バイオマーカー
大腸癌	CEA
肝細胞癌	AFP
膵臓癌	CA19-9
卵巣癌	CA125
乳癌	CA15-3
前立腺癌	PSA
精巣癌	AFP，HCG
肺癌（非小細胞癌）	Cyfra 21-1，SCC
肺癌（小細胞癌）	NSE，ProGRP
メラノーマ	S100
甲状腺癌	Thyroglobulin

（Duffy MJ：Tumor markers in clinical practice：a review focusing on common solid cancers. *Med Princ Pract* 2013：22：4. より抜粋）

治療効果判定

　進行癌では腫瘍マーカーは治療効果判定の参考として用いられることがある．治療開始後に腫瘍マーカーが下がれば，抗腫瘍効果が得られていることが示唆され，上昇するようであれば腫瘍の増悪が示唆される．腫瘍マーカー単独で治療効果を評価するのは適切ではないことも多く，あくまでも補完的役割として用いるべきである（⑬）．

腫瘍マーカーの血中レベルを規定する因子と測定上の諸問題

　結果の適切な解釈のために，測定値に影響する腫瘍以外の要因についても考慮する．血中腫瘍マーカー測定値に関与する主な因子として下記があげられる．
・関連遺伝子の多型，変異（バリアント）
・産生腫瘍細胞の数と viability
・腫瘍細胞からの分泌量
・非腫瘍細胞からの産生量と分泌量
・マーカー産生局所の血流
・マーカーの代謝・異化・排泄の異常
・肝障害，腎機能障害など
・生活習慣（飲酒や喫煙）
・常用・併用薬物の影響

腫瘍マーカー関連遺伝子の多型，バリアントの関与

　CA19-9 などの Lewis 血液型関連糖鎖の合成には Lewis 酵素と Secretor 酵素が必要であるが，日本人の約 10 ％でみられるとされている Lewis 酵素活性が欠如する個体では，癌が存在しても CA19-9 レベルが検出限界未満になる．

肝障害，腎障害，生活習慣，常用薬剤の影響

　よく知られているものとして，CEA，CA19-9，

CA125 などが腫瘍の有無とは無関係に急性・慢性肝障害で高率に異常を示す．NSE，CEA，SCC，ProGRP などの腫瘍マーカーは，腎機能低下により腫瘍とは無関係に上昇することもある．その一方で PSA，CA15-3 などは腎機能の影響を受けにくいとされる．

　生活習慣との関連も重要であり，過度の飲酒により PIVKA-II が上昇する可能性があるためアルコール性肝硬変の患者における肝癌のサーベイランスの際には留意する．喫煙が CEA を上昇させることはよく知られているが，一方で CA19-9 は喫煙者が非喫煙者よりも低値を示すとの報告もある．ワルファリン常用による PIVKA-II の異常高値はよく知られているが，エリスロポエチンの慢性投与により CEA，AFP が上昇傾向を示すことも知られている．

試薬間差

　一部の項目を除き，イムノアッセイによる腫瘍マーカー測定においては国際的に統一された一次標準物質がないこと，測定系で使用される抗体が測定キットごとに異なることなどの理由から試薬間差がきわめて大きい．

　腫瘍マーカーは，偽陽性や偽陰性などの検査の精度を理解したうえで，実際の診療の現場で適切に活用することが求められる．

〈髙橋萌々子，尾崎由記範，高野利実〉

●文献

1) Gilligan TD, et al：American Society of Clinical Oncology：American Society of Clinical Oncology Clinical Practice Guideline on uses of serum tumor markers in adult males with germ cell tumors. *J Clin Oncol* 2010；28：3388.

2) Locker GY, et al；ASCO：ASCO 2006 update of recommendations for the use of tumor markers in gastrointestinal cancer. *J Clin Oncol* 2006；24：5313.

3) Rustin GJ, et al；MRC OV05；EORTC 44944 investigator：Early versus delayed treatment of relapsed ovarian cancer（MRC OV05/EORTC 55955）：a randomized trial. *Lancet* 2010；376：1155-1163.

臓器不全

多臓器機能障害

概念

●多臓器機能障害（multiple organ dysfunction sysdrome：MODS）とは，急性疾患患者において複数の臓器が同時に機能障害を起こし，治療なしでは恒常性が保たれなくなった危機的状態のことである．主な原因を⑭に示した．

- 機能障害を起こす臓器としては中枢神経，心臓，肺，肝，腎，消化管などがあげられる．さらに，凝固系や免疫系，内分泌系も対象として含まれる．
- このような病態を指すものとして，多臓器不全（multiple organ failure：MOF）という用語が使用されてきた．しかし，臓器の機能障害は必ずしも不可逆的でなく，生存例ではしばしば機能回復することから「不全」から「障害」とされるようになった．
- MODSの概念は，1970年代半ばから提唱されてきた．感染症や出血性ショックを治療し危機的な状況を離脱したにもかかわらず，当初の障害臓器以外の臓器に次々と障害が起こり病態が進行し，結果的に死に至ることが特徴的であった．このことから遠隔臓器不全（remote organ failure）といった用語を使用する研究者もあった．

病因（⑭）

多臓器機能障害の原因としては，感染に伴うものが多いとされている．特に，以下の感染症が重要である．
① 肺炎
② 腎盂腎炎，急性前立腺炎
③ 腹膜炎，腹腔内膿瘍

また，急性化膿性胆管炎・胆嚢炎，感染性心内膜炎なども原因となる．さらに，全身の循環不全や炎症反応，大量の組織壊死を引き起こすような病態は，いずれも多臓器機能障害の原因となりうる．

これらの傷病の侵襲による組織障害が全身性の過剰な炎症反応を引き起こし，低血圧や心拍出量低下などの血行動態危機，組織の灌流障害，さらに組織や細胞レベルでの酸素利用障害が全身で起きる．このために多くの臓器の障害が一時に発生し，多臓器機能障害となると考えられている．この流れを⑮として示した．

病態生理
侵襲と炎症反応

侵襲とは，生体に加えられる外部からの刺激である．生体は生命維持の基本となる恒常性確保のために，侵襲の影響が最小限となるよう生体防御反応を起こす．炎症反応はその一つである．しかしながら，多臓器機能障害の成立には炎症反応が原因となる．ここが多臓器機能障害の病態理解のポイントである．

臓器障害の進展

多臓器機能障害には以下の3つの要因がある．
① 最初の侵襲そのものによる臓器障害
② 炎症反応による臓器障害
③ 臓器障害による恒常性破綻からの臓器障害の悪化や障害臓器の増加

全身性の重症感染症などでは疾患そのものによって複数の臓器障害が引き起こされる．このような多臓器機能障害を一次的多臓器機能障害（primary MODS）と呼ぶ．しかし多くの多臓器機能障害は，侵襲に対する炎症反応のなかで炎症性サイトカインが過剰に産生され，組織や臓器の障害の原因となると考えられている．これを二次的多臓器機能障害（secondary MODS）と呼ぶ．一次であれ二次であれ，臓器障害により恒常性が損なわれるようになると，さらなる臓器障害の悪化や他の臓器障害の進展が起こる．

診断基準・予後判定

多臓器機能障害の診断基準としては，障害臓器の重症度をスコア化する試みがなされてきた．多臓器機能障害の原因は何であれ，複数臓器に重い障害がある場合には回復は難しい．このようなスコアは，多臓器機

⑭ 多臓器機能障害の原因の例

感染症：細菌・ウイルスだけでなく，真菌，原虫，寄生虫なども含まれる
多発外傷：特に出血性ショックや大量の組織挫滅などを伴うもの
広範囲熱傷
急性膵炎
ショック（原因を問わない）・心停止後
自己免疫疾患：悪性関節リウマチなど
血液疾患：血球貪食症候群など
代謝性疾患：甲状腺クリーゼなど
薬物・毒物・化学物質などの内服・吸入

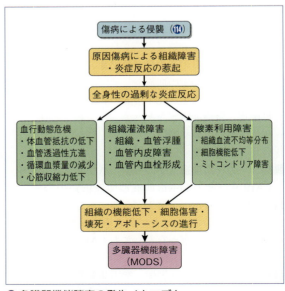

⑮ 多臓器機能障害の発生メカニズム

⑯ 多臓器機能障害のスコアの例：SOFA スコア

score	0	1	2	3	4
呼吸 P/F 比（PaO$_2$ Torr/FiO$_2$）	400 以上	＜400	＜300	＜200	＜100
凝固系 血小板（×10^3/μL）	150 以上	＜150	＜100	＜50	＜20
肝臓 ビリルビン（mg/dL）	1.1 以下	1.2～1.9	2.0～5.9	6.0～11.9	＞12.0
循環 血圧（平均血圧 Torr）・薬剤	＞70	＜70	ドパミン≦5γ*または ドブタミン使用	ドパミン＞5γまたはエ ピネフリン・ノルエピ ネフリン≦0.1γ	ドパミン＞15γまたはエ ピネフリン・ノルエピネ フリン＞0.1γ
中枢神経 Glasgow coma scale	15	13～14	10～12	6～9	＜6
腎臓 血清クレアチニン(mg/dL) 尿量（mL/日）	1.1 以下	1.2～1.9	2.0～3.4	3.5～4.9 または ＜500	＞5.0 または ＜200

＊γ：μg/体重 kg/分.
入室時 SOFA スコア：ICU 入室時に評価したスコア.
連続 SOFA スコア：入室後 48 時間ごとに評価したスコア.
（Ferreira FL, et al：Serial evaluation of the SOFA Score to predict outcome in critically ill patients. *JAMA* 2001：286：1754.）

能障害の診断だけではなく，予後判定に用いられる.
そのなかで広く用いられている SOFA スコア
（sequential organ failure assessment score）を⑯に示
した．入室時 SOFA スコアが 9 を超えれば死亡率は
33 ％以上であったという研究結果がベルギーから示
されている．SOFA スコアは新しい敗血症の診断基準
に用いられ広く使われている一方で，予測される死亡
率は集中治療室死亡であることや，臓器ごとのスコア
の重みづけにまだ改善の余地があることなどが指摘さ
れている．また，特に感染症に伴う多臓器機能障害の
前段階として全身性炎症反応症候群（systemic inflam-
matory response syndrome：SIRS）が提唱されたが，
過剰診断につながることから用いられなくなった.

治療・予防（☞「多臓器不全」p.278）

多臓器機能障害そのものを回復させるような特定の
治療はない．重要なのは多臓器機能障害の原因となっ
た原疾患の治療である．次に，病態の進行を止め，危
機状態にある恒常性を維持するための支持療法が行わ
れる.

多臓器機能障害の対応としては予防が重要になる.
特に，高い臓器不全を伴うようなショック状態や敗血
症の初期の段階で，血行動態危機や末梢循環不全への
対応が行われる．危機発生の早期から対応する必要が
ある．救急患者であれば，集中治療室などに入室して
からではなく，救急外来到着時からの一貫した対応が
求められる.

（福岡良雄）

●文献

1) Seymour CW, et al：Assessment of Clinical Criteria for
Sepsis：For the Third International Consensus Defini-
tions for Sepsis and Septic Shock (Sepsis-3). *JAMA*
2016：315：762.

2) Raith EP, et al：Prognostic Accuracy of the SOFA
Score, SIRS Criteria, and qSOFA Score for In-Hospital
Mortality Among Adults With Suspected Infection
Admitted to the Intensive Care Unit. *JAMA* 2017：
317：290.

3) Ferreira FL, et al：Serial evaluation of the SOFA Score
to predict outcome in critically ill patients. *JAMA*
2001：286：1754.

3 疫学

疫学の概念と方法

疫学の概念

疫学（epidemiology）は"人間社会における疾病の頻度を観察し，その疾病をきたす要因を明らかにする科学"であり，単に疾病の頻度や性別の分布・動向のみを観察するものではない．疫学の主な課題は疾病の原因を因果関係論のなかで明らかにすることである．

たとえば高血圧の成因について基礎医学や臨床医学における方法と疫学における方法を比較すると，前者は血圧上昇機序，すなわち血圧と食塩，レニン-アンジオテンシン系の関連，細胞膜におけるイオンの輸送系と血圧調節機能の問題など，生理学や生化学，時には病理学的手法を用いて検討するのに対して，疫学では食塩を多く摂取している人は高血圧になりやすいか否かを明らかにしようとするものである．

人間社会のなかで，食塩が高血圧の原因となることを明らかにすることは容易ではなく，個人の食塩摂取量の同定そのものがきわめて困難であるほか，食塩の摂取と関連する要因，たとえば性，年齢，アルコール摂取量，肥満，カリウムなどの摂取量も考慮に入れなければならない．

最終的に食塩が高血圧の原因であることが疫学的に明らかにされ，その機序が基礎医学的・臨床医学的に解明されたとき，食塩摂取量をいかに減少させて高血圧を予防するかが疫学の目的となる．すなわち，原因解明後は，その原因の除去により疾患を予防することが疫学の目的となるのである．

疫学研究の方法

疫学研究の方法は，大きく分けて観察研究と実験的な手法である介入研究に分けられる．また，観察研究には，記述疫学と分析疫学がある．

記述疫学

記述疫学（descriptive epidemiology）は疾病の死亡率や発症率を算出したり，既存の統計資料を収集し，総合・分析する手法である．主に疾病の動向や分布に寄与する要因を仮説として導き出したり，また仮説の妥当性の検証に用いられる．

分析疫学

分析疫学（analytical epidemiology）はアメリカのFramingham研究や福岡県の農村部における久山町研究に代表されるように，疾病発症の要因を明らかにするために調査を計画したものである．記述疫学と異なり，個人のデータを収集し分析する．分析疫学の代表的手法は，追跡調査と症例対照研究である．生態学的な研究は，集団としてのデータを扱っているが，これも分析疫学に分類される．

追跡調査

一時点における調査である断面調査（横断研究）は最も多く行われるが，因果関係は断面調査からは決定できないことが多い．そのために追跡調査（follow-up study）が実施される．ある特定集団（コホート）に対して，発症前に血圧測定，喫煙・飲酒量，その他の要因を調査しておき，その後の疾病の発症を追跡するもので，前向き追跡調査（prospective follow-up study），あるいは簡単に追跡調査，コホート研究（cohort study）ともいう．

Framingham研究では血圧，血清総コレステロール値の高いもの，また喫煙量の多いものほど虚血性心疾患の発症率（罹患率）が高いことが明らかにされた（❶）．このように追跡調査では，要因のランク別に疾病の罹患率や死亡率を求めることができる．

追跡調査は通常は前向きであるが，特殊な場合は過

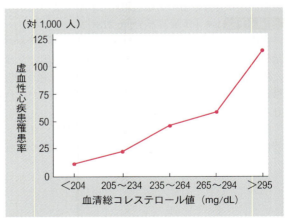

❶ Framingham研究における血清総コレステロール値別にみた30〜49歳男性の6年間の追跡による虚血性心疾患の罹患率

（Castelli WP：Epidemiology of coronary heart disease：The Framingham study. *Am J Med* 1984；76：4.）

去にさかのぼってコホートを作成し，過去の記録から要因を調査し，現在までの疾病発症とそれらの要因との関係を分析するものがあり，これを後ろ向きコホート研究（retrospective cohort study）という．

症例対照研究

疾病発症の危険因子を明らかにするもう一つの方法は症例対照研究（case control study）であり，癌や難病など発症頻度の低い疾患の発症要因を明らかにするのによく用いられる．

症例対照研究とコホート研究の相違は，コホート研究が要因の有無や程度別に疾病の罹患率を比較して危険因子を同定するのに対して，症例対照研究は疾病に罹患したものとしなかったものを対象として，過去にさかのぼって要因を調査し比較する点である．

たとえば，非肺癌者をコントロールとして，肺癌患者の罹患前の喫煙習慣の有無を質問により調査し，喫煙と肺癌の関連について明らかにする方法であるが，この方法では追跡調査と異なり，ケースである肺癌の患者数と，コントロールである非肺癌者数，喫煙状況を知りえても，喫煙の有無別の肺癌罹患率や死亡率は計算できない．しかし❷のようにケースとコントロールの喫煙の有無がわかると，喫煙者が非喫煙者に対して肺癌にかかりやすい度合（相対危険度）の推定値を

オッズ比（Odds ratio）＝ AD/BC

から計算することができ，その相対危険度は 4.6 であることがわかる．相対危険度の推定には，疾病の発生頻度が低いという条件が要る．4.6 倍の相対危険度より喫煙習慣なし群の危険度 1 を引いたもの，この場合3.6 が寄与危険度（attributable risk）といわれるものであり，喫煙により高くなった危険度を意味する．

喫煙と肺癌に関するコホート研究を例にとれば，喫煙習慣のある群の累積罹患率（☞「累積の率」p.119）から喫煙習慣のない群の累積罹患率を引いたものが寄与危険度である．累積罹患率が累積死亡率であってもよい．累積の率だけでなく人年法による罹患率，死亡率（☞「人年法による率」p.120）を用いることもある．

コホート研究と症例対照研究の利点と欠点

コホート研究では多数例を長期間追跡調査しなければならず，多大の費用と労力を要するので，発症頻度の低い癌の危険因子を解明するための疫学的手法としては，症例対照研究が多く用いられた（❷）．しかし，症例対照研究はコホート研究に比べ，短期間に労力と費用をかけずに行えるものの，疾病の発症要因の調査がさかのぼって行われるため，たとえカルテ調査であっても，コホート研究と比較してデータの質が劣る．

また，症例対照研究では，研究を実施する調査者に検討する仮説があり，さらにケースであるかコントロールであるかがわかっているので，情報収集に際し

て調査者の思惑が入りやすい．これを情報収集の偏り（information bias）と呼ぶ．

危険因子

疫学では疾病の原因となる因子を危険因子（risk factor）といい，過去には感染症の原因解明を目的とすることが多かったが，現在では慢性疾患，たとえば循環器疾患や癌，難病の原因を明らかにし，予防することがその主たる目的となった．

慢性疾患や難病の場合，疾病の発症要因と疾病との関係は感染症のように単純ではない．結核は結核菌がないと発症しないが，脳卒中はその最大の発症要因である高血圧がなくても発症する．

疫学では，疾病の発症要因となるものをリスク要因あるいは危険（リスク）因子というが，これは危険因子の存在により疾病に罹患する確率が高くなることを意味している．そして，この危険因子が一般的には原因といわれている．このような定義からすると，多量喫煙者でも肺癌にならない人がいるから喫煙は肺癌の原因ではない，という主張は誤りである．

実験疫学（介入研究）

疾病発症の危険因子を明らかにするコホート研究や症例対照研究は，いずれも単なる観察研究であるのに対し，研究者が危険因子に積極的に介入して疾病の罹患率や死亡率の低下を証明しようとする研究を実験疫学（experimental epidemiology）あるいは介入研究（intervention study）と呼んでいる．この段階は因果関係論的には最終の証明段階であり，たとえば高血圧が循環器疾患の危険因子であるならば，高血圧の治療により危険因子を除去すれば脳卒中や虚血性心疾患の罹患率が低下するはずであるという考えに基づく

❸は，1973 年に開始されたアメリカの Hypertension Detection and Follow-up Program（HDFP）の 5年経過時の成績で，高血圧患者の発見からその患者の段階的治療にわたるプログラムによって，循環器疾患に対する予防効果を証明しようとした介入研究である．研究者が研究計画に基づき積極的に治療を行った段階的治療群（SC 群）は，主治医にまかせて治療したコントロール群（RC 群）に比して，脳卒中罹患率が 16～46 % も低下したことを示している．

❷ 喫煙と肺癌のリスクに関する症例対照研究

喫煙習慣	ケース	コントロール
	肺癌	非肺癌
あり	A（85 人）	B（55 人）
なし	C（15 人）	D（45 人）

オッズ比＝AD/BC＝（85×45）/（55×15）＝4.6
相対危険度＝4.6

疫学的因果関係

疫学的因果関係は，記述疫学，分析疫学，実験疫学などの疫学研究の結果から因果関係の推定がなされる．因果関係の成立には，実験疫学の方法により危険因子の除去や軽減により因果関係が最終的に立証される．しかし，必ずしも実験疫学の方法まで実施できるとは限らない．この場合，分析疫学的な方法により，
①時間的な関連：原因と結果と考える事象の時間的関係が明確であること
②関連性の強さ：相対危険度や要因の有無による罹患率比・死亡率比の大きさ
③一致した関連性：同じ結果が他の集団でも観察される（これにより未知の交絡因子〈図❶：原因と考えられるものと結果との両方に関連〉の関与が小さくなる）
④整合性：疫学的知見が他の分野の生物学的・医学的知見により説明できること
などが認められると因果関係が疑われることになる．

死亡率と罹患率（発症率）

疫学では，率を算定しそれを比較することが基本となるが，比較する場合，ある因子について，たとえば年齢構成を考慮しない粗の率，層別である年齢別の率，人口構成の年齢による偏りを調整した年齢調整による率などがある．またコホート研究の場合には累積の率と人年法による率とがある．ここでは死亡率，罹患率を例にとり，それぞれの率の意味するところを述べる．

死亡率

粗死亡率

粗死亡率は単純に死亡数を人口で除したものである．
❹aは，わが国男性の三大死因別粗死亡率の年次推移を示したものである．脳血管疾患死亡率が急速に低下したのに対し，悪性新生物の死亡率（death rate）が急上昇し，1980年以降では悪性新生物が，1985年以降は心疾患が脳血管疾患の死亡率を抜いている．

死亡率を最も大きく左右するものは年齢である．わが国のような先進国では高年齢者ほど死亡率が高い．したがって，年々長寿化が進み，また低出生率を伴う高齢化社会にあっては人口構成は高齢化する．人口構成の高齢化により，死亡率が上昇した場合，たまたま死亡率の上昇と相関する因子を原因とするのは早計で

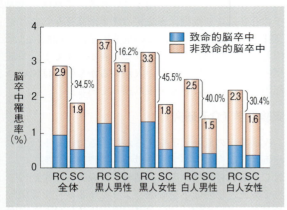

❸ 人種，性別にみた段階的治療群（SC群）と主治医紹介治療群（RC群）の5年間における致命的・非致命的脳卒中の罹患率

率は年齢と研究開始時の拡張期血圧を調整．
(HDFP：Five-year findings of the hypertension detection and follow-up program. III. Reduction in stroke incidence among persons with high blood pressure. Hypertension Detection and Follow-up Program Cooperative Group. *JAMA* 1982 ; 247: 633.)

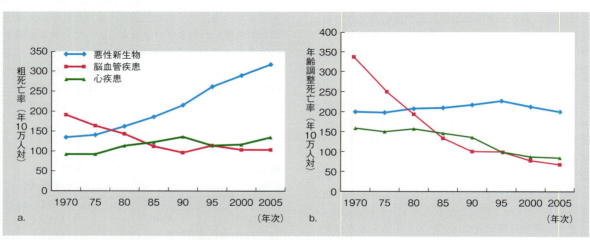

❹ 三大死因別にみた粗死亡率（a）と年齢調整死亡率（b）の年次推移（男性）
（厚生労働省：人口動態統計年報．より作図）

ある．それは❹bの男性の年齢調整死亡率の動向と比較するとすぐにわかる．

年齢調整死亡率

年次ごとの年齢構成が同じになるように計算した場合の死亡率を年齢調整死亡率という．

❹bに示した男性の年齢調整死亡率による死因の変動をみると，悪性新生物の死亡率は1995年から，心疾患の死亡率は1970年以降は増加しておらず，心疾患のそれはむしろ低下しつつある．そして，脳血管疾患の死亡率の低下は粗死亡率のそれよりもさらに急激に低下している．

このように年齢構成の変動による影響を除いて，初めて年齢以外の生活環境要因が死亡率にどのように影響を与えているかを検討できる．

疫学的に率を比較し，その率に影響を与えている年齢以外の要因を明らかにしようとする場合，このように年齢を調整した率を用いる．したがって，罹患率，有病率も同様に年齢調整を行う．

年齢を調整しないで率を比較し，しかも年齢構成の変化の影響を除きたい場合，年齢幅を10歳区分別にするなどの年齢別の率も使われる．

年齢調整死亡率の計算方法

年齢調整死亡率の計算方法には，直接法と間接法の2つの方法がある．

直接法：例として，集団AとBに40〜59歳と60〜79歳の2つの年齢別死亡率がある場合の年齢調整死亡率を計算する（❺）．集団Aの40〜59歳の人口は集団Bよりも多く，粗死亡率は集団Bがやや高いが，40〜79歳の年齢調整死亡率ではどうであろうか．標準とする年齢別の人口に各集団の年齢別死亡率を掛け合わせ，標準の人口構成とした場合の死亡率を❺のように計算すると，それぞれ0.018，0.016となり集団Aが高い．

このように年齢別の死亡率が比較する群ごとに知られている場合は直接法で計算することができる．❹b

は日本全国の主要死因別統計であるが，毎年年齢別の死亡率が計算でき，また分母・分子となった数値が大きいので，その信頼性も高い．

間接法：❺の集団Cのように，比較する集団の年齢構成と総死亡数は知られているが，年齢別の死亡率が計算されていない場合には間接法による計算が用いられる．集団Cの年齢別の人口数を，標準人口の年齢別死亡率に掛け合わせ，それぞれの年齢別の期待死亡数を求めて合計し，実測の総死亡数をこの期待死亡数で除した%，すなわち標準化死亡比（standardized mortality ratio：SMR）を求める．これが100であれば標準とする死亡率と同じということになり，比較する集団や地域が多い場合，年齢別の死亡率を計算する繁雑さが省略できる．集団CのSMRは127となり，標準人口集団より高いことがわかる．

コホート研究における率の計算

コホート研究においては高血圧，高コレステロール血症，喫煙，肥満，運動などの危険（リスク）因子（リスク要因）の有無別やランク別に，死亡率や罹患率（新たに疾病の発症する率）を求める．

その場合の率の求め方には①累積の率，②人年法による率，の2つの方法がある．ここでは罹患率を例に説明する．

累積の率

累積罹患率や累積死亡率が計算できるのは，最初にコホートを設定したときのまま全員を対象として，追跡終了時点までの罹患あるいは死亡総数を数える場合である．ある期間に対象者を募り，罹患あるいは死亡に対する薬物や生活指導の効果を検討する介入研究によく用いられる．もちろん単なる観察研究でもよい．

いま，5,000人をランダムに2,500人ずつA，Bの2群に分け，A群に新しい治療薬Nを，B群に標準的な治療薬Sを投与し，脳卒中と心筋梗塞の予防にどちらの薬剤が有効かを検討した場合を考える．5年間

❺ 死亡率の年齢調整の2つの方法

	集団A			集団B			集団C			標準人口集団		
	人口	死亡数	死亡率	人口	死亡数	死亡率	人口	死亡数	死亡率	人口	死亡数	死亡率
40〜59歳	5,000人	20人	0.004	2,500	10	0.004	2,000			10,000	30	0.003
60〜79歳	10,000	250	0.025	12,500	280	0.022	6,000			20,000	400	0.020
全体	15,000	270	0.018	15,000	290	0.019	8,000	160	0.020	30,000	430	0.014
粗死亡率			0.018			0.019			0.020			0.014

1) 直接法による年齢調整死亡率：Σ（標準人口集団の年齢別人口×その集団の年齢別死亡率）/標準人口総数によって求められる．したがって集団A　Bの標準人口を用いた年齢調整死亡率は次のようになる．
　集団A　（10,000×0.004+20,000×0.025）/30,000=（40+500）/30,000=0.018
　集団B　（10,000×0.004+20,000×0.022）/30,000=（40+440）/30,000=0.016

2) 間接法による標準化死亡比（SMR）：（実測死亡数/期待死亡数）×100=実測死亡数/Σ（その集団の年齢別人口×標準人口の年齢別死亡率）×100によって求められる．したがって集団CのSMRは次のようになる．
　集団C　｛160/（2,000×0.003+6,000×0.020）｝×100=｛160/（6+120）｝×100=127

の追跡期間中にそれぞれ2人と10人の患者が発症したとすると，それぞれの累積罹患率は，

治療群A：2人/2,500人＝0.0008
治療群B：10人/2,500人＝0.0040

となり，新治療薬Nがより有効であることがわかる．

人年法による率

累積罹患率や累積死亡率は追跡開始期間がコホート全員で同じであるが，これに対して追跡開始時点も追跡終了時点も対象によってそれぞれ異なる場合，人年法により率を計算する．この率は累積罹患率や累積死亡率と区別して，単に罹患率，死亡率と呼ぶ．

たとえば，1,000人を最短1年から最長10年まで追跡した場合で，追跡を打ち切った最終年は全員同じである場合を考えてみる．このようなときの罹患率の計算にあたって，分母には1人を1年追跡した場合を1人年とする単位を用いる．1年ごとに罹患を確認しているときは，ある年次の途中で行方がわからず追跡不能となった例は，確認できた前年までの最終追跡人年に0.5人年の追跡人年を加える．追跡途中で死亡した例は，そのときまでが追跡人年となる．15人が疾病に罹患したとして1,000人の追跡人年の総計が5,600人年であったとすると，

罹患率＝15人/5,600人年＝0.0027/年

となる．このように累積でない単なる罹患率は年あたりとなる．

疾病の推移と関連する要因

すでに示したように，❹はわが国の主要死因別にみた粗死亡率と年齢調整死亡率の年次推移であるが，このような疾病の動向から，どのような要因がその背景にあるかを考えてみたい．

人口構成の高齢化

すでに述べたように，❹aの粗死亡率における悪性新生物，心疾患の増加は年齢構成の高齢化によるものと考えられ，❹bの年齢を調整した死亡率の推移でみると，両者とも増加していないことから，それは明らかである．このように疾病の動向をみるとき，人口の年齢構成の変化をまず第一に考慮に入れなければならない．

率でない数の推移の意味

粗死亡率が増加している場合，実際に死亡する患者の数が人口数に比して増加しており，総人口が減少していない限り医療の第一線では患者は増加している．行政的な対応，たとえば必要病床数，医師数，看護師数，ヘルパー数などを推計するには，患者の総数が問題になる．

しかし，有病者総数や罹患数，死亡数などの増加を，単純にその背景となっているリスク要因の増加と結びつけるのは早計であり，率を検討しなければならない．特に年齢別や年齢調整の率を用い，人口構成の変化による影響を除外する必要がある．

社会環境要因と危険因子の推移

1965年を境に，わが国の死因の首位を占めていた脳卒中死亡率は急速に低下した．この低下要因を記述疫学的に十分に証明することは困難であるが，少なくとも脳卒中の最大の危険因子である国民の血圧水準の低下の動向とよく一致することが知られている．地域における脳卒中の罹患率の低下と，血圧水準あるいは高血圧有病率の低下との相関は，コホート研究によっても証明されている．

罹患率と致命率の変化

死亡率の低下要因を考えるとき，罹患率の低下を伴うか否かが重要な問題となる．すなわち，死亡率は低下したが罹患率が低下していない場合は，その疾病の発症要因が著しくは改善していないことを示唆している．罹患患者の一定期間内の死亡率を致命率と呼ぶ．この致命率の改善は疾病発症後の治療技術の進歩によるところが大であり，必ずしも疾病罹患の危険因子が改善したことを意味していない．罹患率が低下せず，致命率が改善されれば，有病率（ある人口集団に対する有病者の割合）が高くなる．

死亡診断書の精度と診断の風潮

死亡率の推移を解釈するうえで，もう一つ注意しなければならないのは死亡診断書の精度である．疾病の診断に際して十分な診断根拠が得られない場合，その時代の疾病の流行や診断風潮に左右されることが多く，また，ある特定の部位の癌などは，しばしば誤診されることもある．

広島，長崎の被爆者を追跡した放射線影響研究所のコホート研究では，剖検例と死亡小票による死亡診断は不一致率が高かった．80％の高い剖検率を有する久山町研究では，循環器疾患の剖検による死亡診断と死亡小票による死亡診断は高い一致率を示した．

（上島弘嗣）

●**文献**
1）厚生労働省：人口動態統計　年報主要統計表．
http://www.mhlw.go.jp/toukei/saikin/hw/jinkou/
suii04/index.html（2018年12月アクセス）

臨床疫学

従来の疫学と臨床疫学

従来，疫学は疾病発生の動向や特徴，それにかかわる要因を追究し，疾病予防に寄与することを目的としてきたため，予防医学の一分野と考えられてきた．しかし，ヒトを対象とした疫学研究で発展してきた疫学的考え方は，予防医学が主として対象とする健康集団の研究にのみ用いられるばかりではなく，臨床医学が対象とする患者集団の研究の場合にも用いることができる．

❻に示すように，従来の疫学と臨床疫学とでは，目的とその結果を適用する対象集団が異なるが，基本的には同じ疫学手法を用いるものである．

臨床疫学とは

臨床疫学（clinical epidemiology）という用語はアメリカのPaulが1938年に初めて用いたもので，彼は臨床医が疾病の社会的背景をもっと考慮すべきこと，臨床研究において個々の患者から得られた知見を集団として定量的に表すことの重要性を主張した．

1960年代後半になってFeinsteinは適切な臨床判断のために患者集団の診断，治療，予後などに関するデータを定量的に解析することが重要と考え，1968年に臨床疫学という言葉をあらためて提唱した．

このようにして，従来予防医学の分野で用いられてきた疫学的手法が臨床研究の重要な手法として認識され，アメリカのFeinstein，Fletcher，カナダのSackettを中心に臨床疫学が発展してきた．

臨床疫学について，Feinsteinは「患者管理における臨床判断に必要な根拠をつくりあげるために，集団としての人間を研究する学問である」と述べ，またSackettは「健康改善をもたらす診断と治療の過程を研究するための疫学的・生命統計学的方法の適用で，患者管理に直接携わる臨床家によって行われる」としている．

臨床疫学の創始者ともいえるこれら2人の定義からもわかるように，臨床疫学は臨床の場において，患者により良い医療を与えるために必要な基礎データを提供する学問と考えられる．

臨床疫学の必要性

臨床の場で従来行われてきた再発予防や治療の方法が，新たな臨床疫学的研究によってその効果を否定された事例は多い．たとえば心筋梗塞後の突然死を予防する目的で，無症候性ないし軽症心室性不整脈に抗不整脈薬を投与してきた．しかし，1987年に始められた多施設RCT（randomized controlled trial：ランダム化比較試験）の結果では，不整脈の抑制効果はみられたが，市販されていた抗不整脈薬のエンカイニドフレカイニド投与群は対照群に比べて死亡率が2〜3倍に上昇したことがわかった．そのためRCTは中止され，その後の不整脈治療の変更が余儀なくされた．

このように，これまでの臨床経験や専門家の意見によって実施されてきた医療が，臨床疫学的手法で研究が実施され評価されると，必ずしも予期した効果が得られないばかりか，逆に患者に害を及ぼすことさえある．このような弊害を防ぐために，より質の高い情報が必要となる．その情報は，臨床現場で正当な研究計画に基づいて厳密に実施された臨床研究があって生み出されるものである．このような臨床研究を行うために，臨床の場で疫学の考え方，その手法の応用が不可欠となる．

臨床疫学の基本的手法

臨床の現場で得られた仮説を検証するための疫学的方法には，ヒトを対象に実験を行う介入研究と，観察研究（コホート研究，症例対照研究，コホート内症例対照研究など）がある（❼）．

RCTが実施できればよいが，ヒトを対象にした場合，現実に困難なことも多い．どの手法を用いるかは，その目的，情報入手の可能性，問題とする医療や予防要因とその効果，またそれぞれの頻度などによって決められる（臨床現場での課題に対してどのような方法が適切かは，疫学の成書〈たとえば文献6〉を参照されたい）．

さらに，それぞれの研究計画立案に際し，❽に示した課題（1．偏り，2．交絡因子，3．偶然性の排除—統計的検定）を考慮することが重要である．また，critical appraisal（批判的吟味）のなかで，それぞれの文献の検討の際，結果から妥当な結論が導かれているか否かを検討するチェックポイントも，❽に示した

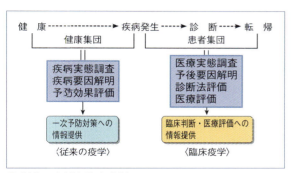

❻ 従来の疫学と臨床疫学

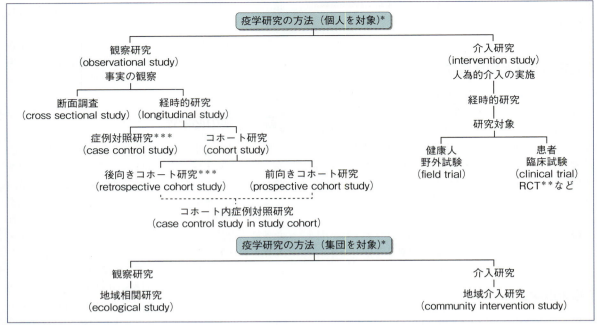

❼ 疫学研究の方法
*個人を対象：同一人から要因と結果のデータを得る場合．集団を対象：一つの集団から要因と結果のデータを得る場合．
**RCT (randomized controlled trial)：ランダム化比較試験．
***断面調査に分類する意見もある．

❽ 疫学研究における妥当性の検討
1. 偏り（bias）はないか？
　1) 調査集団選択による偏り：設定された調査集団は比較性が保たれているか？
　2) 情報収集，観察による偏り：比較群間に情報収集，観察方法，測定方法の差がないか？
2. 交絡因子による影響は除かれているか？
3. この結果は偶然得られたものではないか？

❾ エビデンスのレベル分類（質の高いもの順）

I	システマティックレビュー/ランダム化比較試験のメタアナリシス
II	1つ以上のランダム化比較試験による
III	非ランダム化比較試験による
IVa	分析疫学的研究（コホート研究）
IVb	分析疫学的研究（症例対照研究，横断研究）
V	記述研究（症例報告やケース・シリーズ）
VI	患者データに基づかない，専門委員会や専門家個人の意見

(Guide to Clinical Preventive Services, 2014. Content last reviewed June 2014. Agency for Healthcare Research and Quality, Rockville, MD. http://www.ahrq.gov/professionals/clinicians-providers/guidelines-recommendations/guide/index.html)

点が中心となる．

　疫学研究は人間を対象としているため，❽に示した問題が生じやすく，研究方法によっては結論の信頼性が課題となる．従来は，❾に示しているように，人間集団に対して，RCT（❼の脚注参照）のような介入研究のほうが，観察的な疫学研究法より質が高いといわれてきたが，最近は，下記に記したEBMの重要性とともに，Real World Evidenceの重要性も指摘されている．

evidence-based medicine (EBM)

　1992年にGuyattがEBM（evidence-based medicine：根拠に基づいた医療）を提唱した．EBMとは，「現今の最良の根拠を，良心的，明示的，そして妥当性のある用い方をして，個々の患者の臨床判断を下すこと」（Sackett，1996年）といわれる．すなわち，臨床の場で遭遇する現実の問題に対し，これまでの医学上の知見を吟味，評価し，その結果を個々の患者に適切に応用し，理にかなった医療を行う一連のプロセスと考えられる．

　このように，疫学的手法を臨床の場に応用し，より正当な根拠に基づいた"doing more good than harm"（少なくとも害のない医療を）が求められている．

　EBMは次の手順で進められる．
①患者の臨床上の問題点を抽出する．
②最新の外部根拠の検索をする．
③情報の批判的吟味（critical appraisal）を行い，患者の問題解決のための情報を整理する．
④眼前の患者への適用を個々の患者の状況に応じてエ

ビデンス総体として検討する．
⑤これらの医療行為を評価する．

アメリカで，1984年以来，米国予防医療専門委員会（U.S. Preventive Services Task Force）がGuide to Clinical Preventive Servicesとして，症状がない人々に対するさまざまな予防医療プログラムを，一定の基準に基づいて，継続的に検討を行っている．まず，その予防医療プログラムをEBMに基づき，実施する根拠を，①対象疾患の健康障害への負荷，②予防医療プログラムの特性，③予防医療プログラムの有効性，の3つの立場から，評価した結果を示している．ただし，費用便益分析は実施されていない．結果は，それぞれの予防医療プログラムについて，A，B，C，Dの4段階の推奨度で評価が示されている．さらに根拠が十分でない予防医療プログラムは，「I（根拠不十分）」として示してある．

日本でも，2004年の日本学術会議からの提言に基づき，臨床疫学，EBM実践の強化へと向かっている（⑩）．具体的には，EBM普及推進事業（Minds）が厚生労働省の委託を受けて，公益財団法人日本医療機能評価機構により，実施されている．最近では，『Minds診療ガイドライン作成マニュアル2017』に基づき，ガイドライン作成団体への支援も行われている．このなかでは，エビデンス総体（body of evidence）として，それぞれの臨床上の課題について，推奨すべきか否か判断されている．このエビデンス総体として評価する際には，①システマティックレビューを実施すること（⑪），②有益性と有害性のバランス（benefit-harm balance）（⑫）の2点が求められている．また，GRADEアプローチ（エビデンスの質と推奨の強さを表す国際的な手法）やAGREE II（ガイドラインの質を評価する国際的な手法）の考え方も採用され，ガイドライン作成に生かされている．なお，システマティックレビューが単に，定量的システマティックレビュー（メタアナリシス）だけでなく，定性的システマティックレビューとして，各論文がもつバイアスを検討している点が重要である．それぞれの臨床上の課題について，エビデンスの確実性と推奨の強弱が示されている．

以上の手順を実施するためには，⑬のように，①根拠をつくるところ，②その根拠を伝えるところ，③そして得られた根拠を眼前の患者の状況に応じて応用するところ，が必要である．

まず，"根拠をつくる"ということは，臨床研究の蓄積にほかならない．従来の医学で多くの臨床研究が実施され，報告されてきた．しかしながら，臨床研究

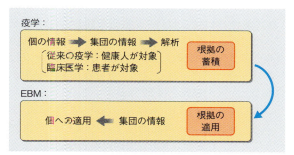

❿ 個の情報から個への適用へ

❶ システマティックレビューのエビデンス総体の強さの評価と定義

A（強）	効果の推定値に強く確信がある
B（中）	効果の推定値に中程度の確信がある
C（弱）	効果の推定値に対する確信は限定的である
D（とても弱い）	効果の推定値がほとんど確信できない

（小島原典子ほか〈編〉：Minds 診療ガイドライン作成マニュアル 2017．東京：日本医療機能評価機構 EBM医療情報部；2017．）

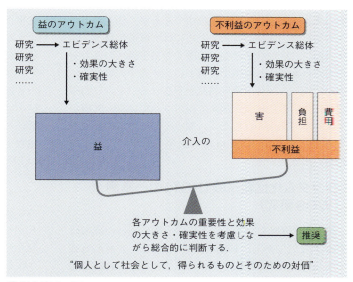

⓬ 益と害のバランス

（小島原典子ほか〈編〉：Minds 診療ガイドライン作成マニュアル 2017．東京：日本医療機能評価機構 EBM医療情報部；2017．）

が患者集団を研究対象とすることにより，前述のように，調査の偏り，交絡因子，症例数の問題などを十分に検討した研究が十分蓄積されているわけではない．さらに医療技術の急速な進歩，新しい薬剤の開発などに伴って検証すべき項目は飛躍的に増加し，求められる根拠をつくり出す臨床研究が十分でないのが現状である．幸い，臨床の場に疫学手法を用いて研究を実施することの重要性が認識され，外国では，多施設，大規模共同研究が，臨床，疫学，統計の各専門家の協力のもとに飛躍的に増大し，根拠の蓄積が積極的になされている．日本でも，臨床疫学研究の支援が強化され，日本人のデータが蓄積されるようになってきている．たとえば DOPPS（Dialysis Outcomes and Practice Patterns Study）のなかで，日本人のデータにより，日本人透析患者の予後は世界的に非常に良いことが明らかにされた．

次に"根拠を伝える"ところでは，最近の情報技術の革新的な進歩により，文献検索，情報のインターネットによる入手が飛躍的に容易となった．その結果，これまでの文献情報を統合する方法が飛躍的に進歩し，英国の Archibald Cochran らが 1990 年頃からコクランレビューとして医療や医療政策に関する一次資料のシステマティックレビューを提供した．さらには *ACP Journal Club*, *Evidence-Based Medicine* といった二次情報をまとめた雑誌などにより，最新の質の高い情報を得ることができるようになった．これからの臨床医は患者がもつ臨床上の問題解決のためのこれらの根拠を，情報技術を駆使して，いかに効率よく入手するかが問われるであろう．

最後に，"根拠を使う"ところは，従来医師が経験的に実施してきた臨床判断技法であるが，個々の患者へのより良い医療を目指すためには，医療倫理学，臨床診断学，医療経済学などの多くの科学領域の協力を得ながら蓄積された根拠をもとに，一人一人の患者について適切な医師の臨床判断が望まれる．最近は臨床判断に患者の価値観を加えて検討されている．医療が単に科学の側面だけでなく，困っている患者の側面も考慮した Arthur Kleinman の医療人類学の視点が加味されてきている．

ランダム化比較試験（RCT）の一事例（WOS研究）

EBM で根拠をつくるには疫学手法に則った臨床研究が不可欠である．1995 年スコットランド西部地域で実施された RCT の結果が報告された．これは The West of Scotland Coronary Prevention Study（WOS 研究）と呼ばれる．この RCT は冠動脈疾患の危険が高いコレステロール血症患者に対して，HMG-CoA

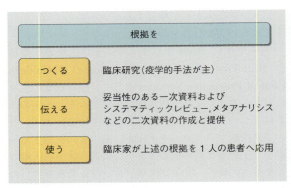

⓭ EBM の実施
（津谷喜一郎氏の原表をもとに作成．）

還元酵素阻害薬として開発されたプラバスタチンを投与すると冠動脈疾患の発症がどの程度抑制されるかを検討することを目的としている．スコットランド西部地域のクリニックから抽出された 6,595 人を対象に，プラバスタチン 40 mg/ 日投与群とプラセボ投与群の 2 群に無作為に割り付け，5 年間の観察期間中に起こった冠動脈疾患の発生，冠動脈疾患死亡，他の死因別死亡を 2 群間で比較した．結果はプラバスタチン投与群はプラセボ投与群に比べ，冠動脈疾患の発生が 31 ％低く，また総死亡は 22 ％減少した．

ここで注目すべきは，対象者の選定方法である．まず，スコットランド西部地区で 45～64 歳の男性 16 万人に対し，冠動脈疾患危険要因の検査を受けるよう呼びかけた．この呼びかけに 81,161 人が応じ検査を受けた．このなかから心筋梗塞の既往のない，かつ血清総コレステロールが 252 mg/dL 以上の人を選び，食事指導を行った．そして，4 週間後に検査を受けるよう呼びかけたところ，20,914 人が受診した．この受診者に対し，血清総コレステロール，LDL，HDL，トリグリセリドが検査され，LDL が 155 mg/dL 以上の者にさらに 4 週間食生活改善を続けて，再受診を呼びかけた．その結果，13,654 人が受診した．この受診者に対し，ECG の検査，再度リポプロテイン分画の検査を実施し，重要な ECG の検査異常のない者，かつ LDL が 2 回の検査で 155 mg/dL 以上（ただし，少なくとも 1 回は 174 mg/dL 以上かつ 232 mg/dL 以下）の者を選び出し，この 4 回目の受診者に対して初めて無作為割り付けを実施し，プラバスタチン投与群とプラセボ群を設定した．もちろん個々人がどの群に割り付けられているかは，被験者，験者の双方に知らされない二重盲検法をとり，情報の偏りを防いでいる．

以上の方法で，呼びかけた 16 万人のなかから本調査に適格な 6,595 人が調査対象となり，無作為割り付けを実施したところ，プラバスタチン群 3,302 人，プ

⑭ 2 群のベースラインデータ

要因	プラセボ群 (n=3,293)	プラバスタチン群 (n=3,302)
年齢（歳）	55.1±5.5	55.3±5.5
BMI（kg/m²）	26.0±3.1	26.0±3.2
血圧（mmHg）		
収縮期	136±17	135±18
拡張期	84±10	84±11
血清コレステロール（mg/dL）		
総コレステロール	272±22	272±23
LDL	192±17	192±17
HDL	44±10	44±9
トリグリセリド（mg/dL）	164±68	162±70
アルコール摂取量（単位/週）*	11±13	12±14

*1 単位　ウィスキー 60 mL，ワイン 170 mL，ビール 300 mL.
(Shepherd J, et al：Prevention of coronary heart disease with pravastatin in men with hypercholesterolemia. West of Scotland Coronary Prevention Study Group. *N Engl J Med* 1995；333：1301.)

ラセボ群 3,293 人となった．

　このように厳密な症例選択の手順をとると両群の諸背景因子は⑭に示すように驚くほど近似し，両群からの冠動脈疾患の発症，死亡などの結果，指標の比較が非常に容易になる．

　この疫学研究の例から，疫学的立場，統計学の立場から十分に検討された研究計画に基づく臨床研究の結果は，EBM の重要な根拠をつくることに寄与することがわかる．

（吉村健清，山口直人，藤野善久）

◉文献

1) Feinstein AR：Clinical epidemiology；The Architecture of Clinical Research. Philadelphia　WB Saunders；1985.

2) Sackett DL, et al：Clinical epidemiology；A Basic Science for Clinical Medicine, 2nd edition. Boston：Little Brown；1991.

3) Fletcher RH, et al：Clinical epidemiology. The Essentials, 3rd edition. Baltimore：Williams & Wilkins；1996.

4) Shepherd J, et al：Prevention of coronary heart disease with pravastatin in men with hypercholesterolemia. West of Scotland Coronary Prevention Study Group. *N Engl J Med* 1995；333：1301.

5) Guide to Clinical Preventive Services, 2014. Content last reviewed June 2014. Agency for Healthcare Research and Quality, Rockville, MD.
http://www.ahrq.gov/professionals/clinicians-providers/guidelines-recommendations/guide/index.html

6) World Health Organization（著），木原雅子ほか（訳）：WHO の標準疫学（第 2 版）．東京：三煌社；2008.

4 診断学

臨床における判断

診断の手順

　一般に，診断のプロセスとしては，①パターン認識法，②アルゴリスム法，③仮説・演繹法，④徹底的検討法の4つのパターンが知られている．

　医師がこれまでの経験をもとに，患者の病歴・身体所見などから直感的に診断を下す方法をヒューリスティック（heuristic）と呼ぶ．この方法はツボにはまると効率がよいが，いくつかのバイアスによって間違ってしまうことがある．その原因として，代表性バイアス（典型的な症状で診断を決める），利用しやすさバイアス（すぐ思いつく診断に飛びつく），係留・調整バイアス（一度決めた可能性にこだわり続ける）があげられる．そのような過ちに陥らないためにベテラン医師が行う診断のプロセスは，仮説・演繹法である[1]．その仮説・演繹法のプロセスは，次のように，仮説を修正し，練っていくことにより進めていく．
①鑑別診断をあげる（5つ程度）
②最も疑わしい疾患の検査前の可能性を設定する
③治療すべきか，経過観察すべきか決断が下せないとき，検査をする
④検査の特性を知る
⑤検査前確率と検査特性から，検査陽性または陰性時の疾患の確率を計算する
⑥まだ，治療すべきか，経過観察すべきか決断が下せないときに次の検査をする
となる．

　このように，病歴・身体診察から仮説を立て，その可能性を，検査を介して微調整し，診断を検証するプロセスをとる（Bayes の分析）．

事例提示

- 29歳女性．
- 受診3か月前に，右肩甲骨下部の痛みを自覚．その後，痛みは背部，右頸部に広がった．1か月前から，左下肢膝関節上部内側に痛みが生じ，鼠径部に達した．避妊ピルを内服している．
- 163 cm，43 kg，BP 100／62 mmHg，HR 76／分，36.3℃，SpO$_2$ 96％，心雑音なし，左下肢に

浮腫．

　医師が症状・経過に使う普遍化した用語（semantic qualifier）で「亜急性の背部痛，下肢・膝関節上部痛で受診した避妊ピル内服中の29歳女性」とまとめ（opening statement），解剖学的・病態生理的に考察すると鑑別が効率的になる．

　この情報から，4 chest pain killers の一つである肺塞栓症（解剖学的：肺，病態生理的：血管性）を第一に考慮して話を進める．もちろん，しっかり問診をとって，あわせて急性冠症候群，緊張性気胸，解離性大動脈瘤，食道破裂，心タンポナーデなどを除外する必要はある（must rule out）．

　まず，肺塞栓症の可能性（検査前確率）を何％であるか想定（数値化）をする．最初は便宜的に病歴（患者の年齢，性別，人種，主訴）や身体所見から主観的に想定する．ただし，文献検索をすると根拠となるエビデンスが見つかり，応用できることがある．これまで，肺塞栓症の臨床予測ルールとして Wells スコアシステムや Geneva ルールが知られている．問診と身体診察で肺塞栓を除外するルール（pulmonary embolism rule-out criteria：PERC）を取り上げた論文が新たに見つかり，利用できる．

PERC と治療閾値

　PERC は8項目（50歳以上，脈拍100／分以上，SpO$_2$ が95％以下，血痰，避妊ピル内服，深部静脈血栓症の既往，4週以内の手術・外傷，片側下肢の腫脹）すべて当てはまらない場合は PERC 陰性，一つでもあれば PERC 陽性とする[2,3]．文献によると PERC 陰性では有病率6.4％，PERC 陽性では11.3％であった[3]．この患者は，「避妊ピル内服」「下肢の浮腫」の2項目が当てはまる．PERC 陽性なのでそれを参考にして検査前確率を約10％と想定した．では即，治療すべきだろうか？

　治療により得られる利益が，それによって被る損失よりはるかに大きければ，その疾患の可能性が低くとも行うだろうし，利益よりも損失が大きければ治療を控えることになる．

　ここで，実際にどのくらいの病気の可能性があったら治療を始めるか（治療閾値：t）考えてみよう．治療するかしないか2つに1つの選択を迫られる状況，「診断は肺塞栓症であるかどうかに的を絞る．治療は抗凝固療法をするか，しないかの選択肢のみとする」と仮定して話をすすめる．この仮定を図示すると❶a

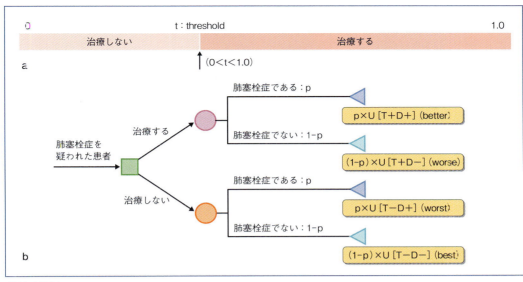

❶ 治療閾値

のようになる．その治療にかかわる分岐点の値のことを治療閾値（t）と呼ぶ[4]．

この状況を図示すると❶b（決断分岐図）のような関係になる．

選択分岐点を□で，偶発分岐点は○で表す．確率pで病気D（肺塞栓症）の存在が疑われる患者について治療する選択肢と治療しない選択肢を考える．次に，それぞれの選択肢から，さらに病気のある場合と病気のない場合の2つの選択肢が追加される．結果は「治療するか，しないか」と，「病気であるか，ないか」の4つの組み合わせとなる[5]．

これらの4つの最終結果をある価値観に置き換えて数値化したものを効用値（utility：U）という．決断分岐図では□の時点で期待効用値の大きい選択肢を採用するのが原則である．まず，病気があり治療された効用値をU[T+D+]（betterな結果），病気がないのに治療された効用値をU[T+D−]（worseな結果），病気があるのに治療されない効用値をU[T−D+]（worstな結果），病気がなく治療もされない効用値をU[T−D−]（bestの結果）と表すことにする．

次に治療で得られる利益（Benefits：B）とは病気の場合に治療することによって得られる利益から病気があるのに治療されないときの不利益を差し引いた値

$$B = U[T+D+] - U[T-D+]$$

と定義する．

一方，病気がないときの治療は無駄な費用や医療過誤を引き起こす．それゆえ，治療がもたらす不利益（Costs：C）は病気でないときに治療を控える利益から病気でないのに治療で被る不利益を差し引いた値

$$C = U[T-D-] - U[T+D-]$$

と定義される．

❶bで上段の治療する選択肢の（生存率の）期待値は後に続く病気のある場合と病気のない場合の2つの期待値の和

$$p \times U[T+D+] + (1-p) \times U[T+D-]$$

で表され，下段の治療しない選択肢の期待値に後に続く2つの期待値の和

$$p \times U[T-D+] + (1-p) \times U[T-D-]$$

で表される．治療する選択肢の期待値と治療をしない選択肢の期待値が等しい確率pが決断の分岐となるtであり，それを治療閾値と呼ぶ．

$$p \times U[T+D+] + (1-p) \times U[T+D-]$$
$$= p \times U[T-D+] + (1-p) \times U[T-D-]$$

を解いてpすなわちtを求めると，

$$t = \{U[T-D-] - U[T+D-]\} / \{(U[T-D-] - U[T+D-]) + (U[T+D+] - U[T-D+])\}$$

となる．

この結果を一般的な価値観に置き換えると

$$t = \{[best] - [worse]\} / \{[best] - [worse] + [better] - [worst]\}$$

となる．[best]−[worse]はbenefitsのことであり，[better]−[worst]はcostsに相当する．よって，BとCとで書き換えると

$$t = C/(C+B) \text{ または } t = 1/[(B/C) + 1]$$

と表すことができる．治療閾値（t）はBとCの割合によって決まるともいうことができる．

PERC論文では，B/Cを生存率から推測して，肺塞栓症の治療閾値

$$t = 1/[(B/C) + 1] = 1/(49+1) = 0.02$$

と計算している[2]．肺塞栓症である検査前確率を0.02

❷ 至適基準検査

		至適基準検査	
		あり	なし
簡便検査	陽性	TP（真陽性数：a）	FP（偽陽性数：b）
	陰性	FN（偽陰性数：c）	TN（真陰性数：d）

❸ 2×2表による計算

検査前確率 0.1		肺塞栓症		検査後確率
		あり	なし	
Dダイマー	陽性（＞500）	95	450	95/545＝0.17
	陰性（0～500）	5	450	5/455＝0.01
		100	900	1,000

以上と考えれば，治療をすべきであるという結論になる．

しかしながら，すぐに治療したほうがよいといわれても，病気の可能性が低い場合にはなかなか実行しにくい．そこで大部分の医師は診断の確率を上げるか下げることができる簡便な検査をしてから治療するかどうかの決断することになる．

簡便検査

肺塞栓症の場合，Dダイマー（半定量迅速 ELISA 法）が用いられる．定量分析では，レベルが＞500 ng/mL で，陽性とすると

- 感度：約 95 ％
- 特異度：40～68 ％（平均 50 ％）

感度とは至適基準検査で病気であると判定された者が正しく陽性とされる率である．❷でいうと，「感度 ＝a÷(a+c)＝TP/(TP＋FP)」と表される．特異度とは至適基準検査で病気ではないと判定された者が正しく陰性とされる率で，「特異度＝d÷(b+d)＝TN/(FP ＋TN)」と表される．できるだけ自分の患者の設定と同じような条件で行った論文の感度・特異度を用いるのが理想である．

陽性または陰性であるときの病気の確率（検査後確率）は，感度，特異度に加えて，検査前確率の3つがわかれば計算できる[6]．

検査後確率

Dダイマーの肺塞栓症に関する感度は 95 ％，特異度は 50 ％[2]であるので，事前確率 10 ％と合わせて，これらの数値を用いて 2×2 表を用いて検査後確率を求める．❸から，検査後確率はDダイマーが陽性であれば 0.17（17 ％），陰性であれば 0.01（1 ％）ということになる（「［付］オッズと尤度比」参照）．

事例の経過1

- Dダイマーは＞500 ng/mL（陽性）であった．

ここでは治療閾値 2 ％を明らかに超えているので，医師としては治療を選択することになる．次に患者の意向（価値観）を尊重して，話し合って最終判断を下す（shared decision making）．患者・家族は症状の改

善と妊娠を希望していることが判明した．

事例の経過2

- エコー検査で左下肢に深部静脈血栓症を認めた．
- 造影 CT で肺動脈幹から両側下肺動脈に血栓を認めた．
- 抗凝固療法を開始し，下大静脈にフィルターを装着した．また採血で，プロテイン S/C の欠損を認めた．
- その後，肺動脈血栓の溶解を確認し，退院となった．
- 抗凝固療法中は避妊を指導し，ピル内服は中止とした．

まとめ

- 医師が経験をもとに，患者の病歴・身体所見等から直感的に診断を下すヒューリスティックはツボにはまると効率がよいが，間違ってしまうことがある．そのような過ちに陥らないためにベテラン医師が行う診断のプロセスは，仮説・演繹法である．
- 病歴・身体診察から仮説を立て，その可能性を，検査を介して微調整し，診断を検証するプロセスをとる．
- 検査前確率を経験や文献から数値化する．
- 治療で得られる利益と治療がもたらす不利益を想定して，治療閾値を計算する．
- 治療すべきか，経過観察すべきか決断が下せないとき，検査をする．
- 陽性または陰性であるときの検査後確率を，検査前確率，感度，特異度（または検査前オッズと尤度比）から算出する．
- 検査後確率を治療閾値と勘案して治療を選択する．
- 患者の意向（価値観）を尊重して，話し合って最終判断を下す．

付 オッズと尤度比

オッズと尤度比を用いると，簡単な計算で検査後確率を求めることができる．

オッズ（odds）とはある結果が起こる確率（p）の，それが起こらない確率（1 － p）に対する比率であり，

❹ 尤度比

	病気あり	病気なし	
検査陽性	a	b	a+b
検査陰性	c	d	c+d
	a+c	b+d	

「odds ＝ p/(1 − p)」と表される．不確実を表した確率（p）を別の表現にしただけのことである．これは「p ＝ odds/(1 ＋ odds)」と変換できる．尤度比とは，ある検査法で特定の結果が得られたときの偽陽性率：（1 −特異度）に対する真陽性率の比率である．陽性の場合に陽性尤度比といい，「a/(a＋c) ÷ b/(b＋d)」と，陰性の場合に陰性尤度比といい「c/(a＋c) ÷ d/(b＋d)」で表される（❹）．

2×2表で求めた検査後確率に関する計算式は，「（検査前オッズ）×（尤度）＝検査後オッズ」と変換される．

この事例では，肺塞栓症診断に関するDダイマーの特異度に50％ということなので，偽陽性率も50％，真陽性率95％，尤度比＝真陽性率/偽陽性率＝1.9が得られる．あとは検査前オッズの1/9（検査前確率が10％）と尤度比である1.9を掛ければよい．検査後オッズは0.21となり，検査後確率で表すと0.17と2×2表から求めた答と同じになる（参考までに，陰性の場合は，1/9 × 1/10 ＝ 1/90，検査後確率は0.01となる）．

（山本和利）

⬤ 文献

1) Kassirer JP, et al：Learning Clinical Reasoning, 2nd edition. Baltimore：Lippincott Williams & Wilkins；2010.

2) Kline JA, et al：Prospective multicenter evaluation of the pulmonary embolism rule-out criteria. *J Thromb Haemost* 2008；6：772.

3) Hugli O, et al：The pulmonary embolism rule-out criteria (PERC) rule does not safely exclude pulmonary embolism *J Thromb Haemost* 2011；9：300.

4) Sox HC, et al：Medical Decision Making. Boston：Butterworths；1988.

5) Pauker SG, Kassirer JP：Therapeutic Decision Making：A Cost-Benefit Analysis. *N Engl J Med* 1975；293：229.

6) Fletcher RH, et al：Clinical Epidemiology：The Essentials, 3rd edition. Baltimore：Williams & Wilkins；1996.

医療面接，病歴

医療面接の基本

医療面接の定義

患者の話に耳を傾け，必要に応じて診察をし，良好な患者–医師関係を築きながら，一緒に問題点について考えていくことは臨床医としての基本である．ここでは，この"患者と医師のやりとり"の一連の過程を医療面接と定義することにする．

医療面接の3つの役割

情報の収集と問題点の同定

医療面接を通して患者から直接情報を収集することは正確な診断に必要不可欠であり，病歴のみで確定診断がつく場合も少なくない．また，病状に対する患者自身の考えや気持ちについて聴くことも，患者中心の医療の実践に必要不可欠であるだけでなく，情報収集がより包括的となり，やはり正確な診断に貢献することが多くなる．

患者との良好な関係の構築

患者–医師関係は，いうまでもなく医療の基盤である．良好な患者–医師関係がないと，患者が重要な情報について医師に話すことができなかったり，処方された薬を飲まなかったり，適切な診断，治療ができなくなってしまうことが少なくない．最適な医療を行うためにも，患者–医師関係の構築は必須といえる．

患者教育—問題点についての説明と今後の計画についての話し合い

十分な説明をし，患者の自己決定権を尊重しながら診療計画を決定していくことは，時間の限られた日常診療において至難の業である．しかしながら，最近のインフォームドコンセントに対する認識の高まり，医療需要者としての患者の意識の高まり，インターネットの普及といった面から考えても，医療面接がもつこの患者教育の役割はますます重要となっていくであろう．

医療面接のプロセスとコンテント

医療面接のプロセス

医療面接のプロセスとは，どのように患者の話を聴き，どのように患者と良好な関係を築き，どのように患者教育を行うかという，いわゆる患者とのコミュニケーション能力を指す．この医療面接のプロセスについての概念モデルの一つを❺に示す．これはKurtzらが提案しているモデルを筆者なりに改訂したものであ

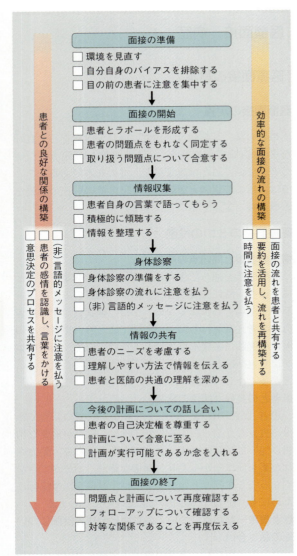

❺ 医療面接のプロセスの概念モデル

❻ 医療面接のコンテントの概念モデル
1. 患者プロフィール
2. 患者が抱える問題点のリスト
    *1, *2, *3, …
3. 各問題点についての詳細な情報
    *1, *2, *3, …
    1) 医師の視点
        いろいろな出来事の時間的流れ・順番
        問題点・症状の全体像の明確化
        問題点の解決のために必要な情報
    2) 患者（または家族）の視点
        問題解決へ向けて，期待すること
        問題点の原因，治療，予後についての患者の考え，
        心配事，感情
        問題点が日常生活に与える影響
4. 患者の背景情報
    1) 既往歴
    2) 薬剤歴（服薬・薬剤アレルギー）
    3) 家族歴
    4) 生活・社会歴（患者プロフィールの補足）
5. 身体診察・検査所見
6. 再構築された問題点のリスト
    #1, #2, #3, …
7. 個々の問題点についての総合的評価と今後の計画
8. フォローアップの具体的な方法（次回の診察予定，何かあったときのための連絡方法など）

効率的な情報収集となることはよく観察されるところである．そこで，患者中心の医療面接のプロセスを反映した診療録のフォーマットが求められるが，その一例を❻に示す．これも❺と同様，Kurtzらが提案しているフォーマットを筆者なりに改訂したものである．

面接技法

ここでは，❺で示した医療面接のプロセスを達成するために有用と考えられる個々の面接技法について解説する．

面接の準備をする

患者中心，かつ効率的な面接のための環境を構築する

患者のプライバシーを保護し，患者と医師の集中力を維持するために，必要に応じて会話が第三者へ聞こえない場所へ移動する，カーテンを引く，周囲のスタッフに一言断ることは有用である．また，緊急の事態を除いては声をかけないこと，診察室に無断で入らないことを同僚のスタッフに理解してもらい，面接が中断されることがないよう配慮をすることも時として大切である．

自分自身の個人的問題，バイアスが面接に与える影響を最小限にする

睡眠不足，疲労感，空腹感は医師の集中力を損なうため，できるかぎりこのような問題は未然に防ぐことが大切である．また，医師自身の心の内面に惹起される悲しみ，喜び，不安，怒りといったさまざまな感情，

る．必ずしもこの概念モデルの順番通りに面接が進んでいくとは限らないが，こうした一定の枠組みを頭に入れておくことで，系統的に，見落としがなく，柔軟に医療面接を行うことが可能となる．

医療面接のコンテント

医療面接のコンテントとは，患者と医師が実際にコミュニケートする内容・情報のことである．これまで，主訴，現病歴，既往歴，薬剤歴，家族歴，システムレビュー，といった診療録のフォーマットが医療面接のコンテントの一つの指標として利用されてきた．しかしながら，診療録のフォーマットは，医療面接のコンテントのみならず，プロセスにも多大な影響を与える．たとえば，診療録の主訴，現病歴，既往歴といった項目に沿って医療面接を進めてしまい，医師主導型の非

そして医療のあり方に対する個人的な価値観は，面接の過程に大きく影響する．医師は自らのこのような感情や価値観を客観視し，その影響を最小限にすることが大切である．

目の前の患者に注意を集中する

面接の前に，診療録を見直し，その患者の情報をある程度把握しておくことは，効率的な面接のために重要である．また，面接に集中するためには，それまでに診察した患者の未解決問題はとりあえず棚上げする必要がある．特に，自分が何かしらの失敗をした患者の診療を終了した後には注意が必要である．

面接を開始する

患者とラポールを形成する

自己紹介を含めて患者に対してきちんと挨拶をすることは，ラポールを形成するための必要な第一歩である．患者の名前をフルネームで確認することで，患者を一個人として尊重していることを伝えることができる．また，面接を始める前に面接の流れ，費やされるおおよその時間を説明することは時として有用である．

患者が抱える問題点（受診した理由）をもれなく聴く

「今日はどうされましたか？」「今日はどのようなことについて相談したいのですか」と開放型の質問で面接を開始した後は，沈黙，うなずき，相づちなどを使って患者の話を傾聴することがきわめて重要である．患者の話が途切れたと判断したら，それまでの話を要約し，「ほかに何か相談しておきたいことはありますか」と尋ねることは，患者が抱える問題点をもれなく聴くことに役立つことが多い．

面接において取り扱う問題点について患者と話し合い，合意する

患者が抱える問題点がいくつかある場合は，時間との兼ね合いでどの問題点について話を進めていくか，患者と医師の両方の視点から確認する必要がある．しかし，患者の問題点のすべてについていつも話し合うことができるとはかぎらない．優先順位が低い問題点については，次の機会に話し合うことを約束することで患者に安心感を与えることになる．

情報を収集する

問題点の詳細について患者自身の言葉で語ってもらう

問題が最初に起こったときのことから受診時までのことを，患者自身の言葉で，時間軸に沿って話してもらう．この際，患者が最初に調子が悪いと感じた時期はいつかを明確にし，その頃の様子をできるだけ詳しく話してもらうと，その後の情報収集が容易になるし，鑑別診断を考えるうえでも有用な情報が得られる．

言葉や非言語的メッセージを使い，積極的に傾聴する

積極的な傾聴のための具体的な技法として，沈黙，視線を適度に合わせること，うなずきなどの非言語的メッセージ，「なるほど」「そうですか」などの短い言葉での相づち，患者の言葉の繰り返し，「…についてもう少し詳しく話してもらえますか」といった質問，そして患者の話を要約することなどがあげられる．

曖昧な情報については明確にし，適切に要約を挟みながら情報を整理する

患者に主導権を渡した面接を行っていると，話がよく理解できなかったり，面接のまとまりがなくなるように感じたりする場合がある．意味が理解できない情報については，「…についてもう少し説明してください」などと明確さを求める必要がある．面接のまとまりがないように感じる場合は，適切に要約を挟むことによって患者に確認を取りながら，自分の頭を整理するとよい．

効率的な面接の流れを構築する

面接の流れを患者と共有する

医師は，いわゆる閉鎖型の質問を並べることによって面接の流れを一方的につくってしまいがちであるが，時として患者は面接の流れが理解できず，漠然とした不安感に襲われることがある．面接の全体的な流れ，ある局面から新しい局面に移る際に，その流れと理由について患者と共有することで，このような不安感が取り除かれる可能性がある．

適切に要約を挟み，話を整理し，面接の流れを再構築する

患者に自由に話してもらうという開放型の質問の利点を損なわずに，医師が面接の流れを再構築する技法の一つとして要約を適切に挟むことがあげられる．そうすることで，それまで患者から聴いた情報を自分の頭のなかで整理することができ，次にどの方向に面接を進めるべきか考える時間を取ることができる．

時間に注意を払う

ここで注意すべきは，時間を急ぐあまりに，開放型のスタイル，共感的な傾聴の態度を捨てて，表面上の効率性のみを求めて閉鎖型の質問に走ってしまうと，包括的な鑑別診断ができないと同時に，患者の満足度が低下してしまう危険性があることである．限られた時間を有効に利用するためには，問題点の優先順位に従って面接を進めることが一つの方策としてあげられる．

良好な関係を構築する

言語・非言語的メッセージに注意を払う

患者を一人の人間として尊重し，対等な関係であり

たいという態度を示すためにも，特に患者が成人で初対面の場合は，敬語，丁寧語を使うことが重要である．また，視線，表情，姿勢，しぐさ，声の調子といった医師自らの非言語的メッセージは，患者とのコミュニケーションに多大な影響を与えることを医師は十分に認識する必要がある．

患者の感情に対し，言葉で積極的に対応する

患者の感情の動きは，患者自身の言葉や非言語的メッセージに間接的に表れることが多いが，医師はこれらのヒントを無視してしまいがちである．患者の感情の動きを読み取ったならば，それを患者に言葉で伝えることが重要である．また，患者の視点に対する理解の気持ち，患者の努力に対する敬意，できるかぎりの援助を提供する意思を言葉で伝えることはしばしば有用である．

患者が意思決定のプロセスに参加できるように配慮する

患者と一緒に問題点について考えていくために重要な技法として，医師が自分自身の思考過程を患者と共有すること，患者への質問の意図，身体診察の順番やその理由について必要に応じて説明することがあげられる．また，そうすることにより，患者も医師に自分の話をしやすくなり，より効率的な情報収集が期待できる．

身体診察の際のコミュニケーションに注意を払う

身体診察の準備をする

患者の安らぎやプライバシーに配慮した環境を確保することから身体診察は始まる．診察の前に手を洗うこと，聴診器や自分の手をあらかじめ温めておくなどして，患者に不快感を与えないようにすることも大切である．また，医師は自らの感情をコントロールし，不安な表情や驚きの表情などをあらわにせず，冷静に診察を進めることが大切であり，そのための心の準備が時として必要である．

身体診察の流れに注意を払う

何の断りもなくいきなり身体診察を始めてはいけない．全体の診察の流れ，そして一つ一つの診察について，必要に応じてその理由を含めて説明し，了承を得てから患者の体に触れる必要がある．患者に不快感，羞恥心，痛みを惹起するような身体診察については，特にこの配慮が大切である．

身体診察の途中，患者の言葉・非言語的メッセージに注意を払う

患者の言葉や非言語的メッセージに常に注意を払い，決してそれを無視しないことは身体診察の際においても重要である．特定の部位を診察中に患者が不安な表情を呈したり，「そこは大丈夫ですか」と患者のほうから尋ねてきたりした場合は，少し手を休めて患者の話を聴いてみる必要がある．

情報を共有する

患者のニーズに応じた，包括的かつ適切な量の情報を共有する

情報に対するニーズは個々の患者によってさまざまである．問題点について，どのような情報をどの程度すでに知っているか，どのような情報をどの程度知りたいかについて患者に尋ねることは有用である．そして適切なタイミングで情報を一つずつ共有し，患者の理解を確認することが大切である．

患者が理解しやすい，あるいは覚えやすい方法で情報を共有する

できるだけ専門用語は使わないで説明をすることが大切であるが，専門用語を使う場合はその意味を説明することを忘れてはならない．また，言葉による説明を補足し，理解と記憶を助けるために図表や教材を使用することは時として役に立つ．さらに，必要に応じて説明を繰り返したり，説明を要約した文書を渡したりすることも有用である．

問題点に対する患者と医師の共通の理解を深める

問題点に対して患者と医師が理解を共有していないと，患者は医師からの説明をあまり覚えていなかったり，十分に理解できなかったりすることが知られている．したがって，患者の考えについての理解を前もって明確に患者に示しておくことが，患者と医師の共通の理解を深めるために重要となる．

今後の計画について話し合う

患者が望む範囲内で意思決定のプロセスに参加できるようにする

患者に積極的に診断・治療計画に参加してもらうための重要な技法の一つは，医師が自分の考え，それに至った思考過程について患者に伝えることである．そして，患者が自己決定権を発揮できるためには，ある特定の計画を患者に指示，指導するのではなく，選択肢を含めて提案することが重要となる．

お互いに受け入れられる計画について合意に至る

今後の計画を決定する際には，医師が自分自身の考えを患者に伝えると同時に，患者の考えについて積極的に尋ねることが大切である．そこで意見が違うとわかった場合には，よく話し合ってお互いに受け入れられる計画について合意に至る必要がある．ここで忘れてはならないのは，常に患者の視点を理解しようとする態度を示しつづけることである．

計画が実行可能であるか，念を入れる

特に生活習慣を変えることが必要な治療計画の場合

は，日常生活のなかで実際に実行することが可能か考えてみる必要がある．計画実行の妨げとなる問題点はできるだけ早い段階で同定しておくとよい．周囲に誰か援助してくれる人がいるか，どのような援助が必要か，医師から積極的に患者に尋ねることが大切である．

面接を終了する

問題点と今後の計画について再度確認する

面接の最後に問題点と今後の計画について要約し，患者の理解を確認することは計画が実際に実行され，最大限の治療効果を得る一助となりうる．また，患者は最も懸念している問題や受診を決めた本当の理由について面接の最後まで言い出せないことがある．そのため，ほかに話しておきたいこと，聞いておきたいことはないか，患者に最終確認することは重要である．

フォローアップについて確認する

疾患の重症度や予後についての認識が医師と患者で異なるなどの理由で，再診の時期について医師と患者の間で意見が合わないことがある．次回の診療の日付，時間について確認すると同時に，次回までに患者，医師がそれぞれ行っておくべきことについて再確認するとよい．また，何か予測できないことが起こった場合の連絡方法について確認することも大切である．

今後の患者-医師関係の基盤をつくる

面接を終了する際，患者-医師関係が対等なものであることを認識してもらい，将来の患者-医師関係の基盤をつくることは重要である．そのためには，貴重な時間を割いて受診した患者に対して感謝の意を表明することは時として効果的である．医師のほうから進んで適切な挨拶をすることは，面接の最初にきちんと挨拶と自己紹介をすることと同じ意味がある．

病歴の基本的内容

ここでは❻における各問題点についての詳細な情報，および患者の背景情報を病歴と呼ぶこととする．病歴聴取をする目的として，患者が抱える問題点について理解をし，必要に応じて診断をつけること，そして患者自身の背景情報について理解をし，その患者に適切な医療的介入，援助を提供することが考えられる．各問題点について理解をするためには，医師の視点，患者の視点の両方から情報収集をするとよい．

医師の視点からは，いろいろな出来事の時間的流れ，順番や，どこが，どのタイミングで，どのように，どの程度など，問題点・症状の全体像を明確にすることに加えて，鑑別診断のために尋ねるべき症状など，その問題点の解決のために必要な情報について収集する必要がある．また，患者の視点から，患者が医師に期待すること，問題点が日常生活に与える影響，問題点

の原因，治療，予後についての患者の考え，そして問題点についての患者の感情について尋ねることは，問題点についての理解を深め，適切な医療的介入，援助を提供するためにしばしば有用であり，時として必要不可欠である．

患者の背景情報としては，これまで抱えてきた健康問題としての既往歴，現在の服薬，薬剤アレルギーを含む薬剤歴，家族構成や家族が抱える健康問題を含めた家族歴，患者を一人の人間として理解するための患者プロフィールを含めた生活・社会歴があげられる．

問題指向型診療録

診療録は時と状況によってさまざまな利用のされ方があるが，個々の患者についての情報を，その患者のケアにかかわるすべての医療従事者で共有するためのツールとしての役割が大きい．そのためには，患者が抱える問題点のリストとそれについての情報，そして各問題点に対してどのように考えるのかという総合的評価と今後の計画がわかりやすく記載されていることが重要となる．従来から SOAP（subjective, objective, assessment, plan）のフォーマットが提案，推奨されているが，実際の臨床現場では S（主観的）と O（客観的）の区別がつきにくいことなど，さまざまな実際的問題，議論があり，このフォーマットにこだわる必要はない．診療現場によって診療録の形も異なることから，個々の医師が柔軟性をもってわかりやすい診療録を記載することが求められる．❻で示すフォーマットはあくまでも参考の一つである．

（向原　圭，伴　信太郎）

●文献

1) Lipkin M Jr, et al (eds)：The Medical Interview：Clinical Care, Education, and Research New York：Springer-Verlag；1995.

2) Silverman J, et al：Skills for Communicating with Patients, 2nd edition. Oxford：Radcliffe Medical Press；2005.

3) 向原　圭：医療面接 根拠に基づいたアプローチ．伴信太郎（監）．東京：文光堂；2006.

身体診察法

概論

身体診察の重要性

一般内科外来での診断を例にとると，身体診察に診

断の15％に寄与していると考えられており，画像診断や血液検査が発達した現在においても，身体診察は病歴とあわせて診断プロセスにおける重要な位置を占める．

診察の基本技能

打診

体壁に置いた第3指のDIP（遠位指節間）関節を，利き手の第3指の末節部の先端で叩く．その際，体壁に置く指は体壁に密着させ，体壁上の指に対して，叩く指は直角に当てる．叩く指は手首を柔らかく動かして上下させ，叩いた後，直ちに離すことがポイントである．

打診は音を聴くだけでなく，指で感じる情報も重要である．手に伝わる響きを感じることが，どんなものを叩いたかという識別に大きな役割を果たす．打診の音は以下の4つに分けておくとよい．
①絶対的濁音（flat）：大腿を打診したときの音．
②濁音（dull）：肝を打診したときの音．
③清音（resonant）：肺野を打診したときの音．
④鼓音（tympanitic）：胃や腸など，空気が入っているところを打診したときの音．

聴診

聴診器には膜型とベル型がある．
①膜型：高音域の聴診に適し，採音部をしっかり握って皮膚に対して強く圧迫する．
②ベル型：低音域の聴診に適し，採音部を直接持たずに首の部分を持って「密着すれども圧迫せず」の要領で，できるだけ軽く，しかし皮膚とのあいだに空間ができないようにぴったりと体壁に当てる．

触診

診察の目的により，使用する手の部位を変える．心尖拍動を感じるためには指尖，心臓の雑音のスリル（thrill，振戦）を感じるためには手掌，体温を感じるためには手背を使用する（❼）．

全身状態とバイタルサイン

全身状態

全身を眺め，特に顔面の表情や体幹・四肢の色や動きを注意深く観察する．そして全身状態を表現して，カルテに記載する．

身長，体重

身長，体重は正確に測定し，記録する．特に悪性疾患の早期発見や慢性心不全，慢性腎不全の長期管理などで大きな意味をもつ．

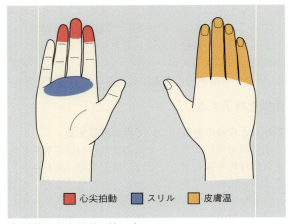

❼ 触診における手の使い方
■心尖拍動　■スリル　■皮膚温

バイタルサイン

脈拍（心拍）

両側の橈骨動脈に第2指から第4指までの指尖を当て，左右差，緊張度，脈拍数，不整の有無を調べる．心拍数は，多くの疾患において，合併症の増加や予後不良の予測因子となる．

呼吸

呼吸の様子をみて，頻呼吸であれば，頸部の聴診により呼吸数を数えて記載する．その際，患者に意識をさせると呼吸の状態が変わってくる場合があるため，診察の流れのなかでさりげなく測定することが重要である．一見して呼吸状態に問題がなければ，呼吸数をカウントする必要はない．呼吸が異常ならば，30秒もしくは60秒間観察することにより，測定誤差を避けることができ，異常な呼吸パターン（例：Cheyne-Stokes呼吸）を見落とさずにすむ．呼吸不全があれば，通常は深呼吸時にのみ観察できる鎖骨上部の陥凹や，胸鎖乳突筋の鎖骨頭や胸骨頭をはっきり観察できる．

血圧

上肢：5分間の安静の後，正しい大きさのマンシェット（上腕周囲の80％を巻けるサイズ）を，心臓の高さに保った上腕に巻き，触診の後，聴診で測定する．Korotkoff音が聴こえ始めたら，そこを第1点，すなわち収縮期血圧とし，聴こえなくなった点を第5点，すなわち拡張期血圧とする．第5点がなく，最後まで脈が聴こえる人がいるが，その場合は音色が最後に小さく変わる点（第4点）と第5点を160/80/0 mmHgのように両方記載する．初診時は両側を測定するが，20 mmHg以上の違いがあれば病的である．

奇脈：吸気時に収縮期血圧が10 mmHg以上低下する場合を奇脈（paradoxical pulse）という．通常通りにマンシェットの圧を上げた後，Korotkoff音の第1点

が聴こえたら，そこでマンシェットの圧を固定する．奇脈が存在すれば，Korotkoff音は呼気時に聴こえ，吸気時に消失する．次にゆっくりとマンシェットの圧を下げて，吸気時にもKorotkoff音が消失しない時点での水銀柱圧を測定する．両者の差が呼吸による収縮期血圧の低下となる．

下肢：正常は触診法を用いて，後脛骨動脈で収縮期血圧を測定する．

体温

腋窩で測定するときは，先端が腋窩に十分入るように斜め上に向けて挿入する．赤外線鼓膜体温計で測定するときは，再現性が低いので，方向に注意し，必ず複数回測定する．

身体各部の診察

頭頸部

頭部

視診で毛髪，顔面の左右差，顔貌を診察し，触診で頭皮，頭蓋を診察する．

眼

瞳孔の大きさ，左右差，虹彩欠損，白内障，対光反射を確認する．白内障の診察には斜めから光を当てる斜照法を用い，水晶体の白濁をみるが，同時に対光反射をチェックする．

外眼筋の動きを診察する．指を注視してもらい，水平方向と垂直方向をみてもらうが，スクリーニングとしては上下・左右の4方向でよい．同時に複視と眼振の有無をチェックする．水平方向のエンドポイントで注視してもらい，眼振の出現の有無を確認する．

眼瞼結膜の視診で貧血の徴候をとらえ，眼球結膜の観察で黄疸の有無を確認する．眼瞼結膜は蒼白であれば貧血を示唆するが，蒼白でない場合でも貧血は否定できない．

耳

視診で先天奇形や変形（特に耳朶襞）の有無を確認する．耳朶襞は冠動脈疾患のリスクと考えられている（❽）．

耳介を引っ張り，疼痛の有無を確認する．疼痛があれば耳介ないしは外耳道の病変が疑われる．

聴力は会話で難聴の有無のおよそを推定する．耳から約30 cm離れたところで指をこすり合わせて聞こえなければ，少なくとも30 dB程度の聴力障害があると推定できる．

次に耳鏡で鼓膜を診察する．患者に適合する最も大きいソケットを用いる．患者が不意に動いたときに鼓膜や外耳道を傷つけないように，原則的にはペンホルダーグリップを推奨する．頭を反対側にやや傾けてもらい，耳介を後上方やや外側に引っ張りながら耳鏡を挿入する．ペンホルダーグリップで握りながら，第5指と手部の尺骨側とを患者の頭や頬に固定する．外耳道と鼓膜の所見を観察する．鼓膜の所見では，ツチ骨柄，弛緩部，緊張部，鼓膜臍，光錐などの構造を確認する．

鼻

鼻の診察は通常省略するが，かぜ症状を訴えている患者の場合は副鼻腔炎を除外するために前頭洞と上顎洞を打診，触診する．打診と触診で圧痛の有無をみるが，副鼻腔炎の診断における触診や打診の感度，特異度はともに低い．

口腔および咽頭

口唇の観察後，舌圧子を用いて口腔・咽頭の診察を行う．観察の順番は系統立てて行い，歯，歯肉，頬粘膜，硬口蓋，軟口蓋，舌，口蓋垂，口蓋扁桃，口蓋舌弓，口蓋咽頭弓，咽頭後壁を順次観察していく．

舌の側面は舌癌ができやすいので，喫煙者の場合は注意して診察する．口を開けた状態で舌を上に巻き上げ，舌下腺，顎下腺の開口部を確認する．上顎の第2大臼歯に接するところに耳下腺の開口部がある．

咽頭後壁のリンパ濾胞は，臨床的にインフルエンザを疑う場合に感度・特異度ともに高い所見である．

頸部リンパ節

10か所の頸部リンパ節を，❾に示した番号順に触診する．後頭リンパ節は外後頭隆起の2〜3 cm下，2〜3 cm外側にあるリンパ節で，2〜3本の指を使って円を描くように触診する．頭皮の湿疹など局所の病変がある場合にその所属リンパ節として触知されるほか，全身性の疾患，たとえば風疹などのときにも触知される．耳介後リンパ節は乳様突起の上に触れる．後

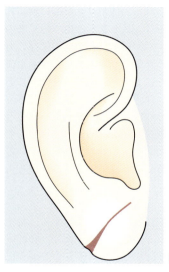

❽ 耳朶襞

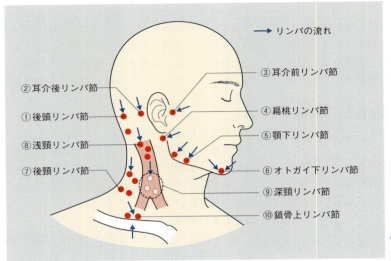

❾ 頸部リンパ節
数字は触診する順番を示す．

頭リンパ節と同様に局所の所属リンパ節として働くとともに，全身性疾患の影響をも受ける．耳介前リンパ節は耳珠のすぐ前にあり，局所の病変のほか，流行性角結膜炎など眼の病変のときに腫脹する．示指末節掌側を耳珠の前に置き，指を回転させるような形で触診する．扁桃リンパ節は2～3本の指で円を描くように触知する．顎下リンパ節は両側の下顎骨の裏を探るように指尖を骨に向かって押し上げるように触診する．顎下リンパ節やオトガイ下リンパ節は首を上げたままだと触診しにくいので，患者を少しうつむき加減にさせて触診するとよい．後頸リンパ節は胸鎖乳突筋，鎖骨，僧帽筋に囲まれた後頸三角と呼ばれる領域に存在し，基本的に扁桃腺炎や歯肉炎といった局所の炎症のみでは腫脹しない．

もし扁桃腺炎があり後頸リンパ節が腫脹している場合，溶連菌感染のような細菌性の扁桃腺炎ではなく，たとえば伝染性単核症などのような全身性のウイルス性疾患の可能性が考えられる．浅頸リンパ節は胸鎖乳突筋の上にあるリンパ節で，2～3本の指で軽く筋の上を触診する．深頸リンパ節は胸鎖乳突筋の深部にあり，触診する側に患者の首をやや傾け，母指と示指で胸鎖乳突筋をつまむようにして，胸鎖乳突筋の下にあるリンパ節を触診する．鎖骨上リンパ節のなかでも，特に左側の鎖骨上リンパ節は「Virchowリンパ節」と呼ばれ，腹腔内の悪性腫瘍のリンパ節転移で腫脹してくるのでたいへん重要である．鎖骨の裏に隠れていることが多いので指を鎖骨に沿わせて押し込み，掘るようにして触診する．

甲状腺

頸部を伸展させ，甲状腺を正面より視診する．輪状軟骨の上縁より，約5 mm頭側に上極があり，頸部尾側に向かって約4 cmの長さで気管に張りつくように位置している．輪状軟骨下縁から数mm下に甲状腺の峡部の上縁があるが，女性と男性では甲状腺の高さが異なり，高齢の男性では甲状腺の大半が胸骨の裏に隠れてしまっていることがしばしばある．順序としては，まず甲状軟骨と輪状軟骨を同定し，嚥下をさせ，気管とともに甲状腺が上方に移動するところを視診する．次に輪状軟骨部に指尖を置き，嚥下に伴い甲状腺峡部が動く感覚を指尖で感じる．側葉の内側縁の診察は片方の母指で気管を固定し，もう一方の母指で円を描くように触診する．側葉の体部・後縁の診察は少し触診側に頭を傾け，片方の母指で気管を少し押しながら，もう一方の母指で体部および後縁を触診する．

頸動脈

頸動脈は下顎角直下2 cmのところで甲状軟骨から指をずらしていき，胸鎖乳突筋との境の位置に触知できる．頸動脈の分岐部は最も動脈閉塞が起きやすい部位なので，まずそこを聴診する．さらに分岐する前の頸動脈も聴取し，最後に鎖骨上窩を聴診するが，領域が狭いのでベル型聴診器で聴診する．

心臓

まず視診を行う．心臓の診察は仰臥位で行うのを標準とするが，この姿勢では外頸静脈は怒張しているのが正常であり，怒張がない場合は脱水症や失血などによる循環血漿量の減少を示唆する．

内頸静脈の視診は，まず45°の姿勢の半座位までベッドの頭側を挙上させ，頸部の皮膚の表面に内部から伝わる内頸静脈の拍動を観察する．右頸部にペンライトの光を当て，皮膚が拍動している部分の最高点の高さを評価する（❿）．右房圧の基準点は胸骨角の高さから5 cm下と推定し（Lewis法），胸骨角から拍動の最高点までの垂直距離が3 cm以上（推計右房圧8 cmH$_2$O以上）を静脈圧の上昇とみなす．

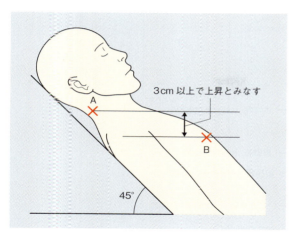

❶ 心雑音の分類（Levine の強度分類）

I 度	最も微弱な雑音で聴診を始めて数拍目までは確認できないほど弱い音
II 度	聴診器を当てて直ちに聴こえる音のうち最も弱い音
III 度	II 度と V 度の中間で弱い音であるが明瞭に聴き取れる
IV 度	II 度と V 度の中間で強い音であり耳の近くに聴こえる
V 度	非常に強いが聴診器を胸壁から離すと聴こえなくなる
VI 度	聴診器なしでも聴こえるきわめて強い音

❿ 内頸静脈拍動の観察
A：内頸静脈の拍動の最高点，B：胸骨角．

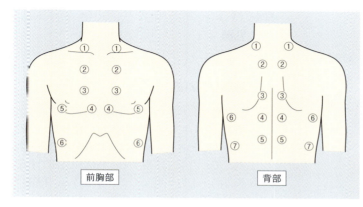

⓬ 胸部の打診と触診の順番
数字は打診・触診の順番を示す．

次に触診を行う．左前胸部全体をざっと触診し，胸壁の拍動の有無，振戦の有無を調べる．

続いて聴診を行う．大動脈弁領域（第二肋間胸骨右縁）→肺動脈弁領域（第二肋間胸骨左縁）→三尖弁領域（第四肋間胸骨左縁）→僧帽弁領域（心尖部）の順番でそれぞれの領域の聴診をしていくが，各領域においてそれぞれ I 音，II 音，III 音，IV 音，収縮期雑音，拡張期雑音を順番に，意識を集中しながら聴いていく．通常の心音では，低くやや長い第 I 音とやや高く短い第 II 音が存在し，順にラブ・ダップと聴こえる．I-II 音の間が収縮期，II-I 音の間が拡張期であり，拡張期のほうが収縮期より長いのが一般的である．右頸動脈の拍動を左手で触知しながら心音を聴くと，I 音と II 音を同定しやすい．I 音は頸動脈拍動の直前に聴取されるので，頸動脈拍動を C とすると，I-C-II，I-C-II のリズムとなる．

最後に左側臥位 45°で心尖部の診察を行う．ベル型聴診器を用いて III 音と IV 音の有無を確かめる．

心雑音を聴取するときは，収縮期と拡張期をそれぞれ順番に集中して聴く必要がある．心雑音は強さ（❶），最強点，雑音の性状（音の高さ），タイミングと放散の有無を記載する．収縮期の心雑音は若年成人の 5〜52％，高齢者の 29〜60％で聴取できるが，これらのうち若年成人では 90％以上，高齢者でも半数以上は機能性の雑音である．機能性の収縮期雑音は，"短い，収縮前期もしくは中期の Levine II 度以下の雑音で，胸骨左縁の限定された部位で聴取され，立位，Valsalva 手技などで弱くなり，頸静脈，心尖拍動，大動脈の拍動や心音で異常を認めないもの"と定義される．

胸部

まず座位（前向き）で視診を行う．普通に呼吸しているときには，通常，肋間に陥凹はないが，呼吸障害がある場合には鎖骨上窩や肋間に陥凹が出現する．

次に⓬のような順番で肺野を打診し，引き続き聴診もこの順番で行う．右肺尖だけは中指で打診すると鎖骨を斜めに指が横切ることになるので，母指を置いて打診する．聴診では正常でも聴こえる呼吸音と，病的な状態にのみ聴こえる副雑音をできるだけシンプルに表現する（⓭）．肺胞呼吸音は吸気では聴こえるが，

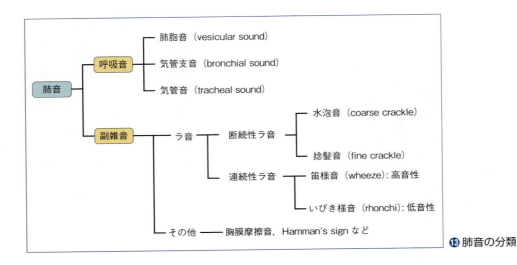

⓭ 肺音の分類

⓮ 腋窩リンパ節

呼気ではほとんど聴こえない．気管支音は吸気よりも呼気に強く聴こえる音で，通常の肺胞呼吸音が聴こえる部位で聴こえると異常所見である．気管音は頸部で聴こえる音で気管支音をより強くしたような音である．副雑音はラ音とその他の音に分かれるが，ラ音はさらに断続性ラ音と連続性ラ音に分かれる（⓭）．

引き続き座位（後ろ向き）で背部の視診，聴診，打診を行う．

背部痛があるときの特別な診察を2つ示す．腎盂炎のときには肋骨脊柱角（costovertebral angle：CVA）に叩打痛がみられる（CVA tenderness）．また脊椎自身の叩打痛があるときは，椎体圧迫骨折，脊椎カリエスなど脊椎の何らかの疾患が疑われる．

乳房

乳房の診察は本項では割愛する．

腋窩リンパ節

腋窩リンパ節の診察は比較的強く圧迫するため，被検者にとっては不快を伴う可能性が高い．左の腋窩を診察するときは，検者は自らの左手で被検者の左腕を支えて，右手で診察する．腋窩中央部で右手を鎖骨中線方向，上方へ奥深くまで差し込み，指腹で胸壁を下方へなぞりながら中心腋窩リンパ節を探す．腋窩リンパ節（⓮）のうち，中心腋窩リンパ節がいちばん触れやすく，小さく（径1cm未満），圧痛のないリンパ節をよく触れるが，病的意義はないことが多い．引き続き，前腋窩リンパ節，外側腋窩リンパ節を触知した後，後腋窩リンパ節は被検者の後ろに回って診察すると触知しやすい．同様の手順で，右の腋窩は左手で診察をする．

腹部

診察手順

腹部の基準区域について9分割法と4分割法がある．腹部の診察は視診・聴診・打診・触診の順で行う．聴診を先に行う理由は，腸管に少しでも刺激が加わると蠕動が亢進すると考えられるからで，打診を触診より先に行う理由としては，打診で腹腔内臓器の大体の輪郭を得ておくことと，打診ですでに痛みが惹起されることがあり，そのようなときに患者に触診で余計な苦痛を与えてしまうのを避けるためである．

視診：腹部診察の体位は仰臥位で，触診のときには，下肢を膝関節と股関節で軽度屈曲させる．胸骨の下半分から鼠径部まで，十分に腹部を露出し視診を行う．

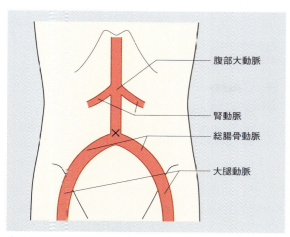

⓯ 腹部の血管雑音聴診部位

腹部の輪郭と，発疹や手術痕（虫垂炎，鼠径ヘルニア，帝王切開など）にも注意する．

聴診：腹の蠕動音を聴診するのは1か所でよい．音の亢進・低下，音色に注意して聴く．蠕動音はほとんどが胃からの音で，次いで大腸，小腸の順になっている．蠕動が低下していたり消失していると思われるときには，最低5分間聴診をし，この間まったく音が聴こえなければ，初めて蠕動音が消失していると判断する．血管雑音は7か所を聴く．特に腹部大動脈と左右腎動脈が重要である．剣状突起と臍を結ぶ正中線のすぐ左側を腹部大動脈が走っており，剣状突起と臍のほぼ中点のところで腎動脈が左右に分岐し，臍のところで総腸骨動脈が分岐している（⓯）．腹部大動脈は深いところにあるので，聴診器を押し込むように圧迫しながら聴診する．腎動脈も同様に深い部位を走っており，左右の肋骨弓の直下の位置で，聴診器を押し込むように圧迫しながら聴診する．

打診：打診では初めに腹部全体をサーベイランスする．右鎖骨中線上で打診をし，およその肝の大きさを推定する．肝縦径が12 cm 以下なら正常とみなすというのが一つの基準であるが，肝濁音界は強く打診すると狭くなるなど，医師の技量による個人差が大きく，多数の健常者の打診をして，自分自身の濁音界の基準を決めるのが望ましい．また左第6肋骨，肋骨弓，前腋窩線に囲まれた部位（Traubeの三角）を打診して鼓音であれば，脾腫の疑いは弱く否定される．次にTraubeの三角の上に手を置き，その手を拳で叩き，痛みが惹起されるかどうかをみる．肝の叩打痛はTraubeの三角と対称の位置に手を置き，同様に拳で叩いて調べる．急性肝炎，胆囊炎などの炎症や，心不全などによるうっ血があると，肝の叩打痛が誘発されることがある．

触診：最後に触診である．診察前に手を必ず温め，疼痛部位はいちばん最後に触診する．まず浅い触診でサーベイランスし，続いて深い触診を行う．深い触診を双手診でやる場合は，利き手は感じることに専念し，他方の手はその上に置き，押し下げながら少し手前に引いてくる感じで少しずつ位置をずらし，全領域を触診する．肝の触診は右手を右鎖骨中線上において，左手を背中において，腹式呼吸をしてもらいながら息を吐いたときに指を入れ，指の上がりは腹壁の上がりよりも少し遅れるような感じにする．もう一方の手は背部から肝を持ち上げるようにする．指の置き方は縦方向でも肋骨弓に平行でもよい．季肋下の高い位置から触診を始めると，腫大した肝の下縁を見逃すことがあるので，肝腫大を疑うときはやや低い位置から触診を開始し，徐々に季肋部に近づくように移動するとよい．

脾の触診はTraubeの三角の打診が濁音の場合にのみ施行する．右下側臥位45°の体位で，触診手を臍周囲に，もう一方の手を背面に置き，息を吐いたときに脾は内側下方に下がってくるので，触診手の方向はやや左外側向きにする．肝の触診と同様，深呼吸をさせ腹壁の上がりより指の上がりがやや遅れるような感じで触診する．

腎は通常，触知しないことが多いが，触診の仕方は覚えておいたほうがよい．右腎の触診は，患者の右側に立ち，触診手を右季肋下に，左手を背面に置く．左手で上に持ち上げながら，右手で深く圧迫すると吸気時に右腎が下降し，その下極を触知することがある．左腎の触診は患者の左側に立ち，左手で行う．左腎は右腎より頭側にあるので，さらに触れることが少ない．

きゃしゃな体格の女性や高齢者で動脈硬化の進んでいる人の腹部大動脈は触診しやすい．大動脈は正中よりやや左を走っており，片手でつまむように触診できる場合もあるが，深くて触診しにくい場合は両手で触診する．腹部大動脈瘤の診断で重要なのは，触れる拍動の強さではなく拍動の幅である．拍動の幅から皮膚と皮下組織の厚さを加味して，動脈の径を推定する．

診察所見

① 反動痛（反跳痛）（rebound tenderness）：押さえたときの痛みに比べて離した瞬間のほうが痛ければ，反動痛が陽性であり，腹膜炎の徴候があると判断する．
② 一点限局性の圧痛（point tenderness）：圧痛が1本の指で示せるほど限局していることを示唆する．
③ 濁音界変位（shifting dullness）：腹水を示す所見．仰臥位で濁音界を同定し，濁音界を同定したほうを下にして側臥位をとり，濁音界の位置の変位を観察し，側臥位をとったときに濁音界が上方に変位すると，腹水の存在を示唆する．

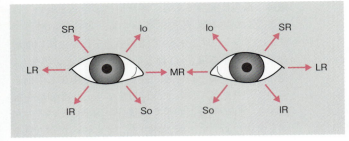

⓰ 眼筋の動き
MR：内直筋，LR：外直筋，SR：上直筋，IR：下直筋，
So：上斜筋，Io：下斜筋．

④波動：腹水を示す所見．片方の手を側腹部に置き，もう一方の手で反対側の腹壁を強めに叩くと，叩いた側と反対側に置いた手に，波動を感じる．この際，皮下の脂肪組織を通して振動が伝わり偽陽性となることがあるので，患者の手や他の検者の手で腹部中央を押さえるとよい．

⑤踵おろし（衝撃）試験：立位で両足の踵を上げてもらい勢いよくおろしてもらう．衝撃を全身に伝え腹膜刺激症状を検出する．衝撃試験は反動痛より感度が高い．衝撃を体全体に響かせて痛みが腹部のどこかに生じれば，そこに腹膜刺激症状があると判定する．

直腸

診察体位は胸膝位，立位前屈位，砕石位などでもよいが，左側臥位で右側の膝を抱えるような Sims 位が年齢，患者の状態を問わず容易である．まず肛門輪，肛門周囲の湿疹，発赤，外痔核，裂肛，圧痛の有無を観察する．いきんでもらうと，痔核や裂肛を観察しやすくなることがある．病変があれば，恥骨側を 12 時とした時計の時刻の位置で部位を示す．

次に手袋にゼリーをつけ，患者に口で大きく呼吸をさせて体の力を抜かせ，少しずつ示指を挿入していく．指が挿入できたら肛門管の全周を触診し，結節，腫瘤，痔核，圧痛の有無を調べる．3 時，7 時，11 時の方向は血流の関係から内痔核が発生しやすい．男性の場合は最後に前立腺の大きさと硬さ，正中溝の明瞭さ，圧痛の有無などを観察する．指を抜いた後，手袋についた便や粘液の色も観察する．

神経

脳神経のスクリーニング

第 I 脳神経である嗅覚神経の診察は，ベッドサイドでは多くの場合省略される．

第 II 脳神経である視神経の診察は対光反射から行う．患者には遠くを見させ，ペンライトは視野に入らない位置から近づけて，近見反射が出ないようにする．対座視野は患者と向かい合って座り，対称関係を維持して 4 つの象限で患者の視野が正常かどうかを，検者の視野を指標にして観察する．患者に反対側の眼を自分で覆ってもらい，片方ずつ施行する．患者が右眼を覆っているときには検者は左眼をつぶり，患者と検者が見つめ合うように双方の視線を固定する．視野の範囲外から指尖を動かしながら近づけてきて指尖が見えたら知らせてもらい，検者の視野と比較する．検者と患者との中間に設定した平面上で指尖を動かしながら移動させることが大切である．

次に眼底の観察方法を示す．部屋をなるべく暗くし，患者の右眼は検者の右眼で，患者の左眼は検者の左眼で，眼底鏡はそれぞれ右手，左手で持って観察する．まず眼底鏡を通して患者の顔を見て，レンズ調節ダイヤルを回して自分の視力に合わせ，患者には遠くの 1 点を見つめさせながら，患者に近づく．近距離で血管が赤い太い線として見えたら，患者の眼球の屈折率に合わせて，再度焦点が合うようにダイヤルを調節する．血管が集束する方向を少しずつ追って見ていくと乳頭に行き当たる．直像鏡の 1 視野は狭いので，少しずつ角度を変えながら乳頭，血管，出血，滲出斑などを観察する．眼底で観察できるようになると診断できる所見は，うっ血乳頭と網膜静脈拍動である．

第 III，IV，VI 脳神経である動眼神経，滑車神経，外転神経は，顔を動かさず視線だけで検者の指を水平方向，垂直方向に追視してもらい，複視の有無を診る．また水平方向ではエンドポイントで数秒間停止させ，眼振が出ないかどうか調べる．複視のスクリーニングは水平・垂直（左右・上下）の 4 方向でよいが，複視を疑うときは，6 つの方向（左，左上，左下，右，右上，右下）をそれぞれ注視させ，最も顕著な複視が起こる方向を確認する（⓰）．

第 V 脳神経である三叉神経のうち，知覚神経は第 1 枝，第 2 枝，第 3 枝の各領域をそれぞれ刷毛かティッシュで触れ，触覚の左右差を調べる．運動神経は歯を食いしばってもらい，収縮して盛り上がる咬筋の左右差を手で触れて感じる．

第 VII 脳神経である顔面神経は，前頭筋，眼輪筋，口輪筋の 3 つの筋肉の動きをみる．中枢性の麻痺のと

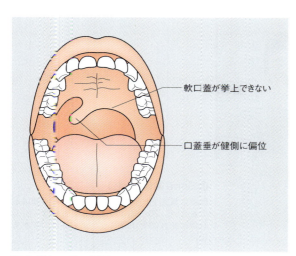

❶ 左側カーテン徴候

きは前頭筋の麻痺は出現しないが，末梢性の麻痺のときは 3 つの筋はいずれも障害される．眼輪筋の麻痺は眼を固くつぶってもらい，眼の閉じ具合とまつげの出具合を調べる．軽い麻痺では閉眼は可能であるが，健側に比較して麻痺側でまつげが眼瞼の皮膚に隠れずに多く露出する．これをまつげ徴候と呼ぶ．口輪筋は「いー」と言わせて口の動きの左右差をみるが，左右差がわかりにくいときは広頸筋の張り具合をみる．

第Ⅷ脳神経である聴神経は，通常の会話で難聴の有無をざっとみる．次に指を耳から 30 cm 離したところでこすり合わせて聞こえるかどうか調べる．最後に音叉を頭の中央（もしくは前額の中央）に当てて Weber テストで聴力の左右差を確認する．

第Ⅸ，Ⅹ脳神経である舌咽神経，迷走神経は別々には診察できないので，同時にこれらを行う．口を開けて「あー」と声を出してもらい，軟口蓋を中心とした動きの左右差を観察し，カーテン徴候と呼ばれる異常をみる（❶）．

スクリーニングにはカーテン徴候の診察を示したが，脳卒中後の誤嚥の危険性を評価するには，綿棒を咽頭後壁に当てて，咽頭感覚の有無を調べるとよい．

次に舌を出してもらい，第Ⅻ脳神経である舌下神経を調べるが，舌の左右への偏位・萎縮・攣縮に注意して観察する．

第Ⅺ脳神経である副神経は胸鎖乳突筋と僧帽筋の筋力でみる．握りこぶしを患者の頬に当て，検者が負荷をかけたままこぶしに抗して患者に首を回してもらい，力の入れ具合と収縮した胸鎖乳突筋の輪郭を観察する．僧帽筋は肩を上げてもらい上から両肩を強く押し下げて左右差をみる．かなり強く両肩を押し下げないと軽い左右差は見逃してしまうので注意が必要である．

運動機能のスクリーニング（上肢）

上肢の Barré 徴候をみるには掌を上に向けて上肢を挙上させ，少なくとも 20 秒から 30 秒ぐらい保持してもらう（⓲）．麻痺があれば手が回内しながら徐々に下がるが，軽い麻痺のときは下がらずに回内だけすることもある．握力計を用いた握力検査は数字で記録が残せる数少ない検査であり，できるだけ行うべきである．

小脳機能と深部知覚のスクリーニング

小脳半球のスクリーニングは指鼻指試験（finger-nose-finger test）と急速回内外運動（diadochokinesis）がある．指鼻指試験では検者が自分の指を 4 象限の空間で動かし，患者に示指ですばやく自分の鼻と検者の指とのあいだを交互に追跡させ，その様子を片手ずつ観察する．この検査は上肢の失調を判断している．患者の指が自分の鼻や検者の指に届かなかったり，行き過ぎてしまう場合は，測定障害があると表現され，患者の手が目標に近づくにつれ振戦がひどくなるときは企図振戦という．急速回内外運動は，患者に手を膝の上に置いたままできるだけ速く前腕の回内外運動を繰り返してもらい，その様子を片手ずつ観察する．

小脳虫部のスクリーニングとしては，深部感覚の検査として使用する Romberg 試験が使える．つま先をそろえ，「気をつけ」の姿勢で患者に眼を閉じさせ，このとき支えられるように検者は手を患者の体の周囲に回しておく．手を前に出した姿勢で行うこともある．深部感覚に障害のある人は，開眼しているときは大丈夫でも眼を閉じると体幹失調が出現してふらつく．小脳虫部の障害では開眼時もふらつく．

スクリーニングのチェックリストには入っていないが，小脳失調として最も感度の高い所見は歩行性運動失調であるため，患者の入室時，移動時に歩行を観察するだけでなく，小脳病変を疑ったら，歩いてもらい歩行状態をチェックするべきである．

髄膜刺激症状

髄膜刺激症状のなかでいちばん感度が高くスクリーニングに適している方法は neck flexion test である．座位にて患者に首を屈曲させると，正常なら顎が胸壁につくが，髄膜刺激症状があるとつかない．仰臥位にて患者の首を他動的に屈曲させて首の抵抗感を感じる方法もある．また他動的に首を屈曲させた場合に足関節が自然に屈曲することを Brudzinski 徴候と呼ぶ．さらに仰臥位において片側の股関節を 90°曲げた姿勢を他動的に保持し，膝関節をゆっくりと 90°以上に伸展させていき，下肢がどのくらい抵抗なく伸ばせるかを調べる Kernig 徴候試験もある．強い痛みがあり伸ばせない場合を Kernig 徴候陽性とし，髄膜刺激症状ありと考える．

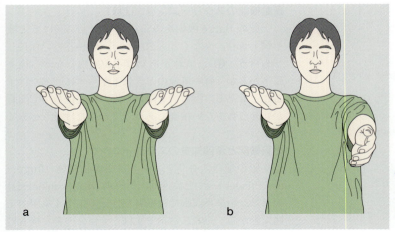

⓲ Barré 徴候（上肢）
患者に掌を上に向けて両手をまっすぐ伸ばしてもらい，20～30秒保持してもらう（a）．麻痺があれば手は回内しながら徐々に下がる（b）．

運動機能のスクリーニング（下肢）

下肢の Barré 徴候は，腹臥位の姿勢で下腿を45°曲げて，約1分間保持して左右差をみる．このとき，両足を互いにつけないようにする．麻痺がごく軽い場合は，麻痺側の足の揺れが大きくなるだけで下がらない場合もある．

感覚機能のスクリーニング

仰臥位にて上肢，下肢ともにティッシュで触覚を，先のとがったもの（つまようじが便利）で痛覚を，左右差がないかざっと調べる．スクリーニング的に施行するのであれば必ずしも皮膚分節（dermatome）に沿って行う必要はない．ちなみに知覚異常を訴えない場合は触覚を調べるだけで十分であるが，一肢のみの（狭い範囲の）知覚異常の場合は痛覚の検査も追加する．これは1，2分節のみが障害された場合は痛覚検査のほうが触覚検査より感度が高いためである．

深部腱反射

上腕二頭筋腱は肘の屈側で肘窩の中央部にあり，そこに母指を置き，その上を叩く．前腕の軽い屈曲が上腕二頭筋腱反射の出現である．上腕三頭筋腱反射は上腕伸側の肘頭から約5cmの位置を叩き，腕橈骨筋腱反射は手首の茎状突起周辺を叩く．もし左右差が疑われたら何度も施行して再現性の有無をみることが大切である．

膝蓋腱反射は膝の上に手を置き，その上に対側の下腿をのせると，膝関節が適度に伸展され反射が出やすくなる．アキレス腱反射は足関節を少し背屈させて反射をみる．

下肢の病的反射では Babinski 反射が重要である．先が鋭利すぎず，鈍すぎない固いもの，たとえば「鍵」のようなものを用いると反射が出しやすい．足底の外側縁から母趾のつけ根まで「し」の字を描くようにこすり，正常では趾が底屈するが，異常なときは母趾が背屈して他の4趾は扇状に開く．

四肢の痙直と硬直（強剛）

四肢の反射をみる前に硬直（rigidity）と痙直（spasticity）がないか確認しておく．スクリーニングは上肢のみで行い，手首と肘関節の抵抗がないか，曲げ伸ばしをして確認する．通常は抵抗を感じないが，患者が力を抜いた状態でも抵抗を感じれば硬直か痙直を疑う．

Parkinson 病では関節を動かすとカクン，カクンとなり歯車を回転させる感じと似た抵抗があり，歯車様強剛（cogwheel rigidity）といわれる所見が有名である．

高次脳機能検査

左脳の検査は漢字で名前を書いてもらい，ひらがなをつけてもらう．これは言語機能のスクリーニングである．右脳の検査は，透明なさいころの立方体の絵を模写してもらう．これは構成失行のスクリーニングである．

上肢

上肢前方90°挙上

肘を伸展させ上肢をまっすぐ前に伸ばして，手掌を上に向けさせる．この姿位でみられる振戦は，指を開いたほうが観察しやすい．さらに，手掌に紙をのせるとその紙が振動することにより，振戦がより観察しやすくなる．このような振戦は甲状腺機能亢進症，不安の強い人，老人性振戦，本態性振戦などでみられる．この姿勢で，前述の Barré 徴候をチェックする．また手掌を上に向けたままで，皮膚も観察するとよい．小指球と母指球を中心に手掌紅斑といわれる発赤を認めることがある．上肢前方挙上のまま手を裏返し，爪の観察をする．さじ状爪，爪甲剥離や線状出血など爪には全身疾患を示唆するさまざまな所見があるが，太鼓ばち指の有無について特に注意して観察する．ほか

には指圧の白癬や手背の皮下出血なども観察しておくとよい.

関節（肩・肘・手）

それぞれの関節可動域に関しては，検者のものと比較するのがいちばん確実である.

下肢

浮腫

下腿脛骨前面で浮腫を調べるが，第2～4指の3本の指で10秒間圧迫を続け，そのくぼみ具合を眼で見るとともに指で触れて感じるとよい.

足の腫脹により左右差を認めるときは，その周径を測定する．深部静脈血栓症の診断で用いられるWells法では，測定部位を脛骨粗面より10cm遠位側としている.

動脈の触診

下肢の循環は後脛骨動脈が触知しやすく，内果のすぐ後ろを触診する．もう一つの指標となる足背動脈は長母趾伸筋腱より外側にあり，内果と第3趾の付け根を結んだその中点あたりが最も触知しやすい部位である．しかし健常者でも足背動脈は3～14％で触れず，後脛骨動脈も0～10％では触れない．無症候の患者では，大腿動脈における血管雑音が下肢の末梢血管障害を示唆する所見である.

関節

関節の変形，炎症，可動域を調べるとき，高齢者では下肢の関節炎を患っている場合が多いので，他動的に動かすときは注意が必要である.

皮膚

皮膚に皮疹の存在に注意して観察する．皮疹のなかでも特に趾間と爪の白癬に注意する.

リンパ節

鼠径リンパ節は鼠径靱帯に沿って分布する水平群（横走群）と靱帯やや下方に縦走する縦走群との2群を触診する．陰部からのリンパの流れは横走群に至るが，足首からの流れは縦走群に至る.

（宮崎　景）

●文献

1) McGee S：Evidence-Based Physical Diagnosis, 4th edition. Elsevier；2017.
2) 伴信太郎（監修）：基本的身体診察法（全5巻）. https://www.youtube.com/playlist?list=PLHAtr7iRSOEBsWRnUNcr17RqzRJ4IUjaV.
3) Bickley S, et al：Bates' A Guide to Physical Examination and History Taking, 8th edition. Philadelphia：JB Lippincott；2004.
4) 宮崎　景：エビデンス身体診察. 伴信太郎（監）. 東京：文光堂；2007.
5) Miyamoto A, Watanabe S：Posterior Pharyngeal Wall Follicles as Early Diagnostic Marker for Seasonal and Novel Influenza. *General Medicine* 2011；12：51.

臨床検査

さまざまな検査情報の生かし方

臨床検査は，診療の場面では，医療面接，身体診察を前提として，画像検査とともに想定する疾患を絞り込むために行われる．検査施設の充実した医療機関では，診察前検査として種々の検査が実施されることもある.

検査の前に必ず考えなければならないことは，「検査を実施することで，診断あるいは治療の選択にどの程度寄与するか」である．一方，診察前検査は，医療面接や身体診察では検出できないような重要な項目に限って行われるべきである[1].

このほかに，健診や人間ドック，検診などで，ある疾患を抽出するため，あるいは健康管理のために行われるものもある.

それぞれの検査の目的をよく理解して活用すべきである.

検査の分類

臨床検査といわれるものは，検体検査と生体検査，病理検査に分けられる.

臨床検査に関しては，医師はすべてに関与できるが，専門職としては臨床検査技師という職種によって実施される場合が多い.

検体検査

検体検査は，生体から採取された物質をさまざまな方法で分析するものである．形態観察，物理化学的反応，免疫反応などを用いて分析を行う．以前は用手的な方法で行われていたが，最近は自動分析装置が開発され，迅速に結果が出せるようになっている

また，迅速簡易測定器も開発され，診療現場で結果をすぐに判断する，POC（point-of-care）検査も普及してきており，この装置は大規模災害地でも活用されている.

検体は，尿，便，喀痰や分泌物など生体から侵襲なく採取できるものと，血液，髄液，体腔液など侵襲的な医療行為で採取するものがある．検体採取にあたっては，採血は医師，看護師に限られていたが，臨床検査技師でも行えるようになった．また，咽頭ぬぐい液

などは一定の研修を受講した場合には臨床検査技師でも実施可能となった.

生体検査

　生体検査は，生理学的検査とも呼ばれている．さまざまな器機を用い，生体の生命現象を把握する検査である．細胞の電位の変化をみる心電図や脳波，臓器の形態や動きを観察する超音波検査などが代表的なものである．基本は医師が実施するものであるが，臨床検査技師が医師の指示のもとにできるようになっている．また，臨床検査技師の専門分野として各種の認定技師制度も整備されている.

病理検査

　病理検査は，検体検査の一部とみなされていた時期もあったが，通常の検体検査と違い，患者より侵襲的に組織や細胞を採取し，種々の臨床情報を総合し確定診断を行うものである．少量の組織で診断を行う生検検体の検索，大掛かりな手術材料の検索はこの検査の中心的作業である．そして，確定診断のみならず，手術の成否の評価，手術後の追加療法の必要性の要否も判断することになる．病理診断は，日本病理学会の規定の研修を行った専門医が診断を行うものである．1989年に「病理診断は医行為である」ことが当時の厚生省によって認められた．診療報酬上新しい分野として評価されたのは，2008年である（第3部検査より第13部病理診断への独立）．以前は病理組織学的検査といわれ，形態診断を中心に行ってきたが，免疫組織学的検索という生命活動を反映した蛋白質や代謝，遺伝子産物などを検出する染色や細胞の遺伝子変異そのものを検索する方法なども行われるようになってきた.

検体検査の注意点

　検体検査は，検査が選択されてからの工程も重要である．生体から分析に必要かつ十分な検体を採取することがまず大切である．また，分析されるまでの過程や分析方法も検査結果に影響を及ぼすことに留意しなければならない.

検体の採取方法

　検体がどのような状況で採取されたかは，検査結果に大きく影響する．病態に伴うものは臨床判断に重要な意味をもつが，その際でも，食事や運動，日内変動や生理的周期が影響するものは，採取されたときの情報が重要である（⓳）.

⓳ 検査値に影響を及ぼす要因の例

要因	影響	
性別	男＞女：ヘモグロビン，クレアチニン 女＞男：LH，FSH	
年齢	成長期＞成人：ALP	
日内変動	朝＞夜：ACTH，コルチゾール，血清鉄	
食事	食後＞空腹時：インスリン，血糖，中性脂肪 空腹時＞食後：遊離脂肪酸	
運動	運動後＞運動前：CK，LD	
体位	立位＞臥位：総蛋白，アルブミン，レニン，アルドステロン 臥位＞立位：心房性ナトリウム利尿ペプチド	

LH：黄体形成ホルモン，FSH：卵胞刺激ホルモン，ALP：アルカリホスファターゼ，ACTH：副腎皮質刺激ホルモン，CK：クレアチンキナーゼ，LD：乳酸デヒドロゲナーゼ

検体の保管と運搬

　生体からの検体は，生命活動を営んでいる状態の生体から突然切り離された状態となる．しかし，細胞レベルでは活発な代謝機能が働いており，時々刻々と検体の組成は変化していると考えたほうがよい．採取されたものがどのような溶液（抗凝固薬）と混和されているのか，常温で保存されたものなのか，冷暗所で保存されたものなのかで検査結果は大きく変動する（⓴）.
　研究目的の「残余検体」の使用に関してのガイドラインが示されているが，上記のような変化を前提にした活用が必要である.

分析方法

　分析方法は日進月歩である．自動分析機が普及し，自動化が標準的な方法になっているが，基準となる物質の管理，反応過程や分析のための工程の管理などが，正しい検査値を出すために必要である．このような工程を管理する仕組みが精度管理で，現場で日常的にされる管理を「内部精度管理」，第三者の協力を得て行われるものが「外部精度管理」である．2017年6月に検体検査の品質・精度確保に関する医療法等の改正がなされ，医療機関が自ら検査を実施する場合，より厳密な管理体制が要求されることになった．この管理では，臨床検査専門医や臨床検査技師である技師長の役割が重要である.

その他の注意点

　検体には，既知・未知にかかわらず，感染性の微生物などの存在を考慮すべきであり，検査にかかわるすべての工程で標準予防策（スタンダードプリコーション）が必要である．また，当然ながら，検体の取り違えは絶対に起こしてはならず，間違わないためのシス

⑳ 採取，保管状態による検査結果への影響

採取　保管状態	検査結果への影響
光の当たる場所での保管	ビリルビン値の低下
室温放置後の提出	アンモニアの上昇
エアの入った血液ガス	PaO_2 の上昇
冷暗所で保管した検体	寒冷凝集素の低下（検査困難）
低温で保管された髄膜炎菌髄膜炎の髄液	髄膜炎菌は培養されない
フッ化ナトリウムの入らない採血管	血糖の低下

㉑ 検査診断の特性

		疾患			
		あり	なし		
検査	陽性	a	c	a+c	a：真陽性
	陰性	b	d	b+d	b：偽陰性
		a+b	c+d		c：偽陽性
					d：真陰性

感度	$\dfrac{a}{a+b}$
特異度	$\dfrac{d}{c+d}$
検査前確率（有病率）	$\dfrac{a+b}{a+b+c+d}$
尤度比　陽性尤度比	$\dfrac{a/(a+b)}{c/(c+d)}$
陰性尤度比	$\dfrac{b/(a+b)}{d/(c+d)}$

テムの導入が必要である．

検査選択で考慮すべきこと

検査を選択する際には，検査で得られる情報の利得と検査の侵襲度，検査が戻ってくるまでの時間や検査費用も考慮されるべきであるが，その際に，検査の特性を知っておくことは重要である（㉑）．

検査診断の特性，感度と特異度

検査の診断特性を示す指標の基本には，感度と特異度という疫学情報があり，それを用いてさまざまな統計学的手法により検査の性能を知ることができる．

感度は，検査で疾患が存在することを検出する能力である．感度が高ければ高いほど疾患を見落とすことは少なくなるが，偽陽性の頻度も高くなり，疾患がない人に疾患があると診断してしまうこともある．

特異度は，検査で疾患が存在しないことを検出する能力である．特異度が高ければ高いほど疾患ではないといえるので，疾患がない人に疾患があると診断する危険は少なくなる．

すなわち，感度の高さは除外診断に有用で，特異度の高さは確定診断に有用といえる．

検査前確率

検査を実施する際に，まず考慮すべき事項は，想定する疾患がどの程度の確率で存在するかである．有病率という表現がされることもある．検査前確率が高い場合には，検査結果が陰性でも，偽陰性の可能性を念頭におく必要がある．一方，検査前確率が低い場合には，検査結果が陽性でも，偽陽性の可能性を念頭におくべきである．

尤度比

尤度比は「もっともらしさ」を表現する指標で，陽性尤度比と陰性尤度比がある．陽性尤度比は，結果が，ある疾患が存在する可能性をどれだけ増加させるかの見積もりで，感度が高く，特異度が高いほど陽性尤度比は高くなる．尤度比が10より高い場合は有用な検査であり，5以上であれば使用に耐えうる検査といえる．一方，陰性尤度比は，検査結果が，ある疾患の存在をどれだけ減少させるかの見積もりで，感度が高く，特異度が低いほど陰性尤度比は下がる．

ある病態が，検査をすることにより検査前より可能性が高くなるのであれば検査は診断に有用であるといえる．すなわち，検査前確率より検査後確率が高くなることが検査を有効に利用することになる．検査後確率の算出には，いろいろな統計学的な手法もあるが，尤度比は検査固有の指標であるので，検査前確率には影響されないものであるため，尤度比と検査前確率を組み合わせたノモグラムという図表を作成することができ，検査後確率を簡単に導き出す方法も考案されている（㉒）．

基準値と基準範囲

以前は，正常値（normal value），正常範囲（normal range）といわれてきたが，2002年に日本臨床検査医学会標準委員会基準値・基準範囲特別委員会の提言で，基準値（reference value），基準範囲（reference interval）といわれるようになった．この提言では，「基準範囲」とは，健常者から下記の基準で選定された個体（基準個体）について測定した検査値（基準値）分布の95％信頼区間に表示する値と定義された．すなわち，㉓に示すような範囲が基準範囲である．「基準値」は，「基準個体から得られた個々の測定値」とした．

基準個体は，健常者のうち当該検査値に明確な影響を及ぼす生理的変動や病態変動の存在が否定された個体を指しているが，それだけでなく，検体がさまざまな影響を受けることを考慮すると採血の条件の厳密な制御も必要である．

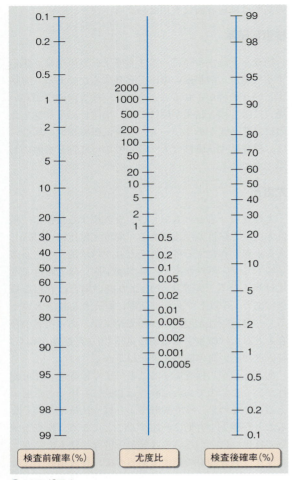

❷❷ ノモグラム

さまざまな判断のための物差しとして，基準範囲はきわめて重要なものである．しかし，各医療機関や登録衛生検査所（いわゆる検査センター）で，上述のような条件を満たした個体で基準値測定を行うことは不可能である．そこで，多施設共同研究により，2014年に日本臨床検査標準化協議会・基準範囲共用委員会が，「日本における主要な臨床検査項目の共用基準範囲案」を発表し，種々の医療機関で採用されつつある．

臨床判断値

日常臨床において，検査値を用いて，診断・治療の選択，治療経過の観察，あるいは健康管理などが行われている．この判断を行うための基準になるのが臨床判断値である．臨床的な意義と値の決め方から，病態識別値（診断閾値，カットオフ値），治療閾値，予防医学的閾値と呼ばれるものがある．

病態識別値（診断閾値，カットオフ値）

疾患があるかないかは，臨床現場ではきわめて重要である．これを決めるのが，診療の第一歩である．この判断をする値が病態識別値（診断閾値，カットオフ値）である．❷❹aに示すように検査を受けた集団で疾患のある群とない群の値がきれいに分かれる場合はその基準づくりは容易である．しかし，実際は❷❹bのような分布になっており，どのあたりを判断の値にするかが問われることになる．低めにとれば偽陽性が増え，高めにとれば偽陰性が増える．通常は一つの検査のみで確定診断に至るものは少ないので，前者であれば，必要のない精密検査が増えることになる．一方，後者であれば疾患の見落としが増えることになる．この値を決めるために活用されているのがROC曲線（❷❺）である．ROCは，receiver operating characteristicの略で，第二次世界大戦のときの米国のレーダーシステムの性能評価研究から生まれた概念である．このとき使われたものが2×2分割表（❷❻）であり，飛行機か鳥の群れかを判断する能力（＝レーダーの性能）を感度と特異度を用いてグラフ化したものである．

曲線とはいうが，感度100％，特異度100％の検査（Ⅰ）はちょうど枠に沿うような検査である．これは理想的な検査といえる．一方，感度50％，特異度50％の検査（Ⅴ）は，検査をする意味がない．

実際の検査値は，この間に曲線として存在する（Ⅱ，Ⅲ，Ⅳ）．このなかで，最も枠の近くにくるⅡが識別能力の最も高い検査であり，この曲線上のB点がカットオフ値として設定される．

治療閾値

臨床医学の目的は，診断し治療することである．この過程で，検査のかかわり方は，❷❼aに示すように，3つの場合がある．すなわち，①検査も治療もしない場合，②検査結果で治療を行う場合，③検査をしないで治療を行う場合である．

検査結果で治療を判断する場合に，検査の性能を念頭におくことは重要である．❷❼bに示すように，検査を行うことにより，検査前確率と検査後確率が大きく変化することが重要であり，この確率がほとんど変化しないということであれば，検査を行う意味はまったくないのである．

予防医学的閾値

疫学的調査研究（主としてコホート研究）で得られたデータをもとに，ある疾患の発症のリスクが高いと予測され，予防医学的介入が必要とされる値である．あくまでも健康管理を目的にしたものであり，ある疾

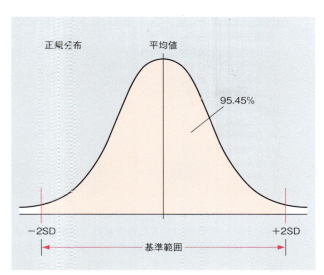

㉓ 基準範囲

（下　正宗：エビデンスに基づく検査データ活用マニュアル，第2版．東京：学研メディカル秀潤社；2013．）

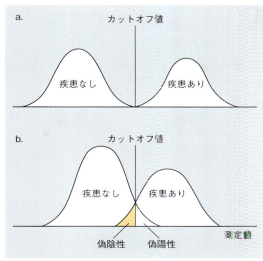

㉔ 病態識別値

（下　正宗：エビデンスに基づく検査データ活用マニュアル，第2版．東京：学研メディカル秀潤社；2013．）

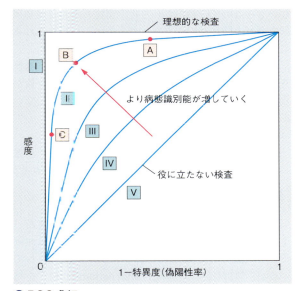

㉕ ROC曲線

感度　　　　　A＞B＞C
1－特異度　　C＜B＜A
Bをカットオフ値として設定
→感度が高く，偽陽性率も低い
Aをカットオフ値として設定
→感度は高いが，偽陽性率が高くなる
Cをカットオフ値として設定
→特異度は高いが，感度が低い→見逃しが出る

（下　正宗：エビデンスに基づく検査データ活用マニュアル，第2版．東京：学研メディカル秀潤社；2013．）

㉖ 2×2分割表

		レーダー反応			
		信号あり	信号なし		
飛行物体	飛行機	a	c	a＋c	a：真陽性
	飛行機以外	b	d	b＋d	b：偽陽性
		a＋b	c＋d		c：偽陰性
					d：真陰性

感度 飛行機を検出する能力	$\dfrac{a}{a+b}$
特異度 飛行機以外と判別する能力	$\dfrac{d}{c+d}$

臨床検査とインフォームド・コンセント

　検査を行う目的は，一般臨床場面で診断，治療，予後判定などのために行う場合と，健康診断などで健康管理のために行う場合がある．

　健康を害して医療機関を受診するときに行われる検査は，通常は，診療のステップに則り，医療面接による病歴聴取と身体診察を行い，有病率を念頭におきながら検査項目の選択がなされる．そして，検査結果を吟味して診断を絞り込んでいくことになる．しかし時に，受診者側から検査希望が出されることがある．この場合は，どうして検査をしてほしいのかを確認するために再度病歴聴取をやり直す必要がある．

　一般的には，医療機関に受診する前に，自分自身で対処する（セルフケア）が行われ，それでも効果がない場合に受診に至ることが多い．これは，受診者自身の病態に対する理解（解釈モデル）をもとにした受療行動といえる．患者の解釈モデルを明らかにする作業

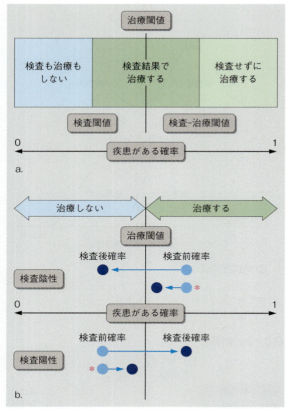

㉗ 治療閾値
*治療閾値を超えない検査は意味がない．
（下 正宗：エビデンスに基づく検査データ活用マニュアル，第2版．東京：学研メディカル秀潤社；2013．）

㉘ 労働安全衛生法に基づく一般健康診断の項目（労働安全衛生規則）
1. 既往歴および業務歴の調査類
2. 自覚症状および他覚症状の有無の検査
3. 身長，体重，腹囲，視力，聴力の検査
4. 胸部X線検査および喀痰検査
5. 血圧の測定
6. 貧血検査
7. 肝機能検査
8. 血中脂質検査
9. 血糖検査
10. 尿検査
11. 心電図検査

は重要で，医療者側の判断基準と受診者側の判断基準が一致しないと思われた場合には，想定する病態，検査をする目的を十分に双方ですり合わせておく必要がある．良好な医師患者関係は，むだのない有効な検査を実施するうえでの前提条件といえる．

一方，健康診断は，被検者の健康状態を評価し，疾病の予防，早期発見のために行われるものである．労働安全衛生法，学校保健安全法などの法律で義務づけられているものや，市町村が実施する特定健診がある．

健康診断の項目は，問診，身体診察と検査がセットになっており，基本項目は労働安全衛生法のものである場合が多い（㉘）．労働基準法では，特定の危険物質を扱う労働者（有害業務従事者）に対する健康診断も定められている．

その他に，特定の疾患を検出することを目的とした検診がある．

健康診断で用いられる検査は，スクリーニング検査と呼ばれる．健康診断で用いられる判断値は，予防学的閾値と呼ばれるもので，特に，健康診査は，特定保健指導とセットで実施されることが多く，メタボリックシンドロームを検出するためのものと位置づけられている．健康診断で検出された異常については，事後処置といって，さらに詳細な検査を実施し体の状態を評価していくことになる．そのうえで，治療介入が始まる．

有害業務従事者では，有害物質の体内貯留を測定する目的で代謝産物の検査が行われる．通常は検出されないものなので，検出された代謝産物の濃度で就業状態の調整と防護具の着用などが産業医より指導されることになる．

検診の代表例は癌検診である．この場合は，二次検査に進むものを決めるための判断値＝カットオフ値が重要である．癌患者を確実に検出することと癌のない人に不要の精密検査を実施することがない値についてはいまだに議論は続いている．

いずれにしても，検査にかかわる種々の条件を勘案し，必要かつ十分な対応をしていくことが求められる．

単位表記について

検体検査は，数字で結果を判断するものであるが，単位表記には注意すべきである．たとえば，今は血液生化学検査の酵素活性の検査ではU/Lが使用されているが，以前は，国際単位（international unit）を略してIU/Lとして使用されてきた．

酵素活性測定法の標準化を推進している日本臨床化学会（JSCC）が標準物質を作成し標準的測定法を決定しJSCC標準化対応法として全国の医療機関や登録衛生検査所に普及してきたが，標準物質の単位表記がU/Lであるため表記が変わったという経緯がある．現在，JSCC標準化対応法があるのは，AST（アスパラギン酸アミノトランスフェラーゼ），ALT（アラニンアミノトランスフェラーゼ），LD（乳酸デヒドロゲナーゼ），ALP（アルカリホスファターゼ），CK（クレアチンキナーゼ），γ-GT（γ-グルタミントランスペプチダーゼ），AMY（アミラーゼ），ChE（コリンエステラーゼ）の8項目である．

㉙ 単位表記

検査項目	慣用単位	SI単位	変換式
AST	U/L	U/L	×1
ALT	U/L	U/L	×1
Na	mEq/L	mmol/L	×1
T-Chol	mg/dL	mmol/L	×10.02586
血糖	mg/dL	mmol/L	×0.05551
クレアチニン	mg/dL	mmol/L	×88.4
総ビリルビン	mg/dL	μmol/L	×17.10
鉄	μg/dL	μmol/L	×0.1791
エストラジオール	pg/mL	pmol/L	×3.671
FT$_3$	pg/mL	pmol/L	×1.536

㉚ 主な X 線検査の被曝線量

部位	典型的な実効線量 (mSv)	相当する自然放射線*
胸部単純 X 線撮影	0.02	3 日
腰椎単純 X 線撮影	1.5	8 か月
腹部単純 X 線撮影	0.7	4 か月
上部消化管造影	6	2 年 9 か月
注腸	8	3 年 6 か月
頭部 CT	2	11 か月
胸部 CT	7	3 年 2 か月
腹部 CT	8	3 年 6 か月
骨盤 CT	6	2 年 9 か月
肝臓ダイナミック CT	15	6 年 10 か月
仮想 CT 大腸鏡	10	4 年 7 か月

*自然放射線量を年間 2.2 mSv とした場合.

（Mettler Jr FA, et al：Effective doses in radiology and diagnostic nuclear medicine：A catalog. *Radiology* 2008；248：254）

このほかの検査単位表記も統一されるような動きがある. 医師国家試験においても正しい単位表記がなされるように臨床検査医学会が提言を行ってきている.

単位の国際表記は，メートル法から発展した SI 単位系（仏：Système International d'Unités，英：International System of Units）に移行している. 日本では，1991 年には日本工業規格（JIS）が完全に国際単位系準拠となった. しかし，単位を変えることにより，数字が大きく変動してしまうものもある（㉙）. 医療分野では，数字が大きく変動しない項目に関しては，SI 単位使用が推奨され，大きな変動を示すものに関しては慣用単位でよいとされている.

（下　正宗）

● 文献

1）熊坂一成：初期診療の検査オーダーの考え方. 日本臨床検査医学会ガイドライン作成委員会（編）. 臨床検査のガイドライン JSLM2015. 東京：日本臨床検査医学会；2015. p.1.
2）下　正宗：エビデンスに基づく検査データ活用マニュアル，第 2 版. 東京：学研メディカル秀潤社；2013.
3）日本臨床検査医学会標準委員会基準値・基準範囲特別委員会：「基準値」，「基準範囲」について. 臨床病理 2002；50（12）：1154.

画像診断

画像診断は診療における補助診断法の一つであるが，その役割は増大の一途をたどっている. 1895 年 11 月 8 日に Röntgen が X 線を発見して以来，長いあいだ，もっぱら単純 X 線写真と造影 X 線検査による画像診断が行われてきた. 画像診断に革命的な変革をもたらしたのは，1972 年の Hounsfield による CT（computed tomography：コンピュータ断層撮影）の開発で，これにより体の横断画像が得られるようになり，また，デジタル画像時代の幕開けにもなった. 静磁場，傾斜磁場，電磁波で画像を得る MRI（magnetic resonance imaging：磁気共鳴画像），超音波を照射し反射エコーを画像化する超音波検査，放射性医薬品を用いて生体の代謝を知る核医学検査など，画像診断に用いられる検査は多様化している. それぞれの画像検査の長所と短所を理解し，画像診断医との緊密な連携のもとで，患者の負担が少なく安全でより効率的な画像検査を行うべきである.

X 線検査

単純 X 線写真の特徴

単純 X 線写真の長所は，簡便で検査へのアクセスが良い，非侵襲的である，画像の空間分解能が良いことである. 短所は，X 線被曝がある（㉚）[1]，投影像なので臓器が重なって描出される，濃度分解能に乏しく基本的にコントラストは骨，水（実質臓器，筋肉など），脂肪，空気の 4 段階にとどまることである.

アナログ画像とデジタル画像

X 線撮影は，かつてはフィルム・増感紙カセッテを用いたアナログ写真であったが，イメージングプレートやフラットパネル検出器（flat panel detector：FPD）を用いたデジタル画像へと変換した. デジタル画像はアナログ画像と比べて空間分解能に劣るが，大きなダイナミックレンジ，調整可能な表示コントラスト，撮影後の画像処理機能などの利点がある. また，デジタル画像は PACS（picture archiving and communication system）と連携することで，臨床医と画像診断医とのあいだでの画像の共有化，フィルムレス環境での画像データの管理・保存，診療の質や安

全性の向上においても貢献している.

主な単純 X 線検査

頭部,顔面骨

頭部では正面写真と側面写真の2方向撮影が基本である.顔面骨では後前正面写真と側面写真に加え,目的とする部位ごとに副鼻腔では Waters 撮影と Caldwell 撮影,側頭骨では Schuller 撮影と Stenvers 撮影などを行う.CT がすでに撮影されていれば,頭部や顔面骨では CT のほうが情報量が多いので,あえて単純写真を追加撮影する必要はない.

胸部

立位後前正面写真が基本である（**31**).側面写真は気管後方,胸骨後方,心臓後方,および横隔膜後方の肺の評価を補足するのに有用である.横隔膜下の腹腔内遊離ガスは腹部単純写真よりも立位胸部正面写真で検出しやすい.

ポータブル写真は背臥位で前後方向の正面写真が撮られる（**32**).この撮影では,①心陰影が拡大する,②肩甲骨が肺野に投影される,③照射時間が長いため動きのアーチファクトが出やすい,④臥位のため十分な吸気位がとれない,⑤胸水や気胸を描出しがたい,などのために立位写真よりも情報が少ない.ポータブル撮影は状態が悪く放射線科まで移送困難な患者に限るべきである.

腹部

背臥位正面写真が基本である.胸部は深吸気位で撮影するが,腹部は腸管など腹部臓器の重なりを少なくするため呼気位で撮影する.イレウスで小腸ガスの拡張の程度を評価する場合や,消化管穿孔が疑われ腹腔内遊離ガスを検出する場合には立位正面写真を追加する.胆石や尿路結石は白く描出されることが多いが,コレステロール結石や尿酸結石は X 線透過性であるため単純 X 線写真で描出されない.

骨

基本的に2方向撮影を行う.関節リウマチなどの多発性関節炎では,手2方向,手関節正面,肩関節40°後斜位,足部斜位,足関節2方向,膝2方向,骨盤正面,頸椎側面写真が基本的に撮影される.しかし,強直性脊椎炎では両側の仙腸関節や胸腰椎2方向の撮影をするなど,多発性関節炎の標的関節により撮影部位を変える.転移性骨腫瘍の全身スクリーニングには,まず骨シンチグラフィを行い,異常な集積部位について単純 X 線撮影を行う.

乳腺

軟部組織の濃度分解能を良くするために,低電圧で発生させた X 線を用いる.また,できるだけ乳腺組織の重なりを避ける目的で乳房を強く圧迫して撮影を行う.撮影は内外斜位方向（medio-lateral oblique：MLO）と頭尾方向（cranio-caudal：CC）の2方向撮影が基本である.

主な造影検査

消化管造影

硫酸バリウムを使用して検査を行う.造影剤のみの充満法,発泡剤や空気を併用した二重造影法,体外から圧迫を加える圧迫法を組み合わせて撮影を行う.充満法は消化管の伸展性や壁の性状,二重造影法は粘膜の微細構造の評価（**33**),圧迫法は隆起や陥凹性病変の検出に適している.

尿路造影

経静脈性尿路造影は,静脈から投与したヨード造影剤が腎から排泄され尿管を通り,膀胱に貯留する様子を経時的に撮影する検査で,尿路全体を描出できることが特徴である.下部尿路造影には排泄性膀胱尿道造影や逆行性尿道造影がある.

胆嚢,胆管・膵管造影

経口胆嚢造影や経静脈性胆道造影は,CT,MRI,超音波検査が発達した現代は,行われることがなくなった.また,内視鏡下で逆行性に膵管・胆管を造影する内視鏡的逆行性膵胆管造影（endoscopic retrograde cholangiopancreatography：ERCP）は侵襲性が高いため,画像診断を目的とする場合には,非侵襲的な MR 胆管膵管撮影（magnetic resonance cholangiopancreatography：MRCP）が現在では行われるようになった.

血管造影

肺静脈と門脈を除く全身の動脈と静脈は体表に近い鼠径部,肘窩部,頸部からカテーテルを挿入し,ヨード造影剤を注入することで目的の血管を造影することができる.長年この手法が画像診断で用いられてきたが,CT や MRI の進歩により非侵襲的に質の高い CT 血管撮影（CTA）や MR 血管撮影（MRA）が行えるようになったため,画像診断のみの目的で血管造影が行われることはほとんどなくなった.血管造影の技術は低侵襲性治療として発達したインターベンショナル・ラジオロジー（interventional radiology：IVR）において応用されている.

CT

マルチスライス CT

マルチスライス CT（MSCT）は検出器を患者の体軸方向に多列化し,X 線をコーンビーム化したもので,従来のシングルスライス CT（SSCT）よりも高速に高精細な等方ボクセルデータが得られる.マルチスラ

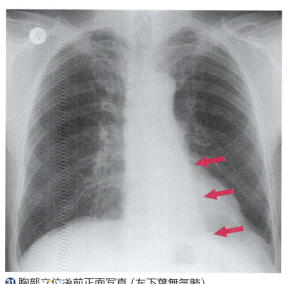

㉛ 胸部立位背前正面写真（左下葉無気肺）
心陰影に重なり濃厚陰影がみられ（→），下行大動脈の辺縁が消失している．左下葉無気肺に一致する．

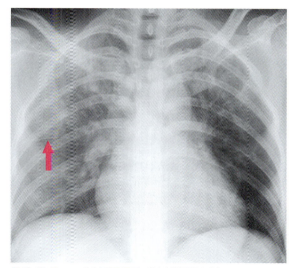

㉜ 胸部ポータブル正面写真（薬剤性肺障害）
セフェム系抗菌薬（フロモックス®）による薬剤性肺障害．背臥位での前後正面写真のため心臓が拡大して描出されている．両側上肺野，右中下肺野にすりガラス状陰影を認める．右上中葉間胸膜に軽度の肥厚（→）があり，葉間胸水を示唆する．

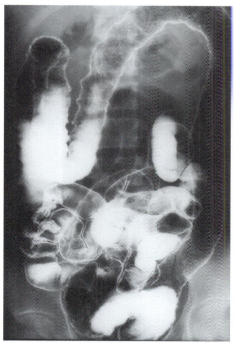

㉝ 二重造影法による注腸検査（潰瘍性大腸炎）
直腸から横行結腸まで連続する，無数の微細潰瘍がみられる．

イスCTにより，拍動する臓器である心臓がCT検査の対象となり（㉞），等方ボクセルデータを使ったさまざまな画像再構成が可能になった．

CTの被曝[2]

放射線被曝による発癌リスクは広島・長崎の原爆被爆者の追跡調査の結果をもとに考察されている．その結果，100 mSv以下では明確な発癌リスクの増加は見出されていない．一方，小児は成人よりも放射線への感受性が高く，余命が長いため放射線被曝による発癌リスクは高くなる．したがって，小児のCT検査については適応をより厳格にし，撮影条件を成人とは別個に設定すべきである．小児におけるCT検査のガイドラインが日本医学放射線学会のホームページで公表されているので参照されたい（www.radiology.jp）．

胎児への被曝については，100 mSv以下であれば形態異常や精神発達遅延の原因とはなりえないとされている．また，基本的に通常の画像検査で胎児の被曝線量が100 mSvを超えることはない．したがって，現在行われている画像検査により発癌リスクが著しく増大することはなく，胎児被曝による胎児への悪影響は比較的小さいと考えられる．しかしながら，安易にX線撮影，CT，核医学検査などを繰り返すと予想以上の放射線被曝となりうる．常に検査の適応を厳格にし，検査の必要性について患者に十分な説明を行い，可能なかぎり放射線被曝を低減することが医療人の責務である．

画像表示

「単純X線写真の特徴」で述べたように，単純X線写真は4段階の濃度コントラストにとどまるが，CTはX線管球と対峙する検出器が人体の周囲を回転してデータを収集し，各部位のX線透過性を演算して

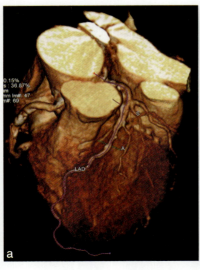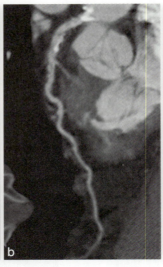

❸❹ 心臓 CT
a：心臓の VR 像．
b：冠動脈の走行に沿った curved MPR による再構成画像．
c：蛇行する冠動脈を直線に伸展した MPR 像．長軸方向に画像を回転することで評価が容易になる．

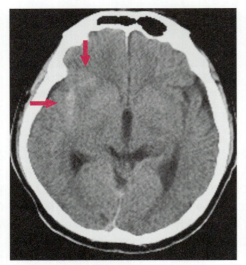

❸❺ 頭部 CT（くも膜下出血）
CT は軽微な X 線透過性の違いをコントラストとして描出可能である．本症例は右 Sylvius 裂に高吸収域（→）がみられ，くも膜下出血に一致する．

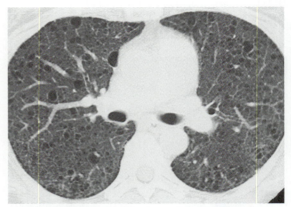

❸❻ 胸部 CT の肺野条件表示（リンパ脈管筋腫症）
両側肺野に無数の小嚢胞が散布されており，リンパ脈管筋腫症（lymphangioleiomyomatosis：LAM）に一致する．

デジタル表示するため，単純写真よりもはるかにコントラスト分解能が良い（❸❺）．

CT 値は組織の X 線減弱係数で，空気を −1,000，水を 0 に設定した相対的な数値である．ウインドウレベルとウインドウ幅を調整することで，CT 値を反映したグレースケールで画像を表示することができる．ウインドウレベルはグレースケールで表示する画像濃度の中央の CT 値で，ウインドウ幅はグレースケールで表示される CT 値の範囲である．胸部の肺野表示条件ではウインドウレベルをほぼ −650，ウインドウ幅をほぼ 1,600 に設定し（❸❻），縦隔表示条件ではウインドウレベルをほぼ 20，ウインドウ幅をほぼ 350 に設定する．

画像再構成法

高精細画像データを利用したさまざまな画像再構成法が臨床で利用されている．

多断層面再構成（MPR）

MPR（multiplanar reconstruction）は任意方向の断層面で画像を再構築する方法である．通常は冠状断像（❸❼）や矢状断像が作成されるが，大動脈や脊椎など走行が蛇行している臓器では，その走行に沿った画像再構成も可能である（curved MPR）．再構成画像の CT 値はそのまま保持される．

最大値投影法（MIP）

MIP（maximum intensity projection）は関心領域の容積データのなかで最大の CT 値を二次元画像に投影させる方法で，CT 血管撮影でよく用いられる（❸❽）．

三次元表示法

SR法（surface rendering）とVR法（volume rendering）がある．SR法は体の表面位置情報から立体的な皮膚表面や骨表面の画像を作成する方法で，骨折の評価などで使われる．VR法は奥行きのある三次元画像データすべてを用いて作成する三次元表示法で，CT値が画像に反映される（㊴）．

仮想内視鏡像（VE）

仮想内視鏡像（virtual endoscopy：VE）は，管腔臓器内腔の表面画像で作成される擬似内視鏡像である．基本的にどの管腔臓器にも応用できるが，最も臨床応用が進んでいるのがCT大腸鏡検査（CT colonography）である．長所は，①実際に内視鏡を挿入しないので侵襲性が低い，②狭窄病変があってもその先が評価できる，③内腔のみならず壁外病変も評価できる，ことである．短所は，①粘膜の炎症や充血などのカラー情報が欠如する，②扁平病変の描出ができない，③生検や治療ができない，④X線被曝がある，ことである．

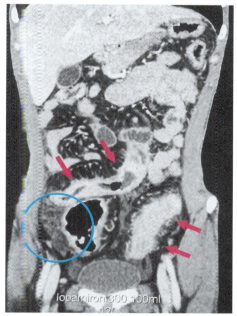

㊲ 腹部造影CTの冠状断再構成画像（MPR）（Crohn病）

終末回腸およびS状結腸に腸管壁の肥厚と造影剤による強い増強効果がみられる（→）．また，右下腹部には限局性の液体貯留がみられる（○）．造影CTのMPRにより，腸管壁および壁外病変の評価が可能である．

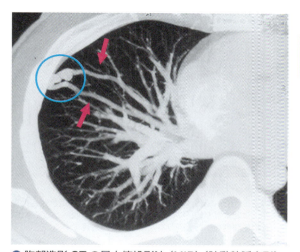

㊳ 胸部造影CTの最大値投影法（MIP）（肺動静脈奇形）

横断面において作成された比較的薄いMIP画像．肺末梢にnidus（○）をもつ肺動静脈奇形により，流入動脈と流出静脈に拡張がみられる（→）．

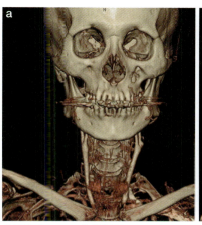 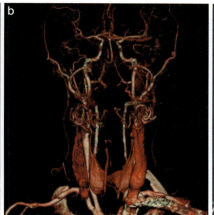 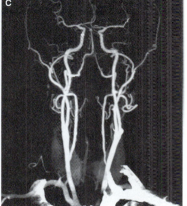

㊴ 頭頸部のCT血管撮影—VR法とMIP法

a：骨および造影剤の濃度を反映させたVR法による画像表示，b：骨の情報を差分したVR法による画像表示，c：bの画像データをMIP法で表示した画像．

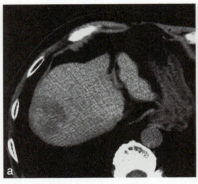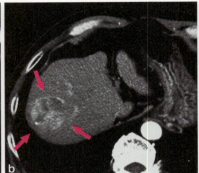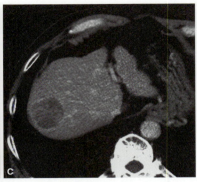

⓵ 肝のダイナミック CT（肝細胞癌）
a：造影前画像では腫瘤はやや低吸収を示している．
b：造影剤急速注入後の早期相では肝右葉の腫瘤に強い不均一な増強効果がみられる（→）．
c：実質相では腫瘤内部から造影剤の洗い出しがなされ，被膜に増強効果がみられる．一連の造影剤の動態は肝細胞癌に一致する．

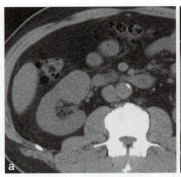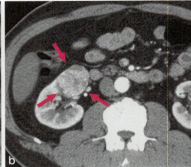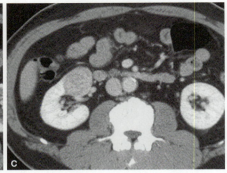

⓶ 腎のダイナミック CT（腎細胞癌）
造影前画像（a）では右腎腹側に腫瘤を認める．造影剤急速注入後の動脈相の画像（b）で右腎の腫瘤に不均一な増強効果がみられる（→）．実質相では腎実質が均一な増強効果と比して低吸収域として描出されており（c），腎細胞癌に一致する．ダイナミック CT は腫瘍の進展範囲，腎静脈腫瘍栓や転移性リンパ節の検出に有用である．

特殊な CT 検査

ダイナミック CT

　病変における造影剤の動態をみる検査である．肘静脈にテフロン針を留置し，造影剤を 3 mL/秒程度で急速静注する．通常は造影前，動脈相，静脈相（ないし実質相），および晩期相を撮像する．腫瘍性病変の性状評価目的で行われる（⓵⓶）．

CT 血管撮影

　ダイナミック CT と同様に造影剤を急速静注し，動脈相のタイミングで撮像を行う．画像データを MIP 法や VR 法で再構成して表示する（㊴）．

CT ミエログラフィ，CT 関節造影

　通常のミエログラフィや関節造影に続いて CT を行い，MPR 法で横断像，矢状断像，冠状断像の 3 方向の画像再構成を行う．

MRI

MRI の特徴

　CT は X 線透過性で画像のコントラストが決まるが，MRI はプロトン（水素原子）の密度，T1（縦緩和時間），T2（横緩和時間），流速，拡散運動など多くの因子が画像のコントラストに関与する．そのため，特定の因子を抽出した画像を得るためにさまざまな撮像法が工夫されている．T1 を強調した画像が T1 強調画像，T2 を強調した画像が T2 強調画像，プロトンの流れを強調した画像が MR 血管撮影，拡散運動を強調した画像が拡散強調画像である．

MR 検査の安全性[3)]

　MR 装置には，静磁場による力学作用，傾斜磁場による神経刺激作用，およびラジオ波による発熱作用がある．このなかで，安全管理上最も問題となるのは静

磁場による力学作用であるが，安全に MR 検査を行うにはいずれの作用に対しても注意深い配慮が必要である．検査依頼時に以下の項目 1）と 2）について患者と対面で確認を行う．また，1）と 2）のチェックリストを印刷した検査予約票を患者に渡し，検査日までに改めてこれらの項目をチェックするよう伝える．検査当日には，検査受付で検査予約票のチェックリストを患者がすべてチェック済みであることを確認のうえ，検査室に案内する．現場では，担当技師が再度チェックリストに沿って安全性の確認を行い，同時に，項目 3）の検査室に持ち込めないものや持ち込むべきではないものについての確認も行う．

1）MRI が禁忌となるもの

①体内埋め込み電子機器：ペースメーカ（条件付き MRI 対応ペースメーカが開発されたが慎重な対応が必要）人工内耳，深部脳刺激装置，除細動器，薬剤注入用ポンプ．

②強磁性のインプラントデバイス：強磁性体でできた古い動脈瘤クリップ（材質不明の場合も含む）．

③体内異物：遺残一時ペーシング・除細動用リード線，眼窩内の強磁性体異物．

2）厳重な注意を必要とするもの

①ステントなどの体内埋め込み金属．

②磁石脱着式の義眼や義歯．

③補聴器，義足などの補助具．

④ニコチンやニトログリセリンの経皮吸収製剤（含有アルミニウムの誘導電流による熱傷）．

3）検査室に持ち込めないか持ち込むべきでないもの

①ベッド，ストレッチャー，車椅子，点滴台，J バックなど金属部品のあるものなど．

②ヘアピン，金属製ボタン，ピアス，磁気カード，時計など日常身に付けている金属類や磁気製品は外す．

基本的な MR 画像 [4]

T1 強調画像

MR 画像のコントラストを決定する多くの因子のなかで T1（縦緩和時間）を強調した画像である．T1 が短いほど高信号になり，これらには，脂肪，粘稠な液体，水分子と混ざり合うメトヘモグロビン，メラニン，ガドリニウム造影剤などの常磁性体がある．一方，T1 が長いほど低信号になり，これらには，自由水（脳脊髄液や尿のようなさらさらの水）や自由水の多い病変（浮腫，炎症）がある．

T2 強調画像

T2（横緩和時間）を強調した画像である．T2 が長いほど高信号になり，これらには，自由水や自由水の多い病変がある（㊷）．一方，T2 が短いほど低信号になり，これらには，粘稠な液体，蛋白質（線維化，腱，

筋など），水分子と混ざりにくいデオキシヘモグロビン，ヘモジデリン，フェリチンなどの常磁性体（㊸）や，SPIO（superparamagnetic iron oxide）造影剤などの超常磁性酸化鉄粒子がある．

T2*強調画像

信号強度の態度は基本的に T2 強調画像と同じであるが，常磁性体の影響が画像により強く反映される．

その他の撮像法

脂肪抑制画像

MR 信号は水と脂肪のプロトンから得られるが，脂肪抑制法は，このうち，脂肪成分からの MR 信号を抑制し，水成分からの MR 信号を強調して病変の描出能を高める撮像法である．脂肪抑制法は，①浮腫や炎症など T2 延長病変の描出能を高める，②脂肪組織の検出を行う，③ガドリニウム造影剤の造影効果を強調する，④拡散強調画像における背景信号を抑制する目的で利用される．

脂肪抑制法には水と脂肪の共鳴周波数が 3.5 ppm 異なることを利用して脂肪の MR 信号のみを選択的に抑制する化学シフト選択（chemical shift selective：CHESS）法，脂肪の縦緩和時間が短いことを利用して非選択的に縦緩和の短い脂肪からの MR 信号を抑制する STIR（short tau inversion recovery）法，水と脂肪プロトンの共鳴周波数が異なることに起因した周期的な位相のずれを利用した位相法，選択的に水を励起する水励起法（water excitation 法）がある

水抑制画像（FLAIR）

FLAIR（fluid attenuated inversion recovery）は，水の縦緩和時間が長いことを利用した脳脊髄液の信号を抑制した画像である．基本的に頭部でのみ使用され脳脊髄液の MR 信号を抑制した T2 強調画像に近い画像が得られる．脱髄疾患などの脳実質病変（㊹）やくも膜下出血の検出に優れるため，頭部ルーチン撮像の一つである．

水強調画像

水強調画像（MR hydrography）は，非常に強い T2 強調画像により，静止した水成分を高信号として描出した画像である．MR 胆管膵管撮影（MRCP）（㊺）MR 尿路撮影（MR urography），MR 脊髄撮影（MR myelography）などがある．胆汁，尿，脳脊髄液など生体内に存在する水成分を"造影剤"として画像化するため，侵襲的な従来の造影検査を置換しつつある

拡散強調画像（DWI）

水分子は粘稠度，温度，および細胞内外の水分量・線維の走行・細胞密度などの組織構築に影響を受けながらミクロレベルのランダムな拡散運動をしているが，この拡散運動を強調した画像である．拡散運動の

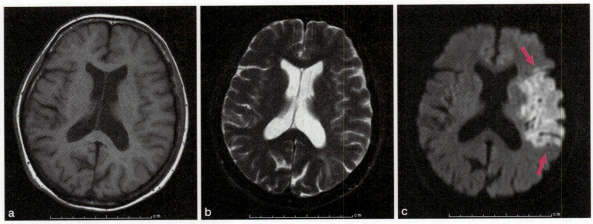

㊷ 頭部の拡散強調画像（急性期脳梗塞）
T1強調画像（a），T2強調画像（b）のいずれも急性梗塞を示唆する所見を認めない．cの拡散強調画像（DWI）では左中大脳動脈領域に高信号域があり（→），急性期脳梗塞に一致する．

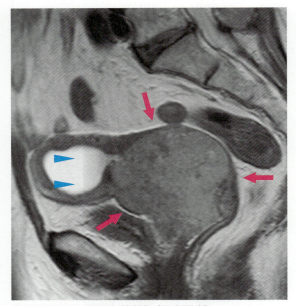

㊸ 骨盤部のT2強調矢状断像（子宮頸癌）
T2強調矢状断像において子宮頸癌に相当する大きな軟部腫瘤を認める（→）．また，子宮体部には子宮留血腫があり，荷重部に赤血球産物の磁化率効果による信号低下がみられる（▶）．

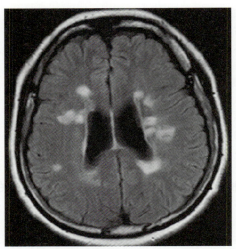

㊹ 頭部の水抑制画像（FLAIR）（多発性硬化症）
側脳室周囲白質に楕円形をした多数の高信号域を認める．

様子はみかけの拡散係数（apparent diffusion coefficient：ADC）という数値で表されるが，これは微小灌流などの影響も受けるため，真の拡散係数ではなくみかけの拡散係数と呼ばれる．DWI（diffusion-weighted image）は超急性期脳梗塞（㊷），膿瘍（㊻），悪性腫瘍（㊺）の診断などで利用される．

機能的MRI

機能的MRI（functional MRI）は，脳が賦活化したときに生じる脳局所の血流変化を利用して，脳の活動部位をMRIで画像化する検査である．脳において酸素が消費されると血中の酸化ヘモグロビンはT2*短縮効果をもつ還元ヘモグロビンに変化する．脳の特定部位が賦活化されると，その部位への血流量が増加し相対的に還元ヘモグロビン濃度が低下しT2*短縮効果が減弱する．そのため，T2*強調画像で撮像すると，脳が賦活化し血流が増加した部位が高信号に描出される．この現象はblood oxygenation level dependent（BOLD）効果として知られる．

磁化率強調画像（SWI）

SWI（susceptibility-weighted imaging）は，鉄や血液産物などの磁性成分による位相差を用いて，組織の磁化率の違いを強調した画像である．頭部において，

静脈内BOLD効果を反映した静脈強調画像，微小出血の検出，髄質静脈奇形の診断などに用いられる．

MR血管撮影（MRA）

血管腔と直交する断面に短い間隔でラジオ波を照射すると，背景の組織からはMR信号が失われ，血管腔に流入する新しいプロトンからMR信号が得られる（time of flight〈TOF〉効果）．このTOF効果を利用して血管腔を描出する方法が，従来から行われている非造影MRA（MR angiography）である．断面に対して直交する方向への血流に感度が良いので頭部や頸部において利用されている．

体幹部では，fresh blood imaging（FBI）法と呼ばれる非造影MRAが利用されている．この方法では，心電図同期を併用し，流速の速い収縮期動脈の低信号と流速の遅い拡張期動脈と静脈の高信号を差分し，流速の異なる動脈と静脈を分離して描出する．腹部臓器の動脈や四肢の動静脈の描出に優れる．非造影検査であるため，造影剤アレルギー患者や喘息患者，および腎性全身性線維症（nephrogenic systemic fibrosis：NSF）のリスクのある透析患者や腎不全患者においてもMRAが行える．

一方，ガドリニウム造影剤を静注し，血管内に造影剤が存在するあいだに高速撮像して行われる造影MRAは，TOF効果が得にくい撮像断面と平行な動脈の精査や，FBI法で血流MR信号が得にくい不整脈がある患者，動きのアーチファクトの発生する患者で利用される．また，造影MRAには，撮像方向を任意に設定できるため広範囲の撮像ができる利点がある（**⑰**）．

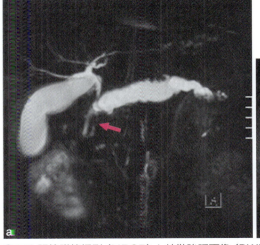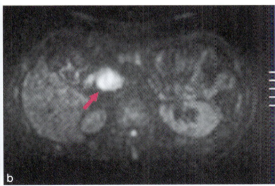

㊺ MR胆管膵管撮影（MRCP）と拡散強調画像（DWI）（膵頭部癌）
a：MRCPにて，膵頭部膵管に狭窄を認め（→），これよりも末梢の膵管に著明な拡張を認める．
b：DWIにおいて膵頭部に高信号域（→）がみられ，膵頭部癌であった．

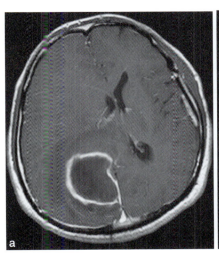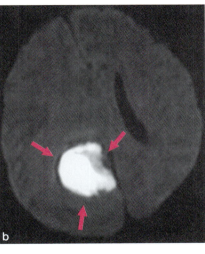

㊻ 頭部の造影MRIと拡散強調画像（脳膿瘍）
a：造影MRIにおいて右後頭葉にリング状増強効果をもつ囊胞性腫瘤を認める．
b：拡散強調画像（DWI）において同領域は強い高信号を示し（→），脳膿瘍に一致する．

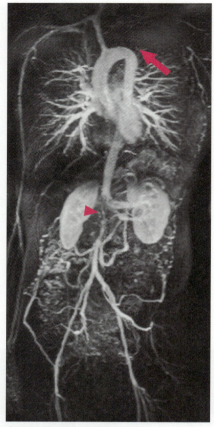

❹❼ 胸腹部の造影 MR 血管撮影
（MRA）（高安病）
ガドリニウム造影剤を経静脈性に投与して得られた MR 血管撮影．左頸動脈，左鎖骨下動脈が起始部から高度狭窄ないし閉塞している（→）．また，腹部大動脈にも高度の狭窄（▲）があり，側副血行路が発達している．

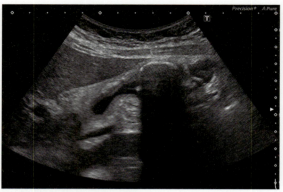

❹❽ 超音波 B モード（胆石症）
胆囊内に明瞭な音響陰影を伴う円弧状 strong echo がみられる．典型的な胆囊胆石の像である．

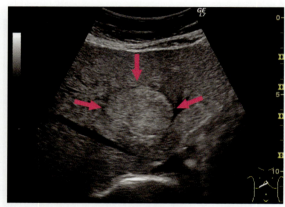

❹❾ 超音波 B モード（肝海綿状血管腫）
肝 S4 に高エコーの充実性腫瘤を認め（→），海綿状血管腫に一致する．

超音波検査

超音波検査の特徴

　可聴域を超える高周波の超音波を照射し，その反射エコーをとらえて画像化する検査である．長所は，空間分解能に優れること，リアルタイム表示が可能で動的情報が得られること，X線被曝などのない非侵襲的検査であること，装置の設置が容易で移動しやすいこと，およびドプラ検査などによる血流解析やエラストグラフィによる組織の硬度評価が可能なことである．一方，短所は，超音波の伝搬を阻害する骨や空気の背側に存在する臓器や組織の検査ができないこと，検査の精度が検査施行者の能力に依存することである．
　膵を観察するときの胃内腔の水，女性生殖器を観察するときの尿で充満した膀胱，右腎を観察するときの肝右葉，新生児の脳を観察するときの大泉門など，超音波の伝搬を阻害する骨や空気のない部位は音響窓（acoustic window）と呼ばれる．

B モード

　反射エコーの強さをグレースケール表示によりリアルタイムにとらえる方法で，超音波検査の基本的な検査である（❹❽❹❾）．

超音波ドプラ法

　近づいてくる救急車のサイレンが高音（高周波）に聞こえ，遠ざかるときには低音（低周波）に聞こえる現象はドプラ効果として知られる．血管に照射した超音波が血流内の赤血球より反射エコーを発生するとき，ドプラ効果のために照射した超音波の周波数と受信する反射エコーの周波数にずれ（ドプラシフト）が生じる．血流が速いほどドプラシフトは大きくなり，遅いほど小さくなるため，ドプラシフトから血流速度

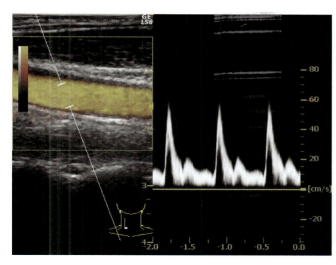

⑩ ドプラスペクトル表示法（右頸動脈）
頸動脈のパワードプラ（左）と関心領域のドプラスペクトル（右）．ドプラスペクトルでは，縦軸がドプラシフト（血流速度），横軸が時間，ドプラエコーの強さが輝度として表示され，血流速度とドプラエコーの強さの時間分布が描出されている．

をもとめることが可能である．超音波ドプラ法にはドプラスペクトル表示法とカラードプラ法がある．

ドプラスペクトル表示法（パルスドプラ法）

横軸に時間，縦軸にドプラシフト（血流速度），ドプラエコーの強さを輝度として表示したものである．受信した反射エコーの周波数成分を高速フーリエ変換（fast Fourier transformation：FFT）で解析したさまざまなインデックスが血流解析に用いられている（⑩）．

カラードプラ法

カラードプラ法には速度モードとパワーモードがある．速度モードは血流の方向性と速度をリアルタイムにBモード上に重ね合わせたもので，近づく血流が赤，遠ざかる血流が青に表示される．パワードプラ法はドプラエコーの強さをBモード上にカラースケール表示したもので，血流速度の変化を反映していないが，高感度に血流をとらえることができるので，血流の有無の評価に有用である（㊶）．

ハーモニックイメージング

Bモードの基本波成分以外に生体で発生する高調波成分（送信した超音波の整数倍の音波）を受信して画像化したものである．Bモードと比べて多重反射の影響が少なく，サイドローブアーチファクトも減少するためコントラスト分解能が向上する利点がある．

超音波エラストグラフィ

組織弾性を表示する機能であり，もともとは乳腺腫瘍領域を中心に発展してきたものだが，現在では肝臓や筋肉，甲状腺腫瘍などでも使用されている．

strain elastography

心拍動や動脈の拍動，用手圧迫による組織のひずみの差から相対的に硬い部位，軟らかい部位，平均的な部位を色分けさせ，Bモード画像と重畳表示される（㊷）．

shear wave imaging

剪断弾性波の伝搬速度が速いほど硬い物質であるという原理を利用したエラストグラフィは相対値表示のstrain elastographyとは異なり，組織硬度をYoung（ヤング）率 E（kPa）や剪断弾性波速度 V_s（m/s）で表示する（㊸）．

各種画像検査で使われる造影剤

X線，CT，MRIで用いられる代表的な造影剤を㊹〜㊾に示す．

X線検査とCT

X線検査やCTで用いられる経静脈性造影剤はヨード造影剤である．ヨード造影剤にはイオン性造影剤と非イオン性造影剤があるが，イオン性造影剤は非イオン性造影剤と比べて副作用の発現率が約6倍高いため，日本では非イオン性ヨード造影剤が一般に用いられている．

ヨード造影剤の禁忌と原則禁忌を以下に示す．

禁忌

① ヨード造影剤に過敏症の既往がある患者および気管支喘息の既往のある患者．造影剤による副作用既往のある患者では副作用の発現率が約5倍高く，気管支喘息患者では約10倍高い．
② 重篤な甲状腺疾患患者．ヨード過剰摂取に対して自己調節ができず，甲状腺機能を悪化させる危険がある．

原則禁忌

① 一般状態が極度に悪い患者．
② アレルギー疾患のある患者．

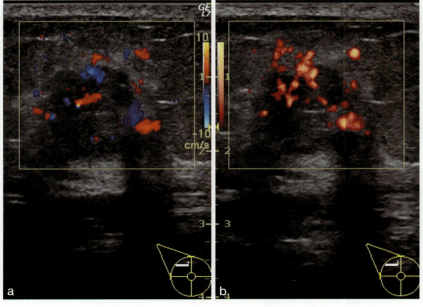

51 カラードプラ法（乳癌）
速度モード（a）では乳癌内に腫瘍血管が描出されている．パワーモード（b）では，速度モードよりも高感度に腫瘍血管がとらえられている．

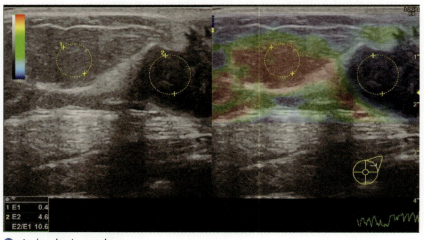

52 strain elastography
乳腺腫瘤は青，皮下脂肪は赤に表示されている．青は硬く，赤は軟らかい領域であることを示している．また，円形のROIで囲まれた領域の比から，この乳腺腫瘤は皮下脂肪より10倍程度硬いこともわかる．典型的な乳癌の像である．

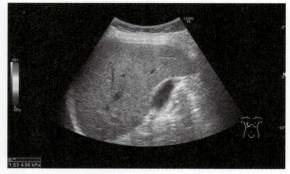

53 shear wave imaging
肝臓の組織硬度はROI内で4.58 kPaであり，ほぼ正常である．線維化の進行はほとんどないことがわかる．

③重篤な心障害のある患者．重篤な心疾患のある患者では副作用の発現率が約3倍高い．
④重篤な肝障害のある患者．
⑤重篤な腎障害のある患者．ヨード造影剤は腎尿細管に負荷をかけるため，腎障害患者の腎機能を悪化させる可能性が高い．これまで簡易に血性クレアチニン値1.5以上で投与を控えることが多かったが，日本腎臓学会の推算GFR（糸球体濾過値）を利用することが望ましい．
⑥急性膵炎，マクログロブリン血症，多発性骨髄腫，テタニー，褐色細胞腫あるいはその疑い患者．

❸❹ X線検査で用いられる造影剤の種類と主な副作用

対象臓器	造影剤の種類	一般名	商品名	副作用
消化管	経口造影剤	硫酸バリウム	バリトップ®, バリトゲン®	腸閉塞, ショックなど
		アミドトリゾ酸	ガストログラフィン®	下痢, ショックなど
子宮, 卵管	油性造影剤	ヨード化ケシ油脂肪酸エチルエステル	リピオドールウルトラフルイド®	腹痛, 胸痛, 造影剤残留など
CT, 血管, 尿路	イオン性ヨード造影剤	アミドトリゾ酸	ウログラフィン®	軽症のものとして悪心, 熱感, じんま疹など, 重篤なものとしてアナフィラキシーショック, 遅延性副作用
		イオタラム酸	コンレイ®	
		イオキサグル酸	ヘキサブリックス®	
	非イオン性ヨード造影剤	イオパミドール	イオパミロン®	
		イオヘキソール	オムニパーク®	
		イオベルソール	オプチレイ®	
		イオメプロール	イオメロン®	
		イオプロミド	プロスコープ®	
脊髄腔	非イオン性ヨード造影剤	イオトロラン	イソビスト注240®	悪心, 嘔吐, 発疹, 瘙痒感など
		イオヘキソール	オムニパーク240/300®	
胆道	イオン性ヨード造影剤	イオトロクス酸	ビリスコピンDIC50®	軽症のものとして悪心, 熱感, じんま疹など, 重篤なものとしてアナフィラキシーショック, 遅延性副作用

(小塚隆弘ほか〈監〉:造影剤要覧, 第27版. バイエル薬品;2008. 吉川公彦ほか〈監〉:Bayer 造影剤ハンドブック. バイエル薬品:2017)

❸❺ MRI検査で用いられる造影剤の種類と主な副作用

対象臓器	造影剤の種類	イオン性	キレート構造	一般名	商品名	副作用
非特異性	細胞外ガドリニウム造影剤	非イオン性	マクロ環型	ガドブトロール	ガドビスト®	水溶性ヨード造影剤とほぼ同じ. まれに透析患者や腎機能障害患者に腎性全身性線維症(NSF)の報告があり, これらの患者には禁忌
		非イオン性		ガドテリドール	プロハンス®	
		イオン性		ガドテル酸メグルミン	マグネスコープ®	
		非イオン性	直鎖型	ガドジアミド水和物	オムニスキャン®	
		イオン性		ガドペンテト酸メグルミン	マグネビスト®	
肝特異性	肝特異性ガドリニウム造影剤	イオン性	直鎖型	ガドキセト酸ナトリウム	EOB・プリモビスト®	熱感, 潮紅, 悪心, 味覚異常, 頭痛など
	超常磁性酸化鉄粒子(SPIO)			フェルカルボトラン	リゾビスト®	背部痛, 悪心, 頭痛, 感覚麻痺など
消化管	経口陰性造影剤			クエン酸鉄アンモニウム散	フェリセルツ®	下痢, 発疹, 嘔気・嘔吐など
				塩化マンガン四水和物	ボースデル®内用液	軟便, 下痢, 腹痛など

(小塚隆弘ほか〈監〉:造影剤要覧, 第27版. バイエル薬品;2008. 吉川公彦ほか〈監〉:Bayer 造影剤ハンドブック. バイエル薬品:2017)

❸❻ 超音波検査で用いられる造影剤の種類と主な副作用

対象臓器	造影剤の種類	一般名	商品名	副作用
フローイメージング, 肝, 乳房	微小気泡	ペルフルブタン	ソナゾイド®	下痢, 頭痛, 蛋白尿など
心臓血管, ドプラ検査, 子宮卵管		ガラクトース・パルミチン酸混合物	レボビスト®	注射部疼痛, 血中ビリルビン増加, γ-GTP増加

(小塚隆弘ほか〈監〉:造影剤要覧, 第27版. バイエル薬品;2008. 吉川公彦ほか〈監〉:Bayer 造影剤ハンドブック. バイエル薬品:2017)

MRIの造影剤

細胞外ガドリニウム造影剤

ガドリニウムイオン(Gd^{3+})は強い常磁性をもち, プロトンの緩和を促進させる. 低濃度では特にT1短縮効果が強く, T1強調画像において増強効果をもつ. 細胞外ガドリニウム造影剤は, ヨード造影剤と同様に臓器特異性はなく, 静脈内投与された造影剤は血管腔から細胞間質に漏出し, 濃度勾配により再び血管腔に戻り, やがて腎から排泄される.

肝特異性造影剤

肝特異性造影剤には超常磁性酸化鉄粒子(SPIO)と肝特異性ガドリニウム造影剤であるEOB・プリモビスト®がある.

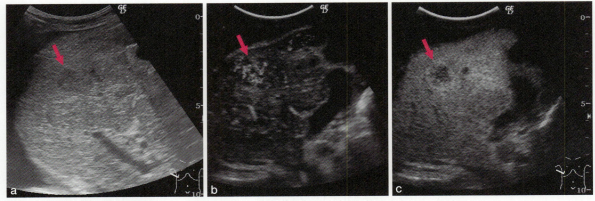

⑤ 造影超音波検査（肝細胞癌）
Bモード（a）では肝に低エコーの腫瘤を認める．造影後動脈相（b）では，腫瘤が濃染している（→）．Kupffer imaging（c）では，腫瘤は造影欠損として描出されている．

SPIOは大きさが60 nm程度の酸化鉄粒子であり，細網内皮系のKupffer細胞に貪食されやすい．酸化鉄は超常磁性を示すため，T2*強調画像で信号が低下する．そのため，Kupffer細胞を有する正常肝組織の信号が低下し，転移性肝腫瘍などKupffer細胞の欠如する腫瘍性病変が相対的に高信号に描出される．

EOB・プリモビスト®はエトキシベンジル基をもつガドリニウム造影剤で，静脈内投与後，肝細胞に取り込まれ胆汁中に排泄される．したがって，ガドリニウムイオン（Gd^{3+}）のT1短縮効果を利用したダイナミックMRIと造影剤が肝細胞に取り込まれた約20分後の遅延相を撮像することで，血流評価と肝細胞機能評価が同時に行え，肝細胞癌などの腫瘍性病変の診断に使われる．

超音波検査の造影剤

超音波造影剤は微小気泡（マイクロバブル）の懸濁液で，第二世代造影剤であるペルフルブタン（ソナゾイド®）は低音圧ハーモニックイメージング法で検査が行われるので気泡が割れず，繰り返し検査が可能である．また，微小気泡がKupffer細胞に貪食されるので肝特異性造影剤としても使用可能であり，肝腫瘍性病変の診断に有用性が高い（⑤）．

説明と同意

画像検査において造影剤投与を行う場合には，あらかじめ用意した説明書と同意書を用いて，画像検査の内容，造影剤を使用することの必要性，造影剤の危険性，造影剤使用にあたっての安全性の確保，同意を得た後でもいつでも撤回できることを説明のうえ，患者の同意を得ることが必要である．

核医学検査

核医学検査の特徴

放射性医薬品（放射性同位元素で薬剤を標識した医薬品）を投与し，標的臓器に取り込まれた放射性同位元素から放出される放射線をガンマカメラなどの装置によって計測し画像化する検査である．核医学検査の長所は，生理機能や定量的評価ができること，および，苦痛や副作用が少ないことである．短所は，空間分解能が他の画像検査よりも悪い，放射性医薬品は放射能が減衰するため検査日に調製する必要がある．撮像に時間がかかり多くの検査は30分くらいの安静臥床が必要であることがあげられる．

核医学検査法

体外計測による検査

臨床的によく行われる各種核医学検査の一覧を㊸㊹に示す．

①ガンマカメラによるシンチグラム：体内に投与された放射性同位元素から放出されるγ線を計測し二次元画像で表示したもの（⑩）．

②SPECT（single photon emission CT）：検出器を患者の周囲で回転させて断層画像を作成したもの（⑪）．

③PET（positron emission tomography）：陽電子（ポジトロン）放出核種を用いた核医学断層検査である．CT画像を利用しPET画像の補正を行う目的で，CT装置と一体化したPET/CTが広く使用されている．最近ではMRIとの一体型のPET/MRIも普及し始めた．^{11}C，^{13}N，^{15}O，^{18}F，^{68}Gaなどの核種が臨床応用されている．放射性医薬品として頻用されているのは^{18}F-FDGであり，グルコースの類似体であるため，糖代謝を主とする脳，増殖のため糖代

❺❽ 主な核医学検査の一覧

検査の種類		放射性医薬品	半減期	投与方法	投与後撮像までの時間	適応
中枢神経	脳血流	^{123}I–IMP	13 時間	静注	20 分	脳梗塞，一過性脳虚血，脳出血，もやもや病，認知症の鑑別，脳炎，急性脳症，てんかん，低酸素脳症，その他の変性疾患など
		^{99m}Tc–HMPAO	6 時間	静注	15 分	
		^{99m}Tc–ECD	6 時間	静注	15 分	
	神経伝達機能	^{123}I–IMZ	13 時間	静注	15 分，3 時間	中枢性ベンゾジアゼピン受容体画像，てんかん，脳神経変性疾患など
		^{123}I–FP–CIT	13 時間	静注	3～4 時間	ドパミントランスポーター画像，Parkinson 症候群，Lewy 小体病など
	脳脊髄腔	^{111}In–DTPA	2.8 日	腰椎穿刺	3，6，24，48 時間	水頭症，シャント術の適応，脳脊髄液減少症など
内分泌	甲状腺	Na–^{123}I	13 時間	内服	3，6，24 時間	甲状腺機能低下症，甲状腺中毒，甲状腺結節の機能評価と良悪性の鑑別，Basedow 病など
		^{99m}TcO$_4$	6 時間	静注	20 分	
		^{201}Tl–Cl	3 日	静注	5～20 分，2 時間	
	副甲状腺	^{99m}Tc–MIBI	6 時間	静注	10 分と 2～4 時間	原発性ないし二次性副甲状腺機能亢進症
	副腎皮質	^{131}I–アドステロール	8 日	静注	7 日	原発性アルドステロン症，Cushing 症候群，副腎性器症候群など
	副腎髄質	^{131}I–MIBG	13 時間	静注	48 時間	褐色細胞腫，副腎髄質過形成，神経芽細胞腫など
呼吸器	肺血流	^{99m}Tc–MAA	6 時間	静注	静注後すみやかに	肺塞栓症，肺高血圧症，肺動脈疾患，先天性心疾患，左右シャントの測定など
	肺換気	^{133}Xe ガス	5.2 日	吸入		肺塞栓症，慢性閉塞性肺疾患，気管支閉塞部位の診断など
		^{81m}Kr ガス	13 秒			
		^{99m}Tc テクネガス	6 時間			
心臓	心筋梗塞	^{99m}Tc–PYP	6 時間	静注	3 時間	急性心筋梗塞
		^{111}In–抗ミオシン抗体	2.8 日	静注	24 時間	心筋梗塞，他の活動性心筋障害
	心筋血流	^{201}Tl–Cl	3 日	静注	5 分	虚血性心疾患，心筋のバイアビリティなど
		^{99m}Tc–MIBI	6 時間			
		^{99m}Tc–テトロホスミン				
	心筋脂肪酸代謝	^{123}I–EMIPP	13 時間	静注	15 分，3 時間	安静時の虚血心筋の同定，心筋のバイアビリティ，心筋症など
	心筋交感神経機能	^{123}I–MIBG	13 時間	静注	15 分，3 時間	除神経領域の検出，虚血性心疾患，心筋症，心不全，糖尿病性心疾患，薬剤性心筋障害など
消化器	肝機能	^{99m}Tc–GSA	6 時間	静注	直後から	肝機能の評価
	肝胆道	^{99m}Tc–PMT	6 時間	静注	30 分間ダイナミック，1 時間，3 時間，必要に応じて 6 時間，24 時間	新生児黄疸の鑑別診断（特に先天性胆道閉鎖と乳児肝炎），急性胆嚢炎，総胆管嚢腫，胆道系術後評価など
	唾液腺	^{99m}TcO$_4$	6 時間	静注	直後から経時的に，15 分後にクエン酸負荷	Sjögren 症候群，サルコイドーシス，唾液腺腫瘍（Warthin 腫瘍）など
	異所性胃粘膜	^{99m}TcO$_4$	6 時間	静注	直後から経時的に	Meckel 憩室
	消化管出血	^{99m}Tc 標識赤血球	6 時間	静注	30 分，1 時間，3 時間，6 時間，24 時間	消化管出血
		^{99m}Tc–HSAD				
腎	腎動態	^{99m}Tc–DTPA	6 時間	静注	直後から 30 分	分腎機能，腎血管性高血圧，移植腎の評価など
		^{99m}Tc–MAG$_3$				
	腎静態	^{99m}Tc–DMSA	6 時間	静注	2 時間	腎形成異常，腎瘢痕，腎血行障害，慢性腎炎，腎不全の評価，腎外傷など
血液・造血	骨	^{99m}Tc–MDP	6 時間	静注	2～3 時間	骨腫瘍（原発性，転移性），疲労骨折，骨髄炎，代謝性骨疾患，骨壊死，関節炎など
		^{99m}Tc–HMDP				
	骨髄	^{111}InCl$_3$	2.8 日	静注	48 時間	再生不良性貧血，骨髄異形成症候群，骨髄増殖症候群
	リンパ節	^{99m}Tc–コロイド	6 時間	皮内・皮下注	30 分	センチネルリンパ節の同定
炎症・腫瘍	炎症・腫瘍	^{67}Ga–クエン酸	3.2 日	静注	2～3 日	悪性リンパ腫，甲状腺未分化癌，悪性黒色腫，肺癌，肝細胞癌など
		^{201}Tl	3 日	静注	5～10 分と必要に応じて 3 時間後	甲状腺癌，副甲状腺癌，脳腫瘍，肺癌，胸腺腫，乳癌，骨軟部腫瘍など
		^{111}In–ペンテトレオチド	2.8 日	静注	4 時間と 24 時間	ソマトスタチン受容体画像，神経内分泌腫瘍

❺❾ 主な PET 検査の一覧

	検査の種類	放射性医薬品	半減期	投与方法	投与後撮像までの時間	適応
中枢神経	脳血流量	C^{15}O$_2$	2分	吸入	直後から	脳血管障害
	脳血液量	C^{15}O		吸入		
		H$_2$^{15}O		静注		
	脳酸素摂取率, 酸素消費率	^{15}O$_2$		吸入		
	糖代謝	^{18}F-FDG	110分	静注	40分～1時間	脳血管障害, 変性疾患など
心臓	心筋血流	^{13}NH$_3$	10分	静注	安静・負荷	虚血性心疾患
	糖代謝	^{18}F-FDG	110分	静注	1時間	心筋バイアビリティ評価
炎症・腫瘍	糖代謝	^{18}F-FDG	110分	静注	1時間 必要に応じ後期像撮像	早期胃癌を除く固形癌, 心サルコイドーシス

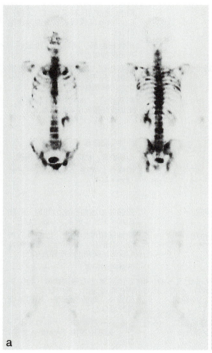
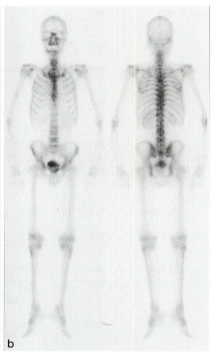

❻⓪ 骨シンチグラム（前立腺癌の転移性骨腫瘍の治療前と治療後）
a：脊椎，胸骨，肋骨，骨盤骨に異常集積がみられ，広範な多発性骨転移を認める．また，左水腎症を認める．
b：ホルモン療法施行後，骨転移はほぼ消失している．

謝が亢進する悪性腫瘍，活動性炎症に高集積する（❻②）．早期胃癌を除く悪性腫瘍の広がり診断，治療効果判定のほかに，心サルコイドーシスなどの炎症疾患，脳糖代謝画像や心筋糖代謝をみることにより心筋バイアビリティ評価に用いられている．^{2}O ガスを用いた脳血流量，脳酸素代謝画像，^{13}N-アンモニアを用いた心筋血流評価もある．❺❾に保険収載されている PET 検査をあげる．他には Alzheimer 病発症リスク予測などに用いるアミロイドイメージング，腫瘍では核酸代謝イメージング，腫瘍低酸素分子イメージングなど多岐にわたる検査が限られた施設であるが行われている．

④画像化を目的としない機能検査：放射性医薬品の臓器への摂取率（甲状腺摂取率など）や臓器における経時的動態（レノグラムなど）をみる検査である．

試料計測による検査

放射性医薬品を投与後に血液や尿などの検体中の放射線を計測する *in vivo* 検査や，放射性医薬品を投与せずに血液や尿に含まれるホルモンや特殊蛋白などの微量物質を，放射性同位元素を利用して計測する *in vitro* 検査である．

（内山眞幸，太田智行，福田国彦）

● 文献

1) Mettler Jr FA, et al：Effective doses in radiology and diagnostic nuclear medicine：A catalog. *Radiology*

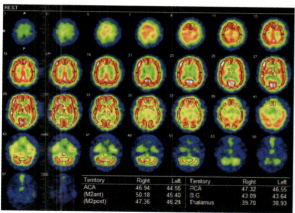
a.

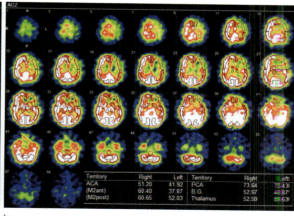
b.

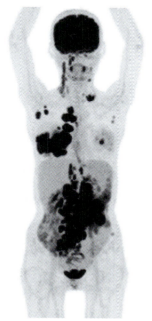
c.

❻❶ ¹²³I-IMP 脳血流シンチグラフィ

もやもや病の脳血流分布およびアセタゾラミドへの反応性評価．a．脳血流定量値をもって画像化している．単位はmL/100g/分である．脳血流量は保たれ，明らかな局所異常はない．b．アセタゾラミド負荷の脳血流量画像．主幹動脈の狭窄により脳還流圧が低下すると脳血管拡張により脳血流量が維持されるが，血管拡張作用のあるアセタゾラミドを負荷すると，すでに血管拡張している部位は反応できず，脳血流が増加しないため，左前頭頭頂葉は相対的に血流が低下してみえる．c．負荷前の脳血流量に対するアセタゾラミド負荷後の脳血流増加率をもって画像化している．左前頭頭頂葉は増加率低下があり，脳循環予備能低下が明らかである．

❻❷ ¹⁸F-FDG PET

びまん性大細胞型B細胞リンパ腫病期分類目的にて撮像された．頸部，腋窩，鎖骨上窩，縦隔，傍大動脈，腸間膜，骨盤内リンパ節に系統的に集積しているのに加え，両側乳腺浸潤を伴う．

2008；248：254．
2）大野和子ほか：医療放射線防護の常識・非常識．東京：インナービジョン；2007．
3）岡本浩一郎：MR検査の安全性．日本医師会雑誌 2008；137：984．
4）荒木　力：MR画像の理解に必要な信号強度の基本．日本医師会雑誌 2008；137：945．
5）小塚隆弘ほか（監）：造影剤要覧，第27版．バイエル薬品；2008．

内視鏡検査

内視鏡器機とその種類

　内視鏡（endoscope）とは体腔の開口部から，あるいは体表面に一部切開を加えて挿入して体腔内を観察する器機の総称である．歴史的には，直接のぞき込む形の硬性鏡から始まり，その後，短焦点レンズを多数配列し，緩やかに屈曲する軟性鏡が開発されたが，日

常検査に用いるには不十分であった．

体内の屈曲に応じて柔軟に屈曲し，より深部の体腔内を観察可能として内視鏡検査の有用性を高めたのはファイバースコープの開発からである．これはガラス繊維で照明光を導き，映像もまたガラス繊維束で伝える方式であり，柔軟に屈曲する軟性鏡を実用化させ，内視鏡検査が広く普及することに貢献した．

近年では内視鏡先端に設けたCCD（charge coupled device）やCMOS（complementary metal oxide semiconductor）などの撮像素子で画像を電子信号化して伝える電子内視鏡が開発され，テクノロジーの進歩とともに高画素，高画質の内視鏡画像の提供が可能となり，現在では内視鏡検査の主たる機種となっている．

さらに近年では，飲み込むだけで消化管内腔画像を記録するカプセル型の内視鏡も開発され，実用化されている．

検査部位別の種類としては消化管内視鏡として食道，胃，十二指腸の観察を目的とした上部消化管内視鏡，膵・胆道系の検査を目的とした側視型の十二指腸鏡，大腸内視鏡，S状結腸鏡，小腸内視鏡などがある．また，消化管以外の内視鏡としては気管支鏡，膀胱鏡，子宮鏡（hysteroscope）などがあり，喉頭鏡，耳鏡，縦隔鏡，胸腔鏡，腹腔鏡，関節鏡，肛門鏡，直腸鏡，腟鏡（colposcope）などでは現在も硬性鏡が使用されている．

また，現在では可視光を用いた通常観察を行う内視鏡のみでなく，拡大内視鏡，超拡大内視鏡，超音波内視鏡，蛍光内視鏡，共焦点レーザー顕微内視鏡なども開発されている．

内視鏡検査の適応

内視鏡検査は病変部に到達したうえで直接観察し，必要に応じて生検による病理検査を行い，病変によっては治療すら行えるきわめて有用な検査である．しかし，ある程度は被検者に不快感や侵襲を与える検査であり，適応を考慮せず，見ればわかるだろうと安易に行うことは慎むべきである．

内視鏡検査の目的は診断と治療に分かれる．いずれにしても，被検者に対する医療としてリスクとベネフィットを考慮して有用性が上回ると判断される場合に適応とするべきであり，病歴，診察所見，その他の検査所見などから鑑別診断をあげ，予測される所見を念頭におきながら検査を行うべきである．

消化管内視鏡検査

内視鏡の構造

現在，消化管内視鏡として最も多用されているのは軟性の電子内視鏡であり，その基本構造を知っておくことは内視鏡検査を理解するうえで有用である．内視鏡は軟性の管状構造を基本として，その管の先端部分に画像をとらえるカメラ部分がある．カメラのある先端部は上下，左右と4方向に角度を変えられるアングル部分を備えており，軟性のシャフトを介して操作を行うハンドル部につながっている（❻❸）．内視鏡の先端には画像を得るための光を集める対物レンズがあり，そこから入った光が先端部近くに置かれた撮像素子上に結像するようになっている．対物レンズの汚れを取るようにレンズに向かって水や空気を流すことのできる送気・送水口がレンズのそばに配置されている．そのほかには観察光を発するための照明レンズと吸引や生検，処置などの鉗子を通す鉗子チャンネルが内視鏡先端には備えられている（❻❹）．

診断的内視鏡

消化管内視鏡は口もしくは肛門から内視鏡を挿入し，食道，胃，小腸，大腸などの消化管粘膜を内腔側から直接観察して病変の診断を行うものである．現在の内視鏡は高画質のカラー映像を大型モニターに映し出すために肉眼観察以上に詳細な観察を可能としている．内視鏡診断の基本は異常所見の認知とその所見に基づく病気の診断である．検査を行う際には，その目的をよく考えて行うべきである．内視鏡診断も異常所見を探して見つけ出す拾い上げ診断と，病変の性質，大きさ，広がりなどを確認し，確定診断や治療方針の決定に役立てる精密診断と，目的別に分けて考えると理解しやすい．

異常所見の拾い上げのためには正常所見を熟知し，

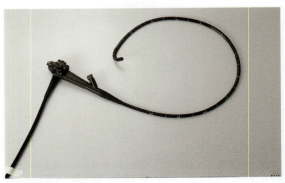

❻❸ 内視鏡の概観

予測される異常所見のパターンを知って軽微な異常にも気づく目を養うことが重要である．早期癌の診断を例に説明すると，見逃しをなくし，効率の良い拾い上げ診断をするためには死角をなくす系統だった観察法を習得することと，早期癌にみられる所見の特徴をよく知り，それを確実に見つけることが重要となる．

具体的には軽度の発赤や退色など色調の変化した領域，軽度の隆起や陥凹など表面構造の変化，ひだや粘膜模様の連続性，背景血管構造の透見などの所見に注意を払い，異常な領域を認識することが早期発見につながる．早期癌の場合，色調や構造の変化はごく軽微であることも多く，繊細で注意深い観察が必要である（65 a）．このような軽微な変化を強調して認識しやすくする手法として色素内視鏡が用いられてきた．インジゴカルミンのような青色の色素を粘膜表面に散布することにより早期癌による軽度の発赤や，表面構造の異常が強調され，認識しやすくなるのである（65 b）．また，最近では異常血管や構造を強調した画像を得るために観察に適した波長の光を選択的に用いて画像を構成し，認識しやすい色調に変えて出力するような技術が用いられるようになった．照射光をフィルターを通して選択的な光とする narrow band imaging（NBI），観察に適した波長のレーザー光を用いる blue light imaging（BLI），狭帯域短波長光と白色光を同時に照射し，色の微細な違いを色彩強調する linked color imaging（LCI）がその主なものである．これらの技術を用いると色素散布を行わずに色調や構造の異常，特に微細血管構造の異常が強調され，病変の認識が容易となる場合が多い（66）．

内視鏡検査において異常所見を認めた場合には，その診断確定のために生検を行うことができる．鉗子を鉗子チャンネルから挿入して病変部分の組織を一部採取し，病理検査を行う方法である．生検による病理診断でほぼ確実に癌の確定診断が可能である．

内視鏡による精密診断は器機の進歩で精度が大きく向上した．拡大内視鏡を用いた表面構造や血管構造の詳細な観察は腫瘍と非腫瘍の鑑別，癌と腺腫の鑑別，腫瘍の範囲診断，早期癌の深達度診断などに有用である．色素内視鏡，NBI，BLI，LCIと拡大内視鏡の組み合わせでより正確な診断が可能となる．また，超音波内視鏡も病変の局在，内部構造，広がり，深さなどを知るのに有用な方法である．最近ではエンドサイト

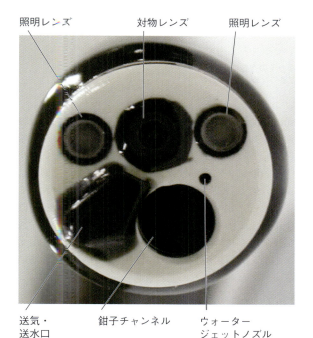

照明レンズ　対物レンズ　照明レンズ
送気・送水口　鉗子チャンネル　ウォータージェットノズル

❻❹ 内視鏡先端構造

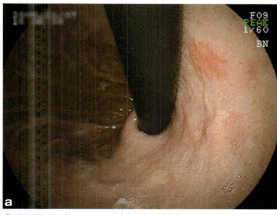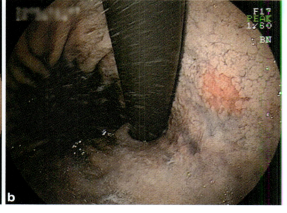

❻❺ 早期胃癌（Type 0-IIc）の内視鏡像
a：通常観察．胃体上部小彎に発赤領域として認識される．
b：インジゴカルミン散布による色素内視鏡．病変が強調されて認識が容易である．

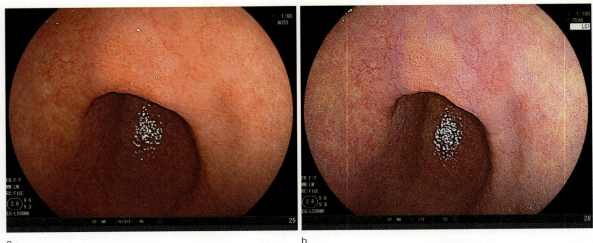

a.　　　　　　　　　　　　　　　　　　　b.

⓺⓺ 早期胃癌（Type 0-IIb）に対する LCI 画像
a. 通常白色光観察．淡く軽度発赤している平坦病変が存在するが，なかなかその存在には気づきにくい．
b. LCI 画像．腫瘍は橙色に，周囲が紫色に強調されるため，より認識が容易になる．

スコピーと呼ばれる超拡大内視鏡や共焦点レーザー顕微内視鏡という顕微鏡レベルの拡大観察によって組織学的検査に匹敵する診断が可能となってきた．

内視鏡治療

手術的な治療も近年はできるだけ患者負担を軽減しようと低侵襲の方向に向かっているが，内視鏡治療は低侵襲治療としての有用性が高い．具体的には止血術，ポリペクトミー，粘膜切除術，狭窄拡張術，ステント留置，異物回収，逆行性胆管ドレナージなどが内視鏡的に可能である．

止血術には静脈瘤に対する硬化療法や結紮術，潰瘍出血や血管性病変に対する局注療法，クリップ法，アルゴンプラズマ凝固（argon plasma coagulation：APC）などの凝固止血法などがある．

腫瘍性病変の内視鏡的切除はスネアと呼ばれる環状の絞扼性処置具でポリープを通電切除するポリペクトミーから始まり，局注で粘膜隆起を形成したうえでスネアをかけて切除する内視鏡的粘膜切除術（endoscopic mucosal resection：EMR）へと進展した．

近年になり，食道，胃，大腸における早期癌の診断技術が高まり，平坦で広がりのあるタイプの早期癌や腺腫が発見されるようになり，より広範囲に広がる病変に対する内視鏡的切除の必要性が出てきた．また，早期癌のリンパ節転移のリスクに関しては癌の深達度が重要な要因であり，粘膜内にとどまる分化型癌である限り，広がりのある病変でも局所の完全摘除によって根治が可能であることがわかってきた．それに対応するようにスネアに頼らず病変粘膜を内視鏡的に一括切除する内視鏡的粘膜下層剥離術（endoscopic submucosal dissection：ESD）という技術が開発され，適用されている（⓺⓻）．ESD を用いると狙った範囲の粘膜をほぼ確実に一括切除できるため，病変の正確な病理診断による根治性の判断が可能であり，EMR による分割切除で問題だった局所再発のリスクを大きく下げることが可能となった．ESD をより安全かつ確実に行えるための種々の専用ナイフが開発され，また，粘膜隆起を長時間持続して手技を容易とする局注用ヒアルロン酸製剤が EMR，ESD 用に保険適用されている．

小腸内視鏡の進歩

深部小腸の内視鏡観察は，長年，非常に困難だったが，2000 年代になりカプセル内視鏡とダブルバルーン内視鏡の開発によって実用的な検査となった．

カプセル内視鏡

カプセル内視鏡はイスラエルの Given Imaging 社によって最初に開発され，2001 年の米国 FDA（Food and Drug Administration）による認可から世界に普及し，日本では 2007 年から厚生労働省の認可を得て臨床使用されるようになっている．

現在，日本で認可を受けている小腸カプセル内視鏡は 26×11 mm の小腸用 PillCam® SB（ギブン・イメージング社製）および EndoCapsule®（オリンパス社製）である（⓺⓼）．通常の上部，下部の内視鏡検査で出血源を同定できない消化管出血など小腸疾患を疑う場合が小腸カプセル内視鏡の適応となる．

カプセル内視鏡は，薬のカプセルと同様に，服用するだけで苦痛を感じることなく検査を受けられるのが

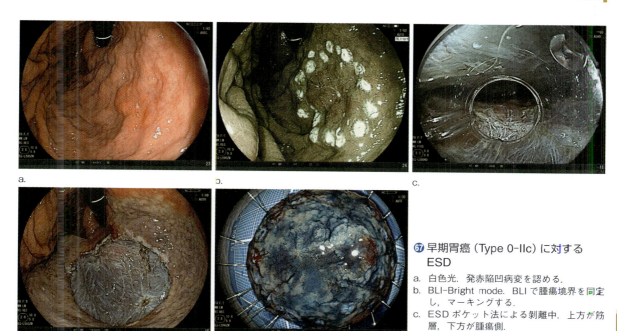

㊆ 早期胃癌（Type 0-IIc）に対するESD
a. 白色光．発赤陥凹病変を認める．
b. BLI-Bright mode．BLIで腫瘍境界を同定し，マーキングする．
c. ESDポケット法による剝離中．上方が筋層，下方が腫瘍側．
d. 一括切除後の粘膜欠損．
e. 一括切除された検体．

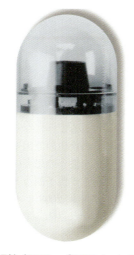

㊇ カプセル内視鏡（PillCam®SB2plus）の概観

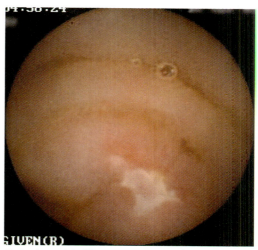

㊈ カプセル内視鏡による小腸画像
小潰瘍が認識される．

最大の特徴である．服用されたカプセルは消化管の蠕動によって移動し，その間に小腸内腔の画像をレコーダーに送信し，記録される仕組みになっている．約8時間のあいだ，1秒間に2コマの画像を撮影するため5万枚以上の画像が記録されるが，その画像をワークステーションで動画としてビデオ状に再生して診断を行う．多くの場合，この8時間の検査時間のあいだにカプセルは小腸を通過して大腸まで達するため小腸全域からの画像が記録される（㊈）．

また，2014年1月からは「大腸カプセル内視鏡」

も通常の大腸内視鏡が施行困難な場合の大腸内視鏡検査として保険適用になっている．

ダブルバルーン内視鏡

ダブルバルーン内視鏡は筆者とフジノン社（現・富士フイルム）が共同開発した内視鏡であり，内視鏡先端と内視鏡にかぶせて使うオーバーチューブの先端にバルーンを装着し，これらのバルーンで腸管を把持，固定しながら内視鏡挿入を進めていく新たな挿入方式による内視鏡である（㊉）．小腸は腹腔内で固定され

ず自由に動くうえに屈曲, 伸展するために, 従来の内視鏡では"暖簾に腕押し"状態となって内視鏡挿入ができなかった. ダブルバルーン内視鏡はこの小腸の可動性を逆に利用してバルーンで固定しながら小腸を短縮し, 形状を整えながら内視鏡挿入を行うために深部小腸への内視鏡の挿入性が大きく改善された. 経口的にも経肛門的にも挿入が可能であり, 両方向の挿入の組み合わせで小腸全域の内視鏡検査を高率に行うことが可能となった. バルーンでの固定で挿入性のみならず, 操作性も大きく向上したため, 小腸内でも上記の内視鏡治療のほとんどが可能となった (⑦).

ダブルバルーン内視鏡は試作機による臨床使用が2000年から始まり, 2003年秋からわが国で市販が開始され, 現在では世界67か国で使用されるようになっている.

小腸疾患の診断においてカプセル内視鏡による初期診断, ダブルバルーン内視鏡による精密診断, 治療という流れができてきている.

腹腔鏡検査

腹腔鏡検査は腹壁に人工的に切開孔を形成して内視鏡を挿入し, 腹腔内臓器を観察する検査法で肝炎, 肝硬変などの診断に用いられてきたが, 近年では腹腔鏡下胆嚢摘出術に代表される外科手術に応用され, 腹腔鏡手術として行われることが主になっている. 現在では胃癌や大腸癌に対する胃切除や大腸切除も腹腔鏡下で行われるようになってきている.

また, 最近では管腔内からの内視鏡と腹腔鏡を同時に行い, 必要最小限の侵襲で腫瘍切除を可能とする腹腔鏡・内視鏡合同手術 (laparoscopy and endoscopy cooperative surgery : LECS) も施行されるようになり, 低侵襲手術の適応拡大が期待されている.

〔三浦義正, 山本博徳〕

● 文献

1) 日本消化器内視鏡学会用語委員会 (編) : 消化器内視鏡用語集, 第2版. 東京 : 医学書院 ; 1997.
2) 日本消化器内視鏡学会卒後教育委員会 (編) : 消化器内視鏡ガイドライン, 第3版. 東京 : 医学書院 ; 2006.
3) 丹羽寛文 (監), 北野正剛 (編) : 消化器内視鏡の最前線—カラーアトラスでみる達人の技. 東京 : 日本メディカルセンター ; 2008.

遺伝子診断

1990年以降, 分子生物学の進歩, 特にPCR (polymerase chain reaction) の開発によって遺伝子構造の解析が容易に行えるようになり, 遺伝病や悪性腫瘍を中心とする多くの疾患の原因遺伝子が明らかにされてきた. この成果を個々の患者の確定診断, 発症前診断, 治療効果判定, 予後予測などに生かすことが可能になっている. さらに2003年4月にヒトゲノムの全配列が発表され, それ以降, 遺伝子配列の多様性

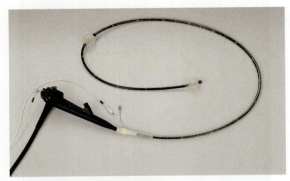

⑦ ダブルバルーン内視鏡の概観

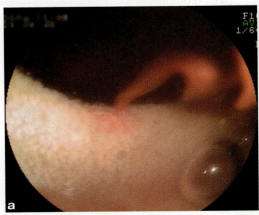
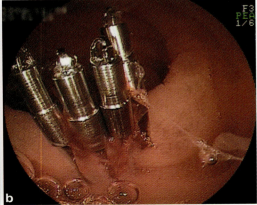

⑦ ダブルバルーン内視鏡による止血術
a : 空腸からの出血を確認. b : 止血クリップによる内視鏡的止血に成功.

がデータとして蓄積されてきている．個体間の遺伝子配列の違いは以前から個人識別に利用されていたが，最近では生活習慣病をはじめとする多因子疾患の罹患確率との関係が明らかにされつつあり，発症予測や予防医学への応用が期待されている．しかしながら，実地診療への適用にあたっては，倫理的な問題や医療経済への影響などの課題も残されている．

染色体検査

染色体検査には分染法とFISH（fluorescence *in situ* hybridization）法の2種類がある．スクリーニングには分染法が適しているが，分裂細胞が必要である．FISH法は間期核で施行可能であるが，変異遺伝子が同定されていないと施行できない．

染色体分染法

①原理：解析対象とする細胞をコルヒチンを用いて分裂期で停止させ，低張液（0.075 M KCl）で処理して染色体を展開した後にスライドグラス上に固定する．分裂細胞を得るには，悪性腫瘍の場合はそのまま培養すればよいが，先天異常の診断では末梢血リンパ球を phytohemagglutinin などで12～72時間刺激する必要がある．次いで染色体を分染し，写真に撮って核板を作製して核型を分析する．分染法としてにギムザ液を用いる G-banding が一般的である．

②適応：構造異常（転座，逆位，欠失，挿入，同腕染色体，派生染色体）と異数性（モノソミー，トリソミー）を検出できる．バンドのパターンによって切断点も推定できる．

③応用：精神遅滞や先天奇形の診断に不可欠の検査である．また造血器腫瘍をはじめとする悪性腫瘍の診断にも有用で，予後との関連も明らかになっている．

④短所：①核板の作製に最低7～10日を要するため，検体提出から結果まで2～3週間を要することが多く，迅速診断には使えない．②分裂細胞が得られないと解析できないため，検体によっては偽陰性の場合がある．③検出精度に限界があり，G-bandingでは5 Mb 以下の微小な染色体構造異常を検出することに難しい．

FISH法

①原理：染色体の一部を蛍光色素で標識し染色体異常を検出する．目的の遺伝子を含む 10～1,000 kbp の DNA断片をビオチンやジゴキシゲニンで標識してプローブとし，スライドグラス上に展開した間期核または染色体の相補的な領域と結合させる．その後，アビジン-FITC（緑の蛍光色素）や抗ジゴキシ

ゲニン-rhodamine（赤の蛍光色素）を用いてプローブを発色させ，目的の遺伝子の増幅や欠失を可視的に検出する．同時に2種類の遺伝子を標識すれば，染色体転座の結果生じた融合遺伝子を黄色の蛍光として検出できる（**72**）．

②適応：分染法に対する長所として，次の2つがある．①細胞の培養や同調が不要で，手技に要する時間も1日と短時間で結果が得られる．②間期核で行えるので，末梢血でも解析が可能である．したがって，FISH 法が最も効力を発揮するのは，悪性腫瘍の早期診断，治療効果の判定と経過観察である．また先天異常症候群で染色体異常の部位や原因遺伝子が明らかにされているものには応用が可能である．

③短所：①原則的には変異遺伝子が明らかでないと適用できない．②検体に 5～10 %以上の変異細胞が含まれないと検出できず，偽陰性の場合がある．したがって，悪性腫瘍治療後の微小残存病変（minimal residual disease：MRD）を検出するためには，より感度の高い PCR 法を用いる必要がある．

DNA診断

分子生物学的手法の進歩によって，種々の疾患において分子レベルの異常を解析することが容易になっている．DNA，RNA，蛋白各レベルでの解析が可能であるが，検体として最も安定で入手しやすいのはDNAである．DNAを用いて遺伝子構造の変異，遺伝子量の変化（増幅または欠失），病原体遺伝子の検出が行える．検出法としてサザンブロット法とPCR法がある．

DNA診断の方法

サザンブロット法

①原理：目的とする遺伝子のサイズの違いやシグナル強度の変化を検出し，変異の有無を明らかにする．

②方法：①サンプル DNA を適当な制限酵素にて切断，②アガロースゲル電気泳動にて切断したDNAをサイズに応じて分画，③ナイロン膜に転写（トランスファー），④検出したい部位に対応したDNA断片を放射性物質や蛍光色素にて標識し（プローブ），膜上の DNA と反応させ（ハイブリダイゼーション），⑤プローブが結合した領域をオートラジオグラフィやケミルミネッセンスにて検出する（**73**）．

③適応：増幅，欠失，再構成など数百～数万 bp の変化を検出する．1塩基変異が制限酵素の切断部位に生じた場合は RFLP（restriction fragment length polymorphism）として検出可能である（☞「遺伝子多型」p.175）．

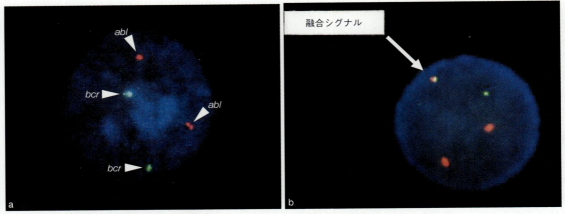

⑫ FISH による *bcr/abl* 融合遺伝子の検出
a：正常好中球，b：CML 患者好中球．
bcr 遺伝子を FITC（緑），*abl* 遺伝子を rhodamine（赤）で発色．慢性骨髄性白血病（CML）において t(9；22) によって出現する融合遺伝子は黄色の蛍光として検出できる．

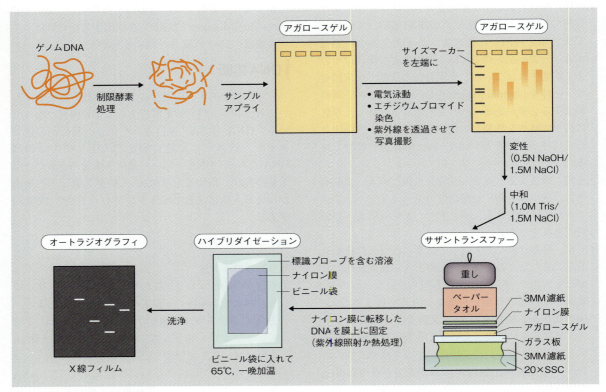

⑬ サザンブロット法の手順

④特徴：特異性は高く，データの信頼性も十分である．ただし，比較的多量の DNA を必要とするため，サンプルが十分量ないと施行できない．PCR 法に比べて検出感度は低く，検体中に対象となる変異を有する細胞が 5％相当以上含まれないと検出できない．

PCR 法

①原理：特異的な DNA 配列を 2^n（n は PCR の回数）に増幅する技術で，遺伝子変異や病原体由来の配列を検出できる．RNA を逆転写酵素（reverse transcriptase）で cDNA に変換することにより，異常遺伝子や RNA ウイルスの検出および発現量の定量にも応用できる．

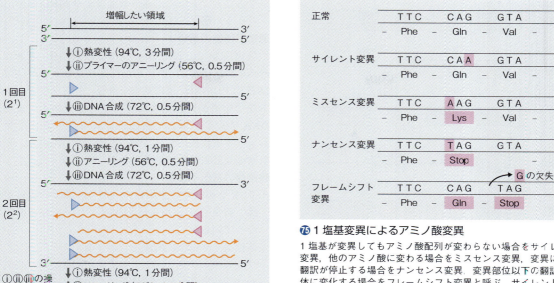

㉔ PCR法の手順
アニーリングの温度は増幅配列のGC含量によって変わる．

㉕ 1塩基変異によるアミノ酸変異
1塩基が変異してもアミノ酸配列が変わらない場合をサイレント変異，他のアミノ酸に変わる場合をミスセンス変異，変異により翻訳が停止する場合をナンセンス変異．変異部位以下の翻訳が全体に変化する場合をフレームシフト変異と呼ぶ．サイレント変異以外は蛋白の質や量に異常が生じる．

②方法：ⅰ)増幅したい遺伝子配列の両端に相補的に結合する短いオリゴヌクレオチドをプライマーとして用意する．ⅱ)標的DNAに熱を加えて一本鎖とし，それぞれにプライマーを結合させる．ⅲ)耐熱性DNAポリメラーゼを用い，プライマーを起点としてDNAを伸長させる．ⅱ)～ⅲ)の操作をn回繰り返し，目的とする断片を2^nに増幅する（㉔）．

③適応：わずかのDNAを増幅できるため，少量の血液（末梢血，骨髄液），髄液，胸水，腹水，喀痰，唾液，毛髪，尿などを検体として使用できる．外来性のDNA（細菌，ウイルスなど）やMRDの検出に威力を発揮する．結果も迅速に得られ，感度も良いため，他の検査で判断がつかない場合に決定的な情報をもたらす場合がある．

④特徴：検出感度は高く，10^{-4}～10^{-6}レベルで腫瘍細胞を検出できる．またウイルスDNAの場合，0.1～1.0 fgを検出できる．したがって，他の検体の混入（コンタミネーション）には厳重な注意が必要である．原則として検出対象の遺伝子情報がないと検出できない．

PCRによるDNA変異の検出

①数個以上の塩基の欠失の場合は，電気泳動の泳動度の違いにより検出できる．

②短い断片（数百～2,000 bpくらい）が得られるため，DNAシークエンシングを行って直接配列を解読できる．特に次世代シークエンサーの導入により感度が上がっており，応用範囲が広がりつつある．

③SSCP (single-strand conformation polymorphism) 法：PCR産物を特殊な条件で電気泳動し，塩基配列の違いを泳動度の差で検出する．1塩基の違いでも検出できるので，点突然変異のスクリーニングに用いられる．

DNA診断の対象

1 塩基変異（点突然変異）

1塩基変異が蛋白質コード部位に起こるとアミノ酸変異を生ずることがあり，蛋白機能異常として疾患に結びつく（㉕）．単一遺伝子疾患（1種類の遺伝子の変異によって生ずる遺伝性疾患）の約60％は1塩基変異による．悪性腫瘍で高頻度に観察されるのが，癌遺伝子 *ras* や癌抑制遺伝子 *p53* の1塩基変異で，それぞれ恒常的活性化，機能喪失を生じて発癌に寄与する．また遺伝子発現調節領域に生じた場合，遺伝子発現異常の原因となることがあり，サラセミアなどで例がみられる．

しかしながら，1塩基変異のほとんどは大きな形質変化として現れず，遺伝的に蓄積されて正常からの偏位という形で検出されるようになる．特定の1塩基変異が1％を超えて存在する場合をSNPs (single nucleotide polymorphisms) と呼ぶ．SNPsは現在，多因子疾患（高血圧，糖尿病，アレルギーなど）の罹患確率や薬物代謝能との関連で注目を集めている．

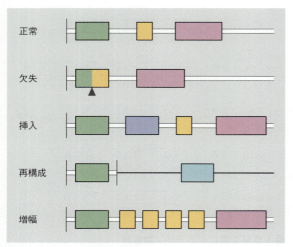

⓻ 2塩基以上の変異の種類
遺伝子の一部の欠失（deletion），別の遺伝子の一部分の挿入（insertion），染色体転座による再構成（rearrangement），遺伝子の一部の増幅（amplification）などがある．

2塩基以上の変異

欠失，挿入，再構成，増幅がある（⓻）．特殊な変異として3塩基の繰り返し配列（トリプレット・リピート）の延長があり，脆弱X症候群や神経変性疾患（Huntington病，脊髄小脳変性症，筋緊張性ジストロフィなど）の病因となっている．

DNA診断の実際

1塩基変異の解析
①単一遺伝子疾患の診断：サラセミア，異常ヘモグロビン症，血友病など
②癌関連遺伝子の突然変異の検出：*p53*, *ras*, *NF-1* など

遺伝子欠失の解析
①悪性腫瘍においてはしばしば癌抑制遺伝子の欠失がみられる．*p16*遺伝子の場合は欠失が両方の染色体で起こっていることが多く，サザンブロット法にて容易に検出できる．
②*p53*や*RB*遺伝子では欠失は1アリルのみで，もう1つのアリルでは点突然変異やメチル化で不活化されていることが多い．この場合，正常で存在する遺伝的多型性を指標に，ヘテロ接合性の消失（loss of heterozygosity：LOH）として欠失を検出する．

遺伝子再構成の解析
①リンパ球は正常でも遺伝子再構成が起こる唯一の体細胞である．リンパ球において再構成の検出はクロナリティーの解析すなわち腫瘍性の判定に有用である．サザンブロット法，PCRを用いる．
②その他の細胞においては遺伝子再構成は染色体異常によって生ずることが多く，融合遺伝子産物を検出することで腫瘍の迅速・微量診断やMRDの検出が行える（⓻）．

遺伝子増幅の解析
腫瘍細胞でしばしばみられる癌遺伝子（*c-myc*, *cyclin D1*, *bcl-2*）や薬剤耐性関連遺伝子（*MDR1*, *DHFR*）の増幅は，正常細胞を対照としてサザンブロット法で定量的に検出することが可能である．また，DNAアレイを用いて遺伝子コピー数の変化をゲノム・ワイドに検出することが可能になっており，先天異常症などの診断に効果を発揮している．

感染症の遺伝子診断
①PCRを用いての感染症の診断は，多くの項目が外注で行えることから日常診療においても一般的になっている．
②結核菌，非定型抗酸菌，ニューモシスチス，マイコプラズマ，クラミジアなど培養が困難ないし時間のかかる病原体に対しては特に有用である．肝炎ウイルス，HIV，サイトメガロウイルスをはじめ多くのウイルスの検出も可能になっている．
③RT-PCRにてウイルスRNAを定量することで，感染症の重症度や治療効果の判定が行える．特にC型肝炎では有用である．
④腫瘍細胞におけるEBウイルス，HTLV-Iの組み込みをサザンブロット法やPCRで検出することは，Hodgkinリンパ腫，Burkittリンパ腫，成人T細胞白血病などの確定診断に重要である．

疾患関連遺伝子

ある特定の疾患で発現が特異的に変動する遺伝子を狭義の疾患関連遺伝子または疾患特異的変動遺伝子と呼ぶ．疾患関連遺伝子は発症の原因あるいは病状の進展に関係すると予想され，その詳細を明らかにすることは早期発見，発症予測，予防に大いに役立つと期待される．代表的なものがSNPsであり，生活習慣病をはじめとする多因子疾患の罹患確率や薬物代謝能との関連で注目を集めている．多因子疾患は単一遺伝子疾患とは異なり，多くの遺伝子の軽度な発現変化の相互作用によって罹患確率が上がるため，大規模なデータの集積と統合的な解析が必要である．わが国でも2000年に，ヒト全ゲノムを対象として網羅的にSNPs解析を行い，癌・糖尿病・高血圧・認知症・気管支喘息などの疾患関連遺伝子を同定しようとする「ミレニアムプロジェクト」がスタートした．現在，多くのデータの集積がされつつあり，将来的にはオーダーメード医療への利用が期待される．その一方で，生殖細胞も含む統合ゲノム解析が行われるため，臨床応用に際しては後述する倫理的配慮が必要となる．

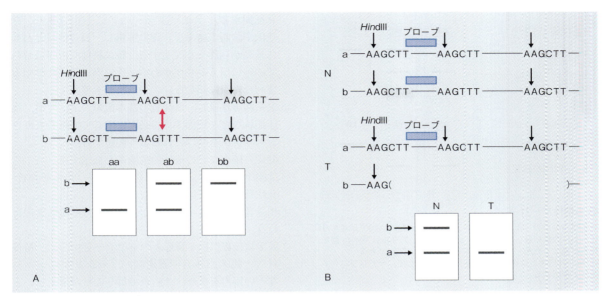

⑰ RFLP による LOH の検出
A：制限酵素 HindIII により認識される配列 AAGCTT がアリル a では 3 か所あるが，アリル b では C から T への 1 塩基置換により 2 か所になっている．a と b はサザンブロット法でバンドのサイズの違いとして認識できる．アリルの組み合わせとしては aa, ab, bb の 3 つが考えられ，aa, bb がホモ接合，ab がヘテロ接合である．
B：ある患者がヘテロ接合であった場合，正常組織（N）は ab パターンを呈する．腫瘍組織（T）でアリル b に欠失があった場合，バンド b は検出されなくなり，一見 aa 型のホモ接合のようにみえる．これを LOH と呼ぶ．

遺伝子多型

遺伝子多型（polymorphism）とは，DNA 配列の個体差であり，特定の変化が集団の 1％以上の頻度でみられる場合を呼ぶことが多い．ヒトの場合，以下のようなものが知られている．これらは遺伝的に規定されているため安定で，対立遺伝子間で異なるため，欠失や変異があると LOH として認識されるようになる．

塩基配列の違いによる多型

SNPs のような 1 塩基の違いでも，それが制限酵素の認識配列内に生ずれば，制限酵素断片の長さの違いとして表れ，サザンブロット法で検出できるようになる．これを RFLP（restriction fragment length polymorphism）と呼ぶ（⑰）．最近では PCR およびその変法を利用したより感度の高い方法が開発されている．

反復配列の長さの違いによる多型

ゲノム中には一定の塩基配列が繰り返しになっている部分がたくさん存在するが，その一部では繰り返しの回数が個人によって異なるため，多型性マーカーとして用いられる．次の 3 つが代表的な反復配列である．
① マイクロサテライト：1〜7 bp の配列の繰り返し．CA リピートが最も多い．
② ミニサテライト：7〜40 bp の配列の繰り返し．
③ VNTR（variable numbers of tandem repeats）：40 bp 以上の比較的長い配列の繰り返し．

サテライトは PCR，VNTR はサザンブロット法にて検出する（⑱）．

遺伝子診断と倫理

悪性腫瘍や感染症の遺伝子診断は対象が体細胞や外来遺伝子であるので，倫理的な問題を生じることはほとんどない．これに対して遺伝病の場合は生殖細胞における変異を調べるので，倫理的な配慮が必要となる．以下に主な留意点を記載するが，詳細は遺伝医学関連 10 学会による「遺伝学的検査に関するガイドライン」，WHO による「遺伝医学と遺伝サービスにおける倫理問題に関する国際ガイドライン」などを参照のこと（ともに日本人類遺伝学会のホームページに掲載されている）．

① 患者とその血縁者の知る権利ならびに知らないでいる権利を尊重する．特に診断がついても予防や治療が行えない疾患については，発病前の遺伝子診断は慎重であるべきである．
② 遺伝性疾患は同一の遺伝子変異が原因でも経過，予後，治療効果はさまざまであることを理解したうえで説明を行う．
③ 遺伝情報は生涯変化することのない究極の個人情報であり，厳重に保護されなくてはならない．また，得られた情報が血縁者にも共有されることを念頭におくべきである．

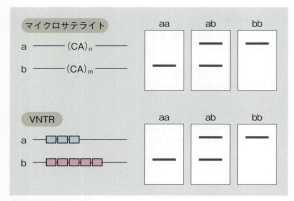

⓻ 多型性マーカー

マイクロサテライト,ミニサテライトは短い配列(図ではCAリピート)の繰り返しで,アリルaではn回,アリルbではm回と長さが異なるため,PCRで移動度の差として区別できる.
同様にVNTRとは比較的長い配列の繰り返しで,サザンブロット法にて検出する.

④遺伝カウンセリングが行える体制で対応する.原則として遺伝学的検査は,カウンセリングを行った後に施行すべきであり,結果が出た後にも必要に応じて継続することが必要である.

さらに最近では,検査技術の進歩により母体血を用いた出生前診断が可能となっており,新たな倫理的問題が生じている.

遺伝カウンセリング

遺伝カウンセリングとは,患者とその血縁者に遺伝子診断の結果と関連する遺伝学的情報を提供し,種々の医学的決定を援助する医療行為である.以下のステップで進められる.日本人類遺伝学会がガイドラインを発表しているので参照のこと.
①相談のポイントと背景,相談者の人生観や生活信条を把握する.
②遺伝子診断の結果を正確に解釈し,周辺情報とともに基礎から詳しく説明する.特に精度や限界について的確に伝える必要がある.その際に相談者の知る権利ならびに知らないでいる権利を尊重する.
③家系図を作成し,血縁者の基本情報,生活習慣,臨床症状などを把握する.必要に応じて血縁者もカウンセリングを受けられるよう配慮する.
④発症の確率などの遺伝的危険率を推定する.
⑤危険率に応じて,それを回避する方法(出生前診断,発症前診断,保因者診断など)を提示する.
⑥相談者の意思決定を援助し,決定後も継続的支援を行う.
⑦臨床遺伝専門医・遺伝カウンセラーを中心に,精神科医・臨床心理士・看護師・ソーシャルワーカーなどの協力を求め,チームで行うことが望ましい.

カウンセリングの実施には遺伝医学に関する豊富な知識と経験が求められる.現在,日本人類遺伝学会と日本遺伝カウンセリング学会が共同で認定制度を運営しており,臨床遺伝専門医の育成と普及をはかっている.2018年1月現在,全国で1,324人の臨床遺伝専門医・指導医・指導責任医が登録されている.また2005年より認定遺伝カウンセラー制度も開始されており,2017年12月現在,226人が認定されている.

〔古川雄祐〕

●文献

1) Mckusick VA:Mendelian Inheritance in Man. Baltimore:Johns Hopkins University Press;1998.
2) Westman JA:Medical Genetics for the Modern Clinician. Philadelphia:Lippincott Williams & Wilkins;2006.
3) Post SG:生命倫理百科事典.東京:丸善;2007.

5 治療学

治療に病気の治癒や症状の軽減を目的とする医療行為である。広い意味では病気の予防を含むが，内科学における治療の中心は薬剤投与による薬物療法になる。また，食事療法や運動療法，輸液療法や輸血療法，また放射線治療も重要な治療である。さらに，リハビリテーション，女性医学（性差医療），緩和ケアなど新しい考え方に基づく治療や，遺伝子治療，臓器移植，再生医療など高度な医療技術を用いる治療も続々と登場している。しかし，いずれの治療においても科学的な根拠（エビデンス）を重視するという医療の基本は共通している。

治療の目的

治療の目的を明確にすることは，誤った治療を避けるためだけでなく，不十分な治療や過剰な治療を避けるためにも重要である。特に，過剰治療は不必要な負担や余計な副作用によって患者を苦しめることになる。

肺炎患者では原因細菌を消滅させるために抗菌薬を投与する。咳や痰などの呼吸器症状には鎮咳薬や去痰薬，時には酸素投与によって患者の苦痛を軽減させる。この場合，抗菌薬は治癒が目的であり，鎮咳薬や去痰薬は症状の軽減を目的にしている。酸素投与には症状緩和とともに治療期間を短縮させて予後を改善させる目的もある。したがって，抗菌薬は肺炎の治癒の見通しがつくまで投与されるが，鎮咳薬や去痰薬は患者が苦痛を感じないまでに症状が軽減すれば中止してもよい。

糖尿病患者の血糖コントロールは，いずれ起こりうる心筋梗塞や腎障害など心血管系障害を予防することで，健康な人と変わらない日常生活の質を維持しつつ寿命を確保することを目的にしている。したがって，インスリンなど薬物療法のみに目をとらわれるのではなく，日常生活のなかで食事療法や運動療法を行ないながら，体重，血圧，血清脂質のコントロール，糖尿病網膜症や腎症といった合併症対策を行わなければ本来の治療目的は達成できない。

固形癌患者に行われる薬物療法のほとんどは延命や症状の緩和が目的であり，初期には効果が認められてもいずれ耐性となる。したがって，すでに効果が認められなかったり予想以上の副作用を認めたりしているにもかかわらず，抗癌薬の投与を漫然と続けることは，無意味に患者を苦しめるだけである。

エビデンスを重視する医療

科学的な根拠（エビデンス）を重視する医療は，医療者の直感や経験に頼る非合理的な医療と比較して，治療の効果や安全性を高めるために重要である。臨床試験から得られる治療のエビデンスとは，特定の病気や病態をもつ患者集団に対して行われた場合の一般的な結果である。したがって，たとえ病名や病期が同じであっても，年齢や合併症などの身体的な状況，患者の価値観や教育歴，職業，さらには宗教，家族構成などの社会的な背景が異なる患者に対して，いつも同じ結果が再現される保証はない。医療者は，刻々と変化する患者の状態にそのエビデンスをどこまで適用できるのか，どのような結果を予測できるのかを，医療者自身の知識や経験，時には医療環境にも配慮したうえで合理的に判断しなければならない。

このような科学的な根拠（エビデンス）を重視する医療には診療ガイドラインが有用である。診療ガイドラインは，専門家の合意（コンセンサス）と推奨度をまとめた文書であり，エビデンスの系統的なレビューを経て作成される。推奨度は，エビデンスの強さ（確実性）に加えて，望ましい効果（益）と望ましくない効果（害と負担など）のバランス，さらに患者の価値観の確実性（一致性）などを考慮しながら，当該領域の専門医だけでなく，他領域の医師，看護師，薬剤師，患者・市民の代表者など多様な構成なメンバーによって決定される。いくつかの比較試験やメタ解析によって有用性が証明されている治療は，一般に標準治療として推奨される。一方，全体的なエビデンスが弱くても臨床的な有用性について十分なコンセンサスが得られている治療もある。診療ガイドラインは医療者と患者が医療や治療を選択するときに利用する情報源であり，その治療を強制したり他の医療を制限したりする規範ではない。

医療者は常に最新の診療ガイドラインについて十分理解しておく必要があり，推奨度と異なる臨床判断をするときには，その理由をカルテに記載しておくことが大切である。有効性や危険性が不明であり標準治療とされない実験的な医療行為は原則として臨床試験として行うべきである。

チーム医療の重要性

治療の進歩に伴ってその専門性は高くなり，また内容も複雑になっている．患者一人あたりの診療時間は長くなり，患者や家族への説明の機会が増えている．このような現在の医療においては，専門領域の異なる医師，看護師や薬剤師など多職種の医療スタッフで構成するチーム医療の実践によって治療が行われる．チーム医療は，多職種がそれぞれの専門性を発揮して「治療」という共通の目的を達成しようとするものであり，単なる役割分担ではない．職種間でコミュニケーションを図るとともに，それぞれの専門性を尊重し合う姿勢が重要である．

非薬物療法

内科学における食事療法や運動療法は，日常生活のなかで継続的に行われるものであり，いわば生活習慣の改善である（**❶**）．多くの場合，体重，血圧，血糖，血中脂質のコントロールによって生活習慣病を軽減させる一次予防がその目的となる．食事療法はエネルギーや栄養素（蛋白質，脂質，炭水化物，ビタミン，ミネラルなど）について，それぞれの欠乏または過剰の是正が基本となる．先天性代謝異常症では特定成分の摂取を制限する．アレルギー反応を惹起する食物を避けたり，炎症性腸疾患の患者に低残渣食を勧めたりすることも広い意味での食事療法に該当する．いずれにしても，疾患ごとに治療目的をしっかり把握することが大切である．

食事摂取の基準

健康な状態を維持するために必要であるエネルギー（kcal）は，性や年齢，身体活動の程度によって異なる．一般にエネルギーは身体活動の程度を考慮しながら体重あたりで計算される．日本人の食事摂取基準（2015年度版）において，エネルギーの摂取量と消費量の差がゼロとなる確率が最も高くなるエネルギー摂取量は「推定エネルギー必要量」と定義され，このエネルギー摂取量では健康な状態が損なわれず，体重も変化することがないとされる（**❷**）．

推定エネルギー必要量（kcal）は，基礎代謝量と身体活動レベルの積として算出される．

推定エネルギー必要量（kcal）
　　＝基礎代謝量（kcal/日）×身体活動レベル
基礎代謝量（kcal/日）
　　＝基礎代謝基準値（kcal/kg 体重/日）

❶ 内科疾患における食事療法

疾患	内容	
生活習慣病		
高血圧	• 野菜・果実を積極的にとる • 食塩を制限する（6 g/日未満） • コレステロール・飽和脂肪酸の多い食品を控える • アルコールを控える	
糖尿病	• エネルギー摂取は適正にする • 食物繊維をとる • 動物性脂肪・コレステロールの多い食品を控える	
脂質異常症（高脂血症）	• エネルギーの過剰摂取に注意する • コレステロール・飽和脂肪酸の多い食品を控える • 食塩を制限する（6 g/日未満） • アルコールを控える • 不飽和脂肪酸や食物繊維の多い食品をとる	
痛風	• アルコールを控える，水分を多く飲む，高プリン食を制限する	
先天性疾患		
糖原病	• 少量ずつ頻回に食事をとる	
遺伝性フルクトース不耐症	• 果糖・ショ糖を含む食品を制限する	
メープルシロップ尿症	• 分枝鎖アミノ酸（ロイシン，イソロイシン，バリン）を含まない食事にする	
フェニルケトン尿症	• 低フェニルアラニン食またはフェニルアラニン除去ミルクにする	
Wilson 病	• 銅を多く含むサザエなどの貝類，甲殻類，レバー，チョコレート，ナッツ類を制限する	
その他		
慢性膵炎	• 過食を控える • 脂肪の多い食品を控える • アルコール，香辛料を制限する	
慢性腎不全（保存期）	• 高カロリー・低蛋白食とする • 食塩を制限する • カリウムの摂取を制限する	

　　　　　　　×参照体重（kg）

基礎代謝基準値は安静にしていても消費する体重1 kg あたりのエネルギーであるが，これは参照体位において推定値と実測値が一致するように決定されているため，肥満ややせなど基準から外れた体格では誤差が大きくなる．また，成長期の小児，妊婦あるいは授乳婦ではより多くのエネルギーが必要である．エネルギー給与量は，推定エネルギー必要量をもとに，体格指数（body mass index：BMI）や体重の変化を考慮して決定する．BMI の正常範囲を18.5以上から25.0未満として，測定された BMI が18.5未満であれば不足，25.0以上であれば過剰と判断する．

食事摂取基準では栄養素の摂取量の基準として性や年齢別に複数の指標が設定されている．ある母集団に

❷ 日本人の推定エネルギー必要量（kcal/日）

男性

年齢	基礎代謝基準値 （kcal/kg 体重/日）	参照体重*1 （kg）	基礎代謝量 （kcal/日）	身体活動レベル*2		
				I	II	III
18〜29歳	24.0	63.2	1,520	2,300	2,650	3,050
30〜49歳	22.3	68.5	1,530	2,300	2,650	3,050
50〜69歳	21.5	65.3	1,400	2,100	2,450	2,800
70歳以上*3	21.5	60.0	1,290	1,850	2,200	2,500

女性

年齢	基礎代謝基準値 （kcal/kg 体重/日）	参照体重*1 （kg）	基礎代謝量 （kcal/日）	身体活動レベル*2		
				I	II	III
18〜29歳	22.1	50.0	1,110	1,650	1,950	2,200
30〜49歳	21.7	53.1	1,150	1,750	2,000	2,300
50〜69歳	20.7	53.0	1,100	1,650	1,900	2,200
70歳以上*3	20.7	49.5	1,020	1,500	1,750	2,000

*1 2010（平成22）年および2011（平成23）年国民健康・栄養調査における当該年齢階級における中央値.
*2 推定エネルギー必要量＝基礎代謝量（kcal/日）×身体活動レベルとして算定した．18〜69歳では，身体活動レベルはそれぞれ I＝1.50，II＝1.75，III＝2.00としたが，70歳以上では，それぞれI＝1.45，II＝1.70，III＝1.95とした．
*3 主として，70〜75歳ならびに自由な生活を営んでいる対象者に基づく報告から算定した.

身体活動レベル別にみた活動内容*4

身体活動レベル*5	低い（I）	ふつう（II）	高い（III）
	1.50 （1.40〜1.60）	1.75 （1.60〜1.90）	2.00 （1.90〜2.20）
日常生活の内容	生活の大部分が座位で，静的な活動が中心の場合	座位中心の仕事であるが，職場内での移動や立位での作業・接客など，あるいは通勤・買物・家事，軽いスポーツなどのいずれかを含む場合	移動や立位の多い仕事への従事者あるいは，スポーツなど余暇における活発な運動習慣をもっている場合

*4 表中の値は，東京近郊在住の成人を対象とした，3日間の活動記録の結果から得られた各活動時間の標準値.
*5 代表値．（　）内はおよその範囲.

（日本人の食事摂取基準，2015年版．より抜粋）

おける平均必要量の推定値を「推定平均必要量」，ほとんどの人において1日の必要量を満たすと推定される1日摂取量が「推奨量」である．「推奨量＝推定平均必要量＋標準偏差の2倍」として算出される．これらの2指標を算定するのに十分な科学的根拠がない場合には「目安量」が設定される．また，「耐容上限量」に，ほとんどすべての人々が健康障害をもたらす危険がないとみなされる習慣的な摂取量の上限として定義される．「目標量」は生活習慣病の一次予防を目的として日本人が当面の目標とすべき摂取量であり，たとえばナトリウム（食塩相当量）の目標量は男性8.0 g/日未満，女性7.0 g/日未満である.

糖尿病の食事療法では標準体重と身体活動量から適正なエネルギー摂取量を算出する．通常は成人男性で1,400〜1,800 kcal，女性で1,200〜1,500 kcalの範囲となり，食品交換表を参考にしながら指示エネルギー量の50〜60％を炭水化物，蛋白質20％エネルギー以下を目安とし，残りを脂質で摂取する（「糖尿病診療ガイドライン2016」）.

エネルギー摂取量（kcal）
＝標準体重（kg）×身体活動量
標準体重（kg）＝身長（m）×身長（m）×22

身体活動量は軽労作（デスクワークが主な人，主婦など），普通の労作（立ち仕事が多い職業），重い労作（力仕事の多い職業）でそれぞれ25〜30 kcal/kg標準体重，30〜35 kcal/kg標準体重，35〜kcal/kg標準体重が目安である.

運動療法と有酸素運動

運動療法は高血圧，糖尿病，脂質異常症（高脂血症）などの生活習慣病の予防や治療のほか，リハビリテーション，整形外科領域やスポーツ医学において心肺機能の向上を目的として行われる．運動は歩行やジョギングなど酸素の供給に見合った比較的軽度な有酸素運動と，運動強度がより強いレジスタンス運動に分類される．有酸素運動には軽いジョギングやエアロビクスダンスなどの中等強度の運動，レジスタンス運動にはスクワットや腕立て伏せなど，筋肉に強い抵抗をかける動作を繰り返す運動が含まれる．有酸素運動ではエネルギー源として糖質と脂肪が消費されるが，運動強

度が強くなると主に糖質が消費されるようになる．有酸素運動やレジスタンス運動を日常的に継続するとインスリン感受性が改善する．

運動強度は最大酸素消費量または最大心拍数を基準として，運動を行う本人の身体能力に応じて評価される．有酸素運動の運動強度は最大酸素消費量の50％程度まで，最大心拍数の50〜70％，あるいは自覚的運動強度として「ややきつい」と感じる程度までが相当する．最大心拍数は「220 −年齢」で推測される．一般に，生活習慣病の予防には全身の筋肉を用いる有酸素運動を中等強度で1日30〜60分，週3日以上行うようにすすめられる．

メッツ（metabolic equivalent：MET）は運動強度の評価に用いられ，安静時を1としたときの身体活動の強さの相対的な指標である．炊事や洗濯は2メッツ程度，ふつうの歩行は3メッツ程度，自転車は4メッツ，ジョギング，サイクリング，テニスなどスポーツは6メッツ以上とされる．「健康づくりのための身体活動基準2013」では，生活習慣病の予防のために3メッツ以上の身体活動を週23（メッツ・時），行うようすすめている．具体的には，歩行またはそれと同等以上の強度の身体活動を毎日60分行うことになる．メッツ・時は身体活動量を定量化する場合によく用いられる．標準的な体格の場合，1.0（メッツ・時）は体重とほぼ同じエネルギー消費量となり，体重70 kgの場合は70 kcal，60 kgの場合は60 kcalとなる．

薬物療法総論

薬物の成り立ち

薬物は主に病気の治療や生理機能の調節を目的として人体に投与される化学物質であり，広い意味では健康食品や保健機能食品も含まれる．そのうち，医薬品は主に病院などの医療機関の医師の診断と処方に基づいて使用される「医療用医薬品」と，一般の人が薬局などで購入して自らの判断で使用する「一般用医薬品」に大別される．医療用医薬品のなかで，医師などからの処方箋交付を必要とするものが「処方せん医薬品」である．また，『日本薬局方』は，医薬品の性状および品質の適正を図るため，厚生労働大臣が薬事・食品衛生審議会の意見を聴いて定めた医薬品の規格基準書であり，国内でよく使用される医薬品を中心に収載している．

薬物には人工的に合成されるもの，天然の植物や動物から単離されるもの，または半合成されるものがある．単一の有効成分を含むものがほとんどであるが，漢方薬のように複数の成分を含むものもある．薬物の名称には化学物質としての一般名，構成元素や分子構造に基づく化学名，製品として販売するときに用いられる製品名がある．

新規の薬物は，動物や細胞を用いる前臨床試験，その後にヒトを対象とする臨床試験を経て，これらの結果をもとに申請され承認される．臨床試験は主に第I相，第II相，第III相に区別される．第I相試験では数人から十数人の健常人を対象に，試験薬を少量から漸増させながら有害反応（副作用）や薬物動態を評価して，試験薬の至適投与量や投与スケジュールを決定する．有効性を評価するなど目的によっては軽症の患者を対象とすることがある．一方，抗癌薬の第I相試験はがん患者を対象とするが，有害事象が軽度と予想される抗体薬や分子標的薬では健常人を対象とすることがある．第II相試験は数十人から100人程度の患者を対象に行われ，治療しようとする各疾患や病態に対する試験薬の有効性や安全性を評価する．第III相試験では，現在の標準的治療をコントロール群として，第II相試験で有望であると判断された試験薬と比較する．一般には数百人以上の規模で行われるが，生存期間やイベント数が少ない場合にはそれ以上の規模が必要となる．標準的治療が存在しない場合はコントロール群には偽薬（プラセボ）が用いられる．試験期間は一般に年単位となる．臨床試験のうち，治験とは特に新薬の承認を目的として行われる試験である．ほとんどの治験は製薬企業と医療機関が協力して行われる．

ジェネリック医薬品（後発医薬品）とは，先発医薬品の物質特許の満了後に，有効成分が同じ医薬品として新たに申請され，製造・販売される医薬品である．一般には用法，用量，効能および効果は先発医薬品と同じであり，開発期間や経費を抑えることができるため先発品と比較して安価である．経口薬の申請時には生物学的同等試験が行われ，後発医薬品と先発医薬品の薬物血中濃度の差，すなわちバイオアベイラビリティ（生物学的利用性）の差が許容範囲内にあるときに生物学的に同等であるとされる．また，先発医薬品と後発医薬品では安定化剤や溶解補助剤など添加物が異なることがある．したがって，後発医薬品は先発医薬品と同一の有効成分を含むが製剤として同一ではなく，薬物血中濃度の治療域が狭い薬物では注意が必要である．

体内薬物動態と薬物相互作用

生体内の薬物の動きを意味する用語がファーマコキネティクス（pharmacokinetics：PK）であり，一般に薬物動態と訳される．ファーマコダイナミクス

❸ 主な薬物動態パラメータと臨床薬理学用語

血中濃度-時間曲線下面積（AUC）	薬物投与後の血中薬物濃度と時間の関係を示したグラフの血中濃度曲線下の面積．薬物の吸収率または代謝速度の指標となる．生体利用率の計算にも用いられる
消失半減期（$t_{1/2}$）	薬物が生体内で代謝・排泄されて，血中濃度が半分になるまでの時間
分布容積	体内の薬物量を血漿中薬物濃度で割った値．血漿濃度に等しい濃度をもつ仮想の容積が体内にどの程度あるかを意味する．薬物の血漿外組織への移行がゼロであれば，理論的には分布容積と血漿容積は等しくなる
クリアランス	単位時間あたりに血中から除去される薬物量の指標．全身クリアランスは投与量÷AUCから計算される
最高血中濃度（C_{max}）	薬物投与後に得られる最高血中濃度．ピーク値ともいう
最高血中濃度到達時間（t_{max}）	薬物を投与してから最高血中濃度に達するまでの時間
コンパートメントモデル	薬物動態を容易に解析するために，本来は複雑な構造をもつ生体を均一なコンパートメントであると仮定してつくられるモデル
生体利用率（バイオアベイラビリティ）	ある時間内に全身循環血中に移行する薬物量の全投与量に対する比率およびその速度．一般には経口および静脈投与時のAUC比から計算される．経口薬の生体利用率は消化管からの吸収および初回通過効果によって決まる
初回通過効果	経口投与された薬物が，全身循環血に移行する前に，薬物代謝酵素によって消化管壁や肝臓において代謝されること
腸肝循環	胆汁排泄された薬物または代謝物が，消化管から再び吸収されて全身循環に戻ること
酵素誘導	薬物代謝酵素の活性が薬物や食品，喫煙などによって増強すること．薬物相互作用の原因になる．CYP3A4は，カルバマゼピンやフェノバルビタールなどの抗てんかん薬，リファンピシン，ステロイド，セントジョーンズワートによって酵素誘導される

（pharmacodynamics：PD）は薬物効果や有害反応など薬物感受性を意味する用語としてファーマコキネティクスに対応して用いられ，薬力学と訳される．ファーマコキネティクスの解析は薬物効果や有害反応の理解や予測に有用であるが，そのためには薬物の吸収・分布・代謝・排泄の過程の理解が重要である．薬物動態パラメータは生体内の薬物の動きを解析するために用いられる（❸❹）．薬物相互作用は複数の薬物の投与によって発生または増強する薬理作用であるが，薬物代謝をはじめとする薬物動態の変化によって多くの場合は説明できる．

母集団薬物動態解析（ポピュレーションファーマコキネティクス〈population PK：PPK〉）は薬物動態解析の手法の一つであり，個々の患者から得られる薬物濃度データは少ないが，多数の患者からデータを得ることで集団の血中濃度分布を解析できる．患者からの頻回な採血を必要としないため臨床での実施に適している．解析ソフトとしてNONMEM®が知られている．母集団薬物動態パラメータが整備されると，初期投与量の設定や少数回の採血データから至適投与量のシミュレーションが可能になる．

吸収 absorption

経口投与された薬物は胃内で溶解され，その後に主に十二指腸や小腸から生体内に吸収される．吸収された薬物は門脈を経て肝に，さらに循環血液を介して全身に運搬される．このとき，ある時間内において全体

の投与量に対して全身の循環血中に移行する薬物量の比率が生体利用率（バイオアベイラビリティー〈bioavailability〉）である．生体利用率は薬物が消化管壁や肝での薬物代謝（初回通過効果）によって低下する．吸収に影響を与える要因として食事の内容，胃内pHによる薬剤の溶解度の変化，麻薬性鎮痛薬による胃内容物排泄の遅延，キノロン系抗菌薬とアルミニウムやマグネシウムによるキレート形成など薬物相互作用が重要である．

分布 distribution

薬物は血液中でその一部がアルブミンなどの血漿蛋白と結合しているが，結合していない非結合型が組織に移行して薬理作用を発揮する．薬物の組織への移行性の指標として分布容積が用いられる．脂溶性の高い薬物は末梢の脂肪組織に高濃度に分布するため分布容積は大きくなる．一方，血漿蛋白と強固に結合する薬物や抗体薬などの高分子薬は血管外へ分布しないため分布容積は小さくなる．脳には血液脳関門（blood-brain barrier：BBB）と呼ばれる機能が存在しており，薬物の脳内への移行を制限している．

代謝 metabolism

薬物は生体内で薬物代謝酵素が触媒するさまざまな薬物代謝を受けて化学的に変化する．薬物代謝は酸化・還元・加水分解を行う第I相反応と抱合を行う第II相反応に大別される．薬物代謝酵素は肝をはじめ全

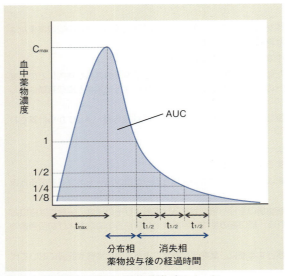

❹ 血中薬物濃度の推移と薬物動態パラメータ
AUC：血中濃度-時間曲線下面積，C_{max}：最高血中濃度，$t_{1/2}$：消失半減期，t_{max}：最高血中濃度到達時間．

❺ ヒトの主なシトクローム P450（CYP）分子種とその基質

CYP	基質
CYP1A2	カフェイン，テオフィリン，R-ワルファリン，エルロチニブ
CYP2A6	クマリン，ニコチン，テガフール
CYP2B6	シクロホスファミド
CYP2C8	パクリタキセル
CYP2C9	S-ワルファリン，ロサルタン，トルブタミド，ジクロフェナク，イブプロフェン
CYP2C19	S-メフェニトイン，オメプラゾール，ジアゼパム，アミトリプチリン，イミプラミン，クロピドグレル
CYP2D6	デブリソキン，デキストロメトルファン，コデイン，メキタジン，プロメタジン，ジフェンヒドラミン，プロプラノロール，ハロペリドール，アミトリプチリン，イミプラミン，タモキシフェン
CYP2E1	エチルアルコール，アセトアミノフェン，ハロタン，イソフルラン，セボフルラン
CYP3A4	ニフェジピン，テストステロン，シクロスポリン，タクロリムス，クラリスロマイシン，エリスロマイシン，カルバマゼピン，ミダゾラム，ジアゼパム，リドカイン，アミオダロン，R-ワルファリン，ドセタキセル，エトポシド，イリノテカン，ビノレルビン，イホスファミド，エベロリムス，テムシロリムス，イマチニブ，ニロチニブ，ダサチニブ，パゾパニブ，スニチニブ，エルロチニブ，ラパチニブ，抗 AIDS 薬

身臓器に分布しており，第 I 相反応を触媒する酵素はシトクローム P450（CYP），フラビン含有モノオキシダーゼ（FMO），アルコールデヒドロゲナーゼ（ADH）などである．第 II 相反応にはグルクロノシルトランスフェラーゼ（UGT），スルホトランスフェラーゼ（SULT），グルタチオントランスフェラーゼ（GST），N-アセチルトランスフェラーゼ（NAT）など抱合反応を触媒する酵素が含まれる．多くの薬物は薬物代謝によって薬理活性を失うが，プロドラッグと呼ばれる薬物は未変化体そのものには薬効がなく，活性代謝物が薬効を発揮する．

CYP は膜結合型のヘム蛋白であり，ヒトには CYP3A4 をはじめ 30 以上の分子種が存在する．分子種はアミノ酸配列の相同性に基づいて分類され，薬物代謝に関与する CYP は CYP1～3 までのファミリーに属する（❺）．CYP3A4 はカルシウム拮抗薬やステロイド，抗癌薬を含め臨床で用いられる薬物の 8 割以上の薬物代謝を触媒する．CYP2D6 は抗精神病薬，抗うつ薬，抗ヒスタミン薬，抗不整脈薬などの薬物代謝にかかわる．

CYP は基質特異性が低いため，同じ CYP によって薬物代謝を受ける薬物間の競合阻害や酵素誘導など薬物間相互作用が時に問題となる．特に CYP3A4 を基質とする薬物では，同じ CYP3A4 による薬物代謝を受ける基質，アゾール系抗真菌薬，14 員環マクロライド系抗菌薬，グレープフルーツジュースによる阻害や，抗てんかん薬，リファンピシン，ステロイド，セントジョーンズワートによる酵素誘導に注意する．喫煙による CYP1A2，飲酒による CYP2E1 の酵素誘導も重要である．

排泄 excretion

一般に薬物は薬物代謝によって親水性が高くなり，主な排泄経路である尿や胆汁に溶けやすくなる．腎臓からの排泄は糸球体濾過率や尿細管分泌によって，胆汁からの排泄ではグルクロン酸抱合を含む肝代謝を経て胆汁排泄によって調節される．したがって，腎機能低下や胆汁うっ滞などの病態は薬物排泄に影響する．血中薬物濃度は，最高血中濃度に到達した後に I 相性または II 相性に減衰することが多い．特に II 相性の場合には速やかに濃度が低下する初期の分布相（α 相）とその後，緩やかに濃度が低下する消失相（β 相）に分けられ，それぞれの相で半減期が求められる．一般に分布相は短時間である．消失相の半減期が生物学的半減期となる．

特別な背景を有する患者の薬物療法

薬物は，患者側の要因による薬物動態や薬物感受性の増強が原因となり，時に予想外の薬理作用をもたらす．たとえば，高齢者では併存症や肝・腎機能の低下

が問題となることが多く，また併用薬が多いため薬物相互作用も起こりやすい．薬物療法を行う際には，事前に予想される有害反応と照らし合わせて，期待する治療効果がそのリスクに見合うものかを慎重に判断する．また，治療を開始してからも実際に起こる有害反応を客観的に評価しつつ，リスクとベネフィットのバランスを考慮しながら治療の継続や変更を判断する．

スペシャルポピュレーション（special population）とは，薬物動態や薬物感受性が一般の患者集団とは異なると予想される患者集団である．腎機能や肝機能が低下している患者，高齢者，肥満者，小児，妊婦や授乳婦などの特別な背景を有する患者が該当する．

高齢者

高齢者の薬物動態には肝・腎機能の低下による薬物クリアランスの低下，胃酸分泌の低下と胃内容排泄速度の遅延による吸収の低下，体内水分量の減少と体脂肪の相対的な増加による薬物分布の変化などの特徴がある．また複数の疾患の合併や過去の既往歴によって病態が複雑になっていることが多い．時に認知機能や判断力の低下によって服薬アドヒアランスに問題を抱えている．これらの要因はさまざまな程度で治療に影響するため，高齢のみを理由に一律に薬物療法を変更するのではなく，一人ひとりの患者に適した対応を行う．

臓器機能の低下

肝障害によって薬物代謝酵素の活性が低下すると，主に肝代謝を受ける薬物では半減期が延長して血中薬物濃度が上昇する可能性がある．また，肝硬変などで門脈圧が亢進すると，門脈血流が減少して消化管から吸収された薬物が肝を通過せずに全身循環に移行するようになる．そのため，経口投与される薬物では初回通過効果の低下によって血中濃度が高くなる可能性がある．肝における蛋白質合成が低下するとアルブミンなど血漿蛋白濃度が低下するため，特に蛋白結合率の高い薬物では非結合型の増加による薬効の変化に注意する．したがって，これらの薬物では適切な減量が必要となる．肝機能は血清ビリルビンやトランスアミナーゼ値，凝固因子などにより評価する．重症度分類にはChild-Pugh分類が用いられることが多い．

腎から主に排泄される腎排泄型の薬物では，腎機能低下によって尿中排泄が減少する．また，腎機能の低下によって蛋白結合率が低下したり薬物の感受性が変化したりすることがある．腎排泄型の薬物では適切な減量や投与間隔の延長が必要となる．腎機能評価には糸球体濾過率やクレアチニンクリアランスが用いられる．日本腎臓学会による糸球体濾過率の推算式

（eGFR）も有用である．

ゲノム薬理学

ゲノム薬理学はファーマコジェネティクス（pharmacogenetics）またはファーマコゲノミクス（pharmacogenomics）と訳される．一般に，前者は薬物代謝酵素や薬物トランスポーターなど特定の遺伝子を対象としているが，後者は非翻訳領域も含めたゲノム全体からのアプローチと定義される．

ゲノムの情報に基づく個別化医療あるいはテーラーメイド医療（オーダーメイド医療）には，体細胞の遺伝子突然変異や変化に基づくものと，生殖細胞系列の遺伝子の多様体（バリアント）に基づくものに大別される．癌薬物療法では腫瘍細胞の遺伝子変異に基づいた分子標的薬の個別化治療が行われるが，これらDNAの突然変異は腫瘍細胞のみに存在しており，親から子へと遺伝的に受け継がれることはない．一方，生殖細胞系列のバリアントは親から子へと遺伝的に受け継がれ，その解析は末梢血リンパ球など正常の体細胞から抽出するゲノムDNAを用いて行われる．

薬物療法の効果や有害反応には大きな個人差がある．薬物代謝酵素や薬物トランスポーター，薬物受容体などの遺伝子配列のわずかな個人差が，薬物動態や薬剤感受性の多様性の原因となりうる．全ゲノムには30億のDNA塩基対があり，その塩基配列の99.9％は個体間で同一であるが，残り0.1％の配列は異なる．このうち，特定のバリアントが一定の頻度（1％以上）を超えて存在することを遺伝子多型という．遺伝子多型には，1つの塩基が他の塩基に置き換わる「一塩基置換」（single nucleotide polymorphism：SNP），塩基が失われる「欠失」，塩基が入る「挿入」，少数の塩基の繰り返し配列（マイクロサテライト）の「重複」や回数の差などが含まれる．全ゲノムのなかのSNPの総数は300万から1,000万といわれる．バリアントは遺伝子名の後ろに＊（スター）と番号を割り付けてイタリック表記される．たとえばCYP2C19遺伝子ではCYP2C19＊1が最も高頻度に存在するアレルであり，CYP2C19＊2やCYP2C19＊3はバリアントを表す．遺伝型または遺伝子型（genotype）とはアレルの組み合わせであり，野生型（ワイルドタイプ）は最も高頻度に存在するアレル（対立遺伝子）の組み合わせ，ホモ接合体とヘテロ接合体はそれぞれ2つまたは1つのバリアントをもつ組み合わせである．SNPはアミノ酸置換，遺伝子発現やその安定性に影響して蛋白機能を変化させることがある．遺伝子多型が酵素活性など蛋白質の機能に及ぼす変化が表現型（phenotype）であるが，実際に表現型まで影響が及ぶことはまれである．

❻ 主な薬物代謝酵素の遺伝子多型とその影響

遺伝子	PM または酵素活性が低いときの影響
CYP2C9	ワルファリンの治療必要量↓（実際は VKORC1 遺伝子のハプロタイプの影響のほうが大きい）
CYP2C19	プロトンポンプ阻害薬オメプラゾールによる胃内ピロリ菌除菌率↑ 血小板凝集抑制薬クロピドグレルの活性代謝物の生成が減少するため，治療効果↓（可能性）
CYP2D6	コデインの活性代謝物であるモルヒネの生成が減少するため，鎮痛作用↓ 抗癌薬タモキシフェンの活性代謝物の生成が減少するため乳癌の治療効果が減弱（可能性） 抗ヒスタミン薬による眠気↑
NAT	イソニアジドによる多発性神経炎↑ プロカインアミドによる薬剤性エリテマトーデス↑
UGT1A1	抗癌薬イリノテカンによる好中球減少↑
TPMT	抗癌薬メルカプトプリンによる好中球減少↑

VKORC1：ビタミン K エポキシド還元酵素複合体 1, NAT：N-アセチルトランスフェラーゼ, UGT：グルクロノシルトランスフェラーゼ, TPMT：チオプリン-S-メチルトランスフェラーゼ.

❼ 薬物治療モニタリング（TDM）が有用とされる薬物

循環器領域で用いられる薬	ジゴキシン，プロカインアミド，ジソピラミド，キニジン，アプリンジン，リドカイン，ピルジカイニド塩酸塩，プロパフェノン，メキシレチン，フレカイニド，シベンゾリンコハク酸塩，ピルメノール，アミオダロン
抗てんかん薬	カルバマゼピン，バルプロ酸ナトリウム，フェノバルビタール，フェニトイン，プリミドン，クロナゼパム，ゾニサミド
免疫抑制薬	エベロリムス，シクロスポリン，タクロリムス
抗癌薬	メトトレキサート，イマチニブ，スニチニブ，エベロリムス
抗菌薬	アミカシン，イセパマイシン硫酸塩，ゲンタマイシン，トブラマイシン，アルベカシン，ストレプトマイシン，バンコマイシン，テイコプラニン，ボリコナゾール
精神科領域で用いられる薬	ハロペリドール，炭酸リチウム，ブロムペリドール
その他	テオフィリン，アセチルサリチル酸，シロリムス

薬物代謝酵素の遺伝子多型では表現型としての酵素活性が低下または欠損しているヒトを PM（poor metabolizer），これに対して平均的またはそれ以上の酵素活性をもつヒトを EM（extensive metabolizer）という．一般に，PM はバリアントをホモ接合体またはヘテロ接合体でもつ．遺伝子多型が血中薬物濃度，さらに治療効果や有害反応まで影響を及ぼす例はごくわずかであるが，その理由は薬物効果の個体差の大きい薬剤は有害反応の予測が困難であるため開発が断念されたか，臨床導入後も早期に使用されなくなったためと考えられる．臨床的に遺伝子多型が問題となる薬物代謝酵素には CYP2D6，CYP2C19，UGT の分子種 UGT1A1，チオプリン-S-メチルトランスフェラーゼなどがある（❻）．これらの PM では血中薬物濃度が上昇して有害事象を増強するため注意が必要である．また，遺伝子多型の分布には人種差が存在することがあり，時に表現型に影響して薬物効果の人種差の原因となる．たとえば，CYP2C19 活性の PM の頻度は日本人では 20％であるが，白人では 2～3％である．一方，CYP2D6 活性の PM の頻度は日本人では 1％以下であるが，白人では 5～9％である．

薬物治療モニタリング（TDM）

薬物治療モニタリング（therapeutic drug monitoring：TDM）は，薬物療法において血中薬物濃度を投与量や投与間隔の指標として用いる方法である．TDM は血中薬物濃度が治療効果や有害反応（副作用）とよく関連することを前提としているが，特に薬物動態の個体間または個体内の変動が大きく，かつ治療域が狭い薬物で有用である（❼）．治療域とは，有効性を期待できる可能性が高く，かつ有害反応のリスクが許容できる血中薬物濃度の目安である．また，薬物の服用状況（アドヒアランス）を確認する目的で行われることもある．

TDM のための採血は，血中濃度が最も低値となる次回投与の直前に行われることが多く，このときの血中濃度が「トラフ値」である．トラフ値には個体内変動が小さいという利点もある．基本的に，血中薬物濃度のピーク値（最高血中濃度）は投与量の増減で調節され，トラフ値（定常状態における最低血中薬物濃度）は投与間隔の変更によって調節される．薬物の血中濃度測定法には高速液体クロマトグラフィー（HPLC）などによる分離分析法や市販キットを用いる免疫学的測定法が用いられる．測定装置をもたない医療機関では外部の検査センターに依頼することが多い．

（安藤雄一）

●文献
1) 福井次矢：Minds 診療ガイドライン作成の手引き 2014. 東京：医学書院；2014.
2) 加藤隆一：臨床薬物動態学—臨床薬理学・薬物療法の基礎として，改訂第 5 版．東京：南江堂；2017.
3) 加藤隆一：薬物代謝学—医療薬学・医薬品開発の基礎として，第 3 版．東京：東京化学同人；2010.

各種の薬物療法

抗菌薬

日常診療において抗菌薬は非常に頻繁に使われるので，その特性をよく知り，うまく使い分けることが大切である．誤った選択，不適切な使い方をすると感染症が治らないばかりか，耐性菌を誘導したり，菌交代症を招くなどして，ますます治療を困難にする．

抗菌薬の開発と耐性菌の出現

感染症に対する化学療法薬の歴史は，実質的には1929年のFlemingによるペニシリンの発見から始まるといってよい．ペニシリンが日本で製造，販売されるようになったのは1946年なので，抗菌薬はまだ70年あまりの歴史しかないが，新しい抗菌薬ができ，それが普及するとともに，それに対する耐性菌が増えるという現象を繰り返してきた．特に第三世代セフェム系はメチシリン耐性黄色ブドウ球菌（methicillin resistant *Staphylococcus aureus*：MRSA）を選択しやすいので，慎重に使わなければならない．

抗菌薬の分類

抗菌薬は種類が多いが，その構造からおおむね次のように分類できる．
① βラクタム系抗菌薬：ペニシリン系，セフェム系（セファロスポリン系，セファマイシン系，オキサセフェム系），カルバペネム系，モノバクタム系
② アミノグリコシド系抗菌薬
③ グリコペプチド系抗菌薬
④ マクロライド系抗菌薬
⑤ リンコマイシン系抗菌薬
⑥ ケトライド系抗菌薬
⑦ テトラサイクリン系抗菌薬
⑧ ホスホマイシン系抗菌薬
⑨ クロラムフェニコール系抗菌薬
⑩ オキサゾリジノン系抗菌薬
⑪ キノロン系抗菌薬
⑫ ポリペプチド系抗菌薬
⑬ サルファ剤配合剤

これらのほかに，抗結核薬，抗ウイルス薬，抗真菌薬，抗原虫薬などがあるが，それらは各論にゆずることとする．

主要抗菌薬の特徴と使い分けの基本

抗菌薬にそれぞれ有効性の高い菌種が決まっていて，これを抗菌スペクトルと呼んでいる．しかし，薬剤耐性菌も増えてきているので，起炎菌やその薬剤感受性検査の結果が出る前に緊急的に行われるempiric therapyでは，各医療機関のアンチバイオグラムなどの成績も参照して薬剤を選択する．

抗菌薬の作用を有効に引き出すためには十分な組織内濃度を達成しなくてはならない．そのためには薬剤の種類はもちろん，投与ルート，投与量，投与間隔，薬物体内動態（PK/PD）[1,2]，副作用などを考慮しなければならない．実践上は抗菌薬の特性によりtime above MIC（血中薬物濃度がMIC〈最小発育阻止濃度〉を超えている時間）を長く保つ必要のあるもの（時間依存性抗菌薬）と，血中最高濃度を高くする必要のあるもの（濃度依存性抗菌薬）を理解して投与計画を立てる．

βラクタム系抗菌薬

βラクタム環を有する抗菌薬で，ペニシリンを中心としたペナム系抗菌薬を基本型とし，この誘導体としてセフェム系抗菌薬やカルバペネム系抗菌薬，モノバクタム系抗菌薬など，多くの製剤が開発されている．

いずれも組織移行性は比較的良好で，肺，肝，腎などの感染症に広く用いられる．排泄経路は主として腎であるが，胆汁への移行もよい．ペニシリン結合蛋白（penicillin-binding protein：PBP）は細胞壁を構成するペプチドグリカンの架橋酵素であるが，βラクタム系抗菌薬はペプチドグリカンのD-alanyl-D-alanineの構造に類似しており，基質との結合を競合的に阻害し細胞壁の合成を阻止する．作用は殺菌的で，効果はtime above MICの長さに相関する（時間依存性）．

ペニシリン系抗菌薬はレンサ球菌，ブドウ球菌に抗菌力が強く，グラム陽性球菌感染症では第一選択であるが，耐性菌も増えているので感受性の結果により再考する．緑色レンサ球菌による感染性心内膜炎には，殺菌力の強いペニシリンGが適している．ペニシリン系抗菌薬は，このほか梅毒トレポネーマ（スピロヘータ），髄膜炎菌，淋菌にも有効である．

第一世代から第三世代までのセフェム系抗菌薬は，抗菌スペクトルとしては世代が進むに従ってグラム陰性桿菌へのスペクトルが広くなり，抗菌力も強くなっているが，グラム陽性菌に対する抗菌力が低下している．現在はこの点を改善したセフェム系抗菌薬（第四世代セフェム系薬と呼ばれることもある）が開発されている．カルバペネムは抗菌活性スペクトラムがきわめて広いため，最後の切り札的存在であるが，重症感染症に限定して使用する．最近はカルバペネムも分解し，失効させるメタロ-β-ラクタマーゼ産生菌が増えてきている．

アミノグリコシド系抗菌薬

1944年にWaksmanによって発見されたストレプ

トマイシンと，その後，梅沢らによってわが国で開発されたカナマイシンがアミノグリコシド系抗菌薬の原型である.

アミノグリコシド系抗菌薬は細菌の細胞外膜に結合した後，エネルギー依存性に能動輸送されて細菌内に取り込まれ，リボソームに結合して細菌の蛋白合成を阻害することにより殺菌作用を発揮する．嫌気性菌やレンサ球菌は，この能動輸送に必要な好気的エネルギー産生能をもっていないためアミノグリコシド系抗菌薬は無効である．基本的にはグラム陰性桿菌と抗酸菌に対する治療薬である．グラム陰性桿菌感染症，特に緑膿菌感染症の重症，中等症にβラクタム系抗菌薬などと併用することが多い.

抗菌効果は薬物の血中最高濃度に相関する（濃度依存性）．一方，副作用は血中最低濃度（トラフ値）に相関するので，最高濃度と最低濃度のバランスを考慮する．このため，血中薬物濃度モニタリング（therapeutic drug monitoring：TDM）が必要である．副作用では腎毒性と聴器毒性に気をつける必要がある．脂肪組織，肝・胆道系，中枢神経系への移行は良くない．腎から排泄される.

グリコペプチド系抗菌薬

グリコペプチド系抗菌薬にはバンコマイシン，テイコプラニンなどがある．バンコマイシンとテイコプラニンはグラム陽性菌にのみ抗菌力を発揮し，MRSAにも著効する．作用機序は細胞壁ペプチドグリカン合成阻害であるが，βラクタム系抗菌薬と異なり，D-alanyl-D-alanine に水素結合することによってムレイン（ペプチドグリカン）架橋酵素と基質の結合を阻害する．MRSA に対する抗菌活性は time above MIC および AUC（血中薬剤濃度−時間曲線下面積）/MIC 比と相関し，作用は殺菌的であるが，腸球菌に対しては静菌的と考えられている.

中枢神経系を除く組織への移行は良好である．排泄経路は腎である．静注投与時の副作用には腎障害，肝機能障害，red neck（man）症候群などがある．このため，TDM が推奨されている.

経口薬はほとんど吸収されないため，このことを利用して腸管感染症あるいは腸管内除菌に使われることもある.

マクロライド系抗菌薬

マクロライド系抗菌薬はラクトン環（14 員環，15員環，16 員環）と糖とのグリコシド結合を基本構造としている．肝で代謝され，胆汁中に排泄される．作用機序は細菌の蛋白合成抑制で，静菌的であり，多くは時間（もしくは AUC/MIC 比）依存性である.

黄色ブドウ球菌，肺炎球菌，β溶血性レンサ球菌，リステリア菌などのグラム陽性菌と一部のグラム陰性菌（百日咳菌，淋菌，レジオネラ菌など）に有効で，特に細胞内濃度が血中濃度以上になる特徴があり，細胞内寄生性細菌に有効である．マイコプラズマやクラミジアに抗菌力を示すのも特徴であるが，2000 年以後，マクロライド耐性マイコプラズマが増加している．クラリスロマイシンはトリ型非定型抗酸菌やヘリコバクターにも有効である．エリスロマイシンの少量長期投与はびまん性汎細気管支炎（DPB）に有効である．post-antibiotic effect（PAE）[3] も認められる.

抗菌活性のほかに生体の免疫調節作用や，細菌のトキシン産生抑制，バイオフィルム形成抑制，好中球エラスターゼ産生抑制などの作用を示すため，びまん性汎細気管支炎の治療など応用範囲が広がっている.

リンコマイシン系抗菌薬

リンコマイシン系抗菌薬にはリンコマイシンとクリンダマイシンとがある．後者のほうが消化管吸収がよく，抗菌活性も高い．構造的にはケトライドとともにマクロライド系抗菌薬に近い.

クリンダマイシンはバクテロイデス（*Bacteroides*）などの嫌気性菌に強い抗菌力を示す一方，緑膿菌や腸内細菌などの通性嫌気性，好気性のグラム陰性桿菌には無効である．細菌の 50S リボソームサブユニットに結合し，蛋白合成を阻害する．作用は静菌的である．主として肝で代謝され，排泄される.

テトラサイクリン系抗菌薬

1948 年にクロルテトラサイクリンが開発されたのが最初である．その後，安定性，溶解性，体内動態の改善が試みられてテトラサイクリンができ，さらに抗菌力の改善がはかられ，ミノサイクリンやドキシサイクリンが開発された．これらは脂溶性で臓器移行が良い．中枢神経系，喀痰，胆汁中への移行も良い．好気性菌から嫌気性菌まで幅広い抗菌スペクトラムを有する．特徴の一つは，一般細菌のほかにマイコプラズマ，リケッチア，クラミジアなどにも有効なことである．排泄経路は胆道系である.

テトラサイクリン系抗菌薬の作用機序は蛋白合成阻害で，静菌的である．AUC/MIC 比が有効性と相関するといわれている．ただし，Ca，Al，Mg などの金属と難溶性のキレートを形成するため，制酸薬などとの併用を避けるべきである．また，この性質のため，乳幼児に投与すると歯牙黄染がみられたり，骨成長が障害されるので，妊婦や乳幼児への投与は禁忌である.

ホスホマイシン系抗菌薬

ホスホマイシンは分子サイズが小さいため組織移行性が良く，バイオフィルムへの浸透性もある．また血清蛋白との結合が少ないため，ハプテンになりにくく，抗原性が低く安全である．ホスホマイシンは細胞壁のペプチドグリカンの合成を阻害するが，作用点はβラ

クタム系抗菌薬と異なっており，βラクタム系抗菌薬との交差性が少ない．グラム陰性桿菌に対する抗菌活性が強い．他の抗菌薬との併用で相乗効果が得られることも多く，βラクタム系抗菌薬，ニューキノロン系抗菌薬，アミノグリコシド系抗菌薬などと併用される．

キノロン系抗菌薬

キノロン系抗菌薬の原型はナリジクス酸であるが，1984年に抗菌力，抗菌スペクトル，組織移行性に優れたフルオロキノロン（ニューキノロン）系薬が開発されて以来，多くのキノロン系抗菌薬が使用されている．DNAジャイレース（DNA gyrase）に対する親和性が強く，その酵素活性を阻害することにより抗菌力を発揮する．作用は殺菌的であり，post-antibiotic effect（PAE）が認められ，抗菌活性は濃度依存性である．

消化管からの吸収率は必ずしも高くないが，体内で代謝されることが少なく，体液および組織移行性が良く，尿中排泄率が高い．グラム陰性菌に強い抗菌力を示すが，ニューキノロン系抗菌薬ではグラム陽性菌にも有効である．このため呼吸器，腸管，尿路，性器などの感染症に広く用いられる．レボフロキサシンはマイコプラズマ肺炎やレジオネラ症にも有効である．キノロン系抗菌薬は経口投与が可能で多用されるため，耐性菌が増加している．

（木村　哲）

●文献

1) 戸塚恭一：PK/PDから見た感染症治療の基本．化学療法の領域 2007；23：701.
2) Pea F, Viale P：The antimicrobial therapy puzzle：Could pharmakokinetic-pharmacodynamic relationships be helpful in addressing the issue of appropriate pneumonia treatment in critically ill patients? *Clin Infect Dis* 2006；42：1764.
3) Craig WA, Gudmundsson S：The post-antibiotic effect. In：Lorian V（ed）. Antibiotics in Laboratory Medicine, 3rd edition. Baltimore：Williams & Wilkins；1991. p.403.

抗ウイルス薬

ウイルス感染症は，感冒症候群，インフルエンザ，水痘などの急性疾患から，慢性肝炎，後天性免疫不全症候群などの慢性疾患までさまざまな病態を示す．ウイルスは宿主細胞内で細胞自身の機能を利用して増殖するため，抗ウイルス薬は高い特異性をもってウイルス増殖のみを阻害する必要がある．また，各ウイルスで増殖様式が異なるため，特定のウイルスに限定して効果を示す薬剤が多い．特異的な抗ウイルス薬が存在しないウイルスも多いが，1970年代のアシクロビルの発見以降，単純ヘルペスウイルス（herpes simplex virus：HSV），水痘・帯状疱疹ウイルス（varicella-zoster virus：VZV），サイトメガロウイルス（cytomegalovirus：CMV），インフルエンザウイルス，B型肝炎ウイルス（hepatitis B virus：HBV），C型肝炎ウイルス（hepatitis C virus：HCV），ヒト免疫不全ウイルス（human immunodeficiency virus：HIV）などに対して有効性の高い抗ウイルス薬が開発されており，臨床で広く使用されている．

抗ウイルス薬の標的

ウイルスはまず宿主細胞に①吸着・侵入することで感染が成立し，その後②脱核，③転写・翻訳によるウイルス遺伝子発現，④ウイルスゲノム複製，⑤ウイルス遺伝子・蛋白質の会合と粒子の成熟，⑥ウイルス粒子の放出，という過程を経て増殖する（❽）．抗ウイルス薬は，ウイルス生活環の各段階を阻害することで抗ウイルス活性を示す．ウイルス生活環に直接影響を与えずに，宿主側の免疫反応を増強することで抗ウイルス活性を示すものとしてインターフェロンがあり，HBVやHCVなどに対して使用されているが，本項では触れない．

分類（❾）

抗インフルエンザウイルス薬

オセルタミビルリン酸塩，ザナミビル水和物，ペラミビル水和物，ラニナミビルオクタン酸エステル水和

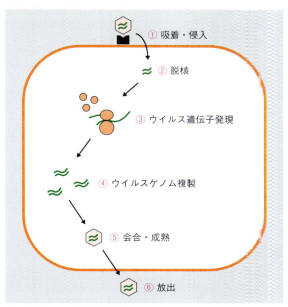

❽ ウイルスの増殖サイクル

❾ 代表的な抗ウイルス薬（2017年12月時点）

抗インフルエンザウイルス薬	ノイラミニダーゼ阻害薬	オセルタミビルリン酸塩（タミフル®）
		ザナミビル水和物（リレンザ®）
		ペラミビル水和物（ラピアクタ®）
		ラニナミビルオクタン酸エステル水和物（イナビル®）
	M2蛋白阻害薬	アマンタジン塩酸塩（シンメトレル®）
	RNAポリメラーゼ阻害薬	ファビピラビル（アビガン®）
抗HSV/VZV薬	DNAポリメラーゼ阻害薬	アシクロビル（ゾビラックス®）
		バラシクロビル塩酸塩（バルトレックス®）
		ファムシクロビル（ファムビル®）
		ビダラビン（アラセナ-A®）
抗VZV薬	ヘリカーゼ・プライマーゼ阻害薬	アメナメビル（アメナリーフ®）
抗CMV薬	DNAポリメラーゼ阻害薬	ガンシクロビル（デノシン®）
		バルガンシクロビル塩酸塩（バリキサ®）
		ホスカルネットナトリウム水和物（ホスカビル®）
抗HBV薬	逆転写酵素阻害薬	ラミブジン（ゼフィックス®）
		アデホビルピボキシル（ヘプセラ®）
		エンテカビル水和物（バラクルード®）
		テノホビル ジソプロキシルフマル酸塩（テノゼット®）
		テノホビル アラフェナミドフマル酸塩（ベムリディ®）
抗HCV薬	RNAポリメラーゼ阻害薬	リバビリン（レベトール®）
	直接型抗ウイルス薬 — NS3/4Aプロテアーゼ阻害薬	テラプレビル（テラビック®）
		シメプレビルナトリウム（ソブリアード®）
		アスナプレビル（スンベプラ®）
		バニプレビル（バニヘップ®）
		パリタプレビル
		グラゾプレビル水和物（グラジナ®）
		グレカプレビル
	直接型抗ウイルス薬 — NS5A複製複合体阻害薬	ダクラタスビル塩酸塩（ダクルインザ®）
		レジパスビル
		オムビタスビル
		エルバスビル（エレルサ®）
		ピブレンタスビル
	直接型抗ウイルス薬 — NS5Bポリメラーゼ阻害薬	ベクラブビル
		ソホスブビル（ソバルディ®）

抗HIV薬	ヌクレオシド系逆転写酵素阻害薬	ジドブジン（レトロビル®）
		ジダノシン（ヴァイデックスEC®）
		ラミブジン（エピビル®）
		サニルブジン（ゼリット®）
		アバカビル硫酸塩（ザイアジェン®）
		エムトリシタビン（エムトリバ®）
		テノホビル ジソプロキシルフマル酸塩（ビリアード®）
		テノホビル アラフェナミド
	非ヌクレオシド系逆転写酵素阻害薬	ネビラピン（ビラミューン®）
		エファビレンツ（ストックリン®）
		エトラビリン（インテレンス®）
		リルピビリン塩酸塩（エジュラント®）
	プロテアーゼ阻害薬	インジナビル硫酸塩エタノール付加物（クリキシバン®）
		サキナビルメシル酸塩（インビラーゼ®）
		ネルフィナビルメシル酸塩（ビラセプト®）
		リトナビル（ノービア®）
		ロピナビル
		アタザナビル硫酸塩（レイアタッツ®）
		ホスアンプレナビルカルシウム水和物（レクシヴァ®）
		ダルナビルエタノール付加物（プリジスタ®）
	インテグラーゼ阻害薬	ラルテグラビルカリウム（アイセントレス®）
		ドルテグラビルナトリウム（テビケイ®）
		エルビテグラビル
	CCR5阻害薬	マラビロク（シーエルセントリ®）
抗FSウイルス薬	特異的ヒト化モノクローナル抗体	パリビズマブ（シナジス®）

HSV：単純ヘルペスウイルス，VZV：水痘・帯状疱疹ウイルス，CMV：サイトメガロウイルス，HBV：B型肝炎ウイルス，HCV：C型肝炎ウイルス，HIV：ヒト免疫不全ウイルス，CCR5：C-Cケモカイン受容体5.
一般名のみのものは，単剤商品がないものである.

物は，ウイルスが細胞外に放出される際に必要なノイラミニダーゼ酵素を阻害する．アマンタジン塩酸塩はM2蛋白機能を阻害することでウイルスの脱核を抑制する薬剤だが，有効性はA型インフルエンザウイルスに限られている．ファビピラビルはRNAポリメラーゼの阻害によりウイルス複製を抑制する．これは，新型または再興型インフルエンザウイルス感染症に対して国が必要だと判断した場合にのみ投与が検討される薬剤であり，市場には流通していない．

抗ヘルペスウイルス薬

　抗ウイルス薬が承認されているヘルペスウイルスは，HSV，VZV，CMV がある．抗 HSV/VZV 薬としてアシクロビル，バラシクロビル塩酸塩，ファムシクロビル，ビダラビンの4種類が，抗 VZV 薬としてアメナメビルが，抗 CMV 薬としてガンシクロビル，バルガンシクロビル塩酸塩，ホスカルネットナトリウム水和物の3種類がわが国で承認されている．アシクロビルはプリンヌクレオシドであるグアノシンの誘導体である．ウイルスが有するチミジンキナーゼによるリン酸化の後，宿主のチミジンキナーゼによってさらにリン酸化されアシクロビル三リン酸となり，ウイルス DNA ポリメラーゼの基質としてとり込まれることでウイルスゲノム複製を阻害する．アシクロビルにバリンを付加し腸管からの吸収効率を高めたものがバラシクロビル塩酸塩である．ガンシクロビルもアシクロビルと同様に，ウイルスにコードされているキナーゼによってリン酸化され，CMV の DNA ポリメラーゼを阻害する．バルガンシクロビル塩酸塩は，ガンシクロビルにバリンを付加し腸管吸収効率を高めたものである．ファムシクロビル，ビダラビン，ホスカルネットナトリウム水和物もウイルス DNA ポリメラーゼ阻害作用によりウイルスゲノム複製を阻害する．アメナメビルは2017年に帯状疱疹の治療薬として承認された薬剤であり，ヘリカーゼ・プライマーゼ活性を直接阻害することでウイルスゲノム複製を阻害する．

抗 HBV 薬

　HBV のゲノム複製過程には逆転写酵素が必要である．ラミブジン，アデホビル ピボキシル，エンテカビル水和物，テノホビルは逆転写酵素の阻害によりウイルスゲノム複製を阻害する．テノホビル ジソプロキシルフマル酸塩やテノホビル アラフェナミドフマル酸塩はどちらもテノホビルのプロドラッグであり，肝細胞に入った後の作用機序は同じである．テノホビル アラフェナミドフマル酸塩のほうが肝細胞内に効率的にとり込まれることから必要な薬剤量が少なく，安全性が向上すると期待されている．

抗 HCV 薬

　リバビリンはプリンヌクレオシドの誘導体であり，RNA ポリメラーゼ阻害作用，免疫誘導作用，ウイルスの変異誘導作用などがあるが，作用機序は完全には解明されていない．わが国での保険適応は C 型慢性肝炎や C 型代償性肝硬変のみであるが，さまざまな RNA ウイルス，DNA ウイルスに対して抗ウイルス活性を示す．

　そのほかに，ウイルス増殖を直接的に抑制する薬剤として直接型抗ウイルス薬がある．HCV ゲノムの非構造領域のうち NS3/4A，NS5A，NS5B 領域が直接型抗ウイルス薬の標的となっている．NS3/4A はプロテアーゼ活性，NS5A はウイルスゲノム複製複合体形成機能，NS5B は RNA 依存性 RNA ポリメラーゼ活性を有している．NS3/4A プロテアーゼ阻害薬は正常ウイルス蛋白質の合成阻害により，NS5A 複製複合体阻害薬と NS5B ポリメラーゼ阻害薬はウイルスゲノム複製阻害により抗ウイルス活性を示す．2017年2月の時点で，NS3/4A プロテアーゼ阻害薬は7種類，NS5A 複製複合体阻害薬は5種類，NS5B ポリメラーゼ阻害薬は2種類がわが国で認可されている．NS3/4A プロテアーゼ阻害薬のテラプレビル，バニプレビルは製造中止となっているため，それ以外の薬剤が使用されている．

抗 HIV 薬

　HIV の増殖には，逆転写酵素や宿主細胞 DNA への組み込みのためのインテグラーゼという酵素が必要である．逆転写酵素阻害薬は，ヌクレオシド系と非ヌクレオシド系に分類され，逆転写酵素の阻害を通じてウイルス複製を阻害する．インテグラーゼ阻害薬は HIV インテグラーゼの活性阻害を通じて HIV の複製を阻害する．プロテアーゼ阻害薬は，ウイルス粒子の成熟を阻害する．CCR5 阻害薬は，HIV が細胞に侵入する際に利用する補受容体の一つである C-C ケモカイン受容体5（C-C chemokine receptor 5：CCR5）を阻害し，CCR5 指向性 HIV-1 の細胞への侵入を阻害する．CXCR4 指向性および CCR5/CXCR4 二重指向性 HIV-1 の侵入は阻害しないため，使用前にウイルス指向性の確認が必要である．2017年3月の時点で，ヌクレオシド系逆転写酵素阻害薬は8種類，非ヌクレオシド系逆転写酵素阻害薬は4種類，プロテアーゼ阻害薬は8種類，インテグラーゼ阻害薬は3種類，CCR5 阻害薬は1種類がわが国で承認されている．抗 HIV 薬は3〜4剤を併用することが標準治療となっているため，数種類の薬剤の合剤も多く使用されている．

抗 RS ウイルス薬

　RS ウイルスは乳幼児の呼吸器感染症の原因ウイルスである．パリビズマブは，RS ウイルスの F 蛋白質上の抗原部位 A 領域に対する特異的ヒト化モノクローナル抗体であり，ウイルスの宿主細胞への吸着・侵入を阻害する．新生児，乳児および幼児における RS ウイルス感染症による重篤な下気道感染症の発症予防を目的として，重篤化リスクの高い一部の患者に対する使用が承認されている．

（吉田全宏，木村　宏）

●文献

1) Coen DM, et al：Antiviral Agents. In：Knipe DM, et al,

editors. FIELDS VIROLOGY, 6th ed. Philadelphia：Lippincott Williams & Wilkins, a Wolters Kluwer business：2013.

2) 『B 型肝炎治療ガイドライン（第 3 版）』
   https：//www.jsh.or.jp/files/uploads/HBV_GL_ver3__Sep13.pdf

3) 『C 型肝炎治療ガイドライン（第 6 版）』
   https：//www.jsh.or.jp/files/uploads/HCV_GL_ver6_Dec13.pdf

4) 『抗 HIV 治療ガイドライン』
   https：//www.haart-support.jp/pdf/guideline2019.pdf

抗癌薬

　癌の治療にあたっては，局所的な治療法である外科療法，放射線療法，全身的な治療法である薬物療法が用いられる．癌の治療においてはこれら治療法を組み合わせて用いる集学的な治療が行われることが多い．たとえば手術後の補助化学療法や手術後の放射線療法などである．

　歴史的に癌の薬物療法を振り返ってみると，最初の抗癌薬はナイトロジェンマスタード（nitrogen mustard）であり，これは第一次・第二次世界大戦のときに毒ガスとしてヨーロッパで用いられた．このガスは強力なびらん性ガスで，局所の火傷，大量曝露では骨髄とリンパ組織の形成不全をきたすことを契機に最初の抗癌薬の開発が進み，1942 年 12 月に米国の Yale 大学で放射線治療に耐性となった悪性リンパ腫の患者に初めて用いられて，腫大したリンパ節の縮小がみられた．これが癌の薬物療法（化学療法）の始まりと考えられている．

　その後，今日までの 75 年余りの間に多くの抗癌薬が開発され，わが国では約 160 種の抗癌薬が市販されている（副腎皮質ステロイド，インターフェロン，BRM〈biological response modifier〉製剤を除く）．また，1980 年代から発癌の分子生物学的機序の解明が進み，発癌に深く関与している分子を標的とした分子標的治療薬の開発が進み，さらに近年は免疫チェックポイント分子を標的とした新たな抗体薬が開発され，多岐にわたる作用機序をもつ治療法が進展している．

抗癌薬投与の目的

　抗癌薬治療の適応は，①造血器腫瘍や一部の化学療法高感受性固形癌など外科的切除が適応とならない場合，②原発巣以外の微小転移の存在を疑い，外科的切除などの局所治療と組み合わせて行う場合（術前・術後補助化学療法），③全身に転移したため局所治療が適応とならない場合，などである．①および②につい

ては基本的には根治を目指すが，③の場合は治癒が困難であるため治療目標は延命となることが多く，治療適応については患者の全身状態を十分に勘案して行う必要がある．

症例の選択

　抗癌薬は副作用を伴いやすいため，化学療法を開始する前に，症例が化学療法に耐えうる全身状態であるかどうかを判断することが重要である．

　全身状態を評価する指標の一つとして PS（Performance Status，❿）が使用されるが，化学療法の適応は PS 0〜1 または 2 と考えられ，PS 4 は化学療法の適応から外れる．これは化学療法によりかえって症状を悪化させ，予後の改善につながらない可能性があるためである．

　一般的な殺細胞効果薬剤では骨髄抑制が生じることから，白血球数 4,000/μL 以上，血小板数 10 万/μL 以上であることなどが目安になる．そのほか患者の病態や主要臓器機能の障害の程度により，使用する薬物の薬物動態（吸収，分布，代謝，排泄）に影響を生じて有害事象が強くなる可能性もあることに注意が必要である．

　治療の適応は，年齢で一律に決定されるわけではないが，高齢者の場合，薬物代謝にかかわる臓器機能の低下や，併存疾患に対して使用している薬剤との薬物相互作用が生じる可能性もあるため，慎重な適応が必要である．さらには薬物療法により期待できる予後も考慮する必要がある．しかし，急性白血病などでは合併症のコントロールまで待てないこともあり，全身管理を行いながら化学療法を開始することも行われる．

抗癌薬の種類と作用機序

　現在使用されている代表的な抗癌薬を⓫に，その作用機序については⓬に示す．

　殺細胞効果薬剤の多くの薬剤は化学合成されるか，

❿ 一般状態のグレード

Grade	Performance Status（PS）
0	無症状で社会活動ができ，制限を受けることなく，発病前と同等にふるまえる．
1	軽度の症状があり，肉体労働は制限を受けるが，歩行，軽労働，座業はできる．たとえば軽い家事，事務など．
2	歩行や身の回りのことはできるが，時に少し介助がいることもある．軽労働はできないが，日中の 50 %以上は起居している．
3	身の回りのある程度のことはできるが，しばしば介助がいり，日中の 50 %以上は就床している．
4	身の回りのこともできず，常に介助がいり，終日就床を必要としている．

⑪ わが国で市販されている主な抗癌薬

種類	一般名
アルキル化薬	マスタード類：シクロホスファミド，イホスファミド，メルファラン，ベンダムスチン ニトロセウレア類：ニムスチン，ラニムスチン，カルムスチン，ストレプトゾシン その他：ダカルバジン，プロカルバジン，テモゾロミド
白金製剤	シスプラチン，カルボプラチン，ネダプラチン，オキサリプラチン，ミリプラチン
代謝拮抗薬	葉酸拮抗薬：メトトレキサート，メルカプトプリン，ペメトレキセド，プララトレキサート ピリミジン拮抗薬：フルオロウラシル，ドキシフルリジン，テガフール，テガフール・ウラシル配合　テガフール・ギメラシル・オテラシルカリウム配合（TS-1®），カペシタビン，シタラビン，シタラビン　オクホファート，エノシタビン，ゲムシタビン プリン拮抗薬：メルカプトプリン，フルダラビン，ネララビン，ペントスタチン，クラドリビン，クロファラビン，フォロデシン
トポイソメラーゼ阻害薬	トポイソメラーゼⅠ阻害薬：イリノテカン，ノギテカン トポイソメラーゼⅡ阻害薬：ドキソルビシン（アドリアマイシン），ダウノルビシン，アムルビシン，エピルビシン，イダルビシン
微小管阻害薬	ビンカアルカロイド：ビンクリスチン，ビンブラスチン，ビンデシン，ビノレルビン タキサン：パクリタクセル，ドセタキセル，パクリタクセル　アルブミン懸濁型，カバジタキセル その他：エリブリン
その他	プロカルバジン，ペントスタチン，ソブゾキサン，L-アスパラギナーゼ
ホルモン剤	抗エストロゲン薬：タモキシフェン，トレミフェン，フルベストラント アロマターゼ阻害薬：アナストロゾール，エキセメスタン，レトロゾール GnRHアゴニスト：リュープロレリン，ゴセレリン，デガレリクス プロゲストラン：メドロプロゲステロン 抗アンドロゲン薬：ビカルタミド，フルタミド，クロルマジノン，エンザルタミド，アビラテロン
分子標的治療薬	リツキシマブ，トラスツズマブ，ゲフィチニブ（⑭参照）
免疫チェックポイント阻害薬	ニボルマブ，ペムブロリズマブ，イピリムマブ（⑭参照）

細菌や植物などの天然物から発見される．また作用機序から，アルキル化薬，白金製剤，代謝拮抗薬，トポイソメラーゼ阻害薬，微小管阻害薬，その他に分けられる．

ホルモン剤は，性ホルモン受容体を発現している乳癌（乳癌全体の60％程度），前立腺癌（前立腺癌のほぼ全例）で使用される．

分子標的治療薬は，分子生物学の進歩により癌遺伝子の活性化が発癌に大きく関与していることが明らかになってきたことから，活性化された癌遺伝子や細胞の増殖・進展にかかわる関連分子の機能制御を指標にスクリーニングされてきた．分子標的治療薬は構造上の違いから，小分子化合物（低分子化合物）と抗体薬に大別される．わが国で発売されている主な分子標的治療薬の作用機序を⑬に，その種類を⑭に，⑮には分子標的治療薬の命名法の原則について示す．発癌にかかわる遺伝子変異は同一癌種でも患者ごとに異なることから，分子標的治療薬の投薬もその患者に合わせてデザインされなければならない．そのため，腫瘍細胞の網羅的なゲノム解析などによる個別化医療（オーダーメイド医療）または精密医療（precision medicine）の導入が始まりつつある．

免疫チェックポイント阻害薬は，癌細胞に生じた遺伝子異常構造に起因する癌抗原を宿主に認識させ，宿主の免疫機能を利用して腫瘍を攻撃する新たな治療方法である．免疫チェックポイント分子もしくはそのリガンドに結合して免疫抑制シグナルの伝達を阻害することで，T細胞の活性化抑制の解除を促す．

免疫回避に重要な働きを示す分子は，すでに多数知られているが，癌治療においては主にT細胞に発現しているCTLA-4，PD-1，腫瘍細胞に発現しているPD-Lを標的とした抗体薬がすでに臨床応用されている（⑭⑯）．

このように免疫チェックポイント阻害薬は，免疫に関連する特定の分子を標的として開発された薬剤であるため，スクリーニングの手法からすれば分子標的薬ではあるが，腫瘍細胞を攻撃するにあたって宿主がもつ免疫機能を利用する点で作用機序は異なる．

多剤併用療法

薬物療法はすべての患者に効果がみられるわけではなく，まったく反応を示さずに増大したり，一時的に腫瘍縮小効果が得られても，再び増大してくるケースがほとんどである．このような現象は薬剤耐性と呼ばれ，薬物療法の大きな障害となっている．薬物耐性の克服を目的としてさらなる治療効果を得るために，作

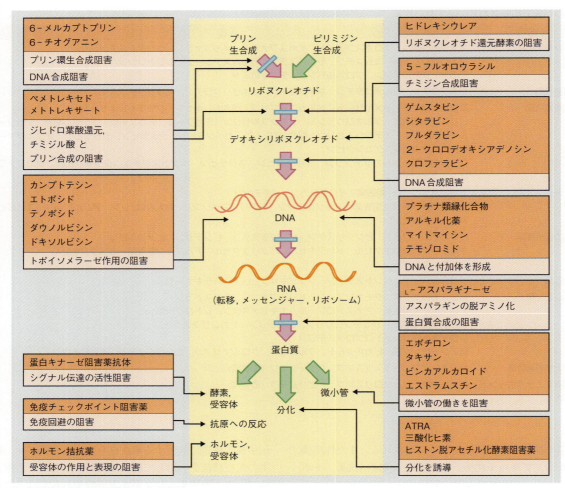

⓬ 主な抗癌薬の作用機序と作用部位

(Brunten LL, et al：Goodman & Gilman's The Pharmacological Basis of Therapeutics, 13th edition. New York：Mc Graw-Hill Education；2018.)

用機序の異なる数種類の抗癌薬を併用する方法を多剤併用療法と呼び，さまざまな癌種において併用レジメンの交替療法，抗癌薬を大量に用いる化学療法，単位期間内に十分量の抗癌薬を投与する方法（mg/m^2/週で表される）など工夫が行われているが，造血器腫瘍以外ではまだ十分な効果があげられていないことも現状である．また，有害事象が強くなることも懸念されるため，用量規定毒性（最大投与量を規定する毒性）が重ならない薬剤を併用することが重要である．

ただし用量規定毒性が骨髄抑制であっても造血幹細胞移植を行うことで克服できることから，あらかじめ自己あるいは他家の造血幹細胞を末梢血や骨髄液から採取・冷凍保存しておき，大量化学療法後に戻す治療も行われる．大量化学療法後の白血球や血小板数の著減した状態をできるだけ短期間とし，可能な限り多くの癌細胞を消滅させる方法であり，造血器腫瘍などで試みられ，優れた成績が報告されている．

抗癌薬の副作用（有害事象）

薬剤は何らかの副作用を伴いやすい．自己の分身として起こる癌では，抗癌薬は正常細胞にも働き，悪影響をきたしやすく，治療効果と副作用の間の幅（therapeutic window）が狭い．化学療法に有効な腫瘍では，副作用対策を講じて，抗癌薬が積極的に用いられる．このためには各抗癌薬の副作用に精通し，副作用に対して事前に対策を立て，できるだけ安全に治療を行う必要がある．

一般的な副作用

抗癌薬の副作用は，造血器，消化器，心臓，肺，腎，神経，皮膚などにみられる．造血器のうち骨髄での副作用としては，白血球減少，特に顆粒球減少をきたす抗癌薬が多く，対処が必要である．抗癌薬投与後10日前後で，白血球数が最低になることが多い．特に低値が持続するような化学療法のレジメンでは感染症を

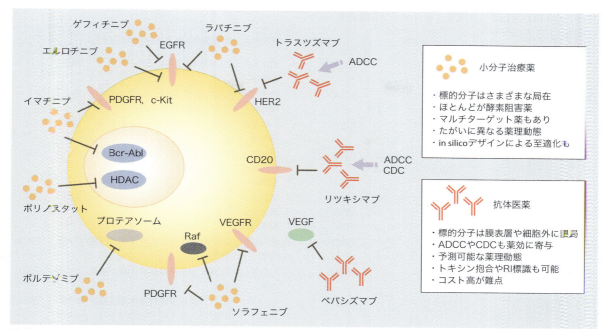

⑬ 分子標的治療薬の2大分類とそれぞれの代表例
標的分子の局在を模式的に示した.
(清宮啓之:抗悪性腫瘍薬と分子標的治療薬 2008. 鶴尾 隆〈編〉. がんの分子標的治療. 東京;南山堂;2008. p.273.)

⑭ 癌の分子標的治療薬,免疫チェックポイント阻害薬

一般名	商品名	標的	薬剤形態	悪性腫瘍に対する適応症(日本)	投与経路	承認・収載
[分子標的薬]						
セツキシマブ	アービタックス®	EGFR	抗体薬	大腸癌(RAS 遺伝子野生型),頭頸部癌	静注	2008
パニツムマブ	ベクティビックス®	EGFR	抗体薬	大腸癌(RAS 遺伝子野生型)	静注	2010
トラスツズマブ	ハーセプチン®	HER2	抗体薬	HER2 過剰発現乳癌,HER2 過剰発現胃癌	静注	2001
ペルツズマブ	パージェタ®	HER2	抗体薬	HER2 過剰発現乳癌	静注	2013
ベバシズマブ	アバスチン®	VEGF-A	抗体薬	大腸癌,非小細胞非扁平上皮肺癌,乳癌,悪性神経膠腫,卵巣癌,子宮頸癌	静注	2007
ラムシルマブ	サイラムザ®	VEGFR2	抗体薬	胃癌,大腸癌,非小細胞肺癌	静注	2015
リツキシマブ	リツキサン®	CD20	抗体薬	CD20 陽性 B 細胞性非 Hodgkin リンパ腫	静注	2001
オファツムマブ	アーゼラ®	CD20	抗体薬	CD20 陽性慢性リンパ性白血病	静注	2013
ダラツムマブ	ダラザレックス®	CD38	抗体薬	多発性骨髄腫	静注	2017
アレムツズマブ	マブキャンパス®	CD52	抗体薬	慢性リンパ性白血病	静注	2014
モガムリズマブ	ポテリジオ®	CCR4	抗体薬	CCR4 陽性成人 T 細胞性白血病リンパ腫,CCR4 陽性末梢性 T 細胞リンパ腫・皮膚 T 細胞性リンパ腫	静注	2012
エロツズマブ	エムプリシティ®	SLAMF7	抗体薬	多発性骨髄腫	静注	2016
デノスマブ	ランマーク®	RANKL	抗体薬	(各種固形癌の)転移性骨病変,多発性骨髄腫の骨病変	皮下注	2012
トラスツズマブエムタンシン	カドサイラ®	HER2	抗体薬物複合体	HER2 過剰発現乳癌	静注	2005

❷ 癌の分子標的治療薬，免疫チェックポイント阻害薬（続き）

一般名	商品名	標的	薬剤形態	悪性腫瘍に対する適応症（日本）	投与経路	承認・収載年
ゲムツズマブオゾガマイシン	マイロターグ®	CD33	抗体薬物複合体	CD33 陽性急性骨髄性白血病	静注	2014
ブレンツキシマブベドチン	アドセトリス®	CD30	抗体薬物複合体	CD30 陽性 Hodgkin リンパ腫，未分化大細胞リンパ腫	静注	2014
イノツズマブオゾガマイシン	ベスポンサ®	CD22	抗体薬物複合体	CD22 陽性急性リンパ性白血病	静注	2017
イブリツモマブチウキセタン	ゼヴァリンイットリウム®（ゼヴァリンインジウム®）	CD20	放射線同位元素標識抗体	低悪性度 B 細胞性非 Hodgkin リンパ腫，Mantle 細胞リンパ腫	静注	2008
アフリベルセプト	ザルトラップ®	VEGF-A, VEGF-B, PIGF	遺伝子組換え融合糖蛋白質	大腸癌	静注	2017
ゲフィチニブ	イレッサ®	EGFR	小分子化合物	EGFR 遺伝子変異陽性非小細胞肺癌	内服	2002
エルロチニブ	タルセバ®	EGFR	小分子化合物	EGFR 遺伝子変異陽性非小細胞肺癌	内服	2001
アファチニブ	ジオトリフ®	EGFR	小分子化合物	EGFR 遺伝子変異陽性非小細胞肺癌	内服	2014
オシメルチニブ	タグリッソ®	EGFR	小分子化合物	EGFR 阻害薬抵抗性の EGFR T790M 変異陽性非小細胞肺癌	内服	2016
ラパチニブ	タイケルブ®	EGFR, HER2	小分子化合物	HER2 過剰発現乳癌	内服	2009
イマチニブ	グリベック®	マルチキナーゼ	小分子化合物	慢性骨髄性白血病，KIT 陽性消化管間質腫瘍，Philadelphia 染色体陽性急性リンパ性白血病	内服	2001
ニロチニブ	タシグナ®	マルチキナーゼ	小分子化合物	慢性骨髄性白血病	内服	2009
ダサチニブ	スプリセル®	マルチキナーゼ	小分子化合物	慢性骨髄性白血病，Philadelphia 染色体陽性急性リンパ性白血病	内服	2009
ボスチニブ	ボシュリフ®	マルチキナーゼ	小分子化合物	慢性骨髄性白血病	内服	2014
ポナチニブ	アイクルシグ®	マルチキナーゼ	小分子化合物	慢性骨髄性白血病，Philadelphia 染色体陽性急性リンパ性白血病	内服	2016
アキシチニブ	インライタ®	マルチキナーゼ	小分子化合物	腎細胞癌	内服	2012
ソラフェニブ	ネクサバール®	マルチキナーゼ	小分子化合物	腎細胞癌，肝細胞癌，甲状腺癌	内服	2008
スニチニブ	スーテント®	マルチキナーゼ	小分子化合物	消化管間質腫瘍，腎細胞癌，膵神経内分泌腫瘍	内服	2008
パゾパニブ	ヴォトリエント®	マルチキナーゼ	小分子化合物	軟部肉腫，腎細胞癌	内服	2012
レゴラフェニブ	スチバーガ®	マルチキナーゼ	小分子化合物	大腸癌，消化管間質腫瘍，肝細胞癌	内服	2013
バンデタニブ	カプレルサ®	マルチキナーゼ	小分子化合物	甲状腺髄様癌	内服	2015
レンバチニブ	レンビマ®	マルチキナーゼ	小分子化合物	甲状腺癌	内服	2015
ボルテゾミブ	ベルケイド®	プロテアソーム	小分子化合物	多発性骨髄腫，Mantle 細胞リンパ腫	静注	2006
カルフィルゾミブ	カイプロリス®	プロテアソーム	小分子化合物	多発性骨髄腫	静注	2016

一般名	商品名	標的	薬剤形態	悪性腫瘍に対する適応症（日本）	投与経路	承認・収載年
イキサゾミブ	ニンラーロ®	プロテアソーム	小分子化合物	多発性骨髄腫	内服	2017
クリゾチニブ	ザーコリ®	ALK，ROS1	小分子化合物	ALK 融合遺伝子陽性または ROS1 融合遺伝子陽性の非小細胞肺癌	内服	2012
アレクチニブ	アレセンサ®	ALK	小分子化合物	ALK 融合遺伝子陽性の非小細胞肺癌	内服	2014
セリチニブ	ジカディア®	ALK	小分子化合物	ALK 融合遺伝子陽性の非小細胞肺癌	内服	2016
イブルチニブ	イムブルビカ®	BTK	小分子化合物	慢性リンパ性白血病，Mantle 細胞リンパ腫	内服	2016
ルキソリチニブ	ジャカビ®	JAK1，JAK2	小分子化合物	骨髄線維症，真性多血症	内服	2014
ベムラフェニブ	ゼルボラフ®	BRAF	小分子化合物	BRAF 遺伝子変異陽性悪性黒色腫	内服	2015
ダブラフェニブ	タフィンラー®	BRAF	小分子化合物	BRAF 遺伝子変異陽性悪性黒色腫	内服	2016
トラメチニブ	メキニスト®	MEK	小分子化合物	BRAF 遺伝子変異陽性悪性黒色腫	内服	2016
エベロリムス	アフィニトール®	mTOR	小分子化合物	腎細胞癌，神経内分泌腫瘍，乳癌，結節性硬化症に伴う腎血管筋脂肪腫・上衣下巨細胞性星細胞腫	内服	2010
テムシロリムス	トーリセル®	mTOR	小分子化合物	腎細胞癌	静注	2010
シロリムス	ラパリムス®	mTOR	小分子化合物	リンパ脈管筋腫症	内服	2014
パルボシクリブ	イブランス®	CDK4/6	小分子化合物	乳癌	内服	2017
トレチノイン	ベサノイド®	PML-RARA	小分子化合物	急性前骨髄球性白血病	内服	1995
タミバロテン	アムノレイク®	PML-RARA	小分子化合物	急性前骨髄球性白血病	内服	2005
ベキサロテン	タルグレチン®	PML-RARA	小分子化合物	皮膚 T 細胞性リンパ腫	内服	2016
ボリノスタット	ゾリンザ®	HDAC	小分子化合物	皮膚 T 細胞性リンパ腫	内服	2011
パノビノスタット	ファリーダック®	HDAC	小分子化合物	多発性骨髄腫	内服	2015
ロミデプシン	イストダックス®	HDAC	小分子化合物	末梢性 T 細胞性リンパ腫	静注	2017
[免疫チェックポイント阻害薬]						
ニボルマブ	オプジーボ®	PD-1	抗体薬	悪性黒色腫，非小細胞肺癌，腎細胞癌，古典的 Hodgkin リンパ腫，頭頸部癌，胃癌	静注	2014
ペムブロリズマブ	キイトルーダ®	PD-1	抗体薬	悪性黒色腫，非小細胞肺癌，古典的 Hodgkin リンパ腫，尿路上皮癌	静注	2017
アベルマブ	バベンチオ®	PD-L1	抗体薬	Merkel 細胞癌	静注	2017
アテゾリズマブ	テサントリク®	PD-L1	抗体薬	非小細胞肺癌	静注	2017
イピリムマブ	ヤーボイ®	CTLA-4	抗体薬	悪性黒色腫	静注	2015

⓯ 分子標的治療薬の命名法

抗体薬　語尾	意味	例
-omab	マウス抗体（マウス由来100％）	-
-ximab	キメラ抗体（ヒト由来70％）	rituximab, cetuximab
-zumab	ヒト化抗体（ヒト由来90％）	trastuzumab, bevacizumab
-umab	完全ヒト化抗体（ヒト由来100％）	oanitumumab, nivolumab

抗体薬　語幹	意味	例
-c(i)-	cardiovascular（血管，循環器）	bevacizumab, ramucirumab
-(o)s-	bone（骨）	denosumab
-t(u)-	tumor（腫瘍）	cetuximab, panitumumab
-li(m)-	immune（免疫）	ipilimumab, pembrolizumab

小分子化合物　語尾	意味	例
-anib	angiogenesis inhibitors（血管新生阻害薬）	pazopanib, vandetanib
-cept	receptor molecules（受容体分子）	aflibercept
-ciclib	cyclin dependent kinase inhibitors（CDK阻害薬）	palbociclib
-imus	immunosuppresives（免疫抑制薬）	everolimus, temsirolimus
-inostat	histone deacetylase inhibitors（HDAC阻害薬）	vorinostat
-rafenib	RAF kinase inhibitors（RAF阻害薬）	vemurafenib, dabrafenib
-tinib	tyrosine kinase inhibitors（チロシンキナーゼ阻害薬）	gefitinib, erlotinib
-zomib	proteasome inhibitors（プロテアソーム阻害薬）	bortezomib, carfilzomib

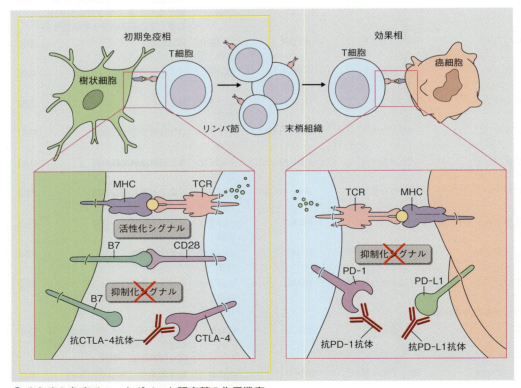

⓰ 癌免疫と免疫チェックポイント阻害薬の作用機序

（Tykodi SS：PD-1 as an emerging therapeutic target in renal cell carcinoma: current evidence. Onco Targets Ther 2014；7：1349-59.）

引き起こす心配が増す．発熱性好中球減少症（好中球数500/μL未満，または1,000/μLで48時間以内に500/μL未満に減少すると予測される状態で，腋窩温37.5℃以上）のときには，感染症の起炎菌の検索を行い，迅速な抗菌薬の開始が必要である．また，顆粒球コロニー刺激因子（G-CSF）の投与も考慮する．

消化器の副作用のうち，特に悪心・嘔吐は抗癌薬のシスプラチンでは強く，5-HT$_3$受容体拮抗薬，NK受容体拮抗薬，デキサメタゾンの投与が行われる．

脱毛はアドリアマイシン，エトポシド，タキサン系抗癌薬（パクリタキセル，ドセタキセル）などの使用後は著明にみられる．よい対処方法はないが，これらの抗癌薬の投与を終了すれば，頭髪が生えてくることが期待されるため，この点をよく説明し，あらかじめかつらを用意してから，これらの抗癌薬を用いるようにする．

特有な副作用

それぞれの抗癌薬に特有な副作用が知られている．主なものをあげれば，アドリアマイシンによる心筋毒性，ブレオマイシン，ゲムシタビンによる肺毒性（間質性肺炎），微小管阻害薬などによる末梢神経障害（しびれ感），シスプラチンによる腎障害（腎尿細管障害），イリノテカンによる下痢などがよく知られている．これらの抗癌薬の投与時には，以上の副作用には特に注意を払い，不可逆的になる前に投与を中止しなければならない．

骨髄抑制をきたすような薬剤を使用すると，B型肝炎が再活性化する症例もみられ，治療開始前の検査により感染の既往などを確認しておく必要がある．また，分子標的治療薬では，従来の殺細胞性薬剤とは異なった副作用（抗EGFR薬剤による痤瘡様皮疹，血管新生阻害薬による高血圧や血栓症，ボルテゾミブの急性肺障害，間質性肺炎など）がみられる．免疫チェックポイント阻害薬においては免疫関連有害事象として，内分泌機能障害（劇症1型糖尿病，下垂体機能不全），間質性肺炎，大腸炎などがみられる．出現頻度はあまり高くないが重篤化すると致死的なものもあるので，注意深いモニタリングは重要である．

抗癌薬の多くは静脈内から投与される．血管外に抗癌薬が漏れると，周りに発赤，水疱，壊死をきたし，疼痛が激しく，植皮を必要とすることがある．血管の状態がよくないときには十分に注意し，血管外への漏出を起こさないような工夫をして点滴を行わなければならない．血管外漏出に特に気をつけなければならない抗癌薬を⑰に示す．

副作用の評価

新しい抗癌薬の開発は国際的にも行われており，その評価を統一するために，副作用の程度を5段階（Grade 1〜5）に分けて表されている（CTC-AE：Common Terminology Criteria for Adverse Events）．同じ基準が一般の癌化学療法の治療時にも用いられている[8]．

抗癌薬の効果判定基準

抗癌薬を投与した後，その治療効果を客観的に判定することが必要である．腫瘍縮小効果の判定（RECIST〈Response Evaluation Criteria in Solid Tumors〉ガイドライン）が用いられている（⑱）．完全奏効（complete response：CR，著効），部分奏効（partial response：PR，有効），安定（stable disease：SD，不変），進行（progressive disease：PD）の4つである．奏効率（有効率）はCRとPRの効果を示した症例数の評価可能な全症例に占める割合（％）で示される．

しかし，免疫チェックポイント阻害薬の治療効果判定において，RECISTでは適切な評価ができない症例も出てきているので注意が必要である．免疫チェックポイント阻害薬においては，腫瘍縮小に先立ち重病が増大するpseudo progressionと呼ばれる一時的な病変の増大，新規病変の出現などが起きることがある（6〜10％[9]）．

化学療法で治癒可能な癌では，副作用対策を講じながら，抗癌薬を初回から十分量を用いて，早期にCRに入れることが必要である．このためには化学療法

⑰ 血管外漏出で壊死をきたす主な抗癌薬

アントラサイクリン系
　アドリアマイシン
　ダウノルビシン
　イダルビシン
　エピルビシン
マイトマイシンC
アクチノマイシンD
タキサン系
　パクリタキセル
　ドセタキセル

ビンカアルカロイド系
　ビンクリスチン
　ビンブラスチン
　ビンデシン
　ビノレルビン

⑱ 腫瘍縮小効果の判定（RECIST）

標的病変の効果判定基準	
完全奏効（著効） （complete response：CR）	すべての標的病変が腫瘍による二次的変化を含めて消失した場合
部分奏効（有効） （partial response：PR）	標的病変の長径和が，治療開始前の長径和に比し30％以上小さくなった場合
安定（不変） （stable disease：SD）	PRに該当する腫瘍縮小やPDに該当する腫瘍増大を認めない場合
進行 （progressive disease：PD）	標的病変の長径和が，それまでの最も小さい長径和に比して20％以上大きくなった場合（再発を含む）

総合効果（overall response）は，「非標的病変の効果」に「新病変の有無」を加え判定する．
PRには効果が4週間以上の持続が必要．

副作用対策に慣れ，チーム医療ができる施設での治療が必要である．

　初め有効であっても再び増殖を始める癌がまだ多く，次に用いる抗癌薬にも習熟していることが必要である．抗癌薬の副作用は，時に致死的なものもあり，化学療法の開始前には，患者本人と家族を交えて十分に治療について説明し，同意を得ておくことが必要である．新しい分子標的治療薬が多数開発されてきており，従来の抗癌薬と組み合わせ，さらに癌の治癒，延命が多くの症例に早く得られることを望みたい．

（堀越　昇，加藤俊介）

●文献

1) DeVita VT, et al：Cancer Principles & Practice of Oncology, 10th edition. Philadelphia：Lippincott William & Wilkins；2015.
2) Brunton LL, et al：Goodman & Gilman's The Pharmacological Basis of Therapeutics, 13th edition. New York：McGraw-Hill Education；2018.
3) Goodman LS, et al：Goodman & Gilman's The Pharmacological Basis of Therapeutics, 11th edition.／高折修二ほか（監訳）：グッドマン・ギルマン　薬理書—薬物治療の基礎と臨床，11版．東京：廣川書店；2007.
4) 日本臨床腫瘍学会（編）：新臨床腫瘍学　がん薬物療法専門医のために，改訂第4版．東京：南江堂；2015.
5) 鶴尾　隆（編）：がんの分子標的治療．東京：南山堂；2008.
6) 高橋和久（編）：特集　肺癌治療の最前線．日本内科学会雑誌 2017；106：1079.
7) Darrow JJ, et al：The FDA breakthrough-drug designation-four years of experience. *N Engl J Med* 2018；375：15.
8) 有害事象共通基準，CTCAE v4.0（日本語訳）．2012年11月改訂．
　http://www.jcog.jp/doctor/tool/
9) Chiou VL, et al：Pseudoprogression and Immune-Related Response in Solid Tumors. *J Clin Oncol* 2015；33：3541.

■ステロイド薬

定義

　ステロイド（広義）は，飽和四環炭化水素からなるステロイド核（シクロペンタノペルヒドロフェナントレン環）を基本骨格とする化合物で，副腎皮質ホルモンや性腺ホルモンなどが含まれる．糖質コルチコイド（グルココルチコイド〈glucocorticoid：GC〉）は，糖・蛋白質・脂質代謝，免疫応答，骨代謝，水・電解質バランス，中枢神経機能などを調節し，生体の恒常性を維持する重要な副腎皮質ホルモンである．現在，GCが有する用量依存性の確実な免疫抑制作用と抗炎症作用は，免疫疾患や炎症性疾患に対する医薬品として利用されており，GCおよびその合成アナログはステロイド性抗炎症薬あるいはステロイド薬（狭義）と総称される．しかし，全身の臓器・組織に作用するステロイドの多様な副作用には注意を要する．

種類

　コルチゾールは視床下部-下垂体-副腎系を介して副腎皮質より分泌される内因性GCで，成人の通常分泌量は$10\sim12\,mg$/日である．ストレス下では分泌量が増加する．1948年，Hench PSらはコルチゾールの前駆体であるコルチゾンを関節リウマチ患者に投与し，世界で初めてGCのもつ強力な抗炎症作用を明らかにした．コルチゾールは弱いながら鉱質コルチコイド（ミネラルコルチコイド）作用を有しており，腎臓におけるNa^+の再吸収とK^+排泄を促進し，高血圧，浮腫，血清K^+低下の原因になる．そのため，期待する薬理作用である免疫・炎症に対する抑制作用を高め，副作用となる水・電解質バランスを崩す鉱質コルチコイド作用を減弱させたステロイド薬が合成された．

　ステロイド薬は作用時間の長さの違う3群で使い分けられる（❶）．第1群には半減期12時間以下のコルチゾールとコルチゾンが，第2群には半減期12〜36時間のプレドニゾロン（PSL），メチルプレドニゾロン（mPSL），トリアムシノロンが，第3群には半減期36時間以上のベタメタゾンとデキサメタゾンが含まれる．第1群の内因性GCは副腎不全の補充療法やショックの治療などに使用される．第2群のPSLは臨床で最も使用されるステロイド薬で，胎盤移行が少なく，妊婦にも投与できる．mPSLは電解質作用が少なく，パルス療法による超大量投与も可能である．第3群は受容体との結合親和性が強く，生物学的半減期は血中半減期よりさらに延長するため，副腎抑制が強い．

　ステロイド薬は用途に応じた経口剤，坐剤，注射剤，外用剤など，すべての剤形がある．現在，吸入ステロイド薬は気管支喘息の治療の基本になっているが，その普及には局所で効果を発揮し，吸収後は速やかに不活化されるアンテドラッグステロイドの開発に負うところが大きい．

作用機序

　GCおよび合成ステロイドは拡散によって細胞膜を通過し，細胞質にあるGC受容体（GR）に結合する（❷）．GRは熱ショック蛋白質Hsp90（heat shock protein 90）に結合し安定化しているが，GC結合に

⑲ 糖質コルチコイドと合成ステロイド薬

ステロイド薬		ステロイド等価用量 (mg)	力価比 GC作用	力価比 MC作用	半減期 $t_{1/2}$ (時間)	生物学的半減期 (時間)
短時間作用型	コルチゾン	25	0.8	0.8	0.5	8〜12
	コルチゾール	20	1.0	1.0	1.5〜2	8〜12
中間型	プレドニゾロン	5	4	0.6	2.1〜3.5	18〜36
	メチルプレドニゾロン	4	5	0.5	>3.5	18〜36
	トリアムシノロン	4	5	0	2〜>5	18〜36
長時間作用型	デキサメタゾン	0.75	20〜30	0	3〜4.5	36〜54
	ベタメタゾン	0.6	20〜30	0	3〜5	36〜54

GC：糖質コルチコイド，MC：鉱質コルチコイド．

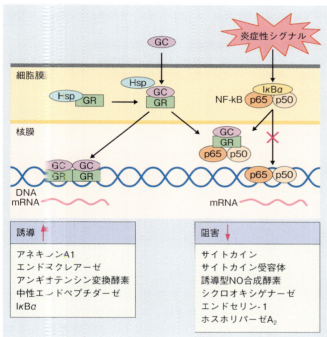

⑳ ステロイド薬による免疫抑制・抗炎症作用の分子機序

糖質コルチコイド（GC）および合成ステロイドは細胞質GC受容体（GR）に結合する．活性化GRは二量体を形成して核内に移行後，遺伝子に結合し，アネキシンA1やIκB（inhibitor of κB）などの免疫制御分子の転写を誘導する．一方，活性型GRがNF-κBやAP-1に直接結合すると，これら転写因子が誘導する炎症性分子の産生が抑制される．

よりHsp90から解離され，GRは活性化される．活性型GRが二量体を形成し，核内に移行すると，遺伝子プロモーターのGC応答性配列GRE（glucocorticoid responsive element）に結合し，転写因子として働く．GCの多くの生理活性は，このGC-GR複合体のGRE結合によって発現誘導される蛋白質の機能による．GCにより誘導される免疫制御分子には，アネキシンA1やIκB（inhibitor of κB）が含まれる．アネキシンA1は細胞質ホスホリパーゼ$A_{2\alpha}$を抑制し，アラキドン酸遊離を阻害するため，プロスタグランジン生合成は低下する．IκBは転写因子NF-κBの活性化抑制因子で，NF-κBにより誘導される多様な炎症性遺伝子の活性化を阻害する．

また，活性型GRはNF-κBやAP-1の転写因子に直接結合することにより，NF-κBとAP-1が引き起こす炎症反応を抑制する．さらに，二量体GRによる炎症性遺伝子の転写抑制機序として，転写活性を負に制御するnegative GREの存在も知られている．

上述したリガンド依存性転写因子である細胞質GRを介したゲノム機序以外に，高用量で短時間（分単位）に発現する効果には，GCの膜結合型GRへの結合とセカンドメッセンジャーを介した免疫抑制作用や，さらに高濃度GCでは細胞膜に対する非特異的作用による炎症細胞の機能抑制など非ゲノム的作用がある．

適応

ステロイド薬は，自己免疫疾患，アレルギー性疾患，炎症性疾患など，広範な疾患・病態に使用されている（㉑）．しかし，ステロイド治療により治癒に至る疾患は限られており，原因療法となることは少ない．多く

㉑ ステロイド薬が適応となる疾患

膠原病・リウマチ性疾患	全身性エリテマトーデス，多発性筋炎・皮膚筋炎，リウマチ性多発筋痛症，ANCA 関連血管炎（多発血管炎性肉芽腫症，顕微鏡的多発血管炎，好酸球性多発血管炎性肉芽腫症），結節性多発動脈炎，高安動脈炎，巨細胞性動脈炎，クリオグロブリン血症，成人 Still 病，Behçet 病，関節リウマチ，IgG 4 関連疾患，再発性多発軟骨炎，自己炎症疾患（家族性地中海熱など），リウマチ熱など
血液疾患	自己免疫性溶血性貧血，特発性血小板減少性紫斑病，再生不良性貧血，骨髄異形成症候群，同種造血幹細胞移植後の移植片対宿主病，多発性骨髄腫，悪性リンパ腫，急性リンパ球性白血病など
呼吸器疾患	気管支喘息，慢性閉塞性肺疾患，特発性間質性肺炎，好酸球性肺炎，膠原病関連肺疾患，薬剤性肺障害，サルコイドーシス，過敏性肺臓炎，アレルギー性気管支肺アスペルギルス症，ニューモシスチス肺炎，急性呼吸促迫症候群，重症肺炎など
神経筋疾患	多発性硬化症，視神経脊髄炎，急性散在性脳脊髄炎，Guillain-Barré 症候群，慢性炎症性脱髄性多発根ニューロパチー，Bell 麻痺，重症筋無力症，抗 NMDA 受容体脳炎，細菌性髄膜炎，群発頭痛など
消化器疾患	潰瘍性大腸炎，Crohn 病，自己免疫性肝炎，自己免疫性膵炎，好酸球性胃腸炎など
腎疾患	ネフローゼ症候群（微小変化型ネフローゼ症候群，巣状分節性糸球体硬化症，膜性腎症，膜性増殖性糸球体腎炎），IgA 腎症，急速進行性糸球体腎炎（ANCA 陽性腎炎，抗 GBM 型腎炎，免疫複合体型腎炎），尿細管間質性腎炎など
内分泌代謝疾患	副腎皮質機能低下症，副腎クリーゼ，甲状腺クリーゼ，甲状腺眼症，亜急性甲状腺炎など
その他	アナフィラキシーショック，敗血症性ショック，脊髄損傷，薬物アレルギー，重症薬疹，Sweet 病，壊疽性膿皮症，皮膚血管炎，Vogt-小柳-原田病，視神経炎，突発性難聴，急性拒絶反応など

NMDA：*N*-メチル-D-アスパラギン酸，GBM：糸球体基底膜，ANCA：抗好中球細胞質抗体.

の疾患では臓器病変の分布と重症度を評価し，疾患活動性を把握したうえで，患者の副作用リスクを勘案し，その適応と投与量を決定する．免疫抑制薬はステロイド節約効果が期待でき，さらに疾患によってはステロイド単独にまさる寛解導入・維持効果が得られることから，その併用は積極的に検討する．

副腎皮質機能低下症，ショック，喘息重積状態，離脱症候群，ステロイド長期投与中の周術期ステロイドカバーなどは，ステロイドの絶対的適応である．

投与法

初期治療では臓器病変と疾患活動性を抑制できる十分量のステロイド薬を，必要な期間に限定して使用する．症状改善や効果発現が得られたら，その後は効果維持と副作用をモニタリングしながら可及的速やかに減量する．可能であれば中止する．通常，初期投与量は 2～4 週間続け，その後 1～2 週間ごとに 10 % 程度減量することが多い．近年の免疫抑制薬併用は，より早期の，また短期間の減量を可能にしている．

ステロイド投与量に関する記載法はさまざまある．欧州リウマチ学会（EULAR）では PSL 換算 7.5 mg/日以下を低用量，7.5 mg/日超 30 mg/日までを中等量，30 mg/日超 100 mg/日までを高用量，100 mg/日超を超高用量，250 mg/日以上を数日以内投与する場合をパルス療法としている．この基準では，関節リウマチでは低用量で，リウマチ性多発筋痛症では中等量で治療されることが多い．一方，全身性エリテマトーデス，多発性筋炎・皮膚筋炎，血管炎症候群，Still 病などの疾患で活動性の高い重症例では高用量，さらにパルス療法が使用される．

経口では 1 日 2～3 回の食後分割投与が一般的用法であるが，低用量では内因性 GC の生体変動に合わせ，朝 1 回投与も多い．同じ高用量ステロイドでは 1 回投与より分割投与のほうが有効性は高い．逆にステロイド薬から離脱する場合には，半減期の短いステロイドを朝 1 回または隔日投与で使用する．しかし，隔日投与では関節リウマチなど炎症性疾患では非投与日に症状が悪化することがある．

ステロイドパルス療法は，通常 mPSL 500～1,000 mg を 3 日間連続して点滴投与する（1 コース）．高用量ステロイドで後療法を行うが，効果不十分な重症例では 1～2 週間ごとに繰り返してもよい．短期的な症状改善効果は高いが，長期予後改善効果は確実ではなく，また感染症合併も多く，適応は慎重に判断する．

使用上の留意点

GC はホルモンとして全身の組織・臓器に作用することから，生理的分泌量を超えた用量の使用により発現する多様な副作用が問題となる（㉒）．特に，感染症，骨粗鬆症，糖尿病，精神症状，消化管障害は重篤な副作用として発現することがあり，予防，モニタリング，早期治療介入が重要である．潜在性結核感染症の抗結核薬による治療，スルファメトキサゾール・トリメトプリム合剤によるニューモシスチス肺炎予防，B 型肝炎ウイルス（HBV）スクリーニングと HBV-DNA 定量の定期測定，ビスホスホネート製剤による骨折リスク低減などの有用性が示されている．一方，糖尿病，

㉒ ステロイド薬の主な副作用

感染症	・細菌，真菌，ウイルスなどすべての病原微生物による感染症の発症と重症度が増加する．用量と累積投与量に依存性で，さらに患者の基礎疾患とその活動性，年齢，併存症，免疫抑制薬併用が関与する． ・PSL 換算 20 mg/日以上の中等量・大量ステロイドを使用すると，細胞性免疫低下により結核再燃，ニューモシスチス肺炎，サイトメガロウイルス感染症，真菌症など日和見感染症が問題となる． ・HBs 抗原陽性 B 型肝炎ウイルスキャリアおよび既往感染者に再活性化を起こす．
骨粗鬆症	骨形成低下・骨吸収促進により骨量減少と骨質劣化をきたし，高頻度に脆弱性骨折を起こす．ステロイド投与量（PSL 換算 5 mg/日以上）以外に，年齢，骨密度 YAM 80 ％未満，既存骨折などが骨折リスクになる．
無菌性骨壊死	中等量以上のステロイド使用に関連して発生し，大腿骨頭に圧潰が生じると疼痛など自覚症状が生じる．基礎疾患として全身性エリテマトーデスが多い．
糖尿病	インスリン抵抗性増強とインスリン分泌抑制により，食後高血糖を特徴とする耐糖能異常を起こす．
高脂血症・肥満	血中脂質濃度が上昇し，食欲亢進と中心性肥満が生じる．
高血圧	血圧を上昇させ，Na⁺ 再吸収亢進により循環血漿量が増加する．
消化性潰瘍	消化管粘膜障害を起こす．特に，非ステロイド性抗炎症薬や抗凝固薬を併用した場合にリスクが増大し，消化管出血・穿孔を起こす．
精神症状	ステロイド精神病では気分障害症状（躁・うつ）が最も多く，その他にせん妄，精神病症状など多彩な症状がみられる．治療開始 1〜2 週後に出現することが多く，女性，全身性エリテマトーデス，精神疾患既往，PSL 換算 40 mg/日以上が発現リスクになる．
ミオパチー	中等量・大量ステロイドの継続は 1〜3 か月の経過で緩徐に骨格筋萎縮を起こし尿中クレアチニン非泄量が増加する例がある．
副腎皮質機能低下症	3 週間以上のステロイド投与により，視床下部-下垂体-副腎皮質系経路は抑制される．急速なステロイド減量・中止は副腎皮質機能低下症の原因となり，多彩な症状を呈する．
小児成長障害	小児への使用は成長ホルモンやインスリン様成長因子の産生が抑制され，成長障害を起こす．
その他	・非アルコール性脂肪性肝疾患，急性膵炎 ・白内障，緑内障 ・皮膚萎縮，紫斑，皮膚線条，多毛症 ・低カリウム血症 ・月経不順，インポテンス

PSL：プレドニゾロン，YAM：若年成人平均値．

高血圧，高脂血症による動脈硬化症の進展は心血管イベントの発症リスクを増大させる．

少量・中等量 GC では胎児や乳児への影響は少ない．特に，PSL は胎盤代謝性で，20 mg/日以下の投与では胎児への移行はほとんどない．また，この用量では母乳移行もごく少量で，授乳にも問題はない．小児では成長障害を起こすため，ステロイド使用は限定されるべきである．

ステロイド薬の他の薬物との相互作用に注意する．リファンピシンや抗けいれん薬との併用によりステロイド代謝酵素が誘導され，効果が減弱する．また，イミダゾール系抗真菌薬は GR に結合しステロイドを拮抗阻害する．

免疫抑制薬

定義

免疫抑制薬は異常な免疫反応を抑制することにより病態の改善を図る薬剤で，代謝拮抗薬，アルキル化薬，カルシニューリン阻害薬など，作用機序の異なる古典的薬剤に加え，近年，免疫応答に重要な機能分子を標的とする生物学的製剤や，細胞内シグナル伝達を阻害する分子標的薬の臨床導入が進展している．臓器移植後における拒絶反応の抑制以外に，膠原病，自己免疫疾患，炎症性疾患，アレルギー性疾患など幅広い疾患の難治性病態に治療応用されている．

分類

古典的免疫抑制薬は，細胞周期依存性に核酸合成を阻害する代謝拮抗薬と DNA 構成塩基にアルキル化反応を起こし DNA 複製を阻害するアルキル化薬に分類される（㉓）．核酸合成の盛んな免疫担当細胞，特にリンパ球の増殖と機能を抑制する．一方，カルシニューリン阻害薬は T 細胞のサイトカイン転写活性を阻害することにより T 細胞依存性免疫反応を抑制する．さらに，サイトカインの細胞内シグナル伝達分子 JAK（ヤヌスキナーゼ）を標的とした低分子化合物の JAK 阻害薬が開発された．また，免疫応答の分子機構の解明により，免疫細胞のサイトカインや細胞表面分子を標的とする生物学的製剤が導入され，現在，その種類が増加している．

㉓ 免疫抑制薬の分類と作用機序

免疫抑制薬		作用機序	
1. 代謝拮抗薬		核酸物質の構造類似体で，核酸代謝の拮抗作用によりリンパ球の DNA 合成を阻害する	
プリン代謝拮抗薬	アザチオプリン	6-MP のプロドラッグで，6-MP はチオイノシン酸から 6-チオグアニンヌクレオチドに変換され DNA にとり込まれて細胞を傷害する．また，チオイノシン酸とそのメチル化体はプリンヌクレオチド合成反応を阻害する	
	ミゾリビン	イミダゾールヌクレオシドで，グアニル酸合成新生経路の律速酵素である IMP 脱水素酵素および GMP 合成酵素を阻害する	
	ミコフェノール酸モフェチル	ミコフェノール酸のプロドラッグで，ミゾリビンとは異なる活性部位を介して IMP 脱水素酵素を阻害する	
ピリミジン代謝拮抗薬	レフルノミド	活性体 A771726 に変換され，ウリジル酸合成新生経路のジヒドロオロト酸脱水素酵素を阻害する	
葉酸代謝拮抗薬	メトトレキサート	ジヒドロ葉酸還元酵素によるテトラヒドロ葉酸合成を阻害し，核酸やアミノ酸の合成を抑制する	
2. アルキル化薬		二重鎖 DNA のグアニン塩基同士をアルキル化，架橋形成し，細胞周期非依存性にリンパ球の増殖を抑制する	
シクロホスファミド		ナイトロジェンマスタード誘導体で，B 細胞に対してより選択的な免疫抑制作用を示す	
3. リンパ球増殖抑制薬		核酸合成の阻害作用を介さない機序で，リンパ球の増殖を抑制する	
グスペリムス		細胞傷害性 T 細胞や B 細胞の増殖・分化を抑制する	
4. 細胞増殖シグナル阻害薬		mTOR 阻害作用により細胞増殖シグナルを阻害する	
エベロリムス		FKBP と複合体を形成し，mTOR に結合して，IL-2 受容体からの増殖シグナルを阻害する	
5. カルシニューリン阻害薬		T 細胞の情報伝達に重要なカルシニューリン活性化を阻害し，転写因子 NF-AT の核内移行を阻止し，IL-2 など T 細胞のサイトカイン産生を抑制する	
シクロスポリン		シクロフィリンと複合体を形成し，カルシニューリン活性化を阻害する	
タクロリムス		FKBP と複合体を形成し，カルシニューリン活性化を阻害する	
6. PDE4 阻害薬			
アプレミラスト		cAMP を分解する酵素 PDE4 を阻害し，cAMP を増加させ，炎症性サイトカイン産生を抑制する	
7. JAK 阻害薬		サイトカイン受容体に会合する細胞内シグナル伝達分子 JAK の活性化を阻害し，転写因子 STAT による炎症・免疫分子の産生を抑制する	
トファシチニブ		JAK1/JAK3 を介したサイトカイン情報伝達を阻害する	
バリシチニブ		JAK1/JAK2 を介したサイトカイン情報伝達を阻害する	
ペフィシチニブ		JAK1/JAK3 を介したサイトカイン情報伝達を阻害する	
8. 生物学的製剤		サイトカイン阻害薬と細胞標的薬に分類される	
TNF-α阻害薬	インフリキシマブ	キメラ型抗 TNF-α 抗体	
	アダリムマブ	ヒト型抗 TNF-α 抗体	
	ゴリムマブ	ヒト型抗 TNF-α 抗体	
	セルトリズマブペゴル	ヒト化抗 TNF-α 抗体 Fab'	
	エタネルセプト	可溶性 TNF 受容体	
IL-1β阻害薬	カナキヌマブ	ヒト型抗 IL-1β 抗体	
IL-2 阻害薬	バシリキシマブ	キメラ型抗 CD25 抗体	T 細胞の IL-2 受容体α鎖（CD25）に結合し，IL-2 による T 細胞増殖を抑制する
IL-4/-13 阻害薬	デュピルマブ	ヒト型抗 IL-4 受容体抗体	IL-4/-13 受容体が共有するα鎖に結合し，Th2 型アレルギー性炎症を抑制する
IL-5 阻害薬	メポリズマブ	ヒト化抗 IL-5 抗体	IL-5 に結合・中和し，好酸球の増加・組織浸潤を阻害する
	ベンラリズマブ	ヒト化抗 IL-5 受容体抗体	IL-5 受容体に結合し，IL-5 による好酸球性炎症を阻害する
IL-6 阻害薬	トシリズマブ	ヒト化抗 IL-6 受容体抗体	膜結合型および可溶性 IL-6 受容体に結合し，IL-6 によるヘテロ受容体形成を阻害することより，その炎症作用を抑制する
	サリルマブ	ヒト型抗 IL-6 受容体抗体	

㉓ 免疫抑制薬の分類と作用機序（続き）

免疫抑制薬			作用機序
IL-12/-23 阻害薬	ウステキヌマブ	ヒト型抗 IL-12/23p40 抗体	IL-12/-23 が共有する p40 を結合・中和し，Th1/Th17 型炎症反応を抑制する
IL-17 阻害薬	セクキヌマブ	ヒト型抗 IL-17A 抗体	IL-17A を結合・中和し，Th17 型炎症反応および自己免疫反応を抑制する
	イキセキズマブ	ヒト化抗 IL-17A 抗体	
	ブロダルマブ	ヒト型抗 IL-17 受容体抗体	IL-17 受容体 A（IL-17RA）に結合し，IL-17A/F による炎症性シグナルを阻害する
IL-23 阻害薬	グセルクマブ	ヒト型抗 IL-23p19 抗体	IL-23p19 に結合し，IL-23 による Th17 型炎症反応を特異的に抑制する
	リサンキズマブ	ヒト化抗 IL-23p19 抗体	
BLyS 阻害薬	ベリムマブ	ヒト型抗 BLyS 抗体	BLyS を結合・阻害し，B 細胞活性化と自己抗体産生を抑制する
T 細胞選択的共刺激調節薬	アバタセプト	CTLA4-Ig 融合蛋白	CD80/86 による CD28 の共刺激シグナルを抑制し，T 細胞活性化を阻害する
B 細胞標的（除去）薬	リツキシマブ	キメラ型抗 CD20 抗体	CDC・ADCC を介して自己抗体産生 CD20+ B 細胞を除去する
IgE	オマリズマブ	ヒト化抗 IgE 抗体	IgE 抗体 Cε3 と高親和性 Fcε 受容体の結合を阻害し，マスト細胞活性化を抑制する
補体阻害薬	エクリズマブ	ヒト化抗 C5 抗体	補体成分 C5 に結合し，C5 転換酵素が C5a と C5b に開裂させるのを阻害する
接着分子阻害薬	ナタリズマブ	ヒト化抗 α_4 インテグリン抗体	炎症細胞表面の $\alpha_4\beta_1$ インテグリンに結合し，血管内皮細胞表面の VCAM-1 との相互作用を阻害し，炎症細胞浸潤を抑制する

6-MP：6-メルカプトプリン，IMP：イノシン一リン酸，mTOR：mammalian target of rapamycin，FKBP：FK506 結合蛋白，IL：インターロイキン，NF-AT：活性化 T 細胞核内因子，PDE4：ホスホジエステラーゼ 4，JAK：ヤヌスキナーゼ，STAT：signal transducer and activator of transcription，TNF：腫瘍壊死因子，PEG：ポリエチレングリコール，CDC：補体依存性細胞傷害，ADCC：抗体依存性細胞傷害，BLyS：B 細胞刺激因子，CTLA4：細胞障害性 T リンパ球抗原-4．

作用機序

代謝拮抗薬

アザチオプリン（AZA）は 6-メルカプトプリン（6-MP）のイミダゾリル誘導体で，生体内で 6-MP に分解され，中間体イノシン酸と拮抗することによりプリン合成を阻害する．ミゾリビン（MZR）とミコフェノール酸モフェチル（MMF）は，イノシン酸からグアニル酸に至る経路の律速酵素イノシン酸脱水素酵素を阻害する．レフルノミド（LFM）は生体内で活性体 A771726 に変換され，ウリジル酸合成経路の律速酵素ジヒドロオロト酸脱水素酵素を阻害する．いずれも核酸新生経路に依存性の高いリンパ球反応を抑制する．

メトトレキサート（MTX）は葉酸類似体で，葉酸代謝の律速酵素ジヒドロ葉酸還元酵素への葉酸結合に拮抗し，核酸・アミノ酸代謝を阻害する．MTX の抗炎症作用には免疫抑制活性をもつアデノシンの細胞外放出やメチル基転換反応阻害による炎症細胞の機能抑制も関与する．

アルキル化薬

シクロホスファミド（CYC）が代表的なアルキル化薬で，ナイトロジェンマスタードの誘導体である．DNA 構成グアニン塩基をアルキル化し，DNA 鎖の架橋形成により DNA 複製を阻害し，細胞周期非依存性に増殖細胞を傷害する．リンパ球反応，特に B 細胞に対する抑制作用が強い．

カルシニューリン阻害薬

シクロスポリン（CsA）とタクロリムス（TAC）は，それぞれ細胞質に存在するイムノフィリンファミリーのシクロフィリンと FK506 結合蛋白（FKBP）に結合する．その複合体は T 細胞の抗原刺激によるシグナル伝達経路に存在するカルシニューリンの活性を阻害する．カルシニューリンは Ca^{2+} 依存性に活性化される脱リン酸化酵素で，転写因子 NF-AT の核内移行を誘導し，インターロイキン-2（IL-2）などの遺伝子発現に重要な役割を担っている．T 細胞選択的な抑制作用を示す．

シグナル伝達阻害薬

サイトカインの細胞内情報伝達に重要な JAK を阻害するトファシチニブ，バリシチニブ，ペフィシチニブが開発された．

生物学的製剤

腫瘍壊死因子（TNF），IL-1β，IL-6，IL-17 などの炎症性サイトカイン，IL-4 受容体，IL-5，IgE などのアレルギー関連分子，T 細胞活性化に重要な CD80/86 リガンドに結合阻害する生物学的製剤が臨床応用され

ている．また，自己免疫性 B 細胞の除去を目的とした細胞標的薬抗 CD20 抗体製剤がある．

適応

臓器移植拒絶反応には多くの免疫抑制薬が保険適用されている．一方，膠原病，自己免疫疾患，炎症性疾患では，依然として免疫抑制薬の適応症に制限がある（㉔）．しかし，ステロイド抵抗性・依存性を含む難治性病態に対して，免疫抑制薬や生物学的製剤の適用が急速に拡大している（㉕）．

関節リウマチでは標準治療薬 MTX の普及と優れた効果を発揮する生物学的製剤の導入により寛解が現実的な治療目標となった．また，ステロイド単独治療に比較して，ループス腎炎では CYC 静注療法（IVCY）または MMF の併用により腎不全進展を抑制し，多発性筋炎・皮膚筋炎の間質性肺炎では TAC の併用により生命予後を改善し，抗好中球細胞質抗体（ANCA）関連血管炎では CYC またはリツキシマブの併用によ

り寛解導入率を向上させ生命予後を改善する．さらに，TNF 阻害薬は Crohn 病，Behçet 病，乾癬に対して従来の治療にはない効果をもたらした．このように，ステロイド単独では十分な効果が得られない疾患や病態に対して，免疫抑制薬を積極的にとり入れた治療法が確立されつつある．

投与法

臓器移植では大量の免疫抑制薬で治療導入し，その後漸減し，少量で維持投与する．自己免疫・炎症性疾患では比較的少量で開始することが多く，効果と安全性を確認しながら調節する．治療開始前には用法・用量と薬物排泄経路に注意し，初期投与量を決定する．LFM，CsA，TAC は胆汁排泄である．その他の経口薬剤は尿中排泄であり，腎機能により投与量を調節する．生物学的製剤は肝・腎代謝を受けない．

AZA は NUDT15（Nudix Hydrolase 15）の低活性型遺伝子多型をもつ患者では，白血球減少症や全身脱

㉔ 免疫抑制薬の適応症と副作用

薬剤	適応症
アザチオプリン	拒絶反応，CD/UC，治療抵抗性リウマチ性疾患（SLE，全身性血管炎，PM/DM，SSc，MCTD など）
ミゾリビン	拒絶反応，NS，ループス腎炎，RA
ミコフェノール酸モフェチル	拒絶反応，ループス腎炎
レフルノミド	RA
メトトレキサート	RA，JIA，MTX
シクロホスファミド	治療抵抗性リウマチ性疾患，NS
グスペリムス	拒絶反応
エベロリムス	拒絶反応
シクロスポリン	拒絶反応・GVHD，BD 眼症状，乾癬，再生不良性貧血・赤芽球癆，NS，MG，アトピー性皮膚炎
タクロリムス	拒絶反応・GVHD，MG，RA，ループス腎炎，PM/DM 間質性肺炎，UC
アプレミラスト	乾癬
トファシチニブ	RA，UC
バリシチニブ	RA
ペフィシチニブ	RA
インフリキシマブ	CD/UC，RA，BD ぶどう膜炎，乾癬，AS，腸管型・神経型・血管型 BD，川崎病
アダリムマブ	RA，多関節炎型 JIA，AS，乾癬，腸管型 BD，CD/UC，ぶどう膜炎
ゴリムマブ	RA，UC

薬剤	適応症	
セルトリズマブペゴル	RA	
エタネルセプト	RA，多関節炎型 JIA	
カナキヌマブ	クリオピリン関連周期性症候群，家族性地中海熱，高 IgD 症候群	
バシリキシマブ	拒絶反応	
デュピルマブ	アレルギー性皮膚炎	
メポリズマブ	BA，EGPA	
ベンラリズマブ	BA	
トシリズマブ	Castleman 病，RA，多関節炎型・全身型 JIA，TA・GCA	
サリルマブ	RA	
ウステキヌマブ	乾癬	
セクキヌマブ	乾癬	
イキセキズマブ	乾癬	
ブロダルマブ	乾癬	
グセルクマブ	乾癬	
ベリムマブ	SLE	
アバタセプト	RA	
リツキシマブ	GPA・MPA，NS，特発性血小板減少性紫斑病	
オマリズマブ	BA，慢性じんま疹	
エクリズマブ	発作性夜間血色素尿症，非定型溶血性尿毒症症候群	
ナタリズマブ	多発性硬化症	

CD/UC：Crohn 病/潰瘍性大腸炎，SLE：全身性エリテマトーデス，PM/DM：多発性筋炎/皮膚筋炎，SSc：全身性強皮症，MCTD：混合性結合組織病，NS：ネフローゼ症候群，RA：関節リウマチ，JIA：若年性特発性関節炎，GVHD：移植片対宿主病，

BD：Behçet 病，MG：重症筋無力症，AS：強直性脊椎炎，BA：気管支喘息，EGPA：好酸球性多発血管炎性肉芽腫症，TA・GCA：高安動脈炎・巨細胞性動脈炎，MPA・GPA：顕微鏡的多発血管炎・多発血管炎性肉芽腫症．

㉕ 自己免疫疾患と炎症性疾患における免疫抑制薬の使用

関節リウマチ	MTX は標準治療薬で，効果不十分な場合に生物学的製剤（TNF-α阻害薬，IL-6 阻害薬，CTLA4 製剤）または JAK 阻害薬を追加する．いずれも高い臨床効果と関節破壊防止効果をもつ．MTX が使用できない場合，他の抗リウマチ薬あるいは単独使用可能な生物学的製剤が適応となる
全身性エリテマトーデス	ループス腎炎（LN），中枢神経障害，血球減少症など，重篤な病態には大量ステロイドに免疫抑制薬が併用される．重症 LN ではステロイドと IVCY または MMF の併用療法により寛解導入し，少量ステロイドと MMF または AZA で寛解維持する．膜性 LN には TAC や CsA も有効である．皮膚病変に HCQ，活動性疾患に抗 BLyS 抗体 BLM が有効である
全身性強皮症	間質性肺疾患には経口 CYC および IVCY の進行抑制効果が報告されている
多発性筋炎・皮膚筋炎	初期治療で免疫抑制薬の併用により，ステロイド節約と予後改善が期待できる．ステロイド抵抗例には，MTX，TAC，CsA，AZA，IVIG が使用される．間質性肺炎合併には TAC，CsA，IVCY を併用する．特に，抗 MDA5 抗体陽性無筋症性皮膚筋炎の生命予後改善には治療早期からの併用が重要である
Behçet 病	コルヒチン，CsA，AZA で治療困難な難治性網膜ぶどう膜炎には IFX と ADA が使用できる．特殊型では血管，腸管，神経病変に IFX が，腸管型に ADA が使用できる．CsA 使用の約 20 ％に急性の神経病変が誘発される
ANCA 関連血管炎	重症な多発血管炎性肉芽腫症と顕微鏡的多発血管炎の寛解導入には，ステロイドと IVCY，経口 CYC または RTX の併用が有効である．軽症型には MTX や MMF でもよい．寛解維持には AZA，MTX，RTX に変更する
高安動脈炎・巨細胞性動脈炎	ステロイド抵抗例には TCZ 追加が有効である
Still 病	ステロイド抵抗例には CsA，MTX，IL-6 阻害薬などを併用する
サルコイドーシス	神経，心，肺など重要臓器病変があり，ステロイド抵抗例や再燃例には MTX，AZA，CsA，MMF，CYC を追加する．難治例では TNF 阻害薬や RTX が使用される
潰瘍性大腸炎	5-ASA 製剤とステロイドの適正使用が標準治療である．治療抵抗性，重症・劇症型，難治の寛解導入療法では，大量ステロイドに加え，カルシニューリン阻害薬（CsA/TAC），TNF 阻害薬（IFX/ADA），抗 α₄ インテグリン抗体（ナトリズマブ），JAK 阻害薬または血球成分除去療法を併用する
Crohn 病	ステロイド依存性・抵抗性や重症には 5-ASA 製剤，ステロイド，AZA に加え，TNF 阻害薬（IFX/ADA），IL-12/IL-23 阻害薬 UST などを併用する．初期に TNF 阻害薬を使用する top down 療法が，従来の step up 療法より長期寛解維持と粘膜治癒が高率である
間質性肺炎	特発性肺線維症は免疫抑制療法の治療効果に乏しく，抗線維化薬の適応である．急性増悪，非特異性，器質化肺炎にはステロイドと CYC，AZA，カルシニューリン阻害薬（CsA/TAC）を併用する
特発性血小板減少性紫斑病	慢性期でピロリ菌除菌，ステロイド，摘脾の無効例は，RTX やトロンボポエチン受容体作動薬が使用できる．緊急時はステロイドパルス療法や IVIG が使用される
多発性硬化症・視神経脊髄炎	急性期のステロイド無効例には血液浄化療法を，慢性期の再発予防・障害進行抑制（疾患調節薬）には IFN 製剤，グラチラマー（ミエリン塩基性蛋白質から発見された 4 種アミノ酸のランダムポリマー），ナタリズマブ（抗 α₄ インテグリン抗体），フィンゴリモド（スフィンゴシン-1-リン酸受容体 S1PR1 アゴニスト）が使用される
重症筋無力症	全身型にはステロイドとカルシニューリン阻害薬（CsA/TAC）の併用療法が基本である．クリーゼや胸腺摘出までの症状改善には早期効果を期待できる IVIG や血液浄化療法を利用する
乾癬	外用療法，光線療法で十分な効果が得られない場合，ビタミン A 誘導体，PDE4 阻害薬，CsA が使用される．治療抵抗例，重症例では TNF-α阻害薬，IL-23/IL-17 阻害薬などの生物学的製剤が有効である．乾癬性関節炎にも生物学的製剤が効果を認める

MTX：メトトレキサート，TNF：腫瘍壊死因子，IL：インターロイキン，CTLA4：細胞障害性 T リンパ球抗原-4，JAK：ヤヌスキナーゼ，IVCY：シクロホスファミド静注療法，MMF：ミコフェノール酸モフェチル，AZA：アザチオプリン，TAC：タクロリムス，CsA：シクロスポリン，HCQ：ヒドロキシクロロキン，BLyS：B 細胞刺激因子，BLM：ブリムマブ，CYC：シクロホスファミド，IVIG：免疫グロブリン大量静注療法，IFX：インフリキシマブ，ADA：アダリムマブ，RTX：リツキシマブ，TCZ：トシリズマブ，5-ASA：5-アミノサリチル酸製剤，UST：ウステキヌマブ，PDE4：ホスホジエステラーゼ 4.

毛症など重篤な副作用が起こる．MZR は十分な効果が得られない場合，血中濃度上昇を目的とした 1 回投与法が試みられる．MMF はループス腎炎などに CYC と同等の有効性を示すが，下痢・嘔吐など消化管障害がある．LFM はその活性体 A771726 が腸肝循環するため血中半減期が長く，副作用出現の際にはコレスチラミンによる薬物除去が必要である．わが国では重篤な間質性肺炎発現を認めたことから，少量から漸増する投与法が推奨されている．

MTX は少量間欠投与法が行われ，関節リウマチの保険承認用量は 6～16 mg/週である．副作用の肝障害や骨髄障害は葉酸製剤併用および MTX 減量・中止で回復するが，アレルギー機序による間質性肺炎は，その発症を予防・予測できないので投与中の呼吸器症状出現に注意する．高齢や既存の呼吸器疾患がリスク因子である．

CYC は膠原病の難治性病態に適用され，経口ある
いは点滴静注で投与される．重症な副作用に感染症，
骨髄抑制，出血性膀胱炎，さらに累積投与量に関連す
る卵巣機能不全と二次性悪性腫瘍がある．静注療法
（0.5〜1.0 g/m² 体表面積）は経口より安全性が高い．
CYC 代謝産物による膀胱粘膜障害を防止するため，
十分な補液を行い，利尿をつけ尿量を確保する．経口
では患者に朝1回服用し，飲水による尿量確保と排尿
を勧める．腎機能低下があれば減量が必要で，白血球
数に注意しながら投与量を調節する．

CsA は 2〜3 mg/kg/日 で開始し，最大投与量
5 mg/kg/日を目安として十分な効果が得られるまで
増量する．TAC は成人 3.0 mg/日 または高齢者
1.5 mg/日で開始し，効果と副作用により投与量を調
節する．いずれも血中濃度依存性に腎機能障害などの
副作用発現が増加するため，その対策に血中薬物濃度
モニタリングが利用されている．CsA はトラフ値 150
〜200 ng/mL 以下を，TAC はトラフ値 10 ng/mL 以
下を目標に投与量を調節する．

生物学的製剤には点滴静注または皮下注がある．抗
製剤抗体の誘導による効果減弱・二次無効や過敏反応
があり，特にキメラ型抗体で問題となる．その防止に
MTX など免疫抑制薬の併用が一定の効果を示す．感
染症，間質性肺炎など多くの製剤に共通した副作用と，
それぞれの製剤に特有の副作用がある．TNF 阻害薬
による潜在性結核感染症の再活性化や脱髄疾患，トシ
リズマブによる消化管穿孔，リツキシマブによる B
型肝炎ウイルス再活性化や進行性多巣性白質脳症があ
る．

使用上の留意点

免疫抑制薬の適応を考える場合には，疾患に対して
期待できる効果と予測される副作用を検討し，患者に
そのリスクとベネフィットを十分に説明する．そのう
えで，保険適用外使用の場合にはその点も含めて，免
疫抑制薬の使用についてインフォームド・コンセント
を取得しておく．

感染症はすべての免疫抑制薬に共通してみられる副
作用である．使用前は，潜在性結核感染症に対する化
学予防およびスルファメトキサゾール・トリメトプリ
ム（ST 合剤）によるニューモシスチス肺炎予防の必
要性を検討し，B 型肝炎ウイルス感染に対するスク
リーニングを実施する．使用中は，感染症，特に日和
見感染，さらに薬剤特有の副作用に対する定期的なモ
ニタリングとその防止に努める．

併用薬との相互作用にも注意する．特に，CsA と
TAC は肝代謝酵素 CYP 3A により代謝されるため，
この酵素活性に影響する Ca 拮抗薬，マクロライド系

抗菌薬，抗真菌薬，アロプリノール，グレープフルー
ツなどは血中濃度を上昇させる．さらに，非ステロイ
ド性抗炎症薬，フィブラート系薬剤，抗菌薬，ST 合
剤など，腎毒性のある薬剤の併用は腎障害の誘因とな
る．その他，AZA はアロプリノール併用により薬理
作用が増強されるので減量する．MTX は非ステロイ
ド性抗炎症薬や ST 合剤により，その効果が増強され
る．

鎮痛消炎薬（非ステロイド性抗炎症薬）

定義

鎮痛薬には，非ステロイド性抗炎症薬（non-steroi-
dal anti-inflammatory drugs：NSAIDs）以外に，ア
セトアミノフェン（AAP），オピオイド，神経障害性
疼痛緩和薬，鎮痛補助薬などがある．NSAIDs はアラ
キドン酸カスケードのシクロオキシゲナーゼ（COX）
を阻害する薬剤で，プロスタグランジン（PG）合成
を抑制することにより，鎮痛作用および抗炎症作用を
発揮する．一方，PG は重要な生理機能をもつため，
消化管粘膜障害，腎障害，心血管系障害など，
NSAIDs の多様な副作用に注意を要する．

種類

NSAIDs は化学構造により分類され，各群には薬理
作用と副作用に特徴がある（㉖）．サルチル酸系薬剤
は不可逆的に COX-1 を阻害し，血小板凝集を促進す
るトロンボキサン A₂（TXA₂）の合成を持続性に制御
する．この抗血小板作用により，低用量アスピリンが
血栓症予防に使用されている．アリール酢酸系薬剤は
抗炎症効果が強いが，胃腸障害，肝障害などの副作用
も多い．プロピオン酸系薬剤は効果と副作用のバラン
スがよいとされる．オキシカム系薬剤には血中半減期
の長い薬剤があり，1日1回投与でよいが，高齢者で
は血中濃度上昇により副作用が発現しやすい．

消化管粘膜には COX-1 が構成的に発現しており，
粘膜防御機構において重要な役割を担う PGE₂ を誘導
している．コキシブ系薬剤は COX-1 より COX-2 を
選択的に阻害することを目的にドラッグデザインされ
た薬剤であり，臨床試験で従来の NSAIDs に比べて
明らかに消化管障害を減少させることが確認された．
しかし，直後に心血管障害のリスク上昇が指摘され，
多くのコキシブ系薬剤は発売中止に至った．現在，こ
の心血管障害リスクは COX-2 阻害活性を有するすべ
ての NSAIDs が共有すると考えられているが，わが
国で使用できるコキシブ系薬剤はセレコキシブだけで
ある．コキシブ系ではないが，エトドラクとメロキシ
カムも COX-2 選択性が高く，消化管障害が少ない．

㉖ 鎮痛薬と非ステロイド性抗炎症薬

非ステロイド性抗炎症薬			シクロオキシゲナーゼ阻害によるプロスタグランジン産生抑制
①酸性	サルチル酸系		アスピリン，サルチル酸
	アントラニル酸系		メフェナム酸，フルフェナム酸
	アリール酢酸系		
		フェニル酢酸系	ジクロフェナク，アンフェナク
		インドール酢酸系	インドメタシン，アセメタシン，スリンダクなど
		イソキサゾール酢酸系	モフェゾラク
		ピラノ酢酸系	エトドラク
	ナフタレン系		ナブメトン
	プロピオン酸系		イブプロフェン，ロキソプロフェン，ナプロキセンなど
	オキシカム系		ピロキシカム，メロキシカム，ロルノキシカムなど
②中性	コキシブ系		セレコキシブ
③塩基性			チアラミド，エモルファゾン
アセトアミノフェン			主に中枢性の鎮痛・解熱作用
			アセトアミノフェン
オピオイド（非麻薬性/麻薬性）			オピオイド受容体を介した鎮痛作用
非麻薬性			トラマドール，ブプレノルフィン
麻薬性			フェンタニル
神経障害性疼痛緩和薬			神経系 Ca^{2+} チャネル阻害による神経伝達抑制
			プレガバリン
その他の鎮痛補助薬			
抗てんかん薬			カルバマゼピン（神経系 Na^+ チャネル阻害）
抗うつ薬			デュロキセチン（下行性疼痛抑制系を賦活化），アミトリプチリン
その他			スルピリン

AAPはNSAIDsの代替薬として頻用される鎮痛・解熱薬である．末梢性COX阻害作用はなく，抗炎症作用は認めないため，NSAIDsには含まれない．作用機序として，中枢性COX阻害に加えて，疼痛の下行性疼痛抑制系（脳幹から脊髄に下行性に投射する，脊髄後角に入る痛覚入力を抑制する制御系）の賦活化が推定されている．消化管障害や腎障害は少ないが，肝障害が多い．

作用機序

ホスホリパーゼ A_2 により細胞膜リン脂質から遊離したアラキドン酸は，COXの酸化および過酸化酵素活性により PGH_2 が産生される．さらにおのおのの合成酵素により PGE_2, PGI_2, $PGF_{2\alpha}$, PGD_2, TXA_2 などに変換される．これらPGは異なる細胞膜受容体を介してさまざまな生理活性を示すが，PGE_2 受容体には4種類のサブタイプEP1〜4が存在し，炎症部位ではPGE₂はEP3を介して，侵害受容体の発痛物質ブラジキニンに対する感受性閾値を低下させ，疼痛を増悪させる．NSAIDsは，アラキドン酸のCOX酵素活性部位への結合を防ぎ，PG合成を抑制する．

COXには2種類のアイソザイムがある（㉗）．構成

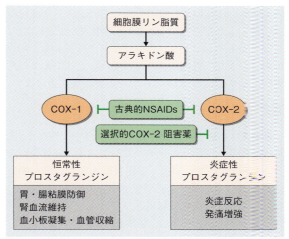

㉗ 非ステロイド性抗炎症薬の抗炎症作用と副作用
COX：シクロオキシゲナーゼ，NSAIDs：非ステロイド性抗炎症薬．

型COX-1は全身の組織に広く発現し，臓器の恒常性維持に働く．誘導型COX-2は炎症組織に誘導され，炎症反応を進行させる．COX-2は単球/マクロファージ，血管内皮細胞，線維芽細胞などに，腫瘍壊死因子（TNF），インターロイキン-1（IL-1）などの炎症性サ

㉘ 非ステロイド性抗炎症薬の副作用

部位	症状	機序
消化管	口内炎，悪心・嘔吐，下痢，消化性潰瘍，胃腸出血・穿孔，直腸・肛門潰瘍（坐剤）	消化管粘膜上皮細胞の COX-1 由来 PGE_2 産生阻害により粘膜防御機構が破綻する
腎臓	浮腫，水・電解質貯留，高カリウム血症，間質性腎炎，ネフローゼ症候群	COX-1/-2 による腎血流・糸球体濾過維持機構が障害される
心・血管系	高血圧，心不全，狭心症・心筋梗塞，脳卒中	COX-2 由来 PGI_2 の血管拡張と血小板凝集抑制が阻害される
肝臓・膵臓	肝機能異常，肝不全，膵炎	
血液	出血傾向，骨髄障害・血球減少症，溶血性貧血	血小板の COX-1 由来 TXA_2 産生阻害により血小板凝集能が低下する
中枢神経系	頭痛，めまい，耳鳴，抑うつ，錯乱，けいれん，無菌性髄膜炎，インフルエンザ脳症増悪	脳内での GABA 受容体結合阻害によるけいれん閾値を低下させる
皮膚・粘膜	発疹，じんま疹，光線過敏症（特にプロピオン酸系），皮膚粘膜眼症候群，中毒性表皮壊死症	光毒性を有する．アレルギー反応を惹起する
不耐症	過敏症，低血圧，体温低下，血管浮腫，気管支喘息（アスピリン喘息），ショック	COX 阻害による LT 群の合成増加による
妊娠	妊娠期間延長，分娩障害，胎児の動脈管閉鎖（妊娠後期）	COX 阻害による PGE_2，PGF_{2a} の減少による

COX：シクロオキシゲナーゼ，TX：トロンボキサン，LT：ロイコトリエン．

イトカインや増殖因子によって誘導される．

　従来の NSAIDs は炎症性 COX-2 とともに COX-1 も同時に阻害し，COX-1 由来 PGE_2 の消化管粘膜保護作用を抑制する．従来薬に比較して，COX-2 選択性の高いコキシブ系薬剤は消化管障害を半減できる．一方，コキシブ系薬剤の心血管障害リスクは，血小板の COX-1 由来 TXA_2（血小板凝集）と血管内皮細胞の COX-2 由来 PGI_2（血管拡張）のバランスが血栓形成に傾くことが原因（FitzGerald の仮説）とされたが，少なくともセレコキシブの障害リスクは従来薬と同等である．また，腎機能維持には COX-1，COX-2 の両者が関与するため，セレコキシブと従来薬に差はない．

適応

　NSAIDs の鎮痛・抗炎症作用は，リウマチ性疾患（変形性関節症，関節リウマチ，脊椎関節炎，痛風発作など），疼痛性疾患（術後・外傷後痛，癌性疼痛，歯科治療など），発熱疾患（感染症，悪性腫瘍，膠原病など）などさまざまな疾患に利用されている．一方，少量アスピリンの抗血栓作用は，脳梗塞，一過性脳虚血発作，虚血性心疾患，抗リン脂質抗体症候群に使用されている．さらに，未熟児の動脈開存症，低血圧，Bartter 症候群，家族性大腸腺腫症，大腸腺腫の再発予防に対する有効性が示されている．

投与法

　NSAIDs に疾患，病態を根本的に改善する効果はなく，不必要な使用を避けることが大切である．消化管障害，腎障害，肝障害などがなく，鎮痛，解熱が必要

な場合に，用法・用量に従って NSAIDs を利用する．痛風発作など急性炎症では常用量を超えた用量が必要なことがある．慢性炎症では，長期投与に従い副作用リスクが高くなるため，疼痛に応じた適時使用も考慮する．また，高齢者には常用量より少ない量から開始し，必要量を調節する．

　通常，経口剤は食直後に服用する．半減期の長い薬剤は 1 日 1 回服用により服薬アドヒアランスは向上するが，高齢者や肝・腎疾患患者では蓄積作用により副作用リスクが高くなる．胃腸障害の軽減には，COX-2 阻害薬以外に，プロドラッグ，坐剤，経皮吸収薬，貼付剤などを適宜利用する．坐剤は直腸からの吸収は良好で，効果発現は早いが，副作用は経口剤とほぼ同様である．貼付剤は関節や筋肉などの限局病変に有用である．光線過敏症に注意する．

　アスピリンは鎮痛には 1.5 g/日必要であるが，血栓・塞栓予防のための抗血小板薬としては 100〜300 mg/日で使用される．

使用上の留意点

　日常的に用いる NSAIDs が時に重篤な副作用を起こしうることは，十分に認識することが必要である．特に，高齢者には慎重に投与する．

　NSAIDs 使用者では胃腸障害が高頻度（〜15 %）に発現し，小腸，大腸を含む全消化管で発生しうる（㉘）．NSAID 潰瘍のリスク因子には，消化性潰瘍の既往，複数または高用量の NSAIDs 使用，抗凝固薬の併用，高齢者（≧70 歳），ピロリ菌感染症，ステロイド薬の併用，重篤な全身性疾患，ビスホスホネート

製剤の併用などがある．NSAID 潰瘍の予防・治療にはプロトンポンプ阻害薬（PPI）と PG 製剤（PGE$_1$誘導体：ミソプロストール）が有効で，小腸病変にも効果がある．COX-2 阻害薬は，胃十二指腸のみならず，小腸や大腸の病変も減少させる．PG 製剤と PPI は小腸病変にも有効とされる．

腎障害も注意を要する副作用で，重篤な腎機能低下があれば NSAIDs は使用しない．一般的な腎障害は COX 阻害に起因する虚血性腎障害であり，急性腎障害を呈する．その他，アレルギー機序による急性間質性腎炎，間質性腎炎を併発したネフローゼ症や，急性尿細管壊死を発症することがある．

心血管障害は，アスピリンを除く COX-2 阻害作用を有するすべての NSAIDs に共通した副作用である．その他，肝障害，皮疹，アレルギー，アスピリン喘息など，多彩な副作用を認める．

また，NSAIDs と他の薬剤との相互作用にも注意を要する．ワルファリンとの併用は抗凝固作用が増強され，出血傾向が強まることがある．ニューキノロン系抗菌薬との併用はけいれん誘発作用が増強される．一方，NSAIDs 同士の併用や AAP の併用は，効果増強はなく，副作用リスクが高くなる．

（山村昌弘）

●文献

1) Hoes JN, et al：EULAR evidence-based recommendations on the management of systemic glucocorticoid therapy in rheumatic diseases. *Ann Rheum Dis* 2007；66：1560.

2) Stahn C, et al：Genomic and nongenomic effects of glucocorticoids. *Nat Clin Pract Rheumatol* 2008；4：525.

3) van der Goes MC, et al：Monitoring adverse events of low-dose glucocorticoid therapy：EULAR recommendations for clinical trials and daily practice. *Ann Rheum Dis* 2010；69：1913.

4) Duru N, et al：EULAR evidence-based and consensus-based recommendations on the management of medium to high-dose glucocorticoid therapy in rheumatic diseases. *Ann Rheum Dis* 2013；72：1905.

5) 山村昌弘：免疫抑制薬．綜合臨牀 2007；56：560.

6) Smolen JS, et al：EULAR recommendations for the management of rheumatoid arthritis with synthetic and biological disease-modifying antirheumatic drugs：2016 update. *Ann Rheum Dis* 2017；76：960.

7) Thong B, et al：Systemic lupus erythematosus diagnosis and management. *Rheumatology (Oxford)* 2017；56（suppl 1）：i3.

8) Yates M, et al：EULAR/ERA-EDTA recommenda-

tions for the management of ANCA-associated vasculitis. *Ann Rheum Dis* 2016；75：1583.

9) 佐野 統：非ステロイド抗炎症薬（COX-2 阻害薬）．日本内科学会雑誌 2011；100：2888.

10) Wolfe MM, et al：Gastrointestinal toxicity of nonsteroidal antiinflammatory drugs. *N Engl J Med* 1999；340：1888.

11) Hermann M, et al：Cardiovascular risk of cyclooxygenase-2 inhibitors and traditional non-steroidal antiinflammatory drugs. *Ann Med* 2007；39：27.

12) Nørregaard R, et al：Physiology and pathophysiology of cyclooxygenase-2 and prostaglandin E$_2$ in the kidney. *Kidney Res Clin Pract* 2015；34：200.

輸液療法

概念

輸液の目的は大きく次の 5 つに分けられる．
①失われた水分，電解質の補充のための輸液
②体液の恒常性を維持するための輸液
③栄養補給としての輸液
④毒物排泄や副作用軽減をねらった輸液
⑤薬剤を投与する手段としての輸液

しかし，目的が何であれ，輸液という行為は経口摂取ができない，あるいは経口投与ではその目的を達しえない状況にある場合においてのみ行われるべきものである．本項では，水電解質の補充のための輸液および恒常性維持のための輸液を中心に概説する．

体液生理の基礎

人体の水分量は成人男性で体重の約 60 ％を占め，その割合は加齢とともに減少する．また脂肪組織はほとんど水分を含有していないため，やせ型の人は肥満型の人に比べて水分の割合が大きい．通常，輸液量を計算する場合，実測体重ではなく理想体重を用いる理由はここにある．

細胞内液と細胞外液

体内の水分量のうち 2/3 が細胞内に，1/3 が細胞外に分布しており，それぞれを細胞内液，細胞外液として区別する．それらの内部環境は㉙に示すように，電解質組成の点でかなり異なっている．一言でいえば細胞内液は K$^+$ が豊富で，細胞外液は Na$^+$ が豊富である．また両者は半透膜で仕切られており，浸透圧は等しく保たれている．浸透圧とは溶液中における解離した分子の総和であり，㉙に示した各区画内の溶質の等量

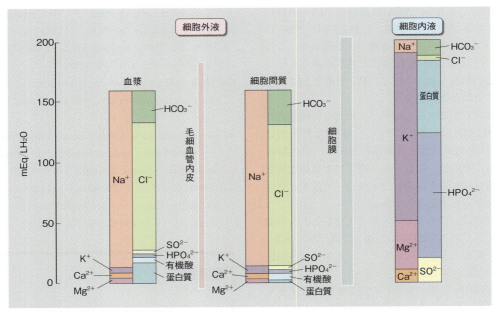

❷❾ **主要体液区画の主な溶質の組成**
濃度は各区画が主に電解質でできており，またどの区画においても陰性荷電の総数はすべて陽性荷電により中和されている．

が異なっていることとは矛盾しない．

さらに細胞外液は血管内（＝血漿）と血管外（＝間質）に分けられ，両者の比は1：3である．血漿と間質の電解質組成はほぼ同じであるが，間質の蛋白濃度は血漿より低いという特徴を有する．この血漿蛋白濃度の違いは，膠質浸透圧（oncotic pressure）の差として反映され，血漿量の維持ならびに組織の浮腫防止のうえで重要な役割を演じている．

輸液製剤の種類

現在，数多くの輸液製剤があり，それらはいくつかの基本的なグループに分類される．❸⓪には，輸液製剤を等張食塩液との対比において分類する方法を示した．また，各輸液製剤の電解質組成を❸①に示した．

等張液

細胞外液と等張の300 mOsm/kgH₂Oに近似するように調整された製剤であり，代償細胞外液とも呼ばれ，

❸⓪ **各種輸液製剤と等張液（生理食塩液）との対比**

等張液	154 mEq/L	代償細胞外液	急性細胞外液喪失，ショックなど
1/2 等張液	77 mEq/L	開始液	安全域の高い輸液
1/3 等張液	51 mEq/L	維持液	
1/4 等張液	38 mEq/L	術後回復液	成人用維持輸液
1/8 等張液	19 mEq/L	新生児用維持液	小児用維持輸液

❸① **各種輸液剤と血漿**

種別	薬剤名	Na⁺	K⁺	Ca²⁺	Mg²⁺	Cl⁻	HCO₃⁻	lactate⁻	HPO₄²⁻	糖(%)	浸透圧比
血漿		140	5	5	2	103	24			0.1	1
等張液	生理食塩液	154				154					1
	リンゲル液	147	4	5		156					1
	乳酸リンゲル液	130	4	3		109		28			1
1/2 等張液	ソリタ-T1号®*	90				70	20			2.6	1
	ソリタ-T2号®**	84	20			66	20	18		3.2	1
	EL-4号®**	57	25		5	49	25	13		5.0	2
1/3 等張液	ソリタ-T3号®	35	20			35	20			4.3	1
	フィジオゾール3号®	35	20		3	38	20			10	2
1/4 等張液	ソリタ-T4号®	30				20	10			4.3	1
	フィジオゾール4号®	30	8			28	10			10	2

*開始液，**細胞内修復液．

急性の細胞外液喪失（たとえば失血，ショックなど）に対して用いられる機会が多い．投与された量のかなりの部分が血管内にとどまりやすいという性質がある．

代表的な製剤として生理食塩液が知られているが，この輸液は血清 Cl^- 濃度に比べるとかなり高い Cl^- 濃度を有しているため，長期大量に用いると高クロル性アシドーシスを招きやすい．一方，K^+，Ca^{2+} に加え乳酸を添加して生理食塩液の欠点を補ったものに乳酸リンゲル液があるが，乳酸が体内で代謝され，等価の HCO_3^- になることを利用したものである．

1/2 等張液

等張という点では 5％グルコース液も生理食塩液も同じであるが，グルコース液の場合は体内で速やかに代謝されるため，結果的には自由水（溶質を含まない水）のみを負荷したに等しい．かといって純水のみの輸液は行えない．ここでいう 1/2 等張液とは，生理食塩液などの等張液を 5％グルコース液と 1：1 の割合に混ぜ合わせ，電解質濃度を等張液の 1/2 に薄めた輸液製剤として理解される．

等張液の過剰投与は生体に急速な Na^+ 負荷をもたらし，うっ血性心不全などを招く危険性が高いのに対し，1/2 等張液は Na^+ 負荷が少ないことより，水分が速やかに細胞内へと移動しやすく，循環への影響は比較的少ない．この製剤は，脱水症を起こしている患者に早急に輸液治療を開始したいが，脱水の種類と程度がその時点で不明である場合などに使用されることが多く，開始液とも呼ばれる．

また，同じ 1/2 等張液のなかに細胞内補充液と呼ばれる製剤がある．Na^+ 濃度は 1/2 等張液とほぼ同じであるが，細胞内の重要な電解質である K^+，Mg^{2+}，HPO_4^{2-} を含んでおり，細胞内液が主に欠乏していると考えられる病態，たとえば嘔吐や下痢が続いているような場合や，利尿薬を長期に服用して脱水と電解質異常をきたしているような場合に使用される．しかし腎機能低下患者では，高カリウム血症，高マグネシウム血症，高リン血症を容易にきたすため注意を要する．

1/3 等張液

維持輸液として知られている製剤で，5％グルコース液などで電解質濃度を等張液の 1/3 に薄めたものである．

代表的な製剤の一つにソリタ-T3 号®があり，その組成は，Na^+ が 35 mEq/L，K^+ が 20 mEq/L，Cl^- が 35 mEq/L，lactate$^-$ が 20 mEq/L で，総電解質濃度が 110 mEq/L と生理食塩液の 308 mEq/L のおよそ 1/3 となっている．

この種の製剤は，主として生理的不感蒸泄や尿中排泄による水，電解質を補充し，体液バランスを維持する目的に用いられることが多い．

1/4 等張液

1/3 等張液をさらに薄くした輸液製剤に 1/4 等張液がある．K^+ は含まないか，含んでも少量である．術後すぐの患者に比較的よく用いられることから，術後回復液とも呼ばれる．そのほか水欠乏性脱水症，腎機能低下のある患者に用いられる本剤の主たる目的は自由水の補給である．

水・電解質バランスと維持輸液

食事で摂取する水と電解質の量は日々変化しており，それらの量をあらかじめ知ることは難しい．しかし，特別な変化（激しい下痢や嘔吐，発熱）がない限り，その人の尿を調べれば 1 日に排泄される水と電解質の量が簡単に把握できる．

水バランス

1 日における水のイン-アウトバランスは，体重 60 kg の成人男性を例にとると㉜のようになるが，これは腎による尿量調節が正常に機能しているという前提に成り立っている．言い換えれば，腎機能が保たれている患者の水バランスをはかるためには，（前日の）尿量＋600 mL（不感蒸泄－代謝水）の水分を 1 日の輸液量として補えばよいことがわかる．

電解質バランス

電解質バランスのほうはどうであろうか．1 日に排出される尿を調べてみると，通常 Na^+ として 70～140 mEq が，K^+ として 20～70 mEq が排泄されており，両者とも平均的な 1 日摂取量に相当する．つまり電解質においても特別なことがない限り，イン-アウトバランスがうまく保たれているということになる．したがって，先に求めた維持水分量の中に，前日の尿に含まれる電解質量を加えて輸液を行えば，体内の水と電解質の恒常性をしばらくのあいだは維持できるということになる．ただし，Na^+ や K^+ の量だけを考慮に入れた輸液では，他の微量元素が不足してくること

㉜ 成人の 1 日の水バランス

摂取		排泄	
食事	700 mL	不感蒸泄	900 mL
飲水	1,400 mL	尿	1,400 mL
代謝水	300 mL	便	100 mL
合計	2,400 mL	合計	2,400 mL

表中の不感蒸泄とは体の表面から失われる水分のことで体重 kg あたり 15 mL であり，代謝水とは細胞の代謝によって産生される水分のことで体重 kg あたり 5 mL である．

に留意すべきである.

高齢者，腎不全患者の輸液

乳幼児や高齢者，あるいは腎機能低下患者に輸液を行う場合，慎重に輸液製剤の選択，投与量，投与速度を決定しないと，容易に溢水や電解質異常をきたしやすいので注意を要する.

一般的には，等張液を選択するのであれば投与量および投与速度を控えめにし，投与量を多くしたいのであればより低張な液を選択する. また高度に腎機能が低下した患者に対しては，K^+を含まない輸液剤を選択したほうが安全であろう.

輸液療法の実際

ここでは輸液の機会に遭遇しやすい脱水症の概略と治療法について述べ，さらに各論として代表的な病態，消化管障害および熱傷時における輸液療法について言及する.

脱水症

細胞外液量の減少した状態を指し，その原因として出血，嘔吐，経鼻胃管，下痢，瘻孔からの消化液喪失によるものが多く，これらは体内からの水分の喪失としてとらえられる. しかし，なかには感染，腹水，イレウス，熱傷にみられるように，体液の移動により脱水症を引き起こすことがある. いずれの場合においても，輸液を開始するにあたって，体液の欠乏量，喪失した体液の組成，さらには脱水に至った時間を可能なかぎり推定することが重要である. すなわち急性の体液喪失であればあるほど細胞外液からのものであり，慢性であればそれだけ細胞内液からの影響も加わっているという原則がある程度成り立つ.

体液欠乏量の算出

体液の欠乏量の推定に関してはいくつかの方法が試みられている. そのなかで体重測定が最も簡便な方法であるが，体脂肪，筋肉などの実質部分の体重減少分が考慮されていない点や，体液の移動に伴う脱水症の場合，体重の変動がほとんど認められないといった欠点がある. このような場合，ヘマトクリット（Ht）や血清総蛋白濃度（TP）を参考に体液欠乏量を算出するか（下式），積極的に中心静脈圧の測定を行い欠乏の程度を知ることが必要である. そしてこれらの推定法により求めた欠乏量の1/2ないし1/3をまず補正し，その時点で再度欠乏量の推定を行い，少しずつ補正を繰り返しながら正常の状態に近づけていく方法をとるのが望ましい.

体液欠乏量（L）＝健常時体重（kg）×0.6
　　　　　×（1−健常時 Ht〈TP〉/現在の Ht〈TP〉）

脱水症の分類

水とNa^+のいずれが多く欠乏しているかによって，脱水症の患者を等張性脱水，高張性脱水および低張性脱水の3つのタイプに分類する方法がある. これは，脱水症の重症度を推定するうえで，また治療となる輸液剤の選択に有用な情報を与えてくれる.

等張性脱水：水分とともにNa^+も同程度に失われた場合で，血漿浸透圧に変化がみられないため細胞外液のみが減少する. 出血や下痢など大量かつ急速な細胞外液の喪失時に生じやすく，循環血漿量の減少に基づく血圧低下が出現しやすい. したがって，このタイプの脱水症の治療は等張液による輸液が基本である.

高張性脱水：Na^+よりも水分のほうが多く失われる場合で，血漿浸透圧は上昇する. その結果，細胞内から細胞外へ水分の移動が生じ，循環不全などの細胞外液喪失症状は現れにくい. 他の脱水症に比べ，口渇が強いのが特徴である. したがって，飲水行動をとれない意識障害者をはじめ，高熱患者，腎機能が低下している幼児や高齢者に多い. 治療のための輸液剤は5％グルコースが用いられる.

低張性脱水：高張性脱水とは逆にNa^+が水分よりも多く失われる場合で，低ナトリウム血症を呈し血漿浸透圧は低下する. その結果，細胞内へ水分が移動し，血圧低下，顔面蒼白，四肢冷感などの末梢循環不全症状が出現しやすい. この種の脱水症は副腎皮質機能不全症や塩類喪失性腎症を除き，適切な輸液が行われなかった場合に生じる医原性のものがほとんどである.

治療は等張液による輸液が基本であるが，血清Na^+濃度が120 mEq/L以下の場合，急速なNa^+補給を行うと非可逆的な神経障害として橋中心髄鞘融解（central pontine demyelinosis）を起こすことがあり，血清Na^+濃度120 mEq/Lまでは，1日10 mEq/Lの範囲内で補正することが推奨されている.

消化管疾患時の輸液療法

唾液，胃液，胆汁，膵液，小腸からの分泌液を合わせると，1日におよそ9Lもの水分が消化管で出入りしている（enterosystemic cycle）. しかも，これら消化管液には相当量の電解質が含まれているので，ひとたび消化管のいずれかの部分に閉塞や吸収障害が生じれば，容易に脱水や電解質異常をきたすことになる.

イレウス

腸管内容が種々の原因により通過障害を起こし，肛側へ運ばれないために，閉塞口側腸管内に消化管液が貯留して脱水症状を呈する. この種の脱水は，前述したように体液の移動によるものであるが，これに嘔吐が加わると，体液の喪失による脱水症も重なり，症状はさらに悪化する. 一般に高位小腸の閉塞は嘔吐を

伴っているため，胃液中に含まれる H^+ が大量に失われるほど，Cl^- も同様に失われるので，低クロル性アルカローシスになる．このため生理食塩液などを用いて低クロル性アルカローシスを是正していくのが治療の基本になる．乳酸リンゲル液はアルカローシスを助長するので，用いるべきではない．

一方，下位小腸の閉塞の場合，嘔吐は軽いが予想以上に腸管内への大量の液体貯留をきたすことが多く，脱水量の推定には注意を要する．前述の水分喪失量推定式や中心静脈圧（central venous pressure：CVP）の値を参考にするとよい．

下痢

大量の下痢の場合，通常便中に K^+ と HCO_3^- が失われて低カリウム性アシドーシスになる．このため乳酸リンゲル液による輸液が脱水症およびアシドーシスの補正に適しているが，炭酸水素ナトリウム（メイロン®）などを用いて急激なアシドーシスの補正を行うと，低カリウム血症がさらに悪化するので注意を要する．

熱傷時の輸液療法

広範囲熱傷の受傷初期の病態は，毛細血管壁透過性亢進による血漿成分の血管外への漏出と，熱傷創面からの水の漏出による循環血漿量の著しい減少であり，この病態を放置すれば容易に循環血漿量減少性ショック（hypovolemic shock）が引き起こされる．したがって，早急な大量輸液が必要である．

現在，一般に行われている輸液方法は，受傷後24時間の総輸液量を乳酸リンゲル液あるいはブドウ糖加酢酸リンゲル液で 4 mL×熱傷面積（%）×体重（kg）とし，このうち1/2を受傷後8時間で投与し，残りの1/2を16時間かけて投与するというものである．また，新鮮凍結血漿（fresh frozen plasma：FFP）などのコロイドは受傷後24時間を経過してからの投与が推奨されている．むろん，尿量（0.8〜1.0 mL/kg/時），血圧，脈圧，心拍数は常にモニタリングすべきであることはいうまでもない．

（成瀬正浩，冨田公夫）

●文献

1）成瀬正浩，冨田公夫：輸液の臨床―1/2〜1/3 輸液．臨床医 1997；23：2337．

2）内田俊也：水・電解質代謝異常，輸液療法の理論と実際．日本内科学会雑誌 1997；86：1897．

3）中山昌志ほか：栄養・代謝の基礎知識．北岡建樹（編）．ポケット輸液マニュアル．東京：羊土社；2010．p.34．

4）安達正隆ほか：輸液療法の原則．飯野靖彦ほか（編）．経静脈治療オーダーマニュアル．東京：メディカルレビュー社；2016．p.597．

輸血療法

輸血療法のあり方

輸血療法は，血液成分の量的欠乏や機能低下に由来する臨床所見を認める場合に，必要な血液成分を投与して病態の改善を図ることを目的とする補充療法である．

輸血療法を支える法律には，「安全な血液製剤の安定供給の確保等に関する法律」（血液法：2002 年制定）と，すべての血液製剤を特定生物由来製品（保健衛生上の危害の発生または拡大を防止する対策を講じる必要のあるもの）に指定している「医薬品，医療機器等の品質，有効性及び安全性の確保等に関する法律」（医薬品医療機器等法：2013 年改正・公布）がある．そして，安全で適正な輸血療法の具体的な指針には，厚生労働省の定める「輸血療法の実施指針」（実施指針）と「血液製剤の使用指針」（使用指針）（いずれも2001 年通知，2017 年に最新版に改訂）がある．

他人の血液を原料とする血液製剤を用いた輸血療法の原則は，以下の3点である．
● 補充療法である．
● 輸血の適応となる基準値（トリガー値）を満たしていることをあらかじめ確認する（トリガー値輸血：検査値が基準値未満に低下した際に輸血を行うこと）．
● 計画的投与と効果の評価，副作用の予防に留意する．

医療現場での輸血療法は，以下の①〜⑧に従って行われる．
①輸血の適応の決定（臨床部門）*
②血液製剤の種類と量の決定（臨床部門）*
③インフォームド・コンセント，輸血同意書の取得（臨床部門）*
④輸血検査（輸血部門）
⑤血液製剤の受け払い（輸血部門），受けとり（臨床部門）
⑥輸血前の照合，輸血の実施（臨床部門）*
⑦副作用の観察・評価（臨床部門）*
⑧副作用の原因究明（輸血部門）

このなかで，＊を付した項目は輸血療法に際して主に医師が現場で担うものである．そこで，内科学総論において，医療現場で安全で適正な輸血療法に必要な知識として，各血液製剤の特性とその適正使用（①②⑥），輸血に必要な検査（④），輸血副作用・合併症（⑦）の3点に絞って概説する．なお，上記③インフォームド・コンセントでは，㉝の事項を含めることが実施指針で示されている．

㉝ 輸血療法のインフォームド・コンセント

輸血療法の必要性
使用血液製剤の種類と使用量
輸血に伴うリスク
副作用・感染症被害救済制度と給付条件
自己血輸血の選択肢[*1]
感染症検査と検体保管[*2]
投与記録の保管（20年間）
その他，輸血療法上の注意点

[*1] 手術時の対応．
[*2] 輸血前と輸血後2～3か月目に検査．
（厚生労働省医薬品局：輸血療法の実施に関する指針〈改訂版〉．2017年3月．）

㉞ 輸血用血液製剤の種類

分類	用途	有効期間
赤血球製剤	出血および赤血球が不足する状態，またはその機能低下による酸素欠乏のある場合	採血後21日間
血漿製剤	複数の血液凝固因子の欠乏による出血ないし出血傾向のある場合	採血後1年間
血小板製剤	血小板の減少またはその機能低下による出血ないし出血傾向のある場合	採血後4日間
全血製剤	大量出血など，すべての成分が不足する状態で，赤血球と血漿の同時補給を要する場合	採血後21日間

血液製剤の特性と適正使用（使用指針に基づく）

血液製剤による成分輸血

血液製剤は，人の血液またはこれから得られた物を有効成分とする医薬品で，輸血用血液製剤と血漿分画製剤に分けられる．輸血用血液製剤は，全血製剤と血液成分製剤に分けられる（㉞）．血液成分製剤には赤血球製剤（赤血球液〈red blood cells：RBC〉），血小板製剤（血小板濃厚液〈platelet concentrate：PC〉），血漿製剤（新鮮凍結血漿〈fresh frozen plasma：FFP〉）がある．血液製剤の投与には，感染症や免疫反応あるいは過誤輸血などの危険性があることを考慮して，治療効果が危険性を上回る場合に限定して使用する．血漿分画製剤には，アルブミン製剤，免疫グロブリン製剤，血液凝固因子製剤がある．

多くの通常の輸血では，血液の1成分の投与でその目的を達することから，必要な成分のみの輸血（成分輸血）を行う．血液成分ごとに生体内での必要最小量や生成・分解率および血管内外プールの分布比などが異なり，各成分の最適保存温度条件と保存期間も大き

く異なる（RBC：4℃，21日間，PC：22℃，振盪して4日間，FFP：−20℃以下，1年間）．成分輸血では，混在する他成分による副作用を軽減できる．

本項ではRBC，PC，FFP，アルブミン製剤の適正使用について概説する（各疾患に対する各血液製剤の投与のトリガー値を含む適応は「血液製剤の使用指針」を参照のこと）．

赤血球液（RBC）の適正使用

使用目的

赤血球輸血の目的は，組織や臓器へ十分な酸素を供給することと循環血液量を維持することである．

使用指針

①慢性貧血

● 慢性貧血の原因を明らかにし，輸血以外の方法で治療が可能なら，原則として輸血を行わない．

● Hb値を10 g/dL以上にする必要はない．

● RBC投与にあたっては，Hb 7 g/dLというトリガー値だけでなく，貧血症状の程度，貧血の進行の度合い，合併症（呼吸・循環器系）の有無，QOLも考慮する．

● 高度の貧血では，循環血漿量と心負荷の増加が生じるため，短時間での大量輸血は心不全，肺水腫につながる．腎障害を合併している場合には，特に注意が必要である．

● 繰り返し輸血を行う場合には，投与前後での臨床症状の改善の程度やHb値の変化から投与効果を評価するとともに，副作用の有無を観察して適正量の輸血を行う．

● 頻回輸血により鉄過剰状態をきたすので，不必要な輸血は行わず，できる限り投与間隔を長くする．

②急性出血

● 外傷性出血，消化管出血，腹腔内出血，産科的出血，気道内出血が含まれる．

● 急性出血では，Hb値低下（貧血）と，循環血液量の減少が起こる．

● 循環血液量の15％以下の出血（Class I）では，軽い末梢血管収縮あるいは頻脈を除くと循環動態にはほとんど変化は生じない．

● 15～30％の出血（Class II）では，頻脈や脈圧の狭小化がみられ，患者は落ち着きがなくなり不安感を呈するようになる．

● 30～40％の出血（Class III）では，その症状はさらに顕著となり，血圧も低下し，精神状態も錯乱する場合もある．

● 40％を超える出血（Class IV）では，嗜眠傾向となり，生命にも危険な状態となる．

● Hb値が10 g/dLを超える場合は輸血は不要だが，

6 g/dL以下では輸血はほぼ必須である．Hb値が6〜10 g/dLでは患者の状態や合併症により輸血の必要性が異なるので，Hb値のみで輸血の開始を決定しない．

- 急性消化管出血でのRBC輸血トリガー値はHb 7 g/dLで，9 g/dL以上では輸血をしない．

③周術期の輸血

- 術前投与の10/30ルール（Hb 10 g/dL，Hct 30 %以上にする）はエビデンスがない．
- 貧血では循環血漿量が増加するため，RBC投与による急速な是正は，心原性肺水腫を引き起こす．術前のRBC投与は，出血がコントロールできずに持続する場合に必要である．
- 手術での出血で必要となる輸血は，あらかじめ術前に判断して準備する．
- 抗凝固薬の使用がある場合は，術前に中断もしくは一時的なヘパリン置換を検討する．
- 周術期貧血のトリガー値はHb 7〜8 g/dLである．
- 冠動脈疾患などの心疾患あるいは肺機能障害や脳循環障害のある患者では，Hb値を10 g/dL程度に維持する．
- 大量出血や急速輸血のケースでは，血液希釈により凝固因子や血小板数が低下するため，出血傾向に備えてFFPやPCの投与も考慮する．
- 急激に貧血が進行する術後出血の場合，RBC投与は外科的止血処置とともに早急に行う．

④敗血症患者の貧血

- 貧血のある敗血症患者へのRBC輸血のトリガー値はHb 7 g/dLである．

投与量と効果の評価

RBC投与による予測上昇Hb値は，以下の計算式から求められる．

予測上昇Hb値（g/dL）＝投与Hb量（g）/循環血液量（dL）

循環血液量（dL）＝70 mL/kg（体重1 kgあたりの循環血液量）×体重（kg）/100

RBC投与前に，投与の理由と必要な投与量を明確に把握し，投与後には投与前後の検査データと臨床所見の改善の程度を比較して評価するとともに，副作用の有無を観察して，診療録に記載する．

不適切な使用

終末期患者の意思を尊重しないRBC投与は控える．

血小板濃厚液（PC）の適正使用

PCの有効期間は採血後4日間と短く，常時必要量を確保しておくことは容易ではない．わが国ではPCの供給は原則予約制であり，血小板数をチェックしてから輸血することが時に困難である．予防的投与では，血小板減少を見込んで輸血時の血小板数を確認せずに血小板輸血を行うこともある．頻回輸血は抗血小板同種抗体の産生を促し，血小板輸血不応状態を引き起こすおそれもあるため，必要最小限の血小板輸血を行う．

使用目的

血小板輸血は，血小板数の減少または血小板機能異常により重篤な出血や出血が予測される病態に，血小板成分の補充で止血を図る（治療的投与），または出血を防止すること（予防的投与）を目的とする．

使用指針

- 血小板輸血の適応は，血小板数，出血症状の重度および合併症の有無により決定することを基本とする．血小板数の減少だけで決定すべきではない．
- 出血傾向がある場合は，必要に応じて凝固・線溶系の検査などを行い，血小板輸血の必要性を検討する．
- 血小板輸血を行う前に血小板数を測定する．
- 血小板数5万/μL以上では，血小板輸血は必要ない．
- 血小板数2〜5万/μLでは，時に出血傾向を認めるため，止血困難な場合には血小板輸血が必要となる．
- 血小板数1〜2万/μLでは，時に重篤な出血を認めるため，血小板輸血が必要となる場合がある．
- 血小板数1万/μL未満では，しばしば重篤な出血を生じるため，血小板輸血を必要とする．
- 慢性の血小板減少症で，血小板数が安定している場合には，血小板数が5,000〜1万/μLであっても血小板輸血は極力避ける．
- 血小板輸血後に血小板数が増加しない状態を血小板輸血不応状態という．免疫学的機序による不応状態の大部分は抗HLA同種抗体によるもので，一部に血小板特異抗原に対する同種抗体が関与する．抗HLA抗体による不応状態では，HLA適合血小板輸血により血小板数の増加をみることが多い．非免疫学的機序（感染，DIC，脾機能亢進など）による不応状態では，HLA適合PCを使用しない．

投与量と効果の評価

患者の血小板数，循環血液量，重症度などから，目的とする血小板数の上昇に必要とされる投与量を決める．血小板輸血直後の予測血小板増加数（/μL）は以下の計算式により算出する．

予測血小板増加数（/μL）＝輸血血小板総数/[循環血液量（mL）×10^3]×2/3

（2/3：輸血された血小板が脾臓に捕捉されるための補正係数）

血小板輸血実施後には，その効果について，臨床症状の改善の有無，および血小板数の増加の程度を評価する．血小板数の増加の評価は，血小板輸血後10分から1時間，翌朝または24時間後の補正血小板増加数（corrected count increment：CCI）により行う．

CCI は次式により算出する.

CCI（/μL）
＝[輸血血小板増加数（/μL）×体表面積（m²）]/[輸血血小板総数（×10¹¹）]

血小板輸血後 1 時間の CCI は，少なくとも 7,500/μL，翌朝または 24 時間後の CCI は通常 4,500/μL 以上である.

不適切な使用

終末期患者の意思を尊重しない PC 投与は控える.

新鮮凍結血漿（FFP）の適正使用

血漿分画製剤と異なり，FFP は感染性の病原体に対する不活化処理がなされていないため，輸血感染症を伝播する危険性を有すること，血漿蛋白濃度は血液保存液により希釈されていることに留意する.

使用目的

FFP の投与は，血漿因子の欠乏による病態の改善，特に複合的な凝固因子を補充して止血を促進することを目的とする（循環血漿量の確保には用いない）.

使用指針

● 観血的な処置時を含めて，FFP の予防的投与の効果は明らかではない.
● 特定の凝固因子の補充を目的とした FFP の投与は，他に安全で効果的な血漿分画製剤あるいは代替医薬品がない場合にのみ行う.
● FFP の投与に際して，投与前にプロトロンビン時間（PT），活性化部分トロンボプラスチン時間（APTT）を測定し，播種性血管内凝固（DIC），大手術，大量出血・輸血の場合ではフィブリノゲン値も測定する．臨床所見と凝固活性の検査結果を勘案して総合的に治療効果の判定を行う.
● 凝固因子の補充に際してのトリガーとなる検査値
  PT：INR 2.0 以上，または 30 % 以下.
  APTT：各医療機関における基準の上限の 2 倍以上，または 25 % 以下.
  フィブリノゲン値：150 mg/dL 以下，またはこれ以下に進展する危険性がある場合.

投与量と効果の評価

生理的な止血効果に必要な最少の凝固因子活性値は，正常の 20〜30 % 程度である．凝固時間の延長は，PT，APTT に反映されるが，各凝固因子の活性低下の程度はさまざまである．患者の凝固因子活性値を約 20〜30 % 上昇させるには，患者の体重 1 kg あたり約 8〜12 mL/kg（40 mL/kg の 20〜30 %）の血漿が必要である．（補充された凝固因子の血中回収率を 100 % と仮定）．実際の臨床では，患者の体重や Ht 値，残存する凝固因子の活性量，消費性凝固障害の有無などを考慮して投与量や投与間隔を決定する.

FFP 投与後には投与前後の検査データ，臨床所見の改善の程度を比較して評価し，副作用の有無も観察する.

不適切な使用

① 循環血漿量減少の改善と補充
② 蛋白質源としての栄養補給
③ 創傷治癒の促進
④ 終末期患者への投与
⑤ 予防的投与

FFP 投与が輸血関連急性肺障害（TRALI）を生じうることに留意する（☞「輸血副作用・合併症」p.217）.

アルブミン製剤の適正使用

アルブミン製剤（人血清アルブミンおよび加熱人血漿蛋白）は，低栄養状態への蛋白質源の補給にいまだに用いられているが，本来は経静脈栄養法や経腸栄養法による栄養状態の改善が優先されるべきである．投与アルブミンは蛋白質源の補給にはつながらず生体内でのアルブミン合成を低下させるおそれがある．循環血漿量の確保には，アルブミン製剤，細胞外液補充液や人工膠質液などを病態に応じて使い分ける必要がある.

使用目的

アルブミン製剤の使用目的は，血漿膠質浸透圧を維持して循環血漿量を確保することにある.

使用指針

● アルブミン製剤は急性の低蛋白血症に基づく病態，または他の治療法では管理が困難な慢性低蛋白血症による病態を一時的に改善させる目的で用いられる.
● 膠質浸透圧の改善，循環血漿量の是正が主な適応であり，通常前者には高張アルブミン製剤，後者には等張アルブミン製剤または加熱人血漿蛋白を用いる.
● 急性/慢性低蛋白血症へのトリガー値は，血清アルブミン値 3.0/2.5 g/dL であるが，アルブミン製剤投与の明確なトリガー値を示したエビデンスは乏しい.

投与量と効果の評価

期待上昇濃度（g/dL）＝目標の血清アルブミン濃度−現在の血清アルブミン濃度
循環血漿量（dL）＝0.4 dL/kg（体重 1 kg あたりの循環血漿量*）×体重（kg）
  *体重 1 kg あたりの循環血液量を 70 mL/kg，Ht 値 43 % と仮定.
投与したアルブミンの血管内回収率：40 %

以上から，必要投与量は以下の計算式から算出される.

必要投与量（g）＝期待上昇濃度（g/dL）×循環血漿量（dL）×100/40

$$= 期待上昇濃度(g/dL) \times 0.4\ dL/kg \times 体重(kg) \times 2.5$$
$$= 期待上昇濃度(g/dL) \times 体重(kg)$$

必要な投与量は，患者の病状に応じて，通常2〜3日間で分割投与する．

大手術，外傷，熱傷，敗血症やショックなどの病態では，アルブミンの血管外漏出が多く，血管外のアルブミン濃度が上がるため，期待値に至らないことが多い．

アルブミン製剤の投与前には，その必要性を明確に把握し，必要な投与量を算出する．投与後には投与前後の血清アルブミン濃度と臨床所見の改善の程度を比較して効果の判定を行う．

不適切な使用
①蛋白質源としての栄養補給
②脳虚血（頭部外傷）
③炎症性腸疾患
④周術期の循環動態の安定した低アルブミン血症
⑤単なる血清アルブミン濃度の維持
⑥終末期患者への投与

輸血のための検査（実施指針に基づく）

輸血を実施する医療機関で，患者への不適合輸血を防ぐための検査（適合試験）として，ABO血液型，RhD抗原および不規則抗体スクリーニングの各検査と輸血前に行われる交差適合試験（クロスマッチ）を行う．

血液型検査

オモテ検査とウラ検査

ABO血液型の検査には，抗Aおよび抗B試薬を用いて患者血球のAおよびB抗原の有無を調べる「オモテ検査」と，既知のAおよびB血球を用いて患者血清中の抗Aおよび抗B抗体の有無を調べる「ウラ検査」がある．オモテ検査とウラ検査が一致する場合に血液型を確定できるが，一致しない場合にはその原因を精査する．

ABO血液型を確定するうえでは，同一患者からの異なる時点での2検体で，二重チェックを行う必要がある．

RhD抗原検査

抗D試薬を用いてRhD抗原の有無を検査する．この検査が陰性の場合には，その患者は抗原陰性としてとり扱う．

不規則抗体検査

間接抗グロブリン試験を含む赤血球不規則抗体のスクリーニング検査を行う．不規則抗体が検出された場

合には，同定試験を行う．37℃で反応する臨床的に意義（副作用を起こす可能性）のある不規則抗体が検出された場合には，患者にその旨を記載したカードを常時携帯させることが望ましい．

交差適合試験（クロスマッチ）

交差適合試験には，患者血清と供血者血球の組み合わせによる「主試験」と患者血球と供血者血清の組み合わせによる「副試験」がある．主試験は必ず実施する．ABO血液型検査検体とは別の時点で採血した検体で検査を行う．患者とABO血液型が同型の血液（以下，ABO同型血）を用いる．患者がRhD陰性の場合には，ABO血液型が同型で，かつRhD陰性の血液を用いる．なお，患者が37℃で反応する臨床的に意義のある不規則抗体をもっている場合には，対応する抗原をもたない血液を用いる．

タイプ・アンド・スクリーン（T & S）

あらかじめABO血液型，RhD抗原型検査と抗体スクリーニング検査により，臨床的に問題となる抗体が検出されない場合には，輸血前の交差適合試験を省略し，ABO血液型の適合性を確認することで必要時に輸血製剤を迅速に準備できる．

コンピュータクロスマッチ

以下の条件を完全に満たした場合に，検体を用いたクロスマッチをコンピュータを用いたクロスマッチで代用できる．
①結果の不一致や製剤の選択が誤っている際には警告すること．
②患者の血液型が2回以上異なる検体により確認されていること．
③製剤の血液型が再確認されていること．

緊急時の輸血

出血性ショックの救急患者などへの緊急時の輸血に際して，採血が不可能な場合には出血した血液を検査に用いてもよい．血液型確定前にはO型の赤血球の使用（全血は不可），血液型確定後にはABO同型血の使用を原則とする．また，大量出血時など救命を優先する場合には，血液型は異なるが適合する赤血球（異型適合血）を使用する．各ABO血液型患者への異型適合血（赤血球）は，O型：なし，A型：O型，B型：O型，AB型：O，A，B型（血液型未確定の場合は，O型赤血球を投与する）．

輸血副作用・合併症（実施指針に基づく）

輸血副作用・合併症には免疫学的機序によるもの，感染性のもの，およびその他の機序によるものがあり，さらに発症時期により即時型（あるいは急性型）と遅

発型とに分けられる．輸血開始時および輸血中だけでなく輸血終了後にも，これらの副作用・合併症の発生の有無について，必要な検査を行うなど経過を観察することが必要である．

　何らかの輸血副作用発生率は，全血液製剤で1.47％，RBCで0.93％，PCで4.16％，FFPで0.93％，と決して低くない．血液製剤の安全性向上に向けて，致死率の高い輸血後移植片対宿主病（GVHD），輸血後感染症，そして製剤中の白血球由来の各種副作用を減らすために，それぞれ放射線照射，核酸増幅検査（nucleic acid amplification test：NAT），保存前白血球除去が行われているが，輸血副作用の大半を占める非溶血性輸血副作用や輸血過誤による溶血性輸血副作用は依然として存在する．輸血副作用（㉟）のなかでは，急性の非溶血性輸血副作用が最も多く，発熱反応（発熱，悪寒，戦慄など）やアレルギー反応（じんま疹や瘙痒感）が8割以上を占める．

　これらの副作用・合併症を認めた場合には，輸血部門（あるいは輸血療法委員会）に報告し，記録を保存するとともに，その原因を明らかにするように努め，類似の事態の再発を予防する対策を講じる．特に人為

㉟ 輸血副作用の頻度

項目	頻度
じんま疹など	1/1万[*1]
発熱	1/3万[*1]
血圧低下	1/5万[*1]
溶血反応	[*2]
アナフィラキシー	1/3万[*1]
アナフィラキシーショック	1/2万[*1]
呼吸困難	1/4万[*1]
TRALI	1/100万[*1]
TACO	1/15万[*1]
輸血後感染症（HBV）	160万本の輸血に1本（年間3.1件）[*3]
輸血後感染症（HCV）	推定困難（理論的残存リスクが小さいため）[*3]
輸血後感染症（HIV）	推定困難（理論的残存リスクが小さいため）[*3]
輸血後GVHD	[*4]

[*1]　輸血情報 1707-155，日本赤十字社，2017.
[*2]　2016年に報告された21件の中で，患者血液に不規則抗体は8例に認められた．Haemovigilance by JRCS 2016，日本赤十字社血液事業本部技術部安全管理課，2016.
[*3]　輸血情報 1804-159，日本赤十字社，2018.
[*4]　2000年以降，放射線照射血液製剤による確定症例の報告はない．

TRALI：輸血関連急性肺障害，TACO：輸血関連循環過負荷，
GVHD：移植片対宿主病.
（日本輸血・細胞治療学会〈監〉：輸血療法マニュアル，改訂7版．2018.）

的過誤（患者のとり違え，転記ミス，検査ミス，検体採取ミスなど）による場合は，その発生原因および予防策を記録に残しておく．輸血副作用は，発現までの時間とその成因をもとに把握することが重要である．また，輸血感染症の検証では，輸血前検体保存，輸血前後の感染症検査（HBs抗原，HBs抗体，HBc抗体，HCV抗体，HCVコア抗原，HIV抗体）が重要である．

溶血性輸血副作用

即時型（または急性型）副作用

　輸血開始後数分から数時間以内に発症してくる即時型（あるいは急性型）の重篤な副作用としては，ABO血液型不適合輸血による血管内溶血などがある．このような症状を認めた場合には，直ちに輸血を中止し，輸血セットを交換して生理食塩液または細胞外液類似輸液剤の点滴に切り替える．ABO血液型不適合などによる溶血を認めた場合には，血液型の再検査，不規則抗体検査，直接抗グロブリン試験などを実施する．原因としては，患者や検体のとり違えによるものが多いことから，実施指針にある過誤輸血への予防対策を講じることが重要である．

遅発型副作用

　輸血後24時間以降，数日経過してからみられる血管外溶血による遅発型溶血性輸血副作用（delayed hemolytic transfusion reaction：DHTR）がある．

　輸血歴，妊娠歴のある患者へのRBC輸血で二次免疫応答が刺激され，不規則抗体濃度の急激な上昇により，血管外溶血を示すことがある．輸血後3〜14日程度で抗体が検出されるが，輸血前の交差試験では陰性である．発熱やその他の溶血に伴う症状や所見を認め，Hb値の低下，ビリルビンの上昇，直接抗グロブリン試験陽性となる．

非溶血性輸血副作用

　アナフィラキシーショック，細菌汚染血輸血による菌血症やエンドトキシンショック，DIC，循環不全，輸血関連急性肺障害（TRALI）などがあげられる．このような症状を認めた場合には，直ちに輸血を中止し，輸血セットを交換して生理食塩液または細胞外液類似輸液剤の点滴に切り替える．

アレルギー反応（アナフィラキシーを含む）

　輸血後数分〜30分でじんま疹，皮膚紅潮が生じる．輸血副作用で最も頻度が高く，非溶血性輸血副作用のおよそ3割を占める．PCやFFPでの発生が多い．通常は軽度で抗ヒスタミン薬やグリチルリチンで改善するが，アレルギー反応の既往がある場合，輸血前の予防投与が必要である．まれにIgAやハプトグロビン欠損受血者などにアナフィラキシーが起こる．

細菌感染症

PCにその機能を保つために室温（20〜24℃）で水平振盪しながら保存されているために，まれに細菌の汚染がみられ，その結果として輸血による細菌感染症が起こる．また，RBCでは長期保存によるエルシニア菌感染が問題となる．

原因となる輸血用血液の保存や患者検体の検査については，「血液製剤等に係る遡及調査ガイドライン（平成17年3月厚生労働省医薬食品局血液対策課）」を遵守するとともに，原因となる輸血用血液の回収を行う．

輸血関連急性肺障害（transfusion-related acute lung injury：TRALI）

輸血後6時間以内（多くは1〜2時間）の呼吸困難，発熱，血圧低下，低酸素血症などからはTRALIが疑われる．輸血副作用のなかで最も重篤なもので，血液製剤中あるいは患者血液中の白血球抗体，製剤中の活性脂質が関与している可能性が指摘されている．胸部X線で非心原性肺水腫の特徴的パターンがみられる．発生率は1/100万程度で，輸血関連死の約半数を占める．PCやFFPなど血漿を多く含む製剤で生じるが，RBCでも起こる．治療は，輸血の中止，酸素療法，呼吸循環管理である．予防としては，血漿製剤を男性血液由来に限ることが有効である．

輸血関連循環過負荷（transfusion-associated circulatory overload：TACO）

輸血中ないし終了直後に，急性の心不全症状（呼吸困難，頻脈，血圧上昇，胸部X線上での心原性肺水腫など）を認める．輸血に伴う循環負荷による心不全であり，心疾患のある患者で起こしやすい．輸血速度と輸血量に注意する．心不全徴候が生じた場合は輸血を中止し，酸素投与，利尿薬，座位，治療的瀉血などを行う．TRALIとの鑑別が重要である．

遅発型副作用

輸血後数日から数か月後に発症してくるGVHD，輸血後紫斑病，各種のウイルス感染症がある．

輸血後移植片対宿主病（post transfusion-graft versus host disease：PT-GVHD）

輸血後7〜14日頃に発熱，紅斑，下痢，肝機能障害および汎血球減少症を伴って発症する致死的副作用である．発症の予防策として放射線照射血液の使用が有効である．2000年以降，確定症例の報告はない．

輸血によるウイルス感染症など

2014年8月の個別NAT導入により，ウィンドウ期がHBV 34日，HCV 23日，HIV 11日と短くなったが，ゼロにはなりえない．推定リスクは，HBV 1/20万，HCV 1/150万，HIV 1/200万である．2013年にウィンドウ期でHIV検査をすり抜けたFFP投与でHIV感染が発生した．同年にChagas病陽性者由来の血液製剤が日本国内で使用され，献血での海外渡航歴を含めた問診が強化された．国際化による輸入感染症の頻度が高まり，マラリア，デングウイルス，ウエストナイルウイルス，チクングニヤウイルスなどの新興・再興感染症の輸血による感染リスクは考慮する必要がある．現状では，献血時の問診が唯一のセーフティネットである．

その他

急速輸血によるクエン酸中毒，放射線照射血液の乳幼児や腎不全患者への輸血時の高カリウム血症，大量輸血による相対的な凝固因子欠乏，頻回輸血による鉄過剰症，加圧輸血による空気塞栓，留置針による血栓性静脈炎，細い注射針の使用時の溶血や保存中の凍結による溶血血液の輸血などがある．

今後の副作用・合併症の予防策

今後に向けて残されている課題は，人為的な輸血過誤とTACOなどであり，輸血の安全対策は血液製剤を供給する日本赤十字血液センターから，それを使用する医療施設側に移行してきている．「安全で適正な輸血療法」を行うためには，①輸血用血液製剤そのものの安全性確保，②院内輸血管理体制の整備，③輸血用血液製剤の安定供給，④輸血副作用対策，⑤「血液製剤の使用指針」に沿った適正輸血の実施が重要であることを再確認しておく必要がある．

（佐藤智彦，岡崎　仁）

●文献

1) 厚生労働省医薬品局：「輸血療法の実施に関する指針」改定版．平成17年9月（平成24年3月一部改正）．東京：厚生労働省；2012.

2) 厚生労働省医薬品局：「血液製剤の使用指針」（改定版）．平成17年9月（平成29年3月一部改正）．東京：厚生労働省；2017.

3) 日本輸血・細胞治療学会認定医制度審議会カリキュラム委員会（編）：新版日本輸血・細胞治療学会認定医・指定カリキュラム．東京：日本輸血・細胞治療学会；2012.

4) 認定輸血検査技師制度協議会カリキュラム委員会（編）：スタンダード輸血検査テキスト，第2版．東京：三輪書店出版；2007.

5) 日本輸血・細胞治療学会：輸血副反応ガイド，Version 1.0．2014.

6) 日本輸血・細胞治療学会（監）：輸血療法マニュアル改訂7版．2018.

7) 日本輸血・細胞治療学会：科学的根拠に基づく輸血ガイドライン．2017.

経静脈栄養

概念

静脈栄養（parenteral nutrition：PN）は，低栄養の予防または治療の目的で必須栄養素を経静脈的に投与する栄養管理手法である．PN は，経口的または経管的な栄養法（経腸栄養）が不可能か不十分な場合に選択される．必要な栄養量を PN だけで満たすことを完全静脈栄養（total parenteral nutrition：TPN），必要な栄養量を満たすには不十分であるが主に末梢血管から行うことを末梢静脈栄養（peripheral parenteral nutrition or partial parenteral nutrition：PPN）という．

適応

経口/経管栄養が不適応な状況は PN の絶対適応である．たとえば，消化管機能不全，穿孔，閉塞，イレウス，虚血性腸疾患，重度の嘔吐症状などがあげられる．放射線照射後や急性腸炎に発生した重度の腸管粘膜障害のときは，必ずしも必須ではないが，腸管安静のために PN を一定期間行うことがある（相対適応）．さらに，経口/経管栄養を行っていても十分な栄養を得られないときは，補助的に PN を併用する補助静脈栄養（supplemental parenteral nutrition：SPN）の適応である．ICU（intensive care unit）患者や敗血症，大手術後などの重症患者では，経腸栄養だけで必要栄養量を満たせない場合もあるので，SPN を考慮する．経腸栄養を用いず PN だけで栄養することは容易であるが，腸管運動機能低下や腸管粘膜の薄弱化，腸管免疫力低下，bacterial translocation リスク増大といった観点から，経腸栄養が可能であれば，腸管を使った栄養法を避けないようにする．

穿刺・投与ルート

PN は穿刺血管やカテーテル先端の留置場所の違いによっていくつかに分類できる（㊱）．TPN 用輸液製剤は浸透圧が高く，末梢血管に注入すると静脈炎を引き起こす．そのため，TPN を行うにはカテーテル先端が大静脈に進んでいる必要がある．穿刺部位の候補はさまざまであるが，患者ごとのリスクとベネフィットを考慮して選択する．

鎖骨下静脈穿刺による栄養法は，1969 年に Dudrick らによって提唱され，TPN 用穿刺部位として当初から普及した手法である．鎖骨下静脈は径が太く中心静脈に近いため穿刺とカテーテル操作が容易である．埋め込みポートを前胸部皮下に設置できることもメリットの一つである（㊲）．しかし，るいそうが著しい患者では誤穿刺や胸腔穿刺のリスクが高くなる．また，内頸静脈穿刺では，周囲を走行するいくつかの動脈穿刺を避けなければならない．頸部の解剖を熟知した術者が穿刺する．内頸静脈穿刺の場合も皮下トンネルを経て前胸部皮下にポートを設置することが可能である．

上肢の末梢血管を穿刺しカテーテルを上大静脈に進めるルートを末梢挿入中心静脈カテーテル（peripherally inserted central catheter：PICC）という（㊳）．前腕（尺側皮静脈，橈側皮静脈）または肘周囲（肘正中皮静脈，前腕正中皮静脈）の静脈を穿刺し細い血管カテーテルを留置する．肘周囲を穿刺した場合，肘関

㊱ 主な静脈栄養の穿刺・カテーテル位置などによる分類

カテーテル先端位置	穿刺血管	皮下ポート留置部位（留置する場合）
上大静脈	鎖骨下静脈	前胸部皮下
	内頸静脈	前胸部皮下
	尺側/橈側皮静脈	上腕皮下
	肘/前腕正中皮静脈	—
下大静脈	大腿静脈	大腿前面皮下/下腹部皮下
末梢静脈	穿刺可能な場所	—

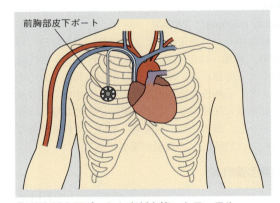

㊲ 前胸部皮下ポートと穿刺血管，カテーテル

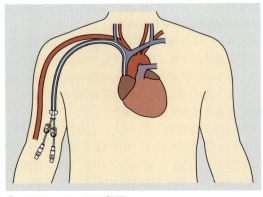

㊳ PICC カテーテル留置

節の可動や血管径がより小さいことなどにより血栓や静脈炎発生のリスクが上昇するため，前腕PICCが近年では多くなってきた．上腕PICCの場合，カテーテルを選べば皮下埋没ポートを設置することも可能である．

大腿静脈を穿刺し，下大静脈にカテーテル先端を留置するルートも時に行われる．穿刺部の衛生管理が鎖骨下穿刺や上肢穿刺に比べ難しいことや股関節の可動により血栓や静脈炎のリスクが上昇することなどから，適応判断は慎重であるべきである．寝たきりでかつ上半身のルートを安全に管理できない場合が適応の根拠の一つになる．

投与内容

特殊な栄養素補給のみを目的としたPNを除いて，一般的には五大栄養素（糖質，蛋白質〈PNの場合アミノ酸〉，脂質，ビタミン類，無機質）をバランスよく投与する．また，水分管理という観点から水分量にも配慮する．わが国で市販されているTPN用補液製剤（キット製剤）は，配合されている栄養素の組み合わせでいくつかの種類に分けられる（**㊴**）．基本液と呼ばれる輸液製剤は糖質と電解質を含む．製剤によってはNa，Cl，Kが配合されていない．患者の病態に応じて追加混合するとよい．基本液にアミノ酸を配合したキット製剤はビタミン類と微量元素が含まれていない．欠乏症を防ぐために，総合ビタミン製剤液と微量元素液を必ず混合する．脂質以外の栄養素をすべて含むキット製剤もある．しかし，2,000 mLの製剤でビタミン類や微量元素や理想的な1日量を満たすことができるように設計されているため，1,000 mLしか使用しないときには欠乏症への配慮が必要である．また，TPNキット製剤にはクロムやセレンといった微量元素は含まれていない．脂肪乳剤を含むTPNキット製剤も市販されている．脂肪乳剤は粒子径が大きく，他のキット製剤で用いる感染予防用インラインフィルターでは目詰まりしてしまい投与できない．脂肪乳剤含有TPNキット製剤用のラインを用いることになり，コスト面や手技の標準化の点からあまり普及していない．必須脂肪酸欠乏はエネルギー効率を悪くするだけでなく，脂肪肝や皮膚障害などの悪影響を引き起こしやすい．TPNキットを用いずに脂肪乳剤を投与するときには，インラインフィルターより患者側からの混注や末梢血管ルートからの投与を検討する．感染性合併症を防ぐために標準予防策手技を徹底する．

糖質，アミノ酸，脂質，無機質の概算1日必要量を**㊵**に示す．PNのみで栄養する場合，栄養素と総エネルギーの過不足は医療者の指示に依存する．特に，栄養素欠乏は通常の検査で検出しにくく，症状が出現したときには重篤な状況に陥っていることもある．キット製剤の特徴を十分に理解し投与内容を決定すべきである．

経腸栄養

概念

消化管を用いて食料を消化・吸収することによって，生体に必要な栄養素を得ること，またはこの目的を達成するために消化管に食料を投与する手法を経腸栄養（enteral nutrition）という．経腸栄養は経口栄養補助（oral nutritional supplement：ONS）と経管栄養（tube feeding）の二つに大別できる．ONSは経口的に食物を捕食し，摂食嚥下運動によって消化管に食物を届ける手法である．経口的な栄養摂取は最も生理的であるため最優先されるべき経腸栄養である．もう一方は，主にチューブを用いて消化管に栄養素を届ける手法である．日常診療では経腸栄養＝経管栄養として解釈されることが多いことを認識しておく必要がある．厳密には経腸栄養には経口栄養を含んでいる（**㊶**）．

㊴ TPN用補液製剤の分類

含まれる栄養素	商品名（抜粋，五十音順）
糖質，電解質	トリパレン® ハイカリック®
糖質，電解質，アミノ酸	アミノトリパ® ピーエヌツイン® ユニカリック®
糖質，電解質，アミノ酸，ビタミン類	ネオパレン® フルカリック® ワンパル®
糖質，電解質，アミノ酸，ビタミン類，微量元素	エルネオパ®
糖質，電解質，アミノ酸，脂肪乳剤	ミキシッド®

㊵ TPN時の栄養素必要量

栄養素	標準的な1日必要量
糖質	200～350 g
アミノ酸	40～80 g
脂質	20～40 g
Na^+	60～150 mEq
K^+	30～60 mEq
Ca^{2+}	5～15 mEq
Mg^{2+}	5～15 mEq
水分量	25～35 mL/kg

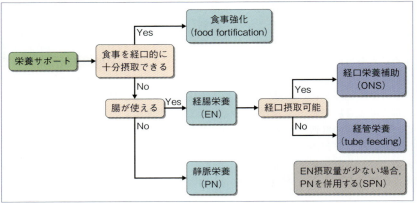

❹ 栄養法選択アルゴリズム
EN：enteral nutrition, PN：parenteral nutrition, ONS：oral nutritional supplements, SPN：supplemental parenteral nutrition.

❷ 特定の疾病と経腸栄養の適応

疾患やセッティング	適応
肝硬変	経口的な食事摂取で必要栄養量を満たせない場合は ONS または経管栄養が適応となる
膵炎	軽症急性膵炎では，1週間以内に経口的な食事摂取で十分な量を摂取することが見込まれる場合，経腸栄養は不要 重症急性膵炎では，経腸栄養に静脈栄養の併用（SPN）を考慮してもよい．合併症を伴っている場合，経管栄養が適応となる 慢性膵炎では，10〜20％に経腸栄養を考慮する必要がある
Crohn 病	活動期には，ステロイド治療が奏効しない場合または低栄養や消化管狭窄患者には経腸栄養が適応となる 維持期には，ONS が適応となる
潰瘍性大腸炎	活動期には，一般的に経腸栄養は適応でないが，低栄養の場合は経腸栄養が適応となる 維持期には，経腸栄養は不要である
感染性下痢	経腸栄養の禁忌ではなく，経腸栄養による栄養改善効果は少なからずある
慢性腎不全	食事摂取が不十分なときは経腸栄養を考慮する
慢性閉塞性肺疾患	経腸栄養単独での効果は限定的であり，運動や活動量確保と組み合わせることで栄養改善を得ることができる
ICU 患者	3 日以内に経口的な食事摂取で十分な量を摂取することが見込まれない場合は経腸栄養が適応となる
癌患者	次のいずれかの場合は経腸栄養が適応となる．低栄養，7 日以上の食事摂取不能が見込まれる場合，10 日間以上必要栄養量の 60 ％を摂取できていない場合，食事摂取量不足によって体重減少を認めた場合

ONS：経口栄養補助，SPN：補助静脈栄養．
経腸栄養は，ONS または経管栄養（tube feeding）を指す．

適応と禁忌

　疾病治療を受ける患者の栄養ルートと栄養内容は担当する医師の決定に依存する．そのため，医師は栄養法の適応について十分に知っておかなければならない．栄養ルート選択の大原則は"腸が使えるのであれば腸を使う（If the gut works, use it.）"である（❹）．消化管を使う意義は，消化管機能を維持し腸内細菌叢を健常に保ち，最も生理的な栄養代謝を実現することである．腸内細菌の多くは，消化管管腔内で水溶性食物繊維を分解（発酵）することで生存し，健常な腸内細菌叢を形成する．また，この発酵産物である短鎖脂肪酸（酪酸，酢酸，乳酸）は腸管粘膜のエネルギー源となるため，経腸栄養によって腸管粘膜の脆弱化を防ぎ，管腔から血流への細菌侵入（bacterial translocation）の予防にもなる．経腸栄養の適応は疾患やセッティングによって多少異なる（❷）．消化管の耐久性次第で，経腸栄養と静脈栄養を併用することも考慮する．

　消化管の一部に閉塞がある場合や虚血の状態，吸収された栄養素によって代謝異常を助長する場合，血行循環を維持しづらい著しいショック状態は，経腸栄養の絶対的な禁忌である．経腸栄養によって消化管血流量が増加するため，著しいショック状態では循環不全を助長する可能性がある．また，悪心や嘔吐は直ちに経腸栄養禁忌とはならないものの，背景にある原因次第では経腸栄養を避けるべきである（❸）．

経口栄養補助（ONS）

　ONS は，食事の栄養強化を行っても十分な経口栄養摂取ができない場合に最初に考慮される経腸栄養である．ONS には，工場生産品でかつパックされたものまたは錠剤・散剤の栄養素食品を用いる．臨床現場でよく用いられる ONS 用食品にはエネルギーと蛋白

㊸ 経腸栄養の禁忌

消化管閉塞（通過障害）
麻痺性イレウス（通過障害）
腸管虚血（通過障害，穿孔リスク）
重度の腹膜炎（通過障害）
悪心・嘔吐（相対的禁忌）
糖尿病性ケトアシドーシス（代謝異常）
糖尿病性昏睡（代謝異常）
肝性昏睡（代謝異常）
重症急性心不全（循環不全）
ショック状態（循環不全）

質を強化したドリンク剤，一部の栄養素（アミノ酸）に特化したものなどがある．系統的レビューとメタ解析によると，ONS導入によって肺炎・褥瘡といった合併症の減少，死亡率の減少といったよい効果が報告されている．

ONSの摂取コンプライアンスを高く保つには，間食にすることや少しずつ飲む，いわゆるsip feedsが有効である．入院患者には給食と同時に配食されることが多いが，sip feedsを指導することで摂取量が増える．外来患者にONS用経腸栄養液を処方する場合には，sip feedsについての情報提供を心がけるようにする．

経管栄養ルート

経管栄養はさまざまなルートから実施することができ，栄養チューブの先端位置により3つに大別する（㊹）．先端を胃に留置する経管栄養には，鼻孔から挿入し咽頭，食道を経由する経鼻胃管，頸部食道から挿入し食道を経由する経食道胃管，腹部皮膚からチューブを挿入する胃瘻がある．

経鼻胃管はベッドサイドで挿入手技が可能で容易であることから多用されるが，長期留置には不向きである．4～8週間以上の経管栄養継続が見込まれた時点で，他の経管栄養ルートを考慮する．鼻腔の占拠や咽頭と喉頭，誤嚥リスク上昇が考えられるため細径チューブ（成人では8～12 Fr）を用いる．

経食道胃管は経皮的に超音波ガイド下に頸部食道を穿刺し，チューブを胃に進める留置法が一般化しつつある．経皮経食道胃管挿入術（percutaneous trans-esophageal gastro-tubing：PTEG）として知られている．PTEGは口腔・咽頭・喉頭の衛生状態や運動機能を阻害しないため胃瘻が不適切な患者に対する長期経管栄養法として選択肢の一つになる．また，栄養ルートではなくドレナージルートとして消化管閉塞解除法の一つでもある．

胃瘻は消化管内視鏡を用いて造設する経皮内視鏡的胃瘻造設術（percutaneous endoscopic gastrostomy：

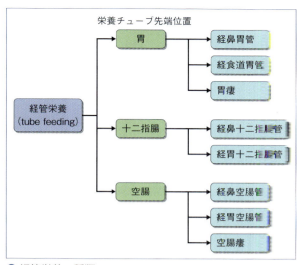

㊹ 経管栄養の種類

PEG），または外科的に開腹して造設する．胃瘻は腹部皮膚と胃の瘻孔を用いて栄養を行うため，取り扱いが他の経管栄養に比べ容易で普及している経管栄養ルートである．特殊な状況下にない長期的な経管栄養の第一選択である．

先端を胃以外に留置する経管栄養には，十二指腸に留置する方法と空腸に留置する方法がある．十二指腸に留置する方法には鼻孔から挿入したチューブを用いる場合と，胃瘻から胃を経由して留置する場合があるが，多くの場合，先端を空腸に進める経管栄養が選ばれている．空腸留置は挿入部位により，経鼻空腸管，経胃空腸管（PEG-J），空腸瘻（direct percutaneous endoscopic jejunostomy：D-PEJ，または開腹空腸瘻）などがある．PEG-Jは，嘔吐や繰り返す誤嚥，高度胃食道逆流などPEGで胃に栄養投与することが不適当なときに選択される．1回投与で空腸に栄養を投与すると下痢や高血糖を引き起こしやすいため，PEG-Jでは持続投与が適している．

経管栄養の合併症

経管栄養の合併症は，消化管蠕動不良，胃食道逆流，体位，栄養剤の浸透圧や投与速度に起因することが多い（㊺）．胃排泄遅延は胃に留置した栄養チューブを栄養開始前に吸引することで簡易的に判断できる．50 mL以上胃内に残留しているようであれば，胃排出促進作用がある薬剤の使用を考慮する．胃食道逆流は食道裂孔ヘルニアと臥床姿勢不良によって生じやすい．上体を30～45°に上げた姿勢をとるなどの工夫をしても明らかな胃食道逆流があり嘔吐や誤嚥性肺炎が頻回に認められるときは，経小腸的なルートに変更する．栄養剤の浸透圧は通常の食事に比べ高い．高浸透

④ 経管栄養の合併症と対応

嘔吐	消化管蠕動不全に起因する場合と臥床体位に起因する場合がある．前者の場合，消化管蠕動促進薬の投薬を検討する．後者の場合，上体を 30～45°上げた体位を栄養投与後 1 時間以上維持するなど逆流を最小限にするケアが必要である
胃食道逆流	大きな食道裂孔ヘルニアがあると常時胃内容が食道へ逆流しうる．胃排泄を促進する薬剤（モサプリド，エリスロマイシン，メトクロプラミドなど）投与を検討するとともに，上体を上げた体位をとるなどのケアにも注力する
下痢	経腸的な栄養摂取欠乏（長期絶食など）により小腸・結腸粘膜機能が低下しているときに出現しやすい．栄養剤の浸透圧が高いことが影響しているときは投与速度を半減させる．水溶性食物繊維含有経腸栄養剤の使用を考慮する．経管栄養時のすべての下痢が経管栄養に起因するのではなく感染性腸炎の可能性も検討する
リフィーデング症候群	致命傷となりうる代謝合併症である．高度栄養不足の状況に，急に栄養が投与された場合，インスリン作用を介して P やビタミン B_1 などの微量元素と補酵素が動員され，結果的に電解質の細胞内移動と乳酸産生が加速する．体内に蓄積された栄養素がきわめて少ない状況下では，細胞浮腫とアシドーシスが発生し，臓器不全（多くは心不全）を招き数日で死に至る可能性がある．P・K・Mg をモニタリングし，ビタミン B_1 を急速補充（200 mg/日）しながら 1 週間かけて設定栄養量まで徐々に増加させていくことで予防する
誤嚥性肺炎	嘔吐や胃食道逆流，または経口摂取していないことによる口腔内不衛生から誤嚥性肺炎リスクが高くなる．口腔ケアや体位の工夫，薬剤の工夫など多面的な予防策を講じる

圧の栄養剤によって水分が腸管内腔に移動しやすくなるため，下痢が生じやすくなる．このメカニズムによって生じた下痢に対しては投与速度を半減することで解決することが多い．しかし，乳糖不耐，絶食により生じた腸管粘膜脆弱化，感染症，粘膜浮腫などによっても下痢は発生するため，鑑別する必要がある．

栄養剤

市販されている経腸栄養剤の多くは，必要エネルギー量を満たすときに必要な栄養素（糖質，蛋白質，脂質，ビタミン類，微量元素，電解質，水分）を単独で含んでいる．総エネルギーに占める各栄養素のエネルギー比は，おおむね，糖質 50～55 %，蛋白質 15～20 %，脂質 30 %以内である．蛋白質は部分的に消化された形で配合されているのが標準的な経腸栄養剤であり，半消化体栄養剤とも呼ばれる．しかし，食物繊維を含むものと含まないものがあるため，注意が必要である．

特殊経腸栄養剤として，消化体栄養剤と成分栄養剤，病態別栄養剤がある．消化体栄養剤は蛋白質が低分子ペプチドとアミノ酸まで分解された形状で含有された栄養剤である．低分子ペプチド（ジペプチド，トリペプチド）とアミノ酸は消化を必要とせず小腸粘膜から吸収できるため効率がよい．消化吸収能が低下した大手術後や，短腸症候群，炎症性大腸疾患などで用いられる．成分栄養剤は窒素源をすべてアミノ酸として配合し，脂質含有がきわめて少ない栄養剤である．短腸症候群に最も使用される．実臨床では Crohn 病にも用いられているが，初期栄養療法としては半消化体栄養剤と同等のアウトカムであるとコクランシステマティックレビューでは報じられている．

（前田圭介）

●文献

1) Van Gossum A, et al：ESPEN Guidelines on Parenteral Nutrition：gastroenterology. *Clin Nutr* 2009；28：415.
2) Ayers P, et al：A.S.P.E.N. parenteral nutrition safety consensus recommendations. *J Parenter Enteral Nutr* 2014；38：296.
3) Lochs H, et al：Introductory to the ESPEN Guidelines on Enteral Nutrition：Terminology, definitions and general topics. *Clin Nutr* 2006；25：180.

呼吸管理

気道確保

救急蘇生処置を行う際，最優先に行う．気道確保のみで呼吸不全の改善を認める場合もある．簡便で器具を要しない用手的気道確保から輪状甲状間膜穿刺・切開を必要とする場合もある．

用手的気道確保

口腔内の異物，吐物を吸引，除去した後，頭部後屈あご先挙上を行う．頸椎保護を要する場合は下顎挙上を試みる．

エアウェイによる気道確保

経口，経鼻エアウェイを用いる．舌根沈下による上気道閉塞時に有効である．嘔吐を誘発し誤嚥をきたす恐れがある．

気管挿管法

確実に気道を確保できるが，手技に習熟を要する．

通常はMacintosh型喉頭鏡を用いた経口気管挿管を行う．補助具としてビデオ喉頭鏡，気管支ファイバーを用いる場合もある．

外科的気道確保

顔面外傷，上気道異物，急性喉頭蓋炎などで直ちに気道確保が必要であるにもかかわらず気管挿管が不可能な場合に，輪状甲状間膜穿刺または切開を行う．輪状甲状間膜切開は，メスで輪状甲状間膜（㊻）を横切開し，鉗子で切開孔を広げたのちチューブを挿入する．輪状甲状間膜穿刺用のさまざまなキットが上市されており，利用可能である（㊼）．

酸素療法

酸素療法は，吸入酸素濃度を増加させることにより，動脈血酸素分圧（PaO_2）を患者に適した値に保つことを目的とする．原因のいかんにかかわらず動脈血酸素飽和度（SaO_2）で75％以下（PaO_2 40 mmHg以下）が続くと組織に重大な障害を生じる．SaO_2を90％以上に維持するためには，ヘモグロビン酸素解離曲線の形状から，PaO_2を60 mmHg以上に保つ必要がある．組織への酸素供給量は，SaO_2以外に，ヘモグロビン値，心拍出量に依存するため，酸素療法の効果は総合的に判断する．

酸素供給方法

必要とする吸入酸素濃度，供給可能な酸素量により投与方法を選択する（㊽）．

経鼻カニューレ（㊾a）は，簡便で患者の違和感も少なく，臨床現場での使用がまず考慮される．フェイスマスク（㊾b）は，鼻と口を覆うマスクを介して酸素を投与する．呼気再吸入による二酸化炭素蓄積を防ぐため5 L/分以上で使用する．リザーバー付きフェイスマスク（㊾c）は，リザーバー内の純酸素を吸入するため，フェイスマスクに比べ吸入酸素濃度を高めることができる．リザーバーの虚脱を防ぐため十分な酸素を供給する必要がある．ベンチュリーマスク（㊾d）は，コネクターを交換することにより24～50％の酸素濃度を得ることが可能である．酸素濃度ごとに定められたコネクターを用い規定の酸素流量に設定する必要がある．高流量鼻カニュラ（㊾e）は，十分に加温，加湿することにより30～60 L/分の高流量で精度の高い吸入酸素濃度の維持を可能にしている．

有害作用

CO_2ナルコーシス

II型慢性呼吸不全患者では，過量の酸素投与が，自発呼吸を抑制し$PaCO_2$の上昇をきたし，意識障害（ナルコーシス）を引き起こす．長期にわたる高炭酸ガス血症によって呼吸中枢が低酸素による刺激で維持されている低酸素性換気ドライブが原因である．低酸素血

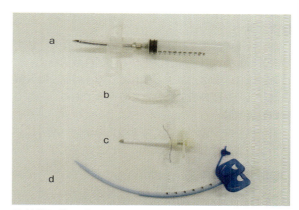

㊼ 輪状甲状間膜穿刺に用いる器具
a. クイックトラック®，b. トラファイン®，c. トラヘルパー®，d. ミニトラック®．

㊽ 酸素投与法と吸入酸素濃度の目安*

器具	酸素流量(L/分)	吸入酸素濃度の目安(%)
経鼻カニューレ	1	21～24
	2	24～28
	3	28～34
単純マスク	5～7	40～50
ベンチュリーマスク	4～12	24～50
リザーバー付きフェイスマスク	6	60
	7	70
	8	80
	10	90以上
高流量鼻カニュラ	30～60	21～100

*5～6 L/分の分時換気量をもとにした値．

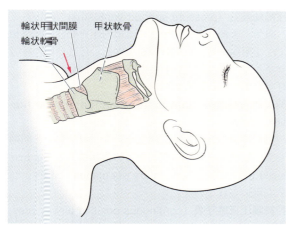

㊻ 輪状甲状間膜の確認
甲状軟骨とその下の輪状軟骨の間に輪状甲状間膜がある（矢印で示す）．

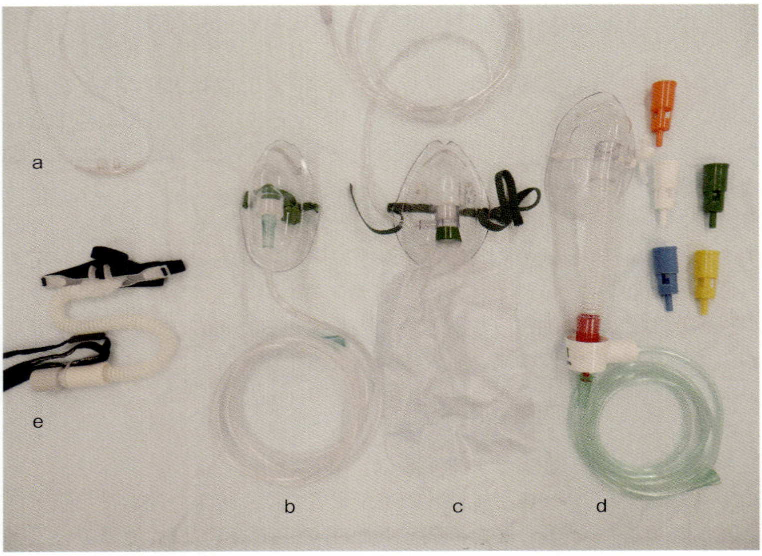

(49) 酸素投与器具

a. 経鼻カニューレ, b. フェイスマスク, c. リザーバー付きフェイスマスク, d. ベンチュリーマスク, e. 高流量鼻カニュラ.

症の不用意な補正は避ける. 換気量の維持と低酸素血症の改善が得られるよう微量計を用いて慎重に酸素投与量を調整する.

酸素中毒

高い分圧の酸素を長時間吸入することにより, 肺をはじめとした組織に障害が生じる. 活性酸素種産生による酸化ストレスが原因とされる. 投与時間, 吸入酸素濃度は, 必要最低限にとどめるべきである.

吸収性無気肺

肺胞内の酸素濃度が高く窒素の比率が低い場合に, 酸素が血管内にとり込まれることにより発生する.

機械式人工呼吸

適応と目的

酸素化の改善, 換気量の維持, 呼吸仕事量の軽減を主な目的とする ((50)). 気管挿管下に行う侵襲的機械換気とマスクを介して陽圧換気を行う非侵襲的陽圧換気療法 (noninvasive positive pressure ventilation : NPPV) がある.

種類

非侵襲的陽圧換気 (NPPV)

気管挿管を行わずに, 気密性の高いフェイスマスクを介して機械式陽圧換気を行う ((51)). マスクと顔の隙間からガスが漏れやすい半面, 会話が可能で鎮静を必要としない. 自発呼吸があり, 意識清明で, 咳反射が保たれており誤嚥の危険が少なく, 循環動態が安定し, マスク装着に協力の得られる患者に使用する.

侵襲的機械換気

カフ付き気管挿管チューブを介して, 調整されたガスを陽圧で肺に送気する. 挿管チューブによる不快感が強いため通常は鎮静・鎮痛処置を要する.

換気モード

自発呼吸の強さ, 病態に応じて適切な換気モードを選択する. 代表的な換気モードを(52)に示す.

調節換気 (control mode ventilation : CMV)

設定量のガスを送気する従量式調節換気 (volume control ventilation : VCV) と, 設定した圧に達するまでガスを送気する従圧式調節換気 (pressure control ventilation : PCV) がある. ほとんどの人工呼吸器はCMVモードで自発呼吸をトリガーするアシスト/コントロールモードを兼ね備えている.

圧補助換気 (pressure support ventilation : PSV)

吸気に合わせて設定圧まで気道内圧を上げ, 呼気相で圧を解除する. 自発呼吸を温存し, 患者自身の呼吸サイクル, 吸気量に合わせた呼吸補助が可能である. 呼吸筋萎縮防止に有用である.

間欠的強制換気 (intermittent mandatory ventilation : IMV)

自発呼吸の合間に強制換気を行う. 吸気努力に同期して強制換気を行う同期式間欠的強制換気 (synchronized intermittent mandatory ventilation : SIMV) が広く用いられている.

持続陽圧自然呼吸 (continuous positive airway pressure breathing : CPAP)

気道内に常時一定の陽圧をかけた状態で自発呼吸を行う. 機能的残気量が増加し, 酸素化が改善する.

機械式人工呼吸器装着を考慮する病態

	臨床評価	基準値	導入基準
低酸素血症	PaO_2/FiO_2 比	425～475	<300
	SaO_2	>98 %	<90 %（高濃度酸素投与下）
	$A-aDO_2$	25～65 mmHg	>350 mmHg
換気	$PaCO_2$	35～45 mmHg	急激な増加（>60 mmHg）
	pH	7.35～7.45	呼吸性アシドーシス（pH<7.2）
	意識		ナルコーシス
呼吸仕事量増加	分時換気量	5～10 L/分	>15～20 L/分
	死腔	<150 mL	>500 mL
	努力呼吸		呼吸補助筋使用
呼吸筋疲労	肺活量	60～70 mL/kg	<15～20 mL/kg
急性肺水腫	左室収縮能（EF）	>60 %	低酸素血症，呼吸仕事量，臨床症状より総合的に判断
	クレアチニン値	<1.1 mg/dL	
酸素需給不均衡	乳酸値	3～15 mg/dL	>36 mg/dL
	混合静脈血酸素飽和度	70～80 %	<65 %
拡張不全	一回換気量	5～8 mL/kg	<4 mL/kg
	肺活量	60～70 mL/kg	<15～20 mL/kg
	呼吸数	15 回/分	>35 回/分

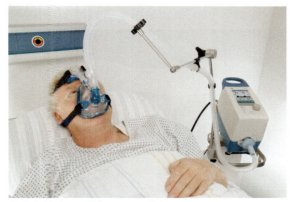

⑪非侵襲的陽圧換気 Carina® (Dräger. Technology for Life)

吸入酸素濃度（FiO_2），分時換気量，呼気終末陽圧呼吸（PEEP），吸気呼気時間比

吸入酸素濃度は21 %から100 %の間で調整可能である．酸素中毒を避けるため必要最低限の酸素濃度に設定する．分時換気量は，一回換気量と呼吸数の積である．最高気道内圧，$PaCO_2$ を参考にして設定する．呼気終末陽圧呼吸（positive end-expiratory pressure；PEEP）は，呼気終末時に気道内圧を陽圧に保つ換気方式で，肺胞虚脱を防ぐ効果がある．通常4 cmH_2O から20 cmH_2O の間で調整する．吸気呼気時間比は通常1：2で開始し，呼吸状態に応じて調整する．

目的別設定

低酸素血症改善

肺水腫，急性呼吸窮迫症候群による低酸素血症に対しては，PEEPを高めに設定する．一回換気量は6～7 mL/kgの低換気量に設定し，肺保護に努める．心原性肺水腫による低酸素血症は，NPPVのよい適応である．

無呼吸，急性循環不全時の換気補助

呼吸器疾患の合併がなく二次的に換気障害の出現する状況では，VCVもしくはPCVで適切な換気を維持する．自発呼吸の温存が可能な場合はPSV，SIMVも有効である．

頻呼吸などの呼吸仕事量軽減

呼吸仕事量の増加，呼吸筋疲労が，慢性呼吸不全の急性増悪の要因となる．人工呼吸器装着により呼吸筋の負担が軽減される．慢性閉塞性肺疾患（COPD）の急性増悪は，NPPVのよい適応である．

モニタリング

心電図モニター，パルスオキシメーター，カプノメーターを装着する．動脈血液ガスを定期的に採取し，機械式人工呼吸器設定を適切に調整する．

合併症

下側肺障害

自発呼吸がない状態で仰臥位を続けると肺の背側（下側）に浸潤性病変をきたす（⑬）．重力による気道

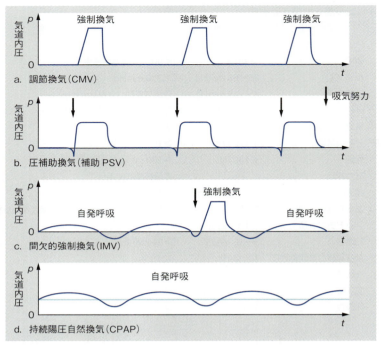

❷ 換気モードと気道内圧

分泌液貯留による無気肺と肺水腫が混在し，シャント効果により酸素化能が低下する．重力の影響を分散する目的で，仰臥位のみでなく，側臥位，腹臥位に体位を変換する体位呼吸療法が下側肺障害の解除に有効である．

人工呼吸器関連肺炎（ventilator-associated pneumonia：VAP）

気管挿管による人工呼吸器開始 48 時間以降に新たに発症した肺炎で，口腔内で増殖した細菌が気管チューブを介して気管内に流入することが原因とされる．免疫能や栄養状態の低下，長期人工呼吸管理が発症の危険因子である．VAPの発症は死亡率悪化につながるため，リスク因子を回避し予防する必要がある．

人工呼吸器起因性肺損傷（ventilator-associated lung injury：VALI）

非生理的な陽圧換気，高濃度酸素曝露が肺損傷を惹起することに留意し，その装着期間は可能な限り短縮し，吸入酸素濃度は必要最低限にとどめる．肺胞の過伸展，虚脱/再開通の繰り返しを避けるため，大きな換気量（量損傷），高い気道内圧（圧損傷），虚脱/再開通（虚脱性肺損傷）を防止する肺保護戦略を実行する（❹）．

離脱 weaning

weaningは離乳を意味する．人工呼吸器に依存している状態から自発呼吸のみで安定した呼吸が得られる

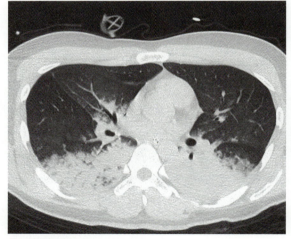

❸ 下側肺障害

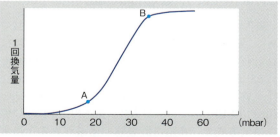

❹ 機械式人工呼吸器装着時の気道内圧-肺容量曲線

A以下の気道内圧では肺胞が虚脱し，B以上では肺胞の過膨張をきたす．A-B間で換気を行う肺保護戦略が人工呼吸器起因性肺損傷（VALI）を予防する．

ように注意深く離脱を進める．離脱を進める場合は，酸素化能，換気をはじめとした呼吸機能の改善に加え，循環動態，意識状態などを総合的に判断する．換気モードは，自発呼吸を主体とした PSV，SIMV が有効である．

呼吸理学療法

酸素化の改善と呼吸筋の廃用萎縮予防を目的とする．酸素化の改善には，体位呼吸療法と排痰法を組み合わせて行う．

（武山直志）

血液浄化療法

血液浄化療法とは，水電解質・酸塩基平衡・蛋白など体液組成異常に対する治療の総称である．一定の分子量に透過性をもつ半透膜を用いて行われ，半透膜として人工膜を用い血液を介して溶質を除去する体外循環と，生体膜である腹膜を利用し腹腔内で体液補正を行う腹膜灌流に大別される（**55**）．広義には臓器移植およびイオン交換樹脂や活性炭・P 吸着薬などの内服による経腸管的吸着も含まれる．

体外循環は，慢性・急性腎機能障害や薬物中毒に対する血液透析・血液濾過や，免疫グロブリンなど中・高分子の除去を目的とする血漿交換・血液吸着がある．腹膜灌流には，持続的携行型腹膜灌流と自動腹膜灌流が主で，間欠的腹膜灌流が維持透析療法として選択されることはきわめて限定される．

体外循環と腹膜灌流はともに不全臓器の治療ではなく機能を代替する治療で，操作を終了した時点から体液異常が進展する（**56**）．手技的に異なる両者の最大の相違点は，体外循環が設備のある施設内で一定時間かつ確実に溶質と溶媒の除去を受ける治療であるのに対し，腹膜灌流は腹腔内に貯留している限り体液異常の是正が継続されることである．結果として，多くの体外循環が通院・入院での間欠的治療であるのに対し，腹膜灌流は在宅療法が基本となる．病態および除

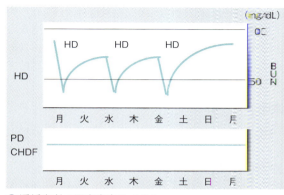

56 透析患者の尿素窒素サイクル

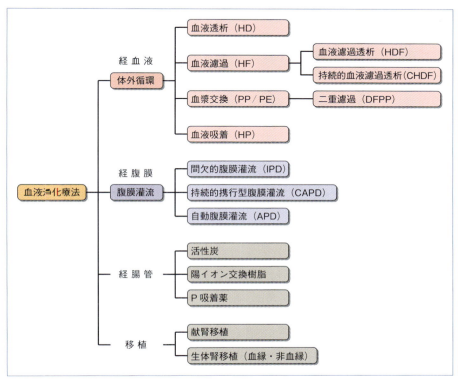

55 血液浄化療法の種類

去対象物質の性状，患者・家族の生活環境により適切な治療が選択される．

2016年度末時点で，わが国では33万人弱が何らかの腎代替療法を受け，その97％以上は血液透析単独ないしは腹膜灌流との併用療法を施行している[1]．本項では，腎代替療法として現在，主に施行されている血液透析法を中心に解説する．

血液透析法（HD）

血液透析法（hemodialysis：HD）の適応は，保存的治療で体液電解質代謝異常が改善しない急性腎機能障害（acute kidney injury：AKI）と高度に進展した慢性腎臓病（末期腎不全）である．AKIでは，利尿期に至るまで，体液電解質異常を是正する目的で連日2～3時間の短時間施行もしくは持続透析濾過を行うのが基本的である．腎機能が廃絶し回復が期待できない末期腎不全での慢性透析療法は，生命維持とともに欠落した腎機能を代替することにより社会復帰を補助することを目的とし，更生医療が適応される．

原理

HDでは，⑰[2]に示す特徴を有する半透膜（透析膜）を介して，濃度勾配による拡散と，静水圧差に伴う濾過を利用して溶質の補正と溶媒の除去を行う．低分子物質の多くは拡散により移動するが，浸透圧を維持するために透析液のNa濃度は血清と同等である．したがって，過剰のNaは水の濾過に伴って体内から除去される．透析膜としては，セルロース系膜や種々の高分子合成膜が使用可能である．膜表面に無数にある膜孔のサイズと構造によって移動可能な溶質が制限される．

手技

血液ポンプによって体外循環回路に導かれた血液（150～250 mL/分）は透析器内で透析膜を介して透析液（500 mL/分）と接する（⑱）．透析液との物質輸送によってより正常化された血液は体内に戻され，透析液は破棄される．

透析効率を高めるために，透析器は血流に対して透析液が対向流で流れるパラレルフローが選択され，透析膜の中空繊維を束ねて内腔に血液を通すホローファイバー型が使用される．わが国では，透析回路は透析器を含めて再使用されない．

透析液は不均衡症候群の頻度が低い重炭酸塩がpH補正の緩衝剤として用いられ，粉末や濃厚な原液として市販されている．水道水を逆浸透圧法などの軟水化装置で純水にし，透析液は透析液供給装置で規定濃度に希釈され，個人透析監視装置に供給される．透析監視装置は，透析液濃度，透析液流量の設定のみならず，静脈圧，透析液温度，回路内空泡検知器，除水量モニターなどを装備している．

間欠的なHDで透析効率を維持するためには，150～250 mL/分の体外循環血流量が必要である．この血流量を得て週3回のHDを継続するためには体外循環口（バスキュラーアクセス）が必要で，緊急時には内頸静脈，大腿静脈に留置した大口径カテーテルを使用する．慢性HDでは，皮下に動静脈瘻の作製や人工血管を移植し，動脈化した表在の血管に針を穿刺する．HD施行中に回路内の血液凝固を防止する目的にヘパリンを使用するが，半減期が長いため出血性合併症を有する症例やヘパリン不耐例ではナファモスタットメシル酸塩を使用する．高透水性の透析器を使用する際には，透析液中のエンドトキシンの血液への侵入に注意し，パイロジェン除去フィルターの回路内装着などにより透析液のエンドトキシン濃度を可能なかぎり低める努力が必要である．

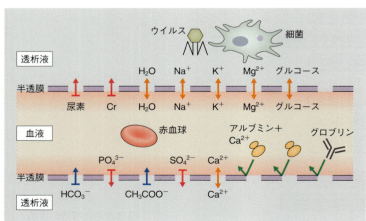

⑰ 半透膜を介する物質輸送

（太田和夫：人工腎臓の原理と構造．太田和夫〈編〉．人工腎臓の実際，第5版．東京：医学書院；2005.）

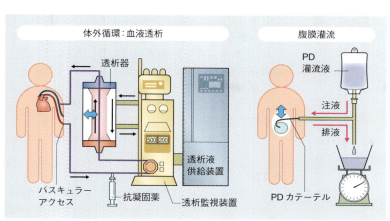

❺⓼ 血液浄化療法のしくみ（血液透析と腹膜灌流）

是正される病態

　高カリウム血症や代謝性アシドーシスなどの電解質・酸塩基平衡異常，高窒素血症，細胞外液過剰，一部の急性薬物中毒の急速な是正が可能である．この結果，尿毒症症候，肺水腫，体液依存性高血圧は改善する．しかし，腎性貧血は腎でのエリスロポエチン（EPO）産生障害に起因するため，EPOの補充が治療の主体となる．また，慢性腎臓病に伴う骨・ミネラル代謝異常（CKD-MBD）では透析によるP除去では不十分で，食事療法，P吸着薬の内服，活性型ビタミンD製剤やCa受容体作動薬を併用して，血清P，Ca，PTH濃度を適正化する[3]．

　HDによる除去効率の低い中分子または蛋白結合率の高い物質，あるいは組織移行性が高く血液中濃度が低い物質に起因する神経症候や，透析アミロイドーシスなど長期蓄積による臓器障害に対する効果は顕著ではない．薬物中毒の治療に関しては，組織移行性の高いパラコート，シベンゾリン，ジゴキシンや抗精神病薬（メジャートランキライザー），抗うつ薬の多く，ワルファリンなど蛋白結合率の高い薬剤は血液浄化療法による除去は困難である[4]．一方，アルコール，アシクロビルなどの抗ウイルス薬，アミノ配糖体などの急性中毒症には奏効する．

血液濾過法（HF）

　膜孔径の大きい濾過器を用いて，濾過単独で補正を行うのが血液濾過法（hemofiltration：HF）である．大量の濾液を破棄し，濾過器の後（後希釈）もしくは前（前希釈）の血液回路から補正に必要な電解質置換液を充填する．後希釈法が濾過効率は高く一般的であるが，透析器内へ濃縮した血液が通過するため，凝血をきたしやすい欠点がある．細胞外液の除去量は使用した置換液量との差で決定される．

　透析液による拡散が関与せず，体液浸透圧の変動が少なく不均衡症候群をきたしにくい．加えて，HDと比較して膜孔の差による中分子物質の除去に優れ，心膜炎，神経障害，透析アミロイドーシスなどに効果が期待される．HDに必要な透析液供給装置は不要である反面，濾過量と置換量の経時的なモニターが必須となる．血液・濾過・置換液ポンプを装備した装置による連続濾過を行う持続的血液濾過/濾過透析（CHF/CHDF）などが，心血行動態の不安定な症例に用いられる．

適応

　HDと比較して医学的利点は多いが，同時に多数例に施行し管理することは困難である．大量の置換液を使用し，HDより長時間を要すること，モニターが必要であることから，集中治療室やHD不可の施設などに限定され，普及率は低い．近年，透析液を無菌かつエンドトキシン検出濃度以下に作製し，補充液として直接血液回路内に注入するon-line HDFが末期腎不全患者の維持血液透析療法として開発されている．

血漿交換（PP, PE）

　血漿交換（plasmapheresis：PP，plasma exchange：PE）とは，血液から血漿成分を分離して病因物質を強制的に除去する方法である．血漿を分離する方法として膜分離型と遠心分離型があるが，遠心分離型は主に血球成分の抽出を行う場合に施行される．

　膜分離法は，孔径の異なる2つの透析器で血漿を2分画に分離した後に，治療対象とする分画のみを除去する二重濾過血漿分離交換法（double filtration plasmapheresis：DFPP），濾過した血漿を冷却して凝集したクリオグロブリンを除去する冷却濾過法（cryofiltration）がある．必要により，不足する血漿成分を同時に補填することが可能である．

　適応は，既存の治療では病因物質の血中許容濃度以下に達成できない場合や，血中の病因物質を除去する

ことで現在の病態の改善が期待できる場合である．劇症肝炎や多臓器不全による肝不全，重症筋無力症やGuillain-Barré症候群などの神経筋疾患があげられる．腎疾患では，Goodpasture症候群および肺出血を伴う血管炎症候群，重篤なSLE（全身性エリテマトーデス），クリオグロブリン血症などがある．

置換液として大量の血漿製剤を必要とし，器材も高価であるため，適応と施行回数は限定される．施行時には重症化した症例が多く，大規模臨床研究による有効性の評価が乏しい．

血液吸着（HP）

血液吸着（hemoperfusion：HP）は液体-個体などの界面で生じる吸着現象，抗原抗体反応，酵素-基質結合などを利用した血液浄化法である．異なる吸着薬を用いた体外循環により血液中に蓄積した病因物質や外因性の有害物質を除去する．全血液から吸着する直接血液吸着（DHP）と，血漿交換と同様に一次膜で血漿成分を分離後に病因物質を除去する血漿吸着がある．

免疫グロブリンおよび免疫複合体，LDL・VLDL，β_2ミクログロブリン，ビリルビン・胆汁酸，エンドキシンなどの吸着が臨床的に施行され，対象物質に特異的な吸着薬を選択する．器材が高価で，適応疾患の条件と施行回数が限定されている．

腹膜灌流（PD）

腹膜灌流（peritoneal dialysis：PD）では，透析膜として生体膜である腹膜を介し，透析液の浸透圧を高くすることにより生じる浸透圧勾配に伴って病因物質の除去を行う．浸透圧物質としてグルコースが主体であるが，系時的に体内に吸収され浸透圧格差は減少するため，長時間貯留により除去効率の低下と血糖上昇が問題となる．糖負荷を回避し十分量の溶質を除去するためには，体内吸収されない高分子浸透圧物質（イコデキストリン）液を長時間貯留する．1日4回定時に交換する持続的携行型腹膜灌流（CAPD）と機械で操作する自動腹膜灌流（APD）が主流である．

末期腎不全患者の腎代替療法としてCAPD/APDが選択される例は，わが国では全体の3％未満である．PDは，自宅で平易に施行可能であること，持続的血液浄化により循環動態が安定すること，腎血流が低下せず自尿が持続する点でHDより優れている．今後，高度心血管合併症や週3回の通院が困難な症例のみならず，在宅復帰と残腎機能の保持の面から腎代替療法の第一選択としての適応が増加すると考えられる．

透析液交換手技に関係する腹膜炎や出口部感染症などの感染症と，糖負荷に伴う臓器障害・代謝異常が主な合併症である．最大の問題は生体膜である腹膜に高濃度の糖液を長期間貯留することに起因し，血糖値の上昇，血漿蛋白の漏出，腹膜機能低下による除水困難・腹膜硬化症，腹腔内貯留に起因する腰痛・鼠径ヘルニア・横隔膜交通症による胸水などがあげられる．現在の透析液では5～10年で腹膜機能の劣化に加えて残腎機能の漸減をきたし，HDに移行する例が多い．

（金井英俊）

● 文献

1) 日本透析医学会統計調査委員会（編）：わが国の慢性透析療法の現況（2016年12月31日現在）．日本透析医学会資料．
2) 秋澤忠男（編）：慢性腎臓病に伴う骨・ミネラル代謝異常の診療ガイドライン．日本透析医学会雑誌 2012；45：301．
3) 太田和夫：人工腎臓の原理と構造．太田和夫（編）．人工腎臓の実際，第5版．東京：医学書院；2005．
4) 平田純夫（編）：腎不全と薬の使い方Q&A．東京：じほう；2005．

放射線治療

放射線の種類と生物効果

放射線とは，電離作用（原子の電子軌道から電子をはじき飛ばす作用）をもつ，エネルギーの高い電磁波と粒子の総称である（❺❾）．電離作用以外の性質としては，物質の深部まで到達する透過作用，蛍光物質を発光させる蛍光作用などがある．治療に用いられる放射線の種類としては，体外照射で用いられるものとして，X線，電子線のほか，近年は陽子線，重粒子線も用いられている．その他，小線源治療で用いるγ線のほか，放射性同位元素を用いた内用療法ではα線，β線が用いられている．

放射線の生物効果はDNA損傷を通じて発現するが，その機序は，X線，γ線，電子線の場合は，放射

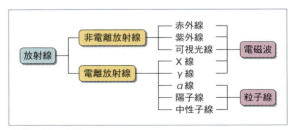

❺❾ 放射線の種類

一般に放射線という場合は電離放射線を指す．電離放射線には"波"の性質を強くもつ電磁波と"粒"の性質を強くもつ粒子線がある．

線が細胞内の水分子などを電離することで，フリーラジカルが発生し，これによる間接的DNA損傷が7割を占める．一方，粒子線（陽子線，重粒子線）は，直接DNAを損傷することで生物効果を発揮する比率が高い（⑥）．このため，放射線の生物効果は粒子線で大きい．

放射線の修飾因子

放射線の効果を修飾する因子として，細胞周期，線量率効果，酸素効果，温熱効果，放射線増感薬，線エネルギー付与（linear energy transfer：LET），生物学的効果比（relative biological effectiveness：RBE）がある．

細胞周期

放射線感受性は各期で一定ではなく，一般にG_2後期～M期で放射線感受性が最も高く，S期後半～G_2期前半で放射線感受性が最も低い．S期後半～G_2期前半で抵抗性の原因は，その時期にDNA修復機構の相同組換えが作用するためと考えられている．

線量率効果

単位時間あたりにどれほどの線量を浴びたかを線量率というが，X線などでは，線量率が小さくなり照射時間が長くなると線量が同じでも生物効果が小さくなる．これは長い照射期間中にDNA二本鎖切断が修復されるためと考えられている．

酸素効果

酸素存在下では無酸素のときに比べ，放射線の生物効果が大きくなる．この現象を酸素効果という．酸素の有無による細胞や組織の放射線増感効果の割合を酸素効果比（oxgen enhancement ratio：OER）といい，X線で無酸素下でのOERを1とした場合，100％酸素下でOERは約3となる（⑥）．酸素効果は間接作用の関与によると考えられており，高LET放射線ではOERの値は小さい．

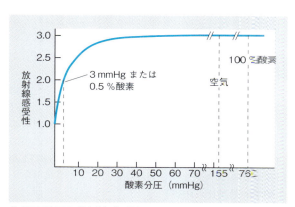

⑥ 酸素分圧と放射線感受性の関係
空気中の酸素分圧は155 mmHg程度，100％酸素の場合は760 mmHg程度となるが，腫瘍内には数mmHg未満の低酸素領域が存在する．
（坂本澄彦：医学のための放射線生物学．東京：秀潤社；1998．p 18）

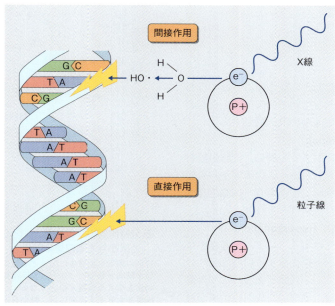

⑥ 放射線によるDNA損傷の模式図
間接作用は放射線が細胞内の水分子などを電離することで，フリーラジカルが発生し，これによってDNAを損傷する作用をいう．直接作用は放射線が直接DNAを損傷する作用をいう．

温熱効果

一般に高温条件のほうが低温より放射線感受性が高くなる．基礎実験において，細胞は42℃以上に加温すると放射線感受性が高まることが証明されている．また，放射線抵抗性になる条件下（低酸素，低pH，S期の細胞）は温熱感受性がよいため，効果を相補し合うため放射線感受性が高くなると考えられている．

放射線増感薬

増感効果を示す抗癌薬としては，フルオロウラシル（5-FU），TS-1®，白金製剤，ゲムシタビン，イリノテカン，タキサン系薬剤などが代表的であり，近年は分子標的薬では，EGFR阻害薬が増感作用を認めている．その他，低酸素増感薬の開発研究も進められている．

線エネルギー付与（LET）

放射線の線質が異なると，同じ線量を与えても生物効果は大きく異なる．その指標をLETという．LETは放射線の飛跡に沿った単位長さあたりにどれだけのエネルギーを与えるかを示すものであり，通常水中におけるkeV/μmで表される．α線や重粒子線は高LETである．

生物学的効果比（RBE）

これはX線の生物効果を1とした場合の当該放射線の生物効果の大きさを示すもので，線質の異なる放射線の生物学的効果を比較する指標として用いられる．RBEが高い放射線は生物効果が大きい．X線，γ線，電子線（β線），陽子線のRBEは1に近く，α線，中性子線，重粒子線のRBEは2～3と高い．

分割照射

4つのR

放射線治療は，通常，数回から数十回に分けて行われるが，その際に考慮すべき生物学的因子の主なものは，英語の頭文字をとって4つのRと呼ばれる．

放射線障害からの回復（repair）

放射線を照射後，次の照射までの間に，細胞の放射線障害が回復する現象がみられる．この障害からの修復程度には正常細胞と癌細胞で差があり，細胞生存率に差が出る．

低酸素腫瘍細胞の再酸素化（reoxygenation）

腫瘍が放射線の照射を受けることにより，腫瘍中にある放射線抵抗性の低酸素腫瘍細胞が放射線感受性の高い酸素化細胞に変わっていく現象である．この再酸素化後に次の照射を行えば，効率的な放射線治療が可能となる．

細胞周期の再分布（redistribution）

腫瘍に放射線を照射すると，放射線感受性の高いG₂～M期の細胞は死滅し，生き残った細胞はG₂期に進むが，ここでしばらくの間進行が止まる（G₂ブロック）．この部分的同調ののち細胞周期が進むと，再び感受性の周期の細胞が増加するが，この現象を再分布という．

正常および腫瘍組織の再増殖（repopulation）

放射線によって損傷を受けた組織は，その損傷から組織を再生（再増殖）しようとする．これは正常組織の再生のために重要だが，頭頸部の扁平上皮癌では，治療期間が4週間を超えると再増殖の速度が速くなることがわかっており，局所制御率の低下の要因となりうる．

分割照射における1回線量の大きさと放射線の効果

合計で同じ放射線量を照射しても，1回あたりの放射線の量により，その効果が異なることが知られている．一般には，放射線量の合計が同じ場合には，1回線量が大きいほど，効果が大きくなる．また，1回線量が変化したときの影響の受けやすさは，臓器ごとに異なっており，晩期有害事象は1回線量が大きいと急速に起きやすくなる．一方で早期有害事象は，1回線量が変化しても，影響は受けにくい（㉒）．

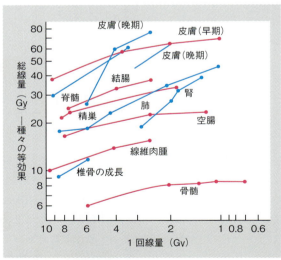

㉒ 分割照射の1回線量といろいろな臓器・腫瘍に一定の効果を与える線量の関係

青色の晩期有害事象に関連する臓器では早期有害事象より勾配が急な傾向がある．つまり，1回線量が大きくなると急速に一定の効果を与える線量が小さくなる．このことは，臨床的には，1回線量を大きくする際には，晩期有害事象に細心の配慮が必要であることを意味している．

●—●：早期反応組織，●—●：晩期反応組織．

（Wihters HR: Biologic bases for altered fractionation schemes. Cancer 1985；55：2086.）

各種分割照射方法

放射線治療の臨床現場では，腫瘍の性質，患者の体力，放射線治療リスクなどを考慮して，さまざまな分割照射法が用いられている．代表的なものを下記に示す．

通常分割照射 (conventional fractionation：CF)

1日1回1.8〜2 Gyを週5回照射する．

最も一般的で，線量分割法の基本となっている．

加速分割照射 (accelerated fractionation：AF)

放射線治療期間が長くなると治癒率が低下することは，頭頸部癌などいくつかの癌で証明されている．AFの目的は，治療期間を短縮することにより，治療期間中の癌細胞の増殖を少なくすることである．1日2回，1回2 Gy程度の照射を行う．

過分割照射 (hyper-fractionation：HF)

1回1〜1.2 Gy程度の線量を1日2回照射する方法．1回線量を小さくすることで，晩期有害事象の可能性を低くしつつ，総線量を安全に増加させる目的で用いられる．照射の間隔は正常組織回復を考慮し，最低でも6時間空けるようにする．

寡分割照射 (hypo-fractionation)

1回4 Gy以上の線量を週に数回照射する場合が多い．患者の通院負担軽減を目的とする場合と，定位放射線治療のように，放射線の効果増強を目的とする場合がある．定位放射線治療では，治療技術の進歩により，1回10 Gy以上の照射も安全に実施可能となっている．

放射線治療の目的

根治照射

治癒を目的とした放射線治療を指す．放射線治療成績の向上により，早期の舌癌，喉頭癌，食道癌や子宮頸癌，前立腺癌など手術と放射線の治療成績が変わらない癌種も多く，治療後のQOLが優れている放射線治療が選択される癌種も増えている．

予防照射

手術前に行う術前照射と，手術後に行う術後照射がある．

術前照射の目的は，腫瘍を縮小させ，切除をしやすくしたり，ミクロ病変の減少や散布防止により術後の再発を予防する目的で行われる．術後照射は，局所・領域再発の予防，そしてこれらの制御による遠隔転移の予防が目的であり，一部の脳腫瘍や乳癌（乳房温存後）では標準治療となっている．頭頸部癌や肺癌，子宮癌でも手術結果によっては追加治療として選択され

る．

緩和照射

癌に随伴する症状を緩和する放射線治療を指す．

骨転移による癌性疼痛や，骨折予防などに多く用いられるほか，止血目的や食道・気道閉塞の改善，リンパ節腫大による各種症状改善のために用いられることもある．このなかでも，脊椎転移による脊髄圧迫や上大静脈症候群の緩和に対する照射は緊急照射の適応であり，当日照射の適応がある．

緩和照射は線量も少なめにすることが多く，余命が限られている場合は1回のみで治療する場合もある．

放射線治療技術

腫瘍の治癒や，再発予防，症状緩和など，放射線治療の目的を達成するために，さまざまな放射線治療技術が用いられている．

外照射

体の外から放射線を照射する方法で，放射線治療の大半はこの外照射である．

X線直線加速器（リニアック）

一般には電子を加速して標的にぶつけ，X線を発生させて照射する直線加速器（リニアック）が用いられている（⑥3）．病巣が浅い場合には加速した電子をそのまま照射する場合もある．実際の治療を行う場合には，病変の位置や正常組織との関係を考慮し，当てる門数（方向）を決定する．通常の放射線治療では，照射中は放射線の出る部分（ガントリーヘッド）が動くことはなく，固定照射といわれる．腫瘍に線量を集中させる目的で照射したい部分を中心にガントリーを回転（運動）させて治療を行う場合がある．固定照射でも運動照射でも照射する方向ごとに，腫瘍の形に合わせて照射範囲を変えながら治療する方法を原体照射（conformal radiation therapy）と呼ぶ．

近年は，新しい外照射技術である高精度放射線治療として，画像誘導放射線治療（IGRT），定位照射（SIT）や強度変調放射線治療（IMRT）などが普及してきている．

①画像誘導放射線治療（image guided radiotherapy：IGRT）：後に述べるSITやIMRTは，高い線量集中性が得られ，周囲の正常組織とは急峻に線量差が発生する．そのため，毎回の照射の際に患者に起因する照射中心位置の不確かさを低減させる必要がある．治療装置に搭載されているEPID（electronic portal imaging device）やCBCT（cone beam CT）などで毎回照射ごとに撮影された画像と治療計画時の画像を骨や臓器の位置で照合して照射位置を

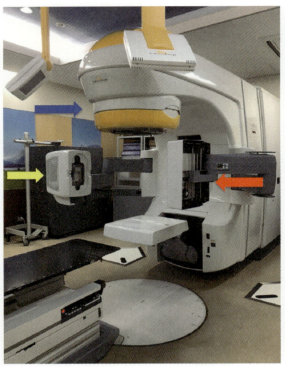

❻❸ リニアック
ガントリー（青矢印）から放射線が出る．ガントリーは回転し，さまざまな方向から病巣に照射することが可能である．X線管球（黄矢印）とフラットパネル（赤矢印）を搭載し，治療直前に透視やCTが撮影可能な機種も導入されている．

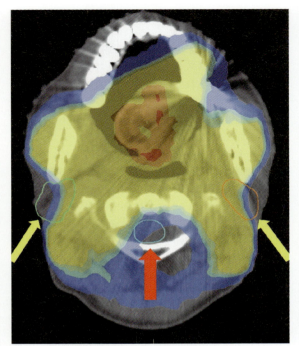

❻❹ IMRTで頭頸部癌を治療する際の線量分布図
黄色の範囲に多くの放射線が当たっているが，IMRTでは唾液腺（黄矢印）や脊髄の線量（赤矢印）は少なくなっている．

調整する治療技術を画像誘導放射線治療（IGRT）といい，多くの施設で普及している．これにより，標的周囲のマージンを縮小でき，高線量を投与しつつ，正常組織の有害事象発生が抑制できる．

②定位放射線照射（stereotactic irradiation：STI）：高い精度で（脳で2 mm以内，体幹部で5 mm以内）腫瘍に集中的に放射線を照射する技術を指す．通常の外照射と比べ，周囲の臓器への放射線量が少ないため，安全に1回に大量の放射線を照射可能である．1回照射の定位手術的照射（stereotactic radio-surgery：SRS）や寡分割照射である定位放射線治療（stereotactic radiotherapy：SRT）などがある．代表的なものとして，脳腫瘍や早期肺癌，転移性肺腫瘍，肝腫瘍などに対するものがあり，通常分割照射に比べてその生物効果は数倍になる．

③強度変調放射線治療（intensity modulated radiation therapy：IMRT）：普通の放射線治療では，照射範囲の放射線の強さは一定であるが，照射範囲内の放射線の強さに強弱をつけることで，従来はできなかった凹型の照射野を作成することが可能となった．これを強度変調放射線治療（IMRT）という（❻❹）．IMRTでは，この凹型の照射野により，正常組織の放射線量を低減しつつ，腫瘍に対する放射線量の増加が可能となった．代表的なものとして，前立腺癌や頭頸部癌，子宮癌や脳腫瘍などその適応は広がってきているが，厳密な精度・検証管理が必要となるため，実施施設の施設要件が決められており，すべての放射線治療施設で可能ではない．

粒子線治療

現在，一般に臨床応用されているものには陽子線と炭素イオン線を用いた重粒子線がある．粒子線は，体の一定の深さで集中的にエネルギー吸収が起きるBraggピークを形成するため，腫瘍に放射線を集中させやすいという特徴がある（❻❺）．さらに重粒子線は高LET放射線で，先に述べた直接作用の寄与が多く生物効果が高い．このような特徴から，従来放射線抵抗性と考えられていた肉腫や悪性黒色腫などにも高い効果が得られている．粒子線治療のためには一般に巨大なシンクロトロン加速器（❻❻）が必要であり，その費用が高額であるため実施施設は限られている．以前は，先進医療での適応であったが，近年は一部の癌種で保険適応となっており，その適応は今後拡大していく可能性が高い．

密封小線源治療

放射線を出す物質を，直接病巣内に入れて治療する

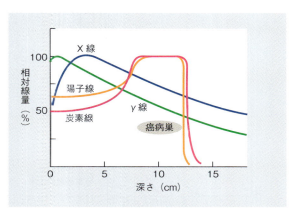

❻❺ X線，γ線，陽子線，重粒子線の深部線量率曲線
一定の深さでどの程度のエネルギーが吸収されるかをグラフにしたもの．陽子線や炭素線では病変部のエネルギー吸収が大きく，その前後では小さいため，X線やγ線よりも治療上有利である．

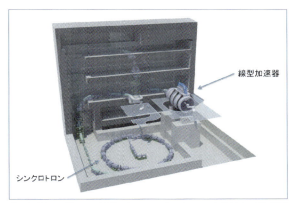

❻❻ 次世代重粒子照射装置のシンクロトロン加速器の模式図

技術である．子宮などの管腔臓器に線源を入れて照射をする腔内照射と，癌組織に直接線源を刺入する組織内照射（頭頸部癌，子宮頸癌，前立腺癌）がある．子宮頸癌の腔内照射は治癒目的の照射の場合には併用が標準治療となっている．また，低リスクの前立腺癌を対象としたヨウ素125（^{125}I）を密封したseedという金属の小カプセルを刺入する組織内照射もよく行われている．一方で，頭頸部癌の組織内照射は機能温存が可能で，うまく用いるとたいへん有効な治療であるが，採算性の問題から治療施設は減少傾向である．

非密封線源放射線治療

放射線を出す物質（放射性同位元素）を経口や注射で投与し，ある一定の病変に集まる性質を用いて，組織特異的に照射する治療法である．代表的なものとして，放射性ヨウ素（^{131}I）を用いた甲状腺機能亢進症や甲状腺癌の治療や，抗CD20モノクローナル抗体とイットリウム（^{90}Y）を結合させた薬剤によるB細胞リンパ腫の治療などがあげられる．また近年，去勢抵抗性前立腺癌の骨転移に対する塩化ラジウム製剤（^{223}Ra）を用いた治療も開始されている．

BNCT（ホウ素中性子捕捉療法）

核反応を利用して，腫瘍細胞を内部から破壊し，死滅させるという新たな治療法．あらかじめターゲットとなる腫瘍細胞に^{10}B（ホウ素）をとり込ませておき，体外からエネルギーの低い中性子線を照射すると，ホウ素は，細胞膜や核内のDNAを破壊する作用を有する^{4}He（ヘリウム原子核）と^{7}Li（リチウム原子核）に開裂する．これら2種類の原子核の飛ぶ距離，すなわち殺傷能力を保持する距離は，それぞれ9 μm，4 μmと細胞の1個の直径とほぼ同等もしくは短いため，ホウ素をとり込んでいる細胞のみが死滅する．したがって，周囲の正常細胞は傷害されにくく，従来の放射線治療とは違った特徴，利点を有しており，難治性の頭頸部癌や脳腫瘍などに対しての治験が行われている．しかし，現在の技術での最深到達距離が6cm以内と，体幹部の深い病変に対してはまだ技術的に難しい点もある．

治療計画

放射線治療の実施にあたっては，放射線を照射する範囲，用いる照射技術，総線量と分割法などを決定する．この作業を治療計画といい，専用のコンピュータを用い，専用の装置で撮像したCT画像を用いて行われるが，MRIやPETなど種々の画像も複合的に利用されている．その際に，以下の標的体積と危険臓器の範囲の決定を行う必要がある（❻❼）．

①肉眼的腫瘍体積（gross tumor volume：GTV）：画像や触診，視診で確認できる腫瘍組織．具体的には原発巣，リンパ節転移，あるいは遠隔転移巣．

②臨床標的体積（clinical target volume：CTV）：GTVおよびその周辺の顕微鏡的な進展範囲，あるいは所属リンパ節領域を含んだ領域．

③体内標的体積（internal target volume：ITV）：CTVに呼吸，嚥下，心拍動，蠕動などの体内臓器の動きによる影響を含めた体積を意味する．動かない場合CTVと同一となり，動く場合は当然CTVより大きくなる．

④計画標的体積（planning target volume：PTV）：一般には皮膚のマークで毎回照射部位を合わせ，照射するが，皮膚のひずみなどで誤差が生ずる．このような毎回の照射における設定誤差を含めた体積をPTVという．

⑤危険臓器（organ at risk：OAR）：一定の範囲に一定以上の放射線量が当たると，有害事象が発生する臓器．神経，消化管，脳など小さな範囲でも耐容線

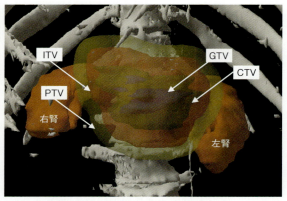

⑰ 膵癌の放射線治療における標的体積
GTV：肉眼的原発巣と腫大リンパ節，CTV：病巣周囲の微視的な病変，ITV：CTVが呼吸で動く範囲，PTV：セットアップエラーを加味して放射線を照射する範囲．

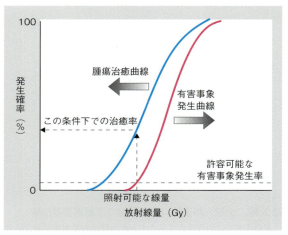

⑱ 放射線治療の基本概念

量を超えると重大な障害が発生する直列臓器と，肺，肝臓，腎臓など広範囲に少ない線量が照射されると障害が発生する並列臓器がある．

　標的体積と危険臓器の範囲を決定後，標的体積内に均一に放射線を照射し，周囲の危険臓器の放射線量は最小となるような照射方法や，線量分割方法などが決定される．これらのデータは照射装置の制御データとしてリニアックなどの治療機器に送信され，実際の放射線治療が開始される．通常はこの作業に数日を要するが，緊急照射の場合には同日計画，同日照射を考慮する．

集学的治療

　癌治療では，手術，放射線，化学療法，その他の治療をうまく組み合わせて集学的に治療することが大切であり，手術と放射線の組み合わせ以外に，以下のような併用療法が行われている．

化学療法との併用

　近年，抗癌薬と放射線を組み合わせる化学放射線療法（chemoradiotherapy）にて，局所効果の増強と転移の抑制が得られることが，種々の癌で明らかになっている．一方で，化学療法との併用は，抗腫瘍効果だけでなく正常組織の障害も増強するため，体力がない場合など，細心の注意が必要である．高齢者や合併症のある場合には，無理せずに放射線単独治療も考えるべきである．

温熱療法との併用

　温度を上げることで，細胞が死滅することが知られている．このような加温による癌治療（温熱療法〈hyperthermia〉）は放射線抵抗性のS期の細胞によ

り効果的であること，放射線抵抗性の低酸素細胞は血管から離れた領域に存在し，このような領域は温度が上がりやすいなど，理論的にはたいへん優れている．加温温度は42.5℃以上を目標とし，ラジオ波，マイクロ波，超音波などを用いて1回1時間程度，週に1〜2回の加温が行われる．

放射線障害と医療安全

　国際放射線防護委員会では，種々の放射線被曝に関して，人々が不必要な被曝をしないように被曝線量の限度を示し，規制を行うことを世界各国政府に勧告している．しかし，医療被曝（疾病の診断や治療によって生ずる被曝）に関しては，それによって受ける患者の利益と不利益を勘案して，利益がまさると医師が判断した場合には，何の規制もなく使用できる．それだけに，放射線の使用にあたっては，無用な被曝を与えないように十分な配慮が必要である．

　放射線治療においても，当然，照射による有害事象が問題になる．早期有害事象は照射開始からおおむね1〜2週後より発生し，皮膚・粘膜炎，下痢，脱毛などに代表される．晩期有害事象は照射後数か月から数年後，場合によっては数十年後にも発生する．組織の硬化や壊死，潰瘍形成などに代表される．早期有害事象の多くは一過性であり，照射終了後まもなく自然軽快するが，晩期有害事象はいったん発生すると不可逆的あるいは治癒に長期間を要する．

　最近の放射線治療は，複雑なシステムに多くのスタッフがかかわって行われるため，医療ミスが起きる機会も決して少なくない．いったん過照射などの事故が発生すると回復が困難で，社会的影響も大きい．単にスタッフの注意を喚起するだけでなく，医学物理士など放射線品質管理の専門家をおくなど，組織として

の安全管理体制の構築が強く求められている．

付　放射線治療の基本概念

　放射線治療では許容可能なリスク（合併症発生確率）内で，いかに腫瘍の治癒率を高めるかが重要である．許容可能な有害事象のリスクにより照射可能な放射線量が決まり，治癒率も決まる．放射線治療に関する研究の多くは，①腫瘍治癒曲線を左に（化学放射線療法など）シフトさせ，より少ない放射線線量での治癒を目指す，②有害事象発生曲線を右に（IMRTなど）シフトさせ，より安全に大線量の照射を可能とすることを目指している（68）．

（市川真由美，根本建二）

遺伝子治療

　遺伝子治療のもともとの発想は，遺伝子工学の進歩を背景に，遺伝性疾患に対する根本的治療法として生まれてきた．究極的な遺伝子治療は，病的細胞がもつ「遺伝子の傷」そのものを治すというもの（"遺伝子の治療"）であるが，一般的には，細胞に何らかの遺伝子操作を施して治療を行うもの全般を指して広く遺伝子治療と呼んでいる（"遺伝子による治療"）．したがって，現在の考え方では，対象疾患は遺伝性疾患に限定されず，癌や慢性疾患などさまざまな疾患に対して新しい角度からの治療法の開発が行われている．

　遺伝子治療臨床研究は，1989年にスタートしてから1990年代は活発に開発が進められ，X連鎖重症複合免疫不全症（X-linked severe combined immunodeficiency：X-SCID）に対する造血幹細胞遺伝子治療の明瞭な治療効果が2000年に報告された．しかしその後，遺伝子治療を受けたX-SCID患児が2～3年経ってから急性Tリンパ球性白血病を次々と発症し大問題となった．いずれの場合も，レトロウイルスベクターのゲノムが*LMO2*（LIM domain only-2）遺伝子の中に組み込まれ（挿入変異），この遺伝子を人為的に活性化したことが判明した．この深刻な副作用を契機に遺伝子治療臨床研究はしばらく停滞することとなった（69）．

　しかし2008年頃から，アデノ随伴ウイルス（adeno-associated virus：AAV）に由来するベクターを用いた遺伝子治療の臨床開発が大きく進んだ．Parkinson病，AADC（aromatic L-amino acid decarboxylase）欠損症，Leber先天性黒内障，血友病，脊髄性筋萎縮症などに対して臨床的有効性が次々と示された（70）．

　また，白血病の発生が問題になった造血幹細胞遺伝子治療の場合でも，長期観察では決して悪い治療成績ではないことが判明した．さらに，改良されたレトロウイルスベクターを用いることで，白血病の発生はみられなくなっている．最近では，造血幹細胞遺伝子治療ではレンチウイルスベクターにシフトしつつあり，より安全性が高まっている．

　一方，遺伝子治療に対する期待が一番大きなのは癌

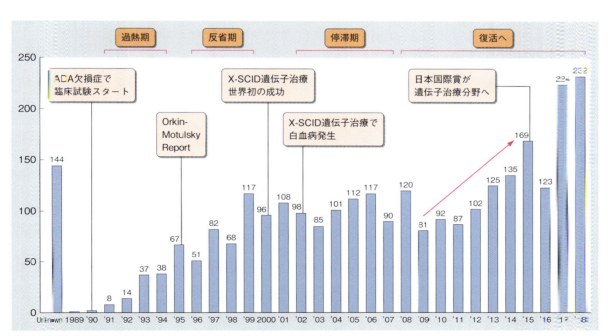

69　遺伝子治療臨床研究のプロトコール数（全世界 1989～2018年）

（Gene therapy clinical trials worldwide 1989-2018：http://www.abedia.com/wiley/years.php をもとに作成．）

⓻⓪ 遺伝子治療の成功例

造血幹細胞遺伝子治療
X-SCID（初期に白血病発生5例-死亡1例；その後は順調）
ADA欠損症（全例生存，無病生存率80%，2016年にStrimvelisが欧州で承認）
Wiscott-Aldrich症候群（初期に白血病発生；その後は順調）
β-サラセミア（2019年にZyntegroが欧州で承認）
adrenoleukodystrophy（ALD：副腎白質ジストロフィ）
metachromatic leukodystrophy（MLD：異染性白質ジストロフィ）
AAVベクターを用いた遺伝子治療
Leber先天性黒内障（2017年にLuxturnaが米国FDAで承認）
Parkinson病
AADC欠損症
血友病A，B
脊髄性筋萎縮症（2019年にZolgensmaが米国FDAで承認）
リポ蛋白リパーゼ欠損症（2012年にGlyberaが欧州で初めて承認；2017年終了）
キメラ抗原受容体（CAR）を用いた癌遺伝子治療
B細胞性腫瘍（ALL, CLL, 悪性リンパ腫）（Kymriah, Yescartaが2017年に米国FDAで承認．Kymriahは2018年に欧州で，2019年に日本でも承認．Yescartaは2018年に欧州でも承認．

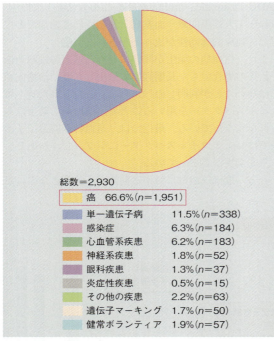

⓻⓵ 遺伝子治療臨床研究の対象疾患別プロトコール数（全世界）

(Gene therapy clinical trials worldwide 1989-2018：http://www.abedia.com/wiley/indications.php をもとに作成．)

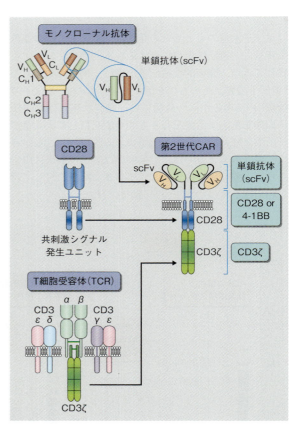

⓻⓶ キメラ抗原受容体（chimeric antigen receptor：CAR）の構造

であり，臨床試験の過半数は癌に対する遺伝子治療である（⓻⓵）．多くの癌遺伝子治療では大きな成果は得られていなかったが，癌細胞の細胞表面抗原を認識するキメラ抗原受容体（chimeric antigen receptor：CAR）を発現させた患者T細胞を体外増幅して輸注するという養子免疫遺伝子療法（CAR-T細胞療法）が注目されている（⓻⓶⓻⓷）．これは遺伝子改変T細胞療法（gene-modified T cell therapy）の一つで，T細胞の腫瘍ターゲティング効率を高めるための新しいテクノロジーである．

新しい動向としては，ゲノム編集技術が急速に発展している．これは特定の遺伝子を破壊したり，治療遺

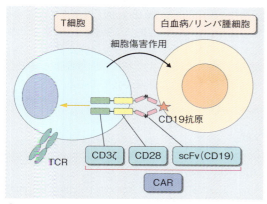

⑬ CD19抗原に対するCARの構築と，CD19抗原を標的としたCAR発現T細胞による白血病/リンパ腫細胞の破壊

伝子を特定の場所に挿入したり，あるいは病的遺伝子自体を修復するという革新的技術である．遺伝子治療への応用研究も活発化しており，すでに臨床応用が試みられているものもある[1]．

遺伝子治療の基本コンセプト

治療用遺伝子としては，ある特定の遺伝子が正しく機能しない場合は，その働きを補うために正常の当該遺伝子が用いられることが多い．その場合，欠陥のある細胞に遺伝子を導入することもあれば（細胞修復技術：たとえば，免疫不全症患者の造血幹細胞に正常遺伝子を導入する遺伝子治療），本来とは異なった細胞に遺伝子を導入することもある（細胞改変技術：たとえば，黒質のドパミン神経細胞の代わりに線条体の神経細胞にドパミン合成系酵素の遺伝子を導入するParkinson病の遺伝子治療）．また，ヒトがもともと体の中にもっていない遺伝子を治療に用いることもある．たとえば，ある細胞にヘルペスウイルスのチミジンキナーゼ遺伝子（HSV-TK遺伝子）を導入すると，その細胞はヘルペスウイルス感染細胞と同様に抗ウイルス薬のガンシクロビルで破壊されるようになる．この方法は，治療目的に投与した細胞を後でとり除くための安全装置として利用されている．ちなみに，このような目的で細胞に導入されるHSV-TK遺伝子のようなものを"自殺遺伝子（suicide gene）"と呼んでいる．

導入遺伝子の産物のタイプによって，標的細胞内で働く場合もあれば，細胞外に分泌されて治療効果を発揮する場合もある．後者は，蛋白質補充遺伝子療法と呼ばれ，血友病遺伝子治療が代表的なものである．蛋白質製剤を繰り返し投与するよりも，遺伝子の形で投与し，体内で持続的に発現させるほうが効率的であるとの発想に基づく．

遺伝子治療のための遺伝子導入法

遺伝子治療において技術面での鍵を握っているのが遺伝子導入用ベクターである．標的細胞の種類や必要とされる発現期間などを考慮し，治療ストラテジーに応じて最も適したベクターが選択される．さまざまな方法が開発されているが，ウイルスがもっている自然の力を利用したウイルスベクターが汎用されている．そのほか，リポソーム/リポフェクション法などの非ウイルス性ベクターを用いる方法や，プラスミドDNAをそのまま注射する方法（naked DNA法）もある．ウイルスを使わない方法は，遺伝子導入効率と発現の持続性といった面では劣るが，安全性の点で有利である．

レトロウイルスベクターは，治療用遺伝子が標的細胞のゲノムに組み込まれるため持続的な効果が期待できるが，分裂細胞にしか遺伝子導入できないこと，遺伝子組み込み部位がランダムの傾向があり，挿入変異による癌化のリスクがあることなどの問題点を抱えている．レンチウイルスベクター（HIVベクターなど）も標的細胞のゲノムに組み込まれ，長期の遺伝子発現が得られるが，やはり挿入変異が問題となる．ただし，このベクターは非分裂細胞にも遺伝子導入可能で，幹細胞から終末分化細胞までカバーできる．安全性もレトロウイルスベクターより優れている．癌化のリスクのある造血幹細胞遺伝子治療では，レンチウイルスベクターを用いることが多い．AAVベクターは，神経細胞・肝細胞・筋肉細胞などの非分裂細胞に適しており，長期にわたる遺伝子発現が得られる．非病原性ウイルスに由来するため，安全性の点でも有利である．AAVベクターにはさまざまな血清型があり，標的細胞の種類によって使い分けられる．

なお，遺伝子導入を行う場として，体外（ex vivo）法と体内（in vivo）法に分けられる．体外法は，造血幹細胞やリンパ球など，標的細胞を身体の外にとり出すことが可能な場合に行われる．体内法は，AAVベクターなどを体内に直接投与し，体内で遺伝子導入を行う方法である．

対象疾患

重症免疫不全症などの遺伝性疾患は遺伝子治療の対象として最もオーソドックスな疾患である．遺伝子導入がうまくいけば，治療効果も明瞭に出やすい．患者数は少ないが，遺伝子治療の有用性をクリアに示すうえでは大きな意味をもっている．造血幹細胞遺伝子治療では，アデノシンデアミナーゼ（adenosine deaminase：ADA）欠損症に対する治療法が欧州で2016年に承認された．また，AAVベクター遺伝子治療では

2012年にリポ蛋白リパーゼ（lipoprotein lipase：LPL）欠損症に対して欧州で初めて認可され，2017年には，Leber先天性黒内障に対するAAV製剤が米国で承認された．

後天性疾患としては，心血管病変や神経変性疾患などが遺伝子治療の対象になっている．後者では，Parkinson病に対する遺伝子治療臨床研究で効果が認められている．

癌遺伝子治療は，直接法と間接法に大きく分けられる．前者は，細胞破壊作用のある遺伝子（前述の自殺遺伝子など）を癌細胞に直接導入する方法である．また，癌細胞特異的に増殖し，正常細胞では増殖しない性質をもつ制限増殖型ウイルスを用いる癌治療法の開発も進んでいる．このような直接的アプローチによる治療法は基本的に局所療法であり，治癒を目指すことは困難である．ただし，残存癌細胞に対して免疫反応が惹起されることが期待されている．間接法では，全身的な効果を期待できる癌免疫療法の開発が中心となっている．代表的なものが，特定の細胞表面抗原を認識するCARを発現させたT細胞を輸注するCAR-T細胞療法である[2]．また，細胞内癌関連抗原に対しては，MHCクラスI分子により提示されるペプチドを認識するT細胞受容体（T cell receptor：TCR）をクローニングし，それを用いるTCR-T細胞療法が検討されている．これらのなかでは，急性リンパ芽球性白血病（acute lymphoblastic leukemia：ALL），慢性リンパ性白血病（chronic lymphocytic leukemia：CLL），悪性リンパ腫などのB細胞性腫瘍に対して，CD19抗原（B細胞の分化抗原）を認識するCARを用いる方法の臨床試験で優れた治療成績が報告されている．難治性ALLと悪性リンパ腫に対するCD19-CAR-T細胞療法は，2017年に米国FDAで承認された．その後，2018年に欧州，2019年に日本でも承認されている．

倫理的問題

現在の遺伝子操作テクノロジーでは，遺伝情報を担っているゲノムに何らかの構造的変化をもたらすことが多い．したがって，安全性の観点から，遺伝子導入の標的細胞は次世代に影響の及ばない体細胞に限定されている（体細胞遺伝子治療〈somatic cell gene therapy〉）．遺伝子導入がもたらす影響は患者自身にとどまるため，患者本人がそのリスクとベネフィットを十分理解し，遺伝子治療を受けることに同意するのであれば，倫理上の大きな問題点が生じることは基本的にないと考えられている．ただし，インフォームドコンセントには十分配慮する必要がある．

一方，次世代への影響が懸念される生殖細胞系列遺伝子治療（germline gene therapy）は禁止されている．同様の意味合いで，直接的に生殖細胞への遺伝子導入を狙ったものでなくても，そのリスクが発生しないことが求められている．すなわち，生殖細胞に遺伝子導入が起こらないような注意が必要である．

（小澤敬也）

◉文献

1) Dunbar CE, et al：Gene therapy comes of age. *Science* 2018；359：eaan4672.
2) June CH, et al：Chimeric antigen receptor therapy. *N Engl J Med* 2018；379：64.

再生医療

iPS細胞の話題に代表されるように，再生医療の研究の発展は目覚ましいものがあり，血管再生，骨再生，神経再生などの分野を中心にして，再生医療は徐々に現実的な話になりつつある．再生医療には，遺伝子などを用いて体内で対象臓器を再生させる方法，体外で幹細胞を用いて各種細胞あるいは臓器に分化させ治療に用いる方法に大別できる．血管再生治療に関しては，すでに多くの臨床例が報告されており，最も活発に再生医療に取り組んでいる分野の一つである．しかし，遺伝子治療に関する問題点，細胞治療に関する長期の安全性の問題など，臨床応用に対するハードルが残されており，なお慎重な議論が必要である．

血管再生の治療

血管再生に関しては，血管新生因子を用いた遺伝子治療と自己骨髄細胞あるいは内皮前駆細胞を利用した細胞治療において臨床的な有用性が示されてきた．1994年に閉塞性動脈硬化症に対する血管内皮増殖因子（vascular endothelial growth factor：VEGF）を利用した遺伝子治療において，良好な成績が示された．この試験では，VEGFプラスミドDNAの筋肉内局所投与により血管新生と下肢血圧増加，自覚症状を含めて70％以上の有効率が報告された．同様のコンセプトで*FGF*（fibroblast growth factor）遺伝子などを用いた試験も行われてきたが，国内においても大阪大学において肝細胞増殖因子（hepatocyte growth factor：HGF）遺伝子プラスミドを用いた末梢性血管疾患の治療のための遺伝子治療臨床研究が2001年より開始され，22症例に遺伝子投与を行った．これは治験での第I相およびIIaに相当するものであり，現在のところ遺伝子投与に起因すると考えられる重篤な副作用の発現は認められなかった．臨床的改善度は，「上下

肢血圧比の上昇：64.7％，安静時疼痛の改善：61.5％，虚血性潰瘍の25％以上縮小：63.6％，最大歩行距離の改善：85.7％」であった．この結果をふまえて，さらに第III相試験も施行され，高い安全性，および偽薬群との比較においても有効性が認められている（74）．これらの結果を元に2019年3月26日に，HGF遺伝子治療用製品は重症虚血肢を対象とした，国内条件付承認を取得し，国内初の遺伝子治療用製品となった．

同様の治療的血管再生治療は心筋梗塞に対しても応用がされており，米国では心筋壁へのVEGFプラスミド遺伝子の局所投与による血流増加・狭心症症状の改善なども報告されている．

細胞を利用した血管再生

幹細胞研究から，胎生期での血管形成（vasculogenesis）が成体での血管再生にも関与していることが示され，新生血管の形成には循環血液中の内皮前駆細胞も寄与する可能性が示唆された．このシステムを利用して，骨髄単核球細胞あるいは血管内皮前駆細胞を虚血部位に移植することで，血管新生を惹起できることが明らかとなった．すでに国内の複数の施設で，閉塞性動脈硬化症患者下肢に自己骨髄細胞あるいは末梢血単核球細胞の移植が実施され，臨床的な改善が認められている．同様のコンセプトで重症狭心症患者への細胞移植もすでに施行され，有用性が報告されている．しかし，その機序に関しては移植細胞の成体への生着率がきわめて低いことなどから，移植細胞の分化による再生ではなくて細胞注入による局所でのサイトカイン分泌亢進による血管新生が主であることも論じられている．また，細胞移植による長期的な予後の改善はまだ示されておらず，今後の課題の一つである．

近年，骨髄以外にも組織ごとに存在する幹細胞の存在が明らかとなっており，いわゆる多分化能を有する体性幹細胞を増殖・分化させることによって疾患モデル動物の機能修復を行うことが可能となった．自己のこれらの細胞を用いた再生治療もすでに始まっており，皮膚再生，筋再生，神経再生などの分野で今後の臨床応用が期待できると考えられる．

幹細胞からの再生医学

幹細胞として最も研究が進んでいるES細胞（embryonic stem cell：胚性幹細胞）は，初期胚由来の細胞を体外でその未分化性を維持したまま培養可能とした万能幹細胞であり，さまざまな系統（外・中・内胚葉系）・細胞種に分化させることができる．この細胞を用いて分化誘導をすることにより，血管内皮細胞・心筋細胞・神経細胞などの再生が可能となることから，再生治療への応用が大いに期待される一方で胚を用いることの倫理的な側面や免疫応答の制御などの臨床応用に向けてのハードルもある．

山中伸弥教授のノーベル生理学・医学賞受賞で話題となったiPS細胞（induced pluripotent stem cell：人工多能性幹細胞）は，これと同等の万能性を有する細胞で皮膚線維芽細胞などの体細胞に4つの遺伝子を強制発現させることで樹立できることが報告された．この方法を用いることで上記の倫理・免疫応答などの問題は回避できることになり，シート工学技術などとの組み合わせにより多くの疾患への臨床応用が期待できる．治療を目指すうえで目的の細胞に適切に分化させる必要があり，また，移植細胞の長期的な観察，いわゆる癌化を含めた安全性の検討なども必須である．

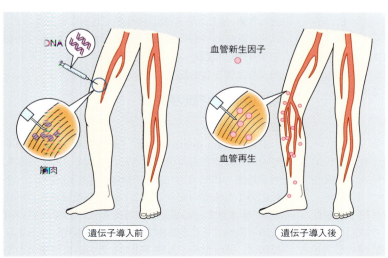

74 筋肉内への遺伝子導入による血管再生

今後の課題

現在の高齢化社会において，再生医学は次世代の医療として大きな期待がかかる．iPS細胞をはじめとしたわが国の再生医学に関する基礎研究の進歩は目覚ましいものがあり，研究費の面からも国をあげてのサポート体制が敷かれている．再生医学の実現のためには，臨床応用に向けた橋渡し研究（トランスレーショナルリサーチ）がきわめて重要であり，治験を目指したGLP基準での試験の実施，POC試験を目指したプロトコールの充実，生物統計学者によるデータ解析，データの匿名化・厳重な管理などが求められる．難治性疾患克服のための安全性・有効性に優れた再生医療の実現に向けて，医学道徳・社会倫理にも配慮した臨床試験の遂行が期待される．

（中神啓徳，森下竜一）

● 文献

1) Morishita R, et al：Safety evaluation of clinical gene therapy using hepatocyte growth factor to treat peripheral arterial disease. *Hypertension* 2004；44：203.

2) Tateishi-Yuyama E, et al：Therapeutic angiogenesis for patients with limb ischaemia by autologous transplantation of bone-marrow cells：A pilot study and a randomised controlled trial. *Lancet* 2002；10：427.

脳死・臓器移植

総論

自発呼吸を欠いた不可逆性の昏睡状態である脳死現象は，20世紀半ばの人工呼吸器の発達により出現したものであり，人類史上初の死のプロセスである．一方，臓器移植には，脳死状態からの移植のほかに，心停止後の死体からの移植，そして生体からの移植（部分移植を含む）がある．ここでは主に日本における脳死からの臓器移植について，総論的観点から，その歴史，現状，課題および今後の展望について概説する．

歴史

脳死の歴史

「脳死」という不可逆性の昏睡状態の現象は，1960年代に人工呼吸器が普及していくなかで徐々に医療先進諸国のあいだで知られるようになった．1967年，南アフリカで脳死状態の患者からの心臓移植手術が世界で初めて行われたことを契機に，脳死の診断を正確に実施すべきであるとの意見が国際的に広がった．当時の脳死判定基準として有名なのが，「ハーバード大学基準」である．ここでは脳死状態を不可逆性昏睡と表現していたが，植物状態と混同しやすいため現在では使用されていない．

日本では1968年に日本脳波学会が脳死の定義を発表した．脳死とは，「回復不可能な脳機能の喪失であり，脳機能とは大脳半球のみならず脳幹の機能も含まれる」とし，さらに，1974年に同学会が脳死診断基準を発表した．しかし，この基準の一つであった「血圧低下」の条件が昇圧薬の使用によって現状に合わなくなり，1985年に厚生省基準（当時の脳死研究班の班長の名前から「竹内基準」ともいわれる）が設定された．1997年に施行された臓器移植法で示された法的脳死診断は，この判定基準が土台となっている．

臓器移植の歴史

1968年に札幌医科大学の和田寿郎教授が日本で初めて心臓移植を行った．しかし，術後83日目にレシピエントである患者が死亡すると，ドナー（臓器提供者）の脳死判定が客観的に確実であったか，当該患者の心臓移植への適応基準が本当に十分であったかなどの疑問が生じたため，一部の人々から殺人罪で告発された．

1979年に心臓死移植に関する法律「角膜及び腎臓の移植に関する法律」が制定されたが，脳死からの移植については法律の整備が遅れたため，日本では和田教授が実施して以来25年以上ものあいだ行われることはなかった．

その後，1989年の「臨時脳死及び臓器移植調査会設置法」によって設置された総理府の審議会（脳死臨調）および国会での議論を経て，1997年に臓器移植法が施行された．この法律によって，ドナーとなる本人が脳死判定に従って臓器を提供する生前の意思を書面で明示し，さらに家族が本人の脳死判定および臓器提供に同意した場合にのみ法的に脳死が人の死として認められ，脳死からの臓器移植ができることになった．以来，505例の脳死臓器移植が行われている（2018年1月16日現在，脳死判定後，臓器の提供に至らなかった2例を含む）．

脳死の定義と判定基準

脳死の定義

脳死（**brain death**）とは，「脳幹を含む全脳髄の不可逆的な機能喪失の状態」と定義される（厚生省脳死判定基準，1985年）．通常の臨床の場での脳死は，全死亡の1％未満の割合で起こるまれな現象であり，残りの99％以上は心臓停止，呼吸停止，眼球反射の消失の三徴候で死亡が診断されている．脳死に至る主な原因は，脳出血やくも膜下出血などの脳血管障害およ

び脳外傷である。脳幹死（brain stem death）をもって脳死とするイギリスのような国もあるが，日本やアメリカを含む大部分の国では，脳幹と大脳の双方の全脳死をもって脳死としている。

脳死判定基準（厚生省基準，1985年）

脳死判定の前提条件として，器質的脳障害による深昏睡であること，自発呼吸消失や頭部CTなどによって原疾患が確実に診断されていて，回復の見込みがないこと，の2つがある。除外条件には，①6歳未満の小児（ただし，法的な意思確認の関係で事実上15歳未満が除外となる），②急性薬物中毒，③低体温，④代謝・内分泌障害，⑤妊産婦，⑥完全両側顔面神経麻痺がある場合，⑦自発運動，除脳硬直，除皮質硬直，麻痺が認められる場合がある。これらを満たしたうえで，次の判定基準が示されている。

ⓐ昏睡（Japan coma scaleで300）
ⓑ瞳孔の固定・散大（左右とも径4mm以上）
ⓒ脳幹反射の消失（対光反射，角膜反射，毛様脊髄反射，眼球頭反射，前庭反射，咽頭反射，咳反射のすべてが消失していること）
ⓓ平坦脳波
ⓔ自発呼吸の消失（無呼吸テストで判定）
ⓕ時間経過（上記の条件すべてが満たされてから6時間後に変化がないこと）

上記の脳死判定には2人以上の医師が立ち会って診断の各段階の資料を残さなければならない。また判定する医師には，脳外科医など脳死判定に経験豊富な専門医を含むことが要求される。臓器移植法の施行ガイドラインでは，これらに加えて補助検査として聴性脳幹誘発反応の消失が求められる。

一方，小児の脳死判定基準（厚生省，2000年）は，基本的な考え方は成人の基準と同じであるが，CT検査による画像検査を必須としたこと，年齢による除外例を修正齢12週未満としたこと，低体温の基準を35℃未満としたこと，年齢不相応の低血圧を避けることとしたこと，判定間隔を24時間以上としたことなど，いくつかの点が変更されている。

これらの判定基準は，今後，簡便な脳血流計測器や磁場による脳機能計測法などの新たな医療技術が開発されることによって，より正確な脳死状態を反映する基準へと変遷していくことが十分予見される。なお，現在のところ，国際的に統一された脳死判定基準は存在していない。

遷延性植物状態

脳死と混同しやすい状態に遷延性植物状態（persistent vegetative state）がある。その定義は，①自力で移動ができない，②自力で食物を摂取できない，③糞尿失禁状態がある，④目で物を追うが，認識できない，

⑤簡単な命令に応ずることもあるが，それ以上の意思の疎通ができない，⑥声は出すが意味のある発語ができない，という6つの項目を満たしているのが植物状態であり，各種の治療が奏効せずに3か月以上継続して固定した状態が遷延性植物状態である。

脳死と決定的に異なる点に，植物状態では自発呼吸があることであり，生命活動を営む脳幹機能が維持されている。また脳死ではほとんどの例で1～2週間以内に心臓が停止するが，植物状態では栄養の確保と合併症の予防により10年以上維持することが可能である。

臨床的脳死診断と法的脳死診断

臨床的脳死診断

臓器提供施設において，治療中の患者が脳死の可能性が高いと判断された場合は，担当医は頭部CTを行い，①深昏睡，②瞳孔固定（左右とも径4mm以上），③脳幹反射の消失，④平坦脳波，をもって「臨床的脳死」と診断する（これらの項目は厚生省基準のⓐ～ⓓに該当する）。この検査は1回行うものであり，各所見の診断法は法的脳死診断に準ずることが望ましい。臨床的脳死と診断された場合は，担当医は，臓器提供に関する意思表示カードの所持と意思表示の有無を確認しなければならない。

なお，臓器提供施設とは，大学附属病院，日本救急医学会の指導医指定施設，日本脳神経外科学会の基幹施設または研修施設，救命救急センターとして指定された施設，日本小児総合医療施設協議会の会員施設の5類型に限定された施設のことである。これら以外の施設で脳死状態に陥った場合は，臓器提供を前提とした患者移送を行うことはできない。

法的脳死診断 （75）

臓器提供施設において，臨床的脳死診断と判定された時点で，担当医は家族に治療方針について説明を行い，生命維持治療，延命治療，臓器提供などの選択肢を提示しなければならない。本人の臓器提供の意思表示が確認できた時点で，日本臓器移植ネットワークの移植コーディネーターへ連絡をとることになる。コーディネーターとの連絡についても家族の意思を尊重しなければならない（承諾の任意性の確保）。

コーディネーターによる説明を受けて家族が同意したことを確認して，臓器提供を前提とした脳死判定，すなわち，法的脳死診断を行う。法的脳死診断は，臨床的脳死診断の4項目に，無呼吸テストを追加して6時間以上の間隔で2回の脳死判定を行わなければならない。2回目の判定検査終了時をもって患者の死亡時刻となる。

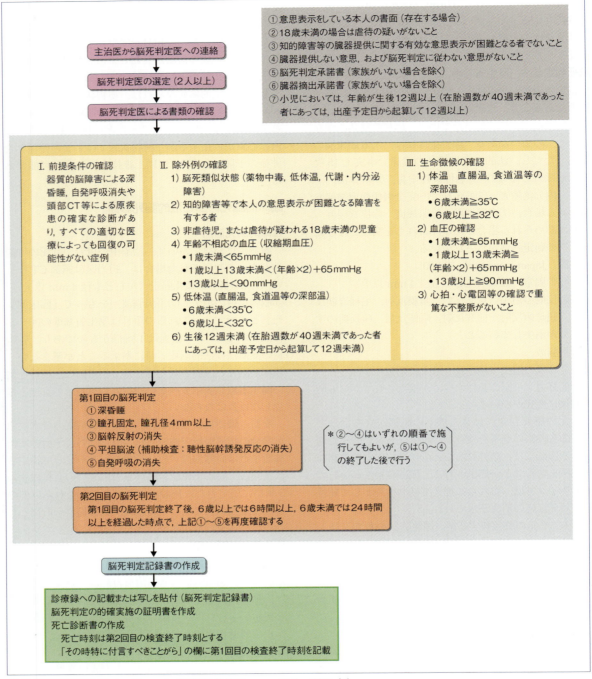

⓻ 法的脳死判定のフローチャート（臓器提供施設マニュアル，2011年）

日本臓器移植ネットワーク

　社団法人である日本臓器移植ネットワークは，臓器を提供する側（ドナー）と移植を受ける側（レシピエント）のあいだで，死後（心臓停止下または脳死判定後）の臓器提供に関する斡旋を第三者的な中立の立場でとり扱う国内で唯一の機関である．移植医療の公平性と公正性を担保することが設立主旨であり，主な事業内容は，①国内の死後の臓器提供に関する公平で適正な斡旋，②移植希望者の登録とデータ管理，③移植医療の推進をはかるための普及啓発である．

　ネットワーク活動を実際に担うのが移植コーディネーターであり，法人所属のコーディネーターのほかに，法人の委嘱を受けた都道府県コーディネーター，提供施設内に設置されている病院内の調整などを担う

院内コーディネータが存在し，それぞれが連携しながら臓器提供時の活動を行っている．

脳死臓器移植の現状

移植件数

1997 年に臓器移植法が施行されて以来，2018 年 1月 16 日時点での脳死下での移植数は，心臓 376 例，肺 389 例，心肺同時 3 例，肝 432 例，膵 60 例，腎624 例，膵腎同時 266 例，小腸 14 例の合計 2,180 例であった．ただし，この合計は移植された臓器の延べ数であり，脳死下での臓器提供者数は 505 例である．また移植に至るまでの平均の待機期間（1997 年 10 月から 2016 年 12 月の平均）は，心臓 1,079.4 日，肝490.9 日，腎 1,278.5 日である．

待機者数

脳死下での移植を希望して日本臓器移植ネットワークに登録されている患者数（2017 年 12 月）は，心臓663 人，肺 349 人，肝 333 人，膵 205 人，腎 12,449人（うち，膵腎同時 160 人），小腸 3 人である．また，登録待機中に死亡した患者の累積数は，心臓 293 人，肺 391 人，肝 1,018 人，膵 51 人，腎 3,617 人である（心臓は 2016 年 9 月，肝と膵は 2016 年 8 月，肺と腎は2015 年 12 月）．

移植成績

2016 年に日本移植学会が発表した心臓移植後 5 年，10 年，15 年の生存率は 93.3 ％，91.6 ％，83.2 ％であり，国際心肺移植学会の統計による生存率の 1 年84.4 ％，3 年 78.1 ％，5 年 72.5 ％を上回っている．また，肺移植の生存率は，5 年 72.1 ％，10 年 58.8 ％だが，国際心肺移植学会の公表している 5 年53.0 ％，10 年 31.0 ％に比べても大きく上回っている．肝移植での生存率は，1 年 87 ％，3 年 83 ％，5 年76 ％であり，生体肝移植後の生存率 1 年 84 ％，3 年80 ％，5 年 78 ％と比べて大きな差はない．膵移植（膵腎同時を含む）の生存率は 1 年 96.1 ％，3 年95.6 ％，5 年 95.6 ％となっている．心停止後を含む死体腎移植の生存率は，2010〜2014 年で，1 年97.8 ％，5 年 93.4 ％であり，生着率も合わせて年々上昇している．これらの数字は，日本の臓器移植の医療水準が世界のトップレベルにあることを示唆している．

移植後の健康状態

移植直後の生活状況に関して，移植者自身の団体である日本移植者協議会が調査した結果（2002 年）の一部を紹介する．ただし，肝では生体移植，腎では生体移植および心停止下移植の人数も含まれる．

① 健康の自覚（回答数：心臓 7 人，肝 60 人，腎 418人）：まったく健康であると回答した人は，心臓28.6 ％，肝 20.0 ％，腎 11.8 ％であり，ほぼ健康と回答した人が，心臓 71.4 ％，肝 51.7 ％，腎 65.3 ％であると報告している．すなわち，移植を受けた人のほぼ 8 割の人が健康良好な状態にある．また，社会復帰状況に関しては，全体の約 9 割の人が健常者と変わらないか，健常者には劣るがほぼ普通の生活ができると回答している．

② 拒絶反応の有無（回答数：心臓 8 人，肝 60 人，腎412 人）：拒絶反応がなかったと回答した人が，心臓 0 ％，肝 42.1 ％，腎 62.7 ％，1 回のみが心臓25 ％，肝 27.3 ％，腎 20.4 ％であり，臓器によって差異がみられる．

③ 移植後の合併症（回答数：455 人）：移植後の主な合併症は，視力障害（白内障，緑内障など）30.3 ％，高血圧 25.1 ％，ムーンフェース 24.0 ％，感染症（肺炎，ヘルペスなど）18.5 ％，多毛症17.1 ％などであり，免疫抑制薬の副作用が多い．合併症がなかったと回答した人は 17.8 ％であった．

④ 移植後のストレス（回答数：521 人）：移植を受けて良かったと回答した人が 97.2 ％であったにもかかわらず，将来に対する不安を感じていると回答した人が全体で 81.2 ％であり，移植後の継続的な精神医学的・臨床心理的なケアがきわめて重要であることを示している．

脳死臓器移植が抱えるドナー不足の課題

深刻化するドナー不足とその原因

日本において高い水準で移植医療が定着しつつあるとはいえ，ドナー不足問題は深刻である．世界的な比較では，人口 100 万人あたりの臓器提供者数（2012 年）は，スペインが 34.8 人と最も多く，アメリカ 26.0 人，フランス 24.8 人，イギリス 17.0 人に比べ，日本は 0.9人と最も少ない状態である．その主な原因として，日本の法的制限が厳しすぎるのではないかとの意見も少なくない．すなわち，（旧臓器移植法において）脳死下での臓器提供は本人の意思と家族の同意の両方が必要とされたこと，②臓器提供施設が限定されていること，③法的脳死判断の手続きが厳格であること，などがドナー不足の要因としてあった．

法改正（2009 年）

諸外国では，本人がドナーになることを拒否している場合を除いて，ドナーカードで意思表示がなくても家族の同意が得られればドナー提供できる（小児についても同様）としている場合が多い．日本でもドナー不足の問題や 2008 年の国際移植学会による「自国の臓器移植は自国で行うように」というイスタンブール宣言が出されたことなどを受け，法改正の動きがあり，2009 年 7 月に「脳死を人の死」とする改正臓器

移植法が成立した（2010年7月17日に全面施行）．改正の主な内容は，①親族への優先提供への意思表示が可能となったこと，②本人の意思表示が不明な場合，家族の承諾で脳死下臓器提供が可能となり，すなわち，15歳未満の小児からの臓器提供が可能となったことである．この改正により，生前に本人の拒否の意思表示がなくても家族の同意があれば，年齢制限なく，すなわち小児においても脳死臓器移植が可能となった．ただし，反対意見も根強くあるため，小児の脳死判定基準や生前の意思表示法について慎重な検討が必要である．

主治医の提供意思確認のジレンマ

また，実際の救急医療や脳外科医療現場では，患者が明らかに臨床的脳死に陥っている状態であると診断した後であっても，家族からの申し出がない限り，主治医側から生前の患者の臓器提供に関する意思の有無を確認することは，臓器提供を故意に家族に誘導しているとの誤解を与えかねないこともあって，積極的に実施できない現状がある．このことは，移植に適切なタイミングで臓器提供を実施することは相当に困難な状況下にあることを意味している．

日本独自の文化的背景

さらに，日本の文化人類学的背景としてアニミズム思想が底流にあることも臓器不足を招く大きな要因であろう．日本人の多くの人々が「脳死は人の死である」ととらえることへの素朴な違和感を抱いているものと推察され，このことが本人の生前の意思があった場合でも家族の決断を鈍らせる根源的な原因であるように思われる．正しい脳死臓器移植の医学的必要性の教育を積極的に実施していくことは重要であるが，脳だけではなく身体全体に霊魂が宿っていると潜在意識のレベルで理解している国民性のゆえに，今後も諸外国の臓器提供水準にまで到達することは決して容易ではないことが予想される．

今後の展望

小児臓器移植と海外渡航移植

今後の脳死臓器移植を考えるうえで克服すべき点として，小児臓器移植と海外渡航移植の問題がある．旧臓器移植法では15歳未満の小児から臓器提供が禁止されていたため，海外渡航移植の36％を小児移植が占めていた．2010年の法改正によってわが国でも小児の脳死臓器移植が可能となった．2017年9月末現在，18歳未満からの脳死下臓器提供は18件（6歳未満7件，6歳以上10歳未満2件，10歳以上15歳未満6件，15歳以上18歳未満3件）あり，多くの小児登録者が移植を受けるに至っている．ただ，小児の場合，臨床的に脳死と診断された後も年単位で長期に生存する例もあることから，小児特有の医学的特徴を十分ふまえた脳死判定基準を慎重に検討する必要がある．また成人のアジアへの海外渡航移植に関しては，WHOの移植に関する委員会から名指しで日本が批判されており，国際問題に発展しないように法的対処が求められている．

脳死判定基準の再検討

また，脳死判定の国際的統一基準がないことから，脳死判定基準そのものに疑問を抱く動きもある．脳死判定後に自発呼吸が出現した例，脳幹反射の可能性がある顔面けいれんが生じた例，脊髄反射とされるLazarus徴候で血圧上昇と頻脈が出現した例，脳死後も10年以上も生存した例などが次々と専門誌に報告されたことから，現在の脳死判定基準は脳死が真に客観的な医学的事実として反映されているものとはいえないとする主張である．より安全な脳死臓器移植を推進していくためには，こうした事実や考え方も真摯に受け止めて，脳死判定をより正確なものにするための判定基準の見直しを含めた対策が必要であろう．

脳死臓器移植と医学の不確実性

脳死という現象は，20世紀後半に人工呼吸器の発展に伴って人類史上初めて登場した死のプロセスである．その脳死を前提とする臓器移植は，長い医学史的観点からみれば，人工臓器やiPS細胞（人工多能性幹細胞）などの再生医療の実用化に入るまでの過渡期の医療であることは疑いのないことである．しかしながら，現時点では，脳死臓器移植が待機者にとって新たな生命と人生を生きるための不可欠な医療であることもまた事実であり，その社会的合意と理解が得られるよう努力する必要がある．そして脳死臓器移植医療においても，「医学は不確実性の科学であり，確率の技術である」（W. Osler）という本来的に医学が有する特質を，一般社会に浸透させていくことが大切だと思われる．

（樫本直樹，藤野昭宏）

●文献

1) 竹内一夫：脳死とは何か．東京：講談社；2004.

2) 特集「臓器移植」．綜合臨牀 2006；55：1989.

3) Rock M：Twice Dead：Organ Transplants and the Reinvention of Death. Berkeley：University of California Press；2001／坂川雅子（訳）：脳死と臓器移植の医療人類学．東京：みすず書房；2004.

腎移植

腎移植（kidney〈renal〉transplantation）は慢性腎不全（chronic kidney disease stage 5：CKD5）に対する根治療法であり，1954年Murrayらが初めて一

卵性双生児間の腎移植に成功して以来，今日では末期腎不全に対する最良の治療法として確立されている．腎移植の成績は近年非常に良好となり，最近では10年生着率が90％を超えるまでになっている．

移植の種類

一般的に腎移植というと，人から人への同種腎移植（kidney allotransplantation）を指す．通常のいわゆる腎移植のことであり，最も頻繁に行われているものである．これに対して種の違う個体間での異種移植（ヒヒからヒトなど，xenotransplantation）があるが実際にはほとんど行われていない．

本療法には必ず腎を提供するドナー（donor）が必要であり，健常者が自発的意思により腎提供を希望する場合を生体腎ドナーといい，これを用いた移植を生体腎移植術という．死体から腎が提供される場合を献腎移植術という．献腎移植ドナーには，心臓停止後に摘出した腎を用いる心臓死腎移植と，脳死下で摘出した腎を用いる脳死腎移植がある．欧米では大部分が献腎移植であるのに対し，日本ではいまだに死体からの臓器提供が少なく腎移植の90％以上は生体腎移植である．

先行的腎移植（preemptive kidney transplantation）は腎不全が進行し透析療法が開始される前に腎移植を行うものである．特に小児では透析療法が成人ほど容易でないこと，精神的ストレスが大きいことなどから先行的腎移植が強く勧められる．

腎移植と透析療法

慢性腎不全の治療法には大きく分けて2つの選択肢がある．すなわち，腎移植と透析療法である．結論からいえば，透析療法に比べて移植療法が圧倒的に良い治療法であることに異論はない．腎移植が透析療法に比べ優れている点は3つに集約される．まず，①生存率が腎移植のほうが透析療法より優れていること，②腎移植のQOLは透析療法よりも優れていること，③医療経済の面から見て透析療法に比べて腎移植は医療費がかからないことである．特に小児は透析療法そのものが技術的に困難なこと，透析療法では満足な成長・発達ができないこと，透析療法による心理的なダメージがきわめて大きいことなどからも可能な限り腎移植を行うべきである．

腎移植統計

2017年現在での日本での腎移植件数は年間1,800件を超えている．ここ10年間で大幅に増加しているものの，90％は生体腎移植であり献腎移植の件数の伸び悩みがみられる（❼❻）．この症例数は諸外国と比較すると非常に少なく，米国の年間16,000件に遠く及ばない状況である．

腎移植の実際

適応と禁忌

末期腎不全患者のほとんどすべてが適応となる．一方，禁忌については，活動性の感染症や消化管出血などがある場合，完治していない悪性腫瘍があり移植後に進行が予想される場合などは禁忌と考えられている．

ドナーとレシピエントの選択基準

生体腎移植ではドナーの選択基準が明確に定められており，法律でいうところの6親等までドナーとなりうる．献腎移植に関しては，ドナーが出た時点でポイントによる選択基準により最も高いポイントを得たレシピエント（recipient）に優先的に臓器が分配される．ただし，現在，親族に腎不全患者がいる場合，2腎のうち1腎は親族への提供が認められている．

腎移植術前評価

組織適合性検査：腎移植にあたってドナーと患者（レシピエント）間の組織適合性検査は重要である．なかでもリンパ球交差試験（cross-matching test）は重要で，以前はこれが陽性であれば移植は原則禁忌であった．しかし，現在ではさまざまな免疫抑制法により腎移植が可能となりつつある．

ABO血液型：生体腎移植では血液型が一致する必要はない．日本を中心に行われてきた血液型不適合腎移植は今では世界的にも広く行われる腎移植となっており，その成績も非常に良好となっている．なお，献腎移植に関しては現時点では血液型の一致が求められており，生体腎移植との違いに注意が必要である

HLA抗原：クラス1，クラス2抗原があることが知られており，現在はDNAを用いたいわゆるDNAタイピングが主流である．クラス1はA，B，C locusクラス2にはDR，DP，DQ locusの存在が知られており，それぞれについてタイピングされる．

ドナー特異的抗HLA抗体：近年，ドナー特異的抗HLA抗体（donor specific anti-HLA antibody：DSA）の測定が容易に行われるようになり，DSAが存在すると移植成績が悪化する傾向がみられており，注意が必要である．

腎移植手術手技

最も重要な点は移植腎は通常本来の腎臓がある場所ではなく，腸骨血管がある腸骨窩に移植されることである．現在，同所性（自己腎と同じ場所）の腎移植が行われることはほとんどない．腸骨窩への腎移植では，体表から比較的浅い場所に腎移植できること，腸骨窩には移植に適した血管が多く吻合しやすいこと，膀胱への距離が近く尿管が短くても移植できることなどの

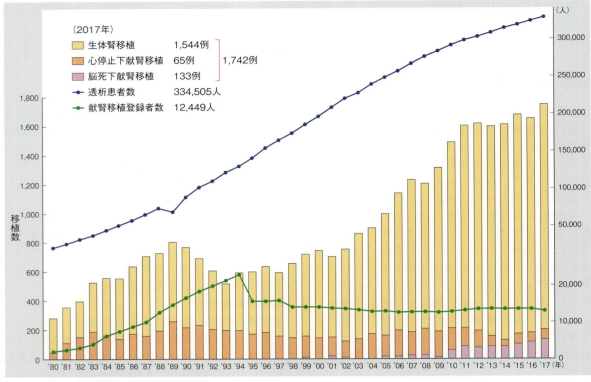

⑯ 日本における透析患者数と腎移植患者数
（日本移植学会〈編〉：臓器移植ファクトブック 2018.）

利点があり，この方法が標準的手術となっている（⑰）．移植床は左右いずれかの腸骨窩を用いる．動脈吻合部としては内腸骨動脈，外腸骨ないし総腸骨動脈などが状況に応じて選択され吻合部に用いられる．静脈吻合は腎静脈を外腸骨静脈に端側吻合することがほとんどである．尿管と膀胱の吻合には膀胱外アプローチによる尿管膀胱新吻合を行うことが多い．

免疫抑制療法

免疫抑制薬は大きく分けて2つの種類がある．すなわち，基礎免疫抑制薬（維持免疫抑制薬）と拒絶反応治療薬である．基礎免疫抑制薬としてはシクロスポリン，タクロリムス，ミコフェノール酸モフェチル，アザチオプリン，ミゾリビン，ステロイド，拒絶反応治療薬としてはステロイド，抗胸腺細胞グロブリン（antithymocyte globulin：ATG）などが現在使用されている．

副腎皮質ステロイド：腎移植の臨床では最もよく使用される薬剤である．ステロイドの主な作用機序は，抗原提示の抑制，抗体産生抑制効果，非特異的抗炎症効果などにより免疫反応を抑制するといわれている．

主な副作用は，消化管潰瘍，糖尿病，脂質異常症（高脂血症），高血圧，白内障，成長障害などであり，これらの副作用を最小限にするために最近は，ステロイドの減量ないし中止が試みられている．

タクロリムス，シクロスポリン：カルシニューリン阻害薬といわれるものであり，現時点では臓器移植に対する免疫抑制療法のなかでも主体をなす免疫抑制薬である．シクロスポリンの主な作用は，インターロイキン2（interleukin-2：IL-2）の阻害にあり，これによりヘルパーT細胞の増殖を抑制し拒絶反応の発現を抑制している．1990年代にわが国で開発されたタクロリムスは，シクロスポリンの作用の約10～100倍の免疫抑制作用を有するといわれており，世界的にも標準の治療薬となっている．作用機序は基本的にはシクロスポリンと同じでIL-2の阻害がその主な作用といわれている．カルシニューリン阻害薬は，血漿中濃度が低下してしまうと拒絶反応を惹起するため血中濃度をモニタリングしつつ，適正な濃度に保つ必要がある．

ミコフェノール酸モフェチル（mycophenolate mofetil：MMF，ミゾリビン）：ミコフェノール酸（MPA）のプロドラッグであり，*de novo*系のイノシン酸（IMP）からキサンチン酸（XMP）への反応を触媒するIMPデヒドロゲナーゼ（IMPDH）の活性阻害によってリンパ球の増殖を抑制することが知られている．

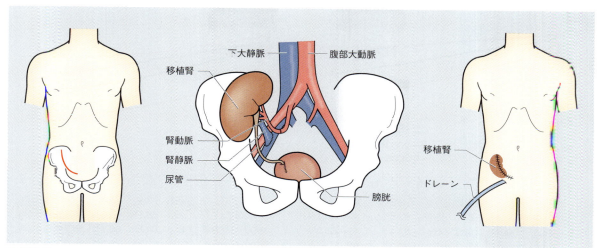
⑰ 腎移植

ミゾリビン（mizoribine）：ミゾリビンはわが国で開発された代謝拮抗薬の一つである．ミゾリビンの作用機序は，MMFとは違っており，未変化体として，de novo系のIMPからXMPへの反応を触媒するIMPDHを競合阻害することによってリンパ球の増殖を抑制することが知られている．

アザチオプリン（azathioprine）：移植の黎明期から使用されている，最も歴史の長い免疫抑制薬である．生体内で6-メルカプトプリンに分解され，核酸合成を阻害することにより免疫抑制作用を発揮する．

バシリキシマブ：IL-2受容体，CD25に対するキメラ型モノクローナル抗体であり活性型T細胞表面のIL-2受容体-α鎖（IL-2R,CD25）に特異的に結合し，IL-2Rへの結合を競合的に阻害することで，IL-2により誘導されるリンパ球の分化の増殖を抑制し，免疫抑制作用を示すと考えられている．拒絶反応の予防がその使用適応であり，拒絶反応の有意な低下が報告されている．

拒絶反応

腎移植後の最も重要な合併症である．発生する時期により移植後24時間以内に起こる超急性拒絶反応（hyperacute rejection），術後3か月以内に多い急性拒絶反応（acute rejection），それ以降に起こる慢性拒絶反応（chronic rejection）に分類されていたが，最近では拒絶反応の起こるメカニズムにより分類されることが多くなっている．現在，拒絶反応は腎生検による所見をもとにしたBanff分類により分類される．

Banff分類の基本は，①細胞性拒絶反応（cellular rejection）といわれる主にTリンパ球が主体となる拒絶反応，②抗体関連拒絶反応（antibody-mediated rejection：ABMR）といわれるDSAが主体となる拒絶反応に大きく分類される．それぞれが急性，慢性に分類される．

拒絶反応治療法

拒絶反応に対する最もよく行われる治療はステロイド大量療法である．抗リンパ球効果，抗炎症効果などにより拒絶反応の抑制が期待される．

ATGは拒絶反応治療薬として，最も強力な薬剤であり急性拒絶反応の90％以上に寛解をみている．特にステロイド大量療法が無効な場合の第一選択の治療薬となる．

急性抗体関連拒絶反応（acute antibody-mediated rejection：AABMR）

近年，最も問題となるのは抗HLA抗体が主体となり起こる急性抗体関連拒絶反応であり，移植後1〜2週間以内の比較的早期に起こることが多い．治療としては，抗体の除去を目的とした血漿交換，抗体の不活化を目的としたガンマグロブリン大量療法（IVIG），B細胞の増殖を阻止するための抗CD20モノクローナル抗体の投与などが行われる．

慢性抗体関連拒絶反応（chronic antibody-mediated rejection）

慢性期にも最も問題となるのも抗HLA抗体が主体となった慢性抗体関連拒絶反応である．次第に移植腎機能が低下し，移植腎喪失に陥ることが多く，今後の治療法の改善が望まれる．

腎移植後の合併症

拒絶反応以外では感染症が問題となる．移植患者は免疫抑制下にあり，感染症，なかでもサイトメガロウイルス（cytomegalovirus：CMV），ニューモシスチス・ジロベッチ（*Pneumocystis jiroveci*），真菌，BKウイルスやEBウイルスなどによる感染症は注意が必

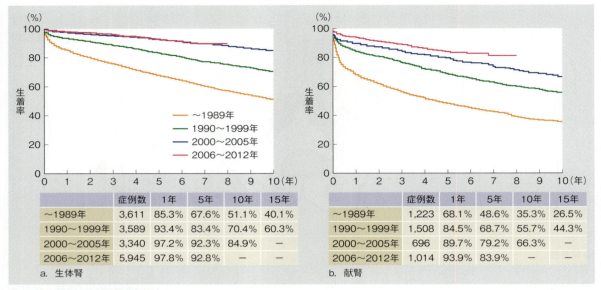

⑱ わが国における移植腎生着率
(日本移植学会データより)

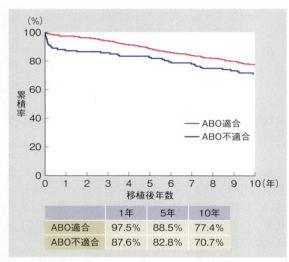

⑲ 移植腎生着率（ABO不適合，1983～2004年施行症例）

要である．しかし，近年は早期診断，予防法が確立されつつあり，感染症は以前ほど問題とならなくなっている．

腎移植の成績（⑱）

腎移植の成績は，免疫抑制法や抗ウイルス療法の進歩などにより，生存率，生着率ともに大きく向上した．最近の移植後1年，5年および10年の移植腎生着率は，生体腎移植で98％，94％および90％であり，非常にその成績は向上している．また，腎移植後は社会復帰率も高く，透析療法に比較し高いQOLが得られている．

血液型不適合腎移植（⑲）

血液型不適合腎移植は，日本では1989年に最初の症例が行われてすでに30年近く経過している．現在，日本全体で2,000例を超える血液型不適合腎移植がすでに行われており，この数は世界で飛びぬけた症例数である．免疫抑制薬の進歩により血液型不適合腎移植であっても現時点では適合例とまったく成績に差はみられていない．血液型不適合腎移植は，献腎移植ドナーが少ない日本でドナープールを拡大すべく発展を遂げた方法であり，現在世界中に広がりつつある．

〈田邉一成〉

● 文献
1) 腎移植臨床登録集計報告．移植 2012；47：400．
2) 日本移植学会（編）：臓器移植ファクトブック 2015．
 http://www.asas.or.jp/jst/pdf/factbook/factbook2015.pdf

肝移植

概念と分類

肝移植（liver transplantation）は進行性かつ不可逆的肝疾患に対する治療方法であり，肝移植以外の治療方法では救命できない種々の肝疾患に適応される．肝移植は脳死者からの肝を用いる脳死（死体）肝移植と健常者の肝の一部を用いる生体肝移植に分けられる．

欧米をはじめ世界的に脳死肝移植が主流であり，生体肝移植は脳死肝移植での臓器不足を補う補助的な方法であるが，脳死肝移植が発達しないわが国では生体肝移植が主流である．

手術術式は，レシピエントの肝を全摘出してドナー肝を移植する同所性肝移植と，レシピエントの肝を全部あるいは一部を残してドナー肝を移植する異所性肝移植があるが，一般に行われているのは同所性肝移植である．同所性肝移植は肝をそっくり全部使用する全肝移植と，肝の一部を利用する部分肝移植に分けられる．脳死肝移植では全肝移植が一般的であるが，ドナー不足が深刻な小児肝移植においては大人の部分肝を用いる部分肝移植がよく行われる．さらに，1つの肝を2つに分けて2人に移植する分割肝移植がドナーの有効利用として発展してきている．一方，生体肝移植では健康なドナーの肝の一部を用いる部分肝移植のみが行われる．

臓器保存法

肝は虚血障害を起こしやすく，このため肝移植では心停止死体ではなく脳死体からの摘出肝，あるいは生体からの摘出部分肝を用いるが，摘出肝の血流遮断から移植後の血流再開までの肝保存方法が問題となる．保存法は単純冷却保存法が用いられる．

臓器保存液は，高 K，低 Na の細胞内液組成にグルコースを加えて高浸透圧とした Collins 液が初期のもので，肝では 10 時間の単純冷却保存を可能とした．さらに，細胞内アシドーシス防止，細胞浮腫防止，細胞膜の安定促進，低温でのエネルギー供給源に関しての工夫を凝らしたものとして UW 液（University of Wisconsin solution）や HTK 液（histidine-trypto-phan-ketoglutarate solution）が開発され，20 時間の単純冷却保存が可能となり，現在ではこれらの保存液が用いられている．

拒絶反応と免疫抑制療法

一卵性双胎以外では，免疫抑制薬を使用しなければ肝移植後に必ず拒絶反応が生じる．拒絶反応予防のために免疫抑制療法を行う．

免疫抑制療法の主体となる薬剤にカルシニューリン阻害薬であるシクロスポリン，あるいはタクロリムスである．カルシニューリン阻害薬は，T 細胞内でのインターロイキン 2（IL-2）やインターフェロンγ（IFN-γ）などのサイトカイン産生の転写を阻害することで免疫抑制効果を発揮する．カルシニューリン阻害薬にステロイド薬，あるいは核酸合成阻害薬であるアザチオプリンやミコフェノール酸モフェチル（MMF）を加えた併用療法が一般的に行われる．

拒絶反応は急性拒絶反応と慢性拒絶反応に分けられる．急性拒絶反応は T 細胞を主体とした細胞性免疫によって生じ，門脈と肝静脈の血管内皮，および胆管上皮が拒絶のターゲットとなる．移植後 10 日〜1 か月に起こることが多く，肝移植症例の 30〜50％が遭遇する．治療は免疫抑制薬の増量やステロイドパルス療法が行われ，多くの症例での治療効果は良好である．

慢性拒絶反応の病態の主体は，腎や心臓などのほかの臓器移植と同様に慢性の動脈閉塞にあると考えられている．肝では肝内の小動脈に閉塞が生じ，この動脈血流不全から小葉間胆管の障害を引き起こし，進行性の黄疸が出現する．移植後数年してから発症することが多い．治療は困難なことが多く，再移植が必要となる．

適応と禁忌，合併症

肝移植の適応疾患は，慢性肝疾患の末期状態，急性肝不全，腫瘍に大別される．また，成人と小児では疾患が異なる（⑧）．

慢性肝疾患の多くは C 型肝炎ウイルスや B 型肝炎ウイルスに起因するウイルス性肝硬変である．代謝性肝疾患には Wilson 病，シトルリン血症，家族性アミロイドポリニューロパチーなどがある．そのほかにはアルコール性肝硬変，胆道系手術合併症に起因する続発性胆汁性肝硬変などがある．成人腫瘍のなかで肝移植の適応となるのは原発性の肝細胞癌であり，多くはウイルス性肝硬変に合併する．比較的早期の肝細胞癌が肝移植の適応となる．

小児の肝移植の適応疾患の大部分は胆道閉鎖症である．小児の代謝性肝疾患には Wilson 病，家族性進行性肝内胆汁うっ滞症，Criglar-Najjar 病 1 型，高チロシン血症 1 型，糖原病などがある．肝移植適応となる腫瘍の多くは切除不能の肝芽腫であるが，ほかに肝細胞癌や巨大な血管腫がある．

肝移植適応の禁忌は活動性の感染症や多臓器不全の合併であり，このような状態で肝移植を行っても成功率はきわめて低い（㊶）．不可逆性の肝性脳症，アルコール依存症，進行した肝腫瘍の場合には，肝移植が成功しても寝たきり状態，アルコール性肝疾患の再熱，腫瘍の再発をきたす可能性が高いために肝移植の適応とならない．

肝移植に限らず臓器移植の特徴的な合併症として移植した臓器の機能不全があるが，臓器保存液の発達によってこの合併症はきわめて少ないものとなった．移植手術に起因する合併症として，血栓症などの血管合併症，胆汁漏出や腸管穿孔による腹膜炎がある．手術に関係ない合併症としては，拒絶反応と肺炎や敗血症などの感染症がある．

（上本伸二）

⑧ 肝移植の適応疾患

成人	慢性肝疾患
	ウイルス性肝硬変（B型，C型）
	原発性胆汁性肝硬変
	原発性硬化性胆管炎
	代謝性肝疾患
	その他
	急性肝不全
	腫瘍
	肝細胞癌
小児	慢性肝疾患
	胆道閉鎖症
	Alagille症候群
	代謝性肝疾患
	急性肝不全
	腫瘍
	肝芽腫，肝細胞癌，血管腫

⑧ 肝移植の適応禁忌と合併症

禁忌	活動性の感染症：敗血症，肺炎，腹膜炎
	多臓器不全
	不可逆性の肝性脳症
	アルコール依存症
	腫瘍の進行
合併症	移植肝の機能不全
	血管合併症
	腹膜炎
	拒絶反応
	感染症

●文献

1) Tanaka K, et al：Evolution of Living-Donor Liver Transplantation. Barcelona：Thomson Reuters；2008.
2) D'Amico DF, et al：Liver Transplantation/Procedures and Management. Paris：Masson；1994.

膵・膵島移植

概念

治療の位置づけ

膵移植，膵島移植（pancreas・islet transplantation）はともに膵β細胞補充療法（beta cell replacement therapy）に位置づけられ，インスリン分泌が枯渇するタイプの糖尿病に対する根本的治療である．

病態生理

インスリン分泌が枯渇した糖尿病患者は，インスリン注射が必須であるが，完全にインスリン分泌が枯渇した場合，インスリン注射のみで血糖値を安定させることは困難である．このような患者（不安定型糖尿病）に対して，血糖値に応じて必要量のインスリンを分泌するβ細胞を補充することで血糖値は安定し，さらに，十分量のβ細胞が補充できると，インスリン注射が不要となる．

移植手技

膵移植は，臓器提供者（ドナー）から摘出した膵臓そのものを移植する臓器移植であるのに対して，膵島移植は，提供された膵臓から特殊な技術を用いて膵島を分離し，分離した膵島（⑧）を肝臓の門脈に注入する細胞（組織）移植である．

膵および膵島移植のための臓器提供は，脳死状態，心停止後ともに可能である．また，生体ドナーからの移植も実施されている．

膵移植は，糖尿病性腎症による人工透析が必要な患者に対して，腎臓と同時に移植を行う，膵腎同時移植（simultaneous pancreas kidney transplant：SPK）が一般的である．膵腎同時移植は，右の腸骨窩に膵臓を，左の腸骨窩に腎臓を異所性に移植する方法が一般的である．この際，患者自身の腎臓や膵臓は摘出しない．一方，膵島移植は，血糖値が安定しない不安定型糖尿病に，膵島単独移植（islet transplant alone：ITA）する方法が一般的である．腎移植との組み合わせにより，同時移植，腎移植後移植，単独移植の3つに分類される（⑧）．

膵移植の歴史と現状

1966年に，米国ミネソタ大学において初めて，糖尿病性腎症の患者に対して膵腎同時移植が実施された．

当初，臓器摘出後から移植までの保存が難しく，移植膵は膵炎を起こしやすく（グラフト膵炎），さらに，急性拒絶反応という課題があった（⑧）．

膵臓保存に関しては，ウィスコンシン大学が，膵臓の浮腫を予防する効果が高いウィスコンシン大学溶液（University of Wisconsin solution：UW solution）を

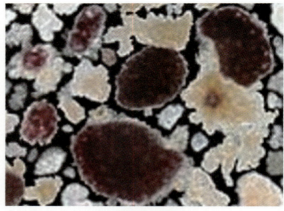

⑧ 分離されたヒト膵島の顕微鏡画像
ジチゾン（ジフェニルチオカルバゾン）により膵島は赤色に発色する．これは，インスリン分泌顆粒に含まれる亜鉛がジチゾンと錯体を形成するためであり，外分泌組織との区別が容易になる．

❸❸ 膵・膵島移植の腎移植との組み合わせによる分類

術式	膵腎同時移植 （simultaneous pancreas kidney transplant：SPK） 膵島腎同時移植 （simultaneous islet kidney transplant：SIK）	腎移植後膵移植 （pancreas after kidney transplant：PAK） 腎移植後膵島移植 （islet after kidney transplant：IAK）	膵単独移植 （pancreas transplant alone：PTA） 膵島単独移植 （islet transplant alone：ITA）
対象	糖尿病性腎症	糖尿病腎症に対する腎移植後	不安定型1型糖尿病

❸❹ 膵移植の課題と対策

膵移植の課題	対策
摘出膵の保存	ウィスコンシン大学（UW）溶液による冷保存
致死的なグラフト膵炎	膵臓の腹膜外腔の腸骨窩移植および膵液膀胱ドレナージ 後に，腹膜内の腸骨窩移植および膵液腸管ドレナージ
拒絶反応	シクロスポリン，タクロリムス，ミコフェノール酸モフェチルによる免疫抑制維持療法 抗IL-2レセプター抗体，抗胸腺抗体による免疫導入療法

開発し，24時間の冷保存が可能になった.

　グラフト膵炎は，腹膜炎を惹起し致死的な合併症であったため，腹膜外腔である腸骨窩に移植し，膵液を膀胱にドレナージする方法（膀胱ドレナージ）が開発された.一方で，腹膜外腔に膵臓を移植すると，膵表面からリンパ液などの滲出液による貯留嚢胞を形成することがあるため，腹膜に滲出液を吸収させることができる腸骨窩の腹膜内に移植されるようになった.また，膀胱ドレナージでは膵液による膀胱炎が高率で起こるため，膵液を腸管にドレナージする手技（腸管ドレナージ）が開発され，現在の主流となっている.

　拒絶反応に関しては，1980年代にシクロスポリン，1990年代にはタクロリムス，2000年代にミコフェノール酸モフェチルが免疫抑制薬として開発され，移植時にのみ使用する導入免疫抑制薬として，抗IL-2レセプター抗体，抗胸腺抗体が導入され，成績が改善した.

　1966～2014年に世界でおよそ48,000例の膵移植が実施されたが，内訳は米国が29,000例，米国以外が19,000例と，米国がこの分野を牽引してきたことがわかる.

　わが国においては，1984年，筑波大学において脳死ドナー膵移植が実施されたが，その後は心停止ドナーからの膵移植が行われている.1997年に，「臓器の移植に関する法律（臓器移植法）」が施行され，わが国でも脳死移植が可能となり，2000年に大阪大学で，この法の下での初めての膵腎同時移植が実施された.2010年に「改正臓器移植法」が施行され，家族の同意で臓器提供が可能となり，脳死ドナーの数が増加した.2014年までに237例の膵移植が実施されている.

膵移植の適応

　わが国における膵移植の適応基準は，移植関係学会合同委員会と膵臓移植特別委員会にて❸❺のように定められている.

　膵移植は，侵襲が大きな外科手術であり，膵単独移植は，外科合併症のために生命予後が悪化する場合があることが報告されているため，慎重な患者選択を要する.

膵移植の成績

移植数と成績

　国際膵移植レジストリーによると，2010～2014年の移植膵の生着率および患者生存率は，❸❻のとおりである.

合併症

　グラフト喪失の原因は，移植後3か月までは主に移植手技によるものであり，3か月以降は，死亡である.移植手技の失敗には，グラフト血栓症，感染，グラフト膵炎，吻合部リーク，出血があげられる.

わが国の成績

　わが国における，2000～2014年までのグラフト生着率は，1年後84.7％，3年後77.0％であり，患者生存率はそれぞれ96.5％，95.8％である.

膵島移植の歴史と現状

　1974年に米国ミネソタ大学で，最初の同種膵島移植が実施されるも，膵移植に比べて有効性が低く，その後は，研究的な治療として実施されてきた.

　2000年にカナダのアルバータ大学が，膵島移植1年後に1型糖尿病患者7人がすべてインスリン注射から離脱したと発表し，世界中で膵島移植の臨床応用が広がった（エドモントンプロトコール）.この方法は，

⑤ 膵移植の適応

術式別適応	
腎移植後膵移植および膵腎同時移植	腎不全に陥った糖尿病患者であること.臨床的に腎移植の適応があり,かつ内因性インスリン分泌が著しく低下しており,移植医療の十分な効能を得るうえでは膵腎両臓器の移植が望ましいもの.
膵単独移植	インスリン依存状態糖尿病患者で,糖尿病学会認定医によるインスリンを用いたあらゆる治療手段によっても血糖値が不安定であり,代謝コントロールがきわめて困難な状態が長期にわたり持続しているもの.本例に膵単独移植を考慮する場合もありうる.
共通の条件	
年齢	原則として60歳以下が望ましい
合併症または依存症による制限	i. 糖尿病性網膜症で進行が予測される場合は,眼科的対策を優先する. ii. 活動性の感染症,活動性の肝機能障害,活動性の消化性潰瘍. iii. 悪性腫瘍 悪性腫瘍の治療終了後少なくとも5年経過し,この間に再発の徴候がなく,根治していると判断される場合は禁忌としない. iv. その他 膵臓移植地域適応検討委員会が移植治療に不適当と判断したものも対象としない.

⑥ 膵移植の成績

	症例数	グラフト生着率		患者生存率	
		1年後(%)	3年後(%)	1年後(%)	3年後(%)
膵腎同時移植	3,762	89.1	82.2	96.3	94.9
腎移植後膵移植	435	84.4	75.4	97.9	94.5
膵単独移植	380	82.7	NA	96.3	94.9

①十分量の膵島(患者の体重あたり標準的膵島5,000個/kg以上)を可及的速やかに移植する,②移植を2〜4回繰り返す,③血糖値を上げる作用があるステロイド以外の免疫抑制薬を使用する,という特徴がある.

膵島移植の課題として,インスリン離脱が必ずしも得られず,またインスリン離脱状態が長期に続くことが難しいことが明らかになってきた.一方で,膵島移植を受けた患者は,インスリン離脱をしなくても,血糖値が安定し,インスリン治療の副作用である重症低血糖が予防できることが判明した.現在,膵島移植は,不安定型1型糖尿病患者の血糖値を安定させ,重症低血糖を予防する治療として位置づけられている.

わが国では,2004年に京都大学で心停止ドナーを利用した膵島移植が実施され,2回移植ののち,患者がインスリン離脱を達成した.2005年には,京都大学で生体ドナー膵島移植が実施され,移植を受けた患者は生体膵島移植にて世界で初めてインスリン離脱を達成した.2013年には,脳死ドナーを用いた膵島移植が開始された.2017年4月の時点では,膵島移植の認定6施設が,先進医療として臨床試験を実施中であり,わが国では,膵島移植は確立の途上にある.

膵島移植の適応と禁忌

膵島移植はインスリン依存状態糖尿病が治療対象と

⑦ 膵島移植の適応と禁忌

適応	1. 内因性インスリンが著しく低下し,インスリン治療を要する 2. 糖尿病専門医の治療努力によっても血糖コントロールが困難 3. 原則として75歳以下 4. 膵移植,膵島移植につき説明し,膵島移植に関し本人,家族,主治医の同意が得られていること 5. 発症5年以上経過していること
禁忌	1. 重度の心疾患,肝疾患(心移植または肝移植と同時に行う場合は考慮) 2. アルコール中毒 3. 感染症 4. 悪性腫瘍(5年以内に既往がないこと) 5. 重症肥満(BMI 25以上) 6. 未処置の網膜症(ただし失明例は除く) 7. その他移植に適さないもの

なり,適応基準および禁忌事項は,日本膵・膵島移植研究会,膵島移植班により⑦のように定められている.

膵島移植の成績

移植患者数,移植数,ドナー数

1999年以降の膵島移植症例は,Collaborative Islet Transplant Registry(CITR)に登録されている.1999〜2013年の膵島移植数は⑧のとおりである.膵島移植は,膵島分離が成功した場合のみ移植されるために,ドナー数より移植数は少なくなる.また,1人の患者が複数回の移植を受けることが一般的であるため,移植を受けた患者数は,移植数より少なくなる.

移植成績

①グラフト生着と重症低血糖予防:インスリン分泌が枯渇している患者が膵島移植の適応となるため,移植後の空腹時のCペプチドの血中濃度が0.3 ng/mL以上あれば,グラフト機能があると判断される.また,

⑧ 膵島移植数

	膵島単独移植	腎移植後および膵島腎同時移植	合計
患者数	819	192	1,011
移植数	1,584	343	1,927
ドナー数	2,032	389	2,421

⑧ グラフト生着率と重症低血糖予防率

	グラフト生着率（C-ペプチド陽性）		重症低血糖予防率	
	1年後(%)（患者数）	3年後(%)（患者数）	1年後(%)（患者数）	3年後(%)（患者数）
膵島単独移植	80.0(559)	60.9(376)	94.0(431)	88.1(267)
腎移植後膵島移植	75.9(133)	68.8(109)	95.5(111)	93.3(75)

⑨ 膵島移植後インスリン離脱率

	1年後(%)（患者数）	3年後(%)（患者数）
膵島単独移植	50.8 (689)	32.8 (574)
腎移植後膵島移植	49.3 (144)	32.0 (128)

Cペプチドの血中濃度が0.3 ng/mL以下であっても，わずかにインスリン分泌が回復すると重症低血糖を予防できる（⑧）．重症低血糖予防率は，移植後5年たってもおよそ9割を維持しており（膵島単独移植88.5%，腎移植後膵島移植91.2%），膵島移植が重症低血糖予防として優れた治療であることがわかる．
②インスリン離脱：生着膵島数が多く，高いインスリン分泌を達成できると，インスリン注射からの離脱が可能であるが，インスリン離脱率は低く今後の改善の課題となっている（⑨）．
③合併症：膵島移植の合併症は，移植時の肝酵素上昇（門脈内に膵島を移植するため），腹腔内出血，肝の出血・血腫・門脈血栓が報告されており，また，免疫抑制薬の副作用として，白血球減少，下痢，疲労感，粘膜炎症などが報告されている．1999〜2013年の14年間に実施された1,011例の全膵島移植で死亡例は30例（3%）であり，このなかで，膵島移植手技あるいは免疫抑制薬に関連した可能性がある死亡例は5例（0.5%）である．最新の，2011〜2014年に膵島移植を受けた285例では，死亡率が0.3%であった．
④わが国の成績：わが国では2004年4月から2007年3月までに，心停止ドナーの膵臓を用いて65回の膵島分離と34回の膵島移植が18人の患者に対して行われた．Cペプチド陽性率は初回移植1年後76.5%，2年後47.1%，3年後33.6%であったが，複数回移植を受けた患者に限った場合は，1年後100%，2年後80%，3年後57.1%であった．また，インスリン離脱を達成できた患者は3人であった．現在，高度医療評価制度のもと，脳死および心停止ドナーからの膵島移植を重症低血糖発作の予防を目標に臨床試験として実施中である．

自家膵島移植

欧米を中心に，腹痛の強い慢性膵炎の治療として膵臓全摘出手術を行い，それに伴う外科的糖尿病を防ぐために，摘出膵臓から膵島を分離し患者自身に移植する自家膵島移植が実施されている．分離された膵島は可及的速やかに門脈内に移植される．自家移植のため免疫抑制薬が不要であり，免疫抑制薬の副作用の心配がないため小児に対しても実施されている．除痛効果

に優れるとともに，移植膵島により血糖値の安定化が得られるため，米国では標準治療になっている．インスリン離脱率は25〜50%と報告されている．一方で自家膵島移植を実施するためには，同種膵島移植と同様の膵島分離の技術と経験が必要であり，世界的にも実施施設は限定的である．
わが国では，慢性膵炎に対する自家膵島移植は，大阪大学，国立国際医療センターで実施されている

異種膵島移植

同種膵島移植が，重症低血糖に対する予防の治療として確立されてきたが，ドナー不足は深刻な問題である．ドナー不足を解消するために，医療用に育てられたブタの膵島を用いた，異種膵島移植がすでに海外で実施されている．最近，アルゼンチンで，拒絶反応の予防として免疫隔離カプセルにブタ膵島を包埋し，移植する臨床試験が実施された．移植後2年にわたり良好なHbA1cを維持するとともに，無自覚低血糖数を減らす効果があり，今後の成果が期待される．
わが国では，異種膵島移植はまだ実施されていないが，2016年に厚生労働省から，「異種移植の実施に伴う公衆衛生上の感染症問題に関する指針」が改定され，国際的なコンセンサスと同等の規則が定められた

ES細胞・iPS細胞由来膵島移植

ES細胞やiPS細胞から，インスリン産生細胞を作製する研究が世界で実施されている．米国ではすでにES細胞由来のインスリン産生細胞前駆細胞を免疫隔離デバイスに封入し移植する臨床試験が実施されたが，結果の報告はまだされていない．

付 無自覚低血糖と重症低血糖

通常，低血糖になると，交感神経刺激により動悸，

発汗，手の震えなどの症状が起こり，低血糖が自覚できる．1型糖尿病歴が長くなると，低血糖症状が起こらなくなる場合がある．この状態を無自覚低血糖（hypoglycemia unawareness）という．自覚症状がないために，低血糖に対する対応が遅れる原因となる．

無自覚低血糖などにより，低血糖に対する対応が遅れ突然意識消失やけいれんを起こすと，自分自身で低血糖に対応できず，第三者の援助が必要となる．このような低血糖は重症低血糖（severe hypoglycemia）と呼ばれる．重症低血糖は一般に，「血糖値が50 mg/dL以下で意識障害をきたし，受診・治療に第三者の援助を必要とする低血糖」と定義される．

（松本慎一）

● **文献**

1) 長船健二（編）：膵島再生―膵臓・膵島移植からiPS細胞を用いた膵再生と他の臓器の再生医療まで．月刊糖尿病 2016；8：11.

2) 松本慎一：膵臓摘出と自家膵島移植による慢性膵炎の治療．糖尿病 2011；54：333.

3) Gruessner AC, et al：Pancreas transplantation of US and Non-US cases from 2005 to 2014 as reported to the united network for organ sharing（UNOS and the international pancreas transplant registry（IPTR）. *Rev Diabet Stud* 2016；13：35.

4) Collaborative islet transplant registry 9th annual report. https://citregistry.org/content/reports-publications-presentations

5) 日本膵・膵島移植研究会. http://plaza.umin.ac.jp/~jpita/index.html

心臓移植

歴史

心臓移植（heart transplantation）の臨床応用は1967年に始められた．70年代にはスタンフォード大学を中心に年間数十件の移植が行われたにすぎないが，この間，心筋バイオプシー法の導入や心筋拒絶反応の詳細な病理学的検討，抗ヒト胸腺細胞ウサギ免疫グロブリン（サイモグロブリン®）の使用などにより着実に成績は向上していった．

1980年にシクロスポリンが臨床に導入されたことを契機に，心臓移植の件数は飛躍的に増加した．80年代の進歩は免疫抑制療法の改良を基盤に，臓器保存，外科手技，急性拒絶反応の診断と治療，慢性拒絶反応の病態解明，ネットワークをはじめとする社会体制の整備など多岐にわたり，成績も飛躍的に向上した．

現在，欧米では末期心不全の治療法の一つとして，一般に受け入れられるに至っている．90年代には年間約3,000件の移植が報告されている．わが国では1968年に最初の心臓移植が行われた．1997年に脳死移植法が成立した後再開され，2011年には法案改正が行われ症例が増加しているが，心臓移植の待機患者は増加の一途である．

レシピエントとドナーの選択

❾❶に示したように，移植以外の治療では予後が不良な心疾患が適応となる．ただし，手術成績の向上を反映して，適応は拡大しつつある．わが国においては原疾患の70％以上は拡張型心筋症や拡張相肥大型心筋症など心筋疾患による末期心不全である．欧米で約半数を占める冠動脈疾患は少ない．左室駆出率20％以下の重度左心機能障害例が多い．わが国の現状では，待機期間がきわめて長く，左室補助循環装着を行って待機する症例が大半である．重篤な他臓器疾患の合併例は除外される．Eisenmenger症候群など肺高血圧合併例では心肺移植の適応となる．

ドナーとして用いられる心臓は脳死者からの拍動心に限られる．心臓の虚血時間として許容されるのは4時間である．ドナーとレシピエントの適合に関しては，心臓移植の場合，時間的制約のため，ABO血液型，体重差などが考慮される程度である．

拒絶反応の予防と治療

術後の最大の課題は拒絶反応の予防，診断と治療である．手術が決まった時点から，レシピエントに免疫抑制薬の投与が始まる．通常用いられるのは水溶性プレドニゾロン，ミコフェノール酸モフェチル（MMF），シクロスポリンの3剤である．MMFの代わりにアザチオプリン，シクロスポリンの代わりにタクロリムスが使用されることも多い．術後短期間の導入期間を経た後，維持療法を続ける．

心拒絶反応の治療には早期診断が不可欠であるが，初期には無症候であるため，定期的な心筋生検による組織診断が必要である．拒絶反応の組織診断がなされると，水溶性プレドニゾロンの大量投与を中心とした治療が開始される．

❾❶ **心臓移植の適応**

1. 他の内科および外科治療によって治療困難な末期心疾患
2. 内科療法を行っても延命の期待がもてないクラスⅢまたはⅣの心不全症状
3. 65歳未満が望ましい
4. 他臓器に重篤な疾患を有さない
5. 精神的に健全で，活動的な生活を再開する意欲がある
6. 内科療法へのコンプライアンスがよい
7. 家族や周囲からの長期にわたる良好なサポートが期待できる

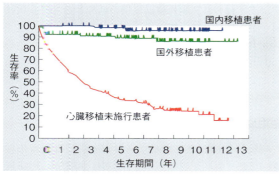

⑨2 心臓移植後の生存曲線
心臓移植が適応とされた心臓移植未施行患者（赤）の生存率，心臓移植後の生存率（青は国内での移植，緑は海外で移植を受けた患者）．

合併症と予後

移植後の生存率は20年間で目覚ましく向上している．海外の成績では，手術後1か月以内の死亡は10％，1年生存率は81％，5年生存率は69％である．わが国で行われた術後生存率はさらに良好である（⑨2）．ほとんどの患者が社会復帰を果たしている．

死亡の主な原因は，拒絶反応，感染，技術的原因および一次的な心臓合併症（不適切な臓器保存，肺高血圧，出血など）である．術直後の死亡の過半数は技術的原因および一次的な心臓合併症によるものである．術後数か月間は感染が主要な原因であり，半年以降は拒絶が主な原因となる．長期間の非特異的免疫抑制の結果，リンパ腫を中心とした悪性腫瘍による死亡が増加してくる．長期生存例で最も深刻な問題は薬剤の副作用，慢性拒絶反応といわれる冠動脈の内膜肥厚による冠動脈狭窄である．移植後5年で約半数の症例に認められ，診断には血管内超音波が有効である．免疫抑制薬としてエベロリムスの有効性が報告されているが，特異的な治療法はなく，現在長期予後を左右する最大の原因である．ほかに高血圧，糖尿病を合併することが多い．

（磯部光章）

●文献

1) Baumgartner WA, et al (eds)：Heart and Heart-Lung Transplantation. Philadelphia：WB Saunders；1990.
2) Stehlik J, et al：The registry of the International Society for Heart and Lung Transplantation：29th official adult heart transplant report-2012. J Heart Lung Transplant 2012；31：1052.
3) 松田 暉：心臓移植．東京：シュプリンガージャパン；2011.
4) 合同研究班（磯部光章班長）：2016年版心臓移植に関する提言．循環器病ガイドラインシリーズ，2016年度版，

2017.

小腸移植

概念

小腸移植（intestinal transplantation）は，中心静脈栄養に頼る以外に生命を維持できない不可逆的小腸不全患者を対象とする医療技術である．

小腸はリンパ組織に富み，しかも腸内細菌叢を有するということから，1980年代まで他の臓器よりも移植が難しい「禁断の臓器」と呼ばれていた．

治療法として可能性が示されたのはタクロリムスが導入された1990年代に入ってからであり，2000年から抗リンパ球抗体などによる導入免疫療法がとり入れられ，近年さらなる成績の向上が図られている．2013年の統計では，世界83の施設で2,887例の小腸移植が行われている[1]．

病因

小腸不全とは，小腸の消化・吸収能が低下し，中心静脈栄養法なしでは生命を維持できない病態をいう．小腸不全の原因は，外科的小腸不全と機能的小腸不全の2つに大別される．前者は何らかの原因によって，小腸大量切除が余儀なくされた結果，物理的に腸管が短くなることによって，吸収障害などが永続する短腸症候群であり，後者は運動機能不全，吸収機能不全などがあげられる．

前者の短腸症候群の原因疾患として，代表的なものでは小児では中腸軸捻転，壊死性腸炎，小腸閉鎖，臍帯ヘルニア，腹壁破裂など，成人では上腸間膜動脈血栓症，Crohn病，Gardner症候群，デスモイド腫瘍などがあげられる．後者の運動機能不全にはHirschsprung病類縁疾患，慢性特発性仮性腸閉塞症（chronic idiopathic intestinal pseudo-obstruction syndrome：CIIPS），吸収機能不全としては放射性腸炎や微絨毛萎縮症などがある[2]．

小腸移植の適応

可能な限りの内科的および外科的な集学的治療にもかかわらず，中心静脈栄養法なしでは生命を維持できない小腸不全患者が対象となる．しかし，現状では移植成績が安定していないことから，中心静脈栄養により安定した管理が可能である場合は一般的には適応とはせず，長期静脈栄養の問題点が顕性化した場合に適応を考慮している．①大血管系の血栓症などのために静脈栄養カテーテルの維持が困難になりつつある状態，②カテーテル留置に伴う重篤な敗血症を頻回に繰り返す状態，③中心静脈栄養による肝障害が進行して

つある状態，とされている．ただし，小児における microvillus inclusion 病に代表される難治性粘膜障害，重症の短腸症候群や CIIPS など，intestinal adaptation が望めない疾患は小腸移植以外の治療法では救命できないため，初めから小腸移植を考慮すべきとされている．除外基準として悪性腫瘍の合併，全身性感染症，薬物服用不履行（ノンコンプライアンス）などがあげられる．

小腸移植の術式

小腸移植の術式は小腸単独移植，小腸・肝臓同時移植と多内臓移植の3種類に分けられる（93）．

①小腸単独移植：小腸不全であるが，小腸以外の臓器不全を同時にきたしていない場合に適応される．

②小腸・肝臓同時移植：小腸不全と，その治療としての中心静脈栄養法・腸管不全の合併症である腸管不全関連肝障害（intestinal failure-associated liver disease：IFALD）をきたしている場合に行う．2011年からは，肝臓と小腸を同時に登録し，肝臓の提供を受けられれば優先的に小腸の提供を受けられるようになった．

③多内臓移植：小腸不全であり，その他の多くの臓器障害（小腸以外の消化管，肝臓など）を併発している場合，たとえば，腹腔動脈・上腸間膜動脈双方や門脈系全体に血栓を生じた例や CIIPS などがある．さらには乳児期など体格が小さな患者の場合に手術手技を安全に行うために選択される．

臓器移植は脳死移植が基本であるが，わが国では，肝臓移植の歴史と同様に生体小腸ドナーによる小腸移植がまず行われ，脳死臓器提供の増加とともに脳死移植が中心になってきている．

生体小腸グラフトは全小腸の1/3で，回腸の約150 cm 程度とする．ドナー小腸の回盲弁から40 cm 以上をドナー側に残すことで，ドナーのビタミン B_{12} の吸収障害を回避することができる．

拒絶反応の診断

小腸移植における拒絶反応の臨床所見は全身倦怠感，発熱，嘔吐，腹痛，水溶性下痢，腸瘻からの排液量の増加，腸閉塞症状などであるが，特異的なものではない．また，拒絶の予測として肝臓移植では各種トランスアミラーゼ値，腎移植では血清クレアチニンなどの簡便な方法があるが，小腸移植では血液検査ではシトルリン測定などの特殊検査があるのみで一般的ではない．拒絶反応の診断にはグラフトの粘膜生検を必要とする．しかし，早期の拒絶では病巣が散発的に存在するために診断を誤る可能性がある．そのため，グラフト腸管の粘膜の状態をリアルタイムにより精細に確認する方法として，100倍以上に拡大可能な高解像ズーム内視鏡が導入されている．これにより，粘膜の微細構造を詳細に観察することができるようになった．

免疫抑制療法

小腸移植の免疫抑制療法には，①導入・維持療法，②拒絶反応，の治療がある．

導入・維持療法

IL-2 レセプター抗体（バシリキシマブ）や抗胸腺ポリクローナル抗体（サイモグロブリン®，抗胸腺細

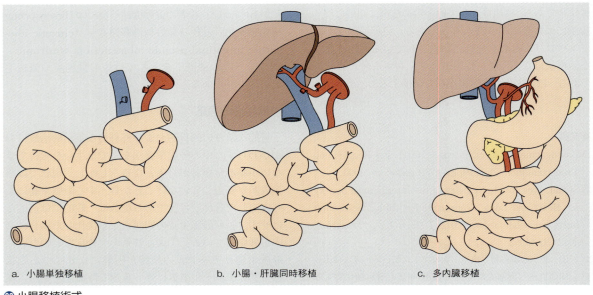

a. 小腸単独移植　　　b. 小腸・肝臓同時移植　　　c. 多内臓移植

93 小腸移植術式

胞グロブリン〈antithymocyte globulin：ATG〉）または抗CD52抗体（アレムツズマブ）や抗CD20抗体（リツキシマブ）などによる導入免疫抑制療法は，臨床小腸移植の成績向上に大きく貢献したとされている．導入免疫抑制療法とは，移植初期から活性化T細胞を抑えることによって維持免疫抑制薬として最も使用されているカルシニューリン阻害薬のタクロリムスとの相乗効果を期待したものであり，これによってタクロリムスの投与量自体を軽減することも可能となった．その結果，拒絶反応抑制効果の増強だけでなく，従来の免疫抑制療法の致命的な合併症の一つである感染症も軽減させることが可能となった．

拒絶反応の診断と治療

　拒絶の診断を得た場合は，遅滞なく治療を開始する．ステロイドパルス療法，サイモグロブリン®（ATG）などを使用する．副作用としてはウイルス感染の危険が高くなるだけでなく，発熱，悪寒，振戦，さらには肺水腫などがある．また，長期の合併症として，将来的に悪性新生物の発症の可能性に注意が必要である．

最近の成績

　"OPTN/SRTR 2016 Annual Data Report：Intestine"[3]によると，2016年には，小腸単独移植は80回，小腸・肝臓同時移植は67回，多内臓移植は120回が施行された．年齢別にみると，18歳未満のレシピエントでは1年生存率が72.0％，5年生存率は54.1％であり，18歳以上ではそれぞれ70.5％と44.1％であった．

　わが国の現状は1996〜2016年に京都大学，大阪大学，九州大学，東北大学，慶應義塾大学の5施設で脳死ドナーを含む27回の小腸移植が行われ，その成績は5年生存率70％，10年生存率62％であった．時期別の患者5年生存率では2005年以前では50％，2006年以降では80％で，10年生存率はそれぞれ50％，64％であった．導入免疫抑制療法別の患者5年生存率を検討すると，バシリキシマブ症例で33％，daclizumab症例で91％，rabbit ATG（rATG）で100％と成績の向上がみられている（❾❹）．

問題点と今後の課題

　小腸移植は静脈栄養治療が継続できず，生命予後を脅かされる患者へのサルベージ治療として位置づけられている面があるものの，他の臓器移植の黎明期と同様に，全身状態が悪く合併症の多い患者を対象にしている現状では，その成績も満足できるものではない．より安定した時期での小腸移植適応が考慮されるべきという報告が増えてきている．

　短期成績の向上に貢献した因子として，免疫抑制薬，

❾❹ 導入免疫抑制薬別患者生存率

拒絶診断ツールの発展がある．なかでも移植時の導入免疫抑制療法や拒絶反応治療は，強い免疫抑制薬を短期間集中して使用するプロトコールによりその短期成績を安定化させたといえる．

　一方で，他の臓器移植と比較しても，小腸移植後の長期生存率はいまだ十分ではない．小腸移植は中期以降も，急性・慢性拒絶や移植後リンパ増殖性疾患（post-transplant lymphoproliferative disorder：PTLD），感染症といったリスクは常にはらんでいる．長期成績の向上ならびに適切なサーベイランス方法が今後の課題である．腸内フローラの活用，移植後も腸管リハビリテーションの手法を積極的に導入する，などといった多職種による多面的なアプローチが必要である．保険については，2018年4月から小腸移植（脳死，生体）の医療技術がようやく保険適用となった．引き続き，重要薬剤の保険適用が認められることで，より提供しやすい医療となることを期待したい．

（星野　健）

●文献

1) Grant D, et al：Intestinal transplant registry report：global activity and trends. *Am J Transplant* 2015；15：210.

2) Reyes JD, et al：Intestinal transplantation：an unexpected journey. *J Pediatr Surg* 2014；49：13.

3) Smith JM, et al：OPTN/SRTR 2016 Annual Data Report：Intestine. *Am J Transplant* 2018；18（S1）：254.

造血幹細胞移植（HSCT）

概念

　造血幹細胞移植（hematopoietic stem cell transplantation：HSCT）は，造血幹細胞や造血前駆細胞の異常に基づく腫瘍性および非腫瘍性疾患に対して，ドナ

増殖能および自己複製能を有する正常な造血幹細胞の移植によって治癒をめざそうとする治療法である．約60年前に臨床応用が開始された同種骨髄移植（bone marrow transplantation：BMT）がHSCTの基本であるが，造血幹細胞は骨髄だけでなく末梢血，臍帯血にも存在し，いずれも移植の造血幹細胞ソースとして利用される．

同種HSCTはHLA一致血縁ドナーからだけではなく，骨髄バンクや臍帯血バンクを介する非血縁ドナーからの同種BMTや臍帯血幹細胞移植（cord blood stem cell transplantation：CBSCT）も一般化している．また，HLA一致血縁ドナーからの同種末梢血幹細胞移植（peripheral blood stem cell transplantation：PBSCT）は広く普及し，同種BMTより数多く実施されているが，非血縁ドナーからの同種PBSCTはわが国では2010年10月に開始されている．最近，HLAハプロタイプ2本のうち1本のみ一致（半合致）する血縁ドナーからの同種移植，いわゆるハプロ移植が注目されている．一方，悪性腫瘍に対する骨髄破壊的な大量癌化学療法を可能にする自家BMTや自家PBSCTも治療法として確立しているが，最近，自家BMTはほとんど実施されない（⑨⑤）．このように，HSCTは幹細胞ソースやドナーの違いによって多様化し，⑨⑥のように区別される．

同種造血幹細胞移植

特徴

同種HSCTは，他の臓器移植（たとえば腎移植など）とは異なるいくつかの特徴を有する．まず第一は，移植されるのは臓器ではなく造血幹細胞であり，移植とはいうものの，実際にはドナー骨髄，末梢血あるいは臍帯血から採取した造血幹細胞を輸血と同様に経静脈的に輸注する．第二の特徴は，同種HSCTでは2種類の移植免疫反応が生じうる点であり，移植片拒絶（graft rejection）だけではなく，移植片の生着後に拒絶とは逆方向の移植免疫反応である移植片対宿主病（graft-versus-host disease：GVHD）が発症する．このGVHDはドナーとレシピエント（ホスト）の組織適合性が異なる場合に，移植片中に含まれるドナー由来Tリンパ球が，ホストの移植抗原を標的として引き起こす免疫反応に基づくものであり，ホストの組織・臓器に対して障害作用を示す．

GVHDは発症する時期や臨床像の特徴から，急性GVHDと慢性GVHDの2型に分けられる．いずれも

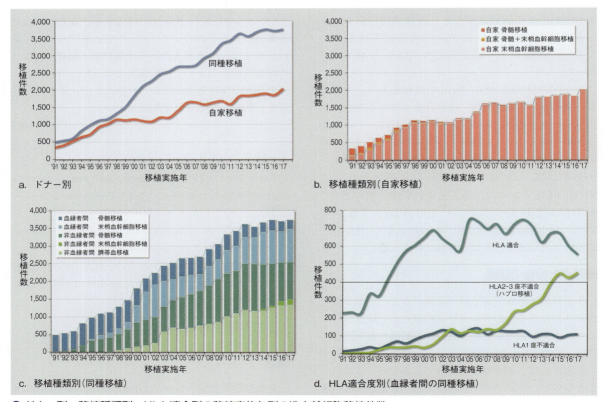

⑨⑤ ドナー別，移植種類別，HLA適合別の移植実施年別の造血幹細胞移植件数

（一般社団法人日本造血細胞移植データセンター：2018年度 日本における造血幹細胞移植の実績．より）

96 造血幹細胞移植

幹細胞ソース	ドナー	移植の種類
骨髄	一卵性双生児 HLA 一致血縁者 HLA ハプロ一致血縁者 HLA 一致非血縁者	同系骨髄移植 同種骨髄移植 ハプロ骨髄移植 非血縁ドナー骨髄移植
	自己	自家骨髄移植
末梢血	一卵性双生児 HLA 一致血縁者 HLA ハプロ一致血縁者 HLA 一致非血縁者	同系末梢血幹細胞移植 同種末梢血幹細胞移植 ハプロ末梢血幹細胞移植 非血縁ドナー末梢血幹細胞移植
	自己	自己末梢血幹細胞移植
臍帯血	HLA 一致～部分一致非血縁者	臍帯血幹細胞移植

重症の場合には致死的となるため，GVHD の予防ないし治療が重要である．したがって，同種 HSCT では移植片拒絶や GVHD を防止するため，HLA 適合ドナーが優先的に選択される．GVHD の予防にはカルシニューリン阻害薬（シクロスポリン，タクロリムス），抗胸腺グロブリン（ATG），メトトレキサート，シクロホスファミドなどが用いられる．

適応と方法

同種 HSCT の適応は造血幹細胞および分化した血液細胞の異常に基づく難治性疾患である（**97**）．同種 HSCT を成功させるためには，①ドナーの選択，②移植片拒絶防止および残存白血病細胞根絶を目的とする骨髄破壊的な移植前治療（conditioning），③十分量の移植細胞数，④ GVHD 予防のための免疫抑制療法，⑤感染予防や造血不全に対する強力な支持療法，などが重要である．

ドナーとしては HLA 一致同胞が優先されるが，得られない場合は骨髄バンクを介する HLA 適合非血縁ドナーからの同種 BMT や PBSCT，臍帯血バンクを介する CBSCT が一般的治療として定着している．CBSCT では HLA が部分的に不適合なドナーでも移植が可能である．また，ドナーが容易に得られるハプロ移植が急速に普及しつつある（**95**）．ABO などの赤血球抗原の不一致はドナー選択の障害とはならない．

成績

主要血液疾患に対する血縁ドナー BMT，非血縁ドナー BMT および CBSCT のわが国の集計成績を**98**に示す．5 年生存率と 10 年生存率の間にほとんど差がみられないことから，同種 BMT は難治性血液疾患に対して高率かつ確実に治癒が期待できる治療法と位置づけられている．1991 年に設立された日本骨髄バンク（Japan Marrow Donor Program：JMDP）を介して実施された非血縁ドナー BMT はすでに 20,000 例以上に達し，HLA 一致血縁ドナー BMT と遜色ない成績が得られることより，同種 HSCT としては最も多く

97 同種造血幹細胞移植の適応疾患

血液疾患	通常実施される疾患	重症再生不良性貧血 急性骨髄性白血病 急性リンパ性白血病
	比較的よく実施される疾患	非 Hodgkin リンパ腫* サラセミア 骨髄異形成症候群 多発性骨髄腫**
	まれに実施される疾患	骨髄線維症 Fanconi 貧血 発作性夜間ヘモグロビン尿症 Blackfan–Diamond 貧血 大理石骨病
免疫不全症	通常実施される疾患	重症複合型免疫不全症 Wiskott–Aldrich 症候群
	まれに実施される疾患	慢性肉芽腫症 Chédiak–Higashi 症候群 bare lymphocyte 症候群
先天性代謝疾患		ムコ多糖類蓄積症 ムコ脂質蓄積症 Hurler 症候群

*自己 PBSCT は行われるが同種はあまり行われない．
**同種 HSCT はほとんど行われない．

実施され（**95 98**），治癒的治療法として一般化している．また，CBSCT は非血縁ドナー BMT に匹敵する成績が得られており，移植のタイミングを考慮して適切なドナーからの移植を選択する．同種 BMT の代替法として急速に普及した同種血縁ドナー PBSCT にはほぼ同等の治療成績が得られることより，移植数は血縁ドナー BMT よりも多い（**95**）．

臨床的観察事実として，非重症の急性 GVHD や慢性 GVHD を発症した症例のほうが，非発症例に比べて移植後の白血病再発がより少なく，長期生存率もより良好なことが，多くの報告で確認されている．これは同種 HSCT によって誘導される移植片対白血病（graft-versus-leukemia：GVL）効果と呼ばれ，白血病に対する同種 HSCT の治療原理として最も重要と

❾⓼ 患者年齢 16 歳以上の，同種造血幹細胞移植による主要血液疾患の治療成績

疾患	移植病期	5 年/10 年生存率　（%）（症例数）		
		血縁骨髄	非血縁骨髄	臍帯血
AML	第一寛解期	65.5/62.0（1,663）	59.0/53.9（2,606）	55.0/49.7（1,475）
	第二寛解期	58.7/53.9（549）	58.2/52.6（1,256）	57.9/52.5（659）
	非寛解期	24.7/20.3（1,053）	22.6/18.3（2,224）	23.6/20.2（2,718）
ALL	第一寛解期	66.2/60.1（1,433）	65.6/59.6（2,331）	65.4/62.2（1,161）
	第二寛解期	55.3/52.1（467）	49.1/45.4（640）	48.1/45.3（390）
	非寛解期	19.1/16.1（610）	21.9/18.2（795）	20.9/20.1（538）
CML	第一慢性期	75.8/72.4（836）	61.5/57.1（822）	68.4/68.4（46）
	移行期	46.2/37.6（104）	49.3/46.0（195）	34.8/34.8（34）
	急性転化	29.2/28.0（126）	26.5/21.7（210）	37.1/34.7（122）
MDS	RA/RARS	72.8/69.1（366）	62.0/53.0（840）	48.7/43.5（318）
	RAEB/RAEBt	49.9/43.3（488）	43.6/37.1（1,216）	37.3/33.3（734）
AA		88.0/86.9（1,114）	75.1/72.9（882）	64.1/62.4（182）

AML：急性骨髄性白血病，ALL：急性リンパ性白血病，CML：慢性骨髄性白血病，MDS：骨髄異形成症候群，AA：再生不良性貧血．

（日本造血細胞移植データセンター／日本造血細胞移植学会：日本における造血細胞移植．平成 30 年度 全国調査報告書．をもとに作成．）

される．

自己造血幹細胞移植

　自己 PBSCT は，治療原理が同じである自家 BMT に比べて，①造血回復が速やかである，②造血幹細胞採取に全身麻酔を必要としない，など有利な点が明らかにされた結果，最近では自家 BMT はほとんど実施されない（⓽⑤）．適応症例としては，①大量化学療法に高い感受性を示す，②大量化学療法に耐えうる全身状態，③造血能が保たれている，などの条件が求められる．これまでの検討から，救援化学療法に感受性を有する再発難治の非 Hodgkin リンパ腫，症候性多発性骨髄腫などで通常化学療法に対する自己 PBSCT の優位性が示されている．

（長藤宏司，原田実根）

● 文献

1) 原田実根：造血幹細胞移植の進歩と多様化．日本内科学会雑誌 2005；94：1271.

2) Appelbaum FR：Hematopoietic-cell transplantation at 50. *N Engl J Med* 2007；357：1472.

3) Gratwohl A, et al：Hematopoietic stem transplantation：a global perspective. *JAMA* 2010；303：1617.

人工臓器

人工臓器とは

　人工臓器（artificial organs）は生体の臓器や構造，あるいは組織の機能の一部または全部を一時的あるいは半永久的に代行する人工の装置のことをいう．すべての部品が金属や高分子化合物などの人工物で構成される人工臓器と，細胞や生体由来の材料などと人工物を組み合わせたハイブリッド型人工臓器がある．

人工臓器の分類と領域

　人工臓器は使用される対象疾患領域や関連する研究内容によって分類されたり領域に分けられたりしている．大きく分けると循環領域の人工臓器，代謝領域の人工臓器，それ以外や共通技術となる広領域の人工臓器などである．循環領域の人工臓器には全人工心臓や補助人工心臓，人工心肺，人工肺／ECMO（膜型人工肺），人工血管，ペースメーカー，人工弁などが，代謝領域の人工臓器には人工腎臓，アフェレーシス（血液からの特定成分を分離する治療法），人工肝臓，人工膵臓などが，広領域の人工臓器には人工関節・骨，人工感覚器などが含まれ，広領域の研究内容としては，有機および無機あるいは金属の人工材料，バイオメカニクス，バイオエンジニアリング，組織工学，細胞工学，歯科材料，レギュラトリーサイエンスなども人工臓器に関連する研究領域となる．今後は ICT や IoT，人工知能（AI）なども人工臓器の研究領域に含まれてくるものと考えられる．

主な人工臓器についての現状

　内科領域に関連すると思われる人工臓器について，いくつか述べることとする．

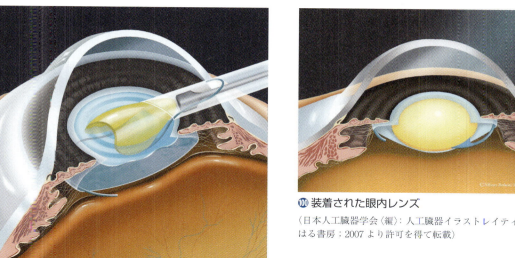

⑨⑨ 眼内レンズの挿入

（日本人工臓器学会〈編〉：人工臓器イラストレイティッド．東京：はる書房：2007 より許可を得て転載）

⑩⓪ 装着された眼内レンズ

（日本人工臓器学会〈編〉：人工臓器イラストレイティッド．東京：はる書房：2007 より許可を得て転載）

眼内レンズ

最も多く使われている人工臓器の一つとして人工水晶体，すなわち眼内レンズがある．高齢者や糖尿病の合併症としての白内障に対して，白濁した水晶体ととり替えて目の中に入れるもので，光の透過性と生体適合性がよい高分子材料でできており，国内で年間150万枚以上販売されている（⑨⑨⑩⓪）．

人工心臓

人工心臓は最も注目されている人工臓器の一つで，わが国ばかりではなく世界的にも臨床応用が進んでいる．心臓の最も重要な機能は，全身循環と肺循環を維持する血液を送り出すポンプとしての作用である．人工心臓はこのポンプ機能が極端に悪くなったいわゆる重症な不全心のポンプ機能を直接的に代行するための装置で，生体の心臓を体内に残したまま，心室と並列または直列の形式でポンプ機能を代行する補助人工心臓と，重症な機能不全に陥った心室部分を切除し，心室のあった場所に左右の血液ポンプを装着する全人工心臓がある．

補助人工心臓は主として左心室の機能を代行する方式として使用されることが多く，空気圧やモーターの回転運動を往復運動に変換する機構などにより樹脂製の膜を往復させ，人工弁を用いて心臓の収縮拡張機能を再現するような拍動型の補助人工心臓がまず製品化されて臨床応用された．心臓の機能は血液を送り出すポンプとしての機能であるため，生体の心臓のように脈動をつくり出す必要はなく，水道水が流れるように連続的に血液を送り出すような高速で回転する羽根車を内蔵した小型の回転式血液ポンプの研究開発や臨床応用も進み，世界的にこの種類の連続流型補助人工心臓が主流になっている（⑩①⑩②）．当初はポンプ機能が極端に悪くなってはいるが，1週間から1か月くらいまでの使用で，心臓の機能が回復してくると考えられる患者に使用されていたが，最近は心臓移植でしか救命できない患者の血行動態が悪くなった場合に使用して，ドナーからの提供心臓が出てくるまでの間，命をつないでいく「ブリッジ使用」として使用されることが主流となっている．この使用法は単に命を橋渡しするばかりではなく，心不全のために非常に全身状態の悪かった患者を食事もでき，運動もできる全身状態のよい患者にして移植までつなぐ治療法として普及している．移植までの待機期間が長い患者も増えてきており，さらには，装着したまま社会復帰を目指すdestination therapy としての人工心臓の使用も普及してきており，在宅での人工心臓装着患者の管理も内科と外科の連携として注目を集めてきている．

人工肺

肺の血液の酸素化と炭酸ガス放出機能を代行する装置が人工肺である．この装置は主として心臓手術に心臓の拍動と肺の呼吸運動を停止させて行う数時間までの体外循環という手段に用いられてきた．しかし最近では，心肺停止や重症呼吸器感染症の症例に適用される数日から数週間の連続使用が可能なものが開発されて救命手段として使用されるようになってきた．

世界的に主流となっているのは膜型人工肺で，酸素

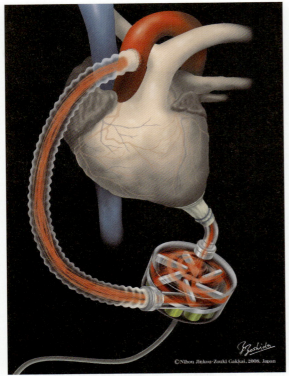

⑩ 回転式血液ポンプを用いた補助人工心臓

（日本人工臓器学会〈編〉：人工臓器イラストレイティッド．東京：はる書房；2007 より許可を得て転載）

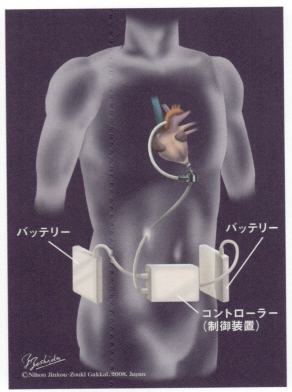

⑩ 補助人工心臓装着患者の模式図

（日本人工臓器学会〈編〉 人工臓器イラストレイティッド．東京：はる書房；2007 より許可を得て転載）

が太さ約二百数十 μm の中空糸の中空部分に吹送され，血液はそれと直角に交わるように中空糸の外側を流れ，中空糸を形成する膜を介してガス交換がされる（⑩）．この中空糸の高いガス交換性能と耐久性が向上し，さらに血液接触面の抗凝血性能を改善した膜型人工肺も登場し，患者に対する適用範囲も広がってきている．小型化された血液ポンプ部分と組み合わせた可搬型の経皮的心肺補助装置（percutaneous cardiopulmonary support：PCPS）としての製品化も期待されている．このような使用法は，重症な肺炎を引き起こす新興・再興感染症の対策や慢性閉塞性肺疾患（COPD）患者の急性増悪期の治療体系のなかにも組み込まれていく可能性もあり，内科学の観点からも注目しておくべき治療法になると考えられる．

その他

これら以外にも心臓手術をはじめとして，手術の補助手段として使用される人工心肺や，機能を果たせないほど傷害を受けた多くの臓器の機能の代わりをしたりするために，人工血管，人工弁，ペースメーカー，人工関節，人工歯根などが，多くの患者の命や暮らしを支えている．

この他にも多く使われているものとして，人工腎臓，すなわち人工透析装置があるが，詳細に関しては「血液浄化療法」の項に譲る．

人工臓器の実用化にとって重要なこと

人工臓器の実用化にとって重要なことは，医師をはじめとする医療従事者の観点から，臨床的に満たされていないニーズ，現時点ではあまりみえていない重要性に基づく目標設定，医工融合，産学連携の重要性，複数技術の融合と研究から製品化への連続的なプロセス，企業が医療機器分野に入るための支援などである．人工臓器には多くの先端的な工学・工業技術が組み込まれている．医療従事者だけではなく工学者，さらには先端技術をもつ企業が医療への参画をすることで社会に貢献し，人類の健康を維持していくことが重要であることを強調しておきたい．

（妙中義之）

●文献

1) 日本人工臓器学会（編）：人工臓器イラストレイティッド．東京：はる書房；2007.
2) 日本人工臓器学会ホームページ．

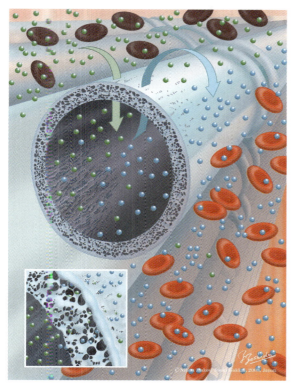

103 膜型人工肺の原理
(日本人工臓器学会〈編〉：人工臓器イラストレイティッド．東京：はる書房　2007 より許可を得て転載)

http://www.jsao.org/

救急治療

　救急治療（emergency treatment）とは，急性疾患や外傷により生じた急性の病態，特に生命の危機が迫っている状態で必要とされる治療であり，それは合理的な判断と系統だった治療体系に支えられたものでなければならない．

　その最も集約された状況が，来院時心肺停止（cardiopulmonary arrest on admission：CPAOA）の患者に直面した場合であり，直ちに心肺蘇生術（後述）を開始するとともに病態に対する検索を行わなければならない．また，通常の治療は「主訴→診察→検査→診断→治療」という手順をふまえて行われるのに対して，救急の場においては状況に応じて臨機応変に対処する必要がある．たとえば，心肺停止や意識障害の患者では主訴や現病歴を聴取することはできないため，救急処置を行いつつ家族や周囲の人，救急隊員などから情報の収集を行う．

　救急医療に通常，①初期救急（入院を必要としない），②二次救急（入院や手術を必要とする），③三次救急（高度の全身管理を必要とする），に分類される．救急患者は自分の判断で，あるいは救急隊員の判断により，相当と思われる医療機関を受診するが，救急であるか否かは診療時間の枠組みとは本来無関係である．また，状態が急変しやすいことは救急患者の大きな特徴の一つであるため，より高次の救急医療機関へ患者を移送する適応と時期についての適切な判断が要求される．生命の危機に陥った患者では救急処置や手術に続いて，集中治療室（intensive care unit：ICU）に収容して高度な全身管理が行われる．

　このように救急治療は患者の予後に直接的な影響を与えるため，すべての医師が十分に理解しておく必要がある．

ショック，心停止

ショック

概念

●ショック（shock）とは一般に末梢組織の循環が障害された状態を指し，適切な治療がなされなければ重要臓器の細胞が傷害されて機能障害をきたし，生命の危機に陥る急性の症候群である．

原因・分類

　循環を維持するためには，①心臓からの血液の拍出（ポンプ作用），②循環血液量，③末梢血管抵抗の3つの要素が基本となる．この3要素のいずれが障害されたかによってショックを分類し，またショックの原因を考察することができる（104）．それは以下のとおりにまとめられる．

①循環血液量減少性ショック（hypovolemic shock）：血液あるいは血漿が体内外へ喪失して循環血液量が減少することにより生じる．外出血や内出血，下痢，脱水また熱傷や急性膵炎などの際にみられる．

②心原性ショック（cardiogenic shock）：心臓のポンプ作用が障害されて生じるショック．心筋梗塞や心筋症など心筋自体が障害される型．不整脈によるリズム不整と僧帽弁閉鎖不全や心室瘤などの機械的な障害による場合がある．

③心外閉塞性・拘束性ショック（extracardiac-compressive, obstructive shock）：心タンポナーデや緊張性気胸は従来，心原性ショックに分類されていたが，病態が異なることからこのタイプが新たにもうけられた．ほかに収縮性心膜炎，重症肺塞栓症などが含まれる．

④血液分布異常性ショック（distributive shock）：末梢血管抵抗が減少して生じる．薬物性ショック，アナフィラキシーショック，神経原性ショックのほか

に感染性ショック（敗血症性ショック）がこれに属する.

臨床症状

ショック患者にはいくつかの典型的な症状がみられ，①無欲・無関心，②蒼白な湿った皮膚，③弱い頻脈，がショックの三主徴とされている. また，ショックの"5P症状"として① pallor（蒼白），② perspiration（冷汗），③ prostration（虚脱），④ pulselessness（脈拍微弱），⑤ pulmonary insufficiency（呼吸促迫）があげられる. これらは末梢循環不全の徴候であり，進行した出血性ショックで典型的にみられる.

⑩⑤は出血性ショックの重症度と症状の関連を示したものである. 急性の出血の場合，循環血液量の15%（体重60 kgの成人で約750 mL）以下の出血であれば症状やバイタルサインの変化は軽度であるが，出血量が1,000 mL程度になると末梢循環不全の症状が明らかとなり，2,000 mL以上では脈拍は触知せず呼吸障害も認められる.

ショックの種類により臨床症状には若干の相違がある. たとえば感染性ショックの場合には皮膚の冷汗はみられず，皮膚が温かいため warm shock と呼ばれる. また，神経原性ショックでは血圧が低下しても頻脈とならないので注意を要する.

病態

生体には恒常性を維持しようとする機構（homeostasis）があるため，障害が生じても初期には一見ショックでないようにみえる（代償期，プレショック）. この段階で適切な治療がなされなければ循環障害が進行し種々の臓器障害を生じる. ショックの際には臓器によって受ける影響が異なり，特に障害されやすい標的臓器（target organ）をショック臓器という. 腎，肺を筆頭に肝，胃，止血・凝固系などが含まれる.

ショック時にはまず皮膚や筋肉の血流が減少するのに対し，脳と心臓への血流は最後まで確保しようとする生体反応が生じる. しかし，ショックの進行によりやがては脳や心臓への血流も不足し，意識障害，心機能低下をきたす.

ショックが進行すると治療を行っても循環の回復しない不可逆性ショックと呼ばれる状態や，複数の臓器が障害されていく多臓器不全（multiple organ failure：MOF）となり予後は非常に悪い.

治療

すべてのショックに共通する初期治療は，①気道の確保，②呼吸の維持 ③輸液路の確保，④血圧・循環の維持，である. これらの全身管理を行いつつ，それぞれのショックの原因に対する処置・治療を行う.

たとえば，出血性ショックの場合では，出血源の検索と止血が不可欠である.

⑩④ ショックの分類

1. 循環血液量減少性ショック
- 1）出血によるもの
  - ①外出血：種々の外傷（解放性骨折，挫創など）
  - ②内出血：胸腔内出血（胸部外傷，胸部大動脈瘤破裂など），腹腔内出血（腹部外傷，肝癌の破裂，子宮外妊娠の破裂など），消化管内出血（食道静脈瘤の破裂，消化性潰瘍，大腸癌など），軟部組織内出血（骨折，打撲など）
- 2）血漿の漏出によるもの：熱傷，急性膵炎，汎発性腹膜炎，高度の脱水・下痢など

2. 心原性ショック
- 1）心筋性：心筋梗塞，心筋炎，心筋症，重篤な不整脈など
- 2）機械性：僧帽弁閉鎖不全，心室瘤，心室中隔欠損など

3. 心外閉塞性・拘束性ショック
- 心タンポナーデ，緊張性気胸，収縮性心膜炎，重症肺塞栓症など

4. 血液分布異常性ショック
- 1）アナフィラキシーショック：薬物性ショック，虫刺症に伴うショックなど
- 2）神経原性ショック
  - ①一次性ショック：疼痛刺激，精神的刺激，vaso-vagal reflex によるもの
  - ②脊髄障害：高位脊髄麻酔，脊髄損傷によるもの
  - ③脳死に関連したショック
- 3）感染性ショック：敗血症・重症感染症（汎発性腹膜炎，化膿性胆管炎，熱傷創感染など）

⑩⑤ 出血性ショックの重症度

ショックの重症度	出血量*（mL）	脈拍（/分）	収縮期血圧（mmHg）	尿量（mL/時）	CVP（cmH$_2$O）	症状
無症状（代償期）	15%まで（750以下）	100以下	正常	やや減少（40～50）	正常（5～10）	無症状，不安感，皮膚冷感
軽症	15～30%（750～1,500）	100～120	80～90	減少（30～40）	低下（5前後）	四肢冷感，冷汗，口渇，蒼白
中等症	30～45%（1,500～2,500）	120以上	60～80	乏尿（10～20）	高度低下（0～5）	不穏，意識混濁，呼吸促迫，虚脱
重症	45%以上（2,500以上）	触知しない	60以下	無尿	0以下	チアノーゼ，昏睡，虚脱，下顎呼吸

*全血液量に対する割合（%）. CVP：central venous pressure（中心静脈圧）.

心停止

原因・分類

心停止（cardiac arrest）は心臓からの血液の拍出が最初に消失する一次性心停止と，窒息やショックなどの結果生じる二次性心停止とに分けられる．

一次性心停止の原因としては心筋梗塞，重症不整脈，心筋炎，心筋症，薬剤，高齢・老衰，電気ショック（感電・落雷），特発性などがあげられる．このとき，脳をはじめとする各臓器への血流が途絶えるため，心停止が起こってから15秒以内に意識がなくなり，脳波は約30秒で平坦となる．また，60秒たつと呼吸が停止し瞳孔も散大する．

二次性心停止は，窒息などの気道閉塞，高度の低酸素血症，循環不全，電解質異常（高カリウム血症など），溺水，低体温，喘息，アナフィラキシー，出血，外傷などの際に生じる．一次性の場合と異なり意識は2分程度保たれることが多い．心電図では幅の広いQRS波の出現することが多いが最終的には心静止となる．

診断

体表所見として，皮膚は蒼白で土色を帯び冷たくなる．さらに自発呼吸の停止，瞳孔の散大，四肢の弛緩が認められる．頸動脈や大腿動脈の拍動は触知できず血圧も測定できない．また，心音は聴取できない．

心停止をきたす心臓のリズムとしては，①心室細動（ventricular fibrillation：VF），②無脈性心室頻拍（pulseless ventricular tachycardia：VT），③心静止（asystole），④無脈性電気活動（pulseless electrical activity：PEA）の4つがあげられる．高度の徐脈あるいは高度の頻脈の際にも同様の臨床症状を呈する．

治療

心停止と診断された場合は直ちに心肺蘇生を開始しなければならない．VFおよび無脈性VTに対しては，できる限り早期に除細動を行うことが最優先される．また，二次性の心停止ではその原因に対する対処が必要である（蘇生法については，☞「心肺蘇生法」p.271を参照）．

意識障害　disturbance of consciousness

意識は脳の機能，特に大脳皮質および脳幹網様体と密接に関連している．

意識障害は救急治療の対象として頻度が高い症状の一つであるが，その原因は多様である．意識障害患者ではその原因を追究しなければならないが，優先すべきは意識障害の程度の評価と救命処置である．ここでは突然に発症した意識障害や急速に増悪する場合を中心に意識障害患者への対処について述べる．

意識障害の程度の評価法

昏睡，失神，意識消失あるいは錯乱，せん妄，失見当識など意識障害に関連して多くの用語が用いられている．従来は障害の程度に応じて傾眠（somnolence），昏迷（stupor），半昏睡（semicoma），昏睡（coma）に分類されてきたが，これらの区別は必ずしも明確ではない．そこで，意識障害を客観的に判定するため今日ではGlasgow coma scale（GCS）やJapan coma scale（JCS）が用いられている（⑩）．

GCSは開眼反応，言語反応，運動動作の3項目により意識を評価したもので，各項目を点数化して点数の和により重症度を判定する．健常者ではE4V5M6

---

⑩ 意識障害の評価法

Glasgow coma scale（GCS）	Japan coma scale（JCS）
Ⅰ．開眼反応（eye opening：E）	Ⅲ．刺激しても覚醒しない
1．まったく開眼しない	300．痛み刺激にまったく反応しない
2．疼痛刺激で開眼する	200．疼痛に対し手足を少し動かす（除脳硬直を含む）
3．話しかけて開眼する	100．疼痛に対し払いのける動作をする
4．自分で開眼している	Ⅱ．刺激すると覚醒する
Ⅱ．言語反応（verbal response：V）	30．痛み刺激を加えつつ呼びかけを繰り返すとかろうじて開眼する
1．まったく音声を発しない	20．大きな声または体をゆさぶることにより開眼する
2．言葉にならない音のみ	10．普通の呼びかけで容易に開眼する
3．言葉は発するが意味をなさない	Ⅰ．覚醒している
4．話はできるが会話にならない	3．名前，生年月日が言えない
5．正確な受け答えができる	2．見当識障害がある
Ⅲ．運動動作（motor response：M）	1．だいたい意識清明だが今一つはっきりしない
1．まったく反応しない	〔付〕R：不穏　　　例：　30–R
2．刺激に対する伸展運動	I：失禁　　　　　　3–I
3．刺激に対する屈曲運動	A：自発性喪失　　　2–A
4．逃避運動	
5．刺激に対し払いのける動作	
6．命令に応じた動きをする	

で計15点となるが，最重症例ではE1V1M1の計3点と評価される．この方式は特に頭部外傷の重症度をよく反映しており，世界的に用いられている．

JCSは覚醒（開眼）の状態により意識を大きく3群に分け，それぞれをさらに3段階に分類したものである．意識清明であれば0で，最重症例は300と評価される．救急隊も本法により救急患者の意識を評価している．

いずれの判定法においても初診時のみでなく経時的に意識レベルの評価を行うことが重要である．しかし飲酒の影響を除外することはできないなど，これらの方法にも限界はある．

意識障害をきたす疾患

意識障害は頭蓋内疾患や頭部外傷のみならず各種の頭蓋外疾患によっても生じる．また，各種の中毒はもちろんのこと，すべての疾患の末期においても程度の差はあれ意識障害を呈する．

意識障害の鑑別にはその原因別に系統的に把握することが重要である．外傷，中毒，疾患，精神科疾患に大別する（⑩）．

頭部外傷

硬膜外血腫，硬膜下血腫，脳内血腫，脳挫傷などを生じ意識が障害される．器質的な障害のない，いわゆる脳振盪の場合でも意識低下はみられる一方で，硬膜外血腫などでは受傷早期には意識障害がほとんどなく（清明期〈lucid interval〉）ても，後に増悪する場合があるので注意を要する．

⑩ 意識障害の分類

1. 外傷	頭部外傷：硬膜外血腫，硬膜下血腫，脳内血腫，脳挫傷など 多発外傷
2. 中毒	睡眠薬，麻薬，アルコール，一酸化炭素，都市ガス，ニコチン，有機溶剤，農薬など
3. 疾患	1）頭蓋内疾患 ①脳血管障害：脳出血，脳梗塞，くも膜下出血，高血圧性脳症など ②感染症：脳炎，髄膜炎，脳膿瘍など ③脳腫瘍 ④その他：てんかん，変性疾患など 2）頭蓋外疾患 ①代謝性：肺性，肝性，尿毒症，内分泌性，体液・電解質異常など ②循環障害性：Adams-Stokes症候群，心筋梗塞，ショック，心停止後昏睡など ③その他：熱中症，高体温，低体温，種々の疾患の末期など
4. 精神科疾患，その他	統合失調症，心因反応，ヒステリー，ナルコレプシーなど

中毒

睡眠薬，麻薬，アルコールをはじめ一酸化炭素，都市ガス，ニコチン，有機溶剤，農薬など種々の物質の過量・中毒により意識障害を生じる．原因物質の究明のために治療前の血液，胃内容，尿などを採取しておく必要がある．また，大阪と筑波にある中毒情報センターが中毒についての問い合わせに終日応じている．

疾患

まず頭蓋内の疾患と頭蓋外の疾患に大別される．

前者には脳血管障害，髄膜炎，脳腫瘍やてんかん，変性疾患などがある．これらについては神経学的局所徴候の有無や髄膜刺激症状の有無が鑑別診断に有用である．

頭蓋外の疾患で意識障害をきたすのは主として代謝性疾患と全身的な循環障害である．代謝性疾患には低血糖をはじめ電解質異常，糖尿病性昏睡，肝性昏睡，尿毒症，CO_2ナルコーシスや甲状腺機能障害など多くの疾患がある．これらの鑑別には血液化学検査や種々のホルモンの測定が必要である．循環障害では高度の不整脈（徐脈によるAdams-Stokes症候群など），心筋梗塞，ショックなどに伴って意識障害をきたす．

精神科疾患およびその他の疾患

統合失調症，ヒステリー，心因反応，ナルコレプシーなどを鑑別する必要がある．

意識障害患者の検査

一般の救急患者と同様に現病歴の聴取および救命処置と並行してまずバイタルサインの測定を行う．すなわち呼吸，血圧，脈拍，意識レベル，神経学的サイン，体温について調べる．神経学的サインとしては瞳孔径，対光反射，共同偏視の有無，眼球運動，四肢の麻痺，けいれん，深部反射，髄膜刺激症状の有無などを調べる．

次に動脈血液ガス検査と血糖検査および検尿（尿糖，ケトン体，蛋白）を行う．また一酸化炭素中毒が疑われれば一酸化炭素ヘモグロビン（CO-Hb）を測定する．これらの検査により低酸素血症，低血糖，高度の代謝障害の有無が判定できる．

続いて胸部X線と心電図を調べるとともに，血液生化学検査（血清浸透圧，電解質，尿素窒素，肝機能，アンモニアなど）と血液検査（赤血球数，白血球数）を行う．さらに必要に応じて頭部CT・MRI検査や脳波，髄液検査，脳血管造影，血中ホルモンの定量を実施する．

意識障害患者では飲酒と頭部外傷の合併や肝性昏睡と低血糖の合併など原因が単一でない場合もあるので注意を要する．

意識障害患者の初期治療

　意識が低下すると舌根の沈下による気道の閉塞が生じやすい．また，頭蓋内圧の亢進により嘔吐を起こすが，意識障害があると誤嚥の危険性が高くなる．誤嚥を避けるために側臥位とし，上側の下肢を前に出させ上側の腕も肘を曲げてかかえこんだ姿勢（昏睡体位〈coma position〉）をとらせる場合が多いが，可能であれば気管挿管による気道の確保が望ましい．気道が確保されており呼吸障害がなければ，頭部を少し高めにして頭蓋内圧亢進を防ぐ体位をとらせる．

　次に患者の呼吸状態および血液ガス検査の結果，換気が不十分であれば人工呼吸を，酸素化が不十分であれば酸素投与を行う．

　動悸や頻脈，発汗などの交感神経刺激症状がみられ低血糖の可能性が少しでもある場合には，まずグルコースの投与（50％ブドウ糖液 20 mL の静注）を行う．

　これらの初期治療に続いて，補液，低血糖の補正，電解質の補正，強心薬・抗不整脈薬の投与，体温の補正などの全身管理と原因検索を進めて，原因に対する治療を行う．

呼吸停止　apnea, respiratory arrest

呼吸停止の病態と分類

　呼吸停止が起こると，低酸素症のため細胞の代謝が障害されて不可逆的な変化を生じる．臓器により低酸素に対する抵抗性は異なるが，一定時間（数分）以上持続すると臓器障害をきたし，ついには生命の死に至る．特に脳は酸素欠乏に弱く，たとえ救命されたとしても意識が完全に回復しないことも少なくない．

　自発呼吸は脳幹の呼吸中枢の活動が横隔神経や脊髄神経を経て呼吸筋へ伝えられて生じる．そのため呼吸中枢，脊髄，末梢神経，呼吸筋，胸郭および呼吸器（気道と肺）のいずれが障害されても呼吸停止をきたす（❿）．

　急速に生じる呼吸停止としては薬剤（麻薬）の過量と高位頚髄損傷（C4 以上）があり，重篤な脳血管障害や頭部外傷，フグ中毒の場合にも比較的急速に呼吸停止に至る．一方，Guillain-Barré 症候群のような末梢神経の障害や重症筋無力症などの筋の異常では徐々に呼吸運動障害が進行することが多い．

　気胸や肺炎，肺水腫，心タンポナーデなどでは低酸素血症や循環障害をきたし，呼吸抑制や意識低下による気道閉塞を起こす．また慢性閉塞性肺疾患（chronic obstructive pulmonary disease：COPD）の患者の呼吸困難時に不用意に酸素投与を行うと呼吸停止を生じるので注意が必要である．これは，健常者では二酸化

❿ 呼吸停止の機序からみた分類

障害部位	疾患・障害・異常
1. 呼吸中枢	麻薬などの過量，脳幹部出血，頭部外傷，脳血管障害，sleep apnea（中枢型）など
2. 高位脊髄	頚髄損傷（C4 以上），脊髄腫瘍，高位脊髄麻酔など
3. 末梢神経・筋肉	多発性神経炎，Guillain-Barré 症候群，重症筋無力症，フグ中毒など
4. 胸郭・胸腔	緊張性気胸，両側気胸・血胸，多発性肋骨骨折など
5. 気道	舌根沈下，異物，喉頭けいれん，分泌物，気管支異物，喘息，COPD の急性増悪，アナフィラキシーショックなど
6. 肺	重度の呼吸不全（肺炎，肺水腫，ARDS，COPD）

（須加原一博ほか：症状からみた救急処置―心肺機能停止．日医会誌 1986；95〈臨増〉：19.）

炭素分圧の上昇が最も強い呼吸刺激であるのに対しCOPD 患者では低酸素刺激によって呼吸が維持されており，酸素を投与すると呼吸中枢への刺激がなくなるためである．

呼吸停止の症状

　呼吸のみが停止することはまれで，麻薬の過量や睡眠時無呼吸症などに限られる．特に前者では意識はあっても自発呼吸が抑制されているので注意を要する．一般に呼吸が停止すると低酸素血症のため数分以内に意識を消失する．フグ毒や高位の頚髄損傷では呼吸抑制ないしは停止が前面に出るが，現病歴や身体所見から判断可能である．

　通常は呼吸停止に先立って循環障害や低酸素血症，高炭酸ガス血症あるいは交感神経系の刺激による種々の症状がみられる．すなわち呼吸困難の症状として努力様呼吸や浅速呼吸，胸郭運動の異常，呼吸リズムの異常，呼吸抑制などが出現する．また，循環系では血圧低下，頻脈，不整脈などがみられ，体表所見としてはチアノーゼや冷汗を認める．意識障害も随伴するが，意識が低下すると舌根の沈下による気道閉塞を生じやすく，悪循環となる．

心肺蘇生法

　心臓発作，脳卒中，異物による気道閉塞あるいは外傷などにより，突然に生命の危機に陥った人を救助するための手段が心肺蘇生法（cardiopulmonary resuscitation：CPR）である．

　心停止あるいは生命の危機にある患者を救命し，社会復帰に導くためには，①心停止の予防，②心停止の早期認識と通報，③一次救命処置，④二次救命処置と

心拍再開後の集中治療が必要である．これら4つの要素を迅速かつ円滑に連携させることを「救命の連鎖」と呼ぶ．上記の①～④は日本版ガイドライン2010でわが国独自の「救命の連鎖」として策定されたもので，成人と小児に共通である．これらは最新の「JRC蘇生ガイドライン2015」にも引きつがれている．

まず，心停止は低血圧や低酸素血症などに引き続いて発生することが少なくないため，心停止に至る前に対応を開始して心停止を予防することが重要である．次に，突然倒れた人や反応のない人をみたら直ちに心停止を疑い（早期認識），大声で応援を呼び，119番通報を行う．一次救命処置は市民への講習が普及しており，CPRと除細動（AED）が併せて教えられている．このように最初の3つの輪は，現場に居合わせた市民によって実施されることが期待される．

一次救命処置（basic life support：BLS）

呼吸と循環をサポートする一連の処置で，救急蘇生法の基本となる．医師のみでなく一般市民もすぐに行うことのできる処置であるが，心停止患者の予後改善において大きな役割を果たす．

倒れている人に対しては，まず軽く肩をたたきながら大声で呼びかけ，反応の有無を確認する．傷病者の胸郭や腹部の動きがなく，口・鼻からの空気の出入りの音や空気の動きが感じられないとき，あるいは死戦期呼吸（agonal respiration, gasping）を認める場合は心停止と判断し，CPRを開始する（⑩）．呼吸と脈拍の確認に10秒以上かけないようにし，脈拍の確認のためにCPRの開始が遅れてはならない．

①循環（胸骨圧迫とAED）

胸骨圧迫：CPRはまず胸骨圧迫から開始する．傷病者を仰臥位にし，可能であれば固いものの上で行う．胸骨圧迫は胸骨の下半分に対して行い，「胸の真ん中」をその目安とする．両手を重ねて，掌の付け根部分で胸骨の下半分を圧迫する．救助者の肩が圧迫部位の真上となる姿勢をとり，両肘を伸ばして垂直方向に押し下げる．圧迫後は胸壁が完全に元の位置に戻るようにする．圧迫の深さは，成人では約5cm（ただし，6cmを超えない），小児・乳児では胸郭前後径の約1/3を押す．圧迫は1分あたり100～120回のテンポで行う．胸骨圧迫の中断を最小にすることが重要である．

AED（automated external defibrillator：自動体外式除細動器）：CPRを開始して，AEDが到着したら，速やかに装着する．電極パッドを右前胸部と左側胸部に装着したうえで，音声メッセージによる指示に従って電気ショックを実施する．電気ショック後は脈の確認やリズムの解析を行うことなく，直ちに胸骨圧迫を開始する．

②呼吸（気道確保と人工呼吸）

気道確保：心停止の判断のために，医療従事者が呼吸の確認を行うときにはまず気道確保を行う．また，人工呼吸を行う場合には気道確保を行う必要がある．

気道確保の方法としては，頭部後屈あご先挙上法を用いる．訓練を受けた者は必要に応じて下顎挙上法を，さらには頭部後屈を加えて用いる．気道の確保により自発呼吸が回復しても意識が回復しない場合には回復体位を考慮する．

人工呼吸：30回の胸骨圧迫が終われば，気道を確保し，人工呼吸を2回行う．送気（吸気）には1回につき約1秒をかけ，換気量の目安は，胸が上がることを確認できる程度とする．2回目の送気を行った後は，直ちに胸骨圧迫を再開する．人工呼吸は口対口人工呼吸，バッグバルブマスク（bag valve mask：BVM）換気などの方法がある．可能であれば感染防護具の使用を考慮する．また　医療従事者が業務としてCPRを行う場合は，BVMなどを用いるべきである．

③CPR中の胸骨圧迫と人工呼吸

CPR中の胸骨圧迫と人工呼吸は30：2の比で行う．これは成人の場合と小児・乳児に対する場合において共通である．ただし，熟練救助者が2人で小児や乳児に対して行う場合は15：2とする．

人工呼吸を行うとき，ECGや脈拍を評価するとき，電気ショックを行うときなどは胸骨圧迫を中断せざるをえないが，これらを含めて中断は最小限とすることが重要である．

訓練を受けていない市民救助者は胸骨圧迫のみのCPRを行うことが強く推奨されている．訓練を受けていても，人工呼吸を行う意思あるいは技術をもたない場合は胸骨圧迫のみのCPRを行う．

二次救命処置（advanced life support：ALS）

一次救命処置だけでは心拍が再開しない傷病者に対して，気管挿管，薬剤投与および種々の医療機器を用いて行う処置がALSである．静脈路・骨髄路確保，血管収縮薬，抗不整脈薬，気管挿管，人工呼吸器，呼気CO_2モニターなどが使用されるが，BLSの場合と同様に，良質で絶え間ない胸骨圧迫を継続することがALSの成功の条件となる．

心拍が再開すれば全身管理のための集中治療として，12誘導心電図・心エコー，吸入酸素濃度と換気量の適正化，循環管理，体温管理（低体温療法），再灌流療法（緊急心カテーテル，血行再建など）を行うとともに，心停止の原因検索とそれに対する治療を行う．

ALSと心拍再開後の集中治療が「救命の連鎖」の第4の輪となるが，これには専門家のチームとして遂行できる環境が望まれる．

（嶋津岳士）

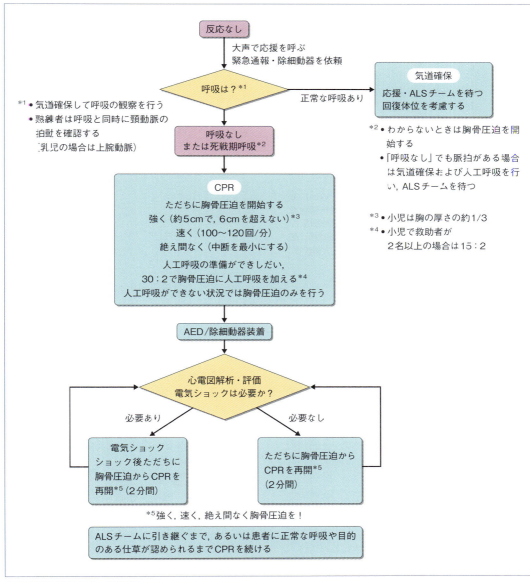

⑩ 医療用 BLS アルゴリズム
ALS：二次救命処置，CPR：心肺蘇生，AED：自動体外式除細動器.
(日本蘇生協議会〈監〉：JRC 蘇生ガイドライン 2015．東京：医学書院；2016，p.49.)

●文献

1) 日本救急医療財団心肺蘇生法委員会（監）：改訂 5 版救急蘇生法の指針 2015（医療従事者用）．東京：へるす出版；2012．
2) 日本蘇生協議会（監）：JRC 蘇生ガイドライン 2015．東京：医学書院；2016．

出血性疾患

分類

出血性疾患（hemorrhagic disease）は⑪に示すように数多い．このなかで少量の出血であっても生命の危機を伴うものは頭蓋内出血であり，逆に大量の出血から予後を不良にするものは胸腔内または縦隔内出血，腹腔内または後腹膜出血，消化管出血，気道出血などである．

①頭蓋内出血：脳出血とくも膜下出血に分けられるが，前者では高血圧が，後者では脳動脈瘤破裂が主たる原因である．

②胸腔内または縦隔内出血：特発性血気胸や急性大動脈解離により引き起こされる．前者は肺尖部と胸壁との間に形成された血管性索状物が自然気胸の発生により引き裂かれ，この部からの出血が胸腔内へ

⑩ 出血性疾患の分類

出血部位	疾患名
頭蓋内出血	<u>脳出血，くも膜下出血</u>
眼底出血	
鼻出血	
胸腔内または縦隔内出血	<u>特発性血気胸，急性大動脈解離，破裂性胸部大動脈瘤</u>
気道出血	<u>気管支拡張症，肺結核，肺癌，肺化膿症，肺動脈瘤破裂，肺動静脈奇形，肺アスペルギルス症</u>
腹腔内または後腹膜出血	<u>子宮外妊娠破裂，卵巣出血，破裂性腹部大動脈瘤，肝癌破裂，特発性腹腔内出血</u>
消化管出血	上部：<u>胃・十二指腸潰瘍，Mallory–Weiss 症候群，食道静脈瘤破裂，急性胃粘膜病変（AGML）</u>，胃癌，膵頭部癌，乳頭周囲癌 下部：潰瘍性大腸炎，Crohn 病，腸結核，感染性腸炎，虚血性大腸炎，大腸癌，大腸憩室，大腸ポリープ，腸血管形成異常
尿路出血	腎・膀胱腫瘍，急性膀胱炎

下線は重要なものを示す.

⑪ 出血性疾患の症状・徴候

	症状	徴候
頭蓋内出血	頭痛，悪心，嘔吐，運動麻痺，知覚異常，失語症など	意識障害，瞳孔異常，項部硬直，うっ血乳頭，Kernig 徴候など
胸腔内または縦隔内出血	胸痛，呼吸困難，ショック症状*	呼吸音減弱，打診上濁音，眼瞼結膜貧血
気道出血	喀血，咳，呼吸困難	チアノーゼ，喘鳴，湿性ラ音，血管性雑音
腹腔内または後腹膜出血	腹痛，腹部膨隆，ショック症状*	腹部の波動，眼瞼結膜貧血
消化管出血	吐血，下血，ショック症状*	眼瞼結膜貧血

*ショックの5P症状（☞「ショック」p.267).

貯留したものであり，後者は解離腔に貯留した血液が縦隔内や胸腔内に漏出したものである.

③気道出血：肺の感染，炎症，腫瘍，血管性病変などに伴ってみられるが，最も多いのは気管支拡張症や肺結核，肺癌に伴うものである.

④腹腔内または後腹膜出血：腹部救急疾患のなかで消化管出血ほど頻度の高いものではないが，子宮外妊娠破裂や破裂性腹部大動脈瘤は鑑別診断上重要である.

⑤消化管出血：出血性疾患のなかで最もよくみられるが，なかでも胃・十二指腸潰瘍，Mallory–Weiss 症候群，食道静脈瘤破裂などの上部消化管出血は頻度も高く，鑑別診断のうえからも重要である.

病態

出血性疾患では出血をきたした部位により病態も異なる.

①頭蓋内出血：出血によって形成された脳実質内血腫や二次的脳浮腫の結果，頭蓋内圧亢進から脳ヘルニアをきたす．また，くも膜下出血では脳底槽や脳室内への出血の結果，急性水頭症をきたしたり，脳血管攣縮に基づく脳梗塞を引き起こす.

②胸腔内出血・縦隔内出血：それぞれ血胸，縦隔血腫がみられ，出血が多量になれば患者は出血性ショックに陥る．また胸腔内へ貯留した血液の量に応じて肺は虚脱し，肺胞低換気による低酸素血症が出現する.

③気道出血：血液が健常肺胞内の一部へ充満し，肺内シャントが増大するため低酸素血症をきたす．出血量が多くなれば急激に進行する呼吸不全から死に至ることもある.

④腹腔内または後腹膜出血：循環血液量の減少をもたらし，出血性ショックの病態を呈する．出血量が大量になれば腹部は膨隆し，腹腔内圧の上昇をきたし，腸管虚血や腎虚血を生じる（abdominal compartment syndrome）．また，横隔膜運動が制限されるため呼吸障害も伴う.

⑤消化管出血：出血量が少なければ徐々に進行する貧血を呈する程度であるが，出血量が大量であったり，出血の速度が凄い場合には出血性ショックに陥る．また，血液が消化管内で分解，吸収される結果，BUN は高値となる.

臨床症状・徴候 ⑪

①頭蓋内出血：頭痛，悪心，嘔吐，うっ血乳頭などの頭蓋内圧亢進症状・徴候のほか，巣症状としての運動麻痺や知覚異常，失語症，瞳孔異常などがみられる．くも膜下出血ではさらに項部硬直や Kernig 徴候などの髄膜刺激徴候もみられる.

②胸腔内または縦隔内出血：胸痛，呼吸困難，ショック症状，呼吸音減弱，打診上濁音，眼瞼結膜貧血などがみられる.

③気道出血：喀血，咳，呼吸困難，チアノーゼ，喘鳴などのほか，胸部聴診にて湿性ラ音を聴取する.

④腹腔内または後腹膜出血：腹痛，腹部膨隆，ショック症状のほか，眼瞼結膜貧血，腹部の波動がみられる.

⑤消化管出血：吐血，下血，ショック症状がみられ，眼瞼結膜は貧血を呈する.

鑑別診断

出血部位の診断は症状・徴候から容易なので，各部位における出血性疾患の鑑別が重要である.

①頭蓋内出血：頭部 CT 検査を行い，診断を確定する．くも膜下出血の場合には，脳血管撮影や MR

angiography を施行して，脳動脈瘤や動静脈奇形などの有無を確認する.

②胸腔内出血：胸部単純 X 線検査や胸部造影 CT 検査にて診断を確定する. 血管性病変では血管造影の適応となる.

③気道出血：既往歴，現病歴，胸部単純 X 線検査，胸部造影 CT 検査，気管支鏡検査，喀痰検査などから診断を確定する.

④腹腔内または後腹膜出血：腹部単純 X 線検査，腹部超音波検査，腹部造影 CT 検査，尿の妊娠反応，腹腔穿刺，Douglas 窩穿刺などで診断を確定する. 血管性病変の場合，全身状態が許せば血管造影を施行する.

⑤消化管出血：緊急内視鏡検査が最も有用であり，上部消化管出血のほとんどは鑑別診断が可能である. 下部消化管出血では，時に血管造影検査や RI 検査により診断が確定することがある.

治療

救急治療の基本処置

ショック症状を認める場合には静脈路を確保し，輸液，輸血，緊急薬剤（昇圧薬，強心薬，重炭酸ナトリウムなど）の使用を開始する. また，膀胱内にバルーンカテーテルを留置し，時間尿量を測定して輸液の指標とする. また意識障害や嘔吐などにより誤嚥の危険がある場合には，気管挿管により気道を確保したうえで酸素吸入を行う. 自発呼吸が不十分の場合には人工呼吸も必要である. そのほか，中心静脈ラインの挿入，中心静脈圧測定，心電図や動脈圧モニタリングなども必要に応じて施行する.

これらの救急治療は，出血の部位に関係なく行われる呼吸・循環管理の基本である.

出血部位による各救急治療法（⑫）

①頭蓋内出血：高血圧のコントロール，浸透圧利尿薬を用いた頭蓋内圧亢進症対策，緊急開頭術（血腫除去術，クリッピング術など），脳動脈瘤塞栓術が行われる.

②胸腔内または縦隔内出血：胸腔ドレナージや緊急開胸術（人工血管置換術など），経カテーテル動脈塞栓術，ステントグラフト内挿術が施行される.

③気道出血：気道内血液の吸引が重要であり，大量出血の場合には患側気管支をブロックしたり，経カテーテル動脈塞栓術や緊急開胸術により止血を図る. 高度な低酸素血症を伴う例では経皮的心肺補助装置（percutaneous cardiopulmonary support：PCPS）を導入する.

④腹腔内または後腹膜出血：原因が子宮外妊娠や破裂性腹部大動脈瘤の場合には緊急開腹術やステントグラフト内挿術の適応となる. 一方，肝癌破裂の場

⑫ 出血性疾患の救急治療

出血部位	救急治療
頭蓋内出血	気道確保，酸素吸入，人工呼吸，静脈路確保，輸液，血圧コントロール，浸透圧利尿薬，緊急開頭術，脳動脈瘤塞栓術
胸腔内または縦隔内出血	酸素吸入，静脈路確保，輸液，輸血，緊急薬剤使用，胸腔ドレナージ，緊急開胸術，経カテーテル動脈塞栓術，ステントグラフト内挿術
気道出血	気道確保，酸素吸入，人工呼吸，気道内吸引，静脈路確保，輸液，輸血，緊急薬剤使用，患側気管支ブロック，経カテーテル動脈塞栓術（気管支動脈），緊急開胸術，PCPS
腹腔内または後腹膜出血	静脈路確保，輸液，輸血，緊急薬剤使用，酸素吸入，経カテーテル動脈塞栓術（肝動脈），緊急開腹術，ステントグラフト内挿術
消化管出血	静脈路確保，輸液，輸血，緊急薬剤使用，気道確保，酸素吸入，Sengstaken–Blakemore チューブや胃管の挿入，内視鏡下治療（静脈瘤結紮術，硬化療法，クリッピング，レーザー照射，高張 Na エピネフリン〈HSE〉局注など），塞栓療法（食道静脈瘤），緊急開腹術（時に緊急開胸術）

下線は重要なものを示す.

合には肝動脈の経カテーテル動脈塞栓術が施行される.

⑤消化管出血：疾患により対処法が異なる.

食道静脈瘤破裂：内視鏡的静脈瘤結紮術（endoscopic variceal ligation：EVL）が第一選択となる. Sengstaken–Blakemore チューブを用いていったん止血を図り，全身状態を改善させた後，内視鏡的治療法や塞栓療法を施行することもある.

胃・十二指腸潰瘍：最近ではクリッピングによる止血が主流であるが，その他レーザー照射や高張 Na エピネフリン（hypertonic saline epinephrine HSE）局注，トロンビン散布などの内視鏡的止血法を施行し，プロトンポンプインヒビター（PPI）ヒスタミン H2 受容体拮抗薬，制酸薬などの内科的治療を併用する. 止血困難あるいは反復出血する症例では，外科的治療の適応となる.

Mallory–Weiss 症候群：胃洗浄と止血薬散布，内科治療によりほとんどの症例が治療可能であるが，止血困難症例に対しては外科的治療が選択される

下部消化管出血：まず内科的治療を施行し，止血が得られない症例に対して interventional angiography や外科的治療が行われる.

急性腹症 （☞ Vol. 4 p.260）

概念

●腹痛を主訴として急激に発症し，時に緊急手術を要とする腹部救急疾患を総称して急性腹症（acute

abdomen）という.

● 緊急手術を要するか否かの判断と，疾患や病態に応じた適切な初期治療が大切である.

分類

急性腹症の分類を**⑬**に示す.

①消化管の穿孔：胃（潰瘍，癌），十二指腸（潰瘍），小腸（腫瘍，憩室），虫垂（炎症，腫瘍），大腸（憩室，腫瘍，特発性）などがある.

②消化管の通過障害（腸閉塞）：腸管の循環障害を伴う複雑性イレウスとこれを伴わない単純性イレウスがある.

③消化管の潰瘍：胃・十二指腸に好発するが，特に脳血管障害に伴うものを Cushing 潰瘍，熱傷に伴うものを Curling 潰瘍と呼んでいる.

④腹腔内臓器の炎症：実質臓器や管腔臓器の急性炎症または慢性炎症の急性増悪によるものであり，日常臨床上，最もよくみられる.

⑤結石性病変：胆道や膵，尿路の結石により発症する.

⑥血管性病変：破裂性腹部大動脈瘤や急性腸間膜血管閉塞症がよく知られる.

⑦女性生殖器病変：子宮外妊娠破裂，卵巣腫瘍茎捻転，骨盤内炎症性疾患（pelvic inflammatory disease：PID）などがある.

以上が，それぞれ鑑別診断上重要である. また，腹部以外の疾患で腹痛を認める場合も数多いので，診療

にあたっては注意しなければならない.

病態

消化管の穿孔では消化管内容物の腹腔内漏出の結果，急性腹膜炎を発生する. 大腸穿孔ではグラム陰性桿菌や嫌気性菌による重篤な腹膜炎をきたすため，迅速かつ的確な治療が行われないと予後不良である.

イレウスのうち，複雑性イレウスでは腸管壊死の進行に伴い，急性腹膜炎を合併してショックや臓器不全を呈するが，単純性イレウスでは一般状態は比較的保たれる.

胃潰瘍や十二指腸潰瘍は穿孔すれば穿孔性腹膜炎となり，大量の出血を伴えば出血性ショックとなる.

腹腔内臓器の炎症のうち急性腹膜炎を伴うものは，急性胆嚢炎，急性膵炎，憩室炎，急性虫垂炎などであり，そのほか急性肝炎では肝不全と凝固異常を，急性胆管炎や腎盂炎では敗血症をそれぞれ伴うことがある.

結石性病変では胆汁や尿のうっ滞に伴い，感染や炎症を引き起こす.

血管性病変のうち破裂性腹部大動脈瘤では後腹膜出血や腹腔内出血をきたし，出血性ショックや貧血に陥る. また，急性腸間膜血管閉塞症では腸管壊死から腹膜炎をきたし，敗血症性ショック・多臓器不全を呈する.

女性生殖器病変のうち，子宮外妊娠破裂や卵巣出血では出血性ショックや貧血をきたし，付属器炎では骨盤腹膜炎を呈する.

臨床症状・徴候

腹痛は管腔臓器の平滑筋内や実質臓器の被膜に分布する知覚神経が刺激されて生じる内臓痛と，腹膜，腸間膜，横隔膜などに分布する知覚神経が刺激されて生ずる体性痛に分けられる. 前者は鈍痛，疝痛（せんつう）が間欠的に出現するのが特徴で，急性胃炎，胃・十二指腸潰瘍，胆石症，単純性イレウス，急性腸炎，尿管結石などでみられる. 一方，後者は激痛が持続するのが特徴で，穿孔性腹膜炎，急性腸間膜血管閉塞症，複雑性イレウスなどでみられる. また，腹腔内病変部位からまったく離れた部位に関連痛をみることがあり，胆石症や胆嚢炎における右肩痛や右背部痛，急性膵炎における背部痛，破裂性腹部大動脈瘤における腰部痛などがよく知られている.

随伴症状としてショックを伴うものは，破裂性腹部大動脈瘤，子宮外妊娠破裂，卵巣出血，大腸穿孔，腸間膜血管閉塞症，急性膵炎，複雑性イレウスなどであり，悪心・嘔吐を伴うものは内臓痛性疾患やイレウスである. また黄疸は肝炎や胆道疾患でみられ，下痢は大腸炎や骨盤腹膜炎，食中毒でみられる. そのほか，下血は胃・十二指腸潰瘍（タール便），潰瘍性大腸炎，虚血性大腸炎，憩室炎（鮮血便），腸重積，腸間膜血

⑬ 急性腹症の分類

分類	疾患名
消化管の穿孔	胃（潰瘍，癌），十二指腸（潰瘍），小腸（腫瘍，憩室），虫垂（炎症，腫瘍），大腸（憩室，腫瘍，特発性）
消化管の通過障害	複雑性イレウス：絞扼性イレウス，腸重積，嵌頓ヘルニア，S状結腸軸捻転 単純性イレウス：癒着性イレウス，腫瘍や糞塊によるイレウス
消化管の潰瘍	胃潰瘍，十二指腸潰瘍，潰瘍性大腸炎
腹腔内臓器の炎症	急性肝炎，急性胆嚢炎，急性胆管炎，急性膵炎，腎盂炎，膀胱炎，急性胃炎，急性腸炎，憩室炎（十二指腸，Meckel 憩室，大腸），急性虫垂炎，腸間膜リンパ節炎，Crohn 病
結石性病変	胆石，総胆管結石，腎結石，尿管結石
血管性病変	破裂性腹部大動脈瘤，急性腸間膜血管閉塞症
女性生殖器病変	子宮外妊娠破裂，卵巣腫瘍茎捻転，卵巣出血，付属器炎，子宮内膜症，骨盤腹膜炎
腹部以外の疾患	急性心筋梗塞，狭心症，急性大動脈解離，肺炎，胸膜炎，帯状疱疹，血液疾患，膠原病など

下線は重要なものを示す.

⑭ 急性腹症における腹部身体診察所見

所見			診断
視診	腹部膨隆		イレウス，破裂性腹部大動脈瘤
	手術痕		癒着性イレウス
	鼠径部腫瘤		鼠径ヘルニア嵌頓，大腿ヘルニア嵌頓
	Cullen 徴候[*1]，Grey–Turner 徴候[*2]		急性膵炎
	咳試験[*3]		急性虫垂炎，急性腹膜炎
触診	筋性防御[*4]，Blumberg 徴候[*5]		限局性腹膜炎，汎発性腹膜炎
	圧痛点		急性虫垂炎（McBurney[*6]）
	波動		子宮外妊娠破裂，卵巣出血
	腫瘤	無拍動性	癌，腸重積，卵巣腫瘍茎捻転，急性虫垂炎，急性胆嚢炎
		拍動性	破裂性腹部大動脈瘤
打診	鼓音		イレウス，消化管穿孔
	濁音		腹腔内出血，腹水
	肺肝境界の消失		消化管穿孔，Chilaiditi 症候群
聴診	腸グル音	亢進（金属性，有響性）	複雑性イレウス，単純性イレウス
		消失	麻痺性イレウス，汎発性腹膜炎
	血管性雑音		破裂性腹部大動脈瘤

[*1] 臍周囲の溢血性変化.
[*2] 側腹部の溢血性変化.
[*3] 患者に咳をさせることで腹痛が出現するかどうかをみる.
[*4] 腹膜刺激徴候．腹部触診時に腹壁筋肉が反射性に緊張亢進すること（板状硬）.
[*5] 腹膜刺激徴候．ゆっくりと腹部を圧迫し，急に手を離したときに腹痛が増強する徴候で，rebound tenderness ともいう.
[*6] 右臍棘線上，上前腸骨棘より 1/3 の点.

管閉塞症（粘血便）などでみられ，血尿は尿路結石に伴う.

急性腹症を診断するうえで腹部身体診察所見はきわめて重要であり，これをまとめて⑭に示した.

鑑別診断

以上の症状，徴候からある程度の鑑別は可能であるが，診断を確定するためには各種の検査が必要である（⑮）.

① 血液検査：白血球増加（急性炎症，イレウス），ヘモグロビン値・ヘマトクリット値低下（出血性疾患），アミラーゼ値上昇（急性膵炎），ビリルビン値上昇（急性肝炎，胆道疾患），プロカルシトニン値上昇（敗血症〈細菌性〉）などが有用である.

② 尿検査：潜血反応陽性，赤血球数増加（尿路結石），白血球数増加（腎盂炎，膀胱炎），妊娠反応陽性（子宮外妊娠破裂）が重要である.

③ 単純 X 線検査：腹腔内遊離ガス像（消化管穿孔），腹腔内液体貯留（腹腔内出血，腹水），異常石灰化陰影（胆石，尿路結石など）のほか，異常ガス像として，拡張した小腸ガス像と鏡面像形成（イレウス），コーヒー豆徴候（S 状結腸軸捻転），sentinel loop sign（急性膵炎，急性虫垂炎）などが重要である.

④ 腹腔穿刺：穿刺液の性状から腹腔内病変を推測しうる.

⑤ 排泄性腎盂膀胱造影および胆道造影：それぞれ尿路結石，胆道結石に対して高い診断的価値を有している.

⑥ 超音波検査および CT スキャン：肝，胆，膵，腎，脾などの疾患のほか，卵巣や大動脈疾患の診断に有用である.

⑦ 血管造影：血管性病変，すなわち破裂性腹部大動脈瘤や腸間膜動脈閉塞症などの診断に威力を発揮する.

⑧ 内視鏡検査：上部・下部消化管の精密検査に欠くことができず，S 状結腸軸捻転の場合には診断のみならず，非観血的治療手段としても用いられる.

⑨ 消化管造影：消化管穿孔の疑われる急性期では適応とならないが，経過観察の後に施行され，診断の確定に役立っている.

救急治療

ショック症状を呈する腹痛患者では，ショックに対する救急治療が直ちに開始されなければならない.

すなわち，14～18 G の静脈内留置カテーテルを挿入し，晶質液（乳酸リンゲル，酢酸リンゲル，重炭酸リンゲル）の急速輸注を開始するとともに，酸素吸入を行う．膀胱内にバルーンカテーテルを留置して，時間尿量，尿比重を測定する．心電図モニターがあれば，これを装着する．血液ガス分析が可能ならば，この結果をもとに代謝性アシドーシスを補正し，なおも血圧

⑮ 腹痛の鑑別に必要な検査

検査項目		異常所見	診断
血液		白血球増加	急性腹膜炎，急性虫垂炎，イレウス，炎症性疾患
		Hb，Ht 低下	破裂性腹部大動脈瘤，子宮外妊娠破裂，卵巣出血
		アミラーゼ値上昇	急性膵炎
		ビリルビン値上昇	胆道疾患，急性肝炎
		ALT 値上昇	急性肝炎
		AST，CK，LD 値上昇	急性心筋梗塞
		プロカルシトニン値上昇	敗血症（細菌性）
尿		潜血反応陽性，赤血球数増加	尿路結石
		白血球数増加	腎盂炎，膀胱炎
		妊娠反応陽性	子宮外妊娠破裂
単純 X 線		腹腔内遊離ガス像*1	消化管穿孔
		拡張した小腸ガス像，鏡面像形成	複雑性イレウス，単純性イレウス
		コーヒー豆徴候	S 状結腸軸捻転
		sentinel loop sign*2	急性膵炎，急性虫垂炎
		異常石灰化陰影	胆石，尿路結石，虫垂結石，膵石，卵巣嚢腫，破裂性腹部大動脈瘤
		腹腔内液体貯留像*3	腹腔内出血，腹水
腹腔穿刺		血液，血性	腹腔内出血，急性膵炎，腸間膜血管閉塞症
		膿性	穿孔性腹膜炎，骨盤腹膜炎
		胆汁様	壊疽性胆嚢炎，十二指腸潰瘍穿孔
排泄性腎盂膀胱造影			尿路結石
胆道造影			胆道結石
超音波検査，CT スキャン			肝，胆，膵，腎，脾，卵巣，大動脈疾患
血管造影			腸間膜動脈閉塞症，破裂性腹部大動脈瘤
内視鏡検査	上部消化管		胃・十二指腸潰瘍，胃炎
	下部消化管		S 状結腸軸捻転，大腸癌，潰瘍性大腸炎
消化管造影	上部消化管		胃・十二指腸潰瘍
	下部消化管		大腸イレウス，憩室症，腸重積

*1 横隔膜下ガス像（胸部立位），肝右葉外側ガス像（左側臥位腹部前後像），football sign，falciform ligament sign．
*2 限局性の小腸ガス像（限局性腹膜炎でみられる）．
*3 傍結腸溝開大，肝角消失，小骨盤腔内のすりガラス状陰影，dog's ears sign，floating sign．
下線は重要なものを示す．

上昇が得られなければ，昇圧薬や強心薬の使用を開始する．

　貧血が進行する出血性ショックの場合，迅速な血液型判定と交差試験を行い，緊急輸血を開始しなければならない．

　腹膜炎やイレウスの場合，禁飲食とし，経鼻胃管またはイレウス管と膀胱内留置カテーテルを挿入して晶質液の輸注を開始する．鎮痛薬のほか抗菌薬の使用も必須である．

　破裂性腹部大動脈瘤，穿孔性腹膜炎，子宮外妊娠破裂，卵巣出血，急性腸間膜血管閉塞症，複雑性イレウス，急性虫垂炎などでは緊急手術を施行しなければならない．その他の疾患では一応，保存的治療にて経過観察することが可能である．

　また，急性胃腸炎や膀胱炎などで，特に合併症も認めなければ，内服薬を処方して外来通院としても支障はない．

（益子邦洋）

● 文献

1) 益子邦洋ほか：ER 救急ハンドブック，改訂第 2 版．東京：インターメディカ；2006．
2) 益子邦洋（監訳）：一目でわかるクリティカルケア．東京：メディカル・サイエンス・インターナショナル；2006．
3) 益子邦洋ほか（編）：総合診療マニュアル．京都：金芳堂；2010．

多臓器不全

概念

● 多臓器不全（multiple organ failure〈MOF〉）とは，中枢神経，心，肺，肝，腎，消化管，凝固系，免疫系などの重要臓器や系が同時に，あるいは短時間のうちに次々と機能不全に陥る病態である．
● 多臓器不全に陥ると人工呼吸器をはじめとする人工臓器補助が必要となるため，集中治療室（intensive care unit：ICU）での集中治療が不可欠である．
● 多臓器不全はさまざまな原因で起こりうるが，臓器不全数が増加するほど死亡率は上昇する．そのため，

⑪⑥ SOFA（Sequential Organ Failure Assessment）スコア

臓器システム		スコア				
		0	1	2	3	4
呼吸	PaO₂/FiO₂	≧400	<400	<300	<200 ＋人工呼吸	<100 ＋人工呼吸
凝固	血小板数（x10³/μL）	≧150	<150	<100	<50	<20
肝	総ビリルビン（mg/dL）	<1.2	1.2〜1.9	2.0〜5.9	6.0〜11.9	>12.0
心血管	平均血圧（MAP） カテコールアミン	MAP≧70	MAP<70	ドパミン<5 or ドブタミン	ドパミン5.1〜15 or エピネフリン≦0.1 or ノルエピネフリン≦0.1	ドパミン>15 or エピネフリン>0.1 or ノルエピネフリン>0.1
中枢神経	GCS	15	13〜14	10〜12	6〜9	<6
腎	クレアチニン（mg/dL）	<1.2	1.2〜1.9	2.0〜3.4	3.5〜4.9	>5.0
	尿量（mL/日）				<500	<200

GCS：Glasgow coma scale.

（Vincent JL, et al：The SOFA（Sepsis-related Organ Failure Assessment）score to describe organ dysfunction/failure. *Intensive Care Med* 1996：22：707.）

臓器不全に陥る前の臓器障害（organ dysfunction）の段階で治療を開始することが重要であるとの考えから，近年では多臓器障害症候群（multiple organ dysfunction syndrome：MODS）という用語も用いられる．

●多臓器障害/不全の重症度を客観的に評価する指標として Sequential Organ Failure Assessment（SOFA）スコア（1996 年）が考案され，国際的に広く用いられている（⑪⑥）．

病因

病因は多岐にわたるが，最も多い原因は敗血症（sepsis）であり，多臓器不全の約 60〜70 ％が敗血症性多臓器不全（septic MOF）とされている．

敗血症は 2016 年に国際定義が改訂され，「感染に対する制御不十分な生体反応に起因する生命に危機を及ぼす臓器障害」と定義された．そして臓器障害の診断は，「感染を契機に総 SOFA スコアが 2 ポイント以上，上昇した場合」とされている．

さらに敗血症性ショック（septic shock）は，「急性循環不全により細胞傷害および代謝異常が重度となり，死亡率を増加させる可能性のある状態」と定義された．そして，敗血症性ショックの診断基準は，「適切な輸液負荷にもかかわらず，平均血圧 65 mmHg 以上を保つために循環作動薬を必要とし，かつ血中乳酸値（lactate）>2 mmol/L（18 mg/dL）以上を認める場合」とされた．

細菌感染だけでなく，ウイルス感染も敗血症性多臓器不全の原因となる．インフルエンザウイルス感染では，しばしば重篤な呼吸不全や意識障害を発症する．劇症肝炎の多くはウイルス感染によって起きるが，急激な肝機能障害に引き続き，腎不全や呼吸不全などの多臓器不全へ進展する．

また，重症急性膵炎や多発外傷は感染によらない全身性炎症反応症候群（systemic inflammatory response syndrome：SIRS）を引き起こす病態であり，敗血症と同様に多臓器不全の原因となる．

次に多い原因は，出血や高度脱水による循環血液量減少性ショック（hypovolemic shock）や，心筋梗塞や劇症型心筋炎などによる心原性ショック（cardiogenic shock）などの臓器灌流の低下（いわゆるショック）である．また，心肺停止蘇生後や血栓・塞栓症解除後の虚血/再灌流障害（ischemia/reperfusion injury：IRI）も多臓器不全発症の原因となる．

頻度は低いが，呼吸不全による低酸素血症（hypoxemia）の持続や，多発血管炎をはじめとする全身性の自己免疫疾患や血栓性多発血管炎（thrombotic microangiopathy：TMA），播種性血管内凝固症候群（disseminated intravascular coagulation：DIC），腹圧上昇による腹部コンパートメント症候群なども多臓器不全の原因となる．

病態生理

多臓器不全の本態は，重要臓器を形成する細胞機能の不全ととらえることができる．その原因として細胞が機能を維持するために必要な酸素が組織へ到達しない状態（組織低酸素〈hypoxia〉）や，酸素を有効に利用できない状態などが考えられている．組織での酸素不足や酸素利用の低下は，組織酸素代謝失調（dysoxia）と呼ばれている．これらの酸素利用障害が持続するとネクローシスやアポトーシスなどの細胞死が引き起こされ，不可逆的な臓器不全へと進展する．

一方，敗血症における臓器不全の病態生理に，感染に対する過剰な免疫反応が深く関与していることが知られている．体内へ侵入した細菌やウイルスに，その構成成分やエンドトキシンなどの毒素（病原微生物

内科学総論

5

治療学

関連分子パターン〈pathogen-associated molecular patterns：PAMPs〉）が単球や樹状細胞上にある受容体（pattern recognition receptors：PRRs）で認識され、免疫担当細胞から各種のサイトカインが産生される。これらの生体反応（自然免疫の活性化）が過剰に起こると、血中でサイトカインが高値となり（高サイトカイン血症）、発熱や頻脈、頻呼吸などの全身性炎症反応を起こす。活性化されたサイトカインは、全身の血管内皮障害や、好中球、凝固系の活性化を引き起こし、さまざまな液性因子（メディエータ）が産生されることで血管拡張や心機能の低下が生じ、ショックや臓器灌流異常により組織酸素代謝失調が引き起こされる。また、凝固系の活性化は DIC へ進展し、形成された微小血栓が臓器灌流低下の一因となる。

同じような自然免疫の活性化とそれに起因する臓器障害は、感染のみでなく多発外傷や重症急性膵炎でも引き起こされる。これらの場合、障害された組織や細胞から流出した体内物質（ダメージ関連分子パターン〈damage-associated molecular patterns：DAMPs〉）によって自然免疫が活性化される。

虚血/再灌流障害では、再灌流の際に生じる大量の活性酸素が血管内皮や重要臓器細胞を障害し、臓器不全を引き起こすと考えられている。

臨床症状

多臓器不全の臨床像は多彩であり、多くは症候群としてとらえられる。

中枢神経の異常は、低酸素性あるいは代謝性意識障害として現れる。意識障害は Glasgow coma scale（GCS）で評価する。

循環不全の臨床像は、いわゆるショック（shock）と呼ばれる。ショックでは、低血圧、頻脈、精神状態の変化、毛細血管再充満時間の遅延、尿量減少、皮膚および四肢末梢の冷感などの症状を呈する。通常、収縮期血圧が 90 mmHg 以下、あるいは通常よりも 40 mmHg 以上の低下がある場合をショックとしているが、低血圧はショックの症状の一つであり、必ずしも低血圧を伴わなくてもよい。2007 年の国際カンファレンスでは、ショックを「必要な量の酸素が供給、あるいは利用されずに組織酸素代謝失調（dysoxia）に陥り、生命に危機を及ぼす全身的な血流の異常分布」と定義している。そして組織酸素代謝失調の重要なマーカーとして血中乳酸値（正常値：2 mmol/L 未満）の高値をあげており、その測定を推奨している。

呼吸不全の臨床像は、急性呼吸窮迫症候群（acute respiratory distress syndrome：ARDS）と呼ばれる。肺血管透過性亢進による非心原性肺水腫がその本態である。診断には 2012 年に公表されたベルリン定義が用いられる。この定義では、1 週間以内に発症した急性呼吸不全で、胸部 X 線像で両側浸潤影を認め、心原性肺水腫が否定される場合に ARDS と診断する。そして、呼気終末期陽圧（positive end-expiratory pressure：PEEP）5 cmH$_2$O 以上の条件下で、動脈血酸素分圧（PaO$_2$）と吸入酸素濃度（F$_1$O$_2$）の比（P/F 比）が、200～300 を mild、100～200 を moderate、100 以下を severe ARDS と診断する。

多臓器不全における肝不全は、血液凝固因子の低下やビリルビンの上昇が主体である。劇症肝炎やうっ血性肝不全では、広汎な肝細胞壊死による、肝逸脱酵素（AST、ALT）の急上昇が認められる。

腎不全の臨床像は、近年、急性腎障害（acute kidney injury：AKI）と呼ばれている。AKI は、2012 年に公表された KDIGO 分類で、尿量の減少と血清クレアチニン値の上昇により stage 1～3 に分類される。stage 3 では腎補助療法を必要とすることが多い。

消化管不全は、消化管出血や下痢、麻痺性イレウスなどが主な症状である。虚血/再灌流障害による腸管粘膜異常は、腸管バリアの破綻から腸内細菌の体内への侵入を許し、菌血症発症の原因となる。このような病態を bacterial translocation（BT）と称している。

凝固系の臨床像は DIC であり、微小血栓形成による血小板や凝固因子の低下と線溶系活性化による出血傾向や、血流障害による臓器障害が認められる。敗血症性 DIC では、線溶系はむしろ抑制されるため出血症状を呈することは少なく、臓器灌流異常による臓器障害が前面に出るのが特徴である。

免疫系の異常は、近年、敗血症で注目されている病態である。敗血症初期には自然免疫の活性化による全身性炎症反応が主であるが、後期にはむしろ獲得免疫を中心とした免疫能の低下が起こり、新たな感染の発症や感染コントロールが不良となり、最終的には死に至ることが問題となっている。

治療

多臓器不全の治療では、人工呼吸や腎補助療法などの人工補助療法が不可欠であるが、原因となっている病態に対する治療と、さらなる臓器不全の進展を阻止するための全身管理が重要である。

組織低酸素を是正するための酸素投与、必要であれば人工呼吸管理を開始し、臓器灌流異常に対しては適切な輸液（場合によっては輸血）投与と血管作動薬による循環管理を行う。

最も多い原因である敗血症性ショックにおいては、まず輸液ラインを確保して、血液培養検体（2 セット）を採取し、血中乳酸値を測定する。初期輸液として 30 mL/kg の電解質液輸液の急速投与を開始する。また、診断から 1 時間以内に抗菌薬投与と、輸液に不応の低血圧に対しては血管収縮薬であるノルエピネフリ

ンやバソプレシンを投与する．また，血中乳酸値を低下させることを循環管理の目標とする．

ARDSに対する人工呼吸管理では，1回換気量を6 mL/kg以下，吸気圧を25 cmH$_2$O以下にし，比較的高いPEEPを用いて肺胞虚脱を予防する肺保護戦略に基づいた管理が推奨されている．

尿量減少や，電解質異常，酸・塩基平衡異常がみられる場合は腎補助療法を導入する．循環動態が不安定な患者では，24時間緩徐に施行する持続的血液濾過透析（continuous hemodiafiltration：CHDF）が施行される．

ほかに，早期からの経腸栄養や，廃用による筋萎縮を防ぐためのリハビリテーションが，多臓器不全患者の長期予後を改善するとして推奨されている．

腎不全

概念

- 腎不全（renal failure）とは，腎機能が低下することにより，体外へ排泄されるべき水分や代謝産物が体内に蓄積し，体液異常や水分・電解質異常，酸・塩基平衡異常，高窒素血症などを呈する状態である．放置すると，溢水や高カリウム血症，意識障害などに陥り致命的となる．
- 主に糸球体病変や腎血管病変により腎機能が徐々に低下する慢性腎不全（chronic renal failure：CRF）と，腎血流の低下や腎毒性物質などにより尿細管が障害され，短期間に急激に腎機能が悪化する急性腎不全（acute renal failure：ARF）に分類される．
- 慢性腎不全に多くの場合不可逆的であり，生命維持のために血液透析や腹膜透析などの腎代替療法（renal replacement therapy：RRT）を生涯必要とする．あるいは，腎移植が必要である．
- 急性腎不全に，原因となった病態や疾患が治療されれば，ほぼ元の腎機能まで回復する点で，慢性腎不全と異なる．最近，急性腎不全は，急性腎障害（acute kidney injury：AKI）と呼ばれている．急性腎障害は，急性の腎機能の低下を，軽度のクレアチニンの上昇や尿量の減少から腎代替療法が必要な腎不全までの連続的な病態としてとらえ，早期診断や早期治療によって生命予後や腎予後（慢性腎不全への移行）を改善することを目的とした概念である．2016年に国際腎臓病予後改善委員会（Kidney Disease：Improving Global Outcomes：KDIGO）によって急性腎障害の定義（⑰）と病期分類（⑱）が提唱された．

病因

慢性腎不全の原因となる病態は慢性腎臓病（chronic kidney disease：CKD）と呼ばれている．以前は慢性

⑰ 急性腎障害（AKI）の定義（KDIGO基準）

以下のいずれかを満たす

- ・48時間以内に血清クレアチニン値が≧0.3 mg/dL上昇した場合
- ・血清クレアチニン値がそれ以前7日以内にわかっていたか予想される基礎値より≧1.5倍の増加があった場合
- ・尿量が6時間にわたって<0.5 mL/kg/時に減少した場合

(Kidney Disease：Improving Global Outcomes（KDIGO）Acute Kidney Injury Work Group：KDIGO Clinical Practice Guideline for Acute Kidney Injury. *Kidney Inter Suppl* 2012：2：1)

⑱ 急性腎障害（AKI）の病期分類（KDIGO分類）

病期	血清クレアチニン	尿量
1	基礎値の1.5～1.9倍 または ≧0.3 mg/dLの増加	6～12時間で<0.5 mL/kg/時
2	基礎値の2.0～2.9倍	12時間以上で<0.5 mL/kg/時
3	基礎値の3倍 または ≧4.0 mg/dLの増加 または 腎代替療法の開始	24時間以上で<0.3 mL/kg/時 または 12時間以上の無尿

(Kidney Disease：Improving Global Outcomes（KDIGO）Acute Kidney Injury Work Group：KDIGO Clinical Practice Guideline for Acute Kidney Injury. *Kidney Inter Suppl* 2012：2：1)

糸球体腎炎が最も多かったが，近年原因として最も多いのは糖尿病性腎症である．2016年の日本透析医学会による調査によれば，新規透析導入患者の原疾患として最も多かったのは糖尿病性腎症（43.2％）であり，次いで慢性糸球体腎炎（15.7％），腎硬化症（14.4％），多発性嚢胞腎（2.2％）などとなっている．

一方，急性腎障害の原因は多岐にわたる．臓器灌流の低下による急性腎障害，いわゆる腎前性の原因としてはショック，敗血症，熱傷，外傷をはじめ，心臓血管手術後などがあげられる．

腎そのものが障害される，いわゆる腎性では急性糸球体腎炎，急性間質性腎炎などの腎疾患や，血管炎などの自己免疫疾患，溶血性尿毒症症候群（hemolytic uremic syndrome：HUS）や血栓性血小板減少性紫斑病（thrombotic thrombocytopenic purpura：TTP）などの血栓性微小血管症（thrombotic microangiopathy：TMA）などがある．

また，腎毒性の原因として横紋筋融解症（rhabdomyolysis）によるミオグロビンや，溶血によるヘモグロビン，造影剤やアミノグリコシド系薬物，抗癌薬（シスプラチン）などの薬物性の急性腎障害も比較的頻度が高い．

腎後性腎障害は，尿路結石や腫瘍などによる尿路の物理的閉塞による．

最近のICUにおける急性腎障害の国際調査では，

ICU入室患者の約半数が急性腎障害を発症しており，その原因として最も多かったのは敗血症（40.7 %），次いで循環血液量の減少（34.1 %），薬剤関連（14.4 %）と報告されている．

病態生理

慢性腎不全の病態生理は，糸球体病変や腎血管の狭窄，閉塞に起因するネフロンの減少であり，早期に治療を行わなければ，徐々に進行して不可逆的な変化を起こし，最終的には腎機能が廃絶する．

急性腎不全の病態生理は，主に虚血による急性尿細管壊死であるとされている．加えて，敗血症では炎症性サイトカインによって活性化された好中球による血管内皮障害や，凝固系活性化による血栓形成などにより，腎機能が障害される．しかし，尿細管細胞は再生可能であり，原因病態の治療によって腎血流が改善し，炎症反応が鎮静化することで，再び腎機能が回復することが多い．

腎後性腎不全では，腎瘻やステント留置により閉塞を解除することで，早期であれば速やかに腎機能が回復する．しかし，完全閉塞から長時間たつと回復しないため，早期診断と処置が重要である．

臨床症状

腎不全の症状は，体液貯留による浮腫，電解質異常（特に高カリウム血症）による不整脈や骨代謝異常（低カルシウム血症と高リン血症），酸・塩基平衡異常（代謝性アシドーシス），尿毒症物質の貯留による食欲低下や意識障害などがある．加えて，腎臓は内分泌機能にも関与しており，エリスロポエチン減少による腎性貧血が認められる．

溢水による肺水腫，高カリウム血症，著明な代謝性アシドーシス，尿毒症性昏睡は致死的な合併症であり，これらの場合は緊急の腎代替療法が必要である．

診断

腎不全の診断には，血清クレアチニン値，Na，K，Clなどの電解質，血液ガス分析によるpH，HCO_3^-，BE，尿一般検査が必須である．また，急性腎障害の病期の診断には尿量が必須であり，尿道カテーテルを留置して時間尿量をチェックする．

画像診断では，胸部X線像による肺うっ血や心拡大（cardiothoracic ratio：CTR）の評価，腹部エコーによる腎後性腎不全の有無，心エコーによる前負荷所見と心機能検査が必要である．

急性腎障害では，尿中や血中のバイオマーカーであるneutrophil gelatinase-associated lipocalin（NGAL），L-type fatty acid-binding protein（L-FABP），シスタチンCなどの測定が，早期診断に有用な可能性がある．

治療

慢性腎臓病では，原因となる糖尿病や高血圧などの生活習慣病への対策を通して，腎不全への進展を防止することが重要である．

慢性腎不全に対する治療は，腎代替療法がその中心となる．腎代替療法には，体外循環を用いる血液透析（hemodialysis：HD）や血液濾過（hemofiltration：HF），この両者を組み合わせた血液濾過透析（hemodiafiltration：HDF）と，体外循環を行わない腹膜透析（peritoneal dialysis：PD）がある．現在，わが国の腎代替療法を受けている慢性腎不全患者は約33万人であるが，そのほとんどが血液透析を受けており，腹膜透析はわずか2.7 %と少ない．

急性腎不全に対する治療は，原因となった病態への治療が優先される．循環血液量減少性ショックでは十分な輸液と血圧の維持が，心原性ショックによる急性腎不全では強心薬や利尿薬投与が行われる．

敗血症性ショックでは，初期輸液（30 mL/kgの晶質液投与）と血管収縮薬による血圧の維持に加え，診断から1時間以内の広域抗菌薬の投与が推奨されている．腎後性腎不全では，腎瘻や尿管ステント留置による尿路閉塞の解除が優先される．

尿量の減少や電解質，酸・塩基平衡異常に対しては腎代替療法が施行される．急性腎不全患者は背景病態としてショックや敗血症などの重篤な病態を伴うことが多いため，24時間持続して施行する持続腎代替療法（continuous renal replacement therapy：CRRT）が施行されることが多い．なかでも持続的血液濾過透析（continuous hemodiafiltration：CHDF）は循環動態に与える影響が少なく，緩徐に体液や電解質バランスを維持できるため，循環動態不安定な患者に対して頻用される．

（織田成人）

リハビリテーション

リハビリテーションの概念

リハビリテーションの定義

リハビリテーション（rehabilitation）は世界保健機関によって，以下のように定義されている．
「リハビリテーションは能力低下やその状態を改善し，障害者の社会的統合を達成するためのあらゆる手段を含んでいる．リハビリテーションは障害者が環境に適応するための訓練を行うばかりでなく，障害者の社会統合を促すために全体としての環境や社会に手を加えることも目的とする．そして，障害者自身，家族，そして彼らの住んでいる地域社会が，リハビリテー

⓫⑲ 地域リハビリテーションの定義と活動指針

定義

地域リハビリテーションとは，障害のある子どもや成人・高齢者とその家族が，住み慣れたところで，一生安全に，その人らしくいきいきとした生活ができるよう，保健・医療・福祉・介護および地域住民を含め生活にかかわるあらゆる人々や機関・組織がリハビリテーションの立場から協力し合って行う活動のすべてをいう．

活動指針

地域リハビリテーションは，障害のあるすべての人々や高齢者にリハビリテーションが適切に提供され，インクルーシブ社会を創生することを目標とする．この目的を達成するため，当面，以下のことが活動の指針となる．

1. 障害の発生は予防することが大切であり，リハビリテーション関係機関や専門職は，介護予防にかかわる諸活動（地域リハビリテーション活動支援事業など）に積極的にかかわっていくことが求められる．また，災害などによる避難生活で生じる生活機能の低下にもリハビリテーションが活用されるべきである．
2. あらゆるライフステージに対応してリハビリテーションサービスが総合的かつ継続的に提供できる支援システムを地域につくっていくことが求められる．ことに医療においては，廃用症候の予防および生活機能改善のため，疾病や障害が発生した当初よりリハビリテーションサービスが提供されることが重要であり，そのサービスは急性期から回復期，生活期へと遅滞なく効率的に継続される必要がある．
3. さらに，機能や活動能力の改善が困難な人々に対しても，できうる限り社会参加を促し，また生ある限り人間らしく過ごせるよう支援がなされなければならない．
4. 加えて，一般の人々や活動に加わる人が障害を負うことや年をとることを家族や自分自身の問題としてとらえるよう啓発されることが必要である．
5. 今後は，専門的サービスのみでなく，認知症カフェ活動・認知症サポーター・ボランティア活動などへの支援や育成も行い，地域住民による支え合い活動も含めた生活圏域ごとの総合的な支援体制ができるよう働きかけていくべきである．

（日本リハビリテーション病院・施設協会ホームページより．）

ションに関係するサービスの計画と実行にかかわり合わなければならない．」

リハビリテーション＝機能訓練と誤解されやすいが，機能訓練はリハビリテーションの一部でしかない．日本リハビリテーション病院・施設協会における地域リハビリテーションの定義と活動指針を⓫⑲に示す[1]．これらからもリハビリテーション＝機能訓練ではなく，人間らしく生きる権利の回復（全人間的復権）であり，生活・人生の質（QOL）をより向上させるように人生を再構築することといえる．

リハビリテーション診療の流れ

医師によるリハビリテーション診療の流れは，①生活機能の評価，②予後予測・ゴール設定，③リハビリテーションプラン立案・実施，④モニタリング・生活機能の再評価となる（⓫⑳）．

生活機能の評価と再評価には，国際生活機能分類（International Classification of Functioning, Disability and Health：ICF，⓫㉑）を使用する．

予後予測・ゴール設定は，リハビリテーションプランを立案する前に必ず行う．ただし，内科医師がリハビリテーション領域の予後予測・ゴール設定を自ら行うことは難しいことがある．そのため，リハビリテーションオーダーの翌日から1週間後にリハビリテーション科医師，理学療法士，作業療法士，言語聴覚士に予後予測・ゴール設定を聞いて確認するとよい．

リハビリテーションプラン立案・実施で最も重要なのは，理学療法，作業療法，言語聴覚療法のリハビリテーションオーダーを行うことである．脳卒中や誤嚥

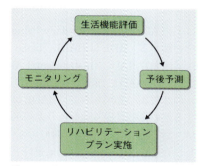

⓫⑳ リハビリテーション診療の流れ

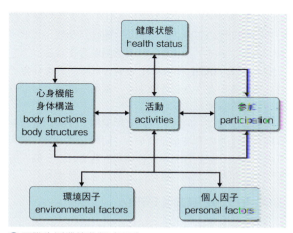

⓫㉑ 国際生活機能分類（ICF）

性肺炎，入院前から要支援・要介護高齢者の場合には，原則として入院当日にリハビリテーションオーダーを行う．疾患治癒後のリハビリテーションオーダーでは，

生活機能の回復が手遅れとなることが少なくない．また，リハビリテーションの必要性に迷うときは，必ずリハビリテーションオーダーを行う．リハビリテーションの必要性は，リハビリテーションオーダー後に理学療法士，作業療法士，言語聴覚士に判断してもらえばよい．

リハビリテーションのモデル

生活機能モデル

リハビリテーションでは，ICFで生活機能を評価する．ICFとは，人間と環境との相互作用を含めて，人間の健康状態を系統的，全人的に評価するツールである．大きく「生活機能と障害」と「背景因子」に分類され，生活機能は心身機能・身体構造，活動，参加，背景因子は個人因子，環境因子でそれぞれ構成される．

心身機能・身体構造とは，健康状態・疾患の結果で生じる生命レベルの心身の働きや構造である．筋力低下，拘縮，呼吸機能障害，摂食嚥下障害，栄養障害などが含まれる．

活動では主にADL（activity of daily living：日常生活活動）を評価する．ADLはBADL（basic ADL：基本的日常生活活動），IADL（instrumental ADL：手段的日常生活活動），AADL（advanced ADL：高度日常生活活動）の3種類に分類される．BADLはすべての人が生活するために毎日繰り返し行う基本的な活動であり，食事，整容，更衣，排泄，移動，入浴が含まれる．BADLに介助が必要な場合，自宅退院しにくくなる．IADLには，調理，洗濯，掃除，買い物，屋外移動（公共交通機関利用），服薬管理，金銭管理，電話・FAX・電子メールが含まれる．AADLは人生を楽しむための個別性の高い活動であり，趣味，余暇，スポーツ，ボランティア，仕事，社会活動が含まれる．

参加では，IADLやAADLに含まれる活動を社会で行っているかどうかを評価する．家庭内役割としての家事活動も参加に含まれる．

環境因子では，同居家族，家屋環境，介護認定や身体障害者手帳の有無を評価する．同居していない家族やキーパーソン，自宅周囲の環境も含まれる．個人因子では，年齢，性別，性格，価値観を評価する．

脳卒中モデルと高齢者モデル

脳卒中モデルでは，発症前は生活機能に障害がなく，発症直後に重度の障害となりやすい（⑫）．その後，急性期病院での急性期リハビリテーション，回復期リハビリテーション病棟での回復期リハビリテーション，在宅や施設での生活期リハビリテーションを経て，徐々に生活機能が改善する．脳卒中の重症度によって

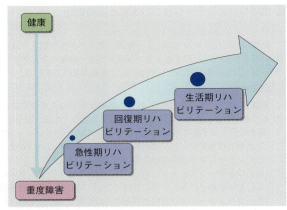

⑫ 脳卒中モデルのリハビリテーション

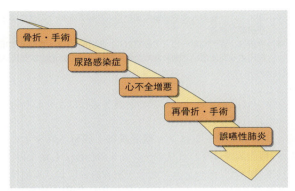

⑬ 高齢者モデルのリハビリテーション

期間の長短はあるが，右肩上がりでの改善を期待できるモデルである．発症前の生活機能は正常であるため，予防的リハビリテーションの対象にはなりにくい．

高齢者モデルでは，入院を繰り返すことで徐々に生活機能が低下する（⑬）．入院ごとにリハビリテーションを行うことで一定の改善は得られるが，全体としては右肩下がりのモデルである．発症前から生活機能が低下しているため，予防的リハビリテーションの対象である．特にフレイル（☞「老化・加齢と疾病」p.25）の時点で診断して，運動療法，栄養療法，投与薬剤の見直しを行うことが重要である．

リハビリテーションのチームアプローチ

リハビリテーションにかかわる職種

理学療法士（physical therapist：PT）

理学療法とは，身体に障害のある者に対し，主としてその基本的動作能力の回復を図るため，治療体操その他の運動を行わせるとともに，電気刺激，マッサージ，温熱その他の物理的手段を加えることである．運動機能の回復だけでなく，ADLの改善やQOLの向上

を目指す．

作業療法士（occupational therapist：OT）

作業療法は，人々の健康と幸福を促進するために，医療，保健，福祉，教育，職業などの領域で行われる，作業に焦点をあてた治療，指導，援助である．作業とは，対象となる人々にとって目的や価値をもつ生活行為を指す．具体的には，上肢機能訓練，高次脳機能訓練，ADL訓練，職業前訓練などを行う．

言語聴覚士（speech-language-hearing therapist：ST）

言語聴覚療法は，音声機能，言語機能または聴覚に障害のある者についてその機能の維持向上を図るため，言語訓練その他の訓練，これに必要な検査および助言，指導その他の援助を行うことをいう．脳血管障害，認知症，サルコペニア（sarcopenia）などによる摂食嚥下障害の患者に対する摂食嚥下訓練も実施する．

義肢装具士

義肢装具士は，義肢および装具の装着部位の採寸・採型，製作および身体への適合を行う．義肢とは，四肢の全部または一部を欠損した場合に，その欠損を補填し，またはその欠損により失われた機能を代替するための器具器械である．装具とは，四肢体幹の機能に障害がある場合に，装着して当該機能を回復もしくは低下を抑制し，または当該機能を補完するための器具器械である．

リハビリテーションのチーム形態

リハビリテーションでは医療チームの形態を，古典的医療型，多職種参加型，多職種連携型，超職種型の4種類に分類する（⓬）[3]．古典的医療型は医師中心のチーム形態であり，その他の職種とは一時的一方向的に関係をもつだけである．その他の職種同士での連携はない．多職種参加型は医師中心のチーム形態であり，その他の職種とは弱いながらも継続的双方向的な関係をもつ．その他の職種同士での連携も少しある．多職種連携型は，医師とその他の職種は対等な関係であり継続的に連携していて，各職種の業務の境界が明確である．超職種型は，各職種の業務の境界が不明瞭であり職種の壁を超えること，何職種のチームであっても必要な領域はすべてカバーすること，各職種の役割は全体をカバーしながら随時変更することが特徴である．リハビリテーションでは，多職種連携型もしくは超職種型のチーム形態が望ましい．

内科疾患のリハビリテーション

心臓リハビリテーション

心臓リハビリテーションとは，心血管疾患患者の身体的・心理的・社会的・職業的状態を改善し，基礎に

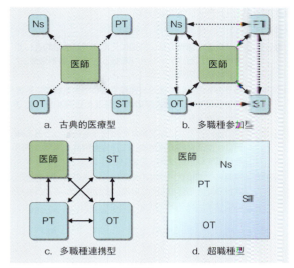

⓬ 4種類の医療チームの形態
PT：理学療法士，OT：作業療法士，ST：言語聴覚士，Ns：看護師．
（若林秀隆：PT・OT・STのためのリハビリテーション栄養―栄養ケアがリハを変える―，第2版．東京：医歯薬出版；2015．）

ある動脈硬化や心不全の病態の進行を抑制あるいは軽減し，再発・再入院・死亡を減少させ，快適で活動的な生活を実現することを目指して，個々の患者の「医学的評価，運動処方に基づく運動療法，冠危険因子是正，患者教育およびカウンセリング，最適薬物治療」を多職種チームが協調して実践する長期にわたる多面的・包括的プログラムである[4]．虚血性心疾患，心不全，大動脈疾患術後などでは，入院・手術直後からの早期リハビリテーションが重要である．

呼吸リハビリテーション

呼吸リハビリテーションとは，病気や外傷によって呼吸器に障害が生じた患者に対して，可能な限り機能を回復，あるいは維持することによって，症状を改善し，患者自身が自立した日常や社会生活を送れるように継続的に支援する医療である[5]．肺炎・誤嚥性肺炎，慢性閉塞性肺疾患，間質性肺炎，人工呼吸管理などでは，入院直後からの早期リハビリテーションが重要である．

癌リハビリテーション

癌患者では，癌そのものもしくは治療過程で，生活機能に障害を認めることが少なくない．癌リハビリテーションでは，生活機能の向上を目指すと同時に二次的合併症の予防を図る．癌リハビリテーションの内容は，予防的，回復的，維持的，緩和的の4つに分類できる（⓭）．すべての癌患者に，リハビリテーションの適応を考慮すべきである．

⑭ 癌リハビリテーションの分類	
種類	**内容**
予防的	生活機能に障害のない時期に，障害予防を目的として早期にリハビリテーションを行う．手術，放射線療法，化学療法の前後に行う
回復的	癌そのものもしくは治療過程で生じた生活機能に障害のある時期に，最大限の機能回復を目指すリハビリテーションを行う
維持的	癌の進行とともに生活機能の障害が進行しつつある時期に，生活機能の維持や，二次的合併症，廃用の予防を目指すリハビリテーションを行う
緩和的	末期癌で緩和ケア主体の時期に，本人の要望を尊重しながらできる限り QOL の高い生活を送れるようなリハビリテーションを行う

腎臓リハビリテーション

腎臓リハビリテーションとは，腎疾患や透析医療に基づく身体的・精神的影響を軽減させ，症状を調整し，生命予後を改善し，心理社会的ならびに職業的な状況を改善させることを目的として，運動療法，食事療法と水分管理，薬物療法，教育，精神・心理的サポートなどを行う，長期にわたる包括的なプログラムである[6]．腎疾患の治療は，以前は安静第一であったが，現在では保存期，透析期の患者とも安静より運動のほうが有用である．

付 リハビリテーション栄養とサルコペニア

リハビリテーション栄養（rehabilitation nutrition）とは，ICF による全人的評価と栄養障害・サルコペニア・栄養素摂取の過不足の有無と原因の評価，診断，ゴール設定を行ったうえで，障害者やフレイル高齢者の栄養状態・サルコペニア・栄養素摂取・フレイルを改善し，機能・活動・参加，QOL を最大限高める「リハビリテーションからみた栄養管理」や「栄養からみたリハビリテーション」である[7]．リハビリテーションを行っている入院患者の約半数に低栄養やサルコペニアを認めるため，栄養改善しながらリハビリテーションを行うことが，生活機能を高めるために重要である．

サルコペニアとは，進行性，全身性に認める筋肉量減少と筋力低下であり，身体機能障害，QOL 低下，死のリスクを伴う．サルコペニアは，フレイルの主な原因であり，寝たきりや摂食嚥下障害の一因でもある．サルコペニアの原因は，加齢，活動（廃用性筋萎縮），栄養（エネルギー摂取不足・飢餓），疾患（急性炎症・侵襲，悪液質，神経筋疾患）に分類される．入院患者では，4 つの原因すべてを認めて，寝たきりや摂食嚥下障害のことが少なくない．

サルコペニアの診断は，筋肉量減少を認め，筋力低下もしくは身体機能低下を認めた場合である[8]．筋力低下は握力（男性 26 kg 未満，女性 18 kg 未満），身体機能低下は歩行速度（0.8 m/秒以下）で評価する．筋肉量減少のカットオフ値は，四肢骨格筋量（kg）÷身長（m）÷身長（m）で計算した骨格筋指数が，DXA（二重エネルギー X 線吸収測定法）で男性 7.0 kg/m²，女性 5.4 kg/m²，BIA（生体インピーダンス法）で男性 7.0 kg/m²，女性 5.7 kg/m² である．

『サルコペニア診療ガイドライン 2017 年版』では，治療として運動と栄養のステートメントがある[9]．運動介入は，四肢骨格筋量，膝伸展筋力，通常歩行速度，最大歩行速度の改善効果があり，推奨される（エビデンスレベル：非常に低，推奨レベル：弱）．必須アミノ酸を中心とする栄養介入は，膝伸展筋力の改善効果があり，推奨される．しかしながら，長期的アウトカム改善効果は明らかではない（エビデンスレベル：非常に低，推奨レベル：弱）．

（若林秀隆）

●文献

1) 日本リハビリテーション病院・施設協会ホームページ．
   http://www.rehakyoh.jp/teigi.html
2) 障害者福祉研究：ICF 国際生活機能分類—国際障害分類改定版—．東京：中央法規；2002.
3) 若林秀隆：PT・OT・ST のためのリハビリテーション栄養—栄養ケアがリハを変える—，第 2 版．東京：医歯薬出版；2015.
4) 日本心臓リハビリテーション学会ホームページ．
   http://www.jacr.jp/web/about/statement/
5) 日本呼吸ケア・リハビリテーション学会ホームページ．
   http://www.jsrcr.jp/modules/citizen/index.php?content_id=3
6) 上月正博：腎臓リハビリテーション．東京：医歯薬出版；2012.
7) 若林秀隆ほか（編）：リハ栄養からアプローチするサルコペニアバイブル．東京：日本医事新報社；2018.
8) Chen LK, et al：Sarcopenia in Asia：consensus report of the Asian Working Group for Sarcopenia. *J Am Med Dir Assoc* 2014；15：95.
9) サルコペニア診療ガイドライン作成委員会（編）：サルコペニア診療ガイドライン 2017 年版．東京：ライフサイエンス出版；2017.

性差医療

性差医療（gender-specific medicine）とは，男女

のさまざまな差異に基づき発生する疾患や病態の違いをふまえて行われる医療であり，米国で発祥・発展し，約50年が経過した．わが国においても2008年に日本性差医学・医療学会が設立され，さまざまな疾患における日本人の性差についての議論が始められている．特にエストロゲンに代表される女性ホルモンには心血管系に対する種々の保護的作用があり，狭心症や心筋梗塞などの虚血性心疾患や慢性心不全などの心血管病の罹患率・死亡率は男性でおおむね高く，女性では低いといった性差が存在することが知られている．

性差医療の概念

性差医療とは，男女のさまざまな差異に基づき発生する疾患や病態の違いを念頭において行う医療であり，それらの差異を研究する学問が性差医学である．また，根本的には男女比が圧倒的に一方の性に傾いている病態，発症率はほぼ同じでも男女間において臨床的に何らかの差が認められる疾患，いまだ生理的・生物学的解明が男性または女性のいずれかにおいて遅れている病態，社会的な男女の地位と健康状態に関連性が認められる病態，などに関する研究を行い，その結果を疾患の診断・治療・予防などへ反映させることを目的とした医療改革の一面も有する．

性差医療の歴史

性差医学・医療の歴史は，1957年に米国の女性ジャーナリストであるBarbara Seamanが女性の健康を守る社会運動を開始したところから始まるとされる．1975年には，全米で「全国女性の健康ネットワーク」が創設され，1960～1970年代に起きたサリドマイド薬害を受け，FDAから「妊娠の可能性がある女性の薬剤の治験への参加の禁止」に関する通達が出された時期があった．しかし，1985年の米国National Institutes of Health（NIH）のBrandt医師による女性特有の病態に関する研究や，1991年からのNIHによる大規模疫学プロジェクトの開始を受けて，1994年にはFDAより「薬剤の治験では半数に女性を含むことを推奨する」という通達が出されるまでに米国における医療での「性差」への意識が高まった．また，同時期に，米国政府が死因第1位の心血管疾患に対する健康施策を強力に展開したことにより，男性では1980年代からその効果が出始めたにもかかわらず，女性では心血管疾患の死亡率が上昇し続け，1984年には男女で逆転した．このことも米国政府が医学・医療における性差研究に力を入れるきっかけとなったと思われる．また，1990年にNIH内に女性循環器科医Bernadine Healy女史を初代DirectorとするOffice on Women's Healthが創設され，現在に至っている．

翻ってわが国では，米国での上記のような動きを受け，2001年に鹿児島大学にわが国初の女性専門外来が創設され，2004年に「性差医療・性差医学研究会」が設立された．同研究会は2008年に「日本性差医学・医療学会」へ発展し，疾病を診るうえでさまざまな視点から日本における性差医療の議論が始められている．2010年には日本循環器学会から「循環器領域における性差医療に関するガイドライン」が発表され臨床現場において役立っている[1]．

虚血性心疾患と性差

エストロゲンに代表される女性ホルモンには心血管系に対する種々の保護的作用があり，狭心症や心筋梗塞などの虚血性心疾患の罹患率・死亡率は男性で高く，女性では低いといった極端な性差が存在する．しかし，女性の心血管病は高齢で発症することにもよるが，いったん発症すると男性に比べ予後が不良であるという特徴が認められる．

疫学における性差

1980年代の米国では，政府の健康施策展開により死因第1位の心血管死は，男性では減少に転じたが女性では逆に上昇し続けたため，性差医学・医療が脚光を浴びるようになった．1986年にFramingham Heart Studyから，女性では男性に比し虚血性心疾患の発症が約10年遅れることやいくつかの異なる臨床像を呈することが報告された[2]．さらに1990年代以降になると，閉経後ホルモン補充療法の心血管イベント抑制効果に関する検討など，多くの介入研究や疫学研究が展開され，虚血性心疾患における病因，病態，治療に関する性差について多くの知見が得られた．

わが国において心血管死は男女とも死因の第2位を占める．ここ30年間，宮城県における心筋梗塞発症数は男性において増加し続けているが，女性ではこの10年間で減少へ転じた．一方，男女比は男性が女性の2～4倍高率のまま推移している（⑫⑥）[3]．日本人女性の平均閉経年齢である50歳未満で，女性の虚血性心疾患の発症率，死亡率は男性に比較して著明に低いが，閉経後に急増し，70歳で男性と同等，80歳以上で男性を上回るようになる．

冠攣縮性狭心症は，突然死，急性心筋梗塞，失神など虚血性心疾患のさまざまな病態に関与する重要な病態であり，その罹患率が欧米に比べわが国において高いことが報告されている[4]．近年，わが国で行われた多施設共同研究では，冠攣縮性狭心症は有意に男性に多く（男性76%vs女性24%，$p<0.001$），女性患者のほうが高齢であった（男性66歳vs女性69歳，$p<0.001$）[5]．

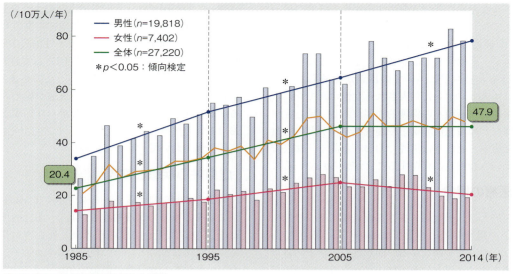

⑱ 宮城県の心筋梗塞発症数の推移
(Cui Y, et al: Age-Specific Trends in the Incidence and In-Hospital Mortality of Acute Myocardial Infarction Over 30 Years in Japan-Report From the Miyagi AMI Registry Study. Circ J 2017 ; 81 : 520.)

冠危険因子における性差

　冠危険因子には，加齢，冠動脈疾患の既往，喫煙，高血圧，肥満，耐糖能異常，高コレステロール血症，高トリグリセリド血症，低 HDL-コレステロール血症，メタボリックシンドローム，精神的・肉体的ストレスなどがある．女性は虚血性心疾患を男性に比べ約10年遅れて発症するが，高血圧，糖尿病，脂質異常症（高脂血症）を合併することが多く，これには閉経後の内因性エストロゲン減少が関与している．エストロゲンには，血管平滑筋弛緩作用，脂質代謝改善作用，抗酸化作用，線溶系改善作用，NO 合成酵素発現誘導などの心血管保護作用がある．総コレステロール値は40歳代までは男性が高いが，50歳代以降は女性で高くなる．この原因の一つとして閉経後女性ではエストロゲン減少から肝臓の LDL 受容体活性が低下し，LDL 異化が抑制され血中 LDL が上昇することがあげられる．さらに高トリグリセリド血症の合併は small dense LDL を出現させ，動脈硬化を促進する．また，虚血性心疾患に対する糖尿病のリスクは，男性より女性で大きく，相対危険度は約1.5倍となる．

臨床像における性差

　自覚症状については，男性では典型的な胸痛を訴えることが多いが，女性は顎や咽頭痛，腹部症状（悪心・嘔吐，食欲不振，腹痛），背部痛，肩痛など非典型的症状を多く認める[6]．女性では労作に関連しない症例や，心電図変化を認めない症例も多く，搬送や診断・治療が男性に比し遅れる傾向がある．胸痛精査時の冠動脈造影検査では，女性は器質的狭窄病変の頻度が少ないが，心筋梗塞と診断された症例では冠動脈重症度に性差は認められない．器質的狭窄病変が認められない場合，冠攣縮性狭心症や微小血管攣縮といった冠循環の機能的障害が疑われ，後者は特に閉経後の女性に多いと報告されている[7]．微小血管狭心症の予後は良好であるとされていたが，近年の研究では，冠微小循環障害を伴う患者では，伴わない患者と比較して心血管イベントの発症が有意に高率であることが報告されている[8]．また，微小血管狭心症患者においては，速効性硝酸薬の効果が乏しく，一般に使用される抗狭心症薬に対して治療抵抗性を示し，患者の不安感の増大や活動性の低下といった生活の質の低下，頻回な病院受診，医療費増大などの面にも影響を及ぼすことが報告されている[9]．

予後における性差

　女性では男性より虚血性心疾患の発症率は低いが，いったん発症すると予後は不良である．急性期再灌流療法（プライマリ PCI）の普及や救急車利用率の増加により院内死亡率は男女とも減少したが，女性は依然男性の2倍高率で予後不良である（⑲）[3]．女性は高齢発症で合併症が多いことに加えて，プライマリ PCI 施行率が低く，非典型的な症状などが原因して診断や治療が遅れるなど，社会的背景の影響が考えられる．

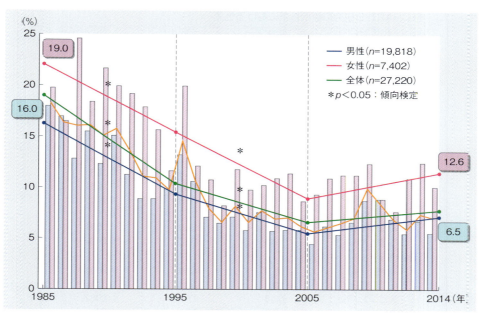

⑰ 宮城県における急性心筋梗塞患者の院内死亡率の推移

(Cui Y, et al : Age-Specific Trends in the Incidence and In-Hospital Mortality of Acute Myocardial Infarction Over 30 Years in Japan-Report From the Miyagi AMI Registry Study. *Circ J* 2017 ; 81 : 520.)

慢性心不全と性差

現在，世界中で心不全の急速な増加が報告され，「心不全パンデミック」と呼ばれる事態が進行している．わが国のように社会の高齢化が進む先進国のみならず，アジア・中東など産業の近代化・生活習慣の西欧化が急速に進む地域においてもその傾向は顕著である．従来，予後が比較的良好であるとされてきた女性の心不全をとり巻く環境も変化しつつある．

疫学における性差

慢性心不全における性差については，これまでFramingham Heart Studyをはじめとする多くの疫学研究で検討されてきた．慢性心不全症例におけるカンデサルタンの有用性を検討したCHARM試験におけるサブ解析では，登録された2,400例の女性と5,199例の男性の症例背景や治療成績が比較検討されている[10]．年齢は女性が3.4歳高く，その結果，虚血性心疾患の頻度は男性で高い一方で，高血圧性心不全の頻度は女性が高く，また左室駆出率は女性で保たれていた．治療内容に関してはβ遮断薬とACE阻害薬の処方率が男性で高い一方で，利尿薬の投与は女性で高かった．追跡期間中の死亡率は男性25.3 %，女性21.5 %と男性で高く，症例背景で調整後も女性で予後は良好であった（ハザード比0.77, 95 %信頼区間0.58 −0.85, $p<0.001$）．また，女性では突然死や心不全死，

心不全入院のリスクが低かった．興味深いことに女性におけるこれらの良好な予後は左室駆出率に関係なく認められた．

以上のように，これまで女性の心不全患者では ①心不全の初発年齢が男性に比べ高い，②虚血性心疾患の頻度が低く，心臓弁膜症や高血圧性心疾患を原因疾患とする症例が多い，③β遮断薬やACE阻害薬の処方頻度が低い，ことなどが報告されている[11]．

臨床像における性差

わが国の慢性心不全に関する前向き疫学研究であるCHART-2研究に登録された慢性心不全症例（男性3,234例，女性1,502例）を対象に行った検討では，女性の慢性心不全患者は男性と比較して高齢（男性67.7歳，女性71.5歳, $p<0.001$）で，虚血性心疾患が少ない一方で，弁膜症の頻度が高かった（⑱）．また女性では左室駆出率が良好に保たれており，NYHA分類は重症でBNP値は高かった．投薬内容については，RAS阻害薬の処方頻度に性差を認めないものの，女性ではβ遮断薬の使用が少なく利尿薬の使用が多く，エビデンスに基づく治療の浸透度が女性で低い可能性が示された[12]（⑱）．

予後における性差

前述のCHART-2研究に登録された慢性心不全患者において，背景調整後の全死亡，心不全入院，心

⑱ CHART-2 研究の症例背景における性差

	男性 (n=3,234)	女性 (n=1,502)	p-value
年齢（歳）	67.7±12.1	71.5±12.3	<0.001
BMI	24±3.5	23.3±4.5	<0.001
NYHA III-IV（%）	9.3	15.6	<0.001
左室駆出率（%）	55.5±15.2	60±15.4	<0.001
BNP（pg/mL）	184.7±275.6	219.6±323.8	<0.001
背景疾患			
虚血性心疾患（%）	54.1	32.2	<0.001
心筋症（%）	19.7	18.9	0.533
弁膜症（%）	8.1	15.6	<0.001
高血圧（%）	77.9	76.8	0.441
糖尿病（%）	36.4	31.7	0.002
心筋梗塞（%）	40.3	19.9	<0.001
悪性腫瘍（%）	12.3	10.3	0.049
投薬歴			
β遮断薬（%）	51.3	43.9	<0.001
RAS阻害薬（%）	78.6	76.4	0.101
アスピリン（%）	62.3	47	<0.001
スタチン（%）	39.3	35.4	0.011
利尿薬（%）	49.8	59.7	0.001

(Sakata Y, et al : Gender differences in clinical characteristics, treatment and long-term outcome in patients with stage C/D heart failure in Japan. Report from the CHART-2 study. *Circ J* 2014 ; 78 : 428.)

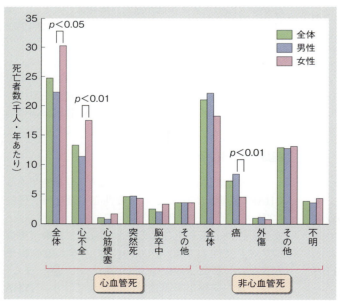

⑲ CHART-2 研究における Stage C/D 症例の死亡原因と性差

(Sakata Y, et al : Gender differences in clinical characteristics, treatment and long-term outcome in patients with stage C/D heart failure in Japan. Report from the CHART-2 study. *Circ J* 2014 ; 78 : 428.)

梗塞，脳卒中の複合エンドポイント発生率は，女性の慢性心不全患者では男性に比べ良好であった（ハザード比 0.79, 95％信頼区間 0.64-0.98, $p=0.031$）．また，生存率および心不全回避生存率に差を認めず，千人・年あたりの総死亡者数においては性差を認めなかった（男性 47.3 vs 女性 52.4, $p=0.225$）が，心血管死亡数，および心不全による死亡数は男性と比較して明らかに女性のほうが多かった（⑲）[11]．しかし，部分集団解析の結果からは，総死亡の規定因子に有意な男女差は認めなかった．これらの結果から，日本社会の高齢化に伴い，女性心不全患者の予後が決して良好とはいえない状況にあることが示唆される．

　虚血性心疾患や慢性心不全には，その発症率や死亡

率，さらに成因，病態，治療，予後といったさまざまな側面において明らかな性差が認められる．今後，臨床現場でにそれらの性差を意識し，性別に特異的な治療介入や予防・管理の確立が課題といえる．

（下川宏明）

◉文献
1) 日本循環器学会：循環器領域における性差医療に関するガイドライン 2010.
2) Lener DJ, et al：Patterns of coronary heart disease morbidity and mortality in the sexes：a 26-year follow-up of the Framingham population. *Am Heart J* 1986；111：383.
3) Cui Y, et al：Age-Specific Trends in the Incidence and In-Hospital Mortality of Acute Myocardial Infarction Over 30 Years in Japan-Report From the Miyagi AMI Registry Study. *Circ J* 2017；81：520.
4) Maseri A, et al：Role of coronary vasoconstriction in ischemic heart disease and search for novel therapeutic targets. *Circ J* 2009；73：394.
5) Kawana A, et al：Gender differences in the clinical characteristics and outcomes of patients with vasospastic angina-a report from the Japanese Coronary Spasm Association. *Circ J* 2013；77：1267.
6) Philpott S, et al：Gender differences in descriptions of angina symptoms and health problems immediately prior to angiography：the ACRE study. Appropriateness of Coronary Revascularisation study. *Soc Sci Med* 2001；52：1565.
7) Murakami E, et al：Inappropriate microvascular constriction produced transient ST-segment elevation in patients with syndrome X. *J Am Coll Cardiol* 1998；32：1287.
8) Pepine CJ, et al：Coronary microvascular reactivity to adenosine predicts adverse outcome in women evaluated for suspected ischemia results from the National Heart, Lung and Blood Institute WISE (Women's Ischemia Syndrome Evaluation) study. *J Am Coll Cardiol* 2010；55：2825.
9) Masumoto A, et al：Three-year follow-up of the Japanese patients with microvascular angina attributable to coronary microvascular spasm. *Int J Cardiol* 2001；81：151.
10) O'Meara E, et al：Sex differences in clinical characteristics and prognosis in a broad spectrum of patients with heart failure：results of the Candesartan in Heart failure：Assessment of Reduction in Mortality and Morbidity (CHARM) program. *Circulation* 2007；115：3111.

11) Sakata Y, et al：Gender differences in clinical characteristics, treatment and long-term outcome in patients with stage C/D heart failure in Japan. Report from the CHART-2 study. *Circ J* 2014；78：428.
12) Shiba N, et al：Emerging problems of heart failure practice in Japanese women：lessons from the CHART study. *Circ J* 2008；72：2009.

緩和ケア

概念

WHO（世界保健機関）は，2002 年に緩和ケアを以下のように定義している．
「緩和ケアとは，生命を脅かす病に関連する問題に直面している患者とその家族の QOL を，痛みやその他の身体的・心理社会的・スピリチュアルな問題を早期に見出し的確に評価を行い対応することで，苦痛を予防し和らげることを通して向上させるアプローチである」[1,2]．

また，WHO は定義と同時に緩和ケアの具体的な働きを示すものとして⑬のような 9 項目を挙げている[1,2]．

緩和ケアは，病気の時期や治療の場所を問わず，いつでもどこでも提供される必要がある．従来，緩和ケアは「看取りの医療」と受けとられがちであった．しかし，2002 年の WHO の定義では，上述したように「身体や心のつらさ」に焦点があてられている．これにより，病気が進行した患者だけではなく，生命を脅かす

⑬ 緩和ケアの具体的な働き（WHO，2002）
・痛みやその他のつらい症状を和らげる
・生命を肯定し，死にゆくことを自然な過程ととらえる
・死を早めようとしたり遅らせようとしたりするものではない
・心理的およびスピリチュアルなケアを含む
・患者が最期までできる限り能動的に生きられるように支援する体制を提供する
・患者の病の間も死別後も，家族が対処していけるように支援する体制を提供する
・患者と家族のニーズに応えるためにチームアプローチを活用し，必要に応じて死別後のカウンセリングも行う
・QOL を高める．さらに，病の経過にもよい影響を及ぼす可能性がある
・病の早い時期から化学療法や放射線療法などの生存期間の延長を意図して行われる治療と組み合わせて適応でき，つらい合併症をよりよく理解し対処するための精査も含む

（日本緩和医療学会：「WHO（世界保健機関）による緩和ケアの定義（2002）」定訳．）

疾患と診断された患者が可能な限り快適に過ごすために，痛みをはじめ，さまざまなつらさを和らげる緩和治療が早期から行われることが重要であると考えられてきている．

2007年にわが国で施行された「がん対策基本法」ならびにそれに基づいて策定された「がん対策推進基本計画」において，生活の維持・向上のために，治療の早期から緩和ケアが適切に導入されることの重要性が述べられている．具体的に「緩和ケアが必要な時期」とは，患者・家族が何らかの苦痛や苦悩をもち，解決が必要になったときであり，そのときが緩和ケアの開始時期である（⑬1）．緩和ケアを施行するかどうかは，患者の状態が「終末期」であるから，癌治療中であるから，という状態によって決まるのではなく，患者に「苦痛・苦悩」があるかどうかという点が重要である．また，緩和ケアの対象疾患は癌だけではない．慢性心不全，筋萎縮性側索硬化症や脊髄小脳変性症などの神経筋疾患，慢性閉塞性肺疾患，慢性腎疾患などすべての生命を脅かす疾患が対象となる．

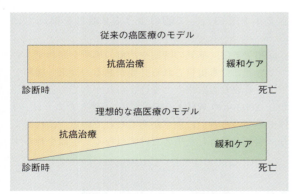

⑬1 理想的な癌医療のモデル―緩和ケアの開始時期
(WHO：Cancer Pain Control.)

⑬2 緩和ケアの専門性の分類

分類	提供者とその内容
一次緩和ケア	すべての医療従事者が提供する たとえば，癌診療に従事する一般医師・看護師，診療所医師，訪問看護師，薬剤師など
二次・三次緩和ケア	緩和ケアに専門に従事する医療従事者が提供する たとえば，緩和ケアチーム，緩和ケア病棟，専門在宅ケアサービスなど 対象は複雑な症状緩和や終末期の諸問題など

(The National Institute for Clinical Excellence：Guidance on Cancer Services. Improving Supportive and Palliative Care for Adults with Cancer. The Manual. NHS；2004.)

一次緩和ケア（基本的な緩和ケア）

緩和ケアは，すべて緩和ケアの専門家によって提供されるわけではない．⑬2に緩和ケアの専門性の分類[3]を示す．基本的な緩和ケアである一次緩和ケアはすべての医療従事者が提供する基本的な医療であると考えられている．つまり，すべての医師は基本的な緩和ケアを提供する能力が必要であると考えられ，痛みをはじめとする身体症状や精神症状の緩和，コミュニケーションや倫理的問題への対処能力が必要不可欠である．

まず患者・家族の苦痛に主治医が基本的な緩和ケアの能力をもって対応し，解決できなかった問題を二次・三次緩和ケアを行う専門家に相談・紹介することによって解決することが望ましい．

二次・三次緩和ケア（専門的な緩和ケア）

専門的な緩和ケアは緩和ケアの専門家によって提供される．わが国では，癌診療連携拠点病院などに設置されている緩和ケアコンサルテーションチーム，ホスピス・緩和ケア病棟，在宅療養支援診療所，訪問看護ステーションなどによって提供されていることが多い．本項では特に緩和ケアコンサルテーションチームとホスピス・緩和ケア病棟について記述する．

緩和ケアコンサルテーションチーム

主に一般病棟の入院・外来患者を対象とし，身体症状の緩和を専門とする医師，精神症状の緩和を専門とする医師，緩和ケアの経験を有する看護師，緩和ケアの経験を有する薬剤師，ソーシャルワーカーなどにより，主治医や担当看護師などとともに苦痛やつらさの緩和を行いQOLの改善に努めるコンサルテーションチームのことである．全国の癌診療連携拠点病院に設置が義務づけられている．苦痛緩和は終末期のみではなく診断時から化学療法や放射線などの治療を行っている時期を通じて行われる．この10年間，緩和ケアを癌の治療と並行して実施するいわゆる「早期からの緩和ケア」が実践され，その効果が検証された．メタアナリシスの結果から，早期からの緩和ケアを実施すると，苦痛症状が緩和され，QOLが改善することが示唆された．また，抑うつや予後の改善効果は明らかではないとされている[4]．2017年の時点で，全国で少なくとも621の緩和ケアチームが活動していると推定されている[5]．

ホスピス・緩和ケア病棟

主に癌患者を対象として，痛みや苦痛をとり，患者・家族の意向を尊重した治療やケアを行うことを目的とした病棟である．緩和ケア病棟で症状を緩和して自宅

に退院することも可能であり，終末期患者のみが対象となる病棟ではない[6]．化学療法などの癌そのものに対する治療は行わない施設がほとんどではあるが，通常のX線や血液検査，輸血，点滴など全身状態を維持するために必要な検査や治療は，患者・家族の希望に応じて，今までと同様に継続して行われることが多い．

2018年6月の時点で，全国に403施設，8,196床の認可されたホスピス・緩和ケア病棟が存在する[7]．

高齢化社会を迎え，今後ますます緩和ケアに対するニーズは高くなっていくことが予想される．国民が，いつでも，どこでも質の高い緩和ケアが受けられるような体制をつくること，そのためにはすべての医師が基本的な緩和ケアを行う能力をつけることが重要である．また，それと並行して，患者・家族が生命の危険に直面したときに，どこでどのように過ごしたいか，治療・ケアを受けたいかを患者・代理決定者，医療福祉従事者があらかじめ話し合い（アドバンス・ケア・プランニング），患者の意向を十分に尊重した医療を行う体制づくりが必要であろう．

(木澤義之)

●文献

1) Davies E, et al (eds)：The Solid Facts Palliative Care. Denmark：World Health Organization Europe；2004.
   http://www.euro.WHO.int/document/E82931.pdf
2) 日本緩和医療学会ホームページ：「WHO（世界保健機関）による緩和ケアの定義（2002）」定訳.
   https://www.jspm.ne.jp/proposal/proposal.html
3) The National Institute for Clinical Excellence：Guidance on Cancer Services. Improving Supportive and Palliative Care for Adults with Cancer. The Manual. London：NHS；2004.
   http://www.nice.org.uk/nicemedia/pdf/csgspmanual.pdf
4) Haun MW, et al：Early palliative care for adults with advanced cancer. *Cochrane Database Syst Rev* 2017；6：CD011129.
5) 日本緩和医療学会：2017年緩和ケアチーム登録.
   https://www.jspm.ne.jp/pct/report_jspmpct2016.pdf
6) 木澤義之ほか（編）：がん緩和ケアガイドブック 2008年版．東京：日本医師会；2008.
   http://dl.med.or.jp/dl-med/etc/cancer/cancer_care.pdf
7) 日本ホスピス緩和ケア協会ホームページ：緩和ケア病棟数一覧．
   https://www.hpcj.org/what/pcu_list.pdf

患者安全

医療の高度化とリスク制御の必要性

医学・医療の高度化に伴い，多くの医療行為は，多職種による複雑な業務工程を経て提供されるようになった．その結果，人間の不確実性がもたらすエラー（ヒューマンエラー）や，不良な情報伝達によるエラー（コミュニケーションエラー）などに起因する有害事象が顕在化し，これらの制御が重要な課題として浮上してきた．

1999年に発表された米国IOM（Institute of Medicine）レポートでは，医療行為に伴う回避可能な死亡は年間10万件規模で発生し，死因の上位を占めているとされ[1]，2003〜2006年に実施された日本のカルテレヴュー研究[2]もそれを裏づける結果を示している．

医療は安全に提供されてこそ社会的価値を有する．しかし，21世紀以降の医療において，患者の安全確保は最優先課題の一つとなった．

世界的課題としての患者安全

これらは一部の国の問題ではない．2018年4月ロンドン，ボンに続き，東京で開催された第3回閣僚級世界患者安全サミット[3]では，先進国・途上国を問わず，世界中のあらゆる医療現場において，不適切な診療により，莫大な健康被害や，経済的損失が発生していることが報告された．さらにこの問題の解決は高い倫理基盤と，患者参加の下で進められるべきであり，多国間の連携とリーダーシップ，相互支援が必要であることが確認された．

また，重要なテーマとして，高齢者やコミュニティケアにおける安全対策，健診から在宅・看取りに至るまでのシームレスな対策，診断エラー対策，低所得国での患者安全対策，IT技術導入の長所と短所などが議論された．提言の要旨は東京宣言[4]としてまとめられ，9月17日を世界患者安全デーと定めることが採択された．

わが国における患者安全対策

わが国では，1999年に発生した複数の重大医療事故を契機に患者安全対策が本格化した．2001年，厚生労働省内に医療安全推進室が設置され，2006年の医療法改正以降，すべての病院に医療安全業務が義務づけられるなど，さまざまな施策が講じられてきた．筆者らは，2015〜2016年度の厚生労働科学研究において，医療機関における患者安全の実務や全体像を

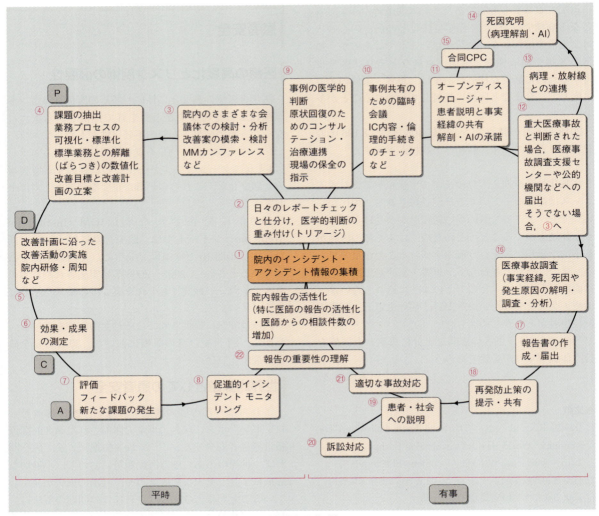

⓭ 医療安全活動の全体像を示すループ（長尾能雅・脇田祐実ら作成）
（厚生労働科学研究補助金事業「医療安全管理部門への医師の関与と医療安全体制向上に関する研究（研究代表者：長尾能雅）」平成27〜28年度総合研究報告書．2017.）

1枚のシェーマに表した（⓭）．本項では，このシェーマに沿いながら，患者安全を平時の活動と有事の活動に区分して概説する．

平時の患者安全業務

平時における患者安全業務とは，現場からのインシデント報告の集積，安全管理部門を中心に実施される発生原因の分析や課題の抽出，多職種カンファレンスなどによる検討，ルールや手順書の見直し，再発防止のための注意喚起や研修，現場巡視などによるモニタリングといった業務を指す（⓭①〜⑤）．これらの業務は患者安全業務の根幹をなしている．

平時業務がどの程度の改善効果を生んでいるのか正確に把握することは難しい．そこで，最近では多くの医療機関にPDCA（Plan-Do-Check-Action）サイクルなどの品質管理手法が導入されるようになってきた（⓭④〜⑦）．これらは，もともとわが国の産業界を中心に発展した改善手法の一つであるが，欧米では早くから医療にも応用してきた[6]．

本格的なPDCAサイクルとは，定まった手法やツールを用いて，比較的精密に管理されるものである[7]．たとえば，インシデントレポートなどから施設内の問題を抽出し（問題設定），それが実際にはどのくらい発生しているのか，定量化する（現状把握）．そして，理想的な数値目標を設定し（目標設定），現状とのギャップが生まれている要因を解析する（要因解析）．そのうえで要因を取り除くための対策を考案し（対策立案：ここまでがPlan），実践する（Do）．さらに，

⑬ JCI が定める国際患者安全目標

1. 患者を 2 つの方法で正しく確認する.
   ・フルネームと生年月日，または ID 番号で確認
2. コミュニケーションを効果的に行う.
   ・口頭や電話の指示，伝達時のメモ，読み返し，承認
   ・検査のパニック値の伝達
   ・患者ケアの引き継ぎのコミュニケーションの標準化
3. ハイアラート薬を安全に管理・使用する.
   ・ハイアラート薬，濃厚電解質，名称・外観類似薬の管理の徹底
4. 安全に手術・侵襲的処置を行う.
   ・部位のマーキングの実践
   ・サインイン，タイムアウト，サインアウト確認の実践
5. 医療関連感染のリスクを低減する.
   ・手指衛生の実践
6. 転倒・転落による患者の傷害リスクを低減する.
   ・入院患者の転倒・転落リスクアセスメントと予防
   ・外来患者の転倒・転落スクリーニングと予防

(Joint Commission International Accreditation Standards for Hospitals, 6th edition.)

成果を測定し（Check），次の取り組みを検討する（Act）．これらの工程において，パレート図や特性要因図，P 管理図といった定型ツールを駆使し，効果を視覚化する．

　これらの解析を行うと，多くの医療現場では業務プロセスの標準化が不足しているという現状に直面する．まずはよい結果を生む標準的なプロセスを確立すること，そして医療者を訓練し，遵守率や工程のばらつきをアウトカムとして設定，組織的にモニターすることが求められている．ちなみに，世界の優れた医療機関を認証する国際医療認証機関（Joint Commission International：JCI）では，合格のための最重要審査項目として，患者安全に関する 6 業務（国際患者安全目標：⑬）の標準化と，完全遵守の達成を求めている．

有事の患者安全業務

　有事の患者安全業務とは，患者の原状回復のための組織横断的治療，事実確認，患者へのオープンディスクロージャー，病理部門や放射線部門と連携した死因究明，医療事故調査支援センターや警察への届け出の必要性の判断，医療事故調査や報告書の作成，調査結果の患者や社会への説明，といった業務を指す．有事のつまずきに，その医療機関の存続が危うくなるような重大な事態を招く．医療機関は迅速かつ公正に，有事対応を進める必要がある．

　多くの医療者は有事に不慣れであることから，不都合な事実に直面した際，逡巡しつつもできるだけ楽観的に対処しようとする "story generation" の状態に陥ることが心理学で指摘されている．これを防ぐため，当該医療チームは,有事の発生を早期に第三者部門(医療安全管理部門）に報告し，客観的で柔軟な組織対応を起動させる必要がある．

　有事の業務で最も先決と考えられるのが，事象発生時の治療連携である（⑬⑨）．たとえば薬剤過量投与が発生した場合，安全管理部門は直ちに多部門の専門家を招集し，薬物の血中濃度の測定や，拮抗薬の緊急購入と投与，血漿交換による除去など，院内のベストリソースを投入した治療連携を導く必要がある．残念ながらわが国では，現場からの事故報告が遅れ（あるいは報告がないまま），組織的初動が行われず，患者を失ってしまうという医療事故を多数経験してきた．story generation に陥ることなく，被害の最小化を可能とするには，特に医師からの早期報告と，各部署の安全担当者のネットワークを駆使した迅速な対応が不可欠となる．

　続いて求められるのが，オープンディスクロージャーである（⑬⑪）．オープンディスクロージャーとは，治療が順調に進んでいないことに対し患者個に遺憾の意を示しつつ，現在把握している事実を迅速かつ正確に伝えるといった，誠実なコミュニケーションのことを指す．オープンディスクロージャーが適切に行われない場合，患者の権利が侵害されるのみならず，患者側と医療者の間に認識の相違が生まれ，修復困難な亀裂を生むことがある．オープンディスクロージャーに際し，当該医療チームは安全管理部門と緊密に連携する必要がある．

　さらに，患者が死亡した場合，医療事故に該当するかどうかの判断が必要となる．2015 年より施行された医療事故調査制度（⑬⑫）では，医療に起因し管理者（施設長など）が予期していなかった死亡が発生した場合，管理者は医療事故調査支援センターに報告したうえで，外部の支援を求めた医療事故調査を行うことを義務づけている（⑬⑯）．医療事故調査の目的は，事実を明らかにしたうえで，死因を究明し，再

発防止策を立案することにある（⑱⑱）．調査終了後，医療機関は患者側に調査結果を説明する（⑱⑲）．

なお，調査で導かれた再発防止策は，平時活動につなげられ達成状況がモニターされていく．すなわち，平時−有事業務は連動している．

クリニカルガバナンスの構築

医療現場が長年培った業務体系は，残念ながら患者安全を第一義として構築されたものではない．現在，多くの医療現場が，患者安全を基軸とした業務への転換を求められている．この転換に重要となるのが，クリニカルガバナンスという考え方である．ここでいうクリニカルガバナンスとは，人や職位による統治を意味するのではなく，「医療組織を医療の質と安全で規律づけて，診療を統治する仕組み」のことをいう[8, 9]．前項で述べたような患者安全業務の全体像を理解したうえで「誰かに言われるので仕方なく患者安全のルールを守る」という発想から，「患者安全や質管理に求められる堅牢な業務基盤を確立し，その上に診療を展開する」という発想に切り替え，実行に移せるかどうかが問われている．

医療に対する市民からの信頼や期待は大きい．一方で，信頼や期待が大きければ大きいほど，それが裏切られたと感じたときの失望も大きなものとなる．医療関係者は，患者安全の軽視が医学的損失となることを自認し，患者が安心して医療を受けることのできるシステムを粘り強く模索していかなければならない．

（長尾能雅）

●文献

1) Korn LT, et al：To err is human：Building a safer health system. Washington, DC：Committee on Quality of Health Care in America, Institute of Medicine, National Academies Press；1999.

2) 厚生労働科学研究補助金事業「医療事故の全国的発生頻度に関する研究（主任研究者：堺秀人）」平成15〜17年度総合研究報告書．2006.

3) 厚生労働省ホームページ：第3回閣僚級世界患者安全サミットについて．
http://www.mhlw.go.jp/stf/seisakunitsuite/bunya/0000204000.html

4) Third Global Ministerial Summit on Patient Safety, 14 April 2018, Tokyo, Japan. Tokyo Declaration on Patient Safety.
http://www.mhlw.go.jp/file/06-Seisakujouhou-10800000-Iseikyoku/0000204005.pdf

5) 厚生労働科学研究補助金事業「医療安全管理部門への医師の関与と医療安全体制向上に関する研究（研究代表者：長尾能雅）」平成27〜28年度総合研究報告書．2017.

6) 大滝純司ほか（監訳）：WHO患者安全カリキュラムガイド 他職種版2011．東京：東京医科大学医学教育学・医療安全管理学；2012.

7) 古谷健夫：問題解決の実践―働く喜びにあふれる社会を目指して―．東京：日科技連出版社；2018.

8) 武藤正樹：医療安全とクリニカルガバナンス．日本医療マネジメント学会（監）．医療安全のリーダーシップ論．東京：メディカ出版；2011．p.8.

9) 群馬大学医学部附属病院　医療事故調査委員会報告書．2016.
http://www.gunma-u.ac.jp/wp-content/uploads/2015/08/H280730jikocho-saishu-a.pdf

6 地域医療

地域医療とプライマリケア

わが国の地域医療の歴史

地域医療の基本は地域住民が健康的な生活を送れるように支援する活動にある．しかし，わが国では❶に示すように「地域医療」という言葉がさまざまな意味で用いられている．❶の4の「特定地域」は近隣の町内会・自治会などから中学校区，さらには広く市郡町村などの単位を示す場合がある．

わが国における地域住民の衛生問題に対する取り組みは明治時代からなされていたが，農民の健康を守る組織的活動としてスタートしたのは1947年長野県農村医学研究会である．5年後には日本農村医学会として全国規模の学会となる．リーダーは若月俊一であった．後の佐久総合病院院長である．農村医学は農民を対象とした地域医療である．

また，わが国では1961年に国民皆保険がスタートした．この頃から日本医師会，国民健康保険（国保）医学会などから地域医療の重要性が指摘され始めた．しかし，これらは提言にとどまり，明確な概念規定には至らなかった．

都市部では従来の狭義の医療に従事するのみではなく，学校医・産業医などの役割を含めた地域での保健予防活動に積極的に参加しようとの呼びかけが主たる内容であった．

町村部では治療と予防の一体化が実践された．行政と病院が一体的に保健予防に取り組んで1963年乳児死亡ゼロを達成した岩手県沢内村（現西和賀町），1970年代に住民組織である保健補導員とともに草の根検診，一部屋温室運動，塩分濃度測定などに取り組み，脳卒中の予防に効果をあげた長野県，保健・医療・福祉を一体化させた地域包括医療で寝たきり高齢者を減少させた広島県御調町（現尾道市）などの例がある．

一方，地域医療は行政用語としても使われる．わが国の政策として，1975年12月の医療法改正で都道府県に地域医療計画策定が義務づけられた．この計画は本来医療施設間の役割分担・連携，さらにはシステム化を目的とするものであったが，現実には病床規制が前面に出て，駆け込み増床や看護師不足を生み出してきた．この場合の「地域」は都道府県や二次医療圏などの地理的に比較的広い範囲を指している．すなわち❶では1で示すように，ある地理的範囲の医療のすべてを含んでいる．

最近では「地域医療構想」がある．団塊の世代が後期高齢者になる2025年に向け，病床の機能分化（高度急性期，急性期，回復期，慢性期の4機能）と連携を進めるため，各機能ごとに医療需要と必要病床数を推計した．また在宅医療の充実，医療従事者の確保・養成計画も含めて少子高齢社会を乗り切るための政策としている．原則は二次医療圏の単位で策定し，それらを束ねる都道府県は2016年度に策定が済んでいる．

欧米の community medicine

欧米で使われている概念には community health，あるいは community medicine がある．これらは社会医学の1分野で，予防医学や公衆衛生学から出てきた概念，方法，実践である．

米国で community medicine が最初に使われたのは医学教育で，Kentucky 大学の1分野の新しい名称としてである．しかし，全米に広まることはなかった．1960年代後半に医療の専門細分化に対する反省として家庭医療が専門分野として登場した際に，内科学との調整がうまくできず，公衆衛生学の一部として受け入れられた経緯もある．現在も Department of Community and Family Medicine のような名称を用いている大学もある．

また1960年代に社会事業や連邦政府の法律で community medicine がよく使われるようになった．地方の医療計画あるいは包括的保健計画への基金の場合に community medicine という語を用いた．一方，多くの病院も community medicine 部門を設置した．その部門は外来診療，救急医療，個人の健康記録，アウトリーチ（通常行われているサービスの限度を超えて差し伸べられる活動），サテライトクリニックなどのさまざまなサービスの指導・調整部門としての役割を果たすようになった．現在，日本の病院に広く設置されるようになった地域連携室などは当時の米国の病院の community medicine 部門の活動を一部担っている．

英国で community medicine は医療管理と一部疫学

---

❶ 地域医療の多義性

1. 医療のすべて
2. 高度先進医療機関以外の医療
3. 小規模医療機関が提供する医療
4. 特定地域における住民の福利向上をめざした医療
5. へき地医療

を含む医学の1分野として確立されるようになった．それは診療と公衆衛生学をつなげる役割を果たした．

しかし，最近は先進国では community medicine という言葉は使われることが少なく，ほとんど community health に置き換えられている．

プライマリケアの範囲

プライマリケアは諸外国で❷に示すような用い方をしている．従来は primary care を primary medical care と primary health care（PHC）に分ける考えがあり，その場合は❷の1であり，英国では general practitioner により，米国では family physician, general internist, pediatrician によって担われてきた．現在は❷の2よりも3の考え方が主流になっている．

❸はオーストラリアで用いられている general practice（GP）と PHC と population health（PH）の関係を示したものである．オーストラリアやニュージーランド，カナダなどでは GP が PHC へと活動を広げるべきであるという意見が強い．

❷ プライマリケアの範囲

1. primary medical care (general practice, family practice) のみを指す
2. primary medical care と primary health care を合わせたものを primary care と呼ぶ
3. primary health care の中に primary medical care を含め，primary health care と primary care を同義的に扱う

プライマリケアの歴史

医療機関も大小さまざまで各々の役割がある．診療所，中小病院，大規模病院では対象とする疾患も異なれば，集まる患者の生活圏域の広さも違う．医療に関して3つのレベルに区別すべきことを最初に提案したのは英国の Dawson レポート（1920年）である．三次医療（tertiary care）は大学病院や大きな都市の中核的な病院で，専門医が多数在籍して高度先進医療を担当する．二次医療（secondary care）は人口規模の大きな市，あるいは複数の市町村を対象医療圏とし，入院医療を主に担当する．一次医療（primary care）は外来診療や在宅医療を主とする（❹）．

一次医療の基礎にセルフケア（self care）とあるのは，地域で生活する人の症状と受療行動を生態学的に調査した White KL の功績によるものである．同様の研究は2001年にも，Green LA らによって示された（❺）．そのために❹に示す通り，現在では狭義のプライマリケアも一次医療とセルフケアを合わせたものである．

これらの考えに影響を及ぼしたのが WHO・UNICEF によるアルマ・アタ（Alma-Ata）宣言である．1978年に提示された PHC の重要点を❻に示す．この特徴は住民の健康にかかわる専門技術職（health profession）から地域住民への一方的な働きかけのみではなく，住民自身が自分たちの健康を自分たちで守る，

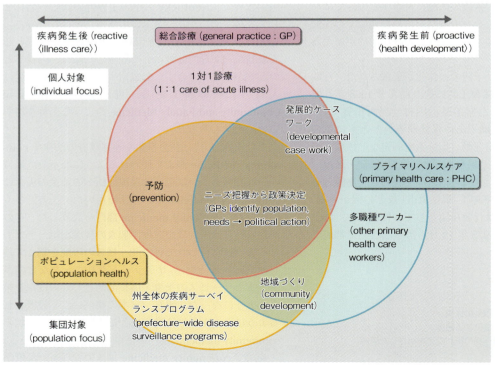

❸ GP, PHC と PH の関係

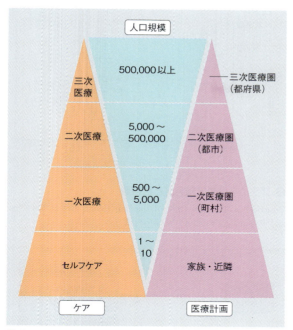

❹ ケアのレベルと医療計画
(Fry J : A New Approach to Medicine. Lancaster : MTP ; 1978.)

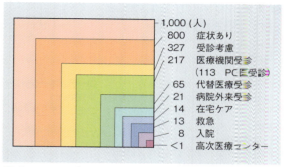

❺ 人口1,000人の集団における1か月の受療動向
(Green LA, et al : The ecology of medical care revisited. N Engl J Med 2001 ; 344 : 2021.)

❻ アルマ・アタ宣言
1. 健康は基本的人権
2. 健康格差の是正
3. 社会経済分野の協力
4. 社会正義に対する政府の責任
5. 住民参加
6. 自己信頼・自己決定を推進
7. チームで保健ニーズに対応
8. 資源の有効活用

(WHO, UNISEF : 1978.)

自分たちの健康問題に気づいてその情報を共有化する，保健計画づくりに積極的に参加する，自分たちで知恵を絞って解決策を練る，など地域住民が自立自助の精神を身につけることである．

プライマリケアの内容

米国国立科学アカデミー医学部門は1978年にプライマリケアの内容を5つの要素（accessibility, comprehensiveness, co-ordination, continuity, accountability）から成ると定義づけた．1996年に改訂され，ひとつの文で表現している．

"Primary care is the provision of integrated, accessible health care services by clinicians who are accountable for addressing a large majority of personal health care needs, developing a sustained partnership with patients and practicing in the context of family and community"（米国IOM，1996）

日本語訳ではclinicianを臨床医と訳しているものが多いが，これは誤訳で看護職も含めた臨床家が原義である．

プライマリケアと医療経済

Starfield Bが優れた研究を残した[2]．❼にプライマリケア充実度の因子を示す．欧米各国のプライマリケア充実度と医療費の関係を❽に示す．米国はプライマリケア充実度が低く，個人あたりの医療費が突出している．日本は取り上げられていないが，プライマリケア充実度は低く，数年後には米国に次ぐ高医療費国になることが確実視されている．

地域志向プライマリケア

欧米ではcommunity-oriented primary care（COPC）という概念がある．❾にWONCA（世界家庭医学会）がまとめた方法論と特徴を示す．臨床医学と公衆衛生学の融合が意図されている．この方法論は比較的短期間に地域の健康状態を改善できると評価されている．

このほかにhealthy community活動や住民参加型のアプローチ研究などが試行されている．

新しいプライマリケア

世界全体ではPHCの理想は実現しがたく，WHOはアルマ・アタ宣言から30周年を記念した冊子「PHC─Now more than ever」で❿のような現代医療の問題点を示した．病院中心主義，営利主義，分断化をPHC実現の阻害因子としている．

これらの阻害因子を克服するために英国では新しいPHCのcore valueが論じられ，⓫に示す6項目が重視されている．

❼ プライマリケアの充実度測定

ヘルスシステムの特徴	診療の特徴
システムのタイプ 資金供給 プライマリケア医のタイプ 専門医とプライマリケア医の割合 専門医とプライマリケア医の収入比較 プライマリケアサービスコストの分担 患者リスト 24時間対応 アカデミック・プライマリケア部門の強さ	初期診療 長期ケア 包括性 コーディネーション 家族中心性 コミュニティ志向性

(Starfield B: Primary Care: Balancing Health Needs, Services, and Technology: Oxford University Press; 1998.)

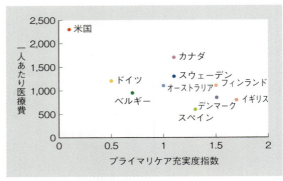

❽ プライマリケア充実度と医療費

(Starfield B: Primary Care: Balancing Health Needs, Services, and Technology: Oxford University Press; 1998.)

❾ COPCの方法論と特徴

方法論
1. 対象地域のヘルスケアニーズを把握する
2. 地域の健康問題を同定する
3. 専門職と住民が資源を把握し，戦略を立てる
4. 対象集団への介入を実施する
5. 介入による変化をモニターし，改善する

特徴
6. 個人へのアプローチと集団へのアプローチを実施する
7. 臨床と疫学，予防医学，健康増進を組み合わせる
8. 公衆衛生と個人へのケアの隔たりを最小限にする

(WONCA: Dictionary of General / Family Practice; 2003.)

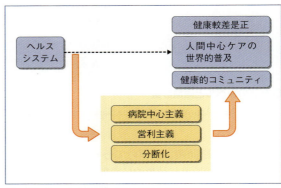

❿ プライマリヘルスケアの阻害因子

(WHO; 2008.)

⓫ core values of primary care

1.	全体把握	プライマリケアは身体システム，心理反応，家族，コミュニティと社会文化的環境の相互関係や複雑な問題に対応する．また，ケアの継続性を重視する
2.	バランス力	知識の幅広さと深さの中庸を求める．病気や苦痛に対する素人とプロの間，積極的介入と観察の間のバランスを保つ
3.	患者中心性	各患者を個人として観察し，標準的なケアパッケージでなく，個別性を重視したケアを心掛ける
4.	慎重さ	患者の特殊な問題に直面したときには，その人独自の境遇や適切な研究文献，家族や社会の事実を幅広く的確に把握する
5.	公平性	資源が乏しい際にも社会正義の観点に立って責任を果たす．恩恵から漏れ，ものが言えず，社会から除外されるような人々の将来を見通して，擁護的な役割を果たす．その他普通の人が不釣り合いな保健資源で悩んでいる際にも力を発揮する
6.	省察力	無知や不確実性を十分わきまえている．常に疑問をもつ態度，新しい所見によって暫定的な診断を再検討する意志，専門医や保護者，患者自身の意見を尊重する謙虚さが求められる

(Greenhalgh T: Primary Health Care, Theory and Practice: Blackwell; 2007.)

(前沢政次)

プライマリケアを担当する医師の役割

　わが国における地域医療の取り組みと欧米のプライマリケア活動の変遷を考慮し，現在わが国のプライマリケア担当医が果たすべき役割を⓬に示す．患者個人に対するアプローチばかりでなく，地域へのアプローチも欠かすことができない．

● 文献
1) 若月俊一：村で病気とたたかう．東京：岩波書店；1971.
2) Starfield B: Primary Care: Balancing Health Needs, Services, and Technology. New York: Oxford University Press; 1998.

⓬ プライマリケア担当医の役割

1. 患者や地域住民の健康相談窓口になる
2. あらゆる年齢，性，疾患タイプにかかわらず，急性・慢性の健康問題に対応する
3. 重症になる可能性の高い疾患に対し，症状・所見が軽微な段階で対応できる
4. 患者の身体的，心理的，社会的，文化的，実存的な面を考慮できる
5. 患者からの信頼に基づく，高いレベルのコミュニケーションがとれる
6. 患者による健康的なライフスタイルの選択，リスク管理を支援し，健康増進に努める
7. 在宅ケア，福祉施設ケアでの支援困難事例に対応する
8. 個人ばかりでなくコミュニティ全体の健康に責任をもつ
9. 多職種協働やケアの調整を通して地域資源を有効に活用できる
10. 地域住民間の健康格差を減らし，ソーシャルキャピタルを育むように努める

3) Peckham S, et al：Primary care in the UK：Policy, Organization and Management. Basingstoke：Palgrave Macmillan；2003.
4) Stewart M, et al：Patient-Centered Medicine, Transforming the Clinical Method. London：Racliffe Publishing 2014.
5) Greenhalgh T：Primary Health Care, Theory and Practice. Oxford：Blackwell；2007.
6) WHO：The World Health Report 2008, Primary health care, Now more than ever. Geneva：WHO；2008.
7) 藤沼康樹（編）：新・総合診療医学─家庭医療学編，第2版. 東京：カイ書林；2015.

チーム医療・多職種連携

　医療技行が高度化・専門化するにつれ，さまざまな専門職が連携する必要性が高まっている．癌や生活習慣病など疾病構造が変化した現代では長期的な療養の視点に立った医療サービスの提供が求められ，また地域においては『地域包括ケア』という概念のもとに生活者の視点に立った医療・介護・福祉の連携が求められている．しかし，さまざまな場面や状況における医療を必要とする患者や家族に対し，それぞれのニーズに即した良質な医療サービスを提供するためには，それぞれの専門職が互いの専門性を熟知し，効率的に連携しながらチーム全体としての機能を発揮する必要がある．本項では，チーム医療・多職種連携といった概念について整理し，その具体的な実践内容や課題，今後の展望について述べる．

チーム医療・多職種連携の定義

　わが国においてチーム医療という用語が用いられるようになったのは1970年代後半で，複数の医療職者がかかわる医療を意味していた．その後，チーム診療，チーム診察，組織医療，医療チームなどさまざまな用語が使用される段階を経て，1980年代にはチーム医療の示す用語と内容が定着した．厚生労働省の「チーム医療の推進に関する検討会報告書」では，チーム医療を「医療に従事する多種多様な医療スタッフが，それぞれの高い専門性を前提に，目的と情報を共有し，業務を分担しつつも互いに連携・補完し合い，患者の状況に的確に対応した医療を提供すること」とされている．チーム医療とよく似た概念に多職種連携/専門職連携（interprofessional work：IPW）がある．多職種連携（IPW）は「2つ以上の異なる専門職が患者やクライエントとその家族とともにチームとして，彼らのニーズやゴールに向かって協働すること」と定義されている．英語では，以前はmultiprofessional workとかmultidisciplinary workというように単に多職種を示す語が用いられていたが，近年ではinterprofessional workとかinterdisciplinary workというように多職種連携を指す語が区別して用いられている．診療の場でのこれらの違いについては⓭がわかりやすい．並列診療（parallel practice）においては，各医療専門職がそれぞれ患者を診察し，ケアの評価や計画をばらばらに実施していた．多職種診療（multiprofessional practice）では，ケアプランに関して専門職間での努力ややりとりが増えるが，ケアの評価や決断は共同で行っていない．多職種連携（IPW）になると，多職種からなるチームが患者を評価し，共同でケアの計画作成や決断をするようになる．現場において，多職種が連携してクリニカルパスをつくる，感染制御チーム（infection control team：ICT）や栄養サポートチーム（nutrition support team：NST）を組織して患者のトータルなケアを目指す，地域で医療・福祉・介護の専門職が連携して在宅患者の療養計画を立ててケアを実践するなどは，多職種連携（IPW）の具現化した形といえるだろう．

チームを構成する専門職

　チーム医療・多職種連携においては，患者・家族の多様なニーズに応えてケアを提供するために，多くの専門職が連携してかかわっている．医師，看護師，薬剤師，ケアマネジャー，社会福祉士（ソーシャルワーカー），理学療法士，作業療法士，言語聴覚士，臨床検査技師，臨床工学技士，保健師，歯科医師，歯科衛生士，介護職などである．医療チームの具体例をあげ

ると，⑭のようにさまざまなチームがあり，かかわる職種が異なったり，中心となる専門職が違ったりする．

次に，チームを構成する主な専門職の専門性や特徴について紹介する．

医師
医学的知識と技術に基づいて，傷病の診断と治療を行い，さらには疾病予防や公衆衛生の向上を行う．医療に関する高度な知識に加えて，緊急時にも動揺しないことや医療チームにおけるリーダーシップ，社会における健康増進に向けて役割を果たしていくことなど，求められることは多岐にわたっている．

看護師
患者に寄り添い，病気や障害などの病状に合わせて，その人が最も健康的で質の高い生活を送れるように援助する．さまざまな情報から患者の状態を把握・評価し，看護計画を立て，患者の個別性に合わせた支援を行う．医師の診療の補助を行うだけでなく，患者の思いや生活背景，家族の希望などを把握し，それに沿ったケアを提供することが求められる．

薬剤師
医師の処方に基づく調剤，薬歴管理や服薬指導，医療情報の提供などを行う．院内の薬剤部や薬局で勤務する場合が多いが，近年では患者の自宅への訪問薬剤管理指導も増えている．薬の種類や投薬量，投与方法，投与期間，薬物血中濃度から患者の病態を分析し，医師などに適切な処方の提案を行う．

ケアマネジャー
介護保険法によって要支援・要介護認定を受けた人と，介護サービス事業所との仲介役である．利用者の健康状態や家庭環境，家族の希望などに合わせて，さまざまなサービスをどのように組み合わせて利用するか計画を立て（ケアプランの作成），事業所との連絡・調整を行う．

理学療法士
病気やけが，あるいは加齢に伴って運動能力（座る，立つ，歩くなど）が低下した人に対して，機能や能力を回復したり，これ以上悪化しないようにするなどといった働きかけ（リハビリテーション）を行う．身体の構造や機能に関する専門的な知識に基づいて働きかける．

社会福祉士
高齢者や児童や障害者，あるいは生活困窮者など，身体的・精神的なハンディキャップのために日常生活を送るのが困難な人に対し，本人や家族に寄り添い，生活環境・経済状況に合わせたサービスを提案する．本人とその家族が抱える社会的な課題を解決し，よりよい生活ができるように支援する．

保健師
学校や地域，企業，行政などさまざまな場所で，集団検診や健康相談に携わる．特に地域で働く行政保健師は，乳幼児から高齢者まですべての地域住民を対象に，予防活動・健康増進活動などを，病院・診療所や訪問看護ステーションなどと連携して行う．

歯科医師
歯科医師は，生きるうえで欠かせない食事や会話に

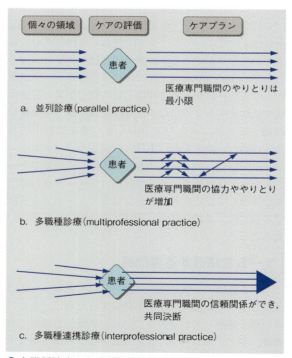

⑬ 多職種診療と多職種連携診療との違い

（大西弘高：医療者教育の新しいトピックス．医療職の能力開発 2013；2：35.）

⑭ 医療チームの具体例

栄養サポートチーム	医師，歯科医師，薬剤師，看護師，管理栄養士，など
感染制御チーム	医師，薬剤師，看護師，管理栄養士，臨床検査技師，など
緩和ケアチーム	医師，薬剤師，看護師，理学療法士，社会福祉士，など
口腔ケアチーム	医師，歯科医師，薬剤師，看護師，歯科衛生士，など
呼吸サポートチーム	医師，薬剤師，看護師，理学療法士，臨床工学技士，など
摂食嚥下チーム	医師，歯科医師，薬剤師，看護師，管理栄養士，言語聴覚士，など
褥瘡対策チーム	医師，薬剤師，看護師，管理栄養士，理学療法士，など
周術期管理チーム	医師，歯科医師，薬剤師，看護師，臨床工学技士，理学療法士，など

大きな役割を果たす「口」全般を扱うスペシャリストであり、う歯の治療だけでなく、顎や口の周辺に関する総合的なケアや予防治療を行っている。特に高齢者の在宅ケアにおける嚥下障害に対する治療や口腔ケア指導は需要が高まっている。

歯科衛生士

歯科医師が行う診断・治療の補助をするだけでなく、歯科予防に関する処置や指導、嚥下機能の訓練・指導を行う。歯科診療所だけでなく、保健所・市役所での、乳幼児歯科検診やむし歯予防教室、幼稚園や保育所、小中学校での歯科保健指導、壮年期の歯周疾患検診、高齢者の誤嚥性肺炎予防など、あらゆる年代に向けた歯科保健サービスを提供する。

介護職

主に食事や排泄といった生活行為の援助を行う。現場で働く有資格者として介護福祉士とホームヘルパーがあげられるが、無資格で働く人もおり、その専門性はまだ確立されていないのが現状である。食事や歩行、排泄、入浴または着替えなど、利用者の必要に応じて日常生活のさまざまな動作の介助を行う。自宅に訪問する場合は家事の手伝いや薬の受け取りなど、利用者の身の回りの援助も行う。

チーム医療・多職種連携を成功させる要素

医療分野にはさまざまなチームが存在するが、効果的なチームワークを形成するためには、いくつかの重要な要素がある。たとえば、効果的な医療チームの基盤にある特徴として、以下のようなことがあげられている。

① 共通の目的：チームの各メンバーが明確に定義された共通の目的をもち、その目的には集団としての利益が含まれ、各メンバーが共有していることを確認できる。

② 測定可能な目標：チームの任務に関連した測定可能な目標が設定されている。

③ 有効なリーダーシップ：チームには、チーム構成を定めてそれを維持し、意見の対立に対応し、メンバーの声に耳を傾け、メンバーを信頼して支援する、有効なリーダーシップが求められる。また、リーダーシップの機能に関して各メンバーが同意し、認識を共有していることも重要である。

④ 効果的なコミュニケーション：優れた医療チームは、アイデアや情報を速やかに共有することができ、その機会を定期的に設けようとする。さらに、文書による記録を残し、時間を割いてチームとしての振り返りを行う。

⑤ 良好な結束：結束したチームは、明確な独自のチーム精神と固い決意を有し、メンバー同士が一緒に仕事をしていくことを望むため、長く存続する傾向がある。

⑥ メンバー間の敬意：効果的なチームのメンバーは各自の職業上の貢献はもとより、他のメンバーの能力や信念にも敬意を払う。また、メンバー間での意見の多様性を受容し、これを奨励する。

⑦ 上記以外に求められること：以上のほかにも、効果的なチームとなるには以下のような要素も考えられる。

- 各自の任務に対する熟練（個人的な専門スキルとチームワーク技能の両方）
- 任務に対する意欲
- 柔軟性
- チームとしての活動をモニタリングする能力
- 意見の対立を効果的に解決し、そこから学ぶ能力
- 状況のモニタリング

効果的なチームワークに対する障害

医療において効果的なチームワークを確立して維持していくうえでは、いくつかの障害が問題となる。その一部を以下で紹介する。

① 役割の変化：多くの医療環境では、それぞれの医療従事者が果たすべき役割に相当の変化と重複がみられる。このような役割の変化は、役割の分担や認識という点でチームにとって大きな問題となる場合がある。さらに、特別な資格をもたない職種がチームに含まれる場合もあるが、彼らも重要なメンバーであり、他のメンバーと同等の指導および支援が行われる必要がある。このようなメンバーが訓練を受けていない任務を遂行しなければならない状況になった場合に、十分な準備と支援が必要である。

② 環境の変化：今日では慢性疾患に対する治療が地域医療のなかで行われることが増えたり、多くの外科的手技が外来治療として行われるようになったりしているように、医療の実態はさまざまな点で変化している。そのため、新しい医療チームの発足や既存のチームの再編成が不可欠となってきている。

③ 医療従事者の上下関係：元来、医療には強固な上下関係が存在してきたが、メンバー全員の視点を考慮すべき効果的なチーム（リーダーは必ずしも医師でなくてもよい）には、強い上下関係はむしろ逆効果となる可能性がある。

④ 医療の個人主義的側面：医療分野の職種の多く（看護師、歯科医師、医師など）は、医療従事者と患者という独立した一対一の関係に基づいて業務を行っている。チームワークや医療の共有といった新しい概念の重要性も認識されてきてはいるものの、このような一対一の関係には現在でも基本的に信頼感が

かれている．こうした現状は，患者の医療を共有したがらない臨床医の傾向から，チーム医療の法的な意味に至るまで，医療のさまざまな側面で観察することができる．

⑤チームの安定性の欠如：前述のように，特定の任務や事象に対応するために一時的な医療チームが編成される場合も多い．こうした一時的なチームでは，メンバーに対する訓練の質が非常に重要となってくる．スタッフが実務に専念するあまり教育や訓練がおろそかになるという事例が多くみられ，それにより訓練の質が低くなれば，具体的な問題が引き起こされる．

医療チームのためのコミュニケーション技術

良好なコミュニケーションスキルは，患者安全と効果的なチームワークにおいて中心的な役割を具たす．チームの各メンバーが情報を正確に共有し，伝達される情報に確実に注目できるようにするための戦略として，ISBARと呼ばれる方法が提唱されている．以下に，ISBARを含むいくつかのコミュニケーション技術を紹介する．

ISBAR

ISBARは，迅速な注意と行動が要求される患者の心配に関する重要情報を伝達するための技術であり，医療従事者間で正しい情報と心配の程度を確実に伝達できるようにすることを意図している．

①自己紹介（introduction）：自分の名前・役割・業務と患者の名前を伝える．
例）「○号室のAさんを担当している看護師の田中と申します」

②状況（situation）：何が患者の身に起きているのかを説明する．
例）「○号室のBさんのことでお電話しています．主訴は新たに発生した息切れです」

③背景（background）：患者の臨床的背景や臨床状況はどうなのかを伝える．
例）「患者は62歳の女性，腹部手術の術後1日目です．心臓および肺疾患の既往はありません」

④評価（assessment）：自分が問題をどう判断・評価しているのかを伝える．
例）「右肺の呼吸音が減弱していて，痛みもあるようです．気胸を除外したいと考えています」

⑤提案（recommendation）：その問題を解決するための提案・要求を伝える．
例）「すぐに対処したほうがよいと思いますので，来ていただけますか？」

チーム内で意見の対立や不一致があるときに有用な技術

以下のコミュニケーション技術は，特にチーム内で意見の対立や不一致があるときに有用なコミュニケーション技術である．チームワークを向上させるうえでは，チーム内での意見の対立や不一致を解決する能力がきわめて重要となる．この点については，地位の低いメンバーにとって，また本質的に上下関係の強いチームにおいては特に難しい問題となる．

2回主張のルール

この最低でも2回は主張するというルールは，基本的な安全原則の違反を察知あるいは発見した場合に，その行為をやめさせる権限をメンバー全員に与えることを意図している．問題のメンバーに対して何らかのアプローチを行っても，無視されたり，よく考えもせずに却下されたりすることもあるかもしれないが，このルールでは，1回目の主張が無視された場合にも，あきらめずに少なくとも2回は懸念を表明することが要求される．2回目の主張は1回目とは別のメンバーが行ってもよい．例を以下に示す．

①1回目は質問の形をとるべきである．
看護師「○号室の佐藤さんが心配です．具合が悪そうで，症状がいつもと違います．診ていただけませんか？」

②2回目は自身の心配をやや強めに主張すべきである．
看護師「佐藤さんのことがとても心配です．症状が気になるのです．今すぐ診ていただく必要があると思います」
これは患者を守るためであるということを忘れてはならない．2回主張することで，表明した心配が確実に聞き届けられ，理解され，認識されるようにするのである．

③主張を受けたほうのメンバーは，その心配を確認しなければならない．
医師「佐藤さんのことがとても心配なのですね．では，今から診に行きましょう」
それでも事態が変わらない場合や，主張が聞き入れてもらえない場合は，命令系統がさらに上位のスタッフに話をして，より強硬な対応をとるべきである．

CUS

CUSとは，問題のある行為をやめさせるための3段階のプロセスの頭文字をとった用語である．

①私は心配です（concerned）
②私は不安です（uncomfortable）
③これは安全上の問題です（safety issue）

DESC スクリプト

　DESC は，意見の対立を解決するための建設的なプロセスであり，合意に達することを目標とする．

①describe（説明）：特定の状況や行動を「説明」して，具体的な根拠や情報を提示する．

②express（表明）：その状況についてどう感じていて，何を心配しているかを「表明」する．

③suggest（提案）：別の選択肢を「提案」して，合意点を探る．

④consequence（結果）：定められたチームの目標や患者安全に与える影響という観点から，予想される「結果」を述べる．

チーム医療・多職種連携の今後の課題

　質の高い医療を提供するためには，チーム医療・多職種連携を実践し，連携・協働することのできる医療人を育成する必要がある．現在，卒前教育においても多職種連携教育（interprofessional education：IPE）が徐々に進められているが，まだ現状としては限定的であり，その教育方略や評価法も確立していない．複数の学部間での連絡調整や，大学を超えた教育連携，教員のための能力開発（faculty development：FD）なども必要であるが困難が多く，課題が多い．今後，各教育機関がプログラムの改善を重ね，医療現場におけるチーム医療・多職種連携がいっそう充実することを願いたい．

〈李 　啓充〉

●文献

1) 大滝順司ほか（監訳）　WHO 患者安全カリキュラムガイド　多職種版 2011．東京：東京医科大学医学教育学・医療安全管理学；2012．

2) 吉本　尚：チャレンジ！多職種連携（在宅ケア版）．三重：三重大学大学院医学系研究科家庭医療学（多職種連携担当）；2014．

3) 大西弘高：医療者教育の新しいトピックス．医療職の能力開発 2013；2：35．

4) 厚生労働省：チーム医療の推進について（チーム医療の推進に関する検討会 報告書）．2010．
https://www.mhlw.go.jp/shingi/2010/03/dl/s0319-9.cf

7　予防医学

予防医学（preventive medicine）は，狭義には臨床における治療医学に対応するものであるが，広義には，疾病の自然史のなかで考えると必ずしも発症前の予防のみを意味しない．発症後の再発予防も含まれる．

予防の段階

❶に示すように，疾病の自然史は健康な状態から半健康，病気の状態，そして死へと推移するが，半健康な状態から健康な状態へ，また病気から半健康，あるいは健康な状態へと戻ることもある．

❶のうち健康から半健康，あるいは半健康から病気への移行を阻止する段階が本来の疾病の予防に相当し，これを一次予防と定義している．たとえば心筋梗塞の一次予防は高血圧，高コレステロール血症，喫煙への対策をとることを意味する．

これに対して，疾病の早期発見と早期治療を二次予防といい，たとえば癌検診を実施し，早期に癌を発見し治療することがこれにあたる．しかし，循環器疾患，特に脳卒中や心筋梗塞の早期発見や早期治療にこれをあてはめることができず，そのため循環器疾患の二次予防の定義には混乱がみられ，臨床では再発の予防を二次予防としている．しかし公衆衛生の分野では，循環器疾患に対する検診活動そのものも，癌と同様に二次予防と定義することが多い．

一方，三次予防は疾病発症後の悪化防止をいい，機能回復訓練（リハビリテーション）をも含めている．たとえば脳卒中後遺症におけるリハビリテーションや，癌の再発・転移の予防がこれに相当する．

2つの予防戦略

予防対策の実践にあたっては，疾病発症の危険性の高い人（ハイリスク者）をスクリーニングし，早期発見・早期治療に結びつける方法がまず第一にとられる．しかし，これだけでは不十分であり，より効果的な疾病予防対策は集団全体に対する対策である．すなわち，病める個と病める集団に対する対策が必要となる．

病める個に対する対策

前述のように，予防には一次から三次までの段階があるが，従来から最も重点をおいて実施されてきた予防活動は，いわゆる二次予防であった．

老人保健法の施行前から，地域における集団健診は早期発見，早期治療を目標として行われ，1983（昭和58）年の同法施行後は全国市町村で実施されてきた．

また，高血圧患者を早期に発見し治療することは，脳卒中の発症予防に大きく貢献したと考えられるが，❷に示したように，血圧分布の最も高いほうに属する高血圧患者を早期発見，治療し，高血圧からくる脳卒中や心筋梗塞，その他の動脈硬化性疾患を予防することを，病める個に対する対策，あるいはハイリスク対策（リスクの高いものに対する対策）という．

ハイリスク対策は，早期に発見されたリスクの高い人にとっては大きな利益となるが，もともと人数そのものが少ないので，これのみでは予防対策は不十分である．

病める集団に対する対策

病める個に対するハイリスク対策は予防戦略の最初の段階であり，これが普及すると予防対策は❷のように次の段階である集団全体に対する対策へ進む．

血圧を例にとれば，高血圧者からの脳卒中罹患率は正常血圧者よりも何倍も高いが，その母集団が小さいので，高血圧者を早期に発見して治療しても対象人数が少ないために発症を予防できる大きさは限られている．これに対し，正常上限ないし軽症高血圧者からの脳卒中罹患率は高血圧者のそれより低いが母集団が大

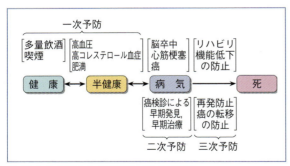

❶ 疾病の自然史と各段階における予防

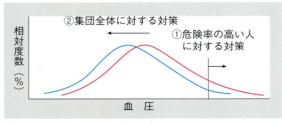

❷ 血圧分布と2つの一次予防対策
①高血圧者をスクリーニングし治療・コントロールを行う．②集団全体の血圧分布を低いほうへ移す．

きいため，発症者数はこちらのほうが多い．したがって，集団全体の血圧分布を少しでも低いほうに推移させることができれば，全体の脳卒中患者数を大きく減らすことができる（❷）．

これを集団全体に対する対策，病める集団に対する対策という．ここで病める集団というのは，たとえば，食塩摂取量が多く血圧値が高いほうに移行している場合や，脂肪摂取過多で血清総コレステロールが高値に移行しているような集団である．

集団全体に対する対策としては，一般には薬物治療はなじまないので，生活習慣を主とした一次予防が中心となるが，この場合，個に対する二次予防と異なり動機づけの困難さを伴う．

健康教育・学習の方法

一次予防の実践のうち，健康教育は常に困難な問題に遭遇する．それは「減塩しなさい」，「減量しなさい」，「脂肪を減らしなさい」，「禁煙しなさい」といった指示を患者や半健康人に一方的に告げても，なかなか実践されないからである．多くの人は一般的な衛生知識は耳にたこができるほど聞いて知っており，問題は知識の伝達ではなく，本人が自ら納得して実際に行動に移れるよう，いかに支援するかである．

支援の方法としては，個人に対してはカウンセリング技法がある．また禁煙を例にあげれば，具体的な禁煙を支援するプログラムを用意することもできる．

集団全体に対しては，イベントの企画やグループ活動が主になるが，特に参加者が主体的にかかわるワークショップ方式は一方的な知識伝授による衛生教育と異なり，個人の行動変容に結びつくものとして実施されている．

危険因子を危険指標として

危険因子は，それがあると疾病に罹患する確率の高いものである．したがって，危険因子といわれる高血圧，脂質異常症，喫煙，多量飲酒，肥満，糖尿病などは，血圧値，血清脂質値，喫煙量，飲酒量，肥満度，血糖値そのものを疾病発症の危険指標，すなわちリスクインジケーター（risk indicator）として予防に活用するのがよいと考えられる．メタボリックシンドロームも同様である．

健康日本21

厚生労働省は疾病予防のさらなる推進に向けて，21世紀初頭における新たな国民健康づくり運動を提唱した．それが「21世紀における国民健康づくり運動（健康日本21）」である．この運動は，単なる平均寿命のさらなる延長を目的としたものではなく，いわゆる"健康寿命の延長"，すなわち，"自立して生活できる期間の延長"を主たる目的としたものである．したがって"生活の質"の向上をも含む．

従来の健康づくり運動では，健康指標の改善目標を数値として示されることは少なかったが，「健康日本21」では，具体的に2010年度までの具体的な達成目標値が示された．その達成に向けて健康に関するすべての関係機関・団体などをはじめとして，国民が一体となった健康づくり運動を総合的かつ効果的に推進し，国民各層の自由な意思決定に基づく健康づくりに関する意識の向上および取り組みを促そうとするものである．

「健康日本21」が10年を経過し，その達成度などをふまえて2013年度より新たに「健康日本21（第二次）」を推進することとなった．ここでは，慢性疾患である生活習慣病の発症予防やその重症化の予防，また，健康格差の縮小に向けた対策に力を注ぐことになっている．

目的

21世紀のわが国を，すべての国民が健やかで心豊かに生活できる活力ある社会とするため，壮年期死亡の減少，健康寿命の延長および生活の質の向上を実現することを目的とした．

基本方針

一次予防の重視

人口の高齢化の進展に伴い，疾病の治療や介護にかかる社会的負担が過大となることが予想されている．そこで，従来の疾病対策の中心であった健診による早期発見（二次予防）または治療にとどまることなく，健康を増進し，疾病の発病を予防する"一次予防"にいっそうの重点をおいた対策を推進することになる．

健康づくり支援のための環境整備

運動の目的を達成するためには，生活習慣を改善し，健康づくりに取り組もうとする個人を社会全体として支援していくためには，環境の整備が不可欠である．それは，「2つの予防戦略」のなかで述べた，"集団全体への対策"の実践にほかならない．そこで，行政機関をはじめ，医療保険者，保健医療機関，教育関係機関，マスメディア，企業，ボランティア団体などの健康にかかわるさまざまな関係者がそれぞれの特性をいかしつつ連携し，個人が健康づくりに取り組むための環境を整備することにより，個人の健康づくりを総合的に支援する．

特定健診・特定保健指導の導入

健康日本21の目標達成が困難なこととも相まって，

健診とその後の保健指導を保険者に義務づける法律が成立し，2008年度より特定健診・特定保健指導が実施されることとなった．この健診・保健指導では，40歳から74歳までの世代に重点をおき，生活習慣改善による動脈硬化性疾患予防とその危険因子の改善，特にメタボリックシンドロームの頻度の改善に目標をおいている．

特定健診によりスクリーニングした後は，保健指導の階層化を行い，動機づけ支援と積極的支援に分け，保険者による保健指導の義務づけを行った．さらに，保険者に特定健診・特定保健指導の評価を義務づけ，被保険者におけるメタボリックシンドロームの頻度が改善しない場合の罰則を規定に盛り込んだ．

（上島弘嗣）

●文献

1) Intersalt Cooperative Research Group：Intersalt：An international study of electro_yte excretion and blood pressure；Results for 24-hour urinary sodium and potassium excretion. *Br Med J* 1988；297：319.
2) Rose G：The Strategy of Preventive Medicine. New York：Oxford University Press；1992.
3) 厚生労働省．健康日本21（第二次）．http://www.mhlw.go.jp/stf/seisakunitsuite/bunya/kenkou_iryou/kenkou/kenkou_nippon21.html（2018年3月アクセス）

■ 予防のためのアプローチ法

疾病の原因や疾病につながる危険因子をとり除いたり軽減することにより，疾病の発症を防ぐのが一次予防である．一次予防には，予防接種，事故防止，職業病対策などの特異的予防と生活習慣の改善などの健康増進とがある．わが国の国民健康づくり施策として2000年に始まった「21世紀における国民健康づくり運動（健康日本21）」は国民の健康増進を目的とし，それを積極的に推進させるための国家的取り組みである．

ヘルスプロモーション活動の活動母体と対象

1986年に世界保健機関（World Health Organization：WHO）が開催した第1回ヘルスプロモーション国際会議の宣言文であるオタワ憲章のなかで，ヘルスプロモーションは「人々が自らの健康をコントロールし，改善できるようにするプロセス」と定義されている．すなわち，ヘルスプロモーションを実施するのは各個人であり，その目的は各個人の健康増進である．そして，各個人が主体的によりよい健康のための行動をとることをサポートする取り組みがヘルスプロモーション活動である．

ヘルスプロモーションの活動規模は，その活動母体と対象により異なってくる．最も大きなものは，地球規模を対象とした取り組みであり，WHOはその活動母体の一つである．次に国家単位でのとり組みとして行政レベルでの公共政策づくりがある．国民を対象とした「健康日本21」の推進や受動喫煙防止法（改正健康増進法）の制定や，経済産業省が2016年度に制定した企業や法人を対象とする「健康経営優良法人認定制度」（通称ホワイト500）などはその代表例である．次に位置するのは，地域や学校・職場のレベルでのアプローチである．たとえば，自治体による運動施設の設置，小学校の歯科健診，社員食堂のメニューの見直しなどがそれに該当する．そしてヘルスプロモーションの主体者である個人に直接働きかけるアプローチがある．その際に，個人の行動変容を目的とする理論モデルとしてしばしば用いられているのが社会的認知理論とトランスセオレティカル・モデル（transtheoretical model：TTM）である．

社会的認知理論

偶然行ったある行動に対して報酬が与えられるとそれが強化刺激となり，その後にその行動が生じる頻度が増加することを米国の心理学者Skinnerはラットを用いた研究で証明した．この偶然行ったすなわち特定の誘発刺激をもたない行動をオペラント行動と名づけた．そして，オペラント行動に伴う結果によってオペラント行動の出現頻度が変化することをオペラント条件づけと呼び，人間の行動の大半はオペラント条件づけによって形成されるとした．つまり，学習が生じるためには報酬や罰といった刺激が必要であるということである．

それに対してカナダの心理学者Banduraは，自分に対するオペラント条件づけがなくても，他者の行動とその行動に対して与えられる報酬や罰を観察することにより学習が生じる現象（モデリング）を報告し，学習者は環境の要因の影響を受けて，習慣，態度，価値観，行動などを習得していくという社会的学習理論を展開した．また，人間行動の決定要因としてセルフエフィカシー（self efficacy：自己効力感）の重要性を強調した．セルフエフィカシーとは，自分が，ある具体的な状況において，適切な行動を成功裏に遂行できるという予測および確信のことをいう．そして，セルフエフィカシーに影響を与えるものとして4つの主要な情報源があげられる（❸）．

Banduraは，社会的学習においてはセルフエフィカシーのような自分自身に対する認知が一番大きくかかわっているという概念を社会的学習理論に取り入れ社

❸ セルフエフィカシーに影響を与える4つの主要な情報源

1. 遂行の達成	ある行動をしてうまくいくと成功感，達成感が得られ，次に同じ行動を行うときには，「できそうだ」という見積もりは高くなる．この情報源は，自分自身の直接経験に基づくので，最も強力である．逆に，失敗感を感じた行動に対しては，セルフエフィカシーは減少する
2. 代理体験	自分が行おうとしている行動を他者がうまく行っている場面を観察することによりセルフエフィカシーは上昇する．特にその他者が自分と似た状況の場合に効果は顕著に表れる
3. 言語的説得	「あなたはできる」ということを，他者から繰り返し言われることにより，うまくできると信じるようになる．特に自分が信頼する人からの教示は効果的である．しかし，経験を基盤としていないため，現実の困難に直面すると急速に効果が消失しやすい
4. 生理的・情動的喚起	生理的な反応がセルフエフィカシーに影響を与える．緊張や震えなどがあると，セルフエフィカシーは低下し，逆にリラックスした状態を自分で認識したときセルフエフィカシーは上昇する

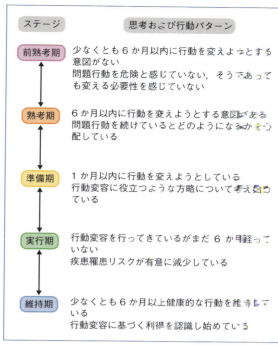

❹ 行動変容のステージモデル

会的認知理論へと発展させた．

この理論は，同じ目的をもった人を集めて介入を行う健康教室などの集団指導において応用されている．

トランスセオレティカル・モデル（TTM）

TTMは，行動変容に対する個人の準備状態（行動変容のステージ）を評価し，その段階に応じた介入プログラムを実施することにより行動変容を促すことを目的として，Prochaskaらが開発したモデルである．

TTMには，行動変容のステージ，行動変容のプロセス，意思のバランス，セルフエフィカシーという4つの構成概念がある．すなわち，行動変容の過程における思考，行動のパターンには5段階のステージがあり，人はそのステージを進行したり逆戻りしたりするとされる（❹）．そして，次のステージに進むために用いられる変容プロセスには5つの認知・情動的プロセスと5つの行動的プロセスがあり（❺），ステージごとに用いられる変容プロセスは異なる（❻）．

また，行動変容に関する意思決定は，その行動の利得に関係するもの（肯定的要因：プロズ〈pros〉）とその行動を行うコスト（否定的要因：コンズ〈cons〉）の2要因が影響しており，そのバランスは行動変容のステージとの関連がある．一般に，熟考期まではコンズがプロズを上回り，準備期ではほぼ同レベル，実行期に入るとプロズのほうが優位となる．セルフエフィカシーの程度も行動変容のステージと密接に関連して

❺ トランスセオレティカル・モデルにおける10の行動変容プロセス

認知・情動的プロセス	1. 意識の高揚（問題行動についての情報を得てそれを理解しようとすること）
	2. ドラマティックリリーフ（問題行動を取り続けること，あるいは行動変容を起こすことに関して情動的な経験をすること）
	3. 自己再評価（問題行動が自分にとってどのような影響を及ぼすのかについて認知的・情動的再評価を行うこと）
	4. 環境的再評価（問題行動が環境に与える影響について再評価を行うこと）
	5. 社会的解放（社会の規範がより健康的なライフスタイルを促進させるように動いていることを認識し，それを利用することを考えること）
行動的プロセス	6. 反対条件づけ（問題行動に対する代替行動をとり入れること）
	7. 援助関係（自分を気遣ってくれる他者の援助を信頼し受諾すること）
	8. 強化マネジメント（行動変容に対する自分自身への，あるいは他者からの褒美を設定すること）
	9. 自己解放（変化するということを他者に対し公約すること）
	10. 刺激のコントロール（問題行動を誘発する刺激を避けたり，好ましい行動を喚起するような環境を整備すること）

❻ 各ステージで使用される変容プロセス

前熟考期	意識の高揚，援助関係，社会的解放
熟考期	意識の高揚，社会的解放，自己再評価，環境的再評価，ドラマティックリリーフ
準備期	意識の高揚，社会的解放，ドラマティックリリーフ，自己再評価，環境的再評価，自己解放
実行期	自己解放，刺激のコントロール，強化マネジメント，反対条件づけ，援助関係
維持期	刺激のコントロール，強化マネジメント，反対条件づけ，援助関係

いる．前熟考期ではセルフエフィカシーは低いが，ステージが進むにつれて上昇し，実行期では一段と上昇速度が増す．維持期に入っても18か月目までは上昇し続けるとされる．

（佐藤寿一）

◉文献

1) 『The Ottawa Charter for Health Promotion』 http://www.who.int/healthpromotion/conferences/previous/ottawa/en/

2) Bandura A：Social cognitive theory：An agentic perspective. *Annu Rev Psychol* 2001；52：1.

3) Prochaska JO, et al：The transtheoretical model of health behavior change. *Am J Health Promot* 1997；12：38.

4) Burbank PM, et al：Promoting Exercise and Behavior Change in Older Adults；Interventions with the Transtheoretical Model. New York：Springer Publishing Company；2001.

8 保健，医療

日本の医療保険制度

医療保険制度の特徴

国民皆保険制度

戦前から大企業が福利厚生の一環として健康保険制度を設けるといった例はあったが，1961年にすべての市町村が住民を対象とした国民健康保険（国保）の設立を義務づけられたことにより，全国民を対象とした公的な医療保険制度が確立した．また医療保険ではないが，経済的困窮者を対象とした生活保護においても，医療扶助として患者は自己負担なしで医療を受けることができる．

複数の保険制度が並存

医療保険にサラリーマンが加入する被用者保険と地域保険である国民健康保険（国保）とに分かれる．さらに2008年度から75歳以上の後期高齢者だけを被保険者（保険加入者）とする後期高齢者医療制度が創設された（❶）．保険制度によって保険料や公費（税）の投入割合が異なる．患者自己負担率は被用者保険が国保より低く設定されてきたが，2003年に3割に統一された（義務教育就学前の子ども2割）．また後期高齢者医療制度では自己負担率は1割（高所得者は3割）である．なお，70〜74歳の自己負担率は，2014年4月以降に70歳になった人は2割（それ以外の人は1割）である．

医療保険の財源

医療保険は社会保険料で運営される社会保険方式をとっているが，1人あたり医療費が高く，かつ所得の少ない高齢者を多く抱える国保は，保険料だけで運営することは不可能なため多くの公費が投入されてきた．同様の理由で，後期高齢者医療制度にも多くの公費投入がされている．2015年度の医療保険全体の財源構成は社会保険料が48.8％，公費が38.9％，患者自己負担などが12.3％である（❷）．わが国に大きな財政赤字を抱えるため財政再建の途上にあるが，医療保険の運営に公費が投入されているため，医療費の増加を抑制する施策がとられてきた．なお，国民医療費は病院で50.0％，一般診療所で20.9％，歯科診療所で6.7％，調剤薬局で18.8％使われている（❷）．

医療費の流れと審査方法

医療費の流れを示したものが❸である．保険医療機関から診療報酬が保険者に請求されるが，請求額通り

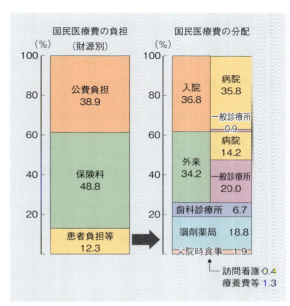

❷ 国民医療費の構造（2015年度）
国民医療費：42兆3,644億円，1人あたり医療費：333,300円．

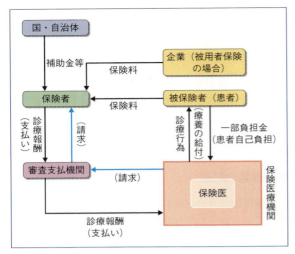

❸ 医療費の流れ

支払われるのではない．被用者保険では社会保険診療報酬支払基金，国保では国民健康保険団体連合会という第三者の審査支払機関で請求が適切かどうか審査される．また健康保険組合ではさらに独自の審査を行っているところもある．このような審査によって，平均すると請求額の2％弱が減額されて支払われている．

混合診療の禁止

わが国固有の規制として保険診療と保険未収載診療（自由診療）を一連の診療のなかで行った場合は，保険診療分を含めて全額を患者が自己負担をしなければならないという規制がある．これを「混合診療の禁止」という．これは，自由診療の使い勝手を悪くして，
① 効果や安全性が不確かな医療技術や医薬品が無制約に使用されることを抑制する
② 自由診療が拡大することによって患者自己負担が増加することを抑制する
という目的で設けられているが，保険未収載の新薬が使用しづらいなどの理由で，この規制を撤廃すべしという意見もある．

このような要請を反映して，混合診療の例外措置として保険外併用療養費という仕組みがある（❹）．これは評価療養と選定療養で構成されており，これらに該当するものは全額自己負担しなければならないが，同時に併用される保険診療分は保険適用となる．なお，評価療養は保険未収載でも新技術や新薬の利用を阻害しない目的で，選定療養は患者の利便性の追及を反映させる目的で設けられたものであり，保険外併用療養費の対象となる項目は増加傾向にある．なお，2016年度から保険外併用療養費の第三のパターンとして「患者申出療養」が新設された．これは，国内未承認

❹ 保険外併用療養費

評価療養	高度の医療技術や新規性の高い医薬品・医療機器を用いた療養において，将来的に保険給付の対象として認めるかどうかについて評価を行うことが必要とされるものは，保険収載前であっても併用される保険診療は保険適用される
	具体例 ① 先進医療 ② 医薬品の治験にかかる診療 ③ 医療機器の治験にかかる診療 ④ 薬価基準収載前の承認医薬品の投与 ⑤ 保険適用前の承認医療機器の使用 ⑥ 薬価基準収載医薬品の適応外使用
患者申出療養	評価療養と同じであるが患者の申出が起点となる点が特徴 患者の申出に応じて実施の可否を国等が審査する
	具体例 ① 先進医療の実施計画対象外の患者に対する医療 ② 先進医療としても実施されていない医療 ③ 治験の対象とならない患者に対する治験薬の使用
選定療養	患者の快適性・利便性の追求や医療機関・医療行為の選択に患者の選好を反映させる意味で，以下のものは自費扱いとなるが，併用される保険診療は保険適用される
	具体例 1. 快適性・利便性に関するもの 　① 特別の療養環境の提供（差額ベッド代） 　② 予約診察 　③ 時間外診察（緊急時を除く） 　④ 前歯部の材料差額 　⑤ 金属床総義歯 2. 医療機関・医療行為の選択に関するもの 　① 200床以上の病院にかかる初診（紹介状がない場合） 　② 200床以上の病院にかかる再診 　③ 制限回数を超える医療行為（リハビリ等） 　④ 180日を超える入院（重症を除く） 　⑤ 小児の虫歯治療後の継続管理

薬を迅速に使用したいという患者の要望に応えるため，これまでの評価療養の対象を拡大し，かつ患者の申出を起点として利用につなげる制度である．

高額療養費制度

高額療養費制度は保険診療において患者の1か月の自己負担額が一定額（所得や年齢により異なる）を超えた場合は，患者が保険者に申請すると超過部分が保険給付の対象となる制度である．この制度により高額の費用がかかる手術でも多くの人が受けることができ，国民の受療の機会を保障する重要な制度だといえる．

診療報酬制度

診療報酬の公定価格化

医師が行った診療行為の料金は，患者自己負担分を除く金額が保険者から保険医療機関に診療報酬として

❺ 包括払い制の例

名称	対象	包括単位	包括範囲	報酬額の決定基準
療養病床の入院基本料	療養病床（慢性期病床）	入院1日単位	入院基本料，検査，投薬，注射，処置，一部のリハビリテーションなど	医療区分（医療必要度区分）とADL（activities of daily living：日常生活動作）区分の組み合わせ
診断群分類（DPC）別包括払い制	一般病床（急性期病床）	入院1日単位	入院基本料・検査・画像診断，投薬・注射・1,000点未満の処置など	DPC（Diagnosis Procedure Combination）分類

支払われる．診療報酬は公定価格であり，医療機関が自由に価格設定することはできない．診療報酬は厚生労働省の審議会の一つである中央社会保険医療協議会（中医協）で審議され，2年に1回改定される．医薬品の公定価格である薬価も同じように改定され，薬価改定には明確な改定ルールがあるが，診療報酬には明確な改定ルールがない．これは診療行為ごとのコストを正確に把握することが難しいことが最大の理由であるが，手術などの診療報酬が低く設定され不採算となっているという指摘がある．

支払い方式

診療報酬の支払い方式は出来高払い制と包括払い制（定額払い）制に大別される．前者は個々の診療行為ごとに公定価格（点数）が設定されており，実際に行った診療内容に応じて個別の診療行為を組み合わせた額が診療報酬として支払われる．後者は，いくつかの診療行為をまとめて一定の支払額が設定されており，実際の診療行為の内容に関係なく一定額が支払われる．包括払い制の具体的な例として療養病床の入院基本料や一般病床（主として急性期病床）の一部に適用されるDPC（Diagnosis Procedure Combination）分類別包括払い制がある（❺）．このほかにも透析医療の診療報酬にはエリスロポエチン製剤や各種検査が包括されるなど，小規模な範囲での包括払い制は随所にみられる．

出来高払い制に対する包括払い制のメリットとは過剰診療の抑制や診療報酬の請求事務の簡素化などであるが，デメリットとして過少診療や医療機関による患者の選別などを引き起こすと危惧する声もある．なお，DPC分類別包括払い制では個別の医療行為や投与した薬剤を明記する必要があるため，必ずしも請求事務が簡素化したとはいえない．一方で，DPC対象病院の入院医療の内容の「見える化」が進んだという評価もある．

低医療費政策と高齢者医療費

日本の医療費の水準

わが国の高齢化比率（65歳以上人口/全人口）は世界一の高水準であるにもかかわらず，国民医療費の対GDP（国内総生産）比は先進主要国中最低水準にあった．しかし，OECDが行っている医療費の国際比較では，従来から「保健医療支出」というわが国の国民医療費より広い概念を用いており，2011年からは特養や訪問介護もこれに含めることになった．そのため，2016年の保健医療支出の対GDP比はOECD加盟国中6位に上昇した．一方で，この基準を用いてもわが国の1人当たり保健医療支出は15位であった．わが国の医療費水準をどのように評価するのか，悩ましいところである．

高齢者医療費の問題

70歳以上の高齢者の1人あたり平均医療費は70歳未満のそれの4.7倍である．したがって，高齢化の進展により国民医療費が増加することは避けられず，高齢者医療費を誰がどのように負担するかが大きな課題である．75歳以上が加入する後期高齢者医療制度の財源は，公費5割，後期高齢者の保険料1割，非高齢者からの支援金4割で構成されている．被用者保険（健保組合，協会けんぽ）は，現役世代の保険料負担が増えると，支援金の存在に一貫して反対している．高齢者の医療費負担の問題は非常に難しい．しかし，1人当たりの医療費増加率をみると，高齢者に非高齢者を一貫して下回っている．高齢者医療費に一定の抑制がかかっているといえるだろう．このことに制度の持続可能性にとっては光明であろう．

（遠藤久夫）

● 文献

1) 健康保険組合連合会（編）：平成30年度版　図表で見る医療保障．東京：ぎょうせい；2018.
2) 患者申出療養の概要について（2013年12月27日
https://www.mhlw.go.jp/stf/seisakunitsuite/

bunya/0000114800.html

3) 医療関連データの国際比較に関する日医の見解を説明
（2016 年 10 月 5 日）
https://www.med.or.jp/nichiionline/article/004654.html

高齢者の保健・医療

人口の高齢化と医療効率の低下

日本は人口の高齢化が進行している．高齢化とは，総人口に占める 65 歳以上の人口（老年人口）の割合が増加することである．高齢化は，主として出生率の低下，つまり，少子化によるものである．高齢化社会の定義である老年人口の割合が 7 ％を超えたのは，日本では 1970 年であり，1994 年には 14 ％を超える高齢社会になった．この期間が日本では 24 年であるが，ドイツでは 42 年，スウェーデンでは 82 年かかっており，先進欧米諸国と比べて高齢化が急速に進行している．このことは，日本が高齢化に対応した施策を準備する時間的なゆとりがなかったことを意味している．

高齢患者では，長年の生活習慣の結果として発生する生活習慣病を筆頭に，慢性疾患が多い．高齢者の疾病の特徴としては，①一人で多くの病気をもっている，②疾病の症状が典型的でない，③脱水・電解質異常を起こしやすい，④意識障害など脳症状が出現しやすい，⑤回復が遅く，合併症を併発しやすい，⑥疾病の発生の危険因子の意義が低下する，などがある．このように，高齢患者では若年患者と比べ，治療の効果が低く，完全治癒を望むことは難しい．さらに，高齢者では疾病自体の影響ばかりでなく，疾病による障害の発生により，要介護状態に至ることも少なくない．

高齢になるほど，有病率は指数関数的に高くなることが知られている．2040 年までで高齢者人口の増加は止まり，その後は減少するが，75 歳以上の後期高齢者数は 2055 年までは増加すると予想されており，高齢者全体に占める有病者数は今後も増加すると考えられる．要介護状態も後期高齢者で急増することから，社会全体では，高齢者の医療・介護の負担はますます増大する．2014 年度の社会保障給付費（年金，医療，福祉，その他を合わせた額）が国民所得に占める割合は，1970 年度の 5.8 ％から 30.76 ％に上昇しており，そのうち，高齢者関係給付費の占める割合は 67.9 ％ときわめて大きく，今後も増加が見込まれている．

高齢者の QOL と生命倫理

医療分野でも QOL（quality of life：生活の質，生命の質）の重要性が認識されてから久しい．高齢者においては特にその重要性はきわめて高い．保健・医療の質を評価する場合，5 年生存率や乳児死亡率など，主に死亡に関連する指標が用いられてきた．しかし，高齢者では余命，つまり生命の長さ「量」という点からは限られており，余命の延長を目的とすることは適切ではない．さらに，上述のように，完全治癒が望みにくい高齢者における治療の目的は，患者の生きているそのときの「質」の向上であり，そのような視点からの評価が求められる．

QOL の定義はさまざまである．一般に，QOL は，①身体的（自立度や身体の具合など），②精神的（主観的幸福感やうつ状態など），③社会・環境的（人間関係などの社会的環境や居住環境などの生活環境など）な要因から構成される．これらの要素を取り入れて，癌や特定疾患を対象とした治療効果の評価のためのさまざまな測定尺度が開発され，使用されている．特に高齢者においては，自立度が低下し，さまざまな症状をもっている場合が多く，身体的要因を中心とした尺度は適さない．高齢者自身が自分の生活や自らの状態をどのように主観的に評価しているか（主観的幸福感など）が重要であるとの考え方が主流になってきた．

高齢者が自らの治療や生活をどのようにしたいか，自らが判断し，自らが決定するという自己決定の重要性の認識が徐々にではあるが，日本でも高まっている．医学における生命倫理の考え方はかなり浸透しており，医師が治療方針を決定し，患者が従うというパターナリズムは払拭され，高齢者が自らの治療法の選択に関与するようになってきた．

わが国の高齢者対策の方向

保健・医療分野における高齢者対策の一大転換が，2006 年の医療制度改革関連法案の成立である．従来の高齢者対策は，1982 年の老人保健法を中心に，保健と医療の総合的なサービスを提供し，基本健康診査など早期の疾病の発見，早期治療を目的として，将来の医療費増大に備えようというものであった．しかし，医療費を含め，高齢者関連の社会保障給付費が急増し，経済発展の妨げになるとの懸念から，制度全体の見直しがされた．このなかで，国と都道府県は，医療費適正化計画を策定し，生活習慣病対策や長期入院の是正など中・長期的な医療費適正化のための政策目標の策定が義務づけられた．医療分野における対策の方向は，生活習慣病予防対策としては，特定健診・保健指導の実施，在院日数の短縮のために医療機能の分化・連携の促進，在宅医療の推進，介護療養型医療施設における療養病床の転換支援などがあげられており，医療費削減が明確な目標になっている．

医療制度改革の一環として「健康保険法等の一部を改正する法律」により 2008 年 4 月からは「高齢者の医療を確保する法律」（高齢者医療確保法）として，老人保健法は廃止され，特に 75 歳以上の高齢者の事業については，後期高齢者医療制度（長寿医療制度）に規定されることになった．後期高齢者においては健康診査の実施は，後期高齢者医療広域連合の保健事業の一環として努力義務として課されることになり，全員が受診しなければならないという義務ではなくなった．2013（平成 25）年から開始された健康づくり運動である「健康日本 21（第二次）」では，生活習慣の改善，社会環境の改善を通じて，生活環境，社会環境の質の向上を図り，健康寿命の延伸，健康格差の縮小の実現を目指している．

いずれにせよ，高齢者においても疾病や障害が発生してからの対策は後手であり，発生予防を目的とした一次予防が重要であることに変わりはない．

在宅医療・地域包括ケアシステム

高齢の患者のみならず誰でも病院や施設での生活を望む者におらず，自宅での生活を希望していることは論を俟たない．急性期や高度・先進的医療が必要な場合や，手術などを除いて，可能であれば，自宅で療養したいと考えるのは自然である．そのような患者の意思を尊重するという考え方から，在宅ケア，在宅医療は推進されてきた．本人の療養したいところで療養できるようにする，自己決定の尊重の思想のもと，携帯型 X 線撮影装置や携帯型超音波診断装置の開発など，在宅での療養を可能にする医療機器の進歩がその背景にある．しかし，現実には在宅で死亡する者の割合は減少し，現在は約 8 割が病院・施設死亡である．

疾病を抱えても，住み慣れた自宅等で療養し，自分らしい生活を続けるためには，地域における医療・介護の関連機関の連携が必須である．具体的には，医療機関（定期的な訪問診療），在宅療養支援病院・有床診療所（急変時の一時的な入院の受け入れ），訪問看護事業所，医療機関と連携し，服薬管理や点眼，褥瘡の予防，浣腸等の看護ケア），介護サービス事業所（入浴，排泄，食事などの介護）などが連携して，継続的な在宅医療・介護サービスの提供を行うことが重要である．

さらに，国では，いわゆる団塊の世代が 75 歳以上になる 2025 年を目途に，高齢者の尊厳の保持と自立生活の支援を目的として，重篤な要介護状態になっても住み慣れた地域で自分らしい暮らしを人生の最後まで続けることができるように，「住まい・医療・介護・予防・生活支援」のサービスが一定の圏域内で一体的に提供される包括的な支援・サービス提供体制（地域包括ケアシステム）の構築の実現を目指している．

今後も認知症高齢者の増加が見込まれ，認知症高齢者の地域での生活を支えるためにも，地域包括ケアシステムの構築が急がれる．また，高齢化の進展状況には，大都市部，町村部によってその様相は異なり，大きな地域差が生じると考えられる．地域包括ケアシステムは，保険者である市町村や都道府県が，地域の自主性や主体性にもとづき，地域の特性に応じて構築していくことが求められる．

（安村誠司）

●文献

1) 東京都老人総合研究所：サクセスフル・エイジング，東京：ワールドプランニング；1998．

介護保険

介護保険法は 2000（平成 12）年 4 月に施行され，2006（平成 18）年，2011（平成 23）年，2018（平成 30）年に大規模改正が行われた．この法律は介護の社会化や，自立支援，介護予防，サービスの民間化などを目的に創設された．主な改正内容としては，認知症対策に重点がおかれ，介護予防が重視された．さらに新たな介護予防サービスの開発と普及が行われた．また，地域では地域包括支援センターが設立され，介護予防対策，高齢者虐待防止，地域包括ケアなどを行う多機能な地域の中核的な役割をもつ拠点が全国的に整備された．2011 年には 2 度目の介護保険法の改正が行われた．そのなかで「地域包括ケア」が新たな理念とされた．2018 年の改正では，さらに地域包括ケアの構築が推進され，自立型のケアマネジメントの充実，介護医療院の創設などが主な改正骨子となっている．本項では介護保険制度の考え方について概説する．

介護保険の背景とその目的

介護保険制度は超高齢社会を前に，介護問題を国として解決する手段として創設された．それまで福祉は措置制度が原則であったが，公的保険制度を導入することで，福祉の基盤が措置制度から契約制度へと大きく転換された．また，主体は利用者であり，利用者の自己決定，自己選択を原則とした．また介護事業者の参入が自由化され，民間活用がねらいの一つとなった．さらに高齢化に伴う医療費の負担の増加もあり，補完的に新たに公的介護保険が必要となった．医療サービスのうち，訪問看護などいくつかが介護サービスとして転換された．日本全体でどこでもあまねく介護サービスが利用できる環境が必要であった．

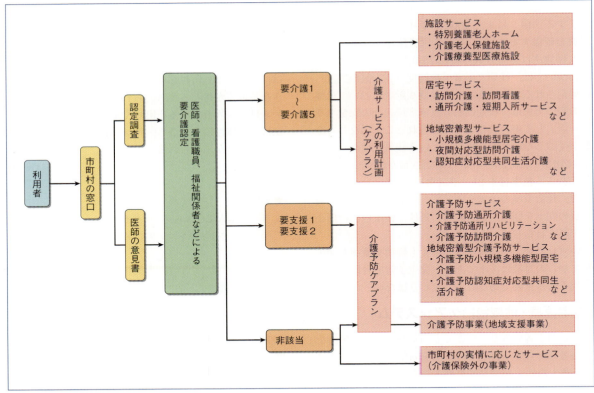

❻ サービス利用の手続き

さらに利用者の自立支援や在宅重視の原則を徹底したが，現実には難しい場合も多い．医療サービスと福祉サービスの統合も意図されたが，一事業者が複合的に経営している場合には連携が機能するが，医療と福祉の連携は依然課題が残る．制度として介護保険と自費との組み合わせの混合介護はいうまでもないが，社会保険方式を採用し，保険料＋税財源の組み合わせ方式となっている．さらに地方分権をめざし，市町村単位で「給付と負担の連動」をめざしている．

介護保険制度の特徴と実際

介護保険の申請

介護サービスの利用の際には，要介護認定が必要である．まず始めに保険者である市町村に申請を行う．始めの手続きとしては認定調査をうけ，主治医意見書が必要となる．その結果を受け，各地域の介護認定審査会で検討される．その後，市町村長の名前で認定が通知される．サービスの利用の手続きの流れを❻に示した．認定は要支援1から要介護5の7分類に分けられる．要認定度により，利用できるサービスとサービス量が異なる．

新しいサービスの内容を❼に示した．2006（平成18）年4月からは，これまでのデイサービスやショートステイなどの介護サービスに介護予防サービスが加わった．こうした介護サービスを利用しつつ，在宅介護を継続したり，施設を利用することになる．この点では日本における介護は量的にサービスが充実したことはいうまでもない．今後の介護は質的な向上をめざす必要がある．

また介護保険では，さらにサービス内容を担保し，本人の自己決定を支えるためにケアマネジメント制度を導入している．さまざまな障害をもつ人に対して，ケアアセスメントを行い，ケアプランを立案した後，介護サービスなどを提供し，その後モニタリングをする一連の行為をケアマネジメントという．日本の介護保険制度において，ケアマネジャーをおき，ケアマネジメントが介護サービスや施設利用において必要な制度として位置づけられた．

改正介護保険について

「2003年高齢者介護研究会」の報告をベースに，2006（平成18）年に介護保険法の改正がなされ，同年4月より改正介護保険法が施行された．その趣旨は，超高齢化に突入する前の2015年に備えて，保健医療福祉の方向性を提言したものである．そこで要介護高

❼ 介護サービスの種類

市町村が指定・監督を行うサービス	都道府県が指定・監督を行うサービス	
地域密着型サービス 　夜間対応型訪問介護 　認知症対応型通所介護 　小規模多機能型居宅介護 　認知症対応型共同生活介護 　　（グループホーム） 　地域密着型特定施設 　　入居者生活介護 　地域密着型介護老人福祉施設 　　入居者生活介護	居宅サービス 　【訪問サービス】 　　訪問介護（ホームヘルプサービス） 　　訪問入浴介護 　　訪問看護 　　訪問リハビリテーション 　　居宅療養管理指導 　　特定施設入居者生活介護 　　特定福祉用具販売 　【通所サービス】 　　通所介護（デイサービス） 　　通所リハビリテーション 　【短期入所サービス】 　　短期入所生活介護（ショートステイ） 　　短期入所療養介護 　　福祉用具貸与 居宅介護支援 施設サービス 　介護老人福祉施設 　介護老人保健施設 　介護療養型医療施設	介護給付を行うサービス
地域密着型介護予防サービス 　介護予防認知症対応型通所介護 　介護予防小規模多機能型居宅介護 　介護予防認知症対応型共同生活介護 　　（グループホーム） 介護予防支援	介護予防サービス 　【訪問サービス】 　　介護予防訪問介護（ホームヘルプサービス） 　　介護予防訪問入浴介護 　　介護予防訪問看護 　　介護予防訪問リハビリテーション 　　介護予防居宅療養管理指導 　　介護予防特定施設入居者生活介護 　　特定介護予防福祉用具販売 　【通所サービス】 　　介護予防通所介護（デイサービス） 　　介護予防通所リハビリテーション 　【短期入所サービス】 　　介護予防短期入所生活介護 　　　（ショートステイ） 　　介護予防短期入所療養介護 　　介護予防福祉用具貸与	予防給付を行うサービス

齢者の半数が認知症をもち，介護施設入所者の8割が認知症をもつというデータに基づき，今後は身体ケアから認知症ケアに重点を移し，介護予防の重要性があることが認識された．その結果，認知症ケアの普遍化をめざすことが指摘された．その第一段階として，2004年12月に痴呆から「認知症」へ名称変更がなされた．これは疾患のイメージチェンジをすることで，認知症への理解と対応を進めることを目的とした．つまり認知症ケアの方向性として，政策的に現在検討さ

れていることは地域包括ケアの進展であり，具体的には小規模多機能居宅介護の創設である．また地域における総合的・継続的な認知症ケア支援体制の整備として，早期発見・診断，相談体制，家族支援などが検討されており，医師は特に認知症の早期発見と診断に重要な役割を果たす必要がある．こうしたサービスのために「生活圏域」単位のサービス基盤の整備が考えられており，認知症ケアに関する人材育成（専門資格化を含む）が重要であり，高齢者虐待の防止，権利擁護

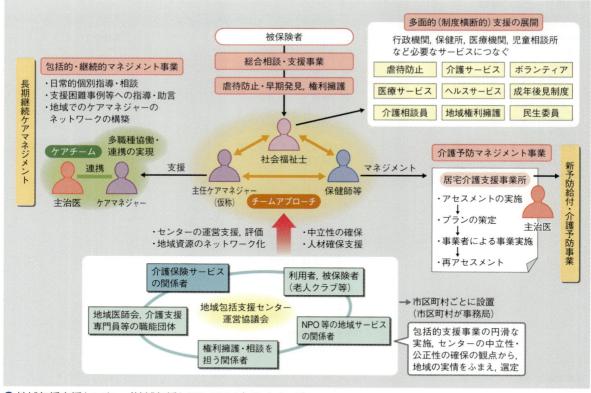

❽ 地域包括支援センター（地域包括ケアシステム）のイメージ

❾ 地域包括支援センターの4つの機能

1. 総合的な相談窓口機能
   初期相談対応，相談支援，実態把握，権利擁護，など
2. 介護予防マネジメント
   介護予防プランの作成などの介護予防サービスの利用に要する業務
   介護予防サービスの一部実施，など
3. 包括的マネジメント（マネジメントの統括）
   市区町村，関係機関との調整
   ケアマネジメントなどのバックアップ，など
4. 権利擁護

システムの強化にも重点がおかれるようになっている．

地域包括支援センターの役割

改正介護保険法の目玉は全国4,500か所に及ぶ地域包括支援センターの開設である．総合的な介護予防システムの確立やケアマネジメントの体系的な見直しをふまえ，地域における総合的なマネジメントを担う中核機関として創設された．専門職種として社会福祉士，保健師，主任ケアマネジャーの保健医療福祉に携わる専門職種が必置とされている．認知症や介護者もこの支援センターの直接もしくは間接的な対象となる．❽にイメージ図を示し，❾にその機能をまとめた．認知症対策に対しても地域包括支援センターは利用される．介護予防や相談支援，さらに高齢者虐待防止がその役割である．

すなわち地域包括支援センターは高齢者虐待の通報受理機関である．高齢者虐待の8割程度には認知症があり，虐待を防止するための早期発見と介入を行う必要がある．そういう背景から「高齢者虐待防止・養護者支援法」が成立した．特にこの法律では介護者支援に配慮する必要を示した．医師は特に身体虐待を発見する場合があり，適切な対応を要する．生命にかかわる高齢者虐待には通報義務がある．❿に高齢者虐待の種類についてまとめた．

地域密着型サービスの役割

地域密着型サービスは地域に根ざし，市町村の指定，監督を行うサービスと位置づけられた（⓫）．特に小規模多機能型居宅介護サービスは在宅を1日でも長く続け，環境の変化による悪化を回避することを目的とした，新しい形のサービスといえる．認知症をもつ人にとって有用な地域の認知症や独居高齢者対策サービスとして期待される．その後，有床診療所やグループホームへの住み替えが考えられている．今後は民間の高齢者賃貸住宅などの住居の拡充が予想される．

❿ 高齢者虐待の類型

1. 身体的虐待（意図的に物理的な力を行使し，身体の傷，痛みまたは欠損を結果としてもたらすもの）
2. 性的虐待（あらゆる形態の高齢者との合意のない性的接触）
3. 情緒的/心理的虐待（脅かし，侮辱，威圧，などの言語による，または，非言語による虐待的行為によって，心理的または情緒的な苦痛を意図的に与えること）
4. 放任（ネグレクト）（意図的または結果的にケア提供者がケア提供にかかわる約束，または義務を履行しないこと）
5. 経済的虐待（許可なくして高齢者の金銭，財産，または，その他の資源を使うこと）
6. 自己放任/自虐（セルフネグレクト）（高齢者自身による自身の健康を損ねたり，安全を脅かすような，怠慢な，または自虐的なふるまい）
7. 遺棄・放置（介護や世話ができなくなった者，または介護や世話を拒否する者が高齢者を病院やナーシングホームに置き去ること）

⓫ 地域密着型サービスの種類

1. 小規模多機能型居宅介護
2. 夜間対応型訪問介護
3. 地域密着型介護老人福祉施設入所者生活介護（29 名以下の特別養護老人ホーム）
4. 地域密着型特定施設入居者生活介護（29 名以下の介護専用型特定施設）
5. 認知症対応型共同生活介護（認知症高齢者グループホーム）
6. 認知症対応型通所介護

介護施設の変化

認知症生活介護としてのグループホームサービスの成功をふまえて，介護施設においてもユニットケア化が徐々に進められている．よりよい環境の確保とケアの質的向上が重点化され，また介護職への研修が必須化されている．さらに施設の地域展開が検討されており，施設のサテライト化や小規模多機能型居宅介護を行うことが計画されている．

介護予防については，要支援1と2を対象として，制度の中核として位置づけられた．筋力の機能向上，口腔機能の向上，栄養改善プログラムが先行している．介護保険の改正により，各市区町村の地域包括支援センターにおいて，介護予防の対象者は介護予防ケアマネジメントが提供される．すなわち介護予防プランに位置づけられ，介護予防デイサービス，デイケアをはじめ訪問リハビリテーションなどが対象となる[1]．しかし質のよいサービスがなければ，介護予防の効果は期待できない．

認知症の介護予防には運動療法，音楽療法，芸術療法，現実見当識訓練などがあり，それぞれの療法により特徴があり，十分な科学的なデータが集積されているわけではない[2]．しかし認知症患者の表情や抑うつなどの気分がよくなったり，反応がよくなったりなどの変化が観察される場合がある．基本的には認知症そのものは改善することは困難であるが，認知症の行動・心理症状（behavioral and psychological symptoms of dementia：BPSD）の改善が観察されたり，認知機能の維持ができることにより，間接的ではあるが認知症の進行遅延ができるかどうかが大きな課題となっている．少なくとも認知症に対するリハビリテーションを行うことで患者や家族の支援を行い，QOLの向上を図ることが重要である．さらにいえば，これらの取り組みをミニデイサービスや宅老所などで行えば，認知症の進行遅延が可能となることを示唆しており，認知症の介護予防そのものとなる．またデイサービスやデイケアで行えば，それはアクティビティであり，より専門的に行えば，認知症の認知リハビリテーションとなる．また認知症の個別ケアを推進するために，認知症ケアマネジメントセンター方式が開発された[3]．困難事例において有用性が示されている．

かかりつけ医，サポート医の研修と対応

認知症ケア支援体制の整備として，2013（平成25）年度にオレンジプランが提出され，早期発見・診断，相談体制，家族支援などが検討されており，医師は特に認知症の早期発見と診断に重要な役割を果たす必要がある．真に地域医療の最大の担い手として，医師はこれまでもかかりつけ医として役割を果たしてきた．しかし，認知症は専門外として，相談や診療を避けてきた面も一部にみられた．急性期病院においても認知症の診療に困難をきたし始めている面もある．そこで，われわれは認知症（痴呆症）のクリニカルパスを作成し，病棟での診断・治療・看護の指針を作成した[4]．一方，地域では厚生労働省と医師会が協力して，国立長寿医療センターが地域の核となるサポート医の研修を開始した．サポート医はかかりつけ医研修を支援し，地域での診断や治療をチームでサポートし，認知症になっても安心して地域で生活を継続できる体制を構築できることを計画している．

地域包括ケア

2011（平成23）年の介護保険法の改正において，「地域包括ケア」が目標理念となっている．介護医療サービスは現在なくてはならないサービスとして定着しており，地域包括ケアの推進の中身としては，医療との連携強化として，24時間対応の在宅医療，訪問看護やリハビリテーションの充実強化をめざすこと　特養などの介護拠点を整備し，介護サービスの充実強化を

⓬ 介護サービスの基盤強化のための介護保険法等の一部を改正する法律の概要

高齢者が地域で自立した生活を営めるよう，医療，介護，予防，住まい，生活支援サービスが切れ目なく提供される「地域包括ケアシステム」の実現に向けた取組を進める

1．医療と介護の連携の強化等

①医療，介護，予防，住まい，生活支援サービスが連携した要介護者等への包括的な支援（地域包括ケア）を推進
②日常生活圏域ごとに地域ニーズや課題の把握を踏まえた介護保険事業計画を策定
③単身・重度の要介護者等に対応できるよう，24時間対応の定期巡回・随時対応サービスや複合型サービスを創設
④保険者の判断による予防給付と生活支援サービスの総合的な実施を可能とする
⑤介護療養病床の廃止期限（2012〈平成24〉年3月末）を猶予（新たな指定は行わない）

2．介護人材の確保とサービスの質の向上

①介護福祉士や一定の教育を受けた介護職員等によるたんの吸引等の実施を可能とする
②介護福祉士の資格取得方法の見直し（2012年4月実施予定）を延期
③介護事業所における労働法規の遵守を徹底，事業所指定の欠格要件および取消要件に労働基準法等違反者を追加
④公表前の調査実施の義務付け廃止など介護サービス情報公表制度の見直しを実施

3．高齢者の住まいの整備等

○有料老人ホーム等における前払金の返還に関する利用者保護規定を追加
※厚生労働省と国土交通省の連携によるサービス付き高齢者向け住宅の供給を促進（高齢者住まい法の改正）

4．認知症対策の推進

①市民後見人の育成および活用など，市町村における高齢者の権利擁護を推進
②市町村の介護保険事業計画において地域の実情に応じた認知症支援策を盛り込む

5．保険者による主体的な取組の推進

①介護保険事業計画と医療サービス，住まいに関する計画との調和を確保
②地域密着型サービスについて，公募・選考による指定を可能とする

6．保険料の上昇の緩和

○各都道府県の財政安定化基金を取り崩し，介護保険料の軽減等に活用

【施行日】
1⑤，2②については公布日施行．そのほかは2012（平成24）年4月1日施行．

行うこと，見守り，配食，買い物などの24時間対応の在宅サービスを強化すること，多様な生活支援サービスの確保や権利擁護を支援すること，さらに一人暮らし，高齢夫婦のみ世帯の増加をふまえ，さまざまな生活支援サービスを推進し，高齢になっても住み続けることのできる高齢者住宅の整備を行うことが柱となっている．しかし民間の高齢者ケア付き住宅の中身の点検は必須であろう．粗悪な介護サービスを増加させてはならない．また認知症の徘徊見守りサービスはインフォーマルケアを含む重要な地域のネットワークの構築を必要としている（⓬）．

今後の課題としては，財政の安定的運用であり，介護サービスの向上や要介護認定の見直しが必要である．また，癌末期の認定もさまざまな課題が存在する．課題を整理することが真の意味での改良につながることはいうまでもない．

平成30年介護保険改正について

主な改正の要点は，地域包括ケアの推進，自立支援・重度化の防止に資する質の高い介護サービスの提供，多様な人材の確保と生産性の向上，介護サービスの適正化・重点化を通じた制度の安定性・持続可能性の確保である．⓭にその改正点を示した．具体的には自立支援型のケアマネジメントの導入，地域共生社会の実現，介護負担割合を2割から3割とすることなどである．持続可能な制度として育てていくことが必要である．

今後の課題

介護保険制度は改正をしながら，時代のニーズに合わせてその形態を変えていくことになる．そのためには定期的によりよい介護保険に改正していく必要がある．その課題は時代とともに変わる必要がある要介護認定の方法であり，サービスの量と質の向上である．またサービス利用者の増加に伴い，保険料が増加する．介護保険の今後の最大の課題は財政の健全化であるが，保険料の増額は抵抗があり，困難な状況である．第2号被保険者の見直しも一つの選択であるが，要支援者へのサービスの見直しは必要であろう．ケアプランの有料化などが検討されている．個人の負担の増加もある程度やむをえないであろう．

介護保険利用の主な原因は現在認知症である．改正を経ながら，よりよい制度となるように変化してきている．認知症のケアは現在，パーソンセンタードケア

⓭ 地域包括ケアシステムの強化のための介護保険法等の一部を改正する法律のポイント　　平成29年6月2日公布

高齢者の自立支援と要介護状態の重度化防止，地域共生社会の実現を図るとともに，制度の持続可能性を確保することに配慮し，サービスを必要とする方に必要なサービスが提供されるようにする．

Ⅰ　地域包括ケアシステムの深化・推進

1　自立支援・重度化防止に向けた保険者機能の強化等の取組の推進（介護保険法）
　全市町村が保険者機能を発揮し，自立支援・重度化防止に向けて取り組む仕組みの制度化
　　・国から提供されたデータを分析の上，介護保険事業（支援）計画を策定．計画に介護予防・重度化防止等の取組内容と目標を記載
　　・都道府県による市町村に対する支援事業の創設　・財政的インセンティブの付与の規定の整備
　　（その他）
　　　　・地域包括支援センターの機能強化（市町村による評価の義務づけ等）
　　　　・居宅サービス事業者の指定等に対する保険者の関与強化（小規模多機能等を普及させる観点からの指定拒否の仕組み等の導入）
　　　　・認知症施策の推進（新オレンジプランの基本的な考え方〈普及・啓発等の関連施策の総合的な推進〉を制度上明確化）

2　医療・介護の連携の推進等（介護保険法，医療法）
　①「日常的な医学管理」や「看取り・ターミナル」等の機能と，「生活施設」としての機能とを兼ね備えた，新たな介護保険施設を創設
　　　※現行の介護療養病床の経過措置期間については，6年間延長することとする．病院又は診療所から新施設に転換した場合に，
　　　　転換前の病院又は診療所の名称を引き続き使用できることとする．
　②医療・介護の連携等に関し，都道府県による市町村に対する必要な情報の提供その他の支援の規定を整備

3　地域共生社会の実現に向けた取組の推進等（社会福祉法，介護保険法，障害者総合支援法，児童福祉法）
　　・市町村による地域住民と行政等との協働による包括的支援体制作り，福祉分野の共通事項を記載した地域福祉計画の策定を努力義務化
　　・高齢者と障害児者が同一事業所でサービスを受けやすくするため，介護保険と障害福祉制度に新たに共生型サービスを位置付ける
　　（その他）
　　　　・有料老人ホームの入居者保護のための施策の強化（事業停止命令の創設，前払金の保全措置の義務の対象拡大等）
　　　　・障害者支援施設等を退所して介護保険施設等に入所した場合の保険者の見直し（障害者支援施設等に入所する前の市町村を保険者とする．）

Ⅱ　介護保険制度の持続可能性の確保

4　2割負担者のうち特に所得の高い層の負担割合を3割とする．（介護保険法）
5　介護納付金への総報酬割の導入（介護保険法）
　　・各医療保険者が納付する介護納付金（40〜64歳の保険料）について，被用者保険間では『総報酬割』（報酬額に比例した負担）とする．

平成30年4月1日施行．（Ⅱ5は平成29年8月分の介護納付金から適用，Ⅱ4は平成30年8月1日施行）

の言葉にのっとり，さまざまな取り組みがなされ始めている．介護保険の制度を利用して，在宅療養を継続している認知症高齢者も多くみられる．また介護施設はケアの改善をはかり，介護者の介護負担の軽減に役立つことができる．今後かかりつけ医師，サポート医は地域での認知症の医療とケアに大きく関与することが期待される[5]．

（遠藤英俊）

●文献

1) 鈴木憲一：介護保険制度の見直し─新予防給付を中心として．群馬県医師会報 2004；676：8．
2) 中村重信（編著）：痴呆疾患の治療ガイドライン．東京：ワールドプランニング；2003．
3) 認知症介護研究研修センター東京センターほか（編）：認知症の人のためのケアマネジメント センター方式の使い方・活かし方．東京：認知症介護研究・研修東京センター：2005．
4) 遠藤英俊：痴呆性高齢者のクリティカルパス．名古屋：日総研出版：2004．

5) 日本医師会（編）：かかりつけ医のための認知症マニュアル．東京：社会保険研究所；2015．
6) 遠藤英俊：いつでもどこでも回想法．高齢者グループプログラム．東京：ごま書房；2005．
7) Van de Winckel A, et al：Cognitive and behavioural effects of music-based exercises in patients with dementia. *Clin Rehabil* 2004；13：253．
8) Grebot C, et al：Effects of exercise on perceptual estimation and short-term recall of shooting performance in a biathlon. *Percept Mot Skills* 2003；97：1107．

精神的健康管理と保険法

精神的健康の概念

　世界保健機関（WHO）は，健康とは，単に疾病または虚弱でないということだけでなく，身体的・精神的・社会的に調和のとれた良い状態（well-being）であることと定義しており，精神的に調和のとれた良い

状態 (mental well-being) を維持することが精神保健の目的である.

精神的に調和のとれた状態 (mental well-being) の要件としては, ①精神疾患がないこと, ②はなはだしい不安・苦痛がないこと, ③社会的に適応した行動がとれること, ④自己実現ができること, の4つを要件としてあげることが多いが, この意味するところは, 精神保健活動の目的は, 精神疾患に罹患することを防ぐこと, 不安や苦痛のない安定した精神状態を維持すること, その結果として一定の社会的規範の中で適正な行動ができ, 自分の生き甲斐を持って生活できることとなろう.

精神保健の実際の活動については, ①精神障碍の予防・治療・社会復帰に関する活動と, ②一般人の精神的な健康増進のための活動とに分けて論じられることが多い.

精神障碍の予防・治療・社会復帰に関する精神保健活動

一般人口における精神障碍は, 以前に考えられていたよりもはるかに多い. わが国における一般人口についての精神障碍の生涯有病率は24.2％ (不安障害9.2％, 気分障害6.5％など) と報告されており, 中等症以上の精神障碍者の19％しか過去1年に治療を受けていないことも報告されている. 米国においては, 精神障碍の生涯有病率は46.4％ (不安障害28.8％, 気分障害20.8％など) と報告されており, 今後わが国においても米国の数字に近い有病率にまで上昇する可能性がある.

近年, わが国においても精神および行動の障害のために医療機関を受診する患者数は増加している. ⓮に示すように, 精神障碍による受診者数は年々増加しており2008 (平成20) 年の時点で323万人となり, 他のいずれの疾患と比較しても多い.

疾患別にみると, 気分障害とAlzheimer病が急激に増加している. Alzheimer病については, わが国の社会が超高齢社会となり高齢者人口が増加したこと, Alzheimer病治療薬が市場に導入されたことによる. 気分障害の増加は, 操作的診断基準の導入により内因性うつ病だけでなく, 以前の神経症性うつ病も反応性うつ病も気分障害うつ病エピソードと診断されるようになったこと, 選択的セロトニン再取込み阻害薬 (selective serotonin reuptake inhibitor: SSRI) などの副作用の少ない抗うつ薬が導入されたこと, さらに現代型うつ病とも呼ばれる従来のメランコリー型うつ病とは異なるタイプのうつ病が増加したことによる ⓯.

世界各国において, 疾病構造が急性疾患から慢性疾患へとシフトしていることをふまえて, 疾病に対する考え方が,「死因となる疾患」から「重篤な生活障害をもたらす疾患」へと変化している. これまでは, 疾病の社会的な影響を疾病により失われる生命 (year lost life: YLL) で評価することが多かったが, 最近では慢性疾患の重要性を評価するために, 疾病により損なわれる機能 (year lost disability: YLD) をも合わせた障害調整生命年 (disability adjusted life year: DALY) の指標で評価するのが妥当と考えられるようになった. DALYを指標としてみると, わが国においても精神疾患は癌や循環器疾患とともに最も重要な疾患ということがわかる ⓰.

近年の精神障碍患者数の増加に対して世界各国において, 精神障碍対策を重視する施策がとられるように

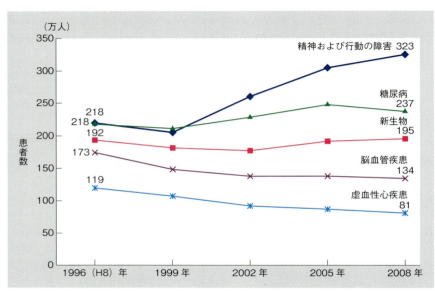

⓮ 傷病別の医療機関にかかっている患者数 (年次推移)

(患者調査〈総患者数:医療機関を受療している推計患者数〉.)

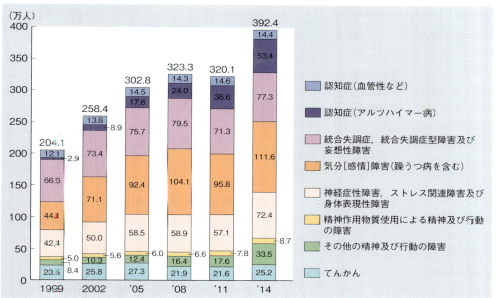

⑮ 精神疾患入来患者の疾病別内訳
（資料：厚生労働省患者調査．）

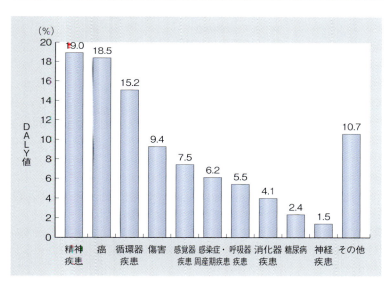

⑯ DALYを指標としたわが国における精神疾患の位置づけ
(WHO Disease & Injury Country Estimates 2004, WHO : 2009.)

なっている．英国ではブレア政権のもとで医療改革が進められ，癌，循環器疾患と並んで，精神疾患を国が取り組むべき三大疾患として位置づけることを決定し，精神保健関連の政策を充実させている．そして，総合的な精神保健医療改革を実施することにより，自殺率を大幅に削減することに成功した．このような動きはWHOによっても推進されており，精神障碍は，高い頻度で癌や循環器疾患と合併し，これらの身体疾患のアウトカムにも重大な影響を与えることをふまえて，精神障碍に対する施策の充実を各国に求めている．このような世界の動きに合わせるように，わが国においても2013（平成25）年度から精神疾患をも含めた5疾病5事業の医療政策が策定され，精神疾患に対して今まで以上に手厚い地域医療政策が講じられることになったことにより，精神保健活動が地域医療政策のなかに取り入れられた．

一般人の精神的な健康増進のための精神保健活動

近年，勤労者のメンタルヘルスは大きな問題となっている．精神障碍を原因とする労災請求件数は年々増加しており，その約1/3は実際に労災認定がなされている．このような状況を受けて，2014年6月に労働安全衛生法の一部改正がなされ，2015年12月1日から，50人以上の事業所においては勤労者のストレスチェックが義務化された．厚生労働省が公表している「労働安全衛生法に基づくストレスチェック制度実施マニュアル」に従い，各事業所では，実施要項や実

❼ Eriksonによる発達課題

年齢	段階	発達課題	心理的側面 (成功) (失敗)
0〜1歳	乳児期	基本的信頼	信頼　対　不信
1〜3歳	幼児前期	自律性	自律　対　恥・疑惑
3〜6歳	幼児後期	積極性	積極性　対　罪悪感
6〜11歳	学童期	勤勉性	勤勉　対　劣等感
11〜15歳	青年期	自我同一性	同一性　対　同一性拡散
15〜20歳	初期成人期	親密性	親密感　対　孤独感
20〜65歳	成人期	生殖性	生殖　対　自己没頭
65歳以上	老年期	統合性	統合　対　絶望

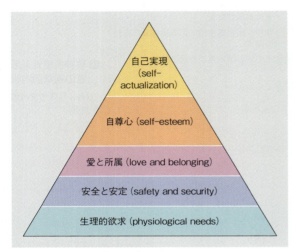

❽ Maslowの欲求階層と自己実現

❾ 自己実現のために重要な項目

1. 現実世界をより有効に認識し，より快適な関係を保つ
2. 自己，他者，自然に対する受容
3. 自発的，単純，自然な感覚での行動
4. 課題中心の行動パターン
5. プライバシーの欲求からの超越
6. 文化や環境からの独立，自律性
7. 絶えず新しい感性
8. 至高なものを経験する神秘的な体験
9. 他人との連帯感
10. 広くて深い人間関係
11. 民主的・平等の考え方
12. 手段と目的，善と悪を峻別する
13. ユーモアを理解する
14. 豊かな創造性
15. 文化にのみ込まれない，文化からの超越
16. 自分が不完全であることを知り，絶えず学ぼうとする

施体制を定めて衛生委員会を開催し，事業所に適した実施方法を定めることとなる．職業的ストレス簡易調査票を用いて，勤労者のストレス度を評価し，①「心身のストレス反応（29項目）」の合計点数が77点以上の者，②「仕事のストレス要因（17項目）」および「周囲のサポート（9項目）」の合計点数が76点以上であって，かつ「心身のストレス反応（29項目）」の点数が63点以上の者については，医師による面接指導を実施し，就業上必要な措置を講じることになっている．ストレスチェック制度が，勤労者のメンタルヘルスの向上，精神障害の予防に役立つことが期待されている．

心理社会的発達課題

人の精神機能は成長に伴って発達するが，各段階において習得すべき課題が存在する．人が健全な発達を遂げて幸福な生活を送るためには，それぞれの発達段階の課題をクリアすることが必要であり，その課題習得は次の発達段階に移行するために必要なものであり，その失敗は，それぞれの発達段階に特徴的な精神障害のリスクとなりうる．

Erikson EHは人生を8段階に分けてそれぞれの段階における課題を整理した（❼）．
①乳児期には母親からの授乳を介して基本的信頼関係を経験し，その後の親密な人間関係を成立させる土台を形成する．
②幼児前期には，排泄を自分でコントロールすることを習得し自律性を獲得する．
③幼児後期には，外界への積極的な働きかけにより自分を主張する積極性と，それが上手にできない場合の罪悪感の克服がこの時期の課題となる．
④学童期には，学校で知識や技能を吸収し仲間との集団関係を習得するが，この時期に勤勉性が十分に成立しないと，劣等感に陥る．
⑤青年期には，性欲による生理的変化と社会的な葛藤による混乱を克服して自我統一性を確立することが課題となる．
⑥初期成人期には，自我同一性を確立した後に他者との真の意味での親密な相互関係を築くことが可能となるが，性を通じて心身ともに一体感を感じることのできる異性のパートナーとの親密な関係を成

立させることが課題である。

⑦成人期の主要な課題は，次世代の生産であり，知的・芸術的な生産活動である。この時期に社会的な生産活動に興味をもてずに，自分自身にしか関心をもてないと自己没頭となってしまう。

⑧老年期の課題は統合である。自分の生涯を総合して評価するという営みを遂して，人生を受け入れて肯定的に統合することが求められる。

精神保健活動は，このような Erikson の理論に従えば，各人が人生のそれぞれの段階における発達課題を習得することを援助する活動である。

自己実現

Maslow AH は，人の基本欲求の階層構造を提唱し，生理的欲求，安全と安定の欲求，愛と所属の欲求，自尊心の欲求の上に，最終的な基本欲求として自己実現の欲求を重視した（⓳）。Maslow によれば，「人間は自己実現に向かって絶えず成長する生物」であり，自己実現（self-actualization）なしには，人の精神生活は充足しているとはいえない。Maslow によると自己実現を果たしている人には⓳に示す 16 項目の特徴が認められるという。

精神保健活動の目標は，自己実現を図るために各人がこのような項目を満たすことができるように支援することである。

（武田雅俊）

医療と法律

医療における法規制の役割

医療はなぜ法的に規制されるのか

法規制は，医療にとってきわめて重要な要素の 1 つである。専門家である医師やその他の医療従事者には，患者の最善の利益を図るための裁量が広く認められている。しかしながら，それでも医療の特殊性から，そのような裁量にも一定の限界がある。まず医療では，人間の生命や健康というきわめて重大で，金銭では代替品を手に入れることが不可能な価値をとり扱う。また，専門家である医師と，病に苦しむ患者との間には「情報の非対称性」（情報格差）が存在しているうえ，今日において医療は，医師と患者の特別の関係だけでなく，より組織的に，いわゆるチーム医療として提供されつつある。さらに医療は無償で提供されているわけではなく，健康保険を介して約 4 割（2014 年度で国が 25.8%，地方が 13.0%）の公的資金が投入され

ている。このような医療の特殊性のために，医療は国会による立法や，内閣のなかでも特に厚生労働省による各種規制の対象とされてきた。重要なのは，医師の義務の多くは医療倫理に委ねられており，刑罰を伴うような義務に必ずしも多くはない，ということである[1]。

医療を取り巻く法規制の概観

医師をはじめとする医療従事者は，免許を取得した後にさまざまな法令のもとで医療を提供することになる。最近では，法律や行政機関の策定するガイドラインなどによる規制が強化される傾向にある。医療は，総じていえば「臨床」と「研究」からなる。

臨床の場面

臨床の場面においては，主に医師法，医療法，個人情報の保護に関する法律，健康保険法が大きく関係する。

医師法：医師法では，医師免許の取得や医師の義務に加えて，医師の処分について定められており，厚生労働大臣には医師免許の付与，公衆衛生上重大な危害を防止するための医療または保健指導に関する必要な指示，そして処分などを行う各種権限が与えられている。

まず，医師法では医師の義務として，応招義務（第19条），診断書・証明書等の作成と交付義務（第20条），無診察治療等の禁止（第20条），異常死体等の届出義務（第21条），処方せん作成と交付義務（第22条），療養指導義務（第23条），診療録の作成と保存義務（第24条）が定められている。

厚生労働大臣は，相対的欠格事由（心身の障害がある者，麻薬などの中毒者，罰金以上の刑に処せられた者，医事に関し犯罪や不正の行為のあった者）に該当する場合や，医師としての品位を損するような行為があった場合，医道審議会に諮問して医道の観点からその適性等を問い，医師免許を取り消し，または期間を定めて業務の停止，もしくは戒告を命ずることができる。

医師の処分では，先に挙げた医師の応招義務，診療録に真実を記載する義務，医師の職業倫理として遵守することが当然に求められている義務を果たさないこと，医療を提供する機会を利用したり，医師としての身分を利用して行った不正な行為，他人の生命や身体を軽んずる行為，医業を行うに当たり自己の利益を不正に追求する行為などが考慮される[2]。

医療法：医療法では，患者による医療に関する適切な選択の支援，医療安全の確保，医療機関の開設・管理・施設の整備，そして医療機関の機能分担や業務の連携の推進について定められている。都道府県知事は，病院や療養病床を有する診療所について，人員配置，清潔さ，構造設備，犯罪や医事に関する不正行為などの観点から監督を行っており，一定の場合には開設許可

の取り消しなどを命じることができる．

個人情報の保護に関する法律：個人情報の保護に関する法律では，病歴等を含む要配慮個人情報の取り扱いについて定められている．要配慮個人情報とは，「本人の人種，信条，社会的身分，病歴，犯罪の経歴，犯罪により害を被った事実その他本人に対する不当な差別，偏見その他の不利益が生じないようにその取り扱いに特に配慮を要するものとして政令で定める記述等が含まれる個人情報」と定義されており（第2条3項），いわゆる「オプトアウト」による第三者提供（第23条第2項）の対象から除外されている．すなわち，病歴等を含む「要配慮個人情報」については，第三者提供が制限され，原則として本人の同意なしに第三者提供することはできない．もっとも，「医療・介護関係事業者における個人情報の適切な取り扱いのためのガイダンス」（平成29年4月14日通知，同年5月30日適用）の14頁によれば，本人同意のプロセスはきわめて簡略化されている．具体的に言えば，「医療機関等については，患者に適切な医療サービスを提供する目的のために，当該医療機関等において，通常必要と考えられる個人情報の利用範囲を施設内への掲示（院内掲示）により明らかにしておき，患者側か特段明確な反対・留保の意思表示がない場合には，これらの範囲内での個人情報の利用について同意が得られているものと考えられる」と記載されている．

健康保険法：健康保険法では，保険医と保険医療機関の責務などが定められている．保険医療機関において健康保険の診療に従事する医師は，厚生労働大臣の登録を受けた医師でなければならない．そして，医師国家試験に合格し，医師免許を受けることにより自動的に保険医として登録されるわけではなく，自らの意思により申請する必要がある．保険医療機関において診療に従事する保険医は，厚生労働省令で定めるところにより，健康保険の診療に当たらなければならない．また，保険医療機関は，従事する保険医に厚生労働省令で定めるところにより，診療にあたらせるほか，同様に療養の給付を担当しなければならない．この厚生労働省令が，「保険医療機関及び保険医療養担当規則」（療養担当規則）であり，保険診療を行うに当たって，保険医療機関と保険医が遵守すべき基本的事項が定められている．

　健康保険法によれば，療養の給付に要する費用の額（いわゆる診療報酬）は，厚生労働大臣が定めるところにより算定され，その算定に基づいて，患者は，保険医療機関の窓口で一部負担金を支払い，残りの費用については，保険者から審査支払機関を通じ，保険医療機関に支払われることになる．保険診療は，健康保険法等の各法に基づく，保険者と保険医療機関との間の「公法上の契約」に基づく．そのため，保険医療機関は，健康保険法等で規定されている保険診療のルール（契約の内容）に従って，療養の給付および費用の請求を行う必要がある．また，保険医は，保険診療のルールに従って，療養の給付を実施する必要がある．具体的にいえば，健康保険法，医師法，医療法，医薬品医療機器等法の各種関係法令の規定を遵守し，「療養担当規則」の規定を遵守し，医学的に妥当適切な診療を行い，診療報酬点数表に定められたとおりに請求を行わなければならない[3]．

研究の場面

　研究の多くの場面においては，法的な拘束力をもたない「指針」に基づいて実施する．指針の代表例の1つとして，「人を対象とする医学系研究に関する倫理指針」がある．厚生労働省などは，適正に医学研究を実施するための指針の策定を進めており，指針等の遵守を厚生労働科学研究費補助金等の交付の条件とし，違反があった場合には補助金の返還，補助金の交付対象外（最大5年間）とする措置を講ずることがありうる，としている．研究の中で治験（医薬品や医療機器等の候補を用いて国の承認を得るための成績を集める臨床試験のこと）や特定臨床研究（医薬品医療機器等法における未承認・適応外の医薬品等の臨床研究と，製薬企業等から資金提供を受けて実施される当該製薬企業等の医薬品等の臨床研究）などについては，別途法規制が設けられている．治験については医薬品医療機器等法，医療として提供される再生医療等については再生医療等の安全性の確保等に関する法律，特定臨床研究については臨床研究法の遵守が求められる．

最善の医療のための支援策

医療水準論

　医療にも技術水準（state of the art）があり，技術水準を満たした医療を提供している限り，医師が責任を問われることはないのが大前提である．この大前提のことを，「医療水準論」という．たとえば，最高裁判所第三小法廷1982（昭和57）年3月30日判決では，1969（昭和44）年12月に出生した未熟児の観護療養を担当した眼科医師の網膜光凝固治療に関する説明指導義務と転医指示義務が争点の1つになったものの，医師の責任が否定された．最高裁は，「人の生命および健康を管理すべき業務に従事する者は，その業務の性質に照らし，危険防止のため実験上必要とされる最善の注意義務を要求されるが，右注意義務の基準となるべきものは，診療当時のいわゆる臨床医学の実践における医療水準である」と判示している．当時，光凝固法は，未熟児網膜症についての先駆的な研究者の間

でようやく実験的に試みられ始めたという状況で，光凝固治療を一般的に実施することができる状態ではなかったことなどが考慮された．

重要なのは，ある場面において何が医療水準なのかが必ずしも明白ではない，ということである．医療水準は，疾患の種類，重症度，緊急性，地域性，施設の規模などによって異なるところ，最高裁は「診療当時のいわゆる臨床医学の実践における医療水準」を満たすように指摘するだけである．各種の診療ガイドラインを参照し，遵守しておくことは，診療当時の臨床医学の実践における医療水準を満たしているという証拠の1つになる．他方，診療ガイドラインから逸脱したとしても，逸脱について合理的な理由があれば，それだけで医療水準を満たしていないことにはならないことに留意されたい．

保険診療における治療の選択肢を広げる

原則

保険医は，原則として保険医療機関において療養担当規則に従って医療を提供することになるが，最善の医療を提供するための例外がある．すなわち，国民皆保険の理念のもと，必要かつ適切な医療は基本的に保険収載されていることから，保険医は保険収載されていない医療を提供することはできないのが原則である（厚生労働省保険局医療課医療指導監査室「保険診療の理解のために【医科】」（2016年））．療養担当規則によれば，保険医療機関が担当する療養の給付は，患者の療養上妥当適切なものでなければならない．また，検査，投薬，注射，手術・処置等は，診療上の必要性を十分考慮したうえで行う必要がある．そして何より，医学的評価が十分に確立されていない，「特殊な療法又は新しい療法等」の実施，「厚生労働大臣の定める医薬品以外の薬物」の使用，「研究の目的」による検査の実施などは，保険診療上認められておらず，禁止されている（特殊療法・研究的診療等の禁止）．

例外

保険外併用療養費制度は，2006（平成18）年10月に設けられた制度で，保険診療における治療の選択肢を広げるものである．「評価療養」，「選定療養」に整理され，2015（平成28）年4月には「患者申出療養」が新設された．この制度によらなければ，保険が適用されない保険外診療があると保険が適用される診療も含めて，医療費の全額が自己負担となる．

評価療養：厚生労働大臣が定める高度の医療技術を用いた療養その他の療養であって，将来的に保険給付の対象として認めるかどうかについて，適正な医療の効率化を図る観点から評価を行うことが必要な療養として厚生労働大臣が定めるものをいう．具体的にいえば，厚生労働大臣が定める先進医療，治験に係る診療，医薬品医療機器等法に基づく承認後で保険（薬価基準）収載前の製品使用，適応外の使用（公知申請されたもの）がある．

選定療養：患者の選択に委ねることが適当なサービスについて，患者が自ら選択して追加的な費用を自己負担しつつ，基礎的部分について療養費の支給を受けながら診療を受けることを認める制度である．たとえば差額ベッド，予約診療，時間外診療，制限回数を超える医療行為などがある．

患者申出療養：困難な病気と闘う患者の思いに応えるため，先進的な医療について，患者の申出を起点とし安全性・有効性等を確認しつつ，身近な医療機関で迅速に受けられるようにする制度である．具体的には，治験，先進医療，患者申出療養のいずれも実施していない医療を実施してほしい場合，先進医療で実施しているが，実施できる患者の基準から外れたり，自分の身近な保険医療機関で行われていない場合，すでに実施されている患者申出療養が自分の身近な保険医療機関で行われていない場合などに活用することができる．

医療事故への対応

人は誰でも間違える．そして，医療事故の発生をすべて回避することは不可能である．医療法によれば，病院等の管理者は，医療事故（当該病院等に勤務する医療従事者が提供した医療に起因し，または起因すると疑われる死亡または死産であつて，当該管理者が当該死亡または死産を予期しなかつたものとして厚生労働省令で定めるもの）が発生した場合には，遅滞なく，当該医療事故の日時，場所および状況などを医療事故調査・支援センターに報告し，速やかにその原因を明らかにするために必要な調査（医療事故調査）を行わなければならない．遺族などには医療事故の発生を報告するとともに，医療事故調査の終了についても報告することになっている．なお，医療法施行規則では，遺族などへ報告する事項について医療事故に係る医療従事者等の識別ができないようにすることが定められている．

医療事故が発生した場合，医師は民事責任や刑事責任などを追及される可能性がある．民事責任については，少なくとも過失が証明されなければ責任はない．医師や医療機関は，診療契約に基づく債務不履行または不法行為を理由として損害賠償が求められうるものの，先に説明した医療水準から逸脱しない限り，民事責任は生じないのが原則である．

医師は，まれに刑事責任を問われることがある．例外的な事件を除けば，業務上過失致死傷罪が問題となる．また，いわゆるチーム医療において医療事故が発

生した場合，医師は自分の監督する他の医師や看護師らに対して適切な指導助言などをする責任を果たしていなければ，責任を問われうる[4]．なお，有罪になった場合だけでなく，そもそも刑事事件にならなかった医療過誤についても，医療を提供する体制や行為時点における医療の水準などに照らして，明白な注意義務違反が認められる場合などについては，行政処分の対象となりうることに留意が必要である．

先端的医療等の問題

先端的医療等について，法規制は必ずしも十分に用意されているわけではなく，各医学会における議論が支配的な影響をもっていることも多い．先端的医療等では，臨床でも研究でも，患者への十分な説明が重要になることはいうまでもない．

（佐藤智晶）

● 文献
1) 樋口範雄：倫理と法．医の倫理の基礎知識 2018 年版．東京：日本医師会；2018．
   http://www.med.or.jp/doctor/rinri/i_rinri/a02.html
2) 厚生労働省医道審議会医道分科会：医師及び歯科医師に対する行政処分の考え方について．2017 年 9 月 21 日改正．
3) 厚生労働省保険局医療課医療指導監査室：保険診療の理解のために【医科】．2016．
4) 奥平哲彦：医療事故と過失傷害致死罪．医の倫理の基礎知識．東京：日本医師会；2012．

臨床試験

臨床試験とは，ヒトに適応される予防，診断，治療法の主効果と価値を，事前に作成された臨床試験実施計画書に基づき，前向きの研究によって明らかにするために行われる科学的技術評価法である[1]．このうち，医薬品あるいは医療機器・再生医療等製品の製造販売承認を目的に医薬品医療機器等法（薬機法）の規制（GCP〈good clinical practice〉省令[2]）に基づいて実施される臨床試験を治験という．治験以外の臨床試験の実施にあたっては臨床研究に関する倫理指針（2003年制定）と，疫学研究に関する倫理指針（2002 年制定）を統合した人を対象とする医学系研究に関する倫理指針（文部科学省および厚生労働省告示，2014 年 12 月）[3]の遵守が求められてきた．ディオバン事件[4]に端を発した研究不正問題がきっかけとなり，2018 年 4 月から施行された臨床研究法[5]は最高で懲役 3 年，罰金300 万円の罰則も設けられ，医薬品等を用いた臨床試験をとり巻く規制が大きく変わった（**⑳**）．なお，

2017 年 5 月 30 日から施行されている改正個人情報保護法（個情法）[6]については人を対象とする医学系研究に関する倫理指針を遵守すれば，個情法第 76 条が適用され，第 4 章の義務規定（取得・利用・提供等に係る規定）が除外される．

医薬品の開発と治験

医薬品の開発は基礎研究で「くすりの候補」を選び，構造や性状を調べる．そのうえで動物などを用いた非臨床試験で治験薬の有効性や安全性が評価される．細胞障害性薬剤（抗癌薬）等を除いて，その他の治験薬は，少人数の健康な人を対象に，人に対する安全性および吸収，分布，代謝，排泄などが調べられる（第 I 相試験）．健康人に対する安全性が確認された後，少人数の患者を対象に，治験薬の有効性および安全性，さらに試験デザインや評価指標，至適投与量の設定，患者での薬効・薬理試験など探索的な試験（第 II 相試験）が実施される．至適投与量・投与方法が決定された治験薬は，有効性の証明や安全性の確認，対照薬との比較によるリスク・ベネフィットの評価のための検証的試験（第 III 相試験）が実施される（**㉑**）．同時に長期使用における安全性確認試験等も実施され，厚生労働大臣に申請，審議を経て，承認され発売される．発売後は独占的販売期間としての再審査期間が設定される．販売後は販売企業も第 IV 相としてリスク・ベネフィットを明らかにする臨床試験や頻度の低い副作用を検出する調査などを実施するが，臨床研究法あるいは基準遵守努力義務の対象となる研究者主導の臨床試験として医薬品同士の比較試験等が実施される．

治験は企業だけでなく医師・歯科医師も医薬品医療機器総合機構（PMDA）に治験計画届出を提出したうえで実施可能である．厚生労働大臣へ初回届出後，30日は PMDA が保健衛生上の危害の発生を防止するために調査する期間となっており治験は実施できない．医薬品等の承認申請に添付する資料となる臨床試験成績は医薬品の臨床試験実施の基準（GCP）に基づいて実施する必要がある．GCP は日本，米国，EU の 3極による医薬品規制調和国際会議（The International Conference on Harmonisation of Technical Requirements for Registration of Pharmaceuticals for Human Use：ICH）で合意された基準（ICH-E6）[7]で 1997 年に法制化された．GCP にはヘルシンキ宣言「ヒトを対象とする医学研究の倫理的原則」を基盤とし，「被験者の人権の保護，安全の保持および福祉の向上を図り，治験の科学的な質および成績の信頼性を確保するため」に薬機法に基づき，治験等に関する計画，実施，モニタリング，監査，記録，解析および報告等に関す

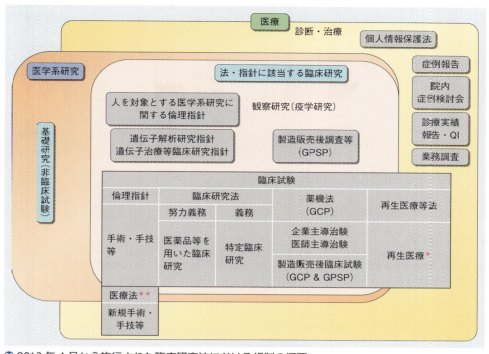

⑳ 2013年4月から施行された臨床研究法における規制の概要
＊再生医療の研究は未承認・適応外の再生医療製品を用いると再生医療等法，適応内の製品を用いると臨床研究法が適用される．
　企業からの資金提供がある場合，企業は臨床研究法に基づき公表義務がある．
＊＊高難度新規医療技術について厚生労働大臣が定める基準．なお未承認新規医薬品等を医療として用いる際も「未承認新規医薬品等を用いた医療について厚生労働大臣が定める基準」が適用される．
QI：Quality Indicator，医療の質評価．

る遵守事項が規定されている．治験に関する原則的事項として以下があげられている．
①ヘルシンキ宣言に基づく被験者の人権の擁護．
②被験者の人権の保護，安全の保持および福祉の向上に対する配慮が最も重要であり，科学と社会のための利益よりも優先されるべきである．
③治験薬に関して，その治験の実施を支持するのに十分な非臨床試験および臨床試験に関する情報が得られていること．
④治験に科学的に妥当でなければならず，治験実施計画書にその内容が明確かつ詳細に記載されていること．
⑤治験は治験審査委員会が事前に承認した治験実施計画書を遵守して実施すること．
⑥被験者に対する医療および被験者のためになされる医療上の決定に関する責任は，医師または歯科医師が常に負うこと．
⑦治験の実施に関与する者は，教育，訓練及び経験により，その業務を十分に遂行しうる要件を満たしていること．
⑧すべての被験者から，治験に参加する前に，自由意思によるインフォームド・コンセントを得ること．
⑨治験に関するすべての情報は，正確な報告，解釈および検証が可能なように記録し，取り扱い，および保存すること．
⑩被験者の身元を明らかにする可能性のある記録は，被験者のプライバシーと秘密の保全に配慮して保護すること．
⑪治験薬の製造，取り扱い及び管理は「治験薬の製造管理，品質管理等に関する基準（治験薬GMPについて）」を遵守して行うこと．治験薬は治験審査委員会が事前に承認した治験実施計画書を遵守して使用すること．
⑫治験のあらゆる局面の質を保証するための手順を示したシステムを運用すること．
⑬治験に関連して被験者に健康被害が生じた場合には，過失によるものであるか否かを問わず，被験者の損失を適切に補償すること．その際，因果関係の証明などについて被験者に負担を課すことがないようにすること．

医薬品等の承認申請資料は詳細な手順に従って信頼性が確保された製造物の品質（good manufacturing

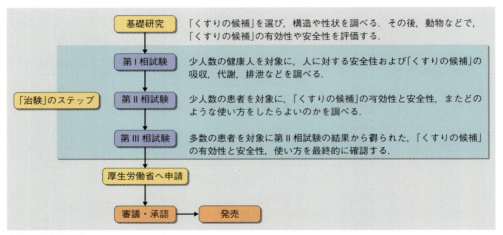

㉑ 医薬品の開発
「くすりの候補」は，動物での有効性や安全性を確認してから「治験」に進む．治験は，通常3つの段階があり，順番に各段階で有効性や安全性を確認しながら進められ，治験で得られた結果は，承認申請の際に厚生労働省に提出する資料となる．

practice：GMP），非臨床試験（good laboratory practice：GLP），臨床試験（GCP）成績が記載されている．臨床試験成績は治験実施中から，治験依頼者（あるいは自ら治験を実施するもの）が診療録等の原資料と症例報告書が適合しているかをモニタリングし，さらにモニタリング等の体制の適切性を監査した結果に基づいた総括報告書にまとめられる．承認申請後，PMDAの適合性調査が治験依頼者および治験実施施設に対して実施され，承認申請資料に不正がないことが確認された後で，審査される．こうした申請資料の信頼性の確保に労力がかかるため，開発1品目当たりの費用は200〜300億円，最近は2,700億円という試算もされている．

医薬品は当該医薬品がプラセボに対して有効で，副作用等のリスクに比べてベネフィットがあり，現在用いられている医薬品に少なくとも劣らない有効性が示されれば承認される．しかしながら，根拠に基づく医療（evidence-based medicine：EBM）が推奨されているため，エビデンスレベルが高い大規模比較臨床試験成績の有無が医薬品の販売を左右する．高血圧治療薬として年間1,000億円を超える売り上げがあったディオバン®の日本での臨床試験で，データ操作，利益相反問題が発覚した．厚生労働省は2013年に本事案の検討委員会を開催し[4]，さらに2014年1月に製造販売会社を薬事法違反の疑いで地方検察庁に告発するに至った（2018年11月無罪で控訴中）．この事案を受けて，臨床研究も信頼性確保の仕組みを導入した臨床研究法案が2017年に可決され，2018年4月から実施された．

大規模臨床試験が必要な理由

予想外の結果が得られた臨床試験成績によって従来の医療が劇的に変わった，あるいは医薬品の開発戦略が大きく変わってしまった事例は数多くある．ここでは，主に循環器系臨床試験をとりあげて解説する．

CAST 試験[8]：心筋梗塞後に心室性期外収縮（PVC）や非持続性心室頻拍（nsVT）が多いと予後が悪いということはわかっていた．「陳旧性心筋梗塞のPVCやnsVTをencainide，flecainide（Vaughan Williams分類Ic群薬）で減らすと予後がよくなるか」を評価するためCAST試験が行われた．評価指標は不整脈による心臓死あるいは心停止からの蘇生．抗不整脈薬でPVCが80％以上あるいはnsVTが90％以上抑制された被験者1,498例（平均年齢61歳）が登録されたプラセボ対照二重盲検比較試験である．その結果，不整脈死は実薬群43例，プラセボ群16例，不整脈以外の原因による心臓死に実薬群17例，プラセボ群5例で試験は早期に中止された．この試験によって心筋梗塞後に心室性不整脈を抑制する抗不整脈薬を投与すると死亡率が高くなることが示され，その後の抗不整脈薬の開発に多大な影響を与えた．

ベスナリノン（アーキンZ®2010年3月末経過措置終了），VEST 試験[9]：心不全に対する経口陽性変力作用薬vesnarinone（PDE III 阻害薬）投与後の死亡率と合併症作用率を評価したvesnarinone 2用量とプラセボとの二重盲検比較試験．プラセボ群1,283例，vesnarinone 30 mg/日投与群1,275例，60 mg/日投与群1,275例で，プラセボ群の死亡例が232例に達したときに試験が終了する計画であった（平均追跡期間

286 日），プラセボ群死亡例242例（18.9%）に対して，30 mg/日群268例（21.0%），60 mg/日群292例（22.9%）で60 mg/日群で死亡率が増加した．60 mg/日群でQOL評価では改善されたが，顆粒球減少1.2%も認められた．ピモベンダンを用いたPICO trial[10]でも運動耐容能は改善しても死亡率が増加する傾向がみられており，複数の大規模臨床研究で陽性変力作用薬は心不全患者の予後を悪化させることが示されている．

CETP（コレステリルエステル転送）阻害薬：高LDLコレステロール血症と同様に低HDLコレステロール血症が冠動脈疾患のリスク因子であることは知られている．冠動脈イベントを低下させるために，CETPを阻害してHDLを増加，LDL・VLDLを減少させる治療薬としてtorcetrapib, evacetrapib, dalcetrapib, anacetrapibの大規模臨床試験が行われてきた．CETPを阻害することにより，HDLコレステロールは上昇する．HDLコレステロール上昇が冠動脈イベントの代替エンドポイントであるならば，CETP阻害薬は有効であろうが，医薬品の有効性評価の主要評価項目として，求められたのは冠動脈イベントの発症であった．その結果，イベントが増加したtorcetrapibは2006年[11]に，有効性が示せなかったdalcetrapibは2012年[12]，evacetrapibは2015年[13]にいずれも第III相試験の結果として開発が中止された．最後に残ったanacetrapibも3万人を超えるアテローム動脈性血管疾患患者を対象としたREVEAL試験[14]でイベント低下効果（RR：0.91 95%CI 0.85〜0.97）を認めたが，LDLコレステロール低下効果があり，HDLコレステロールを上昇させた効果であると結論されていない．HDLコレステロール上昇が冠動脈疾患を抑制しないという臨床試験の結果は疫学データからの予想と乖離している．

最近の医薬品の開発ではイベント発現率や死亡率などが主要評価項目として設定されており，国際的な医薬品の承認には大規模な臨床試験が必要になっている．

癌の標準治療の変遷：細胞障害性薬剤（抗癌薬）の開発は第I相試験で患者を対象として最大耐用量（maximum tolerated dose：MTD，患者が副作用に耐えられる最大の量）を決定し，第II相試験で対象とする癌種における治験薬の臨床的意義のある治療効果（一般には奏効割合），および安全性を評価し，通常は単剤第II相試験の結果をもって承認申請する．承認後，併用第I相・第I・II相試験や集学的治療が行われるとともに，既存の標準治療との比較試験が実施され，標準治療に勝る結果を示せば，新しい標準治療となっていく．その際，全生存期間（overall survival：OS）が一般的には評価指標として用いられる．OSの確認には時間がかかるため，無再発生存期間（progression-free survival：PFS）も用いられることもあるが，再

発時期の特定には定期的なフォローアップが必要なのと，PFSで差があってもOSで差がない可能性には注意が必要である．癌の標準治療は臨床試験の結果で決まっている．

治験，再生医療等法，臨床研究法，医学系研究に関する倫理指針該当試験への参加

新しい医薬品等や治療法が一般の診療で使われるようになるためには，信頼性の高い臨床試験は必要である．通常，医師が参加する臨床試験は，臨床症例を対象とした第II相から第IV相の試験である．対象疾患に対する豊富な経験と深い知識をもち，臨床効果と安全性を的確に判断できる医師が参画し，次の時代の新しい治療法を開発していくことが必要である．

しかしながら，臨床試験への参画には試験に必要な手続きが法規制ごとに異なる．該当する法規制によって審査委員会が異なるため，参加しようとする臨床研究がどの法律あるいは指針に該当するかを判断することが最初の関門である．

治験

厚生労働大臣から製造販売承認を取得するために行う臨床試験．薬機法のGCP省令に準拠し，PMDAに治験届を提出する企業主導あるいは医師主導の臨床試験である．治験の依頼を受けた場合，通常，医療機関の施設長が指定した治験審査委員会で，実施計画書および説明同意文書，治験責任医師の承認を得たのち，治験依頼者と契約後，開始する．企業が実施する製造販売後臨床試験はGCP省令とgood post-marketing study practice（GPSP）省令の両者の規制により実施される．なお，製造販売後の使用成績調査はGPSP省令に基づき施設と契約が必要であるが，倫理審査は要求されていない．

再生医療

細胞加工物を用いて人の疾病の治療または予防等を目的とした再生医療等技術は地方厚生局の認定を受けた認定再生医療等委員会（第一種から第三種）で審査を受け，地方厚生局に提供計画を提出して実施する．再生医療の研究は未承認・適応外の再生医療製品を用いると再生医療等安全性確保法（再生医療等法2014年11月25日施行）[15]，適応内の製品を用いると臨床研究法が適用される．企業からの資金提供がある場合企業は臨床研究法に基づき公表義務がある．

臨床研究法

一般的に臨床研究といわれている広義の「臨床研究」と臨床研究法に該当する臨床研究は異なる（臨床研究法第2条）．臨床研究法に該当するものは「医薬品等を人に対して用いることにより，当該医薬品等の有効性又は安全性を明らかにする研究」に限定されており手術・手技などは該当しない．また観察研究に該当

ない．臨床研究法に従う特定臨床研究は①未承認・適応外の医薬品などの臨床研究，②製薬企業等から資金提供を受けた医薬品等の臨床研究であるが，それ以外の医薬品等を用いた臨床試験は臨床研究法の基準遵守が努力義務として課されているため，ほぼすべての臨床試験は薬機法，再生医療等法あるいは臨床研究法のもとで実施され，国の管理下で実施されることとなった．

臨床研究法はディオバン事件に端を発した研究不正に対応して，臨床研究の質の確保，被験者保護，研究機関と製薬企業間の透明性確保を図るため，①国が認める認定臨床研究審査委員会（認定審査委員会）の設置，②研究責任者の責務の明確化（罰則規定も含む），③教育・研修の規定，④データ改竄防止のためのモニタリング・監査，資料保存の規定，⑤利益相反の規定などが盛り込まれている．従来，倫理審査委員会で審議されていた多施設共同臨床試験の研究計画は，今後は，研究代表医師が選択する認定審査委員会で一括審査される．臨床研究法施行以前は説明同意文書など施設ごとに異なることも容認されていたが，今後は全施設統一となる．研究代表医師は実施計画に加え，各研究者（参加施設の研究責任医師と分担医師）の利益相反状況確認報告書を取りまとめて提出することと，年に1回は定期報告が必要になる．特定臨床研究については地方厚生局を通じて，厚生労働省に報告し，jRCT（Japan Registry of Clinical Trials）で公開される（㉒）．2019年5月9日現在，認定審査委員会は91が設置されており，臨床研究法施行から約1年で特定臨床研究は1,140，努力義務が課せられている臨床試験は50がjRCTで公開されている．

人を対象とする医学系研究に関する倫理指針

医学系研究とは人（試料・情報を含む．）を対象として，傷病の成因（健康に関するさまざまな事象の頻度および分布ならびにそれらに影響を与える要因を含む）および病態の理解ならびに傷病の予防方法ならびに医療における診断方法および治療方法の改善または有効性の検証を通じて，国民の健康の保持増進または患者の傷病からの回復もしくは生活の質の向上に資する知識を得ることを目的として実施される活動をいう．医学系研究に関する倫理指針（倫理指針）に準拠する必要があるのは観察研究と，手術・手技等を対象とする臨床試験である．一般的に，症例報告，診療実績報告等は倫理指針の対象とされない．倫理指針に準拠した研究は，個人情報保護法からは適用除外されるが，準拠しないと個人情報保護法遵守が必要になる．該当する研究は医療機関の倫理審査委員会（現在，全国に2,000程度）で審査を受け，施設長の承認を得る必要がある．

臨床試験は診療ガイドラインの源泉

臨床試験は，参加していただける多くの患者の協力のもと研究者，臨床研究コーディネーター，臨床研究を支える倫理審査委員会・事務職員，さらにモニタリング担当者などの多くの人の尽力と経費によって実施されている．診療ガイドラインはシステマティックレビュー（エビデンス総体の評価）によって作成される[16]が，推奨度を決めるエビデンスの質を支えるのはランダム化比較試験（RCT）を中心とした臨床試験

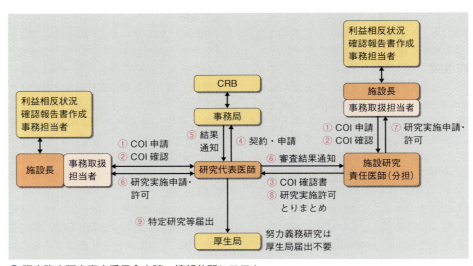

㉒ 認定臨床研究審査委員会申請・情報公開システム
CRB：Certified Review Board（認定臨床研究審査委員会）
COI：conflict of interest（利益相反）

である．医学の進歩のための「コメ」としての臨床試験の役割は重い．

（伊藤澄信）

◉文献

1) 下山正徳：臨床研究と臨床試験と治験．臨床試験の ABC．東京：医学書院；2006．p.22.
2) ポケット資料集制作委員会：GCP ポケット資料集．東京：キタ・メディア．
3) 人を対象とする医学系研究に関する倫理指針（平成 26 年文部科学省・厚生労働省告示第 3 号）．
http://www.mhlw.go.jp/file/06-Seisakujouhou-10600000-Daijinkanboukouseikagakuka/0000153339.pdf
4) 高血圧症治療薬の臨床研究事案を踏まえた対応及び再発防止策について（報告書）平成 26 年 4 月 11 日．
http://www.mhlw.go.jp/file/05-Shingikai-10801000-Iseikyoku-Soumuka/0000043426.pdf
5) 臨床研究法（平成 29 年法律第 16 号）．
http://www.mhlw.go.jp/stf/seisakunitsuite/bunya/0000163417.html
6) 個人情報の保護に関する法律（平成 15 年 5 月 30 日法律第 57 号）．
https://www.ppc.go.jp/files/pdf/290530_personal_law.pdf
7) ICH-E6　GCP（医薬品の臨床試験の実施基準）．
https://www.pmda.go.jp/int-activities/int-harmony/ich/0028.html
8) Echt DS, et al：Mortality and morbidity in patients receiving encainide, flecainide, or placebo；the cardiac arrhythmia suppression trial. *N Engl J Med* 1991；324：781.
9) Cohn JN, et al：A dose-dependent increase in mortality with vesnarinone among patients with severe heart failure. *N Engl J Med* 1998；339：1810.
10) Lubsen J, et al：Effect of pimobendan on exercise capacity in patients with heart failure：main results from the Pimobendan in Congestive Heart Failure (PICO) trial. *Heart* 1996；76：223.
11) Tanne JH：Pfizer stops clinical trials of heart drug. *BMJ* 2006；333：1237.
12) Schwartz GG, et al, the dal-OUTCOMES Investigators：Effects of Dalcetrapib in Patients with a Recent Acute Coronary Syndrome. *N Engl J Med* 2012；367：2089.
13) Lincoff AM, et al, ACCELERATE Investigators：Evacetrapib and Cardiovascular Outcomes in High-Risk Vascular Disease. *N Engl J Med* 2017；376：1933.
14) HPS3/TIMI55-REVEAL Collaborative Group, Effects of Anacetrapib in Patients with Atherosclerotic Vascular Disease. *N Engl J Med* 2017；377：1217.
15) 再生医療等の安全性の確保等に関する法律（平成 25 年法律第 85 号）．
http://www.mhlw.go.jp/stf/seisakunitsuite/bunya/kenkou_iryou/iryou/saisei_iryou/
16) 福井次矢ほか（監）：診療ガイドライン作成の手引き．東京：医学書院；2014.

臨床症状

編集◉山本 和利

1 全身症候	▶336
2 皮膚, 外表	▶357
3 頭頸部, 感覚器	▶365
4 呼吸器, 循環器	▶392
5 消化器	▶409
6 血液・造血器	▶429
7 腎, 尿路	▶454
8 神経・運動器	▶460
9 内分泌	▶472

1 全身症候

発熱 fever

概念

発熱は患者の訴えとして最も多い症状である．疾患の最初の症状となることも多く，異常を見つけだす契機となることが少なくない．患者の状態・疾患の予後を判断するうえで重要なパラメーターである．

発熱に伴う症状が診断の鍵となる．他の臨床症状が伴わず，発熱のみを主訴とする場合は診断が難しい．発熱があるから感染症とは限らない．逆に発熱がないから感染症ではないとも限らない．

発熱と高体温（hyperthermia）は区別して考えなければならない．発熱は視床下部中枢において調節温度が通常より高く設定され（set point の上昇），そのために筋収縮による熱の産生が増加し，末梢血管収縮により熱放散が抑えられた状態である．それに対し，高体温は調節温度は通常のレベルに設定されているが，体温調節ができなくなった状態である．外界の高熱への曝露（熱中症など）や内因性の熱産生（悪性高体温症など）が高体温の原因となる．

腋窩温＝鼓膜温＜口腔内温＜直腸温であり，結果が一定しないため腋窩温は測定に適さないとされている．

発熱は2週間以内に解熱する急性発熱と長期の発熱に区分することが必要である．一般外来における急性発熱はかぜ症候群によるものが大半であり，まずはかぜ症候群として矛盾点がないかどうかを検討する．

熱型による分類（❶）が用いられることもあるが，マラリアの三日熱，四日熱を除き感度も特異度も低

❶ 熱型

稽留熱（continuous fever, sustained fever）
　日差が1℃以内で高熱が続く
　腸チフス，中枢神経疾患による発熱など

弛張熱（remittent fever）
　日差が1℃以上あるが，37℃以下にはならない
　敗血症，悪性腫瘍など

間欠熱（intermittent fever）
　日差が1℃以上あり，37℃以下になることがある
　胆管炎など

波状熱（undulant fever）
　有熱期と無熱期を不規則に繰り返す
　悪性リンパ腫（Pel-Ebstein 熱）など

周期熱（periodic fever）
　規則的な周期で発熱を繰り返す
　マラリアなど

く，臨床診断に直結することはない．悪性リンパ腫の Pel-Ebstein 熱（1〜2週間の周期で繰り返す波状熱）が診断の参考になることはある．

解熱のタイプとしては36時間以上かけて徐々に下がる渙散性解熱（lysis）と36時間以内に急激に下がる分利性解熱（crisis）がある．

月経のある女性では，排卵から月経までの期間，体温が約0.6℃上昇した状態になる．

若年〜中年患者で38.0℃以下の微熱が数週間以上続く場合，自律神経異常による理学的熱放散障害による発熱のことが多い．抗うつ薬により改善した例が報告されている．一般に予後は良好であり，むやみに血液・画像検査を繰り返さずに患者を安心させ経過をみることも必要である．高齢者では微熱のみを症状とする重症患者を経験することがある．

病態生理（❷）

感染症を引き起こす微生物が主な外因性発熱物質として作用する．特にグラム陰性桿菌の細胞構成成分であるリポ多糖（lipopolysaccharide：LPS）は発熱物質として強い作用を有し，エンドトキシンと呼ばれている．他の細菌やウイルス・真菌由来の外因性発熱物質（微生物自体やその産物，毒素など）もある．

外因性発熱物質が侵入して免疫応答が働くと，単球・マクロファージ・好中球・リンパ球が中心となり内因性発熱物質を産生する．感染以外でも炎症，外傷，心筋梗塞などによる壊死，自己免疫反応によっても内因性発熱物質は誘導される．内因性発熱物質（発熱サイトカイン）として代表的なものはインターロイキン（interleukin：IL）-1，IL-6，腫瘍壊死因子（tumor necrosis factor：TNF），インターフェロン（interferon：IFN）である．

内因性発熱物質や一部の細菌毒素は視床下部内皮細胞に作用し，プロスタグランジン（prostaglandin：PG）E_2 の産生を促す．PGE_2 はグリア細胞受容体を刺激し，神経伝達物質であるサイクリックアデノシン一リン酸（cAMP）が放出される．これにより体温調節温度の上昇が起こり発熱する．

鑑別診断

発熱は最も多くの鑑別疾患（200以上）が存在する症状である．一般には，まれな疾患よりも，よくある疾患のまれな経過を考えるべきである．外来を受診した発熱患者の大半は急性ウイルス感染症であり，解熱薬も抗菌薬も必要ない．この患者群のなかから細菌感染症や特殊な発熱患者を見つけだすことが外来医の主

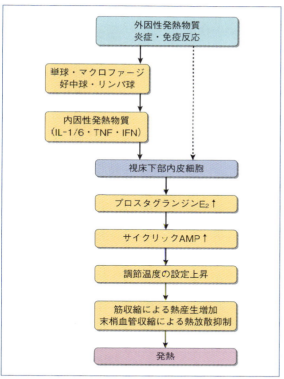

❷ 発熱の病態生理

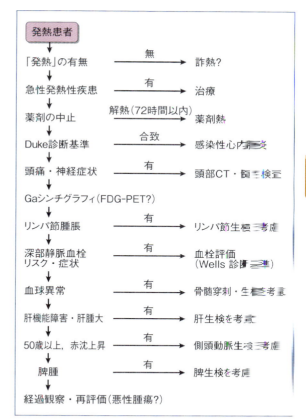

❸ 発熱患者の鑑別

な仕事といってもよい．発熱患者の鑑別診断のフローチャートを❸❹に示す．

適切な鑑別診断の後に原因不明とされた発熱は，自然軽快することも多く，予後は比較的良好である．

【問診】

最初に，発熱の出現時期，熱型，随伴症状（咽頭痛，咳，痰，呼吸困難感，リンパ節腫脹，関節痛，消化器症状，食欲不振，体重変動，皮膚粘膜症状など）を聴取する．発熱前のイベント（旅行，転居，外傷，歯科治療，ペットの飼育など）も重要である．伝染性疾患の否定のため，患者周囲の人々の発熱の有無を調べる．患者が免疫不全状態（コントロール不良の糖尿病，担癌状態，顆粒球減少症，後天性免疫不全症候群など）ではないことを確認する．女性の場合，生理の状態，妊娠の有無についても問診する．尿路感染症は比較的多い発熱の原因であり，頻尿，排尿時痛，背部痛についての問診を忘れてはならない．

薬剤熱や悪性症候群による発熱は見落としやすいため，薬剤歴・治療歴について正確に問診する．

これらの問診をもとに診断のための経過図（臨床症状，炎症反応，投与薬剤など）を作成するとよい．

【診察】

発熱患者の診察においては，まず敗血症を除外する必要があるが，このために役立つのがQuick SOFA (Sequential Organ Failure Assessment) スコアである（❺）．この点数が2点以上上昇した場合，敗血症が疑われる．

慎重に病巣部位を検索する（圧痛点，排膿の有無など）．全身を注意深く診察し，皮疹やリンパ節腫脹を見落とさない．成人Still病における発熱時のみの皮疹の例もあり，繰り返し身体診察を行うことが大切である．初診時には必ず項部硬直を調べる．膀胱炎での下腹部圧痛，腎盂腎炎でのCVA (costovertebral angle：肋骨脊柱角) 叩打痛，椎体/椎間板炎での頸部・腰部叩打痛の有無を確認する．直腸診は直腸周囲膿瘍，前立腺炎，骨盤内炎症疾患の診断に必要である．

発熱の割に脈拍が遅い状態は比較的徐脈と呼ばれ，診断の参考になる（❻）．逆に甲状腺炎では比較的頻脈がみられる．

【検査】

インフルエンザウイルスやアデノウイルス抗原，溶連菌に対しては迅速診断キットが普及しており，短時間で診断できて有用である．血液検査では白血球分画を調べる．各種細菌検査は抗菌薬投与前に行う．原因不明の発熱とするには，最低限3セットの血液培養が必要である．

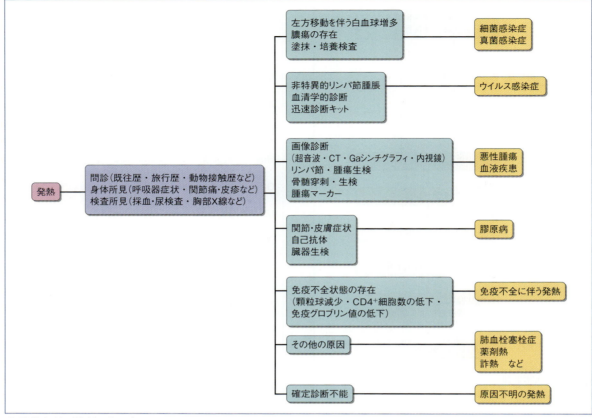

❹ 発熱患者の検査の進め方

❺ Quick SOFA スコア

| 呼吸回数 ≧ 22 回/分 |
| GCS < 15 点 |
| 収縮期血圧 ≦ 100 mmHg |

GCS：Glasgow coma scale

❻ 比較的徐脈をきたす疾患

腸チフス	マラリア
レジオネラ感染症	ブルセラ
マイコプラズマ感染症	薬剤熱
オウム病	詐熱
発疹チフス	β遮断薬投与中
髄膜炎	ジギタリス投与中
サルモネラ感染症	

　熱以外の随伴症状・所見に従って画像検査を進める．肝膿瘍，腎周囲膿瘍の否定のため，ベッドサイドでの腹部超音波検査が有用である．高齢者の原因不明の発熱では悪性腫瘍の頻度も高く，消化管を含めた全身の検索が必要になることもある．発熱のみが先行する膠原病もあり，関節・皮膚症状などに注意するとともに，一般外来でも抗核抗体・リウマトイド因子の測定を検討したい．成人発症 Still 病とリウマチ性多発筋痛症は慎重な除外診断で鑑別が可能となる．

初診時の注意点
- 患者と家族に，大切なのは熱を下げることでなく発熱の原因を見つけることだと理解してもらう．
- 体温の変化は病勢の判断や抗菌薬などの治療効果判定に大切である．このため，むやみに解熱薬を投与しない．
- 早期に解熱薬が必要となるのは，発熱による酸素需要量増加のため悪化する可能性のある心不全・呼吸不全・脳血管障害などの患者のみである．37℃から 38℃への発熱で酸素消費量は 13 % 増加する．
- 副腎皮質ステロイドの安易な投与は診断の妨げになり，感染症を増悪する危険性もあるため行わない．巨細胞性動脈炎が疑われた場合は失明を避けるため例外的に確定診断前に投与される．
- かぜ症候群の原因の 90 % 以上は，ライノウイルス，アデノウイルス，インフルエンザウイルスなどによるウイルス感染症である．急激な発熱（38〜40℃），全身の筋肉痛，関節痛を訴えた場合，インフルエンザの可能性が高まる．
- 尿中に白血球や細菌を認めても，安易に尿路感染症と診断しない．

❼ Durack らによる不明熱（FUO）分類

	古典的 FUO	院内 FUO	好中球減少性 FUO	HIV 関連 FUO
患者	3 週間以上原因不明の発熱が持続するもので，右に示す FUO を除くすべての患者	入院時感染症のない急性疾患の入院患者	好中球 500/μL 以下，もしくは 1～2 日のうちに 500/μL 以下に下がることが予測される患者	HIV 陽性が確認されている患者
検索期間	入院 3 日間，もしくは外来通院 3 回	入院 3 日間	入院 3 日間	入院 3 日間もしくは外来 4 週間
原因疾患	感染症悪性腫瘍（悪性リンパ腫，白血病，腎細胞癌，肝細胞癌など）膠原病薬物詐熱	敗血症性血栓性静脈炎静脈洞炎 Clostridium difficile 腸炎薬物	肛門周囲膿瘍アスペルギルス症カンジダ性敗血症時にウイルス（単純ヘルペスウイルス，サイトメガロウイルス）感染	感染症（MAC，結核，トキソプラズマ，サイトメガロウイルス，Pneumocystis jirovecii，サルモネラ，ヒストプラズマ）非 Hodgkin リンパ腫薬物

MAC：*Mycrobacterium avium* complex

(Gelfand JA, et al：Fever, including fever of unknown origin. In：Isselbacher KJ, et al〈eds〉. Harrison's Principles of Internal Medicine, 13th edition. MacGraw-Hill；1994. p.81 を参考に作成.)

❽ 主な不明熱の原因

1. 感染症	細菌感染症：副鼻腔炎，感染性心内膜炎，カテーテル感染，深部膿瘍，髄膜炎，胆嚢胆管炎，腎盂腎炎，憩室炎，歯槽膿漏，椎体/椎間板炎 抗酸菌感染症：結核（特に肺外結核・粟粒結核），非結核性抗酸菌症 真菌感染症：アスペルギルス，カンジダ，クリプトコックス ウイルス感染症：EB ウイルス，サイトメガロウイルス，肝炎ウイルス，HIV，ヘルペスウイルス その他の病原体の感染症：マイコプラズマ，レジオネラ，クラミジア，リケッチア，寄生虫，梅毒
2. 非感染性炎症疾患	リウマチ性多発筋痛症，SLE，関節リウマチ，血管炎症候群，成人 Still 病，Behçet 病，リウマチ熱，潰瘍性大腸炎，Crohn 病
3. 悪性疾患	悪性リンパ腫，白血病，転移性肝癌，腎細胞癌，膵癌などすべての固形癌，左房粘液腫
4. その他	脳出血，頭部外傷後，亜急性壊死性リンパ節炎（菊池病），サルコイドーシス，肝硬変，亜急性甲状腺炎，深部静脈血栓症，偽痛風，薬剤熱，詐熱，家族性地中海熱など
5. 診断不能	

● 原因不明の発熱患者への抗菌薬投与はなるべく避ける．感染性心内膜炎の原因菌が不明となる最大の原因は，血液培養前の不用意な抗菌薬投与である．

● やむを得ず「経験的（empiric）」に抗菌薬を用いる場合も，最低限，適切な問診・診察・検査と過去のデータや治療ガイドラインに基づいて行う．特に投与前の血液培養は必須である．

● 顆粒球減少時の発熱に対する診断・治療法は議論が活発に行われている分野であり，最新の診療ガイドラインを参考にして抗菌薬を選択する．

● 特殊な旅行者感染症が考えられる場合，早期に専門医に相談する．

● 発熱の原因が不明の場合，後にペア血清での比較が必要になる場合に備えて病初期の血清を保存しておく．

● 次回外来までは体温表を作成してもらいながら様子をみる．

不明熱 fever of unknown origin（FUO）

1961 年に Petersdorf らにより，下記の 3 条件を満たすものが FUO と定義された．

① 有熱期間が 3 週間以上である．

② 38.3 ℃（101 °F）以上の発熱が経過中数回にわたり認められる．

③ 1 週間の入院精査を行っても原因が不明である．

近年，日本以外の国では，不必要に検査入院もせず外来で検査を進めることが一般的であるため，③に関しては，「1 週間の論理的で集中的な外来検査によっても原因が不明」でもよいとされている．さらに 1991 年に Durack らにより，診断・治療に直結する新しい FUO 分類が提唱されている（❼）．これでは検索期間は 3 日間と短縮されている．実際にはこれらの定義・分類に固執することなく，積極的に発熱の原因を検索する（❽❾）．

不明熱の三大原因は，感染症，悪性腫瘍，膠原病で

❾ 不明熱検索で行われる検査

血液検査
　血算（血液像を含む），赤沈，D ダイマー
　生化学：肝機能，腎機能，電解質，乳酸脱水素酵素（LDH），
　　尿酸（UA）を含む
　血清学：CRP，蛋白分画，フェリチン，補体価，抗核抗体，
　　リウマトイド因子（RF），免疫グロブリン，抗好中球細胞
　　質抗体（ANCA）
　甲状腺機能：遊離トリヨードサイロニン（FT₃），遊離サイロ
　　キシン（FT₄），甲状腺刺激ホルモン（TSH）
　ウイルス抗体価：HIV，サイトメガロウイルス（CMV），
　　Epstein-Barr ウイルス（EBV）など
尿検査（尿一般定性，尿沈渣）
培養検査（抗酸菌を含む）
　血液培養 2 セット× 2〜3 日間
　喀痰，尿，便，髄液，膿など
画像検査
　胸部単純 X 線検査
　その他の部位の単純 X 線検査
　超音波検査
　CT（可能なら造影，特に腹部や大血管）
　MRI（特に頭部，骨，骨盤内）・MR angiography
　核医学検査（Ga シンチグラフィ，FDG-PET）
生検（皮膚，リンパ節，肝など）
便検査（便潜血，便虫卵）
心電図・経食道超音波
髄液検査
骨髄穿刺・生検
消化管内視鏡検査（上部・下部）
ツベルクリン反応
その他の血液検査
　Q 熱抗体，ブルセラ抗体，トキソプラズマ IgM，アンジオテ
　ンシン変換酵素（ACE），β-D-グルカン，クォンティフェ
　ロン（QFT-TB），腫瘍マーカーなど

あるが，画像診断の普及に伴い悪性腫瘍が早期発見されるようになったため，膠原病や原因不明の割合が増加している．頻度は感染症（20〜40 ％），悪性腫瘍（10 ％），膠原病（10〜30 ％），その他（15 ％），原因不明（15〜25 ％）と報告されていることが多い．

薬剤熱 drug fever

薬物を投与されている患者に発熱がみられる場合，常に薬剤熱を鑑別に入れる．市販薬やサプリメントが原因になることもある．特に全身状態が安定しているにもかかわらず，発熱が出現する場合には薬剤熱を疑う．皮疹や好酸球増加は約 20 ％の患者に認めるのみである．比較的徐脈が診断の参考になることがある．核の左方移動を伴う白血球増加や異型リンパ球の出現，赤沈の亢進を伴うこともあり，感染症との鑑別が困難なことが少なくない．CRP の上昇は発熱の割に比較的軽度である．

発生機序は多岐にわたるが，薬剤過敏反応によるものが最も頻度が高い．特殊な例としては薬剤性ループ

スや過敏性血管炎がある．薬剤自体が外因性発熱物質（アムホテリシン B，ブレオマイシンなど）であったり，薬剤投与による内因性発熱物質の増加（インターフェロンなど）によっても発熱する．原因薬剤は抗菌薬が最も多く，麻酔薬，鎮静薬，抗甲状腺薬，抗腫瘍薬などの頻度も高い．

薬剤熱を疑ったときは可能な限り薬剤を中止する．一般的に中止後 72 時間以内に解熱した場合，薬剤熱と診断できる．薬剤リンパ球刺激試験（drug lympho-cyte stimulation test：DLST）が陽性になることもあるが，感度が低く，陰性でも原因薬剤として否定できない．アナフィラキシーショックを起こす可能性があるため，薬剤の再投与は行わない．

詐熱

詐熱は不明熱の数％を占め，診断のために医療資源が浪費され医療スタッフも多大なストレスを受けるため鑑別として重要である．女性の医療従事者に多く，「早く退院したい」などの「優等生タイプ」の患者も少なくない．体温の操作方法により下記の 2 つに大別される．

①意図的な検温操作（狭義の詐熱）：お湯やカイロ，摩擦などで体温計や体を温めたり，虚偽の体温を申告することによる．特徴として熱感・倦怠感がなく，比較的徐脈があり炎症反応の上昇を伴わない．疾病利得（保険金，学校・仕事を休むことができるなど）が存在する．

②意図的な発熱：血管内に異物を注入したり，甲状腺ホルモンなどを摂取して実際に発熱を起こすことによる．いわゆる Münchhausen 症候群（重症の慢性虚偽性障害）もこれにあてはまる．これらの患者は症状が大げさであり，複数の病院の通院歴があり，複数の手術歴をもっていることが少なくない．複数菌が起因となる菌血症が繰り返し生じた場合には疑う．疾病利得は必ずしも存在しない．

危険な高体温

危険な高体温としては下記の 2 つがあり，どちらも治療にダントロレンナトリウムが用いられる．適切な対応をしないと生命予後不良である．

悪性症候群 neuroleptic malignant syndrome

抗精神病薬・抗うつ薬の投与・増量時や抗 Parkin-son 病薬の減量・中止時，またはこれらの薬の服用中に急性ウイルス感染症などを契機に発症する．

高体温，意識障害，発汗，振戦，著明な固縮（いわゆる鉛管状固縮），横紋筋融解による CK（クレアチンキナーゼ）上昇，急性腎不全をきたし，透析が必要

になることもある．

悪性高体温 malignant hyperthermia

吸入麻酔薬や骨格筋弛緩薬により過剰な異化作用が起き，熱産生が異常に亢進する病態である．麻酔開始30分以内に頻脈，顎硬直が，数時間以内に高体温，意識障害，筋硬直，筋融解，高カリウム血症，CK上昇，ミオグロビン尿，不整脈，急性腎不全が出現する．投与薬剤をただちに中止する．

この素因は常染色体優性遺伝する．

（内藤俊夫）

●文献

1) Petersdorf RG, et al：Fever of unknown origin：Report on 100 cases. *Medicine* 1961；40：1.
2) Gelfand JA, et al：Fever, including fever of unknown origin. In：Isselbacher KJ, et al (eds). Harrison's Principles of Internal Medicine, 13th edition. New York：McGraw-Hill；1994. p. 81.
3) Naito T, et al：Diagnostic workup for fever of unknown origin：a multicenter collaborative retrospective study. *BMJ Open* 2013；20：e003971.

全身倦怠感

概念

本項では"全身倦怠感"という症状を，「体がだるい」，「疲れやすい」，「スタミナがない」など，さまざまな表現で訴えられる愁訴の代表的表現として扱う．「体がだるい」という訴えは，厚生労働省の『国民生活基礎調査』の有訴者率で毎年上位にランクされている愁訴である．"全身倦怠感"は，身体疾患でもあらゆる臓器，病態が原因でありうるのみならず，治療の副作用であったり，薬物乱用（飲酒を含む）が原因であったり，精神・心理的原因が主であったり，社会・環境的背景が大きく影響をしていたりする．換言すれば，総合的・全人的なアプローチが必要な愁訴である．

睡眠不足の翌日の「体のだるさ」のような生理的な疲労は誰でもよく経験する．このような疲労は，身体活動をすると一時的には身体が目覚め，「体がだるい」という感覚は消失する．ところが，生理的なものではない"全身倦怠感"は，身体活動をすると状態はさらに悪化する．また，生理的な疲労は，短時間の睡眠ですっきりするが，"全身倦怠感"はさほどの回復はみられない．

病態生理

疲労には，「体がだるい（動き始めるのがつらい）」，

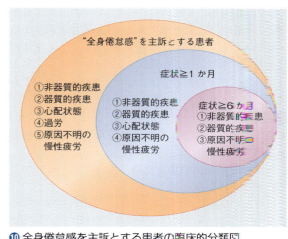

❿ 全身倦怠感を主訴とする患者の臨床的分類図

「疲れやすい（易疲労）」，「集中力・記憶力の低下（精神機能低下）」の3つの要素がさまざまな程度に含まれる．「急性疲労と慢性疲労」，「精神疲労と筋肉疲労」，「中枢性疲労と末梢性疲労」などの分類がなされるが，最終的な愁訴発現の病態生理は，複雑な連関を形成している自律神経系，内分泌系，免疫系の恒常性のバランスの崩れであると考えられる．

"全身倦怠感"の発現機序の詳細は，脳内での種々のサイトカインや神経伝達物質の変化が生化学的に，あるいは脳機能イメージングで観察されるようになってきているが，全貌はまだほとんど判明していないといってよい．

鑑別診断

病因論的分類

"全身倦怠感"を主訴とする場合には，下記のように大きく分けて考えるとよい．

①身体疾患：診断がついていない慢性疲労の場合，診断可能な身体疾患としては睡眠時無呼吸症候群が最も多い．続いて神経疾患，内分泌疾患があげられる．
②精神疾患：うつ病・うつ状態が最も多い．
③心配状態：何か病気が隠れているのではないかと心配している状態．診察，検査所見に異常がなく，そのことを説明すれば，通常短時日の間に症状は改善する．
④過労：疲れて当然と思われる状況がある．
⑤原因不明の慢性疲労：筋痛性脳脊髄炎/慢性疲労症候群（下記参照）を含む．

症状持続期間による分類

もう一つの鑑別のポイントは，症状の持続期間で，①1か月未満，②1〜6か月未満，③6か月以上続いている場合，に分けることである．慢性疲労で診断がつくのは2/3といわれている．

病因論的分類と症状持続期間による分類を組み合わせると，❿のように整理できる．1か月以上症状が続いている場合には，単なる過労が含まれてくる可能性は少なく，さらには6か月以上症状が続いている場合には，心配状態の患者もほとんど含まれてこないであろうと考えられる．

初診時の注意点

● 以下の4つのことを念頭におきながら鑑別診断を進める．
　① 症状が短期間の場合は随伴する症状や徴候が手掛かりになる．
　② 症状が長期にわたる場合には，受療行動が手掛かりになる（すでに諸種の検査を受けていたり，すでに診断がついていることさえある）．
　③ "全身倦怠感" を1か月以上訴えている患者の50～80％は精神疾患が原因である．
　④ 主訴の持続期間が長くなるほど精神疾患の割合が増える．
● 大切なことは，最初から身体/精神・心理/社会的の総合的な視点をもってアプローチすることである．まず身体疾患を除外すべきであるとの観点から絨毯爆撃的検査を行う，というのがよくみられる誤ったアプローチである．
● 頻度は低いが，肝疾患，腎疾患，血液疾患，代謝・内分泌疾患，膠原病・免疫疾患などは検査データがないと診断が困難なことが少なくないので，症状出現後に一度も検査を受けたことがない人には，⓫に示した検査は施行すべきであろう．
● 特に診断がつかずに経過が長引いている場合には，良好な患者-医師関係の構築の大切さは，いかに強調してもしすぎることはない．

付 筋痛性脳脊髄炎/慢性疲労症候群
　myalgic encephalomyelitis/chronic fatigue syndrome（ME/CFS）

慢性的に疲労を訴える一群の人々のなかに存在する原因不明の症候群である．原因は不明であるが，「感染症」，「身体的過労」，「精神的ストレス」のいずれか，またはその組み合わせが引き金となって，自律神経系，内分泌系，免疫系の恒常性維持機構に破綻をきたし，慢性化した状態と考えられる．診断指標となる検査異常がなく，既存の身体・精神疾患を除外したうえでの症候ベースでの診断方法しかないため，「心の病気」，「怠け」などと扱われることが多かったが，2015年に米国の Institute of Medicine（IOM）（当時の呼称）が明確に身体疾患として位置づけ，SEID（systemic exercise intolerance syndrome）という新しい病名を提唱し，あらたな臨床診断基準も示した．このIOM

⓫ 原因が明らかでない場合に診断に必要な最低限の臨床検査

1. 尿検査（試験紙法）
2. 便潜血反応（ヒトヘモグロビン）
3. 血液一般検査（WBC, Hb, Ht, RBC, 血小板, 末梢血液像）
4. CRP
5. 血液生化学 　TP, 蛋白分画, TC, TG, AST, ALT, LD, γ-GT, BUN, Cr, 尿酸, CK, 血清電解質, 血糖
6. 甲状腺検査（TSH）
7. 心電図
8. 胸部単純X線

の報告では，病態の中核は神経免疫異常であり，それが中枢神経に炎症を起こし，そのことによってさまざまな自律神経異常，中枢神経症状，内分泌異常などをきたしていると推定している．わが国でも日本疲労学会が新しい診断基準を提唱した．

その診断は，① 自・他覚症状（主として自覚症状），② その障害の程度（6か月以上持続し，かつ健全な社会生活が送れなくなるほどひどい），③ 他の身体疾患・精神疾患・薬物乱用や依存の除外によってなされるが，気分障害，適応障害，不安障害，身体表現性障害などとの鑑別は必ずしも容易ではない．

（伴　信太郎）

◉ 文献

1) Gelfand JM, et al：Fatigue. In：Kasper DL, et al（eds）. Harrison's Principles of Internal Medicine, 19th edition. New York：McGraw-Hill Education；2015. p.151.
2) 伴　信太郎ほか：慢性疲労症候群の新しい診断基準と呼称の提唱―筋痛性脳脊髄炎/慢性疲労症候群（ME/CFS）の診断基準（2017）―. 日本疲労学会誌 2017；12：1.

ショック shock

概念

ショックとは，全身の有効組織灌流が減り，細胞への酸素供給が減少した状態である．

低血圧（収縮期血圧＜90 mmHg または通常より＞40 mmHg の低下），乏尿（＜0.5 mL/kg/時），意識障害，乳酸値上昇（＞2 mmol/L）が重要な症候である．

遷延すれば不可逆性の細胞傷害に陥り，多臓器機能不全症候群になり死に至る．

病態生理 ⓬

循環血液量減少性

原因は出血，脱水，熱傷などで，四肢冷感，頸静脈

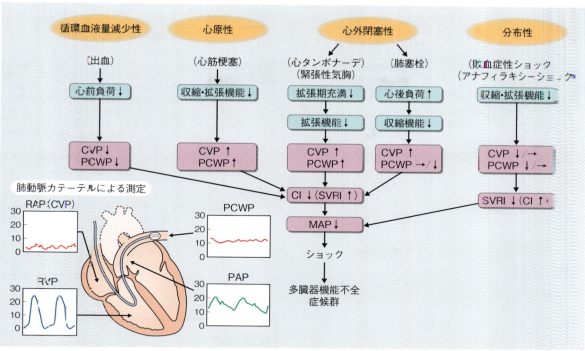

⑫ ショックの分類

循環血液量減少性：CVP や PCWP の減少により，CI が低下し代償性に SVRI は上昇する．
心原性：CI 低下（＜2.2 L/分/m²）のため，PCWP は上昇（＞18 mmHg）し代償性に SVRI は上昇する．
心外閉塞性：心タンポナーデでは奇脈（吸気時に収縮期血圧が＞10 mmHg 低下）があり，右室/左室拡張期圧，肺動脈拡張期圧，CVP，PCWP は上昇しすべて等圧になる．肺塞栓では肺動脈圧上昇により右室拡大し，CVP が上昇するが，PCWP は正常である．CI は低下する．
分布性：敗血症性ショックでは，炎症性サイトカインや一酸化窒素（NO）により血管が拡張して SVRI が低下し，血管透過性が亢進して相対的循環血液量減少状態となる．初期には CI は低く心室充満圧も低いが，輸液負荷によって CI は増加し高心拍出量状態になり，四肢も温かい．アナフィラキシーショックでは，ヒスタミン，蛋白分解酵素，血小板活性化因子（PAF），ブラジキニン，プロスタグランジン，ロイコトリエン，サイトカインなどのメディエーター放出により，SVRI が低下し血管透過性が亢進する．

CVP：central venous pressure（中心静脈圧）
RAP：right atrial pressure（右房圧）
PCWP：pulmonary capillary wedge pressure（肺毛細管楔入圧）
CI：cardiac index（心係数）
SVRI：systemic vascular resistance index（体血管抵抗係数）
SVRI：80×(MAP−CVP)/CI
MAP：mean arterial pressure（平均動脈圧）
PAP：pulmonary arterial pressure（肺動脈圧）
RVP：right ventricular pressure（右室圧）

平坦化が起こる．

心原性

原因に心筋梗塞，心筋炎，心筋症，不整脈などの心ポンプ不全である．
四肢冷感，頸静脈怒張，第Ⅲ音，肺水腫による呼吸困難などが起こる．

心外閉塞性

原因は心タンポナーデ，緊張性気胸，肺塞栓などで，頸静脈怒張が起こる．

分布性

原因は敗血症性ショック，アナフィラキシーショック，神経原性ショックなどである．
敗血症の定義は，感染に対する生体反応の調節不全により起こる生命を脅かす臓器障害である．敗血症性ショックの定義は，敗血症の一部で実質的に死亡率を上昇させる循環，細胞/代謝異常を呈するものである．

敗血症性ショックの診断基準は，適切な輸液蘇生にもかかわらず平均動脈圧 65 mmHg 以上を維持するために昇圧薬を必要とし，血清乳酸値が 2 mmol/L を超えるものとされている．

アナフィラキシーショックは，抗原の再曝露によりマスト細胞や好塩基球表面の IgE 受容体が活性化され，じんま疹，血管性浮腫，喉頭浮腫，肺水腫，気管支けいれんが起きる．

血管拡張機構として K_ATP チャネルの活性化，誘導型 NO 合成酵素の活性化，バソプレシン欠乏がある．

鑑別診断

①循環血液量減少性：CVP↓，PCWP↓，CI↓，SVRI↑
②心原性：CVP↑，PCWP↑，CI↓，SVRI↑
③心外閉塞性：CVP↑，PCWP（心タンポナーデ，緊張性気胸↑，肺塞栓→/↓），CI↓，SVRI↑

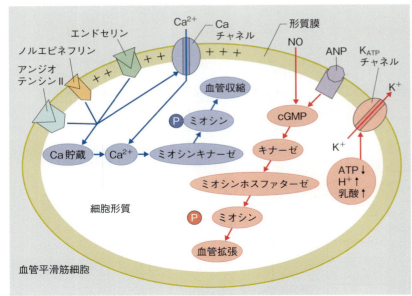

⓭ 血管平滑筋張力の調節

血管収縮：アンジオテンシンⅡ，ノルエピネフリン，エンドセリンは血管平滑筋細胞表面の受容体と結合して細胞形質のCa濃度を上昇させる．この上昇には，細胞内貯蔵からの放出と細胞外のCa^{2+}がCa^{2+}チャネルを通って細胞内に入ってくる2つの経路がある．Ca^{2+}はミオシンキナーゼを活性化し，ミオシンをリン酸化して血管収縮を起こす．
血管拡張：心房性ナトリウム利尿ペプチド（ANP）や一酸化窒素（NO）はサイクリックグアノシン3′,5′—リン酸（cGMP）を増加させ，ミオシンホスファターゼを活性化しミオシンを脱リン酸化して血管拡張を起こす．またK$_{ATP}$チャネルは細胞内ATP濃度の減少，H$^+$や乳酸濃度の上昇によって活性化され，血管拡張を起こす．K$_{ATP}$チャネルが開くとK$^+$が細胞外に出て形質膜を過分極し，Caチャネルが閉じてCa^{2+}の細胞内流入を阻止するため血管収縮が抑制される．

④分布性：CVP↓/→，PCWP↓/→，CI↑/→，SVRI↓

初診時の注意点
- 診断と同時にただちに蘇生を行う．
- 家族から既往歴，現病歴，最近の内服薬や食物摂取などについて詳しく聞く．
- 早期に血算，生化学，血液凝固，血液ガス，乳酸値，心筋酵素，画像検査をすばやく行う．
- 鑑別診断に肺動脈カテーテルは有用である．

（三高千惠子）

● 文献

1) Marino PL : Hemodynamic monitoring. In : The ICU Book, 3rd edition. Philadelphia, Baltimore, New York, London, Buenos Aires, Hong Kong, Sydney, Tokyo : Lippincott Williams & Wilkins ; 2007. p.149.
2) Landry DW, et al : The pathogenesis of vasodilatory shock. *N Engl J Med* 2001 ; 345 : 588.
3) Kumar A, et al : Shock : Classification, pathophysiology, and approach to management. In : Critical Care Medicine, Principles of Diagnosis and Management. St. Louis, Baltimore, Berlin, Boston, Carlsbad, Chicago, London, Madrid, Naples, New York, Philadelphia, Sydney, Tokyo, Toronto : Mosby ; 1995. p. 291.
4) Singer M, et al : The third international consensus definitions for sepsis and septic shock (Sepsis-3). *JAMA* 2016 ; 315 : 801.

意識障害 disturbance of consciousness

概念

意識は，覚醒していて，自己と外界を認識する神経機能であり，外界に表出，反応することをもって評価される．覚醒度の深さ，意識内容の変化は意識を説明する際に重要な要素である．

脳幹網様体の興奮が視床を介し，あるいは直接大脳全体を賦活することで覚醒が維持される．この概念を上行性脳幹網様体賦活系（ascending reticular activating system : ARAS）と呼ぶ．

⓮ 意識障害を呈する疾患

"アエイオウ TIPS"と覚えておくとよい．

ア	Alcoholism
エ	Epilepsy Encephalitis (hypertensive, hepatic, immunological) Endocrine (adrenal, thyroid) Electrolytes (hyper/hypo Na, K, Ca, Mg, P)
イ	Insulin (hyper/hypo glycemia)
オ	Opiate and Other Overdose decreased O$_2$ (hypoxia, CO intoxication)
ウ	Uremia
T	Trauma, Temperature (hyper/hypo)
I	Infarction Infection (CNS sepsis pulmonary)
P	Psychogenic Porphyria
S	Seizure, Shock, Stroke, SAH, Syncope

SAH : subarachnoid hemorrhage.
（秋口一郎ほか：新・神経疾患診察の手引．東京：錦光社；2004.）

⓯ ARAS と脳内受容体

名称		主な位置	機能など	その他
アセチルコリン作動性ニューロン		脚橋被蓋核，外背側被蓋核	視床非特殊核を介し大脳皮質を覚醒させる ARAS の背側経路（古典経路）に相当する．	MRI トラクトグラフィでは主に外側前頭皮質や腹内側前頭前皮質へ，わずかに一次運動野，前運動野，一次感覚野，眼窩前頭皮質へ投射する．
ノルアドレナリン作動性ニューロン		青斑核	直接大脳皮質に投射するほか，前脳基底核部の Meynert 核を介してアセチルコリン作動性の投射系を賦活して覚醒に導く ARAS の腹側経路（別経路）とされてきたものに相当する．	
ドパミン作動性ニューロン		中脳腹側被蓋野		
グルタミン酸作動性ニューロン		傍小脳脚核複合体，前青斑核野		傍小脳脚核（結合腕傍核）は孤束核から感覚入力を受けるほか，扁桃体や視床下部，視床髄板内核（痛覚機能に関与する）に投射している．
セロトニン作動性ニューロン		背側縫線核		
その他の覚醒系	ヒスタミン作動性ニューロン	視床下部結節乳頭核		
	オレキシン作動性ニューロン	外側視床下部，脳弓周囲野		
	GABA 作動性ニューロン	前脳基底部近傍に存在する分界床条核		
その他の睡眠系	GABA およびガラニン作動性ニューロン	視索前野		
ノンレム睡眠からレム睡眠への切り替えに関与するその他のニューロン	メラニン凝集ホルモン産生神経	視床下部外側野		
内因性物質	PGD$_2$（睡眠），PDE$_2$（覚醒）			
脳内受容体，リガンド		GABA$_A$ 受容体，バルビツール酸誘導体結合部位，ベンゾジアゼピン部位，ウリジン受容体メラトニン受容体のほかアデノシン受容体，セロトニン受容体は睡眠に関与し，後者 2 つは覚醒にも関与する．		
		カフェインはアデノシン 2 型受容体のリガンドであり覚醒作用を呈する．オピオイド受容体へのモルヒネの作用は疼痛の有無により異なる．アルコールは種々の受容体のイオンチャネルに影響を与え，グルタミン酸神経系（興奮性神経系）の抑制と GABA 神経系（抑制性神経系）の増強により中枢神経系を抑制するものと考えられている．		

病因

意識障害を呈する疾患を示す（⓮）．意識障害を診る際には ARAS（脳幹網様体，脳幹，視床下部，視床，大脳）の破綻，脳内受容体（薬剤），炎症，代謝，血流などに病因を求めるとよい．ARAS を構成するニューロンは覚醒，ノンレム睡眠，レム睡眠の開始・維持・切り替え，概日リズム，扁桃体や眼球運動，呼吸，筋緊張に関与するニューロンと連絡し，脊髄へも投射する．大脳への投射は汎性投射系と呼ばれ，覚醒のほか，運動制御や注意，記憶などに関係する（⓯）．

意識障害に随伴する症状は，これらを理解していると解釈しやすい．

臨床症状

意識障害の診療では，脳ヘルニアの有無，呼吸など自律神経症状や嘔吐，窒息に注意する．急性期のスコアに JCS（Japan coma scale），GCS（Glasgow coma scale），ECS（Emergency Coma Scale），FOUR（Full Outline of UnResponsiveness）score が汎用され，GCS をとり込んだスコアに WFNS（World Federation of Neurosurgical Societies）のくも膜下出血のグ

レード，PELOD（pediatric logistic organ dysfunction）score，qSOFA（quick Sequential〈Sepsis-Related〉Organ Failure Assessment）score がある．Japan Triage and Acuity Scale，START（Simple Triage and Rapid Treatment）法トリアージ，Cerebral Performance Category の評価項目に，それぞれ"意識"がある．意識障害の評価の際には表現のあいまいさ，評価のタイミング，各スケール同士の互換性がないこと，筋弛緩薬や麻酔薬などの影響に注意する．慢性期では評価目的は異なり，JFK Coma Recovery Scale-Revised，NASVA スコアを用いる．

検査・診断

ベッドサイドで眼位，肢位，項部硬直，drop test，瞳孔，対光反射，角膜反射，咳反射，呼吸・脈のリズム，網様脊髄反射，眼球頭反射，ミオクローヌス，けいれんの有無を診察し，脳死判定時は前庭反射，咽頭反射も含む．頸椎保護，嘔吐回避，血圧上昇に注意して評価する．

急性の意識障害においては，気道確保（サクション含む）の準備とルート確保のもと体温，血圧，脈拍，心電図，酸素飽和度測定のモニタリングを可能な限り継続する．脳波，EtCO$_2$ 測定も可能であれば検討する．食歴（アレルギー，中毒），服薬履歴の確認，採血（血糖を含む），血液ガス分析（HbCO 含む）や検尿（薬物検査含む），検体保存，血中濃度測定（抗てんかん薬）も必要である．原因が一つとは限らないことに十分注意する．

治療

早期の原因除去と全身管理を行う．心停止・心拍再開後の種々の臓器機能不全は心拍再開後症候群と呼ばれる．特に血圧，呼吸，血糖，体温管理に努め，神経学的評価は復温後 72 時間以降の評価とする．瞳孔反応，ミオクローヌス，体性感覚誘発電位での N20，脳波，CT，MRI が神経学的予後の推定に有用とされる．

付 minimally conscious state（MCS）

慢性期意識障害で持続的ではないが，何らかの意志を示す動作を確認できる状態で，昏睡状態，植物症とは明確に区別できる病態である．

（齊藤正樹）

●文献

1）櫻井　武（企画）：睡眠・覚醒制御機構研究の新展開．医学のあゆみ 2017；263.

2）秋口一郎ほか：新・神経疾患診察の手引．東京：錦光社；2004.

不穏 restless

概念

医学的に「不穏」といった場合，通常は，落ち着かず，騒いでいたり，興奮していたりする状態を意味する．

病態生理

臨床的に最も多い不穏は「せん妄」という意識障害である．意識が清明な場合には幻覚や妄想に反応していると考えたほうがよい．アカシジア（静座不能症）だけは，ドパミン作動性ニューロンの遮断で起こることがわかっているが，他の場合には十分に解明されているわけではない．

鑑別診断

不穏を呈する疾患は⑯のようなものが考えられる．

①統合失調症や躁病のような内因性精神疾患：統合失調症なら，幻聴に向かって大声で言い返しているような場合や，「緊張病」といわれるタイプの興奮が考えられる．躁病では「何でもできる」という誇大妄想に基づいて興奮したり大声を出すことが考えられる．

②脳腫瘍やてんかんなどの脳器質性精神疾患：脳腫瘍など，脳内の病変によっても不穏・興奮状態となる．この場合，意識が清明なこともあるが，ほとんどの場合は意識混濁がベースになる．脳波や CT/MRI などで脳内の病変やてんかんは比較的診断しやすいと思われる．

③SLE や肝硬変などの全身性疾患による症候性精神疾患：まずは，幻覚（特に幻視や幻聴）に反応したり，被害妄想・追跡妄想・誇大妄想に基づき興奮する場合が考えられるが，これらの場合には意識は清明である．しかし，日常臨床で遭遇する頻度としては，意識障害である「せん妄」が圧倒的に多い．せん妄は，軽度から中等度の意識障害（意識混濁）に不安・恐怖などの感情が加わり，結果として徘徊・興奮・不穏などを呈するものである．意識障害なので，治ってからもその記憶は残らない．

④アルコールや薬物による外因性精神疾患：アルコール離脱症状とは，飲酒を止めるか激減してから 1〜2 日目から生ずる一連の症状であり，手指の振戦・発汗・（小動物）幻視・けいれん・不穏などが中心症状で，致死性のこともある．覚醒剤では幻覚・妄想・興奮などがみられ，抗コリン薬では幻視が現れる．

⑤パニック障害や反応性の心因性精神疾患：パニック障害では，不安感や呼吸困難感や過呼吸発作などが急に襲ってくる「パニック発作」がみられる．大きなストレスの直後に興奮するのは，一種のヒステリー反応である．

⓰ 不穏を呈する疾患

1. 統合失調症や躁病のような内因性精神疾患
2. 脳腫瘍やてんかんなどの脳器質性精神疾患
3. 全身性エリテマトーデス（SLE）や肝硬変などの全身性疾患による症候性精神疾患
4. アルコールや薬物による外因性精神疾患
5. パニック障害や反応性の心因性精神疾患
6. その他（アカシジアなど）

⑥その他（アカシジアなど）：抗ドパミン作用のある薬物により，診察中もじっと座っていられないアカシジアがみられることがある．その存在を知らないとまったく診断できなくなってしまう．

初診時の注意点

- アルコールの臭いはしないか（単に酔っぱらいという可能性もある）．
- 注射痕はないか（覚醒剤による興奮も紛れている可能性がある）．
- 汗をかいていたり手が震えていないか（アルコール離脱症状のこともある）．
- 注意集中困難がありそうか（意識障害の可能性がある）．
- 意識障害がベースにある場合，早期からの鎮静薬の使用は，その後の臨床経過の把握に支障をきたすことがある．

（保坂　隆）

●文献

1) 保坂　隆（編）：精神科専門医にきく最新の臨床．東京：中外医学社：2005.
2) 保坂　隆（編）：精神科リスクマネジメント．東京：中外医学社：2007.

けいれん convulsion, cramp/spasm

概念

「けいれん（痙攣）」とは，大脳疾患によって発作性かつ一過性に起こる不随意な骨格筋の収縮である（convulsion）．このほかに，日本語の「けいれん」という用語は，骨格筋の異常収縮である有痛性攣縮（cramp），スパスム（spasm，断続的に生じる，ある持続時間をもった筋収縮），ミオクローヌス（myoclonus，突然で瞬間的なピクッとした筋収縮）にも使用される．

病態生理

慢性反復性けいれん発作

てんかん性けいれん発作（epileptic seizure）

⓱ てんかん発作の国際分類（ILAE 1981）

A. 部分（焦点性，局在性）発作
意識は清明でけいれんは身体の一部から始まり限局するもの（単純部分発作）と，全般化によって全身に広がり意識減損を起こすものとがある．

  a. 単純部分発作（意識減損なし）
    運動徴候，感覚徴候，自律神経徴候，あるいは精神症状を呈するもの
  b. 複雑部分発作
    単純部分発作や自動症で始まり意識減損に移行する
  c. 二次的に全般化する部分発作
    単純部分発作あるいは複雑部分発作から始まり，全般発作に発展する．

B. 全般発作（全身発作）
意識減損発作が出現し，けいれん発作は四肢と全身に起こる．

  a. 欠神発作
    1. 欠神発作（定型的発作は意識減損のみが出現するが，軽度の間代要素，脱力要素，強直要素，自動症，自律神経要素を伴うものがある．）
    2. 非定型欠神発作
  b. ミオクロニー発作
  c. 間代発作
  d. 強直発作
  e. 強直間代発作
  f. 脱力発作

C. 未分類てんかん発作

国際抗てんかん連盟（International League Against Epilepsy：ILAE）の定義によれば，てんかん発作は，「脳内の異常に過度の，または同期的な神経細胞活動によって引き起こされる一過性の徴候および/または症状の発現」である．発作活動の発生様式に従って，焦点性発作あるいは部分発作（発作が一側の大脳半球のネットワーク内から発生し一側半球内に限局したもの）と，全般発作（発作が両側大脳半球のネットワーク内に起こり，このネットワークが急速に発作に巻き込まれるもの）の2型に分類される（⓱）．脳波検査では焦点性あるいは全般性の発作波が出現する．中核症状はけいれん発作と意識障害発作であり，両方が出現するものといずれか一方のみのものとがある．発作症状と脳波異常のみで器質的脳疾患がないものを特発性（一次性）てんかん，基礎疾患（器質性脳疾患や代謝異常，形態異常）に伴って起こるものを症候性（二次性）てんかんという．

てんかん重積状態（status epilepticus）

「けいれん発作の持続時間がある程度（5分）以上続くか，短い発作が反復して出現し，その間の意識の回復がないもの」と定義される．脳の後遺症を残す可能性が高いので，5分以上続く場合は本症と診断して治療を開始する．

反復性けいれん発作の原因

⓲に示すように，てんかんのほかにさまざまな脳疾

⓲ 反復性けいれん発作の発症年齢別の原因

発症年齢	可能性の高い原因
新生児	良性新生児けいれん，大田原症候群，先天性脳奇形，出生時脳損傷，低酸素，代謝性障害（低カルシウム血症，低血糖症，ビタミンB_6欠乏症，ビオチニダーゼ欠損症，フェニルケトン尿症，その他）
乳児（1〜6か月）	同上の疾患，West症候群，Dravet症候群
小児前期（6か月〜3歳）	乳児期てんかん症候群，熱性けいれん，出生時損傷と低酸素，感染症，脳外傷，代謝障害，脳形成障害，事故的摂取による薬物中毒
小児期（3〜10歳）	周産期低酸素症，出生時・出生後脳損傷，感染症，脳動脈・静脈血栓症，Lennox-Gastaut症候群，遺伝性てんかん（良性Rolandoてんかん）
思春期（10〜18歳）	特発性てんかん，若年性ミオクロニーてんかん，脳外傷，薬物，自己免疫性脳炎
早期成人（18〜25歳）	特発性てんかん，脳外傷，新生物，離脱症候群（アルコール，抗不安薬からの離脱時），自己免疫性脳炎
中年期成人（35〜60歳）	脳外傷，新生物，脳血管障害，離脱症候群（アルコール，抗不安薬からの離脱時）
晩期成人（60歳より高齢）	脳血管障害（通常は脳梗塞後），脳腫瘍，脳膿瘍，神経変性疾患，脳外傷，傍腫瘍性辺縁系脳炎

＊先に出ている順に頻度が高い．
（Ropper AH, et al：Epilepsy and other seizure disorders. In：Adams and Victor's Principles of Neurology, 10th edition. New York：McGraw-Hill；2014. p. 321 を参考に筆者作成.）

⓳ 非てんかん性の筋けいれんを起こす疾患と病態

1. 筋攣縮（spasm）	ある持続時間をもった断続的に出現する異常な筋収縮状態．眼瞼けいれん，半側顔面けいれんなど
2. 有痛性筋攣縮（cramp）	こむら返り
3. テタニー（tetany）	体幹と四肢の有痛性の筋強直とけいれん．代謝障害や過換気症候群で起こりやすい
4. チック（tic）	顔面や首，四肢に突発的に出現する常同的で急速な筋収縮で，まばたき，顔しかめ，首振りなどが出る．四肢や全身の運動性チックに，音声チック（汚言や反響言語などの不随意発声）を伴うものを，全身性チック（Tourette症候群）という
5. ミオクローヌス（myoclonus）	身体の一部が突然にピクッと動く不随意運動で，持続時間は短い．てんかん性のもの以外に，基底核，視床，小脳，脳幹，脊髄など，さまざまな部位のさまざまな疾患で起こる

患，全身疾患が原因になる．病歴，症状，脳波を含む種々の検査によって迅速に鑑別診断を行い，治療を開始する必要がある．

①特発性てんかん：原因となる器質性脳疾患が認められないもので，発作型と脳波所見によって診断する．

②急性脳疾患または全身疾患によるけいれん発作：急性の脳疾患（脳炎，髄膜炎，脳血管障害，脳外傷，脳浮腫など）あるいは全身疾患（敗血症，無酸素症，低血糖，高血糖，脱水，電解質異常，尿毒症，熱中症，急性薬物中毒など）が原因で起こるけいれん発作である．重度の脳障害が起こっていることを示す徴候であり，救急救命対応と集中治療室管理が必要である．

③偽てんかん性けいれん（pseudoseizure）：てんかんに似た全身けいれんを起こすが，器質性脳疾患や脳波異常を伴わない病態である．小児の「熱性けいれん（febrile convulsion）」は，38℃以上の高熱時のみに起こる．乳幼児期の「息止め発作（breath-holding spell）」は，「泣き入りひきつけ」，「憤怒けいれん」とも呼ばれ，激しく泣いて呼気状態のまま

で息が止まるために，脳虚血に陥ってけいれんする．どちらも成長すれば消失する良性けいれん発作である．「ヒステリー性けいれん」は多くは成人女性にみられ，はっきりした心因の存在，疾病への逃避，疾病利得があり，脳波異常がない場合に疑われる．

てんかんとは異なる筋けいれん（⓳）

筋攣縮（spasm）は急激に起こる断続的な筋肉や筋群の不随意収縮（攣縮）である．有痛性筋攣縮（cramp）は「こむら返り」のことで，通常は激痛を伴う．書痙（writer's cramp）は書字のときだけに手指に出現する限局性ジストニアである．顔面や首，四肢に出現するチック，代謝性疾患に多いテタニー（有痛性持続性の筋収縮），大脳から脊髄までのさまざまな部位の疾患において出現するミオクローヌス（myoclonus，筋群が急速瞬間的にピクッと収縮する現象）も「けいれん」と表現される．

鑑別診断の手順

①けいれんへの対応は，その病態と原因によって異なる．症状の特徴と病歴から，症候学的に，脳性のけ

いれん発作か，筋の不随意収縮かをまず鑑別する．脳性のけいれん発作の場合には，脳障害を引き起こしている原因疾患の鑑別が必要である．

②全身疾患や急性脳疾患の徴候を欠き，同じようなけいれん発作を繰り返し起こしては回復していることが病歴から確認でき，CT や MRI に異常所見がなければ，突発性てんかんの可能性が高い．この場合には，脳波検査で病型を鑑別して対応する．

③けいれん発作の原因が，重篤な脳疾患や重症全身疾患の脳障害（脳症）であることが疑われる場合には，病歴，全身身体所見と一般検査，放射線学的検査，神経疾患特異的検査などを駆使して原因疾患を特定し，できるだけ早く最も適切な治療を開始する．発症年齢による原因疾患の差異（⑱）は鑑別診断の参考になる．

④有用な検査：脳波，CT，MRI，MRA，SPECT のような脳画像検査，血液，血清，髄液などの一般検査を実施する．中枢神経感染症が疑われる場合には，髄液・血液の細菌学的・ウイルス学的検査と抗体検査，PCR を用いた髄液からの細菌やウイルスの直接検出などを，自己免疫性脳炎や傍腫瘍性（para-neoplastic）脳炎が疑われる場合には，特異的自己抗体検査と悪性腫瘍検索などを，薬物や化学物質などによる中毒や離脱によるけいれんが疑われた場合には，血中や尿中の被疑物質測定などを追加実施する．

初診時の注意点

● けいれん発作は救急医療において頻度が高く，重症疾患の徴候であることが多いので，迅速かつ適切な判断と対応が求められる．

● 頻度の高い疾患と原因は，年齢によって異なることに注意して対応する．

● けいれん発作はそれ自体が脳損傷や呼吸障害を引き起こす原因になるので，できるだけ早く発作を止める必要がある．したがって，けいれんの治療は①緊急に実施する対症療法として，抗てんかん薬などによるけいれんのコントロールと全身管理，②けいれんの原因となっている原因疾患の診断に基づいた治療の2つを並行して進める．

● 筋肉，末梢神経，脊髄の疾患による異常筋収縮（spasm，cramp など）も「けいれん」と表現されるので，症候学的に区別して，病態，病因，治療を考える．

（葛原茂樹）

● 文献

1) Ropper AH, et al：Adams and Victor's Principles of Neurology，10th edition. New York：McGraw-Hill：2014. p.92（Tremor，myoclonus focal cystonics and tics），p.318（Epilepsy and other seizure disorders），p.1490（The myotonias，periodic paralyses，cramps，spasms，and states of persistent muscle fiber activity）.

2) 宇川義一ほか（編）：てんかんテキスト New version. アクチュアル脳・神経疾患の臨床．東京：中山書店：2012. p.48.

3) 日本神経学会「てんかん診療ガイドライン」作成委員会 てんかん診療ガイドライン 2018．東京：医学書院：2018.

失神 syncope

概念

失神は全脳虚血（血圧低下のために脳全体が虚血になる状態）による一過性の意識障害である．失神は病名ではなく症候である．

症状

多くの場合，不快感，血の気の引く感じ，眼前暗黒感，身体が温まる感じ，など何らかの前駆症状に引き続いて患者は意識を失う．失神前の体位が立位であれば転倒し，短時間（数秒から30秒程度）で意識を回復する．転倒時に受身をとることができないので，頭頸部に受傷することが多い．前駆症状を伴わず失神時に短時間（数秒）の全身けいれんを伴う場合がある．てんかんや脳振盪とは異なり，回復した意識は清明である．失神時には血圧が著明に低下するので，患者は皮膚蒼白となり，冷汗を認める．

失神で，血圧の低下が徐々に発生する場合には，不快感などの前駆症状のために患者はうずくまり，転倒しない場合がある．失神が座位で発生すると，椅子の背にもたれて転倒できず，座位のまま意識障害が遷延することがある．まれに，仰臥位で失神が発生する場合があり，心原性失神を疑う．

鑑別診断

ヨーロッパ心臓病学会による失神の原因分類を⑲に示した．失神の原因を評価するには前駆症状の病歴聴取が重要である．失神前に胸痛や動悸を認める場合，あるいは前駆症状がない場合には，心原性失神を疑う．呼吸困難があれば過換気症候群，心原性失神，肺塞栓を疑う．頭痛があればくも膜下出血を疑う．なお，くも膜下出血による一過性意識障害は失神によるものではなく，脳血管攣縮，あるいは症候性てんかんによる．

失神を疑う場合に，てんかん，低血糖，転倒，転倒と頭部外傷の合併（転倒＋脳振盪），くも膜下出血（前駆症状に頭痛を訴える），ヒステリーなど，他の一過性の意識障害を鑑別することが必要である．

⑳ 失神の原因分類（ヨーロッパ心臓病学会）

神経起因性失神

血管迷走神経性失神
　古典的
　非古典的
頸動脈洞過敏性失神
状況失神
　咳嗽，くしゃみ
　消化管刺激（嚥下，排便，内臓痛）
　排尿
　運動後
　食後性
　その他（管楽器吹奏，重量挙げ）
舌咽神経痛

起立性低血圧

自律神経異常
　原発性自律神経異常
　　pure autonomic failure, multiple systemic atrophy,
　　Parkinson 症候群
　二次性自律神経異常
　　糖尿病，アミロイドーシス
　運動後
　食後性
薬剤（アルコールを含む）誘発性起立性低血圧
脱水
　出血，下痢，Addison 病

不整脈

病的洞症候群
房室ブロック
発作性上室性頻拍
遺伝性疾患（QT 延長症候群，Brugada 症候群）
ペースメーカ，植え込み除細動器の故障
薬剤による不整脈誘発

器質的心疾患

弁膜症
急性心筋梗塞
閉塞性心疾患
心房粘液腫
急性大動脈解離
心膜疾患・心タンポナーデ
肺塞栓・肺高血圧

脳血管疾患

鎖骨下動脈盗血症候群

病態生理

健常者において，立位では仰臥位に比べて下肢に10〜15％の静脈血が貯留し，静脈還流量（心拍出量）が低下するため血圧が低下する．しかし，この血圧低下は圧受容器を介した交感神経興奮により，血管収縮，心拍数増加，心収縮性亢進によって代償される．失神では，自律神経機能の異常（神経起因性失神，起立性低血圧），不整脈，低容量などのために血圧が40〜60 mmHg に低下し，このため全脳虚血となり意識を失う．転倒して仰臥位になると心拍出量が増加し，

血圧が回復し，意識も回復する．

不整脈が原因の場合は，極端な頻脈（＞ 150/分），徐脈（＜ 30/分）あるいは短時間の心停止が一過性に起こることが失神の原因となる．急性発症の出血，心機能低下，肺塞栓では，立位でショックレベルの低血圧となり，転倒によって静脈還流が増加するため，血圧は回復する．神経起因性失神では，心肺受容器への刺激（血管迷走神経性失神），頸動脈洞の圧受容器（頸動脈洞過敏症候群），骨盤臓器の圧受容器（排尿・排便失神など）が求心性神経を経て中枢に伝達され，中枢から交感神経抑制と副交感神経亢進の指示が発信され，徐脈と血管拡張を介して低血圧となる．

初診時の注意点

● 一過性意識障害の原因が失神によるものか否かを鑑別する．病歴と身体所見が重要である．
● 頭頸部外傷の患者を診たら失神を疑う．
● 心原性失神は予後不良なので，失神ではすぐに12誘導心電図を記録する．
● 前駆症状に胸痛，動悸，呼吸困難があれば心原性失神を疑う．

（堀　進悟）

◉文献

1) Task force for the diagnosis and management of syncope：Guidelines for the diagnosis and management of syncope（version 2009）. *Eur Heart J* 2009；30：2631.
2) 日本循環器学会：失神の診断・治療ガイドライン（2012年改訂版）. http://www.j-circ.or.jp/guideline/pdf/JCS2012_inoue_h.pdf

口渇 thirst，脱水 dehydration

概念

脱水は，体内の水分あるいは体液の減少ととらえられるが，正確には水の喪失である dehydration と細胞外液の喪失である volume depletion に分けられる．

口渇は，血漿浸透圧の上昇が視床下部に存在する浸透圧受容体を介して口渇中枢を刺激することによって生じ，飲水行動を通じて血漿浸透圧の正常化を促す．唾液の減少や口腔粘膜の乾燥によって生じる口渇感とは区別される．

病態生理

生体の体液量の調節系には，浸透圧調節系と容量調節系の２系統がある．前者は視床下部の浸透圧受容体を介する口渇（飲水）と抗利尿ホルモン（vasopressin）の分泌によって血漿浸透圧を調節する．後者は頸動脈洞・心房・糸球体輸入細動脈にある圧受容体を介する

交感神経系，レニン-アンジオテンシン-アルドステロン系，心房性利尿ペプチドの作用により尿中ナトリウム（Na）排泄量を調節することによって循環血液量を調節している．

脱水は，体液量の減少を意味するが，水（細胞外液と細胞内液）と Na（細胞外液）のどちらが主に喪失したかによって以下の 3 つの型に分類される．

①**高張性脱水**：水の喪失が Na の喪失を上回った場合に起こる．大量の発汗時や意識障害や認知症などによる飲水困難または不足の場合にみられる．血清 Na は 145 mEq/L 以上に上昇し，血漿浸透圧が上昇する．

②**等張性脱水**：細胞外液の水と Na が同等に失われた場合に起こる．血清 Na は正常（135〜145 mEq/L）である．完全な等張性脱水となる症例は少なく，経過とともに高張性脱水か低張性脱水に移行する．

③**低張性脱水**：Na の喪失が水の喪失を上回った場合に起こる．嘔吐，下痢，熱傷，出血などで大量の細胞外液を失った場合に起こる．循環血液量が低下しショックに陥りやすい．血清 Na は 135 mEq/L 以下に低下し，血漿浸透圧は低下する．

脱水を起こす原因は，水分・塩分の摂取不足，腎からの喪失，腎以外からの喪失に分けられる（㉑）．

臨床症状

高張性脱水では細胞外液量は保たれていることが多く，細胞内液の減少を反映した唾液の減少，口腔・舌の乾燥が起こり，錯乱・嗜眠などの精神症状をきたす．この場合，強い口渇を自覚するが，高齢者では口渇中枢の感受性の低下や認知症などの影響で十分な飲水行動がとれない場合がある．

低張性脱水では，細胞外液，循環血液量の減少を反映した症状が現れ，倦怠感，頭痛，脱力，めまい，立ちくらみが生じる．高度になれば昏睡をきたす．

身体所見・検査所見

身体観察，各種モニター，各種検査によって以下の所見があれば脱水の存在を疑う．また，これらは脱水の程度の評価にも有用である．

身体所見

体重減少，尿量減少，皮膚ツルゴール（turgor）の低下（手背または前胸部の皮膚を軽くつまんでできた皺が 2 秒間経っても戻らない），口唇・口腔粘膜の乾燥，舌の乾燥，腋窩の乾燥，眼球陥没，爪の毛細血管再充満時間（中指の爪を心臓の高さで圧迫し，圧迫を解除した後爪の充血が戻るまでの時間）の延長（成人では 2〜3 秒以上，高齢者では 4 秒以上）．

バイタルサイン

頻脈（100/分以上），起立性頻脈（30/分以上の増加），起立性低血圧（収縮期 30 mmHg 以上，拡張期 15 mmHg 以上の低下）．

㉑ 脱水の原因

1. 水分・塩分の摂取不足

水分の入手困難（砂漠，海上での遭難），嚥下障害，意識障害，麻痺

2. 腎からの水分・塩分の喪失

水分の喪失
中枢性尿崩症，腎性尿崩症，高 Ca 血症，低 K 血症
塩分の喪失
腎機能障害，Addison 病，利尿薬使用，浸透圧利尿（糖尿病，マンニトール）

3. 腎以外からの水分・塩分の喪失

消化管からの喪失
嘔吐，下痢，イレウス
皮膚からの喪失
熱傷，熱射病

循環モニタリング

中心静脈圧（central venous pressure：CVP）の低下（< 5 cmH₂O），超音波検査における下大静脈の虚脱（呼吸性変動の消失）．

検査所見

ヘマトクリット（Ht），血清アルブミン（Alb），血清尿素窒素（BUN），血清尿酸（UA）の相対的上昇，尿素窒素/クレアチニン（BUN/Cr）比の上昇（> 20），尿比重の上昇（> 1.020），尿浸透圧の上昇（> 500 mOsm/L）．

初診時の注意点

- 救急医療においては，原疾患の診断と同時にそれに起因する脱水の有無と程度を評価する必要がある．
- 高齢者は細胞内液の減少，口渇中枢の機能低下，抗利尿ホルモンに対する腎の反応低下などにより脱水に陥りやすいことに留意する．
- 詳細な病歴の聴取（受診までの経緯や自覚症状，治療中の疾患，服薬内容），身体所見，バイタルサインや各種モニター，検査所見の総合的評価が重要である．

（和田英男）

●文献

1) 菱田 明：症候の評価と治療の実際（水・電解質管理） 1. 乏尿，脱水時．日本内科学会雑誌 2003；92：750.
2) 山田祥子ほか：水欠乏の病態：脱水症・熱中症・高 Na 血症．成人病と生活習慣病 2014：44：1172.
3) 太田 樹ほか：水・ナトリウム代謝異常．日本内科学会雑誌 2015；104：906.

浮腫 edema

概念

体液（体重の約60％）は細胞外液（体液の1/3）と細胞内液（体液の2/3）に分けられ，細胞外液はさらに組織間液（間質：細胞外液の3/4）と血漿（血管内：細胞外液の1/4）に分けられる．浮腫とは，この組織間液が増加した状態のことである．

病態生理

組織間液が2〜3L以上増加すると，臨床的に浮腫として，皮下，特に組織間隙が粗で組織圧の低い部分，眼瞼，手指，外陰部などに認められる．また，重力の負荷がかかる部に強く認められ，下腿や，臥床している場合は身体の背面に認められやすい．浮腫が高度な状態では，胸水，腹水も合併することが多い．

組織間液は毛細血管を介した体液の流出と吸収，ならびにリンパ管系からの流出のバランスによって一定に維持されている．毛細血管から間質への体液の移動は，Starling force として知られ，毛細血管内静水圧，間質液静水圧，血漿膠質浸透圧，毛細血管壁透過性などにより規定される．Starling force の変化によって組織間液の増加する原因，すなわち，浮腫の原因を❷に示す．

原因となる疾患と浮腫発生の機序

浮腫をきたす病態の主なものとして，心不全，ネフローゼ症候群・腎不全を含む腎疾患，肝硬変，敗血症，栄養障害があげられる．通常，細胞外液量の30〜50％の増加を伴う妊娠時にも，多くは出産後には消失する浮腫が認められることがある．健常者では等張生理食塩液を負荷して体液量を増加させても，腎が過剰の水とNaを速やかに排泄して体液量は一定に保たれる．しかし，前述のような浮腫をきたす病態では体液量過剰にもかかわらず，水とNaの貯留が継続維持される．

腎障害などにおける浮腫には腎糸球体濾過量の減少が関与していると考えられるが，心不全や肝硬変，ネフローゼ症候群の一部では浮腫をきたしている動物モデルの腎を正常動物に移植すると，移植された腎による体液制御（腎からの水とNaの排泄）は正常に行われ，浮腫は起こらないなど，浮腫の発生に腎外因子が深く関与していると考えられる．つまり，体循環および腎循環因子，自律神経系，ホルモンの変化など（レニン−アンジオテンシン−アルドステロン系，バソプレシン，Na利尿ホルモン，プロスタグランジンなど）が総合的に関与し，体液の増加をもたらし，浮腫が発生することとなる．その機序を簡略に❷に示す．

浮腫が生じると，有効循環血液量が減少し，それに対する反応として，腎では尿細管における水・Naの再吸収が亢進し，水・Naが貯留，そして細胞外液量が増加し，浮腫は維持されることとなる．

初診時の注意点

● 高度な浮腫に伴う多量の胸水，腹水の貯留は臨床的に生命にかかわる症候であるので，速やかな対応が必要である．基本的な治療方針を❷に示す．

● 浮腫の治療はその原因疾患によって異なるが，腎および体循環を改善し，過剰の水・Naを減少させることが浮腫に対する基本的な治療となる．

● 溢水により呼吸不全がある際には体外循環による除水が必要な場合がある．

● 近年，浮腫の発生・維持の機序の解明により，従来の利尿薬（ループ利尿薬，サイアザイド系利尿薬，アセタゾラミドなど）のほかに，原疾患，病態に応じて，バソプレシンV₂受容体拮抗薬，ナトリウム利尿ペプチド，アンジオテンシン変換酵素（ACE）阻害薬，アンジオテンシンII受容体拮抗薬（ARB）が臨床的に使用されてきている．

（小原まみ子）

---

❷ 浮腫の主な原因

1. 毛細血管内静水圧の上昇
   1）腎性Na・水排泄低下による血液量の増加：腎不全，妊娠
   2）静脈還流障害：うっ血性心不全，局所性静脈閉塞〔血栓性静脈炎，静脈血栓症〕
2. 血漿膠質浸透圧の低下
   ネフローゼ症候群，肝硬変，蛋白喪失性腸症（protein losing enteropathy），低栄養状態
3. 毛細血管壁透過性の亢進
   火傷，外傷，炎症，敗血症，アレルギー，糖尿病
4. 間質膠質浸透圧の上昇
   リンパ管閉塞，毛細血管透過性の増大，甲状腺機能低下症
5. 医原性
   輸液・Na投与過剰，薬剤性（機序は多様：NSAIDs，ホルモン製剤，降圧薬，甘草など）
6. その他
   特発性浮腫

● 文献

1) Schrier RW, et al：Disorders of electrolyte, water, and acid base. In：Schrier's Diseases of the Kidney, 9th edition. Philadelphia：Wolters Kluwer/Lippincott Williams & Wilkins；2012.

2) Skorecki KL：Extracellular fluid and edema formation. In：Brenner and Rector's The Kidney, 10th edition. Philadelphia：Saunders；2016.

3) Schrier RW：Renal socium excretion, edematous disorders, and diuretic use. In：Renal and Electrolyte Disorders, 8th edition. Philadelphia：Wolters Kluwer/ Lippincott Williams & Wilkins；2017.

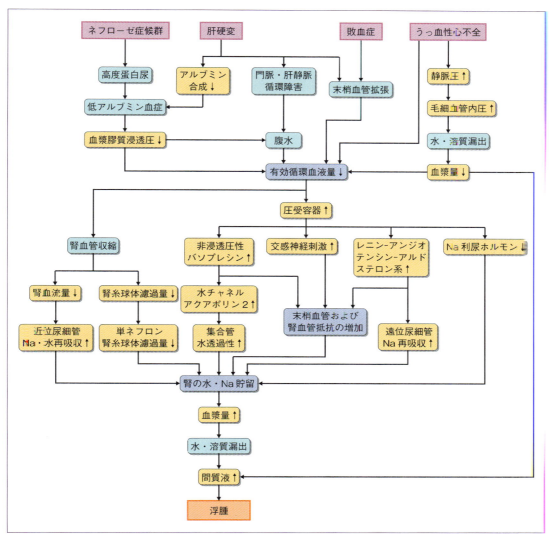

❷❸ 浮腫をきたす病態

❷❹ 浮腫治療の基本的な方針
1. 浮腫をきたす原因となっている原疾患の評価と治療
2. 服用薬剤・サプリメントの確認，原因薬・被疑薬の変更・中止
3. 水・Na 摂取量の評価，制限
4. 浮腫液の末梢静脈プーリングから有効循環への動員
　　安静臥床，弾性ストッキング
5. 利尿薬の使用必要性の検討，利尿薬の選択，体外循環による除水の検討
　　呼吸機能障害の有無（胸水，大量腹水，静脈怒張）
　　体液過剰による二次性心循環機能障害
　　身体活動性に対する障害，不快症状
　　Na 貯留の増加阻止や Na 摂取制限の強化困難

肥満 obesity，るいそう emaciation

概念

　肥満とは身体に脂肪組織が過剰に蓄積した状態と定義される．脂肪量を正確に評価するのは困難であり，実際には簡便に測定可能な body mass index（BMI）をもとに肥満かどうかを判定する．BMI＝体重（kg）÷身長（m)^2 で算出することができ，わが国では BMI 25 以上で肥満の判定となる（❷❺）．またわが国では最も有病率の低い BMI は 22 であることから，BMI＝22 となる体重をその人の標準体重（理想体重）と呼ぶ．標準体重（kg）＝身長（m)^2×22 にて算出する．

　一方，るいそうとは異常に体重が減少した状態を指し，脂肪組織のみではなく筋肉組織などの減少も伴っ

㉕ BMI による肥満，低体重の判定基準

BMI 値	日本肥満学会	WHO
BMI < 18.5	低体重	underweight
18.5 ≦ BMI < 25.0	普通体重	normal range
25.0 ≦ BMI < 30.0	肥満 1 度	pre-obese
30.0 ≦ BMI < 35.0	肥満 2 度	obese I
35.0 ≦ BMI < 40.0	肥満 3 度	obese II
40.0 ≦ BMI	肥満 4 度	obese III

㉖ 成因による肥満の分類

1. 単純性肥満
2. 症候性肥満
   1) 内分泌性肥満
      Cushing 症候群
      甲状腺機能低下症
      偽性副甲状腺機能低下症
      インスリノーマ
      多嚢胞性卵巣症候群
   2) 遺伝性肥満
      Prader−Willi 症候群
      Bardet−Biedl 症候群
      Cohen 症候群
      Carpenter 症候群
      Alström 症候群
   3) 視床下部性肥満
      間脳下垂体腫瘍
      Fröhlich 症候群
      髄膜炎・脳炎
      肉芽腫性病変
   4) 前頭葉性肥満
      前頭葉腫瘍
   5) 薬剤性肥満
      向精神薬
      副腎皮質ホルモン

ている．実際には標準体重の 10 ％以上の減少で体重減少，20 ％以上の減少でるいそうと判定される．BMI では 18.5 未満の場合に低体重と判定する．食事制限をしていないのにるいそうがみられる場合や，1 か月に 1 kg 以上の体重減少が続く場合には器質的疾患の存在を疑うべきである．

疫学

わが国では単純性肥満者は増加しており，男性の約 30 ％，女性では約 20 ％が肥満の範疇にあり，肥満者数は 3,000 万人に上ると考えられている．

肥満者が増加する原因としては，動物性脂肪摂取量の増加や自動車保有率増加に伴う運動不足などが指摘されている．一方で，20 歳代の女性では体重の平均値は減少傾向にあり，ダイエットなどによるるいそうの増加が考えられる．

病態生理

肥満，るいそうの成因

肥満，るいそうの発症機序を考える場合に，摂取カロリーと消費カロリーについて考える必要がある．摂取カロリーとは食事により摂取するエネルギーの総和である．消費カロリーには①基礎代謝，②日常活動・運動，③食事誘発性のものがある．摂取カロリーと消費カロリーが同等であれば体重は変化しないが，摂取カロリーのほうが消費カロリーよりも大きい状態（過食，運動不足）が続くと，余剰エネルギーは中性脂肪として脂肪組織に蓄積されるため体重は増加する．逆に消費カロリーのほうが摂取カロリーよりも大きい状態（飢餓など）が続くと体重は減少する．

肥満の原因疾患

肥満の原因は，過食や運動不足などにより生ずる単純性肥満と，病因・病態が明らかな症候性肥満とに分けることができる．実際の頻度は単純性肥満が全体の 90 ％以上を占めると考えられる．症候性肥満には内分泌性肥満，遺伝性肥満，視床下部性肥満，薬剤性肥満などがある（㉖）．

肥満と肥満症

肥満にはさまざまな合併症が生ずることが知られているが，肥満に何らかの合併症を伴うものを「肥満症」

と定義し，積極的な減量治療の対象となる．内臓脂肪蓄積が多いタイプの肥満症では，糖尿病，高血圧，脂質異常症，高尿酸血症などの代謝異常が起こりやすく，「脂肪細胞の質的異常」による肥満症に分類される．これに対して脂肪蓄積の絶対量が多い肥満症では，骨・関節疾患，睡眠時無呼吸症候群，月経異常などが合併しやすく，「脂肪細胞の量的異常」による肥満症と呼ぶ（㉗）．

脂肪蓄積部位を正確に判定するには腹部 CT 検査が必要であり，臍レベルの内臓脂肪面積が 100 cm² 以上あれば内臓脂肪型肥満と判定される．わが国では内臓脂肪面積 100 cm² となるウエスト周囲径は，男性 85 cm，女性 90 cm 程度であることより，このウエスト周囲径が内臓脂肪蓄積過剰の指標として汎用されている．

るいそうの原因疾患

るいそうの原因としては食事摂取量の低下，栄養素の消化・吸収の障害，栄養素の喪失，エネルギー消費の増加などがあげられる．これらの原因となる器質的疾患には，精神疾患，内分泌代謝疾患，消化器疾患，悪性腫瘍，慢性炎症性疾患などがある（㉘）．

るいそうに伴う健康障害

るいそうに伴う健康障害として，免疫力低下による易感染性はよく知られている．また脂肪量が極端に減

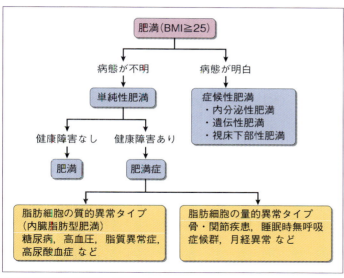

㉗ 肥満症診断のフローチャート

㉘ るいそうをきたす器質的疾患の分類

1.	精神疾患	神経性食欲不振症 うつ病，神経症
2.	内分泌代謝疾患	下垂体機能低下症 副腎皮質機能低下症 糖尿病 甲状腺機能亢進症 褐色細胞腫
3.	消化器疾患	潰瘍性大腸炎，Crohn病 吸収不良症候群 慢性膵炎 胃・小腸切除後
4.	悪性腫瘍	各種の癌 白血病，悪性リンパ腫
5.	感染症	結核，AIDS 寄生虫
6.	膠原病	
7.	全身性疾患	心不全，呼吸不全，腎不全
8.	薬剤によるもの	甲状腺ホルモン，覚醒剤

少すると無月経などの月経異常が生ずるが，これは視床下部，下垂体からの性腺刺激ホルモンの分泌低下が関与する（体重減少性無月経）．半飢餓状態の持続に伴い，脂肪肝や肝機能障害が認められることもある．各種栄養素の摂取不足による影響としては，鉄欠乏性貧血やカルシウム不足に伴う将来的な骨粗鬆症，骨折リスクの増加も懸念される．

鑑別診断

肥満の鑑別診断

　肥満の原因は，過食や運動不足などに伴う単純性肥満と病態が明らかな症候性肥満（内分泌性，遺伝性，視床下部性，薬剤性）とに分けられるが，前者が全体の90%以上を占める．内分泌性肥満は，Cushing症候群（Cushing徴候），甲状腺機能低下症（粘液水腫），偽性副甲状腺機能低下症（Albright徴候），インスリノーマ（低血糖症状）など特徴的な身体症状を伴うことが多く，ホルモン検査，画像検査などにより診断できる．遺伝性肥満のなかで比較的頻度が高いものは，Prader-Willi症候群（肥満，低身長，知能低下，筋緊張低下を伴う）とBardet-Biedl症候群（肥満，網膜色素変性，知能障害，性器発育不全，多指〈趾〉症を伴う）である．腫瘍や炎症などにより，視床下部の食欲中枢が障害されて肥満をきたすものを視床下部性肥満という．原因疾患としては，間脳下垂体腫瘍（頭蓋咽頭腫），髄膜炎・脳炎，肉芽腫性病変（サルコイドーシス）などがある．薬剤性に肥満をきたすものには，向精神薬（抗精神病薬，抗うつ薬），副腎皮質ホルモンがある．

るいそうの鑑別診断

　るいそうをきたす器質的疾患としては，精神疾患，内分泌代謝疾患，消化器疾患，悪性腫瘍，感染症，膠原病などがある．

①精神疾患には若年女性に好発する神経性食欲不振症があるが，患者本人は自らの食行動異常を明らかにしないことも多く，問診の際に注意が必要である．

②内分泌代謝疾患では，ホルモン作用低下によるもの（下垂体機能低下症，副腎皮質機能低下症，インスリン分泌低下を伴う糖尿病）と，ホルモン過剰による基礎代謝亢進に伴うもの（甲状腺機能亢進症，褐色細胞腫）があり，特徴的な身体所見を呈するものが多い．

③消化器疾患では，潰瘍性大腸炎，慢性膵炎など，栄養素の消化・吸収不良がるいそうの原因となる．何らかの消化器症状（腹痛，嘔気，下痢など）をみることが多い．

④悪性腫瘍により体重減少を伴う症例は比較的多くみられ，るいそうの鑑別疾患として重要である．

⑤結核，AIDSなどの感染症や膠原病などの慢性炎症性疾患を原因としてるいそうを生じることもある．

⑥そのほか，全身性疾患（慢性心不全，慢性呼吸不全，肝硬変，癌の末期）による食欲低下，体力消耗でもるいそうが生じるが，著明な体重減少を伴う状態をカヘキシア（cachexia：悪液質）という．

初診時の注意点

肥満

- 肥満の原因はほとんどが単純性肥満である．症候性肥満を除外する必要がある．
- 単純性肥満であっても合併症が存在する場合は「肥満症」であり，積極的な減量治療を行う．
- 食事，運動に関する生活歴を聴取する．

- 体重増加の時期や程度（体重歴）を聴取する.
- 内分泌性肥満は特有の全身症状や検査異常が現れることが多い. Cushing 徴候や甲状腺機能低下症による症状がないか注意する.
- 遺伝性肥満は小児期より発症し，特有の体型変化や知能低下を伴う.
- 頭蓋咽頭腫など間脳下垂体病変の既往があれば，視床下部性肥満が疑われる.
- 薬剤性に肥満をきたすのは，向精神薬，副腎皮質ホルモンである.

るいそう

- るいそうの患者を診た場合，器質的疾患の有無を慎重に見極める必要がある.
- 体重減少の時期や程度（体重歴）を聴取する.
- 食行動（拒食，過食，嘔吐の有無），職業（仕事量，ストレス），家庭環境などについても可能な限り問診をする.
- 若年女性では神経性食欲不振症やうつ病などに伴う摂食障害の頻度が比較的高い. これらの疾患では精神科との連携も重要である.
- 内分泌代謝疾患によるるいそうは特有の全身症状や検査異常が現れることが多い.
- 消化器疾患によるるいそうでは何らかの消化器症状を伴うことが多い.
- 悪性腫瘍によるるいそうが疑われれば，血液検査（腫瘍マーカー），画像検査などによる精査が必要である.
- 発熱，炎症反応陽性を伴うものは，感染症，膠原病の検索を行う.

（西山　充）

◉文献

1) 日本肥満学会：肥満症ガイドライン 2016. 東京：ライフサイエンス出版；2016.
2) 松澤佑次ほか：肥満症，第 2 版. 日本臨牀 2010；68（増）.
3) 健康・栄養情報研究会（編）：国民健康・栄養の現状. 平成 25 年 厚生労働省国民・栄養調査報告. 東京：第一出版；2016.

2 皮膚，外表

皮疹 exanthema, eruption, 粘膜疹 enanthema

皮膚に現れる肉眼的変化を皮疹，直接観察しうる粘膜に現れる変化を粘膜疹という（❶）．皮疹および粘膜疹の最小単位を個疹という．皮疹および粘膜疹は，個疹がさまざまな時間的・空間的広がりを有して分布して形成される．

初診時の注意点

● 皮膚と粘膜はさまざまな情報を提供しているため，些細な変化も見落とさないこと．

● 皮疹も粘膜疹も疾患の初期に出現することが多いため，初診時に見逃さないこと．

● 個疹の性格を見極め，その分布や時間的変化から病態（炎症，循環障害，代謝異常，沈着症，腫瘍など）を考える．

皮疹

皮疹は皮膚面より盛り上がるもの，平らなもの，陥凹するもの，および発疹の上に存在するもの，の4種

❶ 主な皮疹と粘膜疹

皮疹	1. 皮膚面にあるもの	1) 紅斑：炎症性の血管拡張，充血による赤い斑
		浮腫性紅斑（膨疹様紅斑）：膨疹と滲出性紅斑の中間
		滲出性紅斑：真皮上層の炎症性滲出により，軽度盛り上がる赤い斑
		環状紅斑：真皮の血管周囲のリンパ球浸潤による，滲出のない赤い環状の斑
		結節性紅斑：真皮から脂肪組織を場とする，炎症により結節となる紅斑
		2) 血管拡張：真皮の主に毛細血管の非炎症性拡張で，多くは持続性
		3) 網状皮斑（リベド）：真皮と皮下組織の境界部の循環障害性血管拡張による，網状から分枝状の赤い斑
		4) 紫斑：赤血球の遊出による斑，浅い点状出血と深い溢血斑がある
		5) 色素沈着：色素の増加による色調の強調や出現
		褐色：メラニン色素が表皮で増加
		青色：真皮深層におけるメラニン色素の沈着
		灰色：メラニン色素の真皮内への滴落
		黄色：ヘモジデリン，カロテン，ビリルビンの沈着
		6) 色素脱失（白斑）：メラニン色素の減少ないし消失
	2. 皮膚面より隆起するもの	1) 膨疹：真皮の可逆性，一過性の限局性浮腫
		2) 丘疹：真皮の炎症性細胞浸潤による，テント状に隆起した発疹
		3) 結節：表皮から真皮の腫瘍，肉芽腫，沈着物による境界明瞭な盛り上がり
		4) 硬化：真皮の膠原線維の増生により皮膚が弾力を失った状態
		5) 水疱：表皮内もしくは表皮下における漿液成分の限局性貯留
		6) 膿疱：表皮内に好中球が限局性に集簇した状態．真皮，皮下では膿瘍となる
		7) 嚢腫（嚢胞）：上皮性の壁で囲まれた組織内の洞
	3. 皮膚面より陥凹しているもの	1) びらん：表皮内に限局した組織の欠損
		2) 潰瘍：表皮全層から真皮，皮下まで達する組織の欠損
		3) 亀裂：皮膚の線状の裂け目
		4) 萎縮：主に真皮成分の退縮により皮膚が薄くなった状態
	4. 発疹の上に存在するもの	1) 鱗屑：過角化または不全角化した角質が皮膚の上にのっている状態．鱗屑が皮膚から剥がれて脱落することを落屑という
		2) 痂皮：乾いた分泌物や血液成分が皮膚の上にのっている状態．鱗屑と一体となったものを鱗痂皮という
粘膜疹	1. アフタ：大豆大までの円形で境界明瞭なびらん局面で，表面に黄白色の偽膜が付着し，周囲に炎症性の潮紅を有するものをいう．皮疹の丘疹や膿疱に対応する	
	2. びらん：粘膜上皮の部分的欠損	
	3. 潰瘍：粘膜上皮全体から固有層に至る組織の欠損	
	4. 色素沈着：粘膜固有層における各種色素の沈着	
	5. 口内炎：口腔粘膜の広い範囲に炎症のある状態	
	6. 舌苔：舌の角質が増生して，ビロード状の外観を呈した状態	
	7. 毛舌：糸状乳頭が著明に延長し，その先端で角質が増生した状態．口腔内細菌叢の変動を反映する	
	8. イチゴ舌：舌乳頭の肥大と血管拡張	

❷ 皮疹を伴う主要疾患

1. 紅斑・丘疹	1) 感染症：①細菌性：猩紅熱，staphylococcal scaled skin syndrome（SSSS），梅毒（2期疹），Hansen 病，②ウイルス性：麻疹，風疹，手足口病，伝染性紅斑，単純ヘルペスウイルス感染症，エンテロウイルス感染症，コクサッキーウイルス感染症，マイコプラズマ感染症，AIDS，③真菌性：白癬，カンジダ症，クリプトコックス症
	2) アレルギー性疾患：①薬疹，②滲出性紅斑：多形滲出性紅斑（粘膜皮膚眼症候群，Stevens-Johnson 症候群），③TEN
	3) 膠原病：①全身性エリテマトーデス，②皮膚筋炎，③リウマチ熱，④関節リウマチ，⑤ Sjögren 症候群
	4) その他：①川崎病，②成人 Still 病（Wissler-Fanconi 症候群），③成人 T 細胞白血病，④悪性腫瘍に伴うデルマドローム
2. 小水疱・膿疱	1) 感染症：①細菌性：膿疱性細菌疹，ブドウ球菌性 TEN，梅毒（2期疹），敗血症，②ウイルス性：水痘，帯状疱疹，単純ヘルペスウイルス感染症，Kaposi 水痘様発疹症，手足口病，エンテロウイルス感染症，マイコプラズマ感染症，③真菌性：白癬，皮膚カンジダ症，クリプトコックス症
	2) アレルギー性疾患：薬疹
	3) その他：乾癬（膿疱性および関節症性），反応性関節炎（Reiter 症候群），掌蹠膿疱症，SAPHO 症候群
3. 紫斑	1) 感染症：敗血症
	2) アレルギー性疾患：薬疹
	3) 膠原病：全身性エリテマトーデス，Sjögren 症候群，悪性関節リウマチ，抗リン脂質抗体症候群
	4) 血管炎：IgA 血管炎（Henoch-Schönlein 紫斑），結節性多発動脈炎，多発血管炎性肉芽腫症（Wegener 肉芽腫症），好酸球性多発血管炎性肉芽腫症（アレルギー性血管炎，Churg-Strauss 症候群）
	5) 血液疾患：特発性血小板減少性紫斑病，血栓性血小板減少性紫斑病，血友病，von Willebrand 病，白血病
	6) その他：アミロイドーシス，ビタミン C・K 欠乏症，ステロイド性，老人性
4. 皮下結節	1) 感染症：敗血症，結核，Hansen 病，非結核性抗酸菌症
	2) アレルギー性疾患：薬疹
	3) 膠原病：深在性エリテマトーデス，Sjögren 症候群，リウマチ熱，関節リウマチ，悪性関節リウマチ
	4) 血管炎：結節性多発動脈炎，多発血管炎性肉芽腫症（Wegener 肉芽腫），好酸球性多発血管炎性肉芽腫症（アレルギー性血管炎，Churg-Strauss 症候群）
	5) 血液疾患：白血病，悪性リンパ腫
	6) その他：結節性紅斑，Weber-Christian 病，悪性腫瘍皮膚転移
5. 色素沈着	1) びまん性：①内分泌疾患：Addison 病，Cushing 症候群，ACTH 産生腫瘍，甲状腺機能亢進症，②代謝異常・沈着症：慢性肝障害，ヘモクロマトーシス，ポルフィリン症，Wilson 病，慢性腎不全，アルカプトン尿症，アミロイドーシス，銀皮症（仁丹），ヒ素，重金属，③薬剤：5-FU，ブレオマイシン，ACTH，クロルプロマジン，テトラサイクリン，ミノサイクリン，ヒドロキシクロロキン，④膠原病：強皮症，皮膚筋炎，関節リウマチ，⑤その他：Crow-Fukase 症候群
	2) 限局性（斑状）：①遺伝性・家族性疾患：Peutz-Jeghers 症候群，神経線維腫症 1 型（Recklinghausen 病）および 2 型，Legius 症候群（神経線維腫症様症候群），Albright 症候群，LEOPARD 症候群，Cronkhite-Canada 症候群，Werner 症候群，②薬剤：サルファ剤，5-FU，ブレオマイシン，テトラサイクリン，ミノサイクリン，NSAIDs
6. 色素脱失（白斑）	1) 先天性色素脱失症：眼皮膚白皮症，まだら症，Waardenburg 症候群，遺伝性対側性色素異常症，Cross-McKusick-Breen 症候群，フェニルケトン尿症，Chédiak-Higashi 症候群，Hermansky-Pudlak 症候群，脱色素性母斑，hypomelanosis of Ito，結節性硬化症
	2) 後天性色素脱失症：尋常性白斑，Sutton 母斑，Vogt-小柳-原田病，老人性白斑，化学物質・薬剤による色素脱失，白色粃糠疹，梅毒性白斑，癜風
	3) 内分泌・代謝疾患：Addison 病，Sheehan 症候群，Simmonds 症候群，甲状腺機能亢進症，悪性貧血

TEN：中毒性表皮壊死症，ACTH：副腎皮質刺激ホルモン，5-FU：フルオロウラシル，NSAIDs：非ステロイド性抗炎症薬.

類に分類できる．主な皮疹を❶に示す．

皮疹の診断には，病変の色調，表面の性状，硬さ，境界の明瞭さ，形，大きさ，盛り上がりや陥凹の有無と程度，融合の有無，配列の特徴，分布，時間的推移，瘙痒の有無を観察することが重要である．

皮膚の色調の変化も重要な徴候である．健常者の皮膚の色調は主にメラニン色素，カロテン，ヘモグロビンにより規定されるが，病的状態ではさまざまな色調異常が出現する．その場合，正常皮膚にもともと存在する色素の量的・質的異常を認める場合と，異常物質が皮膚に沈着する場合がある．色素沈着は，その分布と範囲が診断に役立つことが多い．

粘膜疹

粘膜疹は基本的には皮疹に準ずる反応であるが，機械的刺激により容易にびらん化するため，個疹の把握がしばしば困難である．したがって，なるべく早期の病変をとらえることが重要である．診断にあたり，舌の変化と舌以外の口腔粘膜の変化を区別して考えると理解しやすい．

❸ 粘膜疹を伴う主要疾患

1. アフタ	1) ウイルス感染症：疱疹状歯肉口内炎，単純疱疹，水痘，帯状疱疹，ヘルパンギナ，手足口病，コクサッキーウイルス感染症，エコーウイルス感染症，エンテロウイルス感染症，マイコプラズマ感染症
	2) 外的刺激：食物，歯ブラシ，義歯，化学薬品
	3) アレルギー性：多形滲出性紅斑，結節性紅斑
	4) 白血球減少性：Felty 症候群，周期性好中球減少症
	5) 薬剤性：抗癌薬
	6) その他：慢性再発性アフタ，Behçet 病，潰瘍性大腸炎，Crohn 病
2. びらん	1) アレルギー性：皮膚粘膜症候群（Stevens–Johnson 症候群），Lyell 症候群，粘膜苔癬，固定薬疹
	2) 膠原病・自己免疫疾患：全身性エリテマトーデス，Sjögren 症候群，尋常性天疱瘡，類天疱瘡
	3) その他：腎不全，先天性・後天性表皮水疱症，ビタミン B_6・ニコチン酸欠乏症，糖尿病
3. 潰瘍	1) 感染症：レンサ球菌性歯肉口内炎，化膿性舌下腺炎，結核，深在性真菌症，放線菌症
	2) 膠原病：全身性エリテマトーデス
	3) 血管炎：多発血管炎性肉芽腫症（Wegener 肉芽腫症）
	4) 悪性腫瘍：癌，白血病，悪性リンパ腫
	5) 沈着症：重金属
	6) その他：Bednar アフタ，先天性・後天性表皮水疱症
4. 紫斑	血友病，白血病，敗血症，DIC
5. 白苔・舌苔	口腔内カンジダ症，白板症，粘膜苔癬，重金属中毒，梅毒（2 期疹）
6. 毛舌	抗菌薬の内服，トローチの口腔内使用，ステロイドや免疫抑制薬の使用，AIDS（hairy leukoplakia〈口腔毛状白板症〉），慢性の胃腸障害，腎障害，糖尿病
7. 赤い平らな舌	鉄欠乏性貧血（Plummer–Vinson 症候群），悪性貧血，ビタミン B_2 欠乏症候群，ペラグラ，慢性肝障害，胃腸障害，強皮症，Sjögren 症候群
8. イチゴ舌	猩紅熱，風疹，ビタミン B_2 欠乏症候群，ペラグラ，赤血球増加症

DIC：播種性血管内凝固症候群.

❶に主な粘膜疹をまとめた．しばしば混同して用いられるものに，アフタと口内炎があるが，いずれも症状を表現するもので疾患名ではなく，区別して使用するべき用語である．

皮疹，粘膜疹を伴う主な疾患について，❷❸にまとめて示す．

爪・毛髪異常

爪および毛髪は，皮膚最外層に存在する角層が特殊な分化をしたもので，その主成分はケラチン蛋白である．角層を構成するケラチンがソフトケラチンであるのに対して，爪および毛髪を構成するケラチンはハードケラチンと呼ばれ，広くは馬の蹄から鳥類の羽毛まで含まれる．毛髪および爪は発生学的に共通点が多いことから，病的状態では同時に侵されることが多い．たとえば系統的外胚葉形成異常や円形脱毛症では，毛髪異常に関連して爪の異常をしばしば認める．

初診時の注意点
● 初診時，皮膚，粘膜と同時に爪と毛髪を診ることで視診が完成する．
● 爪，毛髪の広範囲な異常を診たら，全身疾患や内臓病変との関連性を考える．

● 爪の診察では爪囲，爪上皮の変化に注目する．

爪の異常

爪に生ずる異常には色調の異常，形の異常，爪質の異常がある．全身性疾患に伴う爪の変化は，足より手の爪に，より顕著な変化を認める傾向がある．足の爪は循環障害性の変化が加わりやすく，成長は遅い．臨床像としては，全身性疾患に伴う爪の変化はすべての爪に生ずるのに対し，特定の爪の変化は局所的要因に基づくことが多い．爪甲をみるとき，爪囲の炎症の有無も診察上重要なポイントである．

爪の異常を伴う主な疾患を❹にまとめた．

毛髪の異常

毛髪にはうぶ毛，軟毛および終毛があり，それぞれ成長による出現の時期と分布が規定されている．個々の毛髪は規則的に活動期，退化期，休止期のサイクルを経て周期的に生え変わる（毛周期）．

毛髪の異常には，量的な異常と質的な形態異常がある．量が多いのは毛髪過剰といい，アンドロゲンの過剰による男性型多毛症（髭，胸背毛，腋毛，陰毛が多い）と，アンドロゲンによらない非男性型多毛症とがある（❺）．

一方，毛髪減少症や脱毛症では毛髪の量の減少が問題となる．びまん性毛髪減少症は全身性に毛髪減少を

❹ 爪の異常を伴う主な疾患

色調の異常	1. 黒ないし褐色の爪：Addison 病，ヘモクロマトーシス，Willson 病，銀皮症，ポルフィリン症，アルカプトン尿症，抗癌薬，ミノサイクリン，爪甲色素線条，悪性黒色腫
	2. 黄色の爪：黄色爪症候群，薬剤性（D-ペニシラミン，ブシラミン）
	3. 白色の爪：低アルブミン血症，ヒ素，タリウム中毒（Mees 線条）
	4. 緑色の爪：緑膿菌感染症
	5. 赤紫の爪：爪のチアノーゼ，爪下出血
	6. その他：心疾患，種々の薬剤沈着
形の異常	1. さじ状爪：鉄欠乏性貧血，化学薬品による刺激
	2. ヒポクラテス爪（時計ガラス爪，ばち状指）：慢性肺疾患，先天性心疾患，甲状腺機能亢進症，肝硬変，潰瘍性大腸炎，Crohn 病，メトヘモグロビン血症，クリオグロブリン血症，フッ素中毒
	3. 爪甲剥離症：甲状腺機能亢進症，脊髄空洞症，手根管症候群，多汗症，乾癬
	4. 横溝ないし横線（Beau 線）：急性熱性疾患，尿毒症，痛風，糖尿病，乾癬
	5. 縦溝ないし縦線：関節リウマチ，老化，扁平苔癬
	6. 爪の点状陥凹（Rosenau 徴候）：円形脱毛症，乾癬
	7. 爪の栄養障害（爪萎縮，爪甲脱落）：全身性消耗性疾患，ネフローゼ症候群，扁平苔癬
	8. 爪の形成異常（無爪甲，矮爪，pterygium 徴候）：爪・膝蓋骨症候群，先天性表皮水疱症，Werner 症候群，Turner 症候群，Zinsser-Fanconi 症候群
爪質の異常	1. 厚硬爪甲：先天性爪硬化症（Jadassohn-Lewandowsky 症候群）
	2. 爪甲軟化症：爪カンジダ症，爪白癬，乾癬
	3. 爪甲鉤彎症：遺伝性・先天性表皮水疱症，循環障害，外傷性
	4. 爪甲縦裂症：関節リウマチ，扁平苔癬，老化
	5. 爪甲層状分裂症：全身性エリテマトーデス，粘液水腫，Simmonds 症候群

❺ 毛髪の異常を伴う主な疾患

毛髪過剰	1. 男性型多毛症：卵巣腫瘍，Cushing 症候群，副腎性器症候群，先端巨大症，薬剤（テストステロン，ステロイド，ACTH 製剤，経口避妊薬）
	2. 非男性型多毛症：脳炎，頭部外傷後，先端巨大症，晩発性皮膚ポルフィリン症，クレチン症，Hurler 症候群，Crow-Fukase 症候群，薬剤（抗けいれん薬，降圧薬，末梢血管拡張薬），吸収不良症候群
毛髪減少	1. びまん性毛髪減少症：アンドロゲン分泌障害，甲状腺機能亢進症，下垂体機能低下症，副甲状腺機能低下症，薬剤（抗癌薬，抗凝固薬，脂質異常治療薬，消化性潰瘍治療薬，痛風治療薬，抗けいれん薬，抗うつ薬，β遮断薬，抗甲状腺薬），先天性疾患，慢性消耗性疾患，急性熱性疾患後，中枢神経障害，タリウム中毒，分娩後，鉄欠乏性貧血，過度のダイエット
	2. 斑状・限局性毛髪減少症：梅毒，その他の感染症，全身性エリテマトーデス，強皮症，皮膚筋炎，転移癌，肝硬変，Cronkhite-Canada 症候群，亜鉛欠乏症，円形脱毛症
形態異常	1. 毛髪の脆弱性を伴った毛幹構造異常：連珠毛，pseudomonilethrix，捻転毛，Menkes' kinky hair 症候群，陥入性裂毛，結節性裂毛症，裂毛症，Netherton 症候群
	2. 脆弱性を伴わない構造異常：白輪毛，woolly hair，acquired progressive kinking of the hair，uncombable hair 症候群，loose anagen hair 症候群

認め，アンドロゲンの異常，甲状腺機能亢進症，下垂体機能低下症，副甲状腺機能低下症などの内分泌異常で生ずる．また薬剤，先天性疾患，慢性消耗性疾患，急性熱性疾患後，中枢神経障害でも毛髪減少を生ずる．

斑状・限局性毛髪減少症の場合は，梅毒を含めた感染症，全身性エリテマトーデス，強皮症，皮膚筋炎などの膠原病，転移癌で毛包破壊による脱毛斑が出現する．

毛髪の形態異常は毛髪の脆弱性を伴った毛幹構造異常と脆弱性を伴わない構造異常がある．いずれも多くは先天性で常染色体優性または劣性の遺伝形式をとり，遅くとも 10 歳代には発症する．毛髪の異常を伴う主な疾患を❺に示す．

瘙痒 itch, itching, pruritus

原因・分類

瘙痒には皮膚の病変によるものと，皮膚変化を伴わないものとがある．多くの皮膚疾患は瘙痒を伴い，特に湿疹・皮膚炎群，痒疹群，じんま疹では高率である．これに対して皮膚変化を伴わない場合を皮膚瘙痒症と呼ぶ．ただし，皮膚瘙痒症は搔破による二次的な皮膚病変を伴うため，本来の皮膚疾患との鑑別が必要となる．二次的皮膚病変は多くの場合，搔破痕に一致した線条のびらんと点状の出血斑であるが，時に苔癬化局面や痒疹結節が形成される．また，精神神経障害では異常な搔破行為によるびらんや潰瘍をきたし，人工皮膚炎を生ずることもある．

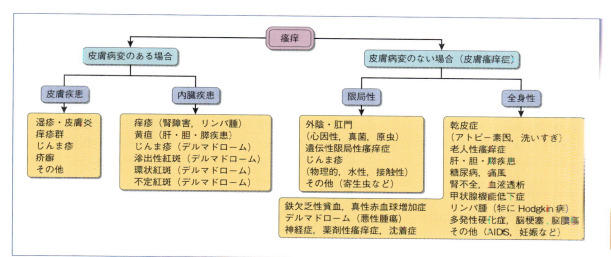

❻ 瘙痒の診断手順

❼ 瘙痒を伴う内臓疾患

肝疾患	原発性胆汁性肝硬変, 薬剤性肝障害, ウイルス性肝炎, 閉塞性黄疸をきたす疾患
腎疾患	慢性腎不全, 透析後皮膚瘙痒症
血液疾患	真性赤血球増加症, 鉄欠乏性貧血
中枢神経系疾患	多発性硬化症, 脳梗塞, 脳出血, 脳膿瘍
内分泌・代謝異常性疾患	甲状腺機能低下症, 甲状腺機能亢進症, 糖尿病, 痛風
悪性腫瘍	Hodgkin病, 悪性リンパ腫（菌状息肉症を含む）, リンパ球性白血病（成人T細胞白血病を含む）, 多発性骨髄腫, 各種固形癌, カルチノイド症候群
感染症	AIDS
沈着症	ヘモクロマトーシス, アミロイドーシス, ポリビニルピロリドン（PVP）, 高分子デキストラン
薬剤性	抗菌薬, アヘンアルカロイド, ベラドンナアルカロイド, 降圧利尿薬, 向精神薬, バルビツール酸誘導体, 経口避妊薬, その他（クロロキン, 強心配糖体, NSAIDs, ヒドロキシエチルデンプン）
その他	妊娠, 閉経, 肥満細胞腫, 寄生虫症

皮膚瘙痒症は全身性と限局性とに分けられ, 全身性の場合はその原因として内臓疾患の存在を疑う必要がある. 高齢者は瘙痒の原因となるさまざまな内臓疾患を合併しやすく, さらに皮脂の減少と汗の分泌低下による老人性皮膚瘙痒症も好発するため, 瘙痒症の原因の鑑別が重要である.

瘙痒の診断手順を❻に示す.

【瘙痒を伴う内臓疾患】

瘙痒を伴う内臓疾患を❼にまとめた.

肝疾患では閉塞性黄疸に伴う瘙痒がよく知られている. 瘙痒の程度は胆汁酸の血中濃度および組織濃度と相関するといわれているが, 不明な点も多い.

腎疾患に伴う瘙痒の原因には, 腎不全に伴う乾皮症と痒疹などの皮膚由来の要素（末梢性）と, 内因的（中枢性）要素の両者がある. 一部の症例の瘙痒に透析により改善せず, むしろ透析後に悪化する場合もあり, 透析膜による補体やサイトカインの活性化説などがあるが, 真の原因は不明である.

甲状腺機能低下症, 糖尿病, 痛風などの内分泌・代謝異常, 鉄欠乏性貧血, 真性赤血球増加症などの血液疾患, 多発性硬化症, 脳梗塞, 脳膿瘍, 神経症などの中枢神経系疾患では発作性の瘙痒を伴う.

悪性腫瘍による瘙痒はリンパ腫, 特にHodgkin病に多い. 内臓固形癌では他のデルマドローム（dermadrome, 内臓疾患の存在により生ずる皮膚病変. 皮膚筋炎, 黒色表皮腫, Leser-Trélat徴候など）を伴って全身性の瘙痒が出現することがあり, 診断的に重要である.

【初診時の注意点】

● 瘙痒を伴う皮膚病変と, 掻破の結果生じた二次的な皮疹を鑑別する.
● 難治性の皮膚瘙痒症を診たら, 内臓疾患やデルマドロームを考える.
● 高齢者では乾皮症による皮膚瘙痒症が多いが, 薬剤内服中の患者では薬剤性皮膚瘙痒症も考える.

〔衛藤　光〕

●文献

1) 西山茂夫：発疹のみかた．皮膚病アトラス，第5版．東京：文光堂；2004．p.1．
2) 高森健二：瘙痒症．玉置邦彦（編）．最新皮膚科学大系 3，湿疹 痒疹 瘙痒症 紅皮症 蕁麻疹．東京：中山書店；2002．p.120．
3) 森 理：毛髪の疾患 毛髪の形態異常．玉置邦彦（編）．最新皮膚科学大系 17，付属器・口腔粘膜の疾患．東京：中山書店；2002．p.84．

手掌紅斑 erythema of palm

概念

主として母指球部，小指球部に対側性に生じる毛細血管拡張によるびまん性の紅斑である．注意深く診ると，一様の赤さをもった斑ではなく，直径 0.5 mm 程度の紅斑が密になって融合して潮紅局面を形成しており，硝子圧にて消退する．びまん性の紅斑は，両手に対称性に認め，母指球，小指球に始まって次第に手掌全体に及ぶが，手掌中央部には病変を認めない（❽）．時に，指先ないし爪周囲のみに生じることもある．足底にもまれに認める（足蹠紅斑）とされているが，手掌紅斑のある患者の 1/3 に認めるとの報告もある．

病態生理

手掌紅斑とくも状血管腫とは，同じ発生機序により生じるものとされている．組織学的には，真皮上層の毛細血管の拡張であり，血管周囲性の細胞浸潤はない．肝硬変，妊娠に伴う場合は，血中エストロゲンの上昇による毛細血管と細小動脈の拡張と増数があり，皮膚温も上昇する．

鑑別診断（❾）

手掌紅斑の鑑別診断として，温熱性紅斑，アトピー性皮膚炎，接触性皮膚炎，くも状血管腫，皮膚筋炎，全身性エリテマトーデス（SLE），CREST症候群，遺伝性掌蹠角化症などがあり，除外する必要がある．

手掌紅斑は，通常は肝疾患や妊娠などを背景にしているが，常染色体優性遺伝のものもある．健常者の場合は，紅潮が手掌全体にびまん性に及び，紅潮も一様であるなど違いがある．

妊娠に伴うものは，黒人では約 1/3 に，白人では約 2/3 に認められ，妊娠初期から出産後 3 週間程度で消失する．また，手掌紅斑は肝硬変患者では 23 %，関節リウマチでは 60 % 以上，甲状腺機能亢進症では 18 % 程度，糖尿病患者では 4.1 % に認めたとの報告がある．

初診時の注意点

病歴聴取と全身の身体診察
- 飲酒習慣（飲酒量，期間），薬歴について確認をする．
- 基礎疾患，既往歴を確認する．
- 手掌紅斑の家族歴，発症時期を確認する（遺伝性は常染色体優性遺伝）．
- 女性であれば，妊娠の有無を確認する．
- 肝疾患を示す徴候を確認する（くも状血管腫，紙幣状皮膚，白色爪，ばち指，脾腫，腹水，羽ばたき振戦，黄疸）．

臨床検査
- 全患者に推奨する検査は，血算，肝機能，腎機能，HBs（hepatitis B surface）抗原，HCV（hepatitis C virus）抗体，フェリチン，空腹時血糖，甲状腺刺激ホルモン（TSH），胸部X線撮影，動脈血液ガス検査（肝硬変，肝肺症候群）である．
- 一部に推奨する検査は，セルロプラスミン，アルブミン，リウマトイド因子，抗核抗体，抗SS-A（Sjögren syndrome-A）抗体，抗SS-B（Sjögren

❾ 手掌紅斑の鑑別診断

原発性	遺伝性，妊娠，老人性，特発性
二次性	肝性：アルコール性肝硬変，Wilson病，ヘモクロマトーシス，B型肝炎，C型肝炎，肝肺症候群，門脈圧亢進症 内分泌性：甲状腺機能亢進症，糖尿病，栄養障害 自己免疫性：関節リウマチ，Sjögren症候群，サルコイドーシス，SLE，移植片対宿主症候群 感染症：ブルセラ症，trichinellosis，HTLV-I関連ミエロパチー，亜急性細菌性心内膜炎 悪性腫瘍：原発性脳腫瘍，転移性脳腫瘍，血管筋脂肪腫，白血病，胃癌，Hodgkinリンパ腫，リンパ球増殖性疾患 薬剤性：薬剤性肝障害（アミオダロン，抗高脂血症薬），薬剤（β_2刺激薬，トピラマート） 皮膚：温熱性紅斑，アトピー性皮膚炎，網状皮斑 その他：肢端疼痛症，タリウム中毒，抗トロンビンIII欠損症，慢性閉塞性肺疾患（COPD），肺疾患，喫煙，虚血性心疾患，消化性潰瘍，動静脈瘻

(Serrao R, et al：Palmar erythema．*Am J Clin Dermatol* 2007；8：347．)

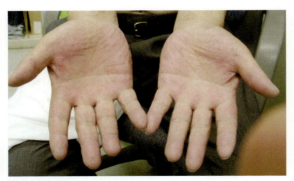

❽ 手掌紅斑

syndrome-B）抗体，脳 MRI，胸腹部 CT 検査，骨髄生検，ガラス板法，TPHA（*Treponema pallidum hemagglutination*），HTLV-I（human T-cell leukemia virus type I）抗体である．

くも状血管腫 spider angioma

概念

くも状血管腫は，紅色小丘疹を中心に周囲に放射状に伸びる血管拡張枝を示し，クモが長い足を広げたような外観を呈する（⑩）．中心部の隆起は動脈から成るためこ，しばしば指で拍動を触れる．皮疹部の圧は 50～70 mmHg で，この圧をかければ硝子圧で消退する．圧を除去すると，再び動脈血が流れ，中心部より脚に向かって皮疹が再現する．皮疹の大きさは，針頭大から 0.5 cm 程度であるが，なかには 2 cm 程度に達するものもある．

くも状血管腫は，一般に顔，頸部，胸，背，上肢など，体の上半身に生じる．特に前胸部が好発部位であり，慢性肝障害が疑われる場合にはこの部分を観察する必要がある．

病態生理

病態は不明であるが，血管増殖よりは既存の血管の拡張に起因するものと考えられている．また，アルコール性や小児にみられる先天性のものは自然発生で，機序は不明である．肝障害および妊娠に伴うものは，血中エストロゲンの上昇によるものといわれている．

くも状血管腫が慢性の肝疾患，特に肝硬変および慢性活動性肝炎のときに出現することはよく知られている．くも状血管腫は痛み，かゆみなどの自覚症状は伴わないので，その出現の時期を確定することはほとんど不可能である．慢性の肝疾患ではよくみられる変化であるが，急性肝疾患ではくも状血管腫はほとんど発生しない．肝障害が改善された場合には，くも状血管腫も小さくなったり，まれには消失することもある．妊娠時に生じたものは分娩後に消失する．

鑑別診断

くも状血管腫の鑑別診断としては，老人性血管腫（さくらんぼ血管腫），虫刺症，Rendu-Osler-Weber 症候群，被角血管腫，Fabry 病，蛇行状血管腫，毛細血管拡張性運動失調症，後天性多発性斑状毛細血管拡張症などがある．

くも状血管腫は，健康な成人では 10～15％，白人の小児の報告では 25.6 %（104 人/407 人）に認められるという報告もある．内科疾患に伴う場合には，肝硬変，特にアルコール性肝硬変や，経口避妊薬内服，妊娠，甲状腺機能亢進症，関節リウマチなどに認めら

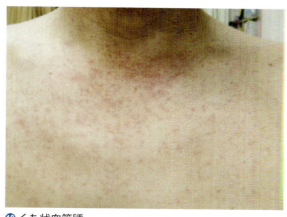

⑩ くも状血管腫

れることが知られている．

小児に生じるもので母斑的な性格をもつものは，芒状血管腫（stellar nevus，くも状母斑（nevus araneus））と呼び，くも状血管腫は後天的な要因で生じたものに使用することもある．健康な小児では，顔，上肢に単発でみられ，成長に伴い自然消失する．

肝障害時に認めるくも状血管腫は，手掌紅斑や紙幣状皮膚とともにデルマドロームの一つとして知られている．くも状血管腫は，さまざまな肝疾患の重症度の有用な指標として注目されている．くも状血管腫と血小板減少が，C 型肝炎における肝の線維化を示唆するとの報告がある．また，進行した肝硬変などによる肝肺症候群では，呼吸困難，平臥呼吸（臥位になると楽になり，座位になると呼吸困難になる），ばち状指，くも状血管腫を高率に認めるとされている．

初診時の注意点

- 飲酒習慣（飲酒量，期間，依存の有無）について確認をする．
- 肝障害をきたす薬剤の服用歴を確認する．
- 女性であれば，妊娠の有無，ホルモン補充療法，経口避妊薬などを確認する．
- 全身の身体診察を実施する．
- 注意深く肝を触診する（打診，触診，聴診）．
- 他の肝不全を示す徴候を確認する（手掌紅斑，毛細血管拡張症，紙幣状皮膚，白色爪，ばち指，浮腫，腹水，羽ばたき振戦，黄疸）．
- 動脈血液ガス検査（肝硬変，肝肺症候群）．
- 鑑別診断を考えながら，精密検査を実施する．

（溝岡雅文　小林知貴　王寺　進）

文献

1) 田中　勝：手掌紅斑．玉置邦彦ほか（編），最新皮膚科学大系 4．紅斑・滲出性紅斑　紫斑　脈管系の疾患．東京：中山書店；2003．p.63．

2) Serrao R, et al：Palmar erythema. *Am J Clin Dermatol* 2007；8：347.

3) 旭　正一：くも状血管腫. 玉置邦彦ほか（編）. 最新皮膚科学大系 11, 母斑・母斑症 悪性黒色腫. 東京：中山書店；2002. p.98.

4) Khasnis A, et al：Spider nevus. *J Postgrad Med* 2002；48：307.

リンパ節腫脹 lymph node enlargement

概念

リンパ管系に沿って存在するリンパ節は，リンパ球，マクロファージ，樹状細胞などが存在し，感染や異物侵入に対する免疫応答，防御作用を担う重要な組織である.

リンパ節腫脹は，抗原（異物）に対する免疫応答，細菌などの病原微生物の侵入，癌細胞の転移，また前述のリンパ節を構成する細胞性成分の腫瘍性増殖などで認められる.

病態生理

感染症によるリンパ節腫脹

局所の感染による所属リンパ節の腫脹が臨床的には最も多く認められる. 白血球の浸潤，リンパ・細網内皮系の増殖，浮腫などによりリンパ節が腫大する. 病原体の直接侵入などによる膿瘍形成（黄色ブドウ球菌など）や肉芽腫形成（結核，トキソプラズマ症など），また局所における免疫応答では，限局したリンパ節腫脹が起きる. 咽頭の感染，四肢の感染，外傷などがよい例である. また，伝染性単核症，風疹などのウイルス感染症や，結核，梅毒などの全身性の感染症でも，免疫応答により限局性または全身性のリンパ節腫脹を起こすことが知られている.

感染症以外の疾患による反応性リンパ節腫脹

全身性エリテマトーデス（SLE）や関節リウマチ（RA）などの自己免疫性疾患によっても，リンパ系細胞の反応性増殖などによりリンパ節腫脹が起きる.

RA では炎症の強い関節近傍のリンパ節が腫脹し，SLE では頸部や腋窩のリンパ節が腫脹することが多い. サルコイドーシスでは肺門リンパ節腫脹が有名である.

腫瘍性リンパ節腫脹

腫瘍性リンパ節腫脹のなかで最も多いのが，悪性リンパ腫とその類縁疾患である. 元来リンパ節に存在するリンパ球，マクロファージなどが腫瘍性に増殖し，リンパ節腫脹を起こす. 最も起こりやすいのが頸部リンパ節腫脹であり，腋窩，鼠径部の順に続く. 次に多いのが癌のリンパ節転移である. 胸管に近い左鎖骨上

⓫ リンパ節腫脹の原因と分類

1. 感染症	免疫反応による腫脹 　細菌 　ウイルス：EB（Epstein-Barr）ウイルス，HIV など 　その他：真菌など 病原体侵入による腫脹 　化膿性感染：ブドウ球菌などによる膿瘍形成 　肉芽腫形成：結核，梅毒，トキソプラズマ症など
2. 感染症以外の疾患による反応性腫脹	自己免疫性疾患 　全身性エリテマトーデス，関節リウマチ，皮膚筋炎など その他 　サルコイドーシス，薬物アレルギー，亜急性壊死性リンパ節炎
3. 腫瘍性腫脹	リンパ腺原発の悪性腫瘍 　悪性リンパ腫，マクログロブリン血症，組織球増殖症 その他の悪性腫瘍の転移 　癌腫，白血病，皮膚 T 細胞リンパ腫，多発性骨髄腫
4. 脂質代謝異常	Gaucher 病，Niemann-Pick 病
5. 内分泌疾患	甲状腺機能亢進症，Addison 病

HIV：human immunodeficiency virus.

窩のリンパ節は Virchow リンパ節とも呼ばれ，腹腔内の癌（胃癌，大腸癌）の転移を示すものとして有名である.

鑑別診断

リンパ節腫脹をきたす主な疾患を⓫に示す. 問診，身体所見，臨床検査所見などにより診断を推定するが，必要なら確定診断のためリンパ節生検を行う.

問診

リンパ節腫脹に気がついた日時，そのきっかけ，部位，増大傾向の有無，自発痛，圧痛，外傷や化膿性炎症の有無，薬剤や動物との接触，全身症状，既往歴などについて尋ねる.

身体所見

リンパ節腫脹が局在性か全身性か，皮膚の変化，大きさ，硬さ，圧痛，可動性などを判定する. 皮膚の変化は，成人 T 細胞白血病や薬物アレルギーなどで認められる. 皮膚の瘻孔は化膿性炎症や結核，真菌症などに多い. 感染症や膠原病におけるリンパ節腫脹は軟らかいことが多く，癌の転移では石のように硬い. 圧痛があれば急性感染症の可能性が大きい.

臨床検査所見

血算，感染症検査，培養，骨髄検査など，臨床検査所見なども重要である. 末梢血血液所見による伝染性単核症の異型細胞，白血病細胞の出現などは診断の重要な手掛かりになる.

初診時の注意点

● 正常リンパ節は直径が 10 mm 以下で，平坦な軟らかい触感を与える．直径が 10 mm を超えるリンパ節はリンパ節腫脹を起こしている可能性がある．また直径が 10 mm 以下でも，硬くころっとした触感がある場合は病的な可能性が高い．

● 急速に腫脹する有痛性のリンパ節腫脹は急性感染症の場合が多い．持続的に増大する腫脹は腫瘍性の場合が多く，縮小傾向がある場合は悪性腫瘍の可能性は小さい．

● 既往歴や全身所見のない若い女性の有痛性の頸部リンパ節腫脹は，壊死性リンパ節炎の場合が多い．しばらく経過を観察すると軽快するのが普通であり，拙速にリンパ節生検をしなくてもよい．

〔尾﨑由基男〕

◉文献

1) Henry PH, et al：Enlargement of lymph nodes and spleen. In：Fauci AS, et al (eds). Harrison's Principles of Internal Medicine, 14th edition. New York：McGraw-Hill；1998. p.345.

2) 千葉　滋：悪性リンパ腫─診断手順と病期診断．カレントテラピー 1998；16：2192.

3) Pangalis GA, et al：Clinical approach to lymphadenopathy. *Semin Oncol* 1993；20：570.

3　頭頸部，感覚器

顔貌の異常

概念

　顔は常に衣服の外に出ていて最初に目に入る部分であり，かつ，顔に関する人間のパターン認識力はきわめて優れているため，顔貌からは，年齢・性別，意識状態，気分・感情，苦痛・窮迫状態，栄養・水分・循環状態，ホルモン・神経・皮膚異常，先天異常，衛生状態など，実にさまざまな情報が一見して読み取れる．また，窮迫を感じさせる顔貌は，バイタルサインの異常とともに入院や緊急処置の適応を左右するものゆえ，顔貌の観察と異常所見の記載は省いてはならない．

　顔貌をいちべつするだけでスナップ診断がつく疾患は数多くあるので，アトラスやインターネット上で閲覧できる典型的な症例の画像を何例かずつ見て，脳裏に焼き付けておくとよい．

病態生理・鑑別診断

❶に示す．

初診時の注意点

● 顔貌から読み取れる意識混濁，栄養・水分状態や窮迫状態は，診断にかかわらず重症度を示すため，処置を優先あるいは並行する．

● 一見して「目つき」がおかしい場合，眼瞼の異常か，眼位・眼球運動の異常か，瞳孔の異常か，眼痛・羞明・眼脂による二次的なものか，交感神経の興奮している状態か，意識のレベルあるいは質に変容をきたしているか，に注意を払う．

● 顔貌に変化の出やすい内分泌疾患，すなわちAddison病，Cushing症候群，甲状腺機能亢進症，甲状腺機能低下症，先端肥大症は，比較的軽症でも一見して疑えるようになることが望ましい．

● 顔面全体あるいは対称性にむくんでいる場合は，塩分貯留，血管内静水圧上昇，血管内膠質浸透圧低下をきたす疾患や甲状腺機能低下症，先端肥大症を考

❶ 顔貌から疑われる病態生理と疾患

顔貌	病態生理	鑑別疾患など
もうろう	代謝性脳障害，頭蓋内圧亢進	低血圧，低酸素，体温異常，低血糖，低栄養，内因性毒素，外因性毒物・薬物，頭部外傷
生気がない	代謝性脳障害，抑うつ気分	脱水，体温異常，瀕死状態（ヒポクラテス顔貌），うつ病
口呼吸	鼻閉	上気道疾患，アデノイド，低酸素血症
鼻翼呼吸	呼吸促迫	低酸素血症，精神的興奮
流涎	嚥下困難	重症扁桃炎，扁桃周囲・咽頭周囲膿瘍，喉頭蓋炎，狂犬病
目をむいている	交感神経緊張	甲状腺機能亢進症，薬物中毒，薬物離脱症候群，精神的興奮，医療者への不信・不満
うれしそう，なれなれしい	薬物性高揚・脱抑制，前頭葉障害	酩酊，薬剤性多幸症，モリア（ふざけ症）
むくみ顔	組織間液貯留，間質肥大	ネフローゼ症候群，急性腎炎，上大静脈症候群，甲状腺機能低下症，先端肥大症
やせ（こめかみ，頬）	筋・皮下組織萎縮，組織間液減少	低栄養，脱水，脂肪組織萎縮（抗HIV薬，SLE，糖尿病）
丸顔	脂肪沈着	Cushing症候群，単純性肥満
腫れぼったい瞼	眼瞼浮腫	低蛋白血症，甲状腺機能亢進症・低下症，ヘリオトロープ疹（皮膚筋炎），伝染性単核症，旋毛虫症（トリキネラ症）
はげ・脱毛	毛根休止期同調，毛母細胞傷害	妊娠後・重病後，甲状腺機能亢進症・低下症，SLE，円形脱毛症，重金属中毒，抗癌薬，梅毒，白癬症，牽引性脱毛，抜毛症
毛深い（女性の眉・ひげ）	男性ホルモン過剰	Cushing症候群，多嚢胞性卵巣症，卵巣腫瘍，副腎腫瘍・過形成，蛋白同化ステロイド
発汗している	交感神経緊張，基礎代謝亢進	甲状腺機能亢進症，肥満症，低血糖
皮膚が粗い	乾燥，皺増加，皮下組織肥厚	甲状腺機能低下症，先端肥大症，喫煙者顔貌
無表情	感情鈍麻，中枢神経障害，表情筋障害，皮膚硬化・肥厚	うつ，カタトニー，パーキンソニズム，重症筋無力症，筋ジストロフィ，筋炎，強皮症
目つきに左右差	眼瞼異常，斜視，瞳孔異常，結膜・強膜充血	重症筋無力症，外眼筋麻痺，Horner症候群，眼窩腫瘍，眼周囲の炎症

❶ 顔貌から疑われる病態生理と疾患（つづき）

顔貌	病態生理	鑑別疾患など
顔面非対称，腫れ	外傷，炎症，腫瘍，アレルギー反応，神経麻痺	外傷，咬合異常，顔面神経麻痺，耳下腺腫脹，唾液腺炎，頭・顔面・頸部感染症，リンパ節腫脹，血管浮腫，急性副鼻腔炎
不随意運動	神経異常興奮，錐体外路障害	顔面けいれん，三叉神経痛（tic douloureux），ジストニア
開口障害	顎関節障害，咬筋攣縮，皮膚硬化	顎関節症，小顎症，智歯周囲炎，破傷風，側頭動脈炎，扁桃周囲炎，深部顔面感染症，強皮症，口角炎
赤ら顔	血管拡張	飲酒，僧帽弁狭窄症，上大静脈症候群，Cushing 症候群，カルチノイド症候群，毒素性ショック症候群，SLE，皮膚筋炎，多型滲出性紅斑，酒さ，脂漏性皮膚炎，接触性皮膚炎，日光過敏，パルボウイルス B19 感染症
蒼白い	貧血，交感神経緊張・カテコールアミン過剰，皮下間質液増加	貧血，低血圧，低血糖，疼痛刺激，褐色細胞腫発作，鉛中毒，浮腫
黄色い	ビリルビン増多，カロテン増多	急性肝炎，胆汁うっ滞，溶血性疾患，緑黄色野菜摂取，甲状腺機能低下
どす黒い，褐色	メラニン沈着	地黒，喫煙，日焼け，妊娠，慢性腎不全，慢性肝不全，甲状腺機能亢進症，Addison 病，強皮症，PCT
斑点	色素沈着，色素脱失，血管拡張，出血	母斑，白斑，各種皮膚病変，CREST 症候群，外傷，アミロイドーシス
テカっている	皮下膠原線維の増加	強皮症
皺が多い	皮下弾性線維・膠原線維の破壊	喫煙者顔貌
特異顔貌	先天異常	Down 症候群，胎児アルコール症候群，ムコ多糖症，頭蓋顔面骨形成不全症，小顎症，小頭症
ふけ・あかが多い	表皮細胞回転増加	脂漏性皮膚炎，尋常性乾癬
ひげ・あかだらけ，口・歯が汚い	不衛生	ホームレス，放置による虐待

SLE：systemic lupus erythematosus（全身性エリテマトーデス），PCT：porphyria cutanea tarda（晩発性皮膚ポルフィリン症）．

え，顔面の一部に浮腫や腫脹をきたしている場合は局所の炎症・アレルギー反応や腫瘍を考える．

● 顔面の色調の変化は，局所的な皮膚病変でない限り，全身の色調変化の一部をみていることが多いが，頭頸部のうっ血をきたす疾患や，日光とのかかわりで顕在化する病変は顔に出やすい．

● 顔面の変形・非対称が目についたら，骨格や軟部組織の構造的異常（外傷，先天性，炎症，腫瘍，咬合異常）とともに，顔面神経麻痺，開口障害や下顎運動などの機能的異常もチェックする．

● 経時的変化を確認したいときは，患者が携帯している免許証の写真など，過去の写真を見せてもらう．

● 軽くても精神遅滞を伴う場合には，先天異常の特異顔貌にも注意を払う．Down 症候群は頻度も高くわかりやすいが，ほかの症候群でも，小さな頭，狭い額，太い眉，離れた眼，低い鼻，薄く長い人中，小さな顎，低い耳の位置，猪頸，低い項の生え際のうち，いくつかがあれば手掛かりとなる．

● 表情から患者の気分をくみ取ることは，医師−患者関係を形成するうえでも大切である．

（酒見英太）

●文献

1) Lumley J, et al：Hamilton Bailey's Demonstrations of Physical Signs in Clinical Surgery, 19th edition. CRC Press；2016.
2) Orient JM, et al：Sapira's Art & Science of Bedside Diagnosis, 4th edition. Philadelphia：Lippincott Williams & Wilkins；2009.
3) Seidel HM, et al：Mosby's Guide to Physical Examination, 7th edition. Mosby-Elsevier；2010.
4) 下条文武，齋藤 康（編）：カラー版メディカルノート診察の実際．東京：西村書店；2007.

甲状腺腫 goiter

概念

甲状腺は前頸部に存在し，輪状軟骨の下に峡部を有し，気管に沿って左右両葉が上方に延びる．蝶手または甲（かぶと）状の形状を呈し，成人では各葉とも人指し指頭大で全体として約 15〜20 cm の大きさである（❷a）．通常は，胸鎖乳突筋などに覆われて外観上目立たず，触診によってかろうじてその存在が確認できる．しかしながら，甲状腺増殖物質による刺激

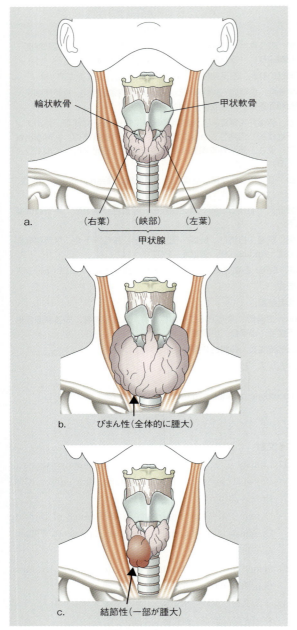

❷ 正常甲状腺と甲状腺腫の分類
a. 正常甲状腺の位置と性状, b. びまん性甲状腺腫,
c. 結節性甲状腺腫.

や，甲状腺内の炎症・腫瘍などが発生すると甲状腺が腫大し，容易に触知されたり外見上目立つようになり，甲状腺腫と呼ばれる．

腫大の形状パターンから，びまん性甲状腺腫と結節性甲状腺腫に分類される（❷ b, c）．また，その性状に関して，大きさ，数，硬度，弾性，表面・辺縁の凹凸，可動性，疼痛の有無，増大の速度，周囲リンパ節腫脹の有無，などの把握が重要である．

病態生理

甲状腺増殖物質として，甲状腺刺激ホルモン（thyroid stimulating hormone：TSH）と抗TSH受容体抗体が知られる．抗TSH受容体抗体の存在はBasedow病に特徴的であり，甲状腺過形成の組織像を呈する．炎症に関しては，橋本病における慢性炎症（リンパ球浸潤や線維化），ウイルスによる亜急性炎症，細菌・真菌による急性化膿性炎症がある．

腫瘍性のものに関しては，良性と悪性があり，その判別が臨床上重要である．腫瘍内部の性状から充実性と嚢胞性にも分類される．また，結節の数によって単結節性または多結節性と呼ばれる．

鑑別診断

甲状腺腫の性状からある程度の鑑別診断が可能である．びまん性甲状腺腫の場合，Basedow病や橋本病の自己免疫性甲状腺疾患やホルモン合成障害のような先天性甲状腺障害が疑われる．典型的な場合，Basedow病で弾性軟，橋本病で硬く表面粗糙，ホルモン合成障害で非常に軟らかい甲状腺腫を呈する．なお，びまん性甲状腺腫を呈しながら，甲状腺機能に異常がなく，明らかな原因を見出せない場合，単純性甲状腺腫と称する．一方，結節性甲状腺腫では腫瘍性病変が大半を占める．

悪性腫瘍を示唆する所見として，辺縁不整，硬，低可動性，増大傾向，リンパ節触知などがあげられる．また，甲状腺腫に一致して著明な疼痛を呈する場合，亜急性甲状腺炎，急性化膿性炎症，腫瘍内出血，橋本病の急性増悪が疑われる．結節性甲状腺腫が急速な増大を呈した場合，悪性リンパ腫や甲状腺未分化癌を疑う必要がある．

しかしながら，むろん触診のみでは鑑別困難な場合が多々あり，そのほかの臨床症状，画像診断，甲状腺機能検査，病理検査などの所見結果を加えて総合的に診断する．

初診時の注意点

- 甲状腺腫の有無，性状の正確な把握が重要であり，カルテへの記載を忘れない．
- 甲状腺腫の触診においては，患者に嚥下させたり，患者の前方または後方からアプローチして，より鋭敏に行うよう工夫する
- 男性では，しばしば甲状腺の位置が低く，胸骨下に隠れることがあるので注意が必要である．
- 甲状腺の背面には副甲状腺が位置していることにも留意する．

（赤水尚史）

文献

1) 赤水尚史：甲状腺疾患．井村裕夫（編）．わかりやすい内

❸ 視力障害の主な鑑別疾患

	急性に発症するもの	慢性的に発症するもの
屈折の異常		近視，遠視，老視
透光体の異常	角膜潰瘍，外傷，水晶体脱臼，硝子体出血	角膜混濁，白内障，ぶどう膜炎
網膜の異常	網膜中心動脈閉塞症，網膜剥離	糖尿病網膜症，加齢黄斑変性
視覚伝達系の異常	視神経炎，虚血性視神経症	緑内障，頭蓋内疾患
認知系（大脳皮質）の異常	脳出血，外傷	脳腫瘍
機能性視力障害	詐病	心因性視力障害

科学，第3版．東京：文光堂；2008．p.869.

2）清水一雄：よくわかる甲状腺疾患のすべて．伴　良雄（編）．橋本病の発症機序．東京：永井書店；2003．p.46.

3）赤水尚史：内分泌系疾患—甲状腺腫および甲状腺腫瘍．内科学，第8版．東京：朝倉書店；2003．p.1560.

視力障害 visual impairment

概念

視力とは外界のものを眼で判別・認識する能力のことであり，2点を見分ける最小分離角の大きさで決定される．視力障害とは，種々の原因により視力が障害された状態をいう．広義には屈折異常による裸眼視力の低下を含むが，狭義には眼鏡やコンタクトレンズなどでも視力矯正ができない矯正視力の低下をいう．

病因

病因は多岐にわたる．発生病態により，解剖学的な異常を原因として生じる器質性視力障害と，器質的な疾患がなく生じる機能性視力障害の2つに大別される．

器質性視力障害

器質的病因で視力低下をきたすものである．病因の部位により，以下の5つに分けられる．

①**屈折異常**：近視や遠視，乱視，老視により裸眼視力の低下をきたす．通常，矯正視力は正常である．

②**透光体の異常**：角膜，水晶体，硝子体，ぶどう膜の各種疾患．

③**網膜の異常**：網膜，黄斑部の各種疾患．

④**視覚伝達系の異常**：視神経，視交叉部，視索，外側膝状体，視放線の各種疾患．

⑤**認知系（大脳皮質）の異常**

心因性視力障害

心因性視力障害や詐盲など．器質性視力障害が否定された場合に，除外診断としてのみ診断可能である．何かしらの疾病利得がある場合に機能性視力障害をきたすことが多い．

病態生理

視力障害は，眼球内および視路のどこが障害されて

も起こりうる．

臨床症状

「視力が低下した」と訴える症例もあるが，「ぼやける」，「かすむ」，「うっとうしい」，「疲れる」などと表現する症例も多い．乳児～小児では左右眼のどちらかを塞ぐと極端に嫌がる場合があり，その場合は片眼性の視力低下が疑われる．高齢者では意欲低下や食欲低下の原因が視力障害にあることもある．なお，片眼性の視力低下の場合，通常は両眼で生活しているため患者が視力低下に気づかないことも多い．視力は必ず片眼ずつ確かめることが肝要である．

また，視力低下を自覚するのが近方か遠方か，あるいはその両方かを確かめることにより，屈折異常による裸眼視力低下をある程度は判断できる．

検査

片眼ずつ視力検査を行う．緊急時には，光覚弁の有無や指数弁を測定する．対光反射試験も必須である．さらに細隙灯顕微鏡検査や眼底検査を行い，鑑別診断を行う．

診断

視力障害を起こす主な疾患を❸に示す．疾患は多岐にわたるため，まずはていねいな問診を行う．視力障害は片眼か両眼か，発症は急激か緩徐か，進行性か非進行性かを確認する．

視力検査，対光反射検査，細隙灯顕微鏡検査，眼底検査などで障害部位をある程度絞り込んでから，中心フリッカ試験，視野検査，蛍光眼底造影検査，頭蓋内病変の検索，血液検査など十分な検査を行い，診断する．

合併症

視力障害が眼科的原因にとどまるとは限らない．糖尿病や高血圧などの内科的疾患を原因として視力障害をきたすこともある．不整脈による血栓塞栓や頸動脈プラークが原因で網膜の循環障害を起こし，視力低下をきたすこともある（④）．視力低下を契機に全身疾患が発見されることは，決してまれではない．

治療

原因疾患に応じた治療を行う．屈折異常が原因であれば，眼鏡やコンタクトレンズによる屈折矯正を行う．

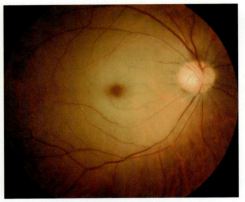

❹ 右網膜中心動脈閉塞症による網膜虚血
cherry red spotの所見を認める．この症例では，右頸動脈エコー検査で93％狭窄を示すプラーク病変を認めた．

点眼薬や硝子体注射，薬物の全身投与で治療する場合もある．白内障手術や硝子体手術，角膜移植手術，網膜光凝固術など，適応があれば行う．脳腫瘍摘出術が必要になる例もある．高血圧，糖尿病，不整脈などの全身的なコントロールと眼科的局所療法を並行して行う例も多い．

経過・予後

急性に発症したものでは一般的に早期治療が必要となることが多い．予後は原因疾患によって大きく異なる．速やかに視力が回復するものから，視力回復が得られないものまで，さまざまである．

（榛村真智子，梯　彰弘）

●文献
坪田一男ほか（編）：TEXT眼科学，改訂3版．視力障害．東京：南山堂；2012. p.75.

視野障害 visual field disorder

概念・病態生理

視野は，1点を見つめたときに見える範囲であり，視覚の広がりを示す．視野障害は，網膜から視中枢に至る視覚伝導路のいずれかの部位が障害されたときに生じる．視覚伝導路の特徴として，水晶体が凸レンズであるため，視野と網膜の対応部位は上下左右が逆転する．網膜から眼球外に出た神経線維は視神経となり，視交叉で鼻側半分の神経節細胞は交差し対側の視索に合流し外側膝状体に至る．さらに外側膝状体でニューロンを換え，大脳皮質後頭葉に至る．したがって，視野変化の特徴から視覚伝導路のどの部位に障害が起きているのかを推測できる（❺）．

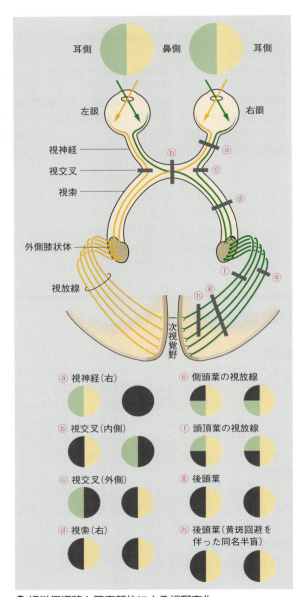

❺ 視覚伝導路と障害部位による視野変化
視覚伝導路の障害部位により，さまざまなタイプの視野変化が起こる．

検査

視野全体の確認には動的視野測定（Goldmann視野計）を行う．中心視野の精査には静的視野測定（Humphrey視野計など）を行う．

臨床症状・鑑別診断

視神経乳頭，網膜の障害（代表例：緑内障，網膜色素変性）

網膜の神経線維は上下に分かれて走行している（❻）．そのため，緑内障による視神経乳頭の障害では，神経線維層欠損部位に一致した鼻側階段および弓状暗点（Bjerrum暗点）を生じる（❼）．網膜色素変性は，

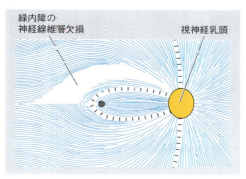

a. 網膜神経線維の走行

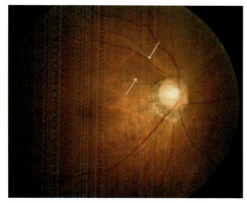

b. 緑内障の神経線維層欠損（矢印の間，右眼）

❻ 網膜の神経線維

網膜の神経線維は上下に分かれて走行している（a）．緑内障で神経線維層欠損を認める（a, b）．

暗所で機能する視細胞である杆体細胞が障害され，夜盲が進行する疾患である．杆体細胞は中間周辺部網膜に多く存在するため，視野検査では輪状暗点が検出される．

視神経の障害（代表例：視神経炎）

視交叉より前の視神経は左右の眼で独立しているため，片眼性の視野障害を生じる（❺ⓐ）．視神経炎では中心暗点と生理的暗点（Mariotte盲点）が連続するラケット状暗点による著明な視力障害を生じる．

視交叉の障害（代表例：下垂体腫瘍）

視交叉では，左右眼の鼻側（視野では耳側）の神経線維が交叉する．下垂体腫瘍では，視交叉内側部位が圧迫され両耳側半盲を生じる（❺ⓑ）．

視索以降の障害（代表例：脳梗塞）

視索以降では，両眼の右側（視野では左側）の神経線維は右脳，左側（視野では右側）の神経線維は左脳の対応部位に至る．右脳梗塞では左同名半盲を，左脳梗塞では右同名半盲を生じる（❺ⓓ～ⓖ）．

（木下　望，梯　彰弘）

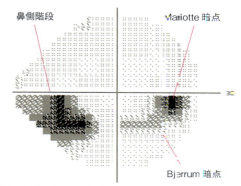

❼ 緑内障の視野障害（Humphrey視野計による，右眼）

❻の症例の視野であるが，神経線維層欠損部位に一致した鼻側階段および弓状暗点（Bjerrum暗点）を認める．視野と網膜の対応部位は上下左右が逆転するが，直像眼底写真と視野検査結果を突き合わせた場合は見かけ上は上下だけ反転して対応を評価すればよい．

眼の充血 hyperemia

概念

「眼が赤い」場合は，結膜充血，毛様充血，強膜充血，球結膜下出血を考える（❽）．

鑑別診断・治療

結膜充血：主に結膜炎が原因で，眼球結膜と眼瞼結膜が充血する．病因は細菌，ウイルス，クラミジアなどの感染症と季節性アレルギーや春季カタルなど免疫反応によるものがある．細菌性では抗菌薬点眼，免疫性には抗アレルギー薬やステロイド点眼を行う（❾ⓐ, ⓑ）．

毛様充血：角膜輪部など眼球結膜に認められ，Vogt-小柳-原田病やBehçet病などぶどう膜炎や角膜潰瘍，閉塞隅角緑内障発作時などに認められる．虹彩炎や網膜炎を伴うことがあり，眼底検査も必要である（❿）．原疾患を治療する．

強膜充血：結膜より深部の強膜炎で認める．病因として関節リウマチ，Wegener肉芽腫症（多発血管炎

❽ 眼の充血の鑑別

	結膜充血	毛様充血	強膜充血	球結膜下出血
部位	周辺部の球結膜眼瞼結膜	角膜輪部付近	強膜	眼球結膜下
深さ	表在性	深在性	深在性	表在性
色調	鮮紅色	紫紅色	紫紅色	鮮紅色
可動性	あり	なし	なし	あり
眼瞼結膜	充血（＋）	充血（−）	充血（−）	充血（−）
血管収縮薬	反応（＋）	反応（−）	反応（−）	反応（−）

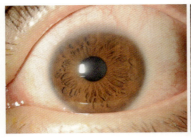
a. 結膜充血

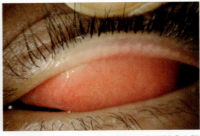
b. 上眼瞼結膜充血．浮腫混濁と乳頭形成を認める．

❾ アレルギー性結膜炎（48歳，男性）

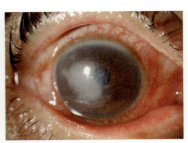
❿ 角膜炎に伴う毛様充血（56歳，男性）

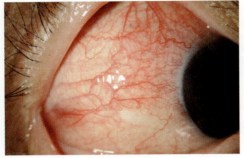
⓫ 強膜炎でみられた強膜充血（72歳，女性）

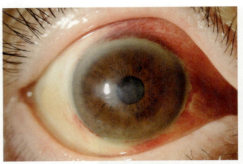
⓬ 結膜下出血（68歳，男性）
角膜炎の既往あり．

性肉芽腫症），糖尿病などに合併する場合と，結核・梅毒・眼部水痘・帯状疱疹ウイルスなどの感染症に伴う場合がある（⓫）．ステロイドの点眼や全身投与を行う．

球結膜下出血：眼球結膜の血管が切れ，出血が結膜の下に貯留している状態（⓬）．治療方法はなく，自然吸収を待つ．

（高野博子，梯　彰弘）

眼痛

　眼痛は眼表面が原因の眼表面痛，眼球全体の炎症などによる眼球深部痛，そして眼球周囲が原因の眼球周囲痛に大別されるが，屈折異常や調節障害に伴う眼痛もある．

眼表面痛

[概念]
　眼球表面（角膜および結膜）の疾患に伴う眼痛である．

[病因]
　外傷，異物，コンタクトレンズ，ドライアイなどによる角膜および結膜の障害，細菌およびウイルスなどによる角膜潰瘍，化学物質による角結膜の化学腐食などが原因となる．

[症状]
　ゴロゴロとした痛みから，開瞼不能で流涙が止まらない痛みまで千差万別である．ドライアイによる点状表層角膜炎ではゴロゴロとした症状が多いが，アカントアメーバ角膜炎ではしばしば激痛を訴える．

[診断]
　既往歴，特に外傷，異物，既往疾患などの聴取が重要である．確定診断は眼科専門医による前眼部の生体染色を含めた精密検査が必要である．

[治療]
　原疾患の治療が必要である．アルカリ腐食が疑われた場合は，眼科医の診察を待たずに水道水でもよいので速やかに十分な洗眼を行う．

眼球深部痛

[概念]
　眼球全体の炎症などに伴う眼痛である．

[病因]
　急性緑内障発作，ぶどう膜炎，眼内炎などの疾患が原因となる．

[症状]
　急性緑内障発作では房水の排出路である隅角が閉塞することによる急激な眼圧上昇が原因で，急激な眼痛と視力低下を訴える．中等度散瞳，対光反射消失，角

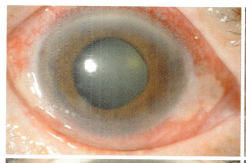
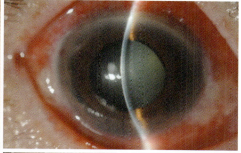
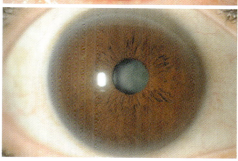
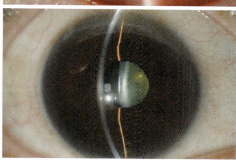

⓭ 緑内障発作眼と健常眼の前眼部所見
上図：緑内障発作時．高眼圧による角膜浮腫と中等度散瞳を認める．
左図：スリット光なし．
右図：スリット光あり．前房が浅くなっている．
下図：正常眼．角膜は透明で散瞳は認めない．
左図：スリット光なし．
右図：スリット光あり．前房は深い．

膜浮腫，結膜毛様充血が認められ（⓭），中高年の女性に好発する．頭痛や嘔吐を伴う場合もあり，鑑別診断に注意を要する．進行したぶどう膜炎や眼内炎も激しい眼痛，視力低下，羞明などを訴え，結膜充血が認められる．

診断

急性緑内障発作は浅前房とともに高眼圧が確認されれば診断が可能であるが，眼科的検査の行えない救急外来などでは頭蓋内疾患との鑑別が難しい場合もある．結膜毛様充血や患眼の散瞳，対光反射の消失などが確認できれば急性緑内障発作を疑う．抗コリン作用をもつ薬剤が散瞳を誘発し，その結果，緑内障発作を引き起こすことがあるので問診も重要である．また，放置すれば失明に至るので，頭痛，悪心を訴える疾患がある程度否定できれば早い段階で眼科専門医にコンサルトする．ぶどう膜炎や眼内炎においてはBehçet病・サルコイドーシスの有無，眼科手術の既往などの病歴聴取が重要となる．

治療

急性緑内障発作では閉塞した隅角を開放し眼圧を下げる目的で，眼圧下降作用および縮瞳作用のあるピロカルピンの頻回点眼を行う．また，早急な眼圧下降のためにD-マンニトールなどの高浸透圧薬の点滴を行う．その後，速やかにレーザー虹彩切開術もしくは水晶体再建術を行う．ぶどう膜炎では抗炎症治療（NSAIDs，ステロイド，免疫抑制薬など），眼内炎では抗菌薬治療が基本であるが，重症例では硝子体手術が必要となる．

眼球周囲痛

概念

眼球周囲の眼瞼，涙嚢，眼窩などの炎症，感染に伴う眼痛である．

病因

麦粒腫，涙嚢炎，眼窩蜂巣炎，Tolosa-Hunt症候群（有痛性外眼筋麻痺）などが原因となる．

症状

麦粒腫，涙嚢炎では局所の疼痛，発赤，腫脹が認められる．眼窩蜂巣炎では眼周囲の疼痛に加え眼球突出，眼瞼浮腫，結膜充血，結膜浮腫が認められる．進行すると発熱，頭痛，嘔吐，複視，視力低下などの症状も出現する．Tolosa-Hunt症候群では海綿静脈洞内の非特異性炎症により，三叉神経第1枝領域に痛みが発生することが原因で，片眼性の激しい眼痛と眼瞼腫脹が特徴である．動眼・滑車・外転神経が麻痺するため眼球運動障害と眼瞼下垂を認める．さらに炎症が眼窩先端部に及べば視力障害も加わる．

診断

麦粒腫，涙嚢炎では局所の疼痛，発赤，腫脹に加え圧痛や排膿などが認められれば診断は容易である．眼窩蜂巣炎は上記症状に加えCTなどの画像検査で副鼻腔炎と眼窩内炎症の確認が重要である．Tolosa-Hunt症候群では脳腫瘍や脳血管病変を否定することが必要である．CTでは診断が難しいことが多く，MRIで海綿静脈洞の拡大とT2強調画像での高信号を認める．確定診断には生検が必要であるが，通常は臨床所見から診断されることが多い．

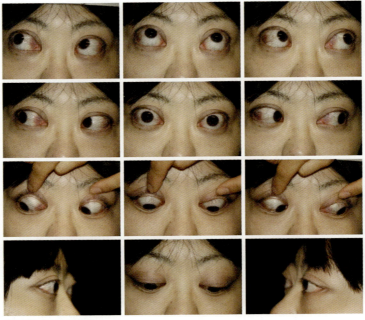

⓮ 両眼性眼球突出
甲状腺眼症の症例（36歳，女性）．コンタクトレンズを装用すると充血するようになり，徐々に眼が出てきている気がしていた．体重減少をきたしたため内科を受診し，Basedow病と診断された．眼科初診時，矯正視力は両眼（1.2），眼球突出度はHertel眼球突出計にて右25 mm，左24 mmだった．上眼瞼後退，結膜充血がみられる．
（写真提供：オリンピア眼科病院 井上吐州先生，神前あい先生）

治療

麦粒腫，涙嚢炎，眼窩蜂巣炎の化膿性疾患では抗菌薬治療が基本となる．Tolosa-Hunt症候群ではステロイド内服療法をプレドニゾロン40 mg程度から開始するが，症状の改善に伴い適宜漸減していく．症状が改善しない場合には，脳腫瘍など他の疾患の可能性について検討する．

（豊田文彦，梯　彰弘）

眼球突出 exophthalmos

概念

眼球突出とは，眼球が生理的範囲を越えて前方に偏位し突出することである．

病因

眼窩の占拠性病変（出血，腫瘍，炎症による腫脹など）や，甲状腺疾患のために眼球が前方に偏位することで起こる．強度近視による眼軸長の増加や牛眼（原発性小児緑内障による眼球全体の拡大）のように，眼球自体の異常によって生じる見かけ上の眼球突出（偽眼球突出）もある．

病態生理

眼球が眼窩周辺組織によって圧迫されることや，眼窩内組織の容量が増加したことにより前方に押し出されるために生じる．前方以外の眼窩は頭蓋骨で形成されているため，眼窩内組織の容量が増加した場合には，眼球は容易に前方に突出するという解剖学的特性をもつ．

疫学

両眼性眼球突出症例の90％近くが甲状腺性疾患である（⓮）．片眼性の突出は中高年層に多く，炎症性眼窩疾患が半分を占め，腫瘍性疾患，血管性疾患，偽眼球突出を加えると大半を占める．小児では炎症性疾患と腫瘍性疾患が半々であるが，良性腫瘍が多い．

臨床症状

眼球突出によって顔貌が変化する．また，突出した眼瞼は眼瞼に保護されにくくなり，ドライアイを発症することが多い．眼瞼を閉じても角膜がみえる，いわゆる兎眼をきたすこともある．眼球突出の度合いに応じて，複視症状が起こることがある．

検査

Hertel眼球突出計を用いて眼球突出を評価する．次に視力，眼圧，眼位，眼球運動，細隙灯顕微鏡検査，眼底検査など眼科一般検査を行う．さらに眼窩CT・MRI検査，場合によってはシンチグラフィを行う．

⓯ 両眼性眼球突出と片眼性眼球突出の鑑別疾患

両眼性眼球突出

a. 甲状腺眼症：片眼性のこともある
b. 骨疾患：線維性骨異形成症，Crouzon 病，小頭症 など

片眼性眼球突出

a. 副鼻腔疾患：上顎癌，術後性頬部嚢胞，Wegener 肉芽腫症（多発性血管炎肉芽腫症）など
b. 眼窩内組織の炎症：眼窩蜂巣炎，眼窩炎症性偽腫瘍，眼窩先端部症候群など
c. 海綿静脈洞血栓症
d. 頸動脈海綿静脈洞瘻
e. 眼窩出血
f. 眼窩腫瘍：神経線維腫症，Sturge-Weber 症候群，von Hippel-Lindau 病
g. 外傷

⓰ 片眼性眼球突出の鑑別

発症年齢	経過の特徴	主な鑑別疾患
小児～成人	急な発熱，疼痛，発赤	眼窩感染症，眼窩蜂巣炎
小児	急性発症	神経芽細胞腫，横紋筋肉腫
	慢性経過	皮様嚢腫，血管腫，神経膠腫
成人	強い炎症	粘液水腫，Wegener 肉芽腫症（多発性血管炎性肉芽腫症）
	弱い炎症	悪性リンパ腫，上顎洞癌
	拍動性，上強膜血管拡張	頸動脈海綿静脈洞瘻，海綿静脈洞血栓症

必要に応じて甲状腺機能検査を行う．

診断基準・鑑別疾患

眼球がどの程度，前に出ているかは Hertel 眼球突出計を用いて計測する．日本人の平均値は 12～14 mm である．17 mm 以上のものや，健眼に比べて 3 mm 以上突出しているものを眼球突出と診断する．⓯に両眼性眼球突出と片眼性眼球突出の鑑別疾患を記す．経過に特徴のある片眼性眼球突出の鑑別を⓰に示す．

合併症

眼球突出に伴うドライアイを放置すると角膜潰瘍となり，さらに放置すると角膜穿孔をきたすことがある．重度の眼球突出が長期間続くことによる視神経牽引や，眼球内の圧力上昇による視神経の圧迫によって，視力障害をきたすこともある．

治療

眼球突出を起こした原因疾患に対する治療を行う．甲状腺疾患が原因であれば甲状腺疾患の治療を行う．副鼻腔疾患が原因であれば耳鼻科的治療を行う．脳血管系が原因であれば，脳外科的手術が必要となることもある．

しかし，甲状腺疾患が原因の場合，疾患を治療しても眼球突出が改善されないことがある．その場合は重症度に応じて，ステロイドパルス療法，眼窩減圧術，放射線外照射などを行う．

経過・予後

眼球突出をきたした原因疾患により，経過は大きく異なる．

（榛村真智子，第 彰弘）

● 文献

1) 坪田一男ほか（編）：眼球突出．TEXT 眼科学 改訂 3 版．東京：南山堂；2012．p.96．

眼瞼下垂 ptosis, blepharoptosis

概念

主な挙上筋やその支配神経の障害により，眼瞼縁が下がって視機能が低下する疾患で，先天性と後天性がある．

鑑別診断

先天性眼瞼下垂は，眼球運動障害などを伴わない単純先天眼瞼下垂がほとんどである．後天性眼瞼下垂は加齢に伴う老人性眼瞼下垂や，動眼神経麻痺，重症筋無力症，外眼筋ミオパチー，Horner 症候群など神経・筋の疾患によるもの，内眼手術後やコンタクトレンズ長期装用，外傷性，腫瘍や異物によるものなど多岐にわたる（⓱）．眼瞼下垂と鑑別すべき偽眼瞼下垂を⓲に示す．

種類と特徴

先天性眼瞼下垂

単純先天眼瞼下垂：片眼性が多い．眼球運動障害なし．
眼瞼縮小症候群：両眼性．眼球運動障害なし．先天性・家族性が多い．
Marcus Gunn 現象：片眼性が多い．眼瞼下垂を伴う上眼瞼挙筋と外側翼突筋との異常連合で，口を開けると上眼瞼が同時に挙上する．まれに自然治癒する．
congenital fibrosis of the extraocular muscles：両眼性．他動的上転制限．先天性・家族性が多い．

後天性眼瞼下垂

老人性眼瞼下垂（⓳⓴）：高齢者．家族歴なし．眼位・眼球運動・瞳孔異常なし．コリンエステラーゼ阻害薬に反応なし．
動眼神経麻痺：片眼性が多い．完全下垂，麻痺性外斜視，眼球運動障害，散瞳．
重症筋無力症：片眼・両眼交互または同時発症．易疲

⑰ 眼瞼下垂の種類

先天性眼瞼下垂	単純先天眼瞼下垂
	眼瞼縮小症候群
	Marcus Gunn 現象
	general fibrosis syndrome
後天性眼瞼下垂	老人性眼瞼下垂
	動眼神経麻痺
	重症筋無力症
	外眼筋ミオパチー
	コンタクトレンズ眼瞼下垂
	内眼手術後眼瞼下垂
	Horner 症候群
	外傷性眼瞼下垂
	機械的眼瞼下垂
その他	慢性結膜炎・慢性ぶどう膜炎後など

⑱ 偽眼瞼下垂の種類

眼瞼の異常	眉毛下垂
	眼瞼けいれん
	眼瞼皮膚弛緩（⑳）
眼球の異常	無眼球，小眼球
	眼球癆
	眼球陥凹
眼位の異常	下斜視，外斜視の片目つむり

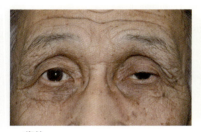

a. 術前

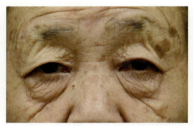

a. 左眉毛挙上を認め，老人性眼瞼下垂を合併しているが，右眼の視野狭窄感を強く訴えたため，まず右上眼瞼皮膚切除を施行した．

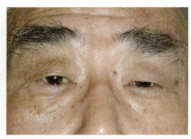

a. 左眉毛下垂を認める．

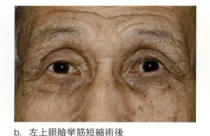

b. 左上眼瞼挙筋短縮術後

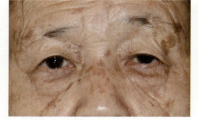

b. 右眼瞼皮膚切除術後．右眼視野が広がり満足された．

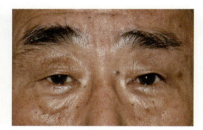

b. 左上眼瞼挙筋短縮術後

⑲ 左眼老人性眼瞼下垂（83歳，男性）

⑳ 両眼瞼皮膚弛緩症（右＞左），左眼老人性眼瞼下垂（81歳，女性）

㉑ 前額部挫傷による左眼眼瞼下垂（75歳，男性）

労性．コリンエステラーゼ阻害薬に反応する．外眼筋の筋電図で waning 現象．

外眼筋ミオパチー（慢性進行性外眼筋麻痺）：両眼同時発症．進行性・症状に動揺がない．コリンエステラーゼ阻害薬に反応なし．

コンタクトレンズ眼瞼下垂：コンタクトレンズ長期使用歴．瞳孔異常なし．コリンエステラーゼ阻害薬に反応なし．初期にフェニレフリン塩酸塩（ネオシネジン®）に反応．

内眼手術後眼瞼下垂：高齢者の白内障手術，緑内障手術，網膜剥離手術や硝子体手術の術後．

Horner 症候群：片眼性．眼球陥凹．縮瞳．ネオシネジン® に反応．

外傷性眼瞼下垂（㉑）：筋の断裂・挫滅，神経損傷など．

機械的眼瞼下垂：眼瞼・眼窩の腫瘍・異物．

その他

慢性結膜炎や慢性ぶどう膜炎後．

治療

先天性眼瞼下垂は視力の発達に影響する場合があるので，早期に手術を行う．後天性眼瞼下垂は原因を調べ，症状固定後に手術を検討する．外傷性で眼瞼挙筋の切断が疑われる場合は，受傷直後に手術を行う．

（髙野博子，梯　彰弘）

複視 diplopia

概念
複視とは，種々の原因により物が二重に見える状態のことをいう．ずれかたはさまざまで，患者は「左右にずれる」，「上下にずれる」，「斜めに重なって見える」などと訴える．

病因
単眼性複視と両眼性複視の2つに大別される．診断を効率よく進めるためには，まず片眼で見て二重に見えるのか（単眼性複視），片眼では問題ないが両眼で見ると二重なのか（両眼性複視）を片眼ずつ遮閉して確認する（22）．

単眼性複視
単眼性複視のほとんどは眼球自体に原因がある．具体的には高度の乱視や屈折異常，白内障などである．眼鏡の不十分な矯正も原因となる．

両眼性複視
両眼性複視の場合は，眼位の異常や眼球運動障害が原因として考えられる．
①**眼球運動神経麻痺**：核・核下性麻痺（第Ⅲ，Ⅳ，Ⅵ脳神経麻痺やこれらの複合麻痺）（23），核上性麻痺（MLF症候群，PPRF症候群など），Fisher症候群など．
②**神経筋接合部麻痺**：重症筋無力症，Lambert-Eaton症候群など．
③**筋原性麻痺**：甲状腺眼症，外眼筋炎，ミトコンドリア眼筋症，筋緊張性ジストロフィーなど．
④**眼窩および球後の機械的障害**：眼窩吹き抜け骨折，眼窩腫瘍，副鼻腔疾患（副鼻腔の炎症・腫瘍性疾患），Tolosa-Hunt症候群など．

問診
検査の前に症状に関する詳しい問診を行い，障害部位を絞り込むことが重要である．

症状
単眼性複視か両眼性複視か，どこを見たときに複視が強いか，発症時期，随伴症状（眼痛，頭痛，結膜充血，眼瞼浮腫など）の有無，日内変動の有無など．

既往歴
糖尿病，高血圧，脂質異常症，甲状腺疾患，外傷の既往（眼や頭部を含む），副鼻腔疾患や副鼻腔手術の

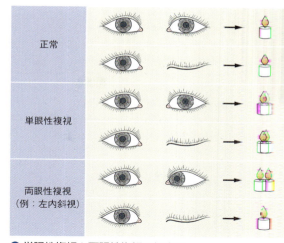

22 単眼性複視と両眼性複視の概念図

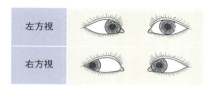

23 左外転神経麻痺

既往など．

検査
視診
瞳孔（瞳孔径の左右差，対光反射など），結膜（充血の有無），眼瞼（眼瞼下垂・後退・浮腫・発赤など），眼球突出の有無をみる．

眼位検査
角膜反射の位置から，おおまかに斜視の有無や程度を測定（Hirschberg法），わずかな眼位異常の場合は遮閉試験など．首かしげ（head tilt），顎の上げ下げ（chin up or down），首まわし（face turn）などの頭位異常がないかも確認する．眼位を定量的に測定するためには，Hess赤緑検査（24），大型弱視鏡（シノプトフォア）を用いる．

眼球運動の検査
片眼を遮閉したときの単眼性眼球運動，両眼で見たときの両眼性眼球運動をそれぞれ評価する．さらに眼球運動障害が外眼筋の拘縮か麻痺かを鑑別するため牽引試験（forced duction test）を行うこともある．例：眼窩吹き抜け骨折など．

血液検査・画像検査
推定される障害部位に応じて血液検査や画像検査（CT，MRIなど）を検討する．例：第Ⅲ脳神経麻痺を疑う場合にはMRI/MRA，眼窩吹き抜け骨折を疑う場合には眼窩CT，甲状腺眼症を疑う場合には血液検

MLF：medial longitudinal fasciculus
　　　（内側縦束）
PPRF：paramedian pontine reticular formation
　　　（傍正中橋網様体）

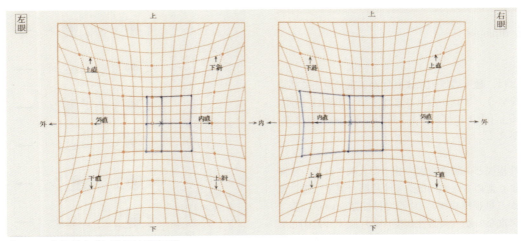

㉔ Hess赤緑検査（左外転神経麻痺）

査・眼窩CT・MRI，眼窩腫瘍を疑う場合には眼窩CT・MRIなど．

治療

原疾患の治療が優先される．眼位異常が残存し，日常生活に支障をきたす両眼性複視の場合や美容上の問題がある場合には，斜視手術が検討される．わずかな眼位異常での両眼性複視が残存する場合にはプリズム眼鏡なども検討される．

（田中克明，梯　彰弘）

難聴 hearing impairment，耳鳴 tinnitus

難聴

概念

聴覚は音響の受容から認知までの機構と機能およびそれを通じて生じる感覚である．聴覚障害は聴覚機能異常の総称であり，聴力障害（難聴），聴覚過敏，耳鳴などがこれに含まれるが，聴覚障害は，一般的には聴力障害（難聴）のことをいう．難聴とは聴力が低下した状態のことであり，聴覚の諸機能の感度や精度が若年（18〜30歳）健聴者の聴覚閾値の最頻値（0 dB）よりも劣っている状態をいう．

分類

聴力障害は，障害部位，難聴の程度，聴力型，発症時期によりさまざまに分類される．

障害部位による分類

音は外耳道から入り，鼓膜，耳小骨（伝音器）を経由して内耳に伝えられるが，この間，耳介，外耳道，耳小骨連鎖により増幅される．蝸牛のCorti器の有毛細胞（外有毛細胞にも増幅作用がある）で電気信号に変換された情報は蝸牛神経を伝わって脳幹に入り，中枢聴覚伝導路を経て大脳皮質Heschl回の一次聴覚野に伝えられ，感知される（㉕）．

難聴は障害部位によって伝音難聴，感音難聴，混合性難聴に大別され（㉖），感音難聴はさらに内耳性難聴，後迷路性難聴に分類される．後迷路性難聴はさらに（末梢）神経性難聴，脳幹性難聴，皮質性難聴に分けられる．

伝音難聴は外耳から中耳までの伝音器が障害されて生じる難聴であり，気導聴力のみ障害され，骨導聴力は保たれる．感音難聴は内耳から一次聴覚野に達する経路のいずれかが障害されて生じる難聴であるが，その多くは有毛細胞の障害による内耳性難聴であり，気導聴力と骨導聴力は同じレベルで障害される．伝音難聴と感音難聴の両方が生じた場合は混合性難聴と呼ばれる（㉖）．気導聴力レベルと骨導聴力レベルの差は気骨聴差（air-bone gap）と呼ばれ，伝音器の障害による聴力障害の分を表す．

内耳性難聴では補充現象が認められ，後迷路性難聴では一過性閾値上昇（temporary threshold shift：TTS）がみられる．また，伝音難聴では語音聴取能の低下はみられないが，感音難聴では語音聴取能の低下を認めることがある．

難聴の程度による分類

会話音域の聴力レベルを目安とし，オージオグラム上500，1,000，2,000 Hzの平均聴力レベルが20 dB以上40 dB未満を軽度難聴，40 dB以上70 dB未満を中等度難聴，70 dB以上90 dB未満を高度難聴，90 dB以上100 dB未満を重度難聴，または社会的聾，100 dB以上を聾と大別する．純粋な伝音難聴は中等度難聴までの聴力レベルであり，高度難聴を示すことはない．また，平均聴力レベルが70 dB以上である場合，身体障害者手帳交付の対象となる．

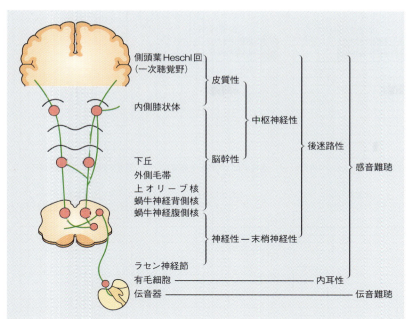

❷⓹ 障害部位による難聴の分類

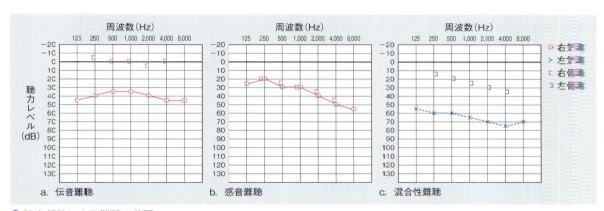

❷⓺ 障害部位による難聴の分類

聴力型による分類

純音聴力検査で得られたオージオグラムのパターン（聴力型）により，水平型，低音障害型，高音漸傾（斜降）型，高音急墜型，dip型，谷型，山型，聾型（全聾）などに分類される（❷⓻）．原因疾患により特定の聴力型を示すことが多く，たとえばMénière病の初期や急性低音障害型感音難聴では低音障害型，老人性難聴では高音漸傾型，薬物中毒の初期では高音急墜型，騒音性難聴の初期ではc^5-dip型（4,000Hzのみ聴力レベルが上昇），聴神経腫瘍では谷型が特徴的とされる．

発症時期による分類

聴力障害は，発症の時期により大きく先天性と後天性に分類される．先天性難聴は，さらに遺伝性難聴，胎生期・周産期難聴に分類され，後天性難聴はウイルス感染，薬物中毒，中耳炎，頭部外傷などの原因により分類される．

検査

聴覚障害の検査は標準純音聴力検査が基準となるが，その他の聴覚検査法も含めて所定のオージオメータが必要となる．伝音難聴か感音難聴かの診断は標準純音聴力検査でできる（❷⓺）が，語音聴力検査も重要である．また，内耳性難聴の診断にはABLB検査（alternate binaural loudness balance test）やSISI検査（short increment sensitivity index test）など補充現象の検査が必要となり，後迷路性難聴の診断にはTD（tone decay）検査や自記オージオメトリーによるTTSの検査なども必要となるので，難聴の詳しい診断には耳鼻咽喉科への紹介が必要となる．

しかし，音叉検査でも難聴の有無やおおよその程度および伝音難聴か感音難聴かの診断はある程度可能で

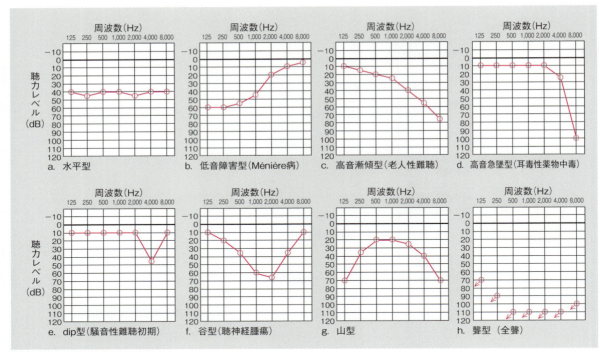

㉗ 聴力型による分類

㉘ 耳鳴の分類と原因疾患

耳鳴の分類		疾患
自覚的耳鳴	外耳性	鼓膜に接した毛髪，耳垢など
	中耳性	急性中耳炎，滲出性中耳炎，慢性中耳炎，耳硬化症，耳小骨連鎖離断，耳管狭窄症，耳管開放症
	内耳性	老人性難聴，突発性難聴，急性低音障害型感音難聴，Ménière 病，急性音響外傷，騒音性難聴，薬物性難聴 遺伝性難聴，外傷性内耳障害，その他の感音難聴
	中枢性	聴神経腫瘍，神経血管圧迫症候群，頭蓋内血管・神経疾患 頭部外傷，心因性難聴，精神疾患
	頸性	頸部血管病変
他覚的耳鳴	血管性	頭部の動静脈瘻・動静脈奇形，動脈瘤，グロムス腫瘍 頸動脈狭窄，高位頸静脈球症，高血圧
	筋性	耳小骨筋攣縮（片側顔面けいれんによる），口蓋ミオクローヌス，顎関節症
	耳管性	耳管開放症，耳管機能障害

（岩崎 聡：耳鳴の原因疾患．JOHNS 2007；23：19 より．）

あるので，Rinne 法，Weber 法などの音叉検査法を習得しておくとよい．特に Weber 法は，一側性難聴が伝音難聴か感音難聴かの判別に有用である．音叉を額中央に当て音が左右どちらに偏倚して聞こえるか答えさせる．伝音難聴であれば患側に，感音難聴であれば健側に偏倚して聞こえる．

初診時の注意点

- 発症時期のほかに，発症は突発的か・緩徐か，経過（進行性・変動性）などについて聞く．
- 耳漏・耳周囲の発疹・耳痛・めまいなど他の耳症状，中耳炎や手術の既往，頭部外傷，音響曝露，感染症，耳毒性薬物使用の有無についても聞く．
- 乳幼児や幼小児の場合，家族内の難聴者の有無，妊娠中の合併症（風疹，糖尿病など）や使用薬物の有無，出生時の状況（未熟児，Apgar 指数，新生児黄疸），外耳道・耳介，その他の奇形や神経症状（麻痺，けいれんなど）の有無について聞く．

耳鳴

概念

耳鳴とは外部音がないにもかかわらず音を知覚する異常聴覚現象である．言葉として知覚される場合は幻聴として区別される．耳鳴症例のほとんどは難聴を伴うが，外耳，中耳，内耳，中枢聴覚路のいずれの病変においても耳鳴を生じる可能性がある．血流音，筋の攣縮，関節音なども耳鳴の音源となることがある．耳鳴は外部音による遮蔽効果があるため，ほとんどの症例は夜間など静かな環境でより強く自覚する．

分類

耳鳴の原因疾患を障害部位別に分類したものを㉘に示す．耳鳴の大部分は患者しか知覚しない「自覚的耳鳴」であるが，患者以外の人にも聴取できる「他覚的

耳鳴」もまれに存在する.

検査

耳鳴の診断に聴力検査は必須である.難聴の種類(伝音性,感音性,混合性),左右差,聴力型が障害部位の判定に有用である.耳鳴検査には,ピッチ・マッチ法(耳鳴の周波数を調べる検査),ラウドネスバランス法(耳鳴の大きさを調べる検査),遮蔽検査(耳鳴の最小遮蔽レベルを調べる検査)があるが,オージオメータを要する.

拍動性耳鳴の場合,頸部圧迫(頸静脈血流の遮断)により減弱・消失するか否かをみる必要がある.また,他覚的耳鳴であることがあるので,外耳道に入れたオトスコープや,頸部や頭部に当てた聴診器により耳鳴音の聴取を試みる.防音室などできるだけ静かな部屋で行うとよい.

初診時の注意

●難聴・耳疾患の有無は必ず診ておく.
●不眠・ストレス・うつ傾向についてもチェックする.

めまい（眩暈）
vertigo, dizziness

概念

われわれの姿勢保持,歩行,運動などが円滑に行われるためには身体の平衡を保つための機構が必要であり,この機構に関与するものとして前庭系(耳石器,三半規管),視覚,深部知覚系(筋紡錘,Golgi 腱器官)がある.これらの系からの情報が脳幹網様体で統合されて,前庭反射などの反射経路を形成して身体平衡が維持されている.これらの器官や反射経路のいずれかに障害をきたすとめまいや平衡障害が起こる.

分類

めまい疾患は前庭系に障害のある前庭性めまいと非前庭性めまいに分けられ,前庭性めまいはさらに末梢性と中枢性に分類される(㉙).症例数としては末梢前庭性が多く,なかでも良性発作性頭位めまい症が最も多い(めまい症例の 60〜70 %ともいわれる).激しい回転性めまいは,良性発作性頭位めまい症,Ménière 病,前庭神経炎,突発性難聴などの末梢前庭性疾患でみられるが,Wallenberg 症候群,小脳・脳

㉙ めまい疾患の分類

前庭性	末梢性	炎症性	内耳炎,内耳梅毒,Ramsey Hunt 症候群,中耳炎続発(真珠腫など)
		循環障害	内耳出血,内耳循環障害
		腫瘍性	聴神経腫瘍,頸静脈球腫瘍,転移性側頭骨腫瘍
		外傷性	迷路振盪症,側頭骨骨折,外リンパ瘻
		中毒性	アミノグリコシド系抗菌薬,抗癌薬,利尿薬
		先天性	内耳奇形,先天聾,前庭水管拡大症,上半規管裂隙症候群
		その他	良性発作性頭位めまい症,Ménière 病,前庭神経炎,突発性難聴,遅発性内リンパ水腫,動揺病(乗り物酔い)
	中枢性	炎症性	脳幹性髄膜炎,脳炎
		血管障害	椎骨脳底動脈循環不全,一過性脳虚血発作,小脳・脳幹の出血・梗塞(Wallenberg 症候群など),くも膜下出血
		腫瘍性	小脳橋角部腫瘍(聴神経腫瘍など),小脳・脳幹腫瘍,原発性・転移性脳腫瘍
		外傷性	外傷性頸症候群,外傷性脳幹障害,慢性硬膜下血腫
		中毒性	有機水銀,アルコール,シンナー,アレビアチン®
		先天性	Arnold-Chiari 症候群,頭蓋底陥入症,先天性眼振
		その他	片頭痛,神経血管圧迫症候群,脊髄小脳変性症,多発性硬化症,低髄液圧症候群(脳脊髄液減少症),間脳性てんかん
非前庭性	循環器疾患		不整脈,高血圧,低血圧,起立性調節障害,心不全,大動脈炎症候群,鎖骨下動脈盗血症候群
	血液疾患		貧血
	代謝疾患		低血糖
	心療内科・精神科疾患		心身症,不安神経症,仮面うつ病,パニック障害,過換気症候群
	眼疾患		視覚屈折異常,視覚調節異常,外眼筋麻痺,眼振症(先天性,弱視性),Cogan 症候群,Vogt-小柳-原田病
	整形外科疾患		外傷性頸症候群,頸性めまい(変形性頸椎症,Powers 症候群,Bow Hunter 症候群など),脊柱側彎症
	婦人科疾患		更年期障害,月経随伴症,妊娠時不定愁訴

(青柳 優：めまいの診断手順.*ENTONI* 2008：87：1 より改変.)

幹梗塞など中枢前庭性疾患でも起こる.

診断

めまいの診断には問診と眼振検査や聴力検査を含む神経学的検査所見が重要である．問診では①時間的推移（突発性，持続性，一過性，単発性，反復性など），②性状（回転性〈vertigo〉，浮動感・動揺感・不安定感など〈dizziness〉，眼前暗黒感），③誘因（頭部運動時，起立時など），④耳漏・難聴・耳鳴などの蝸牛症状・耳症状，⑤他の随伴症状，特に脳神経症状（頭痛，四肢麻痺，顔面神経麻痺，知覚障害，複視，構音障害，言語障害，小脳症状，精神症状など），⑥全身的要因（高血圧，心疾患，糖尿病，生活習慣など），⑦服用薬物（降圧薬，冠血管拡張薬，向精神薬，耳毒性薬物など）について十分に情報収集を行う．

眼振所見としては，注視眼振，Frenzel 眼鏡下での自発眼振，頭振眼振検査，頭位眼振検査，頭位変換眼振検査が重要である．末梢前庭障害例における眼振は Frenzel 眼鏡下（遮眼）で強く，注視下に抑制される．逆に Frenzel 眼鏡下に眼振を認めず，左右注視方向性注視眼振を認める場合，ほとんどは中枢性めまいである．良性発作性頭位めまい症の診断には頭位眼振検査および頭位変換眼振検査所見が決め手となる．

中枢性めまいの診断には CT や MRI が不可欠であるが，MRI のほうがより有用である．めまい患者に対して MRI を施行する目安として ABCD² スコア（**30**）の利用を推奨する．合計点数が 4 点以上の場合 MRI の適応となる．

初診時の注意

- 最も重要なことは，脳梗塞や脳出血などの「危険なめまい」を見逃さないことである．
- そのためには，四肢麻痺，知覚障害，複視，小脳症状，言語・構音障害など脳神経症状（随伴症状）の把握が重要である．
- 画像診断は中枢性めまいの診断に必須ではあるが，所見を過信してはならない．

（青柳　優）

● 文献

1) 切替一郎ほか：新耳鼻咽喉科学，改訂 10 版．東京：南山堂；2004．p.50.
2) 立木　孝：聴覚検査の実際，改訂 2 版．東京：南山堂；2004．p.11.
3) 森満　保：イラスト耳鼻咽喉科，第 3 版．東京：文光堂；2004．p.42.
4) 青柳　優：めまいの診断手順．*ENTONI* 2008；87：1.
5) 岩崎　聡：耳鳴の原因疾患．*JOHNS* 2007；23：19.

嗅覚障害 smell disturbance

概念

嗅覚障害は，においの感じ方が弱い（嗅覚低下），においをまったく感じない（嗅覚脱失）などの量的障害と，本来のにおいと異なって感じる，どのにおいを嗅いでも同じに感じる，においがないところでもにおいを感じるなどの異嗅症に代表される質的障害とに分けられる．患者の大部分は量的障害であり，質的障害は量的障害に伴う随伴症状として生じることが多く，質的障害単独で受診する患者は少ない．

病態生理

においは空気中を漂う分子であり，鼻孔から吸い込まれたにおい分子が，鼻腔最深部の嗅粘膜で嗅神経の受容体と反応することにより電気信号へと変化する．嗅神経軸索は頭蓋内で嗅球とシナプス結合しており，嗅球からさらに中枢へと伝わり最終的には眼窩前頭皮質で認識される．この経路のどの部位の障害によっても嗅覚障害が生じる．**31**に嗅覚障害の分類ならびに障害部位と主な原因疾患を示す．

原因のなかで最も多いのは，慢性副鼻腔炎による気導性嗅覚障害であり，次いで感冒後嗅覚障害，頭部外

30 ABCD² スコア

A	Age（年齢）	＞60 歳	1 点
B	Blood pressure（血圧）	収縮期＞140 mmHg	1 点
		拡張期＞90 mmHg	2 点
C	Clinical feature（臨床像）	片麻痺	1 点
		言語障害	
D	Diabetes mellitus（糖尿病）		1 点
	Duration（症状の持続時間）	10～59 分	1 点
		60 分以上	2 点

合計点数 4 点以上は MRI の適応となる．

31 嗅覚障害の分類と原因疾患

分類	障害部位	原因疾患
気導性嗅覚障害	鼻腔	慢性副鼻腔炎 アレルギー性鼻炎 鼻中隔彎曲症 鼻副鼻腔腫瘍
嗅神経性嗅覚障害	嗅粘膜（嗅神経）	感冒後 薬物性
	嗅神経軸索	頭部顔面外傷
中枢性嗅覚障害	嗅球，大脳	頭部顔面外傷 脳腫瘍 頭蓋内手術 神経変性疾患 　Alzheimer 病 　Parkinson 病 Kallmann 症候群

傷性嗅覚障害と続き，これらが三大原因である．また，原因のわからない嗅覚障害も比較的多く，その多くは加齢による低下が考えられる．

鑑別診断

原因により治療法も予後も異なるため，原因を追究することが重要である．慢性副鼻腔炎による嗅覚障害では，鼻腔内の観察が重要である．特に嗅粘膜が存在する嗅裂部は鼻腔の後上方の鼻中隔と上鼻甲介の間に位置するため，内視鏡やCTを用いた観察が有用である．また，鼻副鼻腔疾患による気導性嗅覚障害では，一般の嗅覚検査でにおいを感じなくとも，静脈性嗅覚検査（アリナミンテスト）でにおいを感じることがあり，このような場合は適切な治療で嗅覚が回復することが多く，改善率は約80％である．

感冒後嗅覚障害では，鼻腔も含めてすべての嗅覚路に形態学的異常を認めないことが特徴である．中枢性疾患の鑑別のためにMRIを行う．感冒罹患後の嗅覚障害の改善率は約70％であるが，改善まで月単位の時間を要する．外傷性嗅覚障害は障害部位が鼻腔内，嗅神経，嗅覚中枢とさまざまであるが，総じて改善率の低い場合が多い．部位診断にはCT，MRIが有効である．

Alzheimer病やParkinson病など神経変性疾患の初期症状としても嗅覚障害が現れることがあり，念頭におく必要がある．また，まれではあるが，先天性嗅覚障害の一つとしてKallmann症候群がある．低ゴナドトロピン性性腺機能不全を合併する先天異常である．薬剤性ならびに中毒性嗅覚障害も少なからずあり，既往歴，治療歴，職業歴の聴取も原因を推測するうえで重要である．

初診時の注意点

- 原因によっては予後良好な場合もあり，十分な原因精査を行うことなく治らないと告げることは避けるべきである．
- 嗅覚障害患者の半数に味覚障害を合併する．これは風味障害によるものである．
- においがわからないと，食品の腐敗，ガス漏れ，煙の発生に気づきにくいため，注意を促す．
- 高齢者などでは，嗅覚低下に気づいていないことが多いため注意が必要である．

(三輪高喜)

● 文献

1) 三輪高喜：嗅覚障害．匂いと香りの科学．東京：朝倉書店；2017. p.226.
2) 三輪高喜ほか：ヒトの嗅覚器の構造と組織．アロマサイエンスシリーズ21 においの受容．東京：フレグランスジャーナル社；2002. p.51.

3) 日本鼻科学会嗅覚障害診療ガイドライン作成委員会：嗅覚障害診療ガイドライン．日本鼻科学会雑誌2017 55：487.

鼻出血 epistaxis

概念

鼻出血患者は夜間に救急患者として来院することも多く，プライマリケアとしてすべての医師に簡単な処置が要求される症状である．鼻出血全体の年齢分布は20歳以下の若年者に多くみられるが，入院治療を必要とする重症例についてみると，40歳以上の中高年者に多い．男女比は男性が女性の2倍多い．左右差はないが，鼻中隔彎曲の突側に多発する（狭いので物的な刺激を受けやすい）．季節的には，気温が低く乾燥している冬季に多い．

治療の基本は出血部位の圧迫止血であり，重症例では静脈確保やショックの予防など全身管理を必要とすることもある．

鼻出血の大部分は鼻中隔前部のKiesselbach部位からの出血であり，外鼻孔への綿栓と鼻翼の圧迫だけで容易に止血できることが多いが，鼻腔後方からの出血の場合には耳鼻咽喉科医でも止血に苦慮する．近年，内視鏡や凝固機器の発達で深部からの出血でも出血点を確認し，一期的な凝固止血が可能になり，ガーゼタンポンやベロックタンポンを挿入することは少なくなった．

病態生理

鼻粘膜は吸気の加温・加湿機能のため，薄い粘膜下に豊富な血管が存在している．さらに，粘膜の下には硬い骨や軟骨が存在するので損傷を受けやすく，出血した場合には鉗子や結紮の自由がきかず，圧迫や電気凝固で止血せざるをえない．

鼻腔（鼻腔側壁と鼻中隔）の動脈系は下2/3に外頸動脈系（蝶口蓋動脈からの中隔後鼻枝，大口蓋動脈，上唇動脈）が分布し，上1/3は内頸動脈系（眼動脈からの前篩骨動脈と後篩骨動脈）が分布している❸❸．この両動脈系は吻合をしているが，特に鼻中隔前下のKiesselbach部位は密な血管叢をなしている．この部位は指で鼻をほじる，鼻をかむなどの刺激で出血を起こしやすい．鼻出血の約80％はこの部位からの出血である❸❸．

鑑別診断

鼻出血以外に鼻や口から出血する病態として頭部や胸部の外傷により気管や肺から出血する場合，あるいは食道静脈瘤からの出血で咽頭に血液が逆流し，鼻や口から血液が流れ出ることがある．それ以外にも鼻

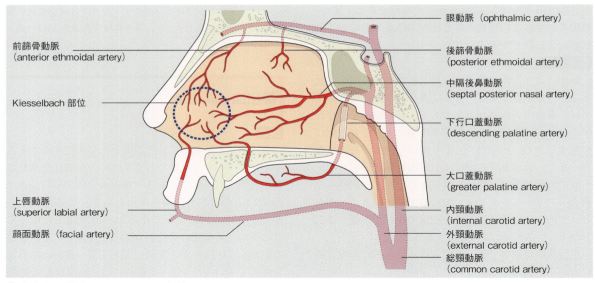

❷ 鼻中隔の動脈と Kiesselbach 部位

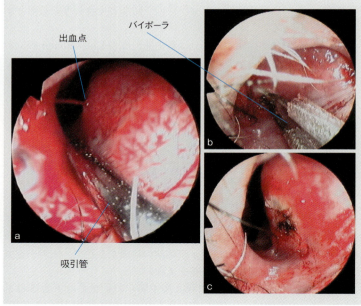

❸ Kiesselbach 部位からの出血
a. Kiesselbach 部位からの出血．
b. バイポーラで電気凝固．
c. 止血後の創部．

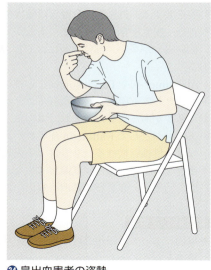

❹ 鼻出血患者の姿勢

出血の原因となる疾患はさまざまである．これらは局所的なものと全身的なものに大別される．
　局所的な原因としては
①鼻前庭炎，急性鼻炎，真菌症，アレルギー性鼻炎などの炎症性疾患
②鼻茸，乳頭腫，血瘤腫，血管腫などの良性腫瘍
③悪性リンパ腫，癌腫などの悪性腫瘍
④鼻中隔彎曲症などの形態異常

それに異物，外傷などである．
　全身的な原因としては血友病，悪性貧血，紫斑病，Osler 病，von Willebrand 病，白血病，DIC などの血液疾患，動脈硬化症，高血圧，心房中隔欠損症，虚血性心疾患などの循環器疾患，肝硬変，肝細胞癌などの消化器疾患，それに月経，妊娠時の鼻粘膜うっ血，人工透析，抗凝固薬内服中の患者などである．

治療
　まず出血している鼻腔側に 4％キシロカイン液と 5,000 倍アドレナリン液を浸した 8 列ガーゼを挿入する．体位は座位（頭を高くすることで頭部への血流を減らす）で，両鼻翼を押さえて下方を向かせ口呼吸を

させる（**㉞**）．上方は向かせない（血液がのどにまわらないようにする）．

座位が困難な場合には側臥位に寝かせる．仰向けは血液がのどに流れ込むため不可．

初診時の注意点

● 全身状態のチェック（バイタルサイン，貧血の有無，意識レベルなど）．

● 左右どちらか，出血は鼻からが多いか口にまわるほうが多いか（出血部位が鼻腔の前方か後方かの予測），いつからどのくらい出ているか（全体の出血量の予測），などの問診．多量出血の場合は補液，輸血を考慮する．

● 既往歴の確認（出血傾向のある疾患，抗凝固薬の内服の有無など）．

● 患者や家族を落ち着かせ，自分も落ち着く．鼻出血で死亡することはまずない．あったとしても失血ではなく血液がのどにつまっての窒息である．

（柳 清）

鼻漏 rhinorrhea，咽頭痛 pharyngodynia

鼻漏

概念

鼻副鼻腔粘液の量の過剰や性状が変わった場合を鼻漏という．

原因・頻度

鼻漏は，一般診療において感冒やアレルギー性鼻炎の症状として一般医，小児科医が診察する機会が多い症状である．鼻漏はその性状によって**㉟**のように分類され，ある程度の疾患が推定される．最も多いのは，感冒あるいはアレルギー性鼻炎による水様性鼻漏である．次いで慢性副鼻腔炎による粘性鼻漏（後鼻漏），急性副鼻腔炎の膿性鼻漏（後鼻漏）である．悪性腫瘍にみられる悪臭を伴う血性鼻漏は，頻度は低いが重篤なため注意が必要である．

鼻腔異物は悪臭を伴う膿性鼻漏が特徴的である．

診断

前鼻鏡やファイバースコープによる視診は簡便で有用である．鼻汁の細菌検査は抗菌薬の選択に，好酸球検査はアレルギー性鼻炎の診断に有益である．副鼻腔炎の有無は副鼻腔X線撮影が，真菌症や腫瘍の場合にはCTが必要である．きわめてまれであるが髄液鼻漏が疑われる場合は，尿糖検出スティックで陽性かどうかを確認し，漏出部位特定のため頭蓋底の画像検査を行う．

治療

㉟ 鼻漏の性状と原因疾患

1. 水様性（漿液性）鼻漏	アレルギー性鼻炎，急性カタル性鼻炎，鼻性髄液漏
2. 粘性鼻漏	慢性副鼻腔炎
3. 膿性鼻漏	慢性副鼻腔炎急性増悪，急性副鼻腔炎，鼻副鼻腔真菌症急性増悪，鼻腔異物
4. 血性鼻漏	腫瘍（悪性）
5. 悪臭を伴う鼻漏	腫瘍（悪性），副鼻腔真菌症，鼻腔異物

㊱ 咽頭痛の原因疾患

1. 感染症，炎症	咽頭炎，喉頭炎，扁桃炎，扁桃周囲膿瘍，咽後膿瘍，急性喉頭蓋炎，EBウイルス感染症，咽頭クラミジア，咽喉頭結核，頸部リンパ節炎，亜急性甲状腺炎，Behçet病
2. 外傷，異物	咽頭外傷，喉頭外傷，咽喉頭熱傷，化学物質や有毒ガスの誤飲・誤吸入，咽喉頭異物（魚骨，義歯など）
3. 腫瘍性疾患	中咽頭癌，下咽頭癌，喉頭癌，舌癌，甲状腺癌
4. 神経痛	舌咽神経痛，三叉神経痛
5. その他	狭心症，心筋梗塞の関連痛，形態異常（茎状突起過長症），心因症などの精神科疾患

原因疾患に応じた治療が必要である．感冒による急性鼻炎には抗ヒスタミン薬が含有されている抗感冒薬が，アレルギー性鼻炎には抗アレルギー薬治療を，慢性副鼻腔炎は粘液調整・溶解薬，消炎酵素薬，ネブライザー吸入が，急性副鼻腔炎や慢性副鼻腔炎急性増悪では抗菌薬の投与が必要である．真菌症では抗真菌薬の局所および全身投与で難治の場合に外科的療法が要求される．上顎癌では手術，放射線療法，化学療法が適宜行われる．

鼻内異物を取る場合，誤って後方に落として気管異物になることがあるので注意しなければならない．

初診時の注意点

● 重篤な疾患の徴候である血性鼻漏あるいは悪臭を伴う鼻漏には注意が必要である．

咽頭痛

概念

咽頭痛は日常診療で遭遇することの多い症状で，炎症によるものが最も多いが，そのほかに腫瘍，異物，外傷，神経性あるいは心血管疾患，甲状腺疾患など咽頭周辺疾患も含め原因は多岐にわたる．

原因・頻度

咽頭痛の原因は，**㊱**に示された通りである．一般診療で最も多いのは，感冒によるウイルス性急性咽頭炎である．次に多いのは細菌性急性扁桃炎である．痛み

が激しく，開口障害，口臭のある場合は，扁桃周囲膿瘍を疑い，耳鼻咽喉科医へ紹介すべきである（㊲）．必要に応じて膿瘍切開術が要求される．そのほかの原因のなかには，頻度は高くないが，生命予後にかかわる疾患もあるので，専門医による診察が望ましい．

診断

問診は痛みの程度や症状が起きたときのエピソードなど，診断・治療のうえで重要である．視診は得られる情報が多く，通常は感冒のことが多いので咽頭粘膜の発赤や腫脹がみられる．直接視診で見えない喉頭や下咽頭は間接喉頭鏡やファイバースコープで観察する．特に，高熱で激しい咽頭痛のわりに咽頭所見が乏しい場合は，急激な呼吸困難をきたす可能性のある急性喉頭蓋炎を疑い，早い段階で専門医に喉頭所見を確認してもらうことが大切である．急性感染症の場合は，血液で白血球数，血液像，CRP，肝機能などの検査も重要である．そのほか，CT，MRI検査も必要となる．

治療

原因疾患に合わせた治療が必要となるが，一般的な原因である急性咽頭炎・扁桃炎では，局所は含嗽，トローチ，頸部冷罨，内服は消炎酵素薬，消炎鎮痛薬を，細菌性が疑われる場合は抗菌薬を投与する．

初診時の注意点

● 激烈な咽頭痛のわりに咽頭の炎症所見が乏しいときは，窒息という切迫した情況をきたしやすい急性喉頭蓋炎を見逃してはならないので，専門医の診察依頼と早急な気道確保の準備が大切である．

（内藤健晴）

●文献

1) 内藤健晴：後鼻漏と慢性咳嗽．喘息．2007；20：37.
2) 内藤健晴：急性扁桃炎の診断と治療．JOHNS 2004；20：690.
3) 内藤健晴ほか：喉頭．野村恭也ほか（編）．CLIENT 21―21世紀・耳鼻咽喉科領域の臨床 19 感染症．東京：中山書店；2000．p.308．

味覚障害 taste disorders

概念

味覚障害はQOLに深く関係し，特に高齢者で頻度が高い．わが国の超高齢社会を背景に，高齢者の味覚障害は単なる感覚障害だけではなく，生きる意欲を低下させ，食欲低下，摂取量低下から低栄養を招く可能性があるため，その適切な対応はますます重要になっている．

病因

原因は亜鉛欠乏性，薬剤性，口腔疾患，全身性，心因性，風味障害（嗅覚障害），感冒後，医原性など多岐にわたるが，原因を特定できない特発性の割合も多い．

亜鉛欠乏性味覚障害

味蕾は亜鉛が豊富に含まれているため，亜鉛の欠乏は味蕾のターンオーバーを延長させ味覚受容体の機能低下から味覚障害を起こす．一般に血清亜鉛値が70μg/dL未満で，ほかに味覚障害の原因や誘因が明らかでないものが該当する．

薬剤性味覚障害

味覚障害を起こす可能性のある薬剤は200種以上とされ，高齢者では多種薬剤を服用しているため，高齢になるほど薬剤性の頻度は高くなるが，実際にその因果関係を明確に示すのは困難である．

口腔疾患性味覚障害

口腔乾燥は味物質の味蕾細胞への伝達障害を起こし，カンジダ症，舌炎，舌苔は舌乳頭の味蕾細胞を障害するため，高齢者での頻度は少なくない．

心因性味覚障害

発症や経過中に心理社会的因子が明らかに関与している場合．初診時の段階から明らかな心因性が疑われる症例よりも，原因が明らかでない症例に対し，抗不安薬や抗うつ薬で軽快することで，結果的に心因性と考えられる症例のほうが多い．

臨床症状

味覚障害の患者は「味がわかりにくい」，「味を感じない」，「いつも口の中が苦い」，「塩味だけを感じない」，「おいしくない」などさまざまな訴えをするが，頻度的には味覚減退と自発性異常味覚が多い．自発性異常味覚は味覚を刺激するような味物質が口内にないにもかかわらず特定の味を持続的に感じる状態である．その多くは食事中の味覚は正常である．その奇異な訴え

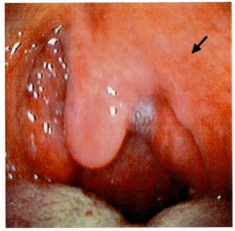

㊲ 左扁桃周囲膿瘍の咽頭所見
右に比べて左口蓋弓が著明に腫脹している（→）．

から，従来からうつなどの心因性の関与が指摘されてきたが，近年では口腔カンジダ症などの口腔疾患でも起こることがわかってきた．

検査・診断

医療面接
病悩期間（長い症例は治療に反応しにくい），発症時の状況（感冒，頭部外傷，中耳炎・扁桃炎・喉頭の手術既往，脳血管障害，薬剤の服用，心理的ストレスなど），常用薬剤，全身疾患（肝障害，腎障害，糖尿病，消化器疾患〈胃切除，胃食道逆流症などの既往〉など）の有無，随伴症状（嗅覚障害，舌痛，口腔乾燥など），食生活（偏食，ダイエット，冷凍食品・カップ麺・スナック菓子の嗜好），心理社会的因子．

口内診査
舌を中心に口内全体と鼻腔の診査を行う．

検査
①味覚機能検査：領域検査として鼓索・舌咽・大錐体の３つの神経領域の両側６か所を測定する目的で，電気味覚検査と濾紙ディスク検査がある．また，保険適応にはなっていないが口内全体で味わってもらい判定する全口腔法がある．
②血液検査：血液一般検査，亜鉛，銅，鉄，ビタミンB$_{12}$，必要に応じて血糖値，肝機能，腎機能を測定する．
③カンジダ培養検査．
④唾液分泌検査．
⑤心理テスト．

治療
味覚障害の治療は原因に基づいた治療法が選択される．
①薬剤性：原因薬剤の変更・中止と亜鉛補充療法．
②全身疾患：全身疾患の治療と亜鉛補充療法．
③口腔疾患：口腔疾患の治療・口腔ケア．
④風味障害（嗅覚障害）：耳鼻咽喉科紹介．
⑤医原性：原因別の治療．
⑥亜鉛欠乏性　亜鉛補充療法として主にポラプレジンク（プロマック®D錠）が投与され，最低３か月以上の投与が推奨されてきた．2017年3月から，ポラプレジンクより亜鉛の含有量が多い酢酸亜鉛水和物（ノベルジン®）が，低亜鉛血症の病名で使用できるようになったため，より短期間での味覚障害の改善が期待されている．また，亜鉛の含有量が多い食品とバランスのとれた食事をとるように食事・栄養指導を行うことも重要である．
⑦特発性と心因性：有効な治療法がなかったため，ほかの原因と同じく亜鉛補充療法が行われてきたが，効果が得られない症例も少なからず認められた．そのような症列に対し，漢方薬や抗不安薬，心因性の症例に対しては抗うつ薬なども用いられてきた．

高齢者の味覚障害は生活習慣病としての側面も有し，特に一人暮らしの高齢者では味覚の異常から食欲不振になり，低栄養，サルコペニア，介護へと負の連鎖が生じる場合がある．したがって，症例ごとに心理社会的因子を含めた全人的な対応が望まれる．

口腔症状 oral symptom

主な口腔症状には，疼痛，腫脹，口腔出血，骨露出，開口障害，咀嚼障害，嚥下障害，言語障害，味覚障害，口腔乾燥，口臭，白斑，色素沈着などがあるが，このなかで最も頻度の高い症状は疼痛で，主に歯痛，顎部の痛み，口腔粘膜の痛みに分けられる．

疼痛

歯痛（38）
①う蝕：う蝕が原因の場合，初期には摂食時や冷温時に誘発痛（冷温水痛，甘味痛）が患歯のみに生じ，刺激をとり除くと通常は治まる．歯肉が退縮して歯根表面が露出すると，う蝕がなくても知覚過敏による歯痛が起こることがある．
②歯髄炎：う蝕が進行すると刺激がなくても自発痛が生じ，高度の咬合痛が起こる．このまま放置すると，歯髄が壊死することで痛みは一時的に消失する．
③歯根膜炎：歯髄壊死の後，炎症が根尖孔から歯根膜に波及した場合で，歯の浮いた感じ，歯の挺出感が特徴的である．これ以後は，全身状態に応じて炎症は歯槽骨，顎骨へと波及していく．

顎部の痛み（38）
①歯槽骨炎：病変の主座が歯槽骨に限局している場合．慢性歯槽骨炎では，ほとんど自覚症状はないが生体の抵抗力の低下で急性化をきたし，急性症状を呈していたものが慢性に移行することを繰り返し，臨床経過は推移する．急性歯槽骨炎で，歯根尖部に膿瘍を形成する時期は，自発痛は激しく患歯の摂食痛，咬合痛のため食事は困難であるが，病巣の周囲に腫脹は認めない．病変の主座が歯槽骨を縦断し骨膜下に波及すると疼痛は軽減するが腫脹は著明になる．
②顎骨炎：歯槽骨炎からさらに全身状態が不良で抵抗力が低下している場合には顎骨炎に至る．病変の主座が骨膜にあれば顎骨骨膜炎，骨髄にあれば顎骨骨髄炎になる．蜂窩織炎は限局した膿を形成せず，膿が組織の間隙にびまん性に存在して疾患の進行が速く症状が重いものをいう．
③智歯周囲炎：う蝕を介する顎骨炎と異なり，智歯の萌出異常による歯冠周囲の軟組織の感染症で，歯膜と

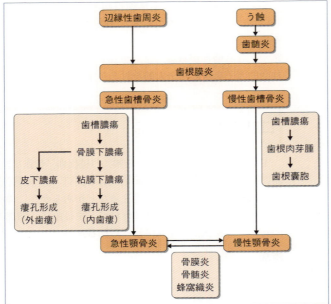

❸ 歯性炎症の進展経路
う蝕あるいは辺縁性歯周炎に継発する歯性感染症では，病変は歯根膜から歯槽骨，顎骨，隣接する周囲組織へと波及していく．
（古森孝英〈編〉：歯科衛生士講座　口腔外科学，第2版．京都；永末書店：2017．p.106.）

歯牙の間に食渣や細菌が入り込み清掃不良から不潔になり感染病巣をつくる．患歯側の顎の自発痛のほかに，開口障害，嚥下痛や周囲歯肉の発赤・腫脹が特徴である．
④その他：三叉神経痛では罹患側の顔部に発作性の電撃様疼痛が生じる．顎骨骨折や悪性腫瘍の神経浸潤による痛み，顎関節症で顎運動時の顎関節部周囲や咀嚼筋の痛み．唾液腺炎や唾石による唾仙痛，リンパ節炎など．

口腔粘膜の痛み
口腔粘膜疾患による粘膜上皮の紅斑・びらん，潰瘍，水疱などで接触痛，摂食痛が生じる．
①紅斑・びらんが主症状の疾患：カタル性口内炎，多形滲出性紅斑，全身性エリテマトーデス，Stevens-Johnson症候群（多形紅斑が広範囲に出現し，眼や口腔粘膜病変，および全身症状を伴う），口腔扁平苔癬（白色病変の周囲，内部に発赤やびらんを伴う），紅斑性カンジダ症，義歯性口内炎，貧血による舌炎（Plummer-Vinson症候群，Hunter舌炎）．
②潰瘍が主症状の疾患：外傷（褥瘡性潰瘍，Bednarアフタ，Riga-Fede病），アフタ性潰瘍（再発性アフタ，Behçet病，Crohn病，Sweet病）．
③水疱が主症状の疾患：ウイルス感染症（単純ヘルペス，帯状疱疹，ヘルパンギーナ，手足口病，麻疹），皮膚の水疱症（尋常性天疱瘡，粘膜類天疱瘡）．
④癌化学療法や放射線療法による口腔粘膜炎：殺細胞性の抗癌薬による粘膜炎は，抗癌薬投与開始後5～7日目から可動粘膜である非角化粘膜に紅斑が出現し，投与後2週頃をピークに潰瘍形成を認める．

⑤その他：特異性炎（梅毒，結核），慢性GVHD，舌痛症（burning mouth syndrome：BMS）は，安静時に舌のヒリヒリした表在性の痛みを訴えるが，舌には訴えに見合うだけの異常を認めず，摂食時には軽快する特徴を有する歯科心身症である．

腫脹
原因には炎症，囊胞，腫瘍，外傷，皮下出血，浮腫などがある．

炎症
急性炎症では疼痛や熱感を伴い急激に腫脹する．智歯周囲炎，顎骨骨膜炎，顎骨骨髄炎，口底炎，唾液腺炎，リンパ節炎などがある．

囊胞
①顎骨囊胞：炎症性囊胞と発育性囊胞があり，病変が小さいうちは，偶然X線検査でみつかることも多い．大きくなると顎骨は徐々に膨隆し，羊皮紙様感から波動を触知するようになるが，一般に無痛性である．
②軟組織囊胞：導管の損傷により生じる唾液の流出障害による囊胞を粘液囊胞（粘液瘤）といい，下唇に好発する．舌下腺由来で口底部に生じた大きな粘液囊胞を"がま腫"という．類皮囊胞，類表皮囊胞は口底正中部に好発する．

腫瘍
①歯原性腫瘍：歯を形成する組織に由来する顎骨内腫瘍で，エナメル上皮腫，歯牙腫，角化囊胞性歯原性腫瘍など．
②非歯原性腫瘍：良性腫瘍で粘膜に発生するものが多

い．乳頭腫，線維腫，血管腫，リンパ管腫，脂肪腫など．
③腫瘍類似疾患：エプーリス（歯肉腫），義歯性線維腫，フラビーガム，薬物性歯肉増殖症，外骨症（口蓋隆起，下顎隆起），線維性骨異形成症など．
④悪性腫瘍：口腔癌は，全癌の約1％で，癌腫が90％を占め，そのほとんどは扁平上皮癌である．部位別では舌が最も多く，次いで歯肉，口底，頬粘膜，硬口蓋の順である．

浮腫

口腔アレルギー症候群は，果物や野菜などの摂取により口唇や舌などに浮腫や紅斑，顔面の浮腫などを認める．

口腔出血

抜歯や口腔内手術後（特に抗凝固薬や抗血小板薬服用下では注意が必要），外傷，口内炎や悪性腫瘍の潰瘍面，辺縁性歯周炎の歯肉，血液・血管疾患による出血がある．

骨露出

薬物関連顎骨壊死（medication-related osteonecrosis of the jaw：MRONJ）：ビスホスホネート製剤やデノスマブ，血管新生阻害薬の治療歴があり口内に骨露出か口腔内外の瘻孔から骨が触知される状態が8週以上持続している場合と定義される．抜歯などの侵襲的歯科処置が契機の場合が多いが，自然発生することもある．今のところ，確立された治療法はないため予防が重視され，MRONJを起こす可能性のある薬剤を投与する前に歯科を受診させ，感染源の除去，口腔清掃指導を行い，投与中も定期受診することが推奨されている（㊴）．

放射線性顎骨壊死（osteoradionecrosis of the jaw：ORJ）：頭頸部領域の悪性腫瘍に対する放射線治療の晩期合併症．照射野の下顎抜歯が契機の場合が多く，抜歯窩治癒不全の骨露出部は腐骨化し痛みやしびれ，排膿が起こり，進行すると病的骨折を併発する．

開口障害

下顎の開口運動は舌骨上筋群と咀嚼筋の一部である外側翼突筋が関与し，閉口運動は外側翼突筋以外の咀嚼筋が関与している．これらの筋群と顎関節の調和で顎運動は行われるため，これらの障害により開口障害が生じる．開口障害は，関節性・炎症性・外傷性・腫瘍性・筋性・神経性・瘢痕性に分類される．

神経性開口障害：てんかん・破傷風・テタニーやヒステリーでは咀嚼筋に強直とけいれんが起こり，開口障害が生じる．

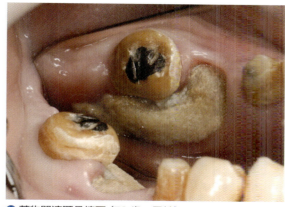

㊴ 薬物関連顎骨壊死（73歳，男性）
前立腺癌骨転移にてデノスマブ（ランマーク®）投与中に，右下顎第一大臼歯を抜歯した．その後，同部から舌側に骨が露出した．露出骨は腐骨化し，拡大傾向を示した．

咀嚼障害

咀嚼とは食物摂取して粉砕し，唾液と混和し食塊を形成するまでの一連の過程で，これらの運動をつかさどる器官や運動が障害されると咀嚼障害が生じる．咀嚼には，歯（義歯），咬む力（筋力），食物を認識する能力，口腔周囲の頬・舌・口唇の動き，唾液が必要である．

口腔乾燥

口の乾きを自覚している症状で，多くは口腔内の唾液が不足している状態である．唾液には口腔の保湿・潤滑・浄化，歯や粘膜の保護作用，食物の消化・味覚・緩衝作用，抗菌作用，創傷促進作用，再石灰化作用などがあり，唾液が不足すると多様な病態を引き起こす．

原因別では①唾液腺自体の機能障害，②神経性あるいは薬物性のもの，③全身性疾患あるいは代謝性のもの，の3つに分類される（㊵）．このうち，高齢者では多種薬物服用患者が多いため，薬物性の口腔乾燥症が特に問題になる．

口腔乾燥の自覚症状として，口渇，飲水切望感，唾液の粘稠感，口腔粘膜や口唇の乾燥感や疼痛，味覚異常，乾いた食物の嚥下困難が，他覚所見として，舌乳頭の萎縮による平滑舌や溝状舌，口腔粘膜の発赤，口角びらん，う蝕の多発，歯周病の増悪，歯や義歯の汚染，口臭がある．

口臭

呼気から発する臭いで，生理的口臭と病的口臭がある．口腔疾患由来の口臭の悪臭成分は，揮発性の硫黄化合物，硫化水素，メチルメルカプタン，ジメチルスルフィドなどで，その多くは嫌気性細菌の代謝産物で

⓵ 口腔乾燥症の分類

1. 唾液腺自体の機能障害によるもの
Sjögren 症候群
放射線性口腔乾燥症
加齢性口腔乾燥症
移植片対宿主病（GVHD）
サルコイドーシス
後天性免疫不全症候群（AIDS）
悪性リンパ腫
特発性口腔乾燥症
2. 神経性あるいは薬物性のもの
神経性口腔乾燥症
薬物性口腔乾燥症
3. 全身性疾患あるいは代謝性のもの
全身代謝性口腔乾燥症
蒸発性口腔乾燥症

注）心因性の場合は歯科心身症と診断し，口腔乾燥症には含めないものとする．
（中村誠司：ドライマウス基礎から臨床ドライマウスの分類と診断．日本口腔外科学会雑誌 2009；55：169．）

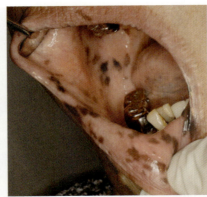
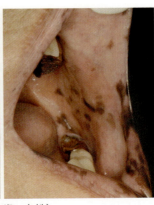

⓵ Laugier-Hunziker-Baran 症候群（82 歳，女性）
口唇，両側頬粘膜に多発性の黒色斑を認めたが，5 年前からの発症で家族内発症はなく，念のため大腸検査を行ったが異常なく，Peutz-Jeghers 症候群は否定された．爪の色素線条は認めなかった．

ある．

生理的口臭：起床時，空腹時などに，健常者のほとんどに発現する口臭．原因疾患がなく，口腔細菌が舌苔の蛋白を分解する際に発する口臭成分が原因である．
病的口臭：口腔内由来では，歯周病や口腔清掃不良で食物残渣や歯垢，高度の舌苔，進行した悪性腫瘍の壊死組織など．全身由来では高度の鼻炎，副鼻腔炎，胃炎や胃癌からのげっぷ，呼吸器疾患，糖尿病など．
食品由来口臭：アルコール，ニンニク，ニラ，タマネギの摂取で生じる．
自臭症：口臭を発していないにもかかわらず，周りから臭いと思われていると思い込み，他人の何気ない行動を自身の臭いから起こるものと関連づけ，日常生活を困難にしている歯科心身症．

白斑

白板症：前癌病変．口腔粘膜に生じた摩擦で除去できない白色の板状あるいは斑状の角化病変で，臨床的あるいは病理学的にほかのいかなる疾患にも分類されないもの．
口腔扁平苔癬：両側頬粘膜の網状白斑が典型像だが，ほかに線状，環状，斑状，丘疹状などの白斑を呈する場合がある．
ニコチン性口内炎：多量の喫煙により硬口蓋，軟口蓋，舌にニコチンが蓄積した白色病変．
偽膜性カンジダ症：白い苔状のものが口腔粘膜に付着し，容易にぬぐいとれる病変．

色素沈着

全身疾患に伴う色素沈着

① Addison 病：副腎皮質ホルモンの分泌低下で下垂体前葉からの ACTH や MSH 分泌が亢進し，これがメラノサイトを刺激して色素沈着をきたす．疲労感，体重減少で始まり，次第に全身の皮膚と口腔粘膜にびまん性暗褐色の色素沈着が生じる．
② Peutz-Jeghers 症候群：常染色体優性遺伝で口唇や口腔粘膜，四肢末端の黒褐色斑，消化管ポリポーシスを特徴とする．
③ von Recklinghausen 病：全身に多発する神経線維腫症．皮膚のカフェオレ斑，口腔粘膜のメラニン沈着，脊椎側彎症などが特徴である．
④ Albright 症候群：多骨性線維性骨異形成症，皮膚のカフェオレ斑，思春期早発症が三主徴で口腔粘膜にも黒色斑が発症する．

Laugier-Hunziker-Baran 症候群

Peutz-Jeghers 症候群との鑑別が問題になり，家族内発症がなく発症年齢が高く，約半数の症例で爪に色素線条を伴う所見が鑑別点になる（⓵）．

悪性黒色腫

メラノサイトに由来する悪性腫瘍．口腔粘膜の発生はまれであるが，そのなかでは，硬口蓋や歯肉に好発する．予後はきわめて不良で，早期に遠隔転移する．

その他

色素性母斑（メラノサイトの過誤腫的な増殖物），歯科用金属沈着による着色．

（山崎　裕）

● 文献

1) 池田　稔（編）：味覚障害の診療の手引き．東京：金原出

版：2012.
2)『重篤副作用疾患別対応マニュアル．薬物性味覚障害』
　　https://www.pmda.go.jp/files/000145452.pdf
3) 山崎　裕：味覚障害．老年医学（上）—基礎・臨床研究の
　　最新動向—．日本臨牀 2018；76：592.
4) 山根源之ほか（編）：口腔内科学．京都：永末書店；2018.
5) 草間幹夫（監）：全身疾患関連の口腔粘膜病変アトラス．
　　東京：医療文化社；2011.

嗄声　hoarseness

概念

音声には4つの属性（強弱，高低，音質，持続）があり，音質の異常を嗄声（させい）という．

病態生理

声帯は左右一対あり，その長さは男性が約20 mm，女性が約15 mmである．反回神経と上喉頭神経外枝によって支配される内喉頭筋の働きによって声門は開閉する．声帯は層構造を有し，これが振動体として特に重要となる．嗄声は，主として発声時における声帯振動の不規則性と声門閉鎖不全によって起こる．

嗄声は喉頭疾患において最も頻度の高い症状で，粗糙性（そう）嗄声，気息性嗄声，無力性嗄声，努力性嗄声の4つに分類される．粗糙性嗄声は雑音成分の多い，俗にいうがらがら声であり，声帯の比較的軟らかい腫脹や左右の質的不平等により声帯振動が不規則になって生じる．声帯炎や声帯ポリープがその代表例である．気息性嗄声は息もれ雑音の強いもので，片側性声帯麻痺（反回神経麻痺）のように発声時の声門閉鎖が十分でないときに認められる．無力性嗄声は音声がいかにも弱々しいもので，声帯が薄く質量が異常に小さいか緊張不全状態の際（加齢変化など）にみられる．努力性嗄声はその名の通り，いかにも無理して発声している状態や気張って発声しているもので，声帯が過緊張の状態（けいれん性発声障害）や硬い腫瘍が生じたとき（喉頭癌）に生じる．

鑑別診断

喉頭疾患の多くが主症状として嗄声をきたすが，その主なものを㊷に示す．外来における喉頭鏡検査によって診断がつく場合が多い．

先天性奇形は少ないが，致命的な疾患もある．喉頭異物はきわめてまれである．喉頭は頸部に固定されておらず，直接的な力を回避できること，外力に対して下顎骨で保護されることが多いことから，喉頭外傷もまれである．

急性喉頭炎を代表とする炎症性疾患が嗄声の原因と

㊷　嗄声をきたす主な喉頭疾患

先天性奇形	喉頭横隔膜症，先天性嚢胞
異物・外傷	
炎症性疾患	急性喉頭炎，慢性喉頭炎，喉頭結核
非腫瘍性腫瘤性病変	声帯ポリープ，声帯結節，ポリープ様声帯，声帯嚢胞
内分泌障害	
喉頭腫瘍	良性腫瘍：乳頭腫，血管腫，リンパ管腫，神経原性腫瘍
	悪性腫瘍：喉頭癌，悪性リンパ腫
声帯麻痺（反回神経麻痺）	

して最も頻度が高い．喉頭結核は減少したとはいえ喉頭癌との鑑別を含め，留意しなければならない疾患である．声帯ポリープは腫瘍ではなく，炎症性産物であるが，このように腫瘍ではないが腫瘤形成がみられる疾患を非腫瘍性腫瘤性病変と分類することが多い．内分泌障害では声変わり障害や性ホルモン投与による音声障害などがある．良性腫瘍で最も多いのは乳頭腫であるが，若年型では治療に難渋する場合が多い．声帯麻痺では，甲状腺癌，肺癌，大動脈瘤といった致命的な疾患がその原因となっていることが多く，その原因疾患の検索が嗄声の治療以前に問題となる．

初診時の注意点

● 問診の際に患者の声を実際によく聞く（嗄声の種類と程度が把握でき，喉頭病変の推察までがかなり可能となる）．
● 声の聴覚的印象を把握しながら，他の自覚症状（咽喉頭痛，咽喉頭異常感，嚥下障害の有無など）についても尋ねる．
● 喉頭疾患の多くは喫煙と密接な関係があり，喫煙習慣も必ず把握する必要がある．声の酷使の有無を知ることも大切である．

（久　育男）

● 文献

1) 久　育男：音声異常をどう診るか．*ENTONI* 2008；91：1.
2) 久　育男：症状からみた感染症の診断と治療—嗄声．*JOHNS* 2005；21：213.
3) 久　育男：嗄声．野村恭也ほか（編）．CLIENT 21—21世紀・耳鼻咽喉科領域の臨床 1，症候．東京：中山書店；1999．p.397.

4 呼吸器，循環器

咳（咳嗽）cough

概念

咳は気道内の異物排除を目的とした防御反射で，気道内の空気が爆発的に有声駆出されることと定義される．呼吸器疾患のなかだけでなく，患者の受診動機として最も頻度の高い症状である．

発症後3週間以内のものを急性咳嗽，3週間以上持続するものを持続性咳嗽，8週間以上持続するものを慢性咳嗽と定義する．また喀痰を伴う咳を湿性咳嗽，伴わない咳を乾性咳嗽と呼ぶ．

病態生理

気道の炎症や刺激物質の吸入によって，迷走神経に含まれる無髄神経であるC-ファイバーの受容体が刺激されると軸索反射によりサブスタンスPが放出され，迷走神経の有髄神経末端の咳受容体が刺激され，咳受容体からの求心性インパルスにより延髄の咳中枢が刺激され，咳反射が起こる．遠心性インパルスは呼気努力を引き起こし，声帯をはじめに閉じさせ，胸腔内圧が上昇したところで，声帯を開放し，咳として呼出させる．

サブスタンスPは加齢によって減少し，咳反射が減弱する．逆にサブスタンスPの分解酵素を阻害するアンジオテンシン変換酵素（ACE）阻害薬は，咳反射を亢進させることが知られている．

鑑別診断

急性咳嗽の原因を❶に示す．

急性咳嗽の原因として最も多いのは感染性咳嗽である．感染性咳嗽のなかでは上気道のウイルス感染の頻度が高く，多くは自然治癒する．細菌による感染性咳嗽では膿性痰を伴う湿性咳嗽が多いが，肺炎マイコプラズマ，肺炎クラミジア，百日咳，ウイルス感染では乾性咳嗽のことが多い．

持続性ないし慢性咳嗽の原因疾患を❷に示す．原因疾患の頻度は国によって異なることに注意する．鑑別

❶ 急性咳嗽の原因疾患

1. 胸部X線で異常を認める重要な疾患

a. 心臓血管系疾患：肺血栓塞栓症，うっ血性心不全
b. 感染症：肺炎，胸膜炎，肺結核
c. 悪性腫瘍：原発性・転移性肺腫瘍
d. 免疫アレルギー的機序：各種間質性肺疾患
e. 気胸

2. 胸部X線で異常を認めない場合のある感染性疾患

普通感冒，急性気管支炎，マイコプラズマ感染，クラミジア感染，百日咳，インフルエンザウイルス感染，慢性気道疾患急性増悪，急性副鼻腔炎，RSウイルス感染，ヒトメタニューモウイルス感染

3. 持続性・慢性咳嗽の初発期

気管支喘息，咳喘息，アトピー咳嗽，鼻副鼻腔炎，胃食道逆流，ACE阻害薬

4. 健常人ではまれな疾患

誤嚥，気道内異物

（日本呼吸器学会咳嗽に関するガイドライン作成委員会〈編〉：咳嗽に関するガイドライン．東京：日本呼吸器学会；2005.）

❷ 欧米とわが国における慢性咳嗽の原因疾患の頻度（%）

著者（報告年/国）	症例数	咳喘息/喘息	鼻炎/後鼻漏	GERD	COPD	アトピー咳嗽	感染後咳嗽	SBS	不明
Poe RH (1989, 米国)*1	139	33	28	6	4		11		12
O'Connell F (1994, 英国)	87	10	34	32			10		22
Niimi A (2004, 英国)	50	26	17	10					40
Fujimura M (2005, 日本)	248	36		2		29		17	
Matsumoto H (2007, 日本)*1	100	62		8		17	7	9	4
Yamasaki A (2010, 日本)	54	54		5	15	11	7		9
Niimi A (2013, 日本)*1	166	71		4	8	8	2	2	
Dabrowska (2015, Poland)*1	131	25	46	62		15*2			24（内その他が21%）
Watanabe K (2016, 日本)	111	46	2	2		5	14	1	30（内その他が19%）

*1：複数カウント
*2：non-asthmatic eosinophilic bronchitis

（日本呼吸器学会咳嗽ガイドライン2019作成委員会〈編〉：咳嗽ガイドライン2019．東京：日本呼吸器学会；2019.）

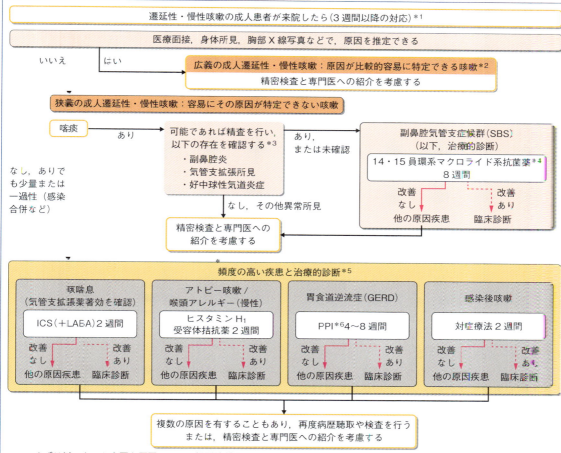

❸ 成人の遷延性慢性咳嗽の対応
(日本呼吸器学会咳嗽・喀痰のガイドライン2019作成委員会〈編〉:咳嗽・喀痰のガイドライン2019. 東京:日本呼吸器学会:2019)

のフローチャートを❸に示す．鑑別には病歴が最も重要で，そこから考えられる疾患に対する治療的診断が一般的である．すべての患者にACE阻害薬の使用歴と気道感染症状の先行の有無を尋ね，並存症状（後鼻漏，胃食道逆流，痰の有無）などを聞く．これにより薬剤による持続性・慢性咳嗽と副鼻腔気管支症候群を除外できれば，原因の多くは咳喘息，アトピー咳嗽，胃食道逆流，感染後咳嗽のいずれかである．

初診時の注意点

● 急性咳嗽の原因疾患は胸部X線において異常を示すものは重要な疾患が多く，これらを見逃さないことが大切である．

❹ Geckler の分類

グラム染色による顕微鏡的品質評価の代表．100 倍の倍率で評価する．Geckler 1～3 群は唾液の混入が多く，検査に適さない．通常は 4～6 群に該当する検体を細菌学的検査に用いる．6 群は侵襲的方法により無菌的に採取された検体ないし白血球減少患者に限り検査の対象となる．

群	細胞数/1 視野	
	扁平上皮細胞	白血球
6	< 25	< 25
5	< 10	> 25
4	10～25	> 25
3	> 25	> 25
2	> 25	10～25
1	> 25	< 10

● 持続性ないし慢性咳嗽の原因のうち胸部 X 線検査で異常を示すものは副鼻腔気管支症候群など限られたものであり，多くが乾性咳嗽を呈し，画像上の異常を示さず，また呼吸機能検査も正常のことが多い．

● 高齢者にみられる誤嚥性肺炎の多くはサブスタンス P の枯渇により咳を伴わず，睡眠中に起こる唾液の沈下による不顕性誤嚥による．一方で食事摂取時の誤嚥に伴う咳はいわゆる"むせ"として自覚される顕性誤嚥である．サブスタンス P の枯渇が進行すると"むせ"を伴わず誤嚥をきたしている場合が少なくない．

痰 sputum，血痰 bloody sputum，喀血 hemoptysis

概念

痰は上気道および下気道・肺胞のいずれかに由来する分泌液であり，その肉眼的性状により漿液性痰，粘液性痰，膿性痰に分類される．

気道からの出血が痰に混じたものを血痰，血液のみを喀出したものを喀血と呼ぶ．

病態生理

漿液性痰ないし粘液性痰は正常でも気道に存在する分泌腺により産生されており，気道粘膜の線毛運動により中枢へと運搬され，咽頭へと移動し嚥下反射により無意識のうちに嚥下されている．痰の産生が亢進するか嚥下能力の低下により，咳による痰の喀出が起こる．

粘液性痰が増加する病態として気道粘膜の炎症による粘液産生細胞の過形成・分泌亢進や痰中のムコ多糖類の組成変化，核酸の増加などがある．漿液性痰は肺胞毛細血管の静水圧の上昇や血管内皮の透過性亢進などによる肺胞腔ないし気道内への血漿成分の滲出の増加などでみられ，泡沫状を呈することが多い．

❺ 血痰，喀血の原因疾患

呼吸器疾患	感染性疾患：肺結核，非結核性抗酸菌症，肺真菌症，肺炎，肺膿瘍，肺吸虫症
	非感染性気道疾患：気管支拡張症，びまん性汎細気管支炎，急性および慢性気管支炎
	腫瘍性疾患：原発性および転移性肺癌，気管支腫瘍，カルチノイド
	嚢胞性疾患：肺分画症，肺嚢胞，肺リンパ脈管筋腫症
	血管病変：肺動静脈瘻，気管支動脈蔓状血管腫，大動脈炎症候群，肺梗塞，肺動脈瘤
	その他：特発性気道出血，気管支結石症，特発性肺ヘモジデローシス
その他の疾患	心疾患：弁膜症（僧帽弁狭窄症），大動脈瘤，左心不全（肺水腫）
	膠原病・血管炎：SLE，ANCA 関連血管炎，多発血管炎性肉芽腫症（Wegener 肉芽腫症），Goodpasture 症候群，Behçet 病
	血液疾患：白血病，紫斑病
	その他：月経随伴性出血，子宮内膜症，外傷，気道異物，医原性（気管支鏡，放射線治療，抗凝固薬）

（樫山鉄矢〈編〉：スーパーローテート各科研修シリーズ，呼吸器内科必修マニュアル．東京：羊土社：2005.）

膿性痰は好中球が多数滲出した痰で，通常，細菌感染により起こる．

上気道・下気道を問わず，どこからの出血でも血痰，喀血となる．

鑑別診断

胸部 X 線，喀痰検査（塗抹・培養，細胞診）は診断に必須である．必要に応じて CT，気管支鏡検査を併用する．

痰の肉眼的性状の評価に Müller and Jones の分類が用いられる．

① M1：唾液，完全な粘液性痰．
② M2：粘液の中に膿性部分が少量含まれる．
③ P1：膿が全体の 1/3 以下．
④ P2：膿が全体の 1/3～2/3．
⑤ P3：膿が全体の 2/3 以上．

粘液を主体とする M1，M2 をきたす原因としては慢性閉塞性肺疾患（chronic obstructive pulmonary disease：COPD），気管支拡張症，気管支喘息，かぜ症候群などの頻度が高い．漿液性痰の原因としては肺うっ血水腫や透過型肺水腫（成人呼吸促迫症候群〈ARDS〉），気管支漏（気管支喘息や細気管支肺胞上皮癌）などがある．

喀痰のグラム染色では同様に採取された痰の品質が重視される．広く用いられているものに Geckler 分類（❹）があり，100 倍の倍率での鏡検で唾液の混入の指標となる 1 視野あたりの上皮細胞数と，白血球数の組み合わせによる分類である．唾液の混入が少ない

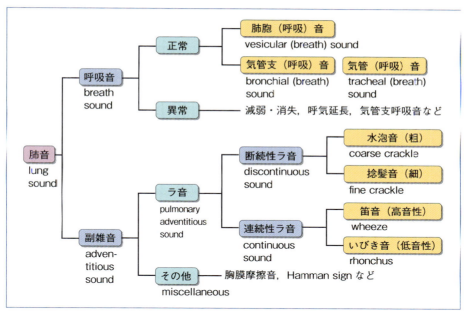

❻ 呼吸音の分類

Geckler 4～6群が細菌検査に適した検体とされている.

膿性痰は細菌性呼吸感染でみられる最もありふれた症状であるが，ウイルス感染による上気道炎（かぜ症候群）や，アレルギー性気管支肺アスペルギルス症などのアレルギー病態（多数の好酸球の滲出）でもみられることがある.

喀血は最初に上部消化管由来の吐血と区別をする. 喀血は咳とともに血液を喀出するもので鮮紅色，アルカリ性で泡沫状を呈し，吐血は嘔吐とともに吐出するもので，暗赤色で食物残渣を混じ，酸性で凝固しやすい. 血痰，喀血の原因疾患を❺に示す.

初診時の注意点
- 原因の多くは胸部X線画像で異常を示すが，気管支喘息，かぜ症候群，一部のCOPDでは有意の異常を示さない.
- M1，M2の痰は唾液の混入が多く，呼吸器感染症の診断には適さない.
- 血痰，喀血では原因診断も重要であるが，最初にバイタルサインの確認と出血量の把握を行い，24時間以内に200～600 mL以上の出血がみられる場合を生命に危険性の高い出血として対処する.
- 鼻腔，口腔からの出血が気道へ沈下し喀出される場合もあるので，鼻腔，口腔も必ず観察する.

喘鳴 stridor，呼吸副雑音 adventitious sound

概念
呼吸音の分類は国により異なっている. 現在，わが国で一般的に用いられている呼吸音の分類を❻に示す. 正常呼吸音には，気管音，気管支音，肺胞音がある. 呼吸音の異常は，本来，聞こえるべき正常呼吸音の減弱や消失と，本来，聞こえないはずの呼吸音（副雑音）が聴取されるものとに分けられる.

副雑音はラ音とその他の副雑音に大別され，ラ音は連続性ラ音と断続性ラ音に分類されている.

連続性ラ音には，
① wheeze（笛音）：高音で笛の音に似る持続性の音
② rhonchus（いびき音）：いびきのように低音の持続性の音

がある.

断続性ラ音には，
① coarse crackle（水泡音）：吸気，呼気の全時期に聞かれる低調なブツブツという音
② fine crackle（捻髪音）：吸気途中から吸気終末に聞かれる高調なチリチリ，バリバリという音（ベルクロラ音とも呼ばれる）

がある.

病態生理
① 気管音：上気道の生理的狭窄部を空気が流れるときに生ずる乱流によって発生する.
② 気管支音：気管音と肺胞音の中間に位置し，胸骨角

の左右，肩甲骨間など気管分岐部近くで聞かれる気道を空気が流れるときに生じる．
③肺胞音：空気が末梢気管支と肺胞に入ってくる際に生ずる音と考えられる．

ラ音のうちで wheeze と rhonchus は，下気道の狭窄の存在を示唆する所見であり，主に呼気時に聴取される．類似のものに stridor があるが，胸郭外気道の狭窄により生じ，吸気時，呼気時ともに聴取される．喘鳴は上記の wheeze と rhonchus, stridor を総称した呼称である．

coarse crackle は下気道，肺胞内に痰や血液など液体が貯留し，液体の内部を呼吸のガスが通過する際の，気泡が形成される音と考えられている．fine crackle は線維化などにより壁が硬くなった肺胞が吸気時に拡張する音と想定されている．

鑑別診断
wheeze と rhonchus は気管支喘息，COPD，びまん性汎細気管支炎など下気道狭窄をきたす病態で聴取される．stridor は上気道閉塞をきたすクループ，喉頭蓋炎や気道異物などで聴取される．

coarse crackle は喀痰や液体が気道内に貯留する病態であれば聴取され，代表としては慢性気管支炎，気管支拡張症，肺炎，肺水腫，気道出血などがあげられる．

fine crackle は間質性肺疾患（間質性肺炎，過敏性肺炎など）で広く聴取される．

うっ血性心不全では，気道の浮腫による wheeze ないし rhonchus と，気道・肺胞内の液体貯留による coarse crackle の両方が聴取される場合が少なくない．

初診時の注意点
● 安静呼吸では聴取されなくとも，連続性ラ音は強制呼出させたときに聴取されることがあり，この場合も胸骨角の左右と，肩甲間部で聴取しやすい．
● 気管支喘息の最も重篤な発作では，気道の完全な閉塞により wheeze や rhonchus は聴取されず，呼吸音は減弱する．

異常呼吸 abnormal breath

概念
異常呼吸という用語の明確な定義は存在しない．呼吸運動は，①呼吸数，②呼吸の深さ，③呼吸のリズムの3つの要素から成る．通常これらのいずれかが異常であるものを異常呼吸と呼び，主に視診により診断する．今日では睡眠時無呼吸（sleep apnea）までを含めることが多いが，「いびき」の項に詳述するのでそちらを参照されたい．
①頻呼吸：呼吸数の異常で，毎分25回以上の呼吸．

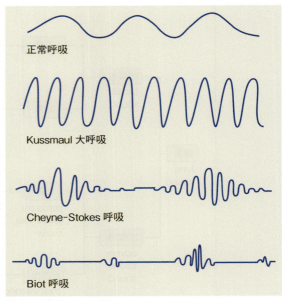

❼ 主な呼吸のタイプ

②徐呼吸：呼吸数の異常で，毎分9回以下の呼吸．
③減呼吸：呼吸の深さの異常で，浅い呼吸（1回換気量の減少）．
④過呼吸：呼吸の深さの異常で，深い呼吸（1回換気量の増加）．
⑤多呼吸：呼吸数と深さの異常で，速くて深い呼吸．
⑥Cheyne-Stokes 呼吸：呼吸リズムと深さの異常で，呼吸の深さが次第に増し，次に減少し無呼吸となり，これを周期的に繰り返す．
⑦Biot 呼吸：呼吸リズムの異常で不規則な呼吸．失調性呼吸とも呼ばれる．

病態生理
呼吸は脳幹の呼吸中枢への末梢性化学受容器と延髄の中枢性化学受容器，呼吸筋や肺血管・間質に存在する伸展受容器からの入力により調節されている．そのほかに意識的な調節を行う中枢が大脳皮質に存在する．これら呼吸中枢の機能障害，入力に対する呼吸中枢による代償機転として異常呼吸が起こる．主な呼吸のタイプを❼に示す．
①頻呼吸：発熱や興奮時にみられるほか，重症肺炎や ARDS などで低酸素血症に対する代償としてもみられる．
②徐呼吸：頭蓋内圧亢進や原発性肺胞低換気症候群（Ondine's curse〈オンディーヌの呪い〉）などの呼吸中枢の障害や睡眠薬・モルヒネなどの呼吸中枢を抑制する薬剤で認められる．
③減呼吸：肺結核後遺症などの拘束性障害をきたす肺疾患や，重症筋無力症や横隔神経麻痺などによる呼吸筋麻痺，呼吸中枢を抑制する薬剤などでみられる．

④過呼吸：貧血や甲状腺機能亢進症などで認められるが，多くは頻呼吸も伴う．

⑤多呼吸：運動時，高熱時など呼吸中枢の刺激でみられるが，精神的ストレスによる意識的な呼吸中枢への刺激でも認められ過換気症候群と呼ばれる．糖尿病性ケトアシドーシスや尿毒症などの代謝性アシドーシスに対する呼吸性代償として起こる場合には Kussmaul 大呼吸と呼ばれる．

⑥ Cheyne-Stokes 呼吸：大脳半球深部や間脳などの中枢神経系の障害のほか，尿毒症，心不全患者でみられることがある．心不全患者では肺から化学受容器までの血液循環時間の延長による呼吸調節障害が考えられている．かつては予後を示す指標と考えられていたが，今日では睡眠中の乳幼児や高齢者には珍しくないことが知られている．

⑦ Biot 呼吸：延髄の呼吸中枢の障害による生命的に危険な徴候である．

鑑別診断

異常呼吸は複数の異常を認める場合が多い．たとえば肺結核後遺症や呼吸筋麻痺などによる減呼吸に対する代償としての頻呼吸や，呼吸中枢抑制作用を有する薬剤による徐呼吸と減呼吸の並存などである．異常呼吸は原因となる病態を探るうえでの重要な手掛かりとなり，診断には一般的な身体所見のほかに多呼吸の患者では呼気のアセトン臭（ケトアシドーシス）や尿臭（尿毒症）なども参考となる．一般臨床検査では血液検査や動脈血ガス分析，胸部画像診断，心電図，呼吸機能検査などを併用することが多く，重症筋無力症ではテンシロンテストや，血清抗アセチルコリン受容体抗体や抗 MuSK（muscle specific kinase）抗体の測定，呼吸リズムの異常を伴う場合は中枢神経障害を基礎に有する場合があるため頭部 CT や MRI を考慮する．

初診時の注意点

- 呼吸リズムの異常を伴う場合には重篤な原疾患の可能性を考え，中枢神経系および循環器系を中心に評価を行う
- 換気量の増加あるいは低下を最も確実に把握する方法は，動脈血の PCO_2 である．パルスオキシメトリーによる酸素飽和度（SpO_2）測定だけではなく，動脈血ガス分析を施行する．

息切れ breathlessness，呼吸困難 dyspnea，呼吸促迫 respiratory distress

概念

呼吸困難は呼吸を行ううえでの苦痛，不快感，努力感を表す自覚症状で，訴えは「息苦しい」，「息が切れる」，「息が吸えない」，「空気が入ってこない」，「酸素

❽ 呼吸困難を自覚させる主な因子

1. 生理学的因子
   1）呼吸に関連
      ①呼吸中枢への刺激の増大
      ②呼吸筋仕事量の増大
      ③ガス交換障害
   2）心血管系に由来
      ①心筋虚血
      ②貧血
      ③deconditioning（正常な心肺機能を有していても，身体運動量の増大に見合った心拍出量や換気量を増大させることが十分にできない状態）
2. 心理的・社会的因子（精神的ストレスなど大脳皮質の呼吸中枢を刺激）

が足りない」など多彩である．

欧米では「強度が変化する主観的な呼吸の不快な感覚を示す用語．この呼吸の不快な経験は，生理学的，心理的，社会的，および環境などの複数の要因間の相互作用から発生し，それに伴い生理学的あるいは行動的な応答を誘発する」と定義されている．臨床の現場ではしばしば「呼吸苦」，「呼吸困難感」という用語が用いられているが，現時点では「呼吸苦」は正式な用語として認められていない．また，「呼吸困難」そのものが感覚を表す概念であるため「感」を付すことも誤った使い方である．

病態生理

呼吸中枢は意識的な調節を行う大脳皮質と無意識の調節を行う脳幹に存在し，脳幹の呼吸中枢へ末梢性化学受容器（大動脈体と頸動脈小体）と延髄の中枢性化学受容器，呼吸筋や肺血管や間質に存在する伸展受容器からの入力により呼吸が調節される．呼吸困難を自覚するメカニズムは解明されておらず，生理学的因子，心理的・社会的因子，あるいは環境に由来する多数の因子が関与して呼吸困難を自覚させると想定されている（❽）．

鑑別診断

呼吸困難が労作時のみか，安静時も自覚するか，持続性か発作性か突発性か，胸痛，発熱など随伴症状の有無が鑑別に重要である．

呼吸困難を定量化することは困難であるが，程度を表す尺度として Hugh-Jones 分類や Borg スケールが用いられ，COPD では MRC 息切れスケールが用いられている（❾）．多くの慢性呼吸器疾患は労作時呼吸困難から始まり，安静時呼吸困難へと進行する．呼吸困難の原因疾患を❿に示す．

初診時の注意点

- 突発性の胸痛を伴う呼吸困難には肺血栓塞栓症，心筋梗塞，大動脈解離があり，killer chest pain と呼ばれる病態の可能性があり，常に念頭におく必要が

❾ 呼吸困難の重症度の表現方法

Hugh-Jones 分類

Ⅰ 度	同年齢の健康者と同様に仕事，歩行，階段昇降ができる
Ⅱ 度	平地では同年齢の健康者と同様に歩けるが，坂や階段では健康者と同様には登れない
Ⅲ 度	平地でも健康者と同様な歩行はできないが，自分のペースで 1.6 km 以上歩ける
Ⅳ 度	休みながらでなければ 50 m 以上歩けない
Ⅴ 度	会話，更衣などの身の回りの動作だけで息切れがし，そのために外出もできない

Borg スケール

0	まったく感じない
0.5	ごくごく軽度感じる
1	ごく軽い
2	少し
3	中等度
4	やや強い
5	強い
6	
7	とても強い
8	
9	非常に強い（最大に近い）
10	最大に強い

MRC 息切れスケール（British Medical Research Council）

Grade 0	息切れを感じない
Grade 1	強い労作で息切れを感じる
Grade 2	平地を急ぎ足で移動する，または緩やかな坂を歩いて登るときに息切れを感じる
Grade 3	平地歩行でも同年齢の人より歩くのが遅い，または自分のペースで平地歩行していても息継ぎのため休む
Grade 4	約 100 ヤード（91.4 m）歩行したあと息継ぎのため休む，または数分間，平地歩行したあと息継ぎのため休む
Grade 5	息切れがひどくて外出ができない，または衣服の着脱でも息切れがする

ある．気胸も胸痛を伴う突発性呼吸困難を呈し，救急治療の適応となる．

● 過換気症候群では，急性呼吸性アルカローシスに伴う口囲や指先のしびれやテタニーがみられ，これらを見落とさない．

いびき snore

概念

いびきは睡眠中に上気道の軟部組織の振動により発生する吸気時の異常音である．習慣性のいびきを認める頻度は，30 〜 60 歳の男性では約 44 ％，同年代の女性では 28 ％との報告があり，広く認められる症状

❿ 呼吸困難の原因疾患

突発性（突然出現し，持続する）

呼吸器疾患：上気道閉塞，肺血栓塞栓症，気胸
心血管系：虚血性心疾患，大動脈解離，肺水腫
その他：中枢神経系疾患（脳血管障害，脳炎，脳腫瘍）

発作性（症状は突然発作性に出現し，発作と発作の間は無症状）

呼吸器疾患：気管支喘息
その他：過換気症候群，不安神経症

急性・亜急性

呼吸器疾患：肺炎，ARDS，急性間質性肺炎，過敏性肺炎，急性好酸球性肺炎，特発性器質化肺炎，慢性呼吸器疾患の急性増悪，急性気管支炎，肺癌，胸膜疾患（胸膜炎など）
心血管系：うっ血性心不全
その他：代謝性疾患（糖尿病性ケトアシドーシス，尿毒症など），敗血症，薬物中毒，胸部外傷，神経筋疾患（重症筋無力症クリーゼ，Guillain-Barré 症候群など）

慢性

呼吸器疾患：慢性閉塞性肺疾患，間質性肺炎，気管支拡張症，びまん性汎細気管支炎，肺結核後遺症，肺切除後，びまん性過誤腫性肺脈管筋腫症，胸膜疾患，肺動静脈瘻
心血管系：慢性心疾患（弁膜症，心筋症，先天性心疾患）
その他：神経筋疾患（筋ジストロフィー，筋萎縮性側索硬化症など），貧血，肥満，睡眠時無呼吸症候群，甲状腺機能亢進症

であり，必ずしも病的なものではない．しかし，睡眠時無呼吸症候群や上気道抵抗症候群では，いびきのほかに日中の傾眠傾向が共通してみられ，交通事故などの原因ともなり社会問題となっている．

睡眠時無呼吸症候群では高血圧や虚血性心疾患，脳血管障害との関連が指摘されており，今日ではいびきを睡眠呼吸循環障害の一症状とみなすのが一般的である．

病態生理

いびきは上気道の抵抗の増大による症状で，吸気時に胸腔内が陰圧となり，吸気が上気道を通過する際に狭い上気道の壁を振動させることにより発生する．振動が起こる部位は軟口蓋から中咽頭，喉頭蓋などである（❶）．いびきを発生しやすくする要因としては，以下のようなものがある．

①上気道の解剖学的狭窄：扁桃肥大や下顎の発達不全，鼻粘膜のうっ血，肥満などで生じる．

②睡眠による上気道拡張筋緊張の低下：口蓋帆張筋や口蓋帆挙筋などの緊張低下により上気道の内腔径が減少する．

③代償反射の減弱：吸気陰圧の増大に見合うだけの上気道を拡張させる反射（オトガイ舌筋反射）が睡眠とともに減弱し，吸気陰圧の増大により上気道が虚脱しやすくなる．

④体位：仰臥位では軟口蓋や舌が重力により咽頭腔へ向かって沈下し，上気道内径を減少させる．

⑤薬剤：アルコールやベンゾジアゼピン系などの中枢

神経抑制薬などもいびきを増悪させる．

睡眠時無呼吸症候群では上気道抵抗が高度となり，低換気や末梢血ヘモグロビンの増加（多血）が認められる．無呼吸からの呼吸再開時には脳波上覚醒（覚醒反応）が起こるために，深睡眠の時間が短縮され，良質な睡眠が得られず，日中傾眠傾向となる．睡眠時無呼吸症候群ではいびきが高頻度にみられ，いびきの発生するメカニズムは上記の①～④のすべてが関与しているが，上気道閉塞は解剖学的な狭窄部位で発生するとは限らず，多くの場合，鼻咽頭で発生し，かつ複数の部位で発生していると報告されている．

鑑別診断

単なるいびきと睡眠時無呼吸症候群は，健康への影響の観点から鑑別する必要がある．睡眠時無呼吸症候群では日中の傾眠傾向を伴うことが多く，ほかに高血圧，狭心症症状や脳血管障害の病歴を有するなどの特徴を有するが，いびき以外の自覚症状を有さない患者でも13％に閉塞型睡眠時無呼吸を伴っていたという報告もあり，鑑別は必ずしも容易ではない．

また，鼻粘膜のうっ血でも同様にいびきをきたすために鑑別の対象となる．

初診時の注意点

- いびきの患者では睡眠呼吸循環障害の一症状である可能性を常に念頭におく．
- 医療面接ではいびき以外に日中の傾眠傾向，症状が出現した前後の体重の推移，起床時の頭痛，高血圧，狭心症などの症状の有無のチェック，また多血症の有無を検査する．
- 日中の傾眠傾向を定量的に評価する指標としてEpworth sleepiness scale（ESS）がある⑫．

〔青島正大〕

●文献

1) 日本呼吸器学会咳嗽・喀痰の診療ガイドライン2019作成委員会（編）：咳嗽・喀痰の診療ガイドライン2019. 東京：日本呼吸器学会；2012.
2) Irwin RS, et al：Diagnosis and management of cough executive summary：ACCP evidence-based clinical practice guidelines. Chest 2006；129（Suppl）：1S-23S.
3) Geckler RW, et al：Microscopic and bacteriological comparison of paired sputa and transtracheal aspirates. J Clin Microbiol 1977；6：396.
4) Cahill BC, et al：Massive hemoptysis. Assessment and management. Clin Chest Med 1994；15：147.
5) American Thoracic Society：Dyspnea. Mechanisms, assessment, and management. A consensus statement. American Thoracic Society. Am J Respir Crit Care Med 1999；159：321.
6) Cherniack NS, et al：Periodic breathing during sleep. Sleep and Breathing. 2nd ed. New York：Marcel Dekker；1994. p.157.
7) Parshall MB, et al：An official American Thoracic Society statement：update on the mechanisms, assessment, and management of dyspnea. Am J Respir Crit Care Med 2012；185：435.
8) Lugaresi E, et al：Snoring：Pathogenic, clinical, and therapeutic aspects. In：Principles and Practice of Sleep Medicine. Philadelphia：WB Saunders；1994. p.621.
9) Morrison DL, et al：Pharyngeal narrowing and closing pressures in patients with obstructive sleep apnea. Am

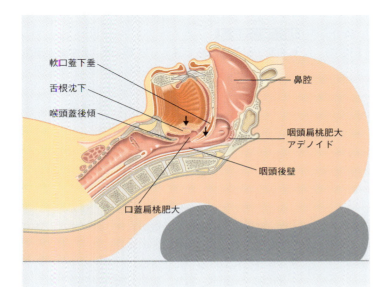

⑪ いびきと睡眠時無呼吸の発生に関連する上気道の構造

（戸川 清：いびきと睡眠時無呼吸．日本医師会雑誌 1991；106：1195.）

⑫ Epworth sleepiness scale（ESS）

1. 座って読書しているとき
2. テレビを見ているとき
3. 公の場で座って何もしないとき（芝居や会議など）
4. １時間続けて車に乗せてもらっているとき
5. 状況が許す場合で，午後に横になって休息するとき
6. 座って人と話しているとき
7. アルコールを飲まずに昼食をとった後，静かに座っているとき
8. 車を運転中，交通渋滞で2～3分停止しているとき

0点＝決して眠くならない，1点＝時に眠くなる，2点＝しばしば眠くなる，3点＝眠くなることが多い

合計点
5点未満：日中の眠気少ない
5～10点：日中の軽度の眠気あり
11点以上：日中の強い眠気あり

Rev Respir Dis 1993；148：606.
10）戸川　清：いびきと睡眠時無呼吸．日本医師会雑誌
　　　1991；106：1195.

胸痛 chest pain

概念

　胸痛や胸部圧迫感（chest oppression）など類縁症候には多くの臓器，病態が関与し，その原因は多岐にわたる．訴え表現には，「胸が痛い」のほか「胸が苦しい」，「胸が締めつけられる」，「胸が押しつぶされる」，「胸がつまる」，「胸が引き裂かれる」などさまざまある．自覚症状であるため，医療面接で病歴を的確に聴取することにより，正確な診断に至る．原因疾患の重篤性，緊急性および頻度の点から，心臓由来の胸痛が主になり，それとの鑑別で他疾患の選別を行う．なかには対応が遅れると致死的な結果を招きかねない疾患があるため，迅速かつ的確な診断と対処が求められる．

病態生理

　痛みの経緯から，主として自律神経線維に由来し深部性で広範な漠然とした痛みが多い内臓痛と，主として体性神経線維に由来し浅在性の限局した鋭い痛みが多い体性痛とに区別される．前者は，急性冠症候群（狭心症や急性心筋梗塞），急性大動脈解離，肺血栓塞栓症，食道けいれんの，後者は，心膜炎，胸膜炎，肺炎，気胸，帯状疱疹（ヘルペスウイルス感染症），肋間神経痛の痛みの原因となる．

鑑別診断

　胸痛や胸部圧迫感の原因となる疾患については，その出現様式から3通りに分けて鑑別診断を進める．
①突発性：多くの場合，強い症状が突然出現し30分以上持続するものである．重症で緊急に治療を要する場合が多い．
②反復性：15分以内くらいの比較的短時間に症状が繰り返して出現するものである．通常は緊急の治療は不要だが，可及的速やかに的確な診断に至ることが大切である．
③持続性：症状が徐々に出現して数日以上続くものや，あるいははっきりした出現時期が不明なものをいう．緊急の治療は不要である．

問診

①部位および範囲：前胸部，胸骨後部ないし背部，側胸部など．広範囲か限局性か，放散痛はあるか．
②性状：圧迫感ないし締め付けられるような痛みか，鋭い刺すような痛みか．
③持続時間：瞬時か，短時間（15分以内）か，長時間（30分以上）か，持続性（数日以上）か．
④症状の変動：安静により軽減するか，不変か．呼吸，体位変換，咳，食事などにより増強するか．
⑤誘因：労作時（歩行，運動，その他の状況）か，安静時か．
⑥ニトログリセリンの効果：有効（舌下溶解後数分以内に症状消失）か，無効か．
⑦随伴症状：呼吸困難，咳，喀血，悪心・嘔吐や発汗，恐怖感や不安感があるか．
⑧既往歴，生活歴：動脈硬化危険因子（肥満，喫煙歴，高血圧症，脂質異常症〈高脂血症〉，糖尿病）などがあるか．

身体所見

①バイタルサイン：脈拍，呼吸，血圧，体温．
②視診：胸郭変形，呼吸運動，顔貌と姿勢，眼瞼結膜・皮膚所見，局所の腫脹など．
③聴診：心音（III・IV音，心雑音），呼吸音（減弱ないし消失，ラ音），摩擦音．
④触診：局所の圧痛，心尖拍動など．

狭心症との鑑別を要する疾患

①冠動脈疾患：急性心筋梗塞，不安定狭心症．
②心筋疾患：急性心筋炎，肥大型心筋症，たこつぼ心筋症．
③心膜疾患：急性心膜炎．
④大動脈疾患：急性大動脈解離，胸部大動脈瘤破裂．
⑤弁膜疾患：大動脈弁狭窄症．
⑥肺疾患：肺血栓塞栓症，胸膜炎，気胸，肺炎，胸膜中皮腫．
⑦消化器疾患：急性腹症，逆流性食道炎・食道炎，胆石．
⑧脳血管障害：くも膜下出血．
⑨その他：帯状疱疹，肋間神経痛．

初診時の注意点

●胸痛・胸部圧迫感を訴える患者には，まず発症が急性（数十分〜数時間）か亜急性・持続性（数時間〜数日前から）か，反復性・慢性かを鑑別する．
●急性発症の場合は，バイタルサインを確認して，すぐさま診断・治療を進める．
●亜急性発症の場合は，即日入院加療を念頭に，系統的に診察・検査を進める．症状が反復性・慢性の場合は，丁寧な医療面接と身体診察にて診断上有用な医療情報を得る．
●胸痛に関する現症把握のポイントは，痛みの質・強さ・時間経過・部位，放散の有無，随伴症状・誘因の有無，そして既往歴などである．
●身体診察におけるポイントは，バイタルサイン・全身状態，頭頸部，胸部，腹部，四肢の確認である．
●必要なスクリーニング検査として，以下のものがあげられる．ECG（心電図 ST-T 部分に注目），胸部

X線，動脈血ガス分析，血算，尿血液生化学検査，CRP（C反応性蛋白），赤沈．次いで心エコーで左室壁運動異常，心機能を評価する．なお，当初のECGが正常でも，急性冠症候群を完全には否定できないので注意を要する．

動悸 palpitation

概念

動悸または心悸亢進は，心臓の鼓動または拍動を強く意識する不快な自覚症状であり，異常感覚である．これには，心臓の鼓動を「規則的な心拍動・脈拍」として強く自覚する症状と，心臓の調律の乱れである不整脈を「脈が乱れている」と自覚する症状とがある．脈拍が正常であっても，心臓の拍動や鼓動が強く打つとき，体調や感受性の違いにより，これを不快と感じればそれは動悸である．

動悸の原因の大半は心臓性で，特に不整脈のことが多い．重症度は随伴症状により規定される．

病態生理

動悸は発生原因により心臓性，全身疾患性，薬剤などの外因性，精神性に分けられる（⓭）．

動悸を自覚する程度は，患者の過敏性や精神状態により左右される．また，運動，労作，精神的ストレス，精神的興奮などの生理的な要因が動悸の原因となっていることもある．心因性の場合もあり，一般に，心臓神経症の範疇に入るので，最近では不安神経症，パニック症候群といった表現が用いられる．

鑑別診断

診断の基本は，動悸を訴えているときの脈拍が不規則か，規則正しいか，さらに発作が一過性か間欠性か持続性か，誘因や停止の要因は何かを注意深く聴き出すことである．多くの動悸は「突然始まった」と訴えるが，「突然おさまった」と訴える場合はまず不整脈を考える．動悸の確認には，自覚症状のある時点の心電図の記録が大切である．さらに運動負荷による誘発試験，Holter心電図やイベントレコーダーで，動悸の原因を探る．不整脈は，冠動脈疾患，高血圧症，心筋症，弁膜症などの結果として生ずることが多いので，心外性の原因とともに基礎疾患の検索を行う必要がある．⓮に鑑別すべき疾患をあげる．

「心臓がドキンとする」，「ドキドキする」，「一瞬喉がつまる」などのような表現で訴える場合は，脈拍異常が瞬間的な期外収縮の場合が多い．

小児や若年者が「ドキドキする」という動悸を訴えているときには，発作性上室頻拍によることが多く，高齢者が動悸を訴えている場合は，不整脈であれば発

⓭ 動悸の発生原因と重症度

原因	重症度
心臓性動悸	
不整脈による	
洞性頻脈，上室・心室期外収縮，心房頻拍	軽症
発作性あるいは頻脈性心房細動・心房粗動	中等症
房室ブロック，洞不全症候群	中等症
心室頻拍	重症
器質的心疾患による	
心臓弁膜症，先天性心疾患，虚血性心疾患，心筋炎などによる心不全	重症
全身疾患性動悸	
内分泌疾患（甲状腺機能亢進症，褐色細胞腫），貧血，発熱，脱水，低血糖	中等症
慢性呼吸器疾患	中等症
薬剤などの外因性動悸	
カテコラミン，抗コリン薬，キサンチン製剤，アルコール摂取，コーヒー，喫煙	軽症
精神性動悸	
心臓神経症（不安神経症，パニック障害），過換気症候群，感情的な興奮・不安	軽症

⓮ 動悸の原因として鑑別すべき疾患

1. 脈拍が不規則な場合は，不整脈による動悸である
   上室または心室期外収縮，房室接合部起源の期外収縮
   心房細動（発作性，慢性），反復性心房頻拍
   II度房室ブロック（Wenckebach型）
   洞停止または洞房ブロック

2. 脈拍が規則正しい頻脈の場合は，発作時の心電図で鑑別可能である
   洞性頻脈（心拍数＞100/分）：一過性（心不全，発熱，脱水），間欠性（褐色細胞腫），持続性（甲状腺機能亢進症，貧血，慢性呼吸器疾患）
   発作性上室頻拍
   発作性心房粗動
   心室頻拍

3. 脈拍数が正常範囲で規則正しい場合
   高血圧，薬剤（シロスタゾール，気管支拡張薬）

4. 規則正しい徐脈の場合
   完全房室ブロック
   洞性徐脈（心拍数＜40/分）による洞不全症候群

作性心房細動によることが多い．ただし中年以上の男性では，狭心症などの虚血性心疾患によることもある．

早朝の動悸では，発作性心房細動が多く，早朝の胸痛・胸部圧迫感などの訴えでは冠攣縮性狭心症のこともある．若年女性では，甲状腺機能亢進症を念頭におく．そのほか，高血圧，飲酒，発熱，貧血，気管支喘息に対する気管支拡張薬の副作用などを考慮する．

初診時の注意点

●動悸を訴えているときの脈拍が規則正しいか，不整脈かを確認する．

- 動悸は，一過性か間欠性か，持続性か．誘因はないかを確認する．
- 強い動悸が徐々に始まり徐々に終わったと訴える場合は，不整脈ではない可能性が高い．
- 動悸を自覚するときの状況を把握．心電図を記録するよう努力する．
- 呼吸困難，眩暈（げんうん，めまい），失神，発汗過多，軟便などの随伴症状はないかを確認する（眩暈や失神が引き続いて起こる場合は，重症不整脈による．息切れや呼吸困難とともに起こる場合は，心不全状態）．
- 必要なスクリーニング検査として，心電図，血算，尿・血液生化学検査，胸部X線検査，さらに甲状腺機能・副腎機能・耐糖能検査などがある．
- 心疾患性が考えられる場合は，心エコー，運動負荷試験，Holter心電図，加算平均心電図などの検査を進め，最終的には心臓カテーテル検査および電気生理学的検査を考慮する．

チアノーゼ cyanosis

概念

チアノーゼは，皮膚あるいは粘膜下の毛細血管内において血液中の還元ヘモグロビン（酸化されていないヘモグロビン＝酸素の結合していないヘモグロビン）あるいは異常ヘモグロビン（メトヘモグロビン，スルフヘモグロビンなど）が増加したために，その部位の色調が紫青色〜暗赤色になる状態をいう．

病態生理

チアノーゼの発生には，血液の総ヘモグロビン濃度と酸素飽和度が関与する．一般に本症状は，皮膚や粘膜の毛細血管内の還元ヘモグロビン濃度が5 g/dL以上に増加したとき，あるいは異常ヘモグロビンが0.5 g/dL以上になると出現する．血中ヘモグロビン濃度が正常域（13〜15 g/dL）ならば，酸素飽和度が約61〜66％以下（このとき還元ヘモグロビン濃度は約5 g/dLとなる）のときチアノーゼを生じる．ただし，同じ低酸素血症であっても，ヘモグロビン濃度の増加している多血症ではチアノーゼは出現しやすく，ヘモグロビン濃度が低下している貧血患者では出現しにくい．

鑑別診断

チアノーゼの診断には，それが中枢性（皮膚や粘膜が青色に変色）か，末梢性（四肢末端や爪床のみ変色）かで大別する（⑮）．

初診時の注意点

- 口唇，鼻尖，耳介，頬部，爪床などの視診にて，チ

アノーゼの有無と程度を確認する．ばち指，浮腫などの随伴症状にも注意する．
- チアノーゼの確認とともに，血圧低下・上昇，徐脈・頻脈，低体温，呼吸促迫など異常バイタルサインを認めれば，重症の低酸素状態ないし末梢循環障害を疑い，救急処置にて重篤状態からの脱出を図る．
- 緊急を要するものと判断すれば，直ちに動脈血ガス分析にて低酸素血症を伴っているかどうかを鑑別する．
- 上記のような緊急性がないと判断した場合は，患者の状態を診ながらチアノーゼの発現時期（出現の状況と経過），持続性か発作性か，全身性か局所性かについて質問し，急性か慢性か，先天性か後天性かを鑑別する．
- 「チアノーゼが出現する何かきっかけがないですか」と，寒冷曝露や薬物服用，化学薬品使用などの誘因の有無を確認する．
- チアノーゼに随伴する症状はないか，を確認する．
- 嗜好品や常用薬の有無，生活歴（家族歴，職業歴，住居歴）を確認する．
- 呼吸音，心音・心雑音をチェックして努力呼吸や脈拍異常の有無に注意し，胸・腹部の聴・打診および触診から心肺機能異常，肺うっ血の有無を確認する．

付 Raynaud病

Raynaud現象は寒冷に曝された場合などに，発作性に四肢末梢の指趾，ことに第2〜5指（趾）の皮膚に虚血状態，末梢血行異常が起こるため，色調変化（蒼白，チアノーゼ），冷感，疼痛などが出現し，回復後は反応性充血や発赤が起こる現象である．出現には季節変動が認められ，秋から冬にかけて頻度が高い．

Raynaud現象のうち，ほかに原因を認めがたい原発性のものをRaynaud病といい，続発性のものをRaynaud症候群という．前者には，強皮症（systemic scleroderma：SSc〈全身性硬化症〉）などの膠原病，

⑮ チアノーゼをきたす疾患

中枢性チアノーゼ	1. 心血管性：先天性心疾患（右→左シャント）左心不全による肺うっ血，肺動静脈瘻 2. 肺性：肺胞低換気，肺換気・血流不均等，拡散障害 3. その他：高地居住による低酸素環境 4. 異常ヘモグロビン血症：多くは後天性
末梢性チアノーゼ	1. 心拍出量低下：うっ血心不全，心原性ショック 2. 動脈閉塞：閉塞性動脈硬化症，動脈塞栓 3. 静脈閉塞：血栓性静脈炎，静脈瘤，長期臥床 4. 寒冷曝露：強皮症・SLEなどによるRaynaud現象

SLE：全身性エリテマトーデス．

頸肋症候群，前斜角筋症候群，局所振動障害，閉塞性動脈疾患などが，また後者では皮膚の硬化，潰瘍，出血などがみられることもある．SSc の初発症状としては Raynaud 現象が最も多く，皮膚の硬化に先行することが多いので，手指や足趾の Raynaud 現象を訴える患者では，SSc を念頭において診察する必要がある．

ばち指 clubbed finger

概念
指趾の末梢部が腫大し，爪の凸状が増して太鼓のばち状を呈する指を，ばち指あるいはヒポクラテス指という（⓯）．この指趾先端を包むように爪甲が大きく丸くなった状態を時計皿爪あるいはヒポクラテス爪という．

病態生理
ばち指の病因は，指趾末節の指頭部で血管が増生して循環血液量が増大し，結合組織が増殖することである．

指趾末端で結合組織が増殖するメカニズムは必ずしも明らかになっていない．原因疾患のうち，チアノーゼをきたす右→左心臓血管異常，低換気部分で肺内シャントを生じる気管支拡張症などの慢性肺疾患，多発性に細かい肝内外シャントを形成する肝硬変などでは，動静脈シャントによって血小板由来成長因子（platelet-derived growth factor：PDGF）などの体液性増殖因子の不活性化が抑制され，結合組織の過形成を起こすため，と想定されている．肺膿瘍や膿胸などでは感染の近傍での血管拡張や血小板凝集能亢進などが起こることが，また感染性心内膜炎や動脈炎などでは指趾末端で血栓が塞栓して血管拡張を起こすことが要因となるといわれている．

鑑別診断
爪が時計皿のように彎曲しているという爪変形のほかに自覚症状は乏しい．

診断は，手背を上向きに，爪を検者の眼の高さで水平にして観察する．爪甲と後爪郭・軟部組織で形成される爪郭角は，健常者であれば 160°前後で 180°を超えることはないが，ばち指ではこの角度が次第に大きく（180°以上）なっている．また末節が腫大して，それを包むように爪甲の面積が大きく丸くなる．進行すると爪の軸に沿って彎曲し，爪根部の皮膚は軟化し，後爪郭を軽く圧迫すると血流の回復が遅れ，爪甲基部が上下に動く（⓱）．

原因疾患は，遺伝性ばち指，先天性心疾患，亜急性心内膜炎，うっ血性心不全，肺疾患（肺癌，気管支拡張症，肺結核，肺膿瘍，肺線維症），肝硬変，慢性下痢などである．

中枢性チアノーゼをきたした心疾患の年長児や肺疾患では，太鼓のばち状指趾がみられる．なお，太鼓ばち指に関節炎（痛），骨膜肥厚（X 線上骨膜下骨増殖像）の三徴を伴う場合があり，（肺性）肥大性骨関節症

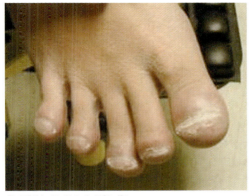

⓰ 足趾にみられたばち指
（写真提供：香川大学医学部附属病院総合内科 石川かおり先生，千田彰一先生．）

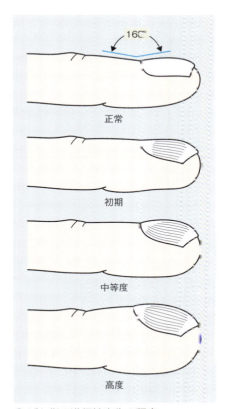

⓱ ばち指の進行性変化の程度
爪と爪甲基部で形成される爪郭角は，健常者であれば 160°前後であるが，初期のばち指ではこの角度が 180°前後になり，完成されたばち指では 180°以上で，指趾末節が次第に腫大してくる．

（pulmonary hypertrophic osteoarthropathy, Marie-Bamberger症候群）と呼ばれ，指の局所に疼痛を訴える．

初診時の注意点

● 視診にて，ばち状指趾の存在と程度を診断する．あわせて，チアノーゼや黄疸の有無を確認する．
● 指趾の異常にいつ頃気づいたか，痛みを伴わないか質問し，関節や骨の疼痛も確認する．
● 発育不良，体重減少，倦怠，身体活動能低下などの全身症状と，呼吸困難，息切れ，喘鳴などの症状の有無を確認する．
● 発育歴，既往歴（血管手術や不明熱などの有無，心雑音などの指摘），家族歴などを聴取する．
● 胸部の打聴診で心肺疾患の，腹部の触診・打聴診で肝脾腫，腹部腫瘤の診断，多関節炎の有無を確認する．
● 動脈血ガス分析をはじめ，必要に応じて血算や血液培養などの検査を進める．

（千田彰一）

● 文献

1) Fuster V, et al：The pathogenesis of coronary artery disease and acute coronary syndromes（I）．*N Engl J Med* 1992；326：242.
2) Clinical policy for the initial approach to adults presenting with a chief complaint of chest pain, with no history of trauma. *Ann Emerg Med* 1995；25：274.
3) Zimetbaum P, et al：Evaluation of patients with palpitations. *N Engl J Med* 1998；338：1369.

胸水 pleural effusion

概念

胸腔には生理的に少量の胸水が存在し，肺と胸壁の摩擦を減らす役割を果たしている．胸水は壁側胸膜から産生され臓側胸膜から吸収されているが，胸水貯留は呼吸器疾患または全身性疾患が原因となり，胸腔に液体が過剰に貯留した状態をいう．

病因・病態

病因は多岐にわたるため原因疾患の診断が重要である（⑱）．日常診療では，うっ血性心不全，結核性胸膜炎，癌性胸膜炎が多い．胸腔穿刺により胸水を採取し，滲出性胸水と漏出性胸水を鑑別する．Lightの基準により，①胸水蛋白／血清蛋白＞0.5，②胸水LDH／血清LDH＞0.6，③胸水LDHが血清LDH正常上限値の2/3以上，の3項目のうちいずれか1つを満たせば滲出性胸水と診断する．

また，胸水の外観が血液様の場合は，胸腔内の出血

の可能性を鑑別する．無気肺や肺切除術後などで胸腔の容積に対して肺の含気が不十分なときに補腔性に胸水が貯留することもある．

滲出性胸水：胸膜の炎症による毛細血管の透過性亢進や胸膜リンパ系の通過障害などが原因で胸水が貯留する．悪性腫瘍，感染症，自己免疫疾患などでみられる．片側性のことが多い．

漏出性胸水：血管内静水圧の増加や血漿膠質浸透圧の減少などが原因となる．間質の水分過剰が背景にあることが多く，うっ血性心不全，慢性腎不全，低蛋白血症などでみられる．両側性のことが多い．

臨床症状

胸水が多量に貯留すると，胸水で圧迫されて肺が十分に膨張できないために咳や呼吸困難を生じる．大量に貯留した場合は，頻呼吸，チアノーゼ，頻脈を呈する．胸痛，腹痛，発熱，浮腫，体重増加などの随伴症状の有無を参考に原因を推定する．

身体所見

聴診では胸水の貯留側で呼吸音は減弱し，声音振盪は低下する．打診では貯留部位に応じて濁音界が認められる．

検査所見

胸部X線およびCT

立位では胸水は下方に貯留するために胸部X線正面像では肋骨横隔膜角が鈍化する．同様に側面写真では背側の肋骨横隔膜角が鈍化する．胸部CTでは背臥位で撮影するために胸水は背側に貯留し，肺と胸壁の間に水に近い濃度として認められる（⑲）．少量の胸水については胸部X線よりもCT，超音波検査のほうが感度が高い．葉間裂に貯留した胸水を葉間胸水といい，うっ血性心不全でみられることがある．これは類円形陰影を呈し利尿薬で消失するため，vanishing tumorとも呼ばれている．また，胸腔内に臓側胸膜と壁側胸膜の癒着がある場合は胸水の自由な移動が妨げられるために一定の部位に貯留する（被包化胸水）．

超音波検査

胸水は無構造の低エコー領域として描出され（⑲），部分的に虚脱した肺が呼吸により動く様子を観察することができる．胸水が貯留した状態での肺，心臓，横隔膜，腹部臓器などの位置関係を把握できる．なお，胸水のエコー像にフィブリン様の構造や輝点，あるいは隔壁形成による多房化が観察されるときは膿胸の可能性がある（⑳）．

胸水検査

超音波検査で最も安全な穿刺部位を選択してから局所麻酔で胸腔穿刺を行う．胸水の色調，臭い，濃度，粘性，混濁の有無などを記録する．比重，pH，糖，LDH，アデノシンデアミナーゼ（ADA），ヒアルロン

酸，白血球細胞分画，細胞診，微生物検査（細菌，結核菌など）を行う．悪性腫瘍を疑う場合はCEA（carcinoembryonic antigen：癌胎児性抗原）を加える．

一般に漏出性胸水は淡黄色透明のことが多く，滲出性胸水は細胞成分により混濁する．腫瘍や外傷では血性のことが多い．胸管の閉塞や破綻がある場合には乳糜胸水になる．また，結核性では胸水中のADAが増加し，悪性胸膜中皮腫ではヒアルロン酸が増加する．

膿胸または肺炎随伴性胸水でpH＜7.2の場合は多房化する可能性が高くドレナージが必要である．

胸膜生検

胸水検査で原因不明の場合は，胸腔鏡により胸膜面を直接観察し，病変部の生検を行う．胸腔鏡検査には局所麻酔で行う方法と全身麻酔で外科的に行う方法があり，病変により適宜選択する．また，胸部CTや超音波検査で壁側胸膜の病変が描出される場合は経皮的な生検も検討する．

治療

胸水貯留に応じて対症療法を行うとともに原因疾患に対する治療を行う．呼吸困難や低酸素血症を認める場合は直ちに酸素投与を行い，胸水のドレナージを行う．胸水の排液は時間をかけて行い，量は1回に1,000 mLを超えないようにする．一度に大量または急速に排液すると再膨張性肺水腫を発症することがある．また，過剰な排液は蛋白成分を喪失するため，うっ血性心不全や低蛋白血症などの場合は利尿薬の投与を考慮する．

〔山田　玄，横江琴紀〕

⓲ 胸水の主な原因疾患

滲出性胸水	感染症	細菌，結核，真菌，ウイルス，寄生虫
	腫瘍	肺癌，転移性肺腫瘍，悪性胸膜中皮腫
	自己免疫疾患	関節リウマチ，Sjögren症候群，全身性エリテマトーデス
	腹部臓器	膵炎，肝膿瘍，横隔膜下膿瘍，卵巣腫瘍
漏出性胸水	心疾患	うっ血性心不全
	肝疾患	肝硬変
	腎疾患	腎不全，ネフローゼ症候群
	甲状腺疾患	甲状腺機能低下症

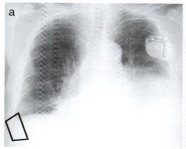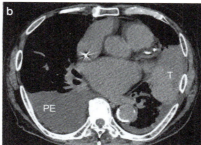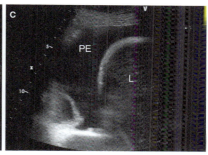

⓳ 慢性心不全（87歳，男性）

洞不全症候群，慢性心房細動，および左肺腫瘍の経過観察中に胸部X線（a）で右胸水が出現した．心臓ペースメーカー装着中である．CT（b）では右胸水と左肺腫瘍を認める．右側胸部からの超音波（c）では低エコー領域を認め，胸水検査の結果は漏出性胸水であった．慢性心不全と診断し，利尿薬で治療した．PE：胸水，T：肺腫瘍，L：肝臓．

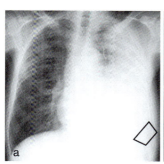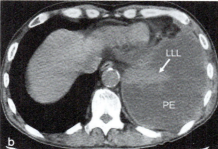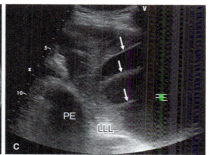

⓴ 膿胸（69歳，男性）

発熱と左胸痛で受診した．胸部X線（a），CT（b）では左胸水を認め，超音波（c）では胸水内部に隔壁構造（矢印）による多房化と虚脱した左下葉を認める．膿胸と診断し，手術療法を行った．PE：胸水，LLL：左下葉．

●文献

1) 北村　諭ほか（編）：別冊・医学のあゆみ　呼吸器疾患—state of arts Ver.6.　東京：医歯薬出版；2013.　p.332.
2) 日本呼吸器学会（編）：新 呼吸器専門医テキスト.　東京：南江堂；2015.　p.506.

血圧異常 blood pressure dysregulation

概念

血圧は，臓器に血流を供給する際の灌流圧となっている．そのため，過度の血圧低下は，臓器血流量の不足を招き，臓器を虚血に陥らせる．ショックは，その極端なケースであり，緊急的に血圧補正を必要とする．一方，生命の維持には十分な血圧であっても，低血圧が慢性的に存在する場合がある．

人体の活動を維持するための臓器血流が不足し，QOLを障害するほどになると，いわゆる体質性の本態性低血圧症と診断される．逆に，血圧が過度に上昇する場合，急性の血圧上昇は重要臓器に致命的な障害を与えることがあり，これも緊急に血圧を補正する必要がある．加速型高血圧–悪性高血圧は，このような病態をいう．慢性的に血圧が上昇する場合は，一般的な高血圧症と診断され，長期にみた場合の心血管疾患発症のリスク因子となり，これも是正する必要がある．

病態生理

血圧は心拍出量と末梢血管抵抗の積として表される．したがって，末梢血管抵抗が一定ならば，心拍出量が減少もしくは増大すると血圧は低下あるいは上昇する．ここで心拍出量は，循環血液量や心機能，心拍数などで規定される．一方，末梢血管抵抗は，液性，神経性あるいは血管性因子によって調節されており，これらの異常で増大もしくは低下する．通常血圧の異常のみならず，血圧の変動異常，すなわち起立性低血圧や食後の低血圧も含めて，㉑にこれらの機序と関連する病態を表す．

鑑別診断

血圧異常をみたら，㉑の疾患を念頭において鑑別を進める．ベッドサイドで，心拍出量や末梢血管抵抗を測定することは困難なので，病歴や身体所見，尿量，心拍数，起立性低血圧，自律神経症状の有無などを参考とする．

初診時の注意点

- 低血圧は，収縮期血圧 100 mmHg 未満の場合を指す．起立性低血圧は臥位から立位に変換したときに 20 mmHg 以上収縮期血圧が低下する場合をいう．
- 低血圧の場合は，症状の有無が重要である．100 mmHg 未満でも，大した訴えがなければ，本

> **㉑ 血圧異常（上昇/低下）の機序と関連疾患**
>
> 1. 心拍出量の増大：大動脈弁閉鎖不全症，甲状腺機能亢進症，動静脈瘻，貧血など
> 2. 心拍出量の低下：心不全，高度頻脈/徐脈，心タンポナーデ
>   循環血液量の増大：腎不全，副腎機能亢進
>   循環血液量の低下：出血，脱水，副腎機能不全，利尿薬など
> 3. 末梢血管抵抗の増大：本態性高血圧，二次性高血圧（慢性期）
> 4. 末梢血管抵抗の低下：本態性低血圧，自律神経疾患，起立性低血圧，血管拡張薬など

態性低血圧として，必ずしも介入する必要はない．

- 低血圧で何らかの症状や身体所見を伴うようであれば，精査と治療を要する．
- 血圧異常をみたら，必ず四肢の血圧を測定する．10 mmHg 以上の左右差や 10 ％以上の上下肢差があれば，血圧低下側の肢の血管狭窄や閉塞が疑われる．
- 高血圧は診察室血圧 140/90 mmHg 以上，家庭血圧 135/85 mmHg 以上と定義する．1 回のみの測定ではなく，最低 3 回は日を変えて持続的に高血圧であることを確認する．診察室と家庭で測定した血圧値が異なる場合は，後者に準拠する．
- 高血圧の 10 ％は二次性高血圧が原因である．二次性高血圧を疑う症状・身体所見に注意する（☞「二次性高血圧」Vol.3 p.383）．
- 加速型高血圧–悪性高血圧は拡張期血圧 120～130 mmHg 以上で，症状や身体・検査所見上，何らかの臓器障害が切迫している場合をいう．そのような徴候の有無の確認が重要である．もし，ふだんと変わらなければ，慌てて血圧を下げる必要はなく，血圧上昇の原因（痛み，膀胱充満など）を探る．

（島田和幸）

●文献

1) 日本高血圧学会高血圧治療ガイドライン作成委員会（編）：高血圧治療ガイドライン 2019.　東京：ライフサイエンス出版；2019.

間欠（性）跛行 intermittent claudication

概念

間欠跛行とは，安静時や歩行開始時に症状は認められないものの，一定距離の歩行によって生じる下肢の疼痛・脱力感・だるさ・不快感であり，休息によって症状は速やかに軽快する．しかし，再び歩行を開始することで，再現性をもって同様の症状が出現するもの

である．

病態生理

　血管性間欠跛行と神経性間欠跛行の２つに大別される．血管性の間欠跛行は末梢閉塞性動脈疾患（peripheral arterial disease：PAD）に認められる典型的な症状である．下肢を灌流する末梢動脈に粥状動脈硬化を主体とした狭窄病変が生じ，病変の進行に伴い歩行などの運動時に十分な動脈血の供給ができなくなるため患肢に虚血症状が出現するものである．

　狭窄部位の生じた場所によって症状の発現する部位は異なり，大動脈レベルでは殿部，腸骨動脈では大腿部，大腿動脈では下腿部，膝窩動脈より末梢では足部に症状が認められる．本症状はPADの病期分類上Ⅱ度に相当する（㉒）．神経性の間欠跛行は馬尾神経

㉒ 閉塞性動脈硬化症の病期分類（Fontaine 分類）

Ⅰ度	冷感・しびれ
Ⅱ度	間欠跛行
Ⅲ度	安静時疼痛
Ⅳ度	潰瘍・壊疽

㉓ 間欠跛行を呈する疾患の鑑別診断

疾患	症状発現部位	好発年齢	歩行による症状	痛みを生じる歩行距離	休憩の効果	体位の影響	その他の特徴
PAD	患者ごとに特定の部位	ASOは中高年以降　若年者に好発する疾患もある	疼痛，だるさ，こむらがえり，しびれを伴うことがある	一定の距離で発現	数分で軽減	なし	限局性の腸骨動脈病変では足部動脈の触知が正常なことがある　内腸骨動脈病変では勃起障害を伴うことがある
腰部脊柱管狭窄症（神経根型）	殿部から下肢後面が多い　片側性が多い	中高年以降	疼痛，しびれ，だるさ（単根性）	日によって距離に変動がみられる　自転車や前屈（押し車）歩行では症状が出にくい	数分で軽減　立っているだけ，座り続けでも痛む	前屈姿勢や座位で休むと改善しやすい　腰を反らせると悪化	腰痛，変形性脊椎症，変形すべり症の既往
腰部脊柱管狭窄症（馬尾型）	殿部から下肢後面が多い　両側性が多い	中高年以降	同上および脱力　神経根型よりも症状が重く広範囲（多根性）	同上	同上	同上	同上　直腸膀胱障害や会陰部の感覚障害を伴うことがある
慢性コンパートメント症候群	下腿部（特に前脛骨筋部）が多い　50〜70％が両側性	若年で筋肉量の多い人（スポーツ選手など）	疼痛，圧迫感，緊満感，だるさ	運動開始後に徐々に発現	軽減に時間がかかる（10分以上）	なし	しばしば腫脹や圧痛，感覚，運動麻痺（drop foot）を伴う
慢性静脈不全症	下肢全体，特に下腿が多い	若年では少ない	疼痛，圧迫感，緊満感，だるさ		ゆっくりと軽減　立っているだけ，座り続けでも痛む	下肢挙上で改善	深部静脈血栓症の既往　静脈うっ滞，浮腫
変形性股関節症	股関節，殿部，大腿部，膝関節	中高年以降の女性に多い	疼痛，だるさ，鈍痛	立ち上がるときや歩行開始時にも痛むことがある	すぐには軽減しない	体重をかけない姿勢で改善　安静時でも痛むことがある	先天性股関節脱臼，大腿骨骨折，関節リウマチの既往　関節可動域の制限
足部・足関節疾患	足関節，足部，足底アーチ	さまざま	疼痛，だるさ，鈍痛，しびれ	立ち上がるときや歩行開始時にも痛むことがある	すぐには軽減しない	体重をかけない姿勢でも改善しないことが多い	しばしば足部の変形を伴う

（日本循環器学会：末梢閉塞性動脈疾患の治療ガイドライン〈2015年改訂版〉．
http://www.j-circ.or.jp/guideline/pdf/JCS2015_miyata_h.pdf）

の圧迫などにより生じるものであり，腰部脊柱管狭窄症などに特徴的な症状である．また，まれではあるが脊髄の虚血や循環不全によって生じる脊髄性の間欠跛行もある．

間欠跛行を呈する疾患の鑑別診断 ㉓

血管性間欠跛行

下肢の総腸骨動脈や大腿動脈の狭窄・閉塞に起因する PAD の症状であり，下肢動脈の拍動減弱ないし消失がみられ，血管雑音を聴取することもある．症状は安静で軽快するが，姿勢などの影響は受けない．病状によっては下肢の冷感，色調変化を伴うこともあるが，感覚障害はまれである．閉塞性動脈硬化症（arteriosclerosis obliterans：ASO）によるものが多く，症候性 ASO 患者では約 70～80 ％が間欠跛行を主訴とする．

神経性間欠跛行

神経性は比較的多くみられ，腰部脊柱管狭窄による頻度が高い．神経の障害されている部位により馬尾型，神経根型，混合型に分類される．多根性に障害される馬尾型では下肢・殿部・会陰部異常感覚を呈し，両側性が多い．一方，単根性に障害される神経根型では下肢・殿部の疼痛を特徴とし片側性が多い．神経性間欠跛行の特徴としては，前屈や座位で症状が軽快する，自転車で症状が出現しないなど姿勢の影響因子を有すること，しびれや痛みの放散があることである．

脊髄性間欠跛行

脊髄の一過性虚血による症候群であるが，馬尾神経性間欠跛行に比し，その頻度はきわめて低い．腹部大動脈の高度な動脈硬化性変化による脊髄循環不全，椎間板ヘルニアなどによる前脊髄動脈の圧迫，脊髄動静脈奇形による盗血現象などさまざまな要因による．

初診時の注意点

- 症状の発現・改善状況，姿勢の影響，疼痛部位，感覚障害の有無などに関して，十分な問診を行うこと．
- 動脈硬化の危険因子の有無，特に喫煙歴を聴取する

こと．
- 下肢の色調・冷感，筋萎縮の有無，さらに大腿動脈・足背動脈などの拍動を確認する．動脈拍動の有無や減弱を確認するには，触診よりドプラを用いるほうが鋭敏かつ正確である．
- 足関節部位の動脈の血圧と上腕動脈の血圧比（ankle brachial pressure index：ABI）を測定する．ABI は 0.9 以下で主幹動脈の狭窄や閉塞が疑われる．ACCF/AHA（American College of Cardiology Foundation/American Heart Association）ガイドラインでは標準値 1.00 ～ 1.40，0.91 ～ 0.99 はボーダーラインである．また，安静時の ABI が正常もしくは軽度低値であっても下肢虚血が疑われる場合は，歩行後など運動後の ABI 測定を行う．なお ABI の測定は鑑別診断に有用であるが，腰部脊柱管狭窄症と ASO は併存例も多いため注意を要する．
- 神経学的な異常所見の有無を確認する．

（小川崇之，吉村道博）

●文献

1) White C：Intermittent claudication. *N Engl J Med* 2007；356：1241.

2) 日本脈管学会（編）：下肢閉塞性動脈硬化症の診断・治療指針 II．東京：メディカルトリビューン；2007.

3) 2011 ACCF/AHA Focused Update of the Guideline for the management of patients with peripheral artery disease (Updating the 2005 Guideline)：a report of the American College of Cardiology Foundation/American Heart Association Task Force on Practice Guidelines. *Circulation* 2011；124：2020.

4) 日本循環器学会：末梢閉塞性動脈疾患の治療ガイドライン（2015 年改訂版）．
http://www.j-circ.or.jp/guideline/pdf/JCS2015_miyata_h.pdf

5 消化器

舌苔 coat of tongue

概念

舌苔とは舌表面の変化のことで、病的なものとは限らない。主として糸状乳頭の変化で、糸状乳頭の上皮は栄養状態、感染などの局所的変化に敏感であり、上皮が急速に増殖して角化すると灰白色になる。これが舌苔の本態である。この糸状乳頭は微生物、粘液、白血球、食事かす、脂肪滴などの影響を受ける。舌苔は健常者にもよくみられ、また過度の喫煙は軽度の舌炎を生じて、舌が褐色調の灰色に変色することがある。

舌苔または舌の変化は全身性疾患の初期変化の場合もあるので注意する必要がある。ここでは舌の変化も含めて述べる。

臨床症状

舌苔または舌の変化は、口腔粘膜全体に及ぶ場合と、舌に限局する場合や全身性疾患の部分症のこともある。

口腔内疾患

口腔カンジダ症（❶）：口腔内常在菌 *Candida albicans* の増殖による感染症である。全身性疾患や抗菌薬、ステロイド、免疫抑制薬などの投与が誘因になる。舌背、舌縁のほかに口腔粘膜に発生し、隆起した白色の小斑から癒合して偽膜様苔を形成する。舌が黒色となることもある（黒毛舌）。自覚症状としては舌の疼痛、発熱などがみられる。

ロイコプラキー（白斑症、白板症、❷）：角化性病変で、前癌病変との関連で注目されている。形状は白色または灰白色の境界明瞭な板状の隆起が定型で、色や形状もさまざまである。口腔粘膜のどの部位にもみられ、頬粘膜、歯肉、舌に多い。舌では舌縁や舌尖に好発、40歳以上の男性に多く、自覚症状に乏しい。癌化は10〜20％とされている。

毛様白斑症（hairy leukoplakia）は AIDS や免疫抑制状態の患者にみられるもので、舌縁に好発し、数 mm から数 cm の白色で毛状の舌苔で、無症状であり、治療の必要はなく、癌化はない。

舌疾患（☞「舌疾患」Vol.4 p.92）

正中菱形舌炎（❸）：舌背の後方中央部に菱形ないし長楕円形の斑を呈する疾患である。2〜3 cm 大で幅1〜2 cm、表面滑らかな赤色斑、時に白色から灰白色の隆起となる。限局性慢性カンジダ感染や白斑症との鑑別が必要。自覚症状はない。

地図状舌：病巣は淡紅色で爪甲大の円形ないし半円形の斑として始まり、次第に拡大して隣の病巣と融合する疾患である。病巣の辺縁に白色、淡黄色の舌苔が認

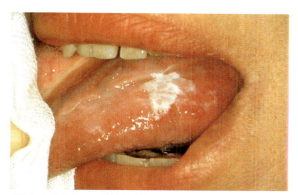

❷ ロイコプラキー（白斑症）
舌の左側面に境界明瞭な白色の板状の隆起がみられる。

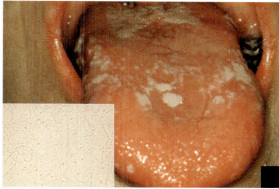

❶ 口腔カンジダ症
左下はカンジダの顕微鏡写真。舌背を中心として全体に隆起した白色の小斑が多数みられる。

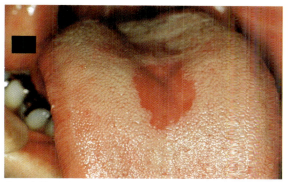

❸ 正中菱形舌炎
舌背後方部に菱形ないし長楕円形の赤色斑がみられる。

❹ 黒毛舌

められる．上皮内の好中球の浸潤である．地図状舌の
病巣は時間的に変化するのが特徴的で，10日ほどで
消失，再発する．10歳以下の小児と若い女性に多い．
毛舌，黒毛舌：舌の表面に細かい毛が生えたようにみ
えるもので，本態は，著しく延長し先端の角層が増生
した糸状乳頭である．原因としては，抗菌薬，トロー
チ，ステロイドの内服などによる口腔内細菌叢の変動
による．病巣内にカンジダなどや真菌が証明される．
舌背の後方中央にみられ舌毛の色は黒が多く，黒毛舌
（❹）と呼ばれる．色は口にする食品や薬，タバコに
影響され，キノホルムによるSMONでは緑毛舌とな
る．30歳前後に多い．

全身性疾患の舌の変化

小児科疾患：水痘の際に皮膚と同様の小水疱が口腔
内，舌に出現する．滲出性素因では地図状舌を呈する．
重症疾患では脱水症状があると口腔内は乾燥し，厚い
舌苔を認め，口臭は著しくなる．
消化器疾患：慢性胃炎，胃潰瘍，胃癌などで舌苔を認
め，口臭を伴うこともあり，刺激性の酸臭を呈する．
慢性胃腸疾患では栄養欠乏状態になり各種ビタミンの
体内蓄積が消失し，口内炎，舌炎を引き起こす．高度
の下痢や発熱の場合には乾燥し，舌苔を生じる．
熱性疾患，呼吸困難，鼻呼吸の障害：口腔内が高度に
乾燥し，舌苔，口臭を生ずる．
神経系疾患：舌神経の損傷，三叉神経麻痺および舌咽
神経などの舌の運動障害により，舌の片側に舌苔がみ
られる．

初診時の注意点

● 視診で舌苔の色，局所的変化か口腔粘膜全体かを観
　察する．
● 自覚症状（痛み）はあるかどうかを聴取する．
● 舌全体の疾患か全身性疾患の部分症かを診断する．

● 口臭の有無を確認する．

（原澤　茂）

◉ 文献

1) 山下克子：舌苔．臨床医 1986；12：1322.

口臭 ozostomia

概念

口臭とは，ヒトの口から吐き出された呼気を第三者
が不快なにおいと感じたものと定義される（真性口臭）．
生理的口臭と病的口臭があり，後者には口腔由来と全
身由来がある．口臭を訴えるが口臭は認められない仮
性口臭症，心因性要因が大きい心理的口臭症がある．

病態生理

❺に主な原因物質を示す．蛋白質が嫌気性菌に分解
されて生じるアンモニア，インドール，含硫アミノ酸
（システイン，メチオニンなど）が分解されて生じる
揮発性硫化物（メチルメルカプタン，硫化水素など），
炭水化物の発酵によって生じる低級脂肪酸（酢酸，酪
酸など），アセトン，アルコールなどに分類される．
少量でも口臭の原因となるもの，多量に生成されない
と口臭の原因にはならないものがある．

❺ におい成分と認知閾値

におい成分	化学式	閾値（ppm）
1. 揮発性硫化物		
メチルメルカプタン	CH_3SH	0.0021
エチルメルカプタン	C_2H_5SH	0.001
ジメチルスルフィド	$(CH_3)_2S$	0.001
ジフェニルスルフィド	$(C_6H_5)_2S$	0.0047
硫化水素	H_2S	0.0047
2. 窒素化合物		
メチルアミン	CH_3NH_2	0.0021
トリエチルアミン	$(C_2H_5)_3N$	0.00021
ジメチルアミン	$(CH_3)_2NH$	0.047
アンモニア	NH_3	46.8
ピリジン	C_5H_5N	0.021
3. 低級脂肪酸		
酢酸	CH_3COOH	1.0
酪酸	C_3H_7COOH	0.001
4. 炭化水素		
ベンゼン	C_6H_6	4.68
5. ケトン，アルデヒド		
アセトン	$(CH_3)_2CO$	100
アセトアルデヒド	CH_3CHO	0.21
アクロレイン	CH_2CHCHO	0.21

❻ 全身性疾患と呼気中成分との関連

呼気中成分	対象疾患
有臭物質	
アセトン	糖尿病，肥満，脂質代謝異常
アンモニア	肝性脳症
メルカプタン	口臭（口腔内細菌）
トリメチルアミン	腎不全
イソプレン	脂質異常症（高脂血症）
アセトアルデヒド	飲酒
無臭物質	
エタン，NO	喫煙，気管支喘息，肺高血圧，気道炎症
水素，メタン	消化吸収障害，腸内細菌の異常増殖
CO	喫煙，気管支喘息

口臭の原因物質は，いずれも細菌が関与している．生理的口臭は舌苔に存在する細菌により，病的口臭は歯周病の細菌に由来することが多い．腸内細菌も臭い物質を産生し，腸管から吸収されて呼気中へ排出されるため，口臭の原因となりうるが，呼気中の濃度はきわめて低く，口臭の原因物質となっている場合は少ない．

鑑別診断

全身性疾患と呼気中成分との関連を❻に示す．息を止めて口腔内ガスを採取すると，口腔性と非口腔性の鑑別ができる．

全身性疾患が明らかでなく，口臭物質が低値であれば，心理的口臭症の可能性が高い．

初診時の注意点

● 口臭のみを訴える全身性疾患は少なく，問診が重要である．
● 呼気分析装置により原因物質が高値であるかどうか確認することも可能となっており，専門施設へ紹介することも選択肢の一つである．

吃逆 hiccough, hiccup

概念

吃逆（きつぎゃく，しゃっくり）とは，呼吸筋の不随意的攣縮による急激な呼気の流入と，数十ミリ秒後に生じる声門の閉鎖によって特徴的な音が反復性に生じる現象である．

病態生理

吃逆の反射弓について，これまでは迷走神経の交感成分，横隔神経の感覚成分，胸髄の第6〜第12髄節由来の交感神経幹が求心路として考えられてきた．しかし，近年，鼻咽頭背側部を支配する舌咽神経咽頭枝が求心路となり，延髄孤束核に入った刺激が延髄網様

❼ 慢性吃逆の主な原因

心因性	ストレス，興奮，ヒステリー，パーソナリティ障害，転換性障害，詐病
中枢神経系	腫瘍，脱髄性疾患，脳血管性疾患，感染性疾患，外傷
横隔膜への刺激	心筋梗塞，心外膜炎，裂孔ヘルニア，横隔膜下膿瘍
迷走神経活動性亢進	頸静脈窩
	硬膜枝：髄膜炎，緑内障
	耳介枝：異物，外耳管内の毛
	頸部（咽頭枝，頸動脈小体，上喉頭神経，反回神経，下喉頭神経，上心臓枝）
	咽頭枝：咽頭炎
	反回神経：頸部腫瘍性疾患，甲状腺腫，喉頭炎
	胸腔内分布（下心臓枝，反回神経，心臓神経叢・気管支枝・食道枝）：感染症，腫瘍，食道炎，心筋梗塞，大動脈瘤，喘息
	腹腔内分布（胃枝，腹腔枝，肝枝）：腫瘍，胃の拡張，感染症，大動脈瘤，各臓器の重大な炎症（横隔膜下膿瘍，腹膜炎など）
麻酔関連	頸部過伸展，横隔膜神経根の伸展，横隔膜または胃の操作，開腹，開胸，開頭
代謝	低ナトリウム血症，低カリウム血症，低カルシウム血症，高血糖，尿毒症，低酸素血症
薬剤	短期作用型バルビツール酸系睡眠薬，ジアゼパム，デキサメタゾン，メチルプレドニゾロン，α-メチルドパなど

体にある中枢でのパターン形成を経て，横隔神経，迷走神経の遠心路へ出力され，それぞれ横隔膜と声門に伝達されて発症する反射弓の存在が推察されている．この反射弓のどこかが刺激されると生じる．

鑑別診断

慢性吃逆の原因を❼に示す．反射弓周辺の画像診断によって原因疾患を検索する．慢性吃逆でも原因疾患が明らかでない場合も多い．

治療

48時間以上あるいは1〜2か月以上持続または間欠的発作を繰り返すものを難治性吃逆と定義されている．眼球圧迫，食物嚥下，息こらえ，咽頭刺激法や口蓋マッサージ法などの迷走神経刺激で改善しない場合，横隔神経ブロックも推奨されている．吃逆に保険適応があるのはクロルプロマジン塩酸塩のみである．経験的に抗痙攣薬，抗うつ薬，漢方薬，筋弛緩薬が使用されているものの，エビデンスには乏しい．

（瓜田純久）

◉文献

1）植田秀雄：見えないものを視るサイエンス—生体ガス試論．名古屋：日本呼気病態生化学研究会；2003．p15
2）梅本俊夫：口臭と口腔環境．小橋恭一（編），呼気生化学

—測定とその意義. 東京：メディカルレビュー社；1998. p.76.
3) 宮崎秀夫（編）：口臭診療マニュアル—EBM に基づく診断と治療. 東京：第一歯科出版；2007.
4) 玉岡 晃：しゃっくりの臨床. *Brain Medical* 2005；17：133.
5) 榎本澄江：難治性吃逆患者 8 例の治療経験. 日本ペインクリニック学会誌 2017；24：1.

吐血 hematemesis

概念

吐血は下血（melena）とともに消化管出血に伴う症状であり，肉眼的に確認できる血液成分の嘔吐を吐血という. 吐血の性状には血液そのままの鮮血と，"コーヒー残渣様"（coffee-ground）と呼ばれる暗赤色から黒褐色がある.

病態生理

吐血は Treitz 靭帯より口側の消化管に出血源が存在すると出現し，それより肛門側からの下部消化管出血では通常は起こらない. 吐血の性状は，出血部位，出血量，排出までの時間によって変化する. 上部消化管出血によって胃内に血液が貯留すると，ヘモグロビンが胃酸の還元作用でヘマチンとなるために，血液は暗赤色から黒褐色に変化する. これを嘔吐するとコーヒー残渣様の吐物となる. この色調変化は，出血量や胃内の停滞時間に影響を受ける.

胃・十二指腸からの出血は通常は胃内に溜まるのでコーヒー残渣様となるが，大量出血の場合には鮮血（hematemesis）となる. 食道からの出血では，通常は鮮血であるが，いったん胃内に貯留されればコーヒー残渣様となる.

鑑別疾患

吐血をきたす疾患はさまざまで，上部消化管疾患にとどまらず，消化管隣接臓器の疾患や全身性疾患に及ぶ（❽）. 上部消化管出血の高頻度な原因疾患は，胃・十二指腸潰瘍，胃・食道静脈瘤破裂，急性胃粘膜病変（acute gastric mucosal lesion：AGML）が三大原因で，これに Mallory-Weiss 症候群，胃癌が続く.

消化管以外の原因疾患には，肝・胆・膵疾患，血友病や白血病などの血液疾患，Rendu-Osler-Weber 病や結節性動脈炎などの血管疾患，アミロイドーシス，動脈瘤の穿破などがある.

初診時の注意点

● 出血部位と多岐にわたる原因疾患を推定するには，医療面接は重要である.
● 医療面接は救急処置と並行して行われることが多く，患者や家族を落ち着かせ，注意深くかつ要領よく行う. 本人のみならず，家族や周囲の者からも聴

❽ 吐血をきたす疾患

血液の嚥下	喀血，鼻出血，歯肉・口腔・咽頭からの出血
食道疾患	食道静脈瘤破裂，食道炎，食道潰瘍，異物，良・悪性腫瘍，特発性食道破裂，胸部大動脈破裂，医原性，急性食道粘膜病変
胃・十二指腸疾患	消化性潰瘍，NSAIDs 潰瘍，吻合部潰瘍，AGML，Dieulafoy 潰瘍，Mallory-Weiss 症候群，胃静脈瘤破裂，良・悪性腫瘍，血管異常，異物，粘膜下腫瘍，胃アミロイドーシス，憩室，好酸球性胃炎
肝・胆・膵疾患	肝癌，胆血症，胆管炎，胆石症，胆道腫瘍，膵炎，急性膵炎，動脈瘤の穿破

取する.
● 出血時の状況について，吐血の性状（色調，回数，量）を確認して，色調と出血量からおおよその出血部位を推測する.
● 喀血との鑑別は，咳嗽など呼吸器症状の有無と，泡沫が混じった鮮血に注意すればさほど困難ではない.
● 発症までの自覚症状と病悩期間を確認して，原因疾患の手掛かりを探す. 吐血・下血の既往歴があれば，今回も同じ疾患である可能性が高い.
● 消化性潰瘍の既往があれば再発性の出血性潰瘍が，肝硬変であれば食道・胃静脈瘤破裂が，飲酒後の頻回の激しい嘔吐後の出血であれば Mallory-Weiss 症候群の可能性が高い. 非ステロイド性抗炎症薬（NSAIDs），抗凝固薬・抗血小板薬などの服用歴も重要で，NSAIDs 服用者であれば NSAIDs 潰瘍の可能性が高い.
● 全身状態の評価として，ショック状態の判定を迅速に行う. 蒼白，虚脱，冷汗，脈拍触知不能，呼吸不全などのショック所見がみられる場合には，ショック対策を講じて全身状態を安定させることを優先する.
● 原因疾患に結びつく身体所見として，皮膚や眼球結膜の黄疸，腹壁静脈瘤怒張，くも状血管腫，手掌紅斑は肝硬変からの食道・胃静脈瘤破裂を疑う. 皮下出血斑，皮膚粘膜の毛細血管拡張は出血性素因をもつ血液疾患や全身血管病変の存在を考える.
● 触診による腫瘤，体表リンパ節腫脹，肝脾腫，腹部圧痛，腹水，腹膜刺激症状の存在，聴診による胸・腹部の動脈性血管雑音に注意する.
● 臨床検査としては，血液型，血球検査，生化学検査，血液ガス分析などによって，貧血状態，輸血の準備，肝機能のチェックを行う. 超音波検査，CT（胸・腹部単純 X 線検査）も診断上有用である.
● 診断確定には上部消化管内視鏡検査が必須である. 内視鏡検査で出血部位・病変の診断，出血の性状，露出血管の有無，予後の判定，治療法の決定などが

可能で，出血部位の確認後には直ちに内視鏡的止血に移行できる利点がある．

下血 melena，血便 hematochezia

概念

下血と血便はともに消化管出血に伴う症状である．消化管出血が肛門より排出されると，黒色のタール便（melena）か，赤色で鮮血に近い血便（hematocheziaまたは bloody stool）になる．

従来はタール便と血便を含めて下血と称していたが，最近ではタール便と血便では出血部位が異なるため，下血はタール便の場合に用いて，血便と下血を区別するようになった．

病態生理

血便や下血はすべての消化管出血で起こりうる．その性状は出血部位，出血量，排出までの時間によって変化する．出血した血液が消化管内で胃酸の影響を受けた場合には，黒色のタール便となる．ただし，回盲部や右半結腸付近からの出血でも，大腸内に長期停滞すると腸内細菌叢によりポルフィリン色素が変化して黒色便となる．下部結腸や肛門からの出血は血便となるが，多量の上部消化管出血や小腸出血が起こった場合でも血便となることがある．これは出血量が多いと浸透圧の変化で下痢となり，急速に排出されるためである．

糞便の化学的・免疫学的血液反応によって検出される潜出血は，肉眼的には認識できないので下血や血便とは呼ばない．

鑑別疾患

血便を含めた下血をきたす疾患は多岐にわたる．吐血を引き起こす上部消化管疾患，消化管隣接臓器の疾患，全身性疾患はすべてタール便の原因となる（前項「吐血」を参照）．血便の原因は下部消化管疾患が中心

❾ 血便をきたす疾患

小腸疾患	Crohn 病，Meckel 憩室，腸間膜動静脈血栓症，腸重積，感染性腸炎，結核，良・悪性腫瘍，血管異常，単純性潰瘍，腸管Behçet 病，薬剤性腸炎・潰瘍（NSAIDs，アスピリン），IgA 血管炎
結腸疾患	結腸癌，潰瘍性大腸炎，虚血性腸炎，ポリープ，憩室炎，悪性リンパ腫，薬剤性腸炎・潰瘍，腸結核，S 状結腸軸捻転，放射線腸炎，感染性腸炎，Crohn 病，医原性
直腸・肛門疾患	直腸癌，裂肛，痔核，ポリープ，潰瘍性大腸炎，放射線腸炎，子宮内膜症，出血性直腸潰瘍，粘膜脱症候群，医原性

で，虚血性腸炎，抗菌薬起因性腸炎などの急性腸炎，大腸癌やポリープなどの腫瘍性病変や憩室出血が主なものである．その他の原因疾患として痔疾，裂肛，上部消化管からの出血などがある（❾）．下血の原因として上部消化管出血の割合が75 〜 90 ％と高く，下部消化管出血は10 〜 25 ％とされる．

初診時の注意点

● 下血や血便の原因疾患は多彩であり，出血部位と原因疾患の推定には出血の性状と医療面接が重要である．

● まずは出血の性状（色調，回数，量）と出血時の状況を確認して，色調と出血量からおおよその出血部位を推測する．タール便であれば出血部位に上部消化管を，暗褐色〜赤褐色であれば小腸を，鮮紅色〜新鮮血ならば結腸〜肛門を考える．

● 直腸診は出血の性状確認のために非常に有用である．患者や家族の訴える便色調をうのみにせず，必ず直腸診で便の色調を確かめる習慣をつける．

● 発症までの自覚症状（腹痛，下痢，下血や血便，悪心・嘔吐，発熱）と病悩期間，さらに既往歴，渡航歴（海外渡航，摂取した食物など），家族歴を聴取して原因疾患の手掛かりを探す．

● NSAIDs，抗凝固薬・抗血小板薬，抗菌薬などの服用歴も重要で，NSAIDs 服用者であれば NSAIDs の消化管粘膜障害，抗菌薬服用後の血便であれば薬剤性出血性腸炎の可能性が高くなる．また，鉄剤，炭粉（イカ墨）などでタール便に類似した黒色便となるので注意する．

● 直接経口抗凝固薬（DOAC）服用者の消化管出血では，潜在する消化管癌の可能性がある．

● 身体診察で重要なのは，全身状態の評価と原因疾患の所見である．ショック状態の判定は迅速に行う．

● 医療面接と身体診察から，原因疾患と出血部位を推定した後，確定診断のための検査を進める．血液検査，胸・腹部単純X線検査，超音波検査，CT も診断上有用である．

● 診断確定には，上部および下部消化管内視鏡検査が必須である．出血部位が確認され，止血処置が必要な場合には，内視鏡的止血治療を優先する．

● 出血部位の確定が困難な場合で，出血が持続するときにはカプセル内視鏡，バルーン小腸内視鏡，血管造影検査が選択される．

● 従来は小腸病変の診断は困難で，開腹手術により初めて確定診断に至ることもあった．最近ではバルーン小腸内視鏡，カプセル内視鏡によって，小腸病変の診断や治療が飛躍的に進歩した．

嚥下困難 dysphagia

概念

口腔内より固形物や液状物が，咽頭，食道を経て胃内まで送られる一連の運動を嚥下という．嚥下運動には口腔，咽頭，食道の筋肉や，それらを支配する三叉，迷走，舌下，舌咽などの神経が関与している．これらが何らかの原因で機能的，器質的に障害され，生理的運動が妨げられることによって起こる症状を嚥下困難（dysphagia）という．

病態生理

正常の嚥下運動は，随意運動による口腔期，不随意運動による咽頭期，食道期に分けられる．口腔期では口唇，歯列が閉じ，顎舌骨筋により口腔底が押し上がり，舌は硬口蓋に押しつけられ，舌骨舌筋が収縮して舌根は後方に向かい，食塊は咽頭に入る．これらの運動は三叉神経，顔面神経，副神経に支配される．咽頭期では軟口蓋が上昇して咽頭後壁に接して鼻腔を遮断する．舌骨が前上方に動いて咽頭は引き寄せられて挙上し，喉頭蓋が咽頭口を塞ぎ，声門も閉鎖される．同時に咽頭の背後にある食道口は自然に開き，食塊は舌根に押されて食道口に入る．上咽頭収縮筋からの蠕動運動が中および下咽頭収縮筋に波及して，食塊は食道に送られる．この嚥下反射は上喉頭神経や舌咽神経が刺激されて起こる．食道期には下咽頭収縮筋の収縮波が波及して始まる食道の一次蠕動と，食道壁の局所刺激による二次蠕動が起こる．食塊が食道中部に達すると下部食道括約筋（lower esophageal sphincter：LES）が弛緩して，食塊は胃内に入る．これらは交感神経と迷走神経が支配する．

これらの一連の生理運動の障害原因には感染，代謝異常，筋障害，神経障害，狭窄，医原性がある．器質的な原因としては炎症，異物，外傷による嚥下動作時の痛みによるもの，狭窄などによる食物の通過異常によるものがある．機能的な原因は嚥下に関係する神経や筋の障害によるものである．

鑑別診断

口腔・咽頭・喉頭部の疾患として，運動障害の原因となる唇裂，口蓋裂，顔面神経麻痺，急性球麻痺，進行性球麻痺，脊髄空洞症，ジフテリア後麻痺，後下小脳動脈閉塞症候群，連合性脳神経麻痺，側索硬化症，多発性硬化症がある．疼痛によって運動制限となる舌炎，口内炎，急性咽喉頭炎，扁桃炎，扁桃周囲膿瘍や，唾液分泌障害である Sjögren 症候群，筋力低下の重症筋無力症，多発筋炎がある．悪性腫瘍として舌癌，喉頭癌，中下咽頭癌がある．食道では器質性疾患として，食道癌，甲状腺癌や転移性リンパ節による壁外性の圧迫，食道異物，逆流性食道炎，食道癌手術後の吻合部狭窄，食道癌放射線照射後や内視鏡的切除後の瘢痕狭窄，Plummer–Vinson 症候群，腐蝕性食道炎による狭窄などがある．機能的疾患として，アカラシア，びまん性食道けいれん，強皮症，アミロイドーシスがある．そのほか，精神的な要因によるヒステリー球がある．

初診時の注意点

- 年齢別に嚥下障害の原因疾患として多いのは，小児では食道異物，若年者ではアカラシアなどの食道運動障害，壮年以上では癌をまず考える．
- 嚥下障害の原因疾患の多くは問診により診断可能である．
- 慢性に経過した嚥下障害では，アカラシアを考える．アカラシアでは初発時より固形物，液状物両方の嚥下が障害されること，日によって症状に変化があり，冷たい液状物でより症状が強く出ることが特徴である．
- 神経麻痺では固形物より液状物の嚥下障害が強く，嚥下の際に気道へ食塊が入りむせる場合には球麻痺を考慮する．
- 嚥下痛を伴うものは炎症性疾患を考え，音声障害は咽頭・喉頭疾患によるものが多い．
- 食道癌では，初期には固形物の通りが悪く，それが数週間から数か月間の経過を通して次第に増強するのが特徴である．逆流性食道炎による瘢痕狭窄の場合，長期間にわたる胸やけ症状を伴っていることが多い．
- 進行食道癌による狭窄では，頸部リンパ節や鎖骨上リンパ節の腫大を認める場合や，反回神経麻痺による嗄声を認める場合がある．
- 甲状腺癌や転移性リンパ節による壁外性の圧迫では，原病変が頸部主体であれば，多くは頸部の触診で所見がとらえられる．
- 皮膚と四肢の変化は強皮症や他の膠原病などの食道病変を伴う疾患を示唆する場合がある．
- 食道異物のなかで最も高頻度なものは，魚骨，薬剤包装シートの PTP（press through package），義歯である．最近では PTP の誤飲は減少している．

胸やけ heartburn

概念

胸やけは，胸骨後方（胸骨の裏側）に感じる熱感あるいは温感（灼熱感）を伴った不快症状を指す．患者は必ずしも胸やけを正しく理解しているとは限らず，訴える人によっては胸部の不快感，あるいは上腹部不快感の要素を含んでいる．さらに，頸部から咽頭部まで放散する痛みや不快感を胸やけと訴える場合がある．

病態生理

胸やけを引き起こす最も重要な原因は食道内酸逆流である．その証拠として食道内 pH モニタリング検査で食道内酸逆流時間の延長と胸やけ症状が相関し，酸分泌抑制薬によって胸やけ症状が軽快することがあげられる．さらには，十二指腸液や空気の食道内逆流，食道内圧の上昇など酸逆流以外の種々の刺激によっても胸やけが出現する．また，酸逆流による胸やけの感じ方には個人差がみられ，非びらん性胃食道逆流症（non-erosive reflux disease：NERD）ではさまざまな程度で食道粘膜の知覚過敏が成因に関与している．

胃酸の逆流は下部食道括約筋（LES）圧の低下，一過性 LES 弛緩（transient LES relaxation：TLESR）によって起こる．食道内へ逆流した胃酸は，健常者では速やかに胃へ戻される（酸クリアランス）が，胃食道逆流症（gastroesophageal reflux disease：GERD）患者では胃食道運動の異常による酸クリアランスの低下が関与している．

鑑別診断

胸やけを起こす疾患の代表は GERD である．Montreal Definition of GERD において，GERD は胃内容物の逆流によって不快な症状あるいは合併症を起こした状態と定義され，胸やけ症状を患者が不快と感じた場合に GERD と診断される．一般的には週に 2 回以上の軽症の胸やけ症状，週に 1 回以上の中等症あるいは重症の胸やけ症状がある場合にあたる．GERD には内視鏡的に病変を認める逆流性食道炎と内視鏡的に所見を認めない NERD に分けることができる．後者は内視鏡陰性 GERD や symptomatic GERD と呼ばれる．

ROME IV では，機能性食道病変を逆流性食道炎，NERD，reflux hypersensitivity（逆流過敏症），機能性胸やけの 4 つに分類した．従来の NERD を食道内多チャネルノンピーダンス法にて酸逆流が関与する NERD と非酸逆流が関与する逆流過敏症に分けた．

胸やけは GERD の特徴的症状であるが，疾患特異性はあまり高くない．機能性消化管障害である機能性ディスペプシアや過敏性腸症候群では，しばしば胸やけ症状を伴うことが多く，GERD とのオーバーラップが指摘されている（❿）．また，胃・十二指腸潰瘍

❿ 胸やけの鑑別疾患

食道疾患	胃食道逆流症（GERD），食道炎，食道癌，食道アカラシア，びまん性食道けいれん，機能性胸やけ
胃疾患	機能性ディスペプシア，胃・十二指腸潰瘍，胃癌，急性胃炎，胃切除後
食道・胃以外の疾患	過敏性腸症候群，狭心症，心筋梗塞，胸膜炎，強皮症

などの器質的疾患に伴うこともある．食道疾患としては食道癌，びまん性食道けいれんなどの食道運動障害との鑑別も重要である．胸痛に近い胸やけでは狭心症や心筋梗塞などの循環器疾患との鑑別も必要となる．

初診時の注意点

- ●患者の訴える胸やけが食道内酸逆流によるものであるか詳しい問診が必要である．
- ●症状が出現しやすいのは一般的には食後で，前屈姿勢や腹圧上昇時，横臥時である．食後に出現する誘因として大量摂食，高脂肪食摂取がある．
- ●GERD の場合には，胸やけの症状とともに呑酸症状の存在が重要である．呑酸とは逆流した胃内容物が口腔あるいは下咽頭に到達した感じをいう．
- ●GERD の診断には必ずしも内視鏡検査は必要ないが，他の器質的疾患の鑑別に有用である．逆流性食道炎では内視鏡的重症度と胸やけ症状の程度とは相関しない．
- ●食道内酸逆流の客観的評価には pH モニタリングが有用である．24 時間記録の中で pH4 以下の時間割合が 5 ％以上の場合に異常と判断する．

（加藤元嗣）

◉ 文献

1) 日本消化器病学会（編）：胃食道逆流症（GERD）診療ガイドライン 2015（改訂第 2 版）．東京：南江堂；2015．
2) Aziz Q, et al：Functional Esophageal Disorders. *Gastroenterology* 2016. pii：S0016-5085（16）00178-5. doi 10.1053/j.gastro. 2016. 02. 012

おくび（げっぷ）belching

概念

おくびは"げっぷ"と同意語である．胃内に貯留したガスが食道を経て口腔より放出される現象をいう．

病態生理

おくびとは，何らかの原因で胃内ガスが貯留し，胃の穹窿部が過度に伸展されることにより生じる．胃内に貯留するガスのほとんどは，飲食物や唾液と一緒に嚥下された空気である．また，胃内で胃酸が重曹と反応してガスを発生したり，細菌性の発酵によりガスが生じる場合もある．一般に，飲食物や唾液とともに嚥下される空気の量は，1 回の嚥下につき約 2～3 mL とされている．食事摂取により胃内に貯留したガスは，通常，胃泡内圧の上昇のため，1～2 回のおくびが惹起され体外へ排出される．一過性に起こるおくびは炭酸飲料摂取による場合が多い．そのほか，急いで食事を摂ったときや早口で話をしながら食事を摂った

きなどにも，おくびは発生しやすい．

鑑別診断

頻回にわたるおくびの場合や酸臭，あるいは腐敗臭を伴うげっぷは病的であり，食道裂孔ヘルニア，胃炎，胃・十二指腸潰瘍，胃癌，幽門狭窄症など上部消化管の疾患，腸内異常発酵などの器質性疾患と空気嚥下症（aerophagia）を念頭におく．空気嚥下症に基づくおくびは頻度が高い．この発症には，精神的な要素が関与している．空気嚥下症ではおくびを行うことで種々の不快感が改善するため，故意に空気を大量に嚥下することにより繰り返しおくびを生じさせるという悪循環をたどる．

治療

まず，原因となる基礎疾患が存在しないかどうかを調べる．器質的原因が存在すれば，その治療を行う．空気嚥下症の場合は，なぜ起こるのかについて患者にきちんと説明し，患者を安心させることが重要である．精神的な要素が強い場合には，精神科の受診も勧める必要がある．

初診時の注意点

- 慎重な病歴の聴取を行う．
- 器質性疾患と空気嚥下症の鑑別を念頭におく．

（仲瀬裕志）

◉ 文献

1) 清水勇一ほか：胸やけ・げっぷ．福井次矢ほか（編）．内科診断学，第2版．東京：医学書院；2008．p.365．
2) 浅香正博：胸やけ，げっぷ．杉本恒明ほか（編）．内科鑑別診断学．東京：朝倉書店；2003．p.560．
3) 浅香正博：おくび（げっぷ）．内科学書，改訂第8版．東京：中山書店；2013．p.375．

腹痛 abdominal pain

概念

腹痛は消化器疾患では最も頻度の高い臨床症状である．加えて，腹痛を主症状とする消化器疾患以外の疾患も多く，それらの疾患にはしばしば緊急手術や待機手術を必要とする腹痛（急性腹症），あるいは迅速な対応を必要とする循環器疾患なども含まれ，その診断と判断の誤り，遅延は今日であっても不幸な転帰を招きかねない．したがって，腹痛の鑑別は内科医としての最も基本的な知識，能力である．

機序・病態生理

腹痛には内臓痛（visceral pain），体性痛（somatic pain），連関痛（referred pain），および内臓痛と体性痛の混在した混合痛（mixed pain）がある．

内臓痛

管腔臓器の平滑筋の伸展・拡張・収縮による疼痛で，痛みの特徴は周期的に繰り返して生じる点にある．管腔臓器平滑筋の粘膜下層に存在する Meissner 神経叢，固有筋層に存在する Auerbach 神経叢や内臓知覚神経で感知した刺激が脊髄後根に入り，脊髄内で対側に交差して上行，視床を経て大脳皮質へ伝達され，痛みとして認知される．

腎と尿管以外の大半の臓器由来の疼痛は両側性に神経支配を受けているため，腹部正中線上に感じ，局所性に乏しい．また，胸腰自律神経内の内臓性求心性線維は腹腔神経叢，大小内臓神経を介して脊髄後根に入るため，しばしば悪心，嘔吐，過呼吸などの自律神経反射による症状を伴いやすい．

特に激しい内臓痛を疝痛（colic pain）と呼ぶが，平滑筋の強い攣縮による差し込むような激痛で，尿管結石，胆石症，絞扼性イレウスなどでみられる．

体性痛

壁側腹膜，腸間膜，横隔膜などの知覚神経終末で感知した刺激が脊髄後根に入り，脊髄内で対側に交差して視床を経て大脳皮質へ伝達され痛みとして認知される．典型的な内臓痛と異なり，疼痛と臓器の局在がほぼ一致することが多く，触診により疼痛が増強し，持続的であることが多い．

連関痛

強い内臓痛が生じた場合，その刺激の入った胸腰神経と同じ高さの体性痛神経線維との間で知覚的なシャントが生じ，対応する皮膚分節に感じる疼痛（Head の知覚過敏帯）である．胆嚢炎，十二指腸潰瘍穿孔時の右頸部から肩甲部にかけての放散痛，虫垂炎初期の心窩部痛，尿管結石時の鼠径部への放散痛，心筋梗塞時の心窩部痛などが代表的な連関痛である．

体性痛と異なり，連関痛による放散痛はその部位の触診により疼痛は増強しない．

混合痛

内臓痛と体性痛の混在した疼痛で，激しい腹痛の多くは混合痛である．浅い胃潰瘍，十二指腸潰瘍では周期的な内臓痛であるが，深い，急性期の潰瘍では疝痛となり，背部への放散痛を伴う．さらに穿孔をきたすと壁側腹膜や腸間膜を刺激し，持続性の体性痛となり，局所の腹壁に筋性防御を生じる．広範な腹膜炎を生じると腹部全体に圧痛，筋性防御がみられ，このような状態が緊急手術や待機手術を必要とする急性腹症の代表例である．

鑑別診断

腹痛では急性腹痛か急性腹症かの鑑別が非常に重要である．急性腹症も治療法の進歩により待機的に対応できる疾患が多くなってはいるが，躊躇せず外科医と

⓫腹痛をきたす主な疾患と部位

1. 心窩部痛	胃：胃炎，機能性ディスペプシア，潰瘍，癌，粘膜下腫瘍，非上皮性腫瘍，アニサキス症，サイトメガロウイルス感染症などの感染 十二指腸：十二指腸炎，潰瘍，Vater乳頭炎，癌，非上皮性腫瘍 胆道・胆嚢：胆嚢炎，胆石症，胆道・胆嚢癌 膵：膵炎，膵嚢胞，膵癌 虫垂炎の初期 胸部疾患：狭心症，心筋梗塞 血管性病変：解離性動脈瘤など
2. 右季肋部痛	肝・胆道疾患：うっ血肝，肝炎，肝癌，肝膿瘍，胆道ジスキネジー，胆嚢炎，胆石症，胆管炎，胆嚢癌，胆管癌，肝嚢胞など その他：肝彎曲症候群，横隔膜下膿瘍，下葉性肺炎，胸膜炎など
3. 左季肋部痛	膵：膵炎，膵嚢胞，膵癌 脾：脾腫（血液疾患などによる） 腸：過敏性腸症候群，脾彎曲部症候群，潰瘍性大腸炎，大腸癌，イレウスなど 腎：腎盂炎，腎盂周囲炎，腎周囲膿瘍，腎癌，副腎腫瘍，腎石症など
4. 右側腹部痛	腎・尿路疾患：腎盂炎，腎周囲炎，腎周囲膿瘍，腎癌，副腎腫瘍，腎石症，遊走腎，尿管結石症など 腸：Crohn病，腸結核症，虫垂炎，過敏性腸症候群，憩室炎，大腸癌，感染性腸炎，イレウスなど
5. 左側腹部痛	腎・尿路疾患：腎盂炎，腎周囲炎，腎周囲膿瘍，腎癌，副腎腫瘍，腎石症，遊走腎，尿管結石症など 腸：過敏性腸症候群，憩室炎，脾彎曲部症候群，虚血性大腸炎，潰瘍性大腸炎，大腸癌
6. 臍部痛	胃：胃炎，潰瘍，癌，粘膜下腫瘍，非上皮性腫瘍 腸：急性腸炎，過敏性腸症候群，憩室炎，小腸潰瘍，イレウス，Crohn病，大腸癌，紫斑病など 血管性病変：解離性大動脈瘤，腸間膜血栓症など
7. 回盲部痛	腸：虫垂炎，移動盲腸，憩室炎，Crohn病，腸結核症など 婦人科疾患：子宮外妊娠，卵巣嚢腫茎捻転，子宮付属器炎など
8. 下腹部痛	腸：過敏性腸症候群，大腸炎，直腸炎，潰瘍性大腸炎，虚血性大腸炎 尿路系疾患：尿管結石症，膀胱炎，前立腺炎 婦人科疾患：月経困難症，子宮外妊娠，卵巣嚢腫茎捻転，子宮付属器炎
9. 左下腹部痛	腸：過敏性腸症候群，虚血性大腸炎，潰瘍性大腸炎，感染性大腸炎など 尿路系疾患：尿管結石症 婦人科疾患：子宮外妊娠，卵巣嚢腫茎捻転，子宮付属器炎など
10. 汎発性腹痛	腸：イレウス 腹部疾患：胆嚢炎や潰瘍穿孔などによる汎発性腹膜炎，結核性腹膜炎，癌性腹膜炎，解離性大動脈瘤，腸間膜血栓症など 全身性疾患：ポルフィリン症，糖尿病性アシドーシス，紫斑病，鉛中毒など

臨床症状

5 消化器

十分に相談し，緊急手術のタイミングを適切に判断する．今日でも判断時期の遅延は致死的結果を招く．

急性腹症の一般的な特徴は，①激しい腹痛，②腹膜刺激症状（筋性防御，反跳痛），③腸雑音の消失した「静かな腹部」，である．

腹痛の原因となる疾患は非常に多岐にわたるが，その主な疼痛部位と原因となる疾患を⓫に，急性腹症の原因となる疾患と部位を⓬に示す．

初診時の注意点

問診

- 既往歴：特に手術歴（視診）と服薬歴，服薬内容は必ず聴取する．家族からの聴取が必要な場合もある．
- 腹痛発現時期とその起こり方：瞬時に起こるのは消化管穿孔，腹部血管障害，比較的急速に起こるのは腸閉塞，胆石，尿路結石などの管腔臓器の通過障害と胆嚢炎，膵炎，虫垂炎などの炎症性疾患，子宮外妊娠，卵巣嚢腫茎捻転などが多い．女性の場合は必

ず，月経との関連も聴取する

- 腹痛部位と性質：強い腹痛の場合は混合痛が多いため，腹痛の性質，腹痛部位，放散痛の有無を詳細に問診することが鑑別診断上，重要である．
- 増悪・寛解要因：食後に増悪するのは胃潰瘍，腸管血管障害，脂肪食摂取後に増悪するのは膵炎，胆道疾患，食後に軽快するのは十二指腸潰瘍，排便で軽快するのは過敏性腸症候群，排便前に増悪するのは大腸の炎症性疾患，前屈位で軽減するのは膵炎などであり，発症，増悪・寛解要因も鑑別診断上，重要である．排便状態，便性状の変化も必ず問診する．

身体所見

- 重症度：苦悶様顔貌，蒼白，冷汗，チアノーゼがあれば重篤．バイタルサインに異常があれば診察と救急治療を並行して進め，外科医との連携を取る．
- 視診：患者の体位，顔貌，貧血・黄疸の有無，腹部膨隆，手術痕の有無を注意深く観察する．

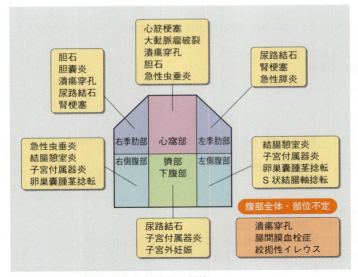

⓬ 急性腹症の原因となる主な疾患と部位

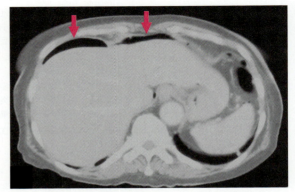

⓭ 消化管穿孔時の横隔膜下遊離ガス（立位胸腹部X線写真）

⓮ 消化管穿孔時の肝表面遊離ガス（臥位CT写真）

- 聴診：腸雑音の亢進（機械的イレウス）か低下（腹膜炎，麻痺性イレウス）かは重要である．腹部血管雑音（動脈瘤，腫瘍，リンパ節腫大による血管の狭窄）も必ず聴取する．
- 打診・触診：必ず疼痛部位から離れた部位から触診する．腹膜刺激症状（筋性防御，反跳痛）の有無は急性腹症との鑑別上，重要である．肝脾腫・腹部腫瘤の有無，鼓腸・腹水の有無も診る．
- 直腸指診：Douglas 窩の圧痛，腫瘤の有無を診る．直腸右側壁の圧痛は急性虫垂炎を示唆する．
- 婦人科的診察：若い女性の子宮外妊娠，卵巣嚢腫茎捻転，骨盤内感染症など．

検査
- 尿検査：血尿の有無，沈渣（細菌，白血球，赤血球），ケトン体，比重（脱水の診断），尿糖，尿アミラーゼ（膵炎）．特に尿アミラーゼのみ上昇している膵炎があるので必ず検査する．
- 血液検査：白血球数，核左方移動，赤血球数，ヘモグロビン，ヘマトクリット，血小板数．
- 生化学的検査：総蛋白，アルブミン（持続する下痢，腸管炎症），肝胆道酵素，血清アミラーゼ，BUN，クレアチニン（腎不全，消化管出血，脱水の間接診療ができる），CPK（梗塞性病変），血糖，血清電解質（Caなど），炎症反応（CRP），フィブリノゲン，FDP，D-ダイマー（血液障害）．
- 糞便検査：便潜血反応，便培養（感染性腸炎）．
- 心電図：心筋梗塞，狭心症を除外するためにも，必須である．
- X線検査：横隔膜を含む胸部あるいは腹部立位X線像で腹腔内遊離ガス像（free air，⓭）の有無を確認する．ニボー（niveau）の有無，腸腰筋陰影の消失（腹水），腸管ガスの偏倚，女性の場合は妊娠の可能性を考慮する．
- 超音波検査：腹部超音波検査は必須で，非常に多くの情報が得られる．胆石，胆嚢炎，腹水の有無，腸管の肥厚や拡張，膵腫大および周囲の滲出液の確認，膵石，水腎症の有無，腹部腫瘤の有無，肝脾腫など多くの情報が得られる．
- CT検査：腹部超音波検査と同様に多くの情報が得られるので実施する．臥位腹部CT像から穿孔初期の非常に少量の腹腔内遊離ガス像も確認できる（⓮）．
- 上部消化管内視鏡検査：X線検査あるいはCT検査で消化管穿孔を否定できれば診断上は多くの情報が得られ，また治療もできるので上部消化管内視鏡検査は有用である（止血，アニサキス虫体除去，異物除去など）．
- 血管造影検査：血管障害が疑われる場合には必要となる．

食欲不振 anorexia

概念

　食欲は「食物を食べたい」という欲求であり，本来，人間の本能的欲求である．その低下・消失した状態が食欲不振である．食事摂取によって腹痛などが誘発されるためとか，体重増加へのおそれから生じる摂食障害，あるいは少量の食事摂取で満腹感が誘発される早期満腹感とは明確に区別して考えるべきであり，典型例は問診で鑑別できるので，必ず聴取する．

　しかし，消化器疾患による食欲不振では鑑別が困難な場合が非常に多く，また悪心・嘔吐が主要因で食欲不振をきたす場合も多い（悪心・嘔吐については次項を参照されたい）．

病態生理

　食欲の中枢は視床下部にあり，外側野に存在する摂食中枢と腹内側核に存在する満腹中枢の相互作用により食欲は調整されている．グルコース，遊離脂肪酸，食物の消化管への流入によって消化管ホルモンであるコレシストキニン（cholecystokinin：CCK），レプチン，体温の上昇などが中枢性に食欲を抑制する．レプチンは脂肪細胞から産生され，血中に分泌され，脳脊髄液に移行して視床下部の特異的受容体に結合し，摂食とエネルギー代謝のホメオスタシスを調節していると考えられている．視床下部でのレプチン上昇は摂食の抑制とエネルギー消費を増大させる．

　レプチンの発現と分泌はグルコース，遊離脂肪酸，ステロイドホルモン，性ホルモンなどによって影響を受けるので，これらの異常も食欲に影響する．代表例が重症感染症や癌末期における食欲不振である．このような病態では炎症性サイトカインであるIL-1あるいはTNF-α産生が亢進し，レプチンを増加させて食欲低下や体重減少をきたす．CCKに加え，ペプチドYY，セクレチン，ソマトスタチン，グルカゴン，カルシトニンなども食欲抑制に働く．

　このほか，催吐物質による嘔吐中枢を介する食欲不振も重要である．

鑑別診断

　食欲不振をきたす主な疾患を⑮に示す．疾患は多岐にわたるが，腹痛，悪心，嘔吐，胸やけ，腹部膨満感などの消化器疾患に続発することが最も頻度が高い．その原因として消化器臓器の炎症，通過障害，運動不全，うっ血が前述の機序などを介して生じるためと推定される．

　消化器以外の疾患では慢性呼吸不全，呼吸器感染症，心不全などによる低酸素血症による呼吸中枢の刺激，末梢からの迷走神経刺激が関連すると推定される．慢性腎障害も著しい食欲低下をきたし，尿毒症物質の蓄積，代謝性アシドーシス，電解質異常などに起因する．そのほか，甲状腺機能低下症，副腎機能不全，薬剤（特に抗がん薬），精神・神経障害による食欲低下もある．

初診時の注意点

問診

● 食欲低下が主症状であっても，必ず他の随伴症状を問診する．

● 消化器疾患では腹痛，悪心，嘔吐，嚥下困難の有無，体重減少の有無と期間は特に重要であり，必ず聴取する．

● 消化器以外の疾患では発熱の有無，呼吸困難，浮腫，神経症状（特にうつ状態），薬剤歴など，⑮にある疾患を念頭において，注意深く問診する．

検査

● 基本的には⑮にある疾患の鑑別であるが，血液検査（貧血），生化学検査（肝機能，腎機能，血糖値，Caを含む電解質），炎症反応（CRP，フィブリノーゲン，血清蛋白分画），便潜血反応，胸部X線検査などは初診時には実施したい．

⑮ 食欲不振をきたす疾患

1. 消化器疾患	口腔疾患：口内炎，歯肉炎，舌炎 食道疾患：食道癌，GERD，食道アカラシア 胃疾患：胃炎，胃潰瘍，胃癌 腸疾患：十二指腸潰瘍，炎症性腸疾患，大腸癌，イレウス 肝疾患：急性肝炎，肝硬変，肝癌 胆道疾患：胆石症，胆嚢炎，胆管炎，胆道・胆管癌 膵疾患：膵炎，膵癌 腹膜疾患：腹膜炎，癌性腹膜炎
2. 消化器以外の疾患	中枢神経疾患：脳炎，髄膜炎，頭部外傷，脳血管障害，脳腫瘍，Parkinson病 内分泌疾患：下垂体前葉機能低下症，甲状腺機能低下症，副甲状腺機能低下症，副腎皮質機能低下症 代謝疾患：重症糖尿病，ビタミン欠乏，亜鉛欠乏 呼吸器疾患：気管支喘息，慢性呼吸不全，肺癌 循環器疾患：うっ血性心不全 腎疾患：腎不全 血液疾患：貧血，白血病，悪性リンパ腫 感染症：急性感染症，慢性感染症 膠原病：SLE，など
3. その他	妊娠悪阻，中毒性疾患，薬剤（抗がん薬，鎮痛薬，ジギタリス，アミノフィリン，モルヒネ）
4. 精神・神経障害	うつ病，うつ状態，統合失調症，神経性食欲不振症

- 消化器疾患，悪性腫瘍が疑われる場合には腹部超音波検査，消化管内視鏡検査，CT検査，MRI検査，PET検査などが必要となる．

（杉山敏郎）

悪心 nausea，嘔吐 vomiting

概念

悪心とは心窩部や前胸部に起こるムカムカとした不快感であり，一般的には食物に対するきわめて不快な感情や嘔吐前の気分に対して用いられる用語である．悪心はその人の感受性によって左右されやすく，必ずしも嘔吐の前段階として位置づけられない．

悪心に随伴して，妙な空腹感，生つば，異常な発汗（あぶら汗），顔面蒼白，血圧の低下や徐脈などがみられる．また食欲不振，めまい，頭痛なども時に訴える．

嘔吐とは胃内容物が急激にかつ強制的に口外に吐き出されることであり，食道，胃，横隔膜などによる一連の反射運動によって行われる．吐物がみられない場合には，いわゆる空嘔吐（retching）がある．また逆流（regurgitation）は，胃内容は口腔に逆流するが少量で，悪心を伴うことがなく，横隔膜や腰筋の収縮などの関与がないことから，嘔吐とは区別される．

悪心は実現しなかった嘔吐ともいえ，嘔吐中枢が刺激された際に，その刺激が嘔吐を起こす閾値にまで達しない場合は悪心のみが起こり，閾値に達すると引き続いて嘔吐が発生するとも考えられる．

病態生理：嘔吐の発生機序 ⓰

嘔吐は，延髄の背外側網様体に存在する嘔吐中枢（vomiting center）を刺激することで起こる．嘔吐に関与する中枢伝達経路には，神経伝達物質受容体である，①アセチルコリン受容体（M_1），②ドパミン受容体（D_2），③ヒスタミン受容体（H_1），および④セロトニン受容体（$5\text{-}HT_3$），の少なくとも4種類が存在する．

ヒトで嘔吐中枢が刺激される経路には，主に，①肝・消化管経由（咽頭，消化管，肝），②化学受容器経由（各種催吐物質），③前庭器経由，④大脳経由，の4経路があり，これを，反射性嘔吐（肝・消化管，前庭器経由）および中枢性嘔吐（化学受容器，大脳経由）の2種類に大別する．

つわり（妊娠悪阻）は妊娠初期に起こる内分泌環境の変調と，これに基づく末梢臓器の代謝性失調，および妊娠に関連して生ずる精神環境上の変化などが大きく関与しているものと考えられているが，多元的要素が大きい．

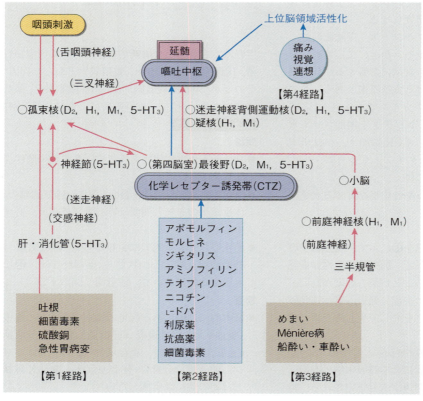

⓰ 嘔吐の発生機序
青色が中枢性嘔吐．
CTZ：chemoreceptor trigger zone．

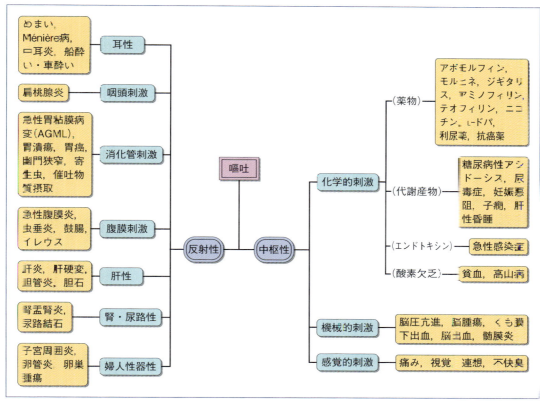

⓱ 嘔吐の種類とそれに基づく疾患

鑑別診断

以下のことが大切である．
①正確な病歴の聴取．
②吐物の性状を自分の目で確かめる．
③吐物の出現する時間的関係を調べる．
④嘔吐の随伴症状を十分把握し分析する．
　嘔吐の種類とそれに基づく疾患を⓱に示す．

初診時の注意点

- 悪心・嘔吐は，ほとんどすべての消化器疾患で認められる一般的な愁訴である．
- 系統的な検査手順（問診，身体所見，臨床検査所見，内視鏡検査，X線検査，CT，MRIなど）に従い，発生機序に基づき鑑別診断を行う．

(三木一正)

●文献

1) 三木一正：悪心・嘔吐．野村恭也ほか（編）．CLIENT 21—21世紀・耳鼻咽喉科領域の臨床 20, 薬物療法．東京：中山書店：2001．p.262．
2) 三木一正：悪心・嘔吐．整形外科 2001；52：1105．
3) 三木一正：悪心・嘔吐．野村恭也ほか（編）．CLIENT 21—21世紀・耳鼻咽喉科領域の臨床 1, 症候．東京：中山書店：1999．p.147．

裏急後重（しぶり腹，テネスムス）
tenesmus

概念

便意を催すのに排便がない，または便意はあっても少量しか出ないのに頻回に便意をもよおす状態を，裏急後重（しぶり腹）という．同意語として，tenesmus（ラテン語に由来）という言葉がある．

病態生理

裏急後重とは便塊の刺激によらない直腸−排便反射が生じ，そのため便が出ないのに便意をもよおす状態をいう．したがって，裏急後重が起こる原因としては，直腸の炎症を第一に考える．排便の病態生理を考えた場合，便意はS状結腸から直腸への移動による直腸粘膜刺激によって生じる．このことからS状結腸の蓄便機能が失われた場合や，大腸全体の蠕動運動が亢進している場合にも裏急後重は生じることを念頭におく．

鑑別診断

① 直腸粘膜の強い炎症を伴う疾患による裏急後重
　腸管感染症（細菌性赤痢，アメーバ赤痢），潰瘍性大腸炎，放射線直腸炎，血栓性痔核，直腸癌が鑑別疾患となる．

② S状結腸の蓄便機能が失われることによる裏急後重：腸管の外科手術後に合併することが多い.

③ 大腸の蠕動運動が亢進することによる裏急後重：過敏性大腸症候群，憩室炎，大腸ポリポーシスによる血性下痢を伴う場合.

初診時の注意点

病歴の慎重な聴取（発熱や血便の有無について）を行う. 裏急後重の症状が現れた場合には，直腸に何らかの異常があると考え，直腸診を行う. さらに，診断を確定するために大腸内視鏡検査を行う必要がある.

腹部膨満 abdominal distention

概念

腹部が全体または部分的に膨満している状態を示す.

病態生理

消化管の蠕動の低下，消化管閉塞，および腹水の貯留を考える. 急性の腹部膨満（腹部全体の膨満となる）を訴える場合は，消化管の穿孔，虫垂炎の破裂，肝臓癌の破裂また腸閉塞（機械的）を考慮すべきである.

また，慢性の腹部膨満を患者が訴える場合には，以下の6つのFを考える. ① fluid（水）：腹水，② fetus（胎児）：妊娠，③ flatus（ガス）：鼓腸，④ fat（脂肪）：肥満，⑤ feces（糞便）：便秘，⑥ fatal（悪性腫瘍や婦人科の良性腫瘍）.

検査・診断

腹部膨満の鑑別診断には，身体的診察をていねいにかつ的確に行うことが重要である. 腹部全体の膨満なのか，局所の膨満なのかを視診にて注意深く観察する. さらに腹部の輪郭や腹壁静脈の怒張の有無を観察する. 臍の位置が頭側に向いている場合は婦人科疾患，足側に向いている場合は腹水の存在を考える. 打診による腹部の診察により，鼓腸と腹水の鑑別が可能となるケースが多い. 具体的には，患者を仰臥位にして腹部打診を行うと，鼓腸の場合には鼓音が聴取できるが，腹水の場合には貯留部が濁音を呈する.

腹部単純X線撮影を行うと，ガス像の有無により，鼓腸と腹水の鑑別を容易に行うことが可能である. この際，立位と臥位の二方向の撮影を必要とする. 腹部超音波検査は少量の腹水でも確実に診断可能である. したがって，消化管を除く腹腔内臓器の観察や，腹部腫瘍の鑑別診断に有用である. 腹部超音波検査にCTやMRIを併用すると，腹部膨満を呈する疾患の鑑別に有用な情報を得ることができる. 消化管由来の腹部腫瘍の検索には，消化管造影検査や内視鏡検査が有用である.

緊急性のある疾患を除外した後は，以下のことを念頭において診察を行う. 特に腹水のある場合の鑑別には門脈圧亢進による場合（肝硬変，Budd–Chiari 症候群）と，亢進がない場合（癌性腹膜炎，結核性腹膜炎，膵炎に伴う腹膜炎，ネフローゼ症候群などを念頭におく）に分けて考える.

初診時の注意点

病歴の慎重な聴取ならびに腹部性状を詳細に診察することが重要である.

（仲瀬裕志）

● 文献

1) 浅香正博：裏急後重. 内科学書，改訂第8版. Vol.1. 東京：中山書店；2013. p.381.
2) 浅香正博：腹部膨満. 内科学書，改訂第8版. Vol.1. 東京：中山書店；2013. p.382.
3) 松下達彦：腹部の症状—下痢，便秘そして腹満.：レジデントノート増刊 診断力を超強化！症候からの内科診療. 東京：羊土社；2017. p.218.

便秘 constipation

概念

便秘とは，本来体外に排出すべき糞便を十分量かつ快適に排出できない状態と定義されている. 便塊中の水分が吸収されて硬度が増し，排便に努力がいる状態で，一般には1週間に3回以下の排便回数となり排便に困難な状態となれば便秘と表現することが多い.

病態生理

消化管内の食物の通過時間は食道が5秒程度，胃は3〜5時間，小腸は4〜6時間と一定しており，個人差は少ない. ところが大腸の通過時間は12〜48時間ともともと幅があるうえに，個人差が大きい. 大腸は便塊が通過中にその水分が吸収されるため，通過時間が延長すると1日排便量150gのうち100〜120gを占めるとされる水分量が減少することになる.

便秘は器質性便秘と機能性便秘に分けられる. 器質性便秘はさらに狭窄性と非狭窄性に分けられる. 狭窄性は大腸癌やCrohn病などに起因する器質性疾患で腸管狭窄が起こり便秘となるものを示す. 非狭窄性は巨大結腸症や直腸瘤のために通過時間の延長や便排出障害を起こす. 機能性便秘は，内分泌疾患や神経疾患に続発したり薬剤に起因することも多い大腸通過遅延型，経口摂取不足や過敏性腸症候群で起こりやすい大腸通過正常型，骨盤底筋協調運動障害などが原因となりやすい機能性便排出障害型に分けられる.

鑑別診断

便秘の原因としては機能性のものが大部分である

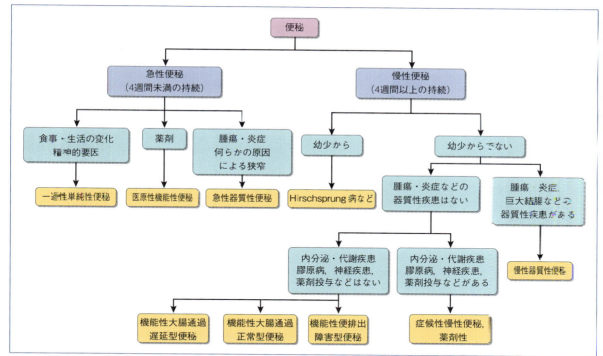

⓲ 便秘の鑑別診断

が，疾患特異的な治療が早々に必要となる腫瘍や炎症による器質的な便秘を見落とさないようにすることが重要である．さらに機能性便秘に分類はされるが，糖尿病，甲状腺機能低下症，副甲状腺機能亢進症や抗コリン作用のある抗うつ薬などの薬剤やモルヒネなどの使用が便秘の原因となることを忘れてはならない．

便秘を訴える例の鑑別診断においては，まず急性のものと慢性のものに分け，次いで慢性のもののうち先天性のものを鑑別する．続いて腫瘍や炎症などの器質的な疾患による可能性，内分泌・代謝疾患に起因する可能性について検討を進めることが望ましい（⓲）．

初診時の注意点
- 便秘は頻度の高い症状であるが，大腸癌などの臨床的に重症度の高い疾患の一症状であることがあり，原因の十分な検討が必要である．
- 急性便秘では機能性のもの（一過性単純性便秘）は症状が軽く，器質的なものは腹痛や発熱を伴うなど症状が重いことが多い．
- 身体診察においては腹部の視・聴・触・打診をていねいに行うことは当然であるが，必ず直腸診を行い直腸内の便塊の有無，直腸癌の有無，便性状（血液付着など），骨盤底筋の協調運動のチェックを行う．
- 腹部の画像診断とともに，CBC（全血算算定），CRP，電解質（Na, K, Cl, Ca, Pi〈inorganic phosphate〉），血糖，甲状腺機能，便潜血などの検体検査を行う．
- 薬剤の服用歴は必ずチェックする．
- 開腹手術の既往のある例では器質性便秘を疑う．

下痢 diarrhea，血便 hematochezia，粘血便 mucous and bloody stool，脂肪便 steatorrhea

概念

下痢（diarrhea）は糞便中の水分が増加する状態で排便回数は問わないが，増加することが多い．腸管で水分を吸収する過程で障害が起こったり，消化管内への水分の分泌が過剰となって起こる．

消化管内に出血した血液が混じった便が排出されることを下血と呼ぶが，このうち鮮血に近い血液が混入するものを血便（bloody stool, hematochezia）と呼んでいる．結腸以下の消化管に何らかの原因で出血がある場合にみられる．

粘血便（mucous and bloody stool）は結腸以下に何らかの原因で炎症が起こり粘液の分泌増加や粘液細胞の脱落の結果，血液と粘液とが混入した便が排出される状態を示している．すなわち粘血便は結腸以下の炎症が強いことを示唆している．

便の中に1日量として6g以上の脂肪が含まれる状態は異常であり脂肪便（steatorrhea）と呼ばれる．

脂肪便は量が多く，光沢があり酸性臭がある．脂肪を分解することができる消化酵素はリパーゼであるため，膵が障害を受けリパーゼを分泌できなくなると脂肪便となる．

病態生理

血便，粘血便，脂肪便は下痢を伴って出現することが一般的なため，下痢との関係でその病態について述べる．成人では1日あたり水分の摂取量2Lに加えて約7Lの消化液が消化管内に分泌され，この70～80％は小腸で，残り20～30％が大腸で吸収されて全体の1％にあたる約100mLの水分が便として排出される．このときに，①小腸を中心とする消化管の水分分泌の異常亢進，②腸管の運動の異常亢進に伴う水分の吸収不足，③水分を吸収する腸粘膜の破壊などの傷害による水分の吸収低下，④腸管内に吸収されない溶質が残存することに伴う水分の吸収障害などが原因となって便中の水分量が増加して下痢となる．

大腸に出血が続くと血性便を何度も排出することになり血性下痢となる．大腸憩室出血や虚血性腸炎でこのような症状となる．大腸の広い領域にわたって炎症と上皮の損傷があれば粘血便になるとともに水分の吸収が障害されて粘血性下痢便となる．このような状態は潰瘍性大腸炎やアメーバ赤痢などでみられる．膵に障害があってリパーゼの分泌低下がある場合や，胆汁酸の分泌障害のある場合などでは脂肪の消化吸収が障害されて脂肪便となる．このときは消化吸収に障害があるため便の量が増加して排便回数も増加する．また，細菌が脂肪を分解して脂肪酸が産生されると，これが腸管上皮細胞からの水の分泌を刺激し，下痢となりやすい．

鑑別診断

鑑別すべき疾患を⑲に示す．

初診時の注意点

● 下痢，血便，粘血便，脂肪便は互いに重なって発症しうる．
● 下痢の成因は，季節によってその頻度が異なっており，夏には細菌毒素，細菌感染による下痢が，冬にはウイルス感染が原因となる下痢の頻度が高い（⑳）．
● 下痢では糞便の性状（水様，血性，粘血性，脂肪便，発酵便など）をよく聴き出すことが正しい診断へとつながる．

蠕動不穏 visible peristalsis

概念

蠕動不穏とは英語では visible peristalsis と表現し，狭窄のある腸管の口側の拡張した腸管が強い蠕動運動

⑲ 下痢，血便，粘血便，脂肪便の鑑別疾患

急性血性下痢便	大腸憩室出血，大腸ポリープ自然離断，など
急性粘血性下痢便	アメーバ赤痢，細菌性赤痢，腸チフス，など
急性水様性下痢便	コレラ，細菌性大腸炎，アレルギー性下痢，など
慢性粘血性下痢便	潰瘍性大腸炎，アメーバ赤痢，Crohn病，など
慢性軟便/水様性下痢便	カルチノイド症候群，好酸球性胃腸炎，Zollinger-Ellison症候群，二糖類分解酵素欠乏症，など
脂肪便	慢性膵炎，膵切除後，など

⑳ 下痢の原因

分泌性下痢

細菌毒素：コレラ，病原性大腸菌，など
ウイルス：ノロウイルス，ロタウイルス，など
胆汁酸の減少：回腸切除，Crohn病，など
脂肪酸の産生：膵機能低下，など→脂肪便となる
内分泌性：WDHA症候群，Zollinger-Ellison症候群，など

腸管運動の異常

胃排出異常亢進（ダンピング症候群，など）
糖尿病性下痢
過敏性腸症候群

腸粘膜傷害

炎症性腸疾患：潰瘍性大腸炎，Crohn病→粘血便となる
腸管感染症：アメーバ赤痢，腸チフス，など→粘血便となる
抗癌薬の内服→血便となる

浸透圧性下痢

塩類下剤内服
二糖類分解酵素欠乏症，ほか

WDHA症候群：watery diarrhia-hypokalemia-achlorhydria syndrome.

をするのが体表から視診によって観察できる状態を示している．蠕動不穏は腸管の蠕動運動の亢進状態を示しているため，必ずしもイレウスの存在を示しているわけではないが，単純性閉塞性イレウスにおいて観察されることが多い．

病態生理

消化管の蠕動運動は，特にやせた人以外では体表から観察することはできない．ところが消化管に狭窄，閉塞などの通過障害があると通過障害部位よりも口側の腸管内に食物，消化液などが大量に停滞して拡張する．さらに腸管に強い炎症がなく，また血流も十分に保たれている場合には拡張した腸管の強い蠕動運動が起こり，停留している内容物を通過障害部位を通してより下流へ運ぼうとする．このときに拡張して体表から同定しやすくなった腸管に強い蠕動性収縮が起こることが観察され，これが蠕動不穏と呼ばれる．目を患

者の腹壁と同じ高さにおいて側方から観察するとわかりやすいといわれている.

鑑別診断

蠕動不穏が観察される場合は,消化管の拡張と拡張した消化管の蠕動の亢進がある.このような現象は一般には消化管の通過障害においてみられるため,単純性イレウスあるいはこれに近い状態の消化管の著明な狭窄を起こす疾患が鑑別の対象となる.

単純性イレウスの原因としては,

①腸内容物による閉塞:誤嚥した異物・食物塊,結石,寄生虫など

②腸管壁の異常:腫瘍,炎症に起因する瘢痕性収縮,先天性の狭窄など

③腸管外の病変:手術などによる腹腔内の癒着,腹腔内の大きな腫瘍による圧迫など

の疾患が考えられるため,X線検査,CTなどを行って原因を検討する必要がある.単純性イレウスなどの消化管の狭窄があると,その部位よりも口側の腸管は,収縮力が強くなるため触診をすると棒のように硬く触れる.狭窄がなく,単にやせた人で蠕動がみえるだけの場合には,このような腸管の強直所見をみることはない.また,狭窄がある場合には蠕動不穏とともに拡張した腸管内にガスと液体が混在して存在し,これが亢進した蠕動性収縮によって混ぜ合わされるために腸雑音が亢進し,雑音の質も金属的な音となる(㉑).

蠕動不穏を認める腹部の部位によって狭窄や閉塞のある消化管の部位を推定することができる.幽門部の狭窄であれば上腹部に左から右へ横走する蠕動不穏を,小腸上部の狭窄であれば上腹部に,小腸下部の狭窄であれば下腹部と右下腹部に蠕動不穏を認めることとなる.

初診時の注意点

● 蠕動不穏とともに出現する症状,身体所見に気をつける.

● 蠕動不穏がみられた例で,腹痛の増強や蠕動不穏の消失が起こってくれば,絞扼性イレウスへの移行を疑う.

● 腹部に手術瘢痕のある例が腹痛を訴えれば,イレウスの可能性を考えて,腹部の視診では蠕動不穏の有無もチェックする.

(木下芳一)

㉑ 単純性イレウスで蠕動不穏とともに出現しやすい症状,身体所見

症状	疝痛性の腹痛,悪心,嘔吐,排ガス・排便の停止
身体所見	腹部膨隆,腸雑音の亢進,金属性腸雑音

● 文献

1) 伸瀬裕志:便秘.消化器疾患診療実践ガイド.東京:文光堂;2005.p.18.

2) 森山修行:原因不明の慢性便秘.レジデントのための消化器診療スケジュール.東京:南江堂;2007.p.18.

3) 森山修行:原因不明の慢性下痢.レジデントのための消化器診療スケジュール.東京:南江堂;2007.p.16.

肝腫 hepatomegaly, 脾腫 splenomegaly

肝腫

概念

肝はヒト最大の臓器で,右上腹部に存在する.右葉上極は右鎖骨中線上第5肋骨,下極はほぼ肋骨弓に沿って位置し,通常は肋骨弓下に触れることはない.何らかの原因で腫大すると肋骨弓下に触知する.しかし,健常者でも約10%の頻度で触れることがあるため,触知するだけで腫大していると判断してはならない.

触診は仰臥位で患者の腹式呼吸を利用し,右季肋部から心窩部,左季肋部まで丁寧に行う.打診も重要で,肺肝境界(通常第6～7肋骨)の上昇,濁音界の拡大で診断する.腹部超音波検査やCTなどの画像診断で腫大の程度,肝実質の状態をみることができる.

病態生理

肝腫をきたす病態は多岐にわたる.肝細胞内の脂肪沈着(脂肪肝),炎症細胞浸潤や線維増生(肝炎),うっ血(右心不全)や胆汁うっ滞(肝内・肝外)などがある.アルコール性ではウイルス性より腫大が著しい.肝硬変では右葉が萎縮し,左葉が代償性に腫大する.

肝腫が急激に起こると肝被膜の伸張によって圧痛を認めるが,慢性に経過する例では圧痛はない.肝囊胞や血管腫では巨大な肝腫を認める場合がある.

鑑別診断

肝腫をきたす原因が肝炎などのびまん性肝疾患か,肝腫瘍などの限局性肝疾患か,心不全や閉塞性黄疸などの肝以外の疾患かの鑑別が重要である.肝腫をきたす疾患を㉒に示す.肝疾患の多くはびまん性の腫大を示すが,囊胞や腫瘍は限局性の腫大を示す.肝疾患以外ではびまん性の腫大をきたす.

診察,画像診断,血液生化学検査,肝炎ウイルスマーカー,腫瘍マーカー,免疫学的検査,さらに心電図,心臓超音波検査など必要に応じて検査を行う.

初診時の注意点

● 肝を触知する場合,大きさ,硬度,辺縁の状態,表面の性状,圧痛の有無を調べる.

● 弾性のある軟らかい肝を触知する場合は脂肪肝を考

㉒ 肝腫をきたす疾患

1. 肝疾患	1）びまん性肝疾患 ウイルス性肝疾患：急性肝炎（A 型・B 型・C 型・E 型），慢性肝炎（B 型・C 型），肝硬変（B 型・C 型） アルコール性肝疾患：脂肪肝，アルコール性肝線維症，アルコール性肝炎，アルコール性肝硬変 代謝性肝疾患：脂肪肝，非アルコール性脂肪性肝炎（NASH），肝硬変（NASH 由来），Wilson 病，ヘモクロマトーシス，アミロイドーシス，糖原病 薬物性肝疾患：薬物性肝障害（肝細胞障害型・胆汁うっ滞型・混合型），脂肪肝 自己免疫性肝疾患：自己免疫性肝炎，原発性胆汁性胆管炎，原発性硬化性胆管炎 2）限局性肝疾患 良性疾患：肝嚢胞，肝膿瘍，血管腫，限局性結節性過形成など 悪性腫瘍：肝細胞癌，胆管細胞癌，転移性肝癌など
2. 肝以外の疾患	うっ血肝：右心不全，収縮性心外膜炎，Budd–Chiari 症候群など 肝外性胆汁うっ滞：胆管結石，胆管癌，膵頭部癌，十二指腸乳頭部癌など その他：伝染性単核症，結核，梅毒，マラリア，サルコイドーシス，白血病，悪性リンパ腫など

える.
● 辺縁が鈍化した硬い肝を触知する場合は肝硬変を考える.
● 浮腫や頸静脈怒張などの徴候を有する例で肝を触知する場合は右心不全を疑う.
● 黄疸を有する例で肝を触知する場合は閉塞性黄疸か肝内胆汁うっ滞かを鑑別する.

脾腫

概念

脾は小さな臓器で，左上腹部に存在する．肝・胃・腸管と接し，第 9 ～ 11 肋骨に沿って位置するため，通常は肋骨弓下に触れることはない．何らかの原因で正常の約 3 倍に腫大すると触知できる．触診は右側臥位で行う．肋骨弓下に 10 cm 以上触知する場合を巨脾という．脾は臍の方に向かい，内側に切痕を触れることができる．軽度の脾腫は，打診で脾濁音界の拡大（Traube の半月腔の縮小・消失）で診断する．腹部超音波検査や CT などの画像診断で計測が可能である．

病態生理

脾腫をきたす病態は多岐にわたる．感染症に伴う細網内皮系細胞の増殖によって起こる炎症性脾腫，肝硬変などに伴う門脈圧亢進によって起こるうっ血性脾腫，白血病や悪性リンパ腫のような血液細胞の異常増殖による脾腫，脂質などの沈着によって起こる脾腫，腫瘍による脾腫がある.

肝硬変では門脈圧と脾腫の大きさには相関がなく，脾腫が存在しても食道静脈瘤が存在しない場合も少なくない．骨髄線維症では骨髄造血容積の減少により脾に異所性造血の場が移り脾腫をきたすため，巨脾を呈することがある．Gaucher 病は先天性の脂質代謝異常で，代謝産物が脾の細網内皮系に沈着するために脾腫を生じる．脾機能亢進症とは脾腫を伴う疾患で，末梢血の赤血球，白血球，血小板の一部またはすべてが減

少し，その原因が脾への血球分布の偏りや脾での血球破壊に起因する病態をいう.

鑑別診断

脾腫をきたす原因として脾原発の疾患はまれで，肝疾患や感染症によることが多い．脾腫をみたら，まず肝疾患，感染症，白血病，悪性リンパ腫などを念頭において鑑別診断を行う．脾腫をきたす疾患を㉓に示す．詳細な問診が正しい診断のきっかけになる．丁寧に診察を行い，画像診断を含め全身にわたって検査を進めていく.

初診時の注意点

● 左季肋部の触診に際して，脾腫は左腎，肝左葉，胃，結腸などの腫瘤と鑑別を要する.
● 脾腫をきたす疾患は多様であるため，全身症状と随伴症状から原因疾患を類推する.
● 感染症に伴う脾腫は感染脾と呼ばれ，マラリアなどを除いて軽度で軟らかく，血液疾患や腫瘍性の脾腫と鑑別できる.
● 急性感染症，白血病，悪性リンパ腫などを疑う場合は，緊急に検査を進める.

（杉本元信）

● 文献

1) McIntyre N：Symptoms and signs of liver diseases. In：Bircher J, et al（eds）. Oxford Textbook of Clinical Hepatology, 2nd edition. Oxford：Oxford Medical Publications；1999. p.477.

2) 東　俊宏ほか：脾腫大．石井裕正ほか（監），日本医師会（編）．日本医師会生涯教育シリーズ，肝疾患診療マニュアル．東京：診断と治療社；1999. p.98.

3) 庄亜希子ほか：脾腫．石井裕正ほか（監），日本医師会（編）．日本医師会生涯教育シリーズ，肝疾患診療マニュアル．東京：診断と治療社；1999. p.101.

4) Boyer TD：Portal hypertension and bleeding esopha-

㉓ 脾腫をきたす疾患

1. 炎症性脾腫	急性感染症：伝染性単核症, サイトメガロウイルス感染症, 感染性心内膜炎, 腸チフス, パラチフス, リウマチ熱, 敗血症, 急性ウイルス性肝炎, Weil 病, 脾膿瘍
	慢性感染症：結核, 梅毒, 後天性免疫不全症候群, マラリア, カラアザール, 真菌症, 寄生虫病
	膠原病：全身性エリテマトーデス, 関節リウマチ, Felty 症候群
	その他：サルコイドーシスなど
2. うっ血性脾腫	肝硬変, 特発性門脈圧亢進症, 先天性肝線維症, うっ血性心不全, 門脈血栓症, 脾静脈血栓症, Budd–Chiari 症候群
3. 血液疾患による脾腫	腫瘍性疾患：白血病, 悪性リンパ腫, 慢性骨髄増殖性疾患（慢性骨髄性白血病, 真性多血症, 原発性骨髄線維症, 特発性血小板増加症）, histiocytosis X など
	非腫瘍性疾患：溶血性貧血, 悪性貧血, サラセミア, 特発性血小板減少性紫斑病など
4. 代謝異常による脾腫	Gaucher 病, Niemann–Pick 病, アミロイドーシスなど
5. 腫瘍による脾腫	血管腫, リンパ管腫, 類皮囊胞, 寄生虫性囊胞, 脾原発腫瘍, 転移性腫瘍など

geal varices. In：Boyer TD, et al (eds). Zakim and Boyer's Hepatology, 5th edition. Philadelphia：Saunders；2004. p.347.

黄疸 jaundice

概念

黄疸とは, 血中にビリルビンが増加し, 皮膚, 粘膜がビリルビンの沈着により黄染した状態である. 通常, 血中の総ビリルビン値が 2～3 mg/dL を超えると, 眼球強膜の黄染が認められる（顕性黄疸）.

病態生理

ビリルビンは主に細網内皮系で生成され, その大部分は老廃赤血球のヘモグロビンに由来する. 一部は赤血球が完成前に骨髄で破壊されて生じるヘモグロビンや, 非造血系のヘムやヘム蛋白からも生成され, 早期ビリルビンと呼ばれる.

産生された非抱合型ビリルビンは, アルブミンと結合して血中を輸送され肝にとり込まれ, 滑面小胞体に至ると, UDP–グルクロン酸転移酵素（uridine diphosphate–glucuronic acid glucuronosyltransferase：UGT）によりグルクロン酸抱合を受け, 抱合型ビリルビンとなる.

抱合型ビリルビンは毛細胆管膜のトランスポーターである multidrug resistance protein 2（MRP2）により排泄され, 胆道を経て十二指腸内に至るか, 血管側膜の MRP3 により類洞に逆流し, 下流に近い肝細胞の organic anion transporting polypeptide 1B1（OATP1B1）と OATP1B3 により再びとり込まれ, 以下, 同様の輸送を受ける.

以上のビリルビンの産生から十二指腸への排泄までのいずれかに異常をきたすと黄疸が生じる. 血中ビリルビンは, 小胞体でのグルクロン酸抱合およびそれ以前の障害では間接型優位に, グルクロン酸抱合後の障害では直接型優位に上昇する.

溶血性貧血やシャント高ビリルビン血症では, ビリルビンの産生が過剰となり黄疸を起こす. UGT の遺伝子異常として Gilbert 症候群と Crigler–Najjar 症候群がある.

肝細胞性黄疸は, ビリルビンの肝摂取から毛細胆管への排泄の各ステップの障害と考えられている. Dubin–Johnson 症候群では MRP2 の遺伝子異常が認められ, Rotor 症候群では OATP1B1 と OATP1B3 の両者の欠損のため, MRP3 により類洞に逆流した抱合型ビリルビンの再とり込みが行えないために生じる.

毛細胆管より十二指腸までの胆汁排泄部位の障害は胆汁うっ滞と呼ばれ, 毛細胆管から肝内胆管に原因のある肝内胆汁うっ滞と, 肝門部の大きな胆管から Vater 乳頭までの胆管閉塞による閉塞性黄疸とに大別される.

鑑別診断

黄疸の鑑別診断は上記の障害部位を念頭におき行うが, 血中で増加したビリルビンのうち間接型, 直接型のどちらが優位であるかから出発する.

間接型優位の高ビリルビン血症

ビリルビン産生過剰による黄疸　ビリルビンの胆汁中排泄が増加し, 腸内でのウロビリン体の産生が増えるため, 尿中のウロビリノゲンが強陽性となる.

自己免疫性溶血性貧血などの溶血性疾患では, 網赤血球の増加, 血清ハプトグロビンの低下, LDH1 の上昇, 赤血球寿命短縮がみられる.

シャント高ビリルビン血症は無効造血によるもので, 原発性と各種血液疾患による二次性とがある.

体質性黄疸：Gilbert 症候群と Crigler–Najjar 症候群がある.

直接型優位の高ビリルビン血症

肝細胞性黄疸：疾患的には急性ウイルス肝炎による一過性の黄疸と肝硬変の末期の黄疸が多い.

血液検査上は通常, 肝逸脱酵素の上昇が主体で, 胆

道系酵素の上昇は軽度である.

　原因としては,肝炎ウイルスのほか,アルコール,薬物,自己免疫などがある.

胆汁うっ滞：胆道系酵素主体の上昇を示し,肝逸脱酵素の上昇は通常軽度である.肝内胆汁うっ滞と閉塞性黄疸の鑑別は画像診断による胆管拡張の有無による.

①肝内胆汁うっ滞：急性のものには薬物とウイルスによるものがある.反復性のうち,良性反復性肝内胆汁うっ滞は,Byler病と同様にFIC1の遺伝子異常によって起こる.妊娠性反復性肝内胆汁うっ滞では妊娠に伴って黄疸が出現し,出産とともに消失する.慢性のものでは原発性胆汁性胆管炎が多くみられる.

②閉塞性黄疸：腫瘍や結石による胆管閉塞が原因で,悪性腫瘍のほうが,結石より高度の黄疸をきたす.

体質性黄疸：Dubin-Johnson症候群とRotor症候群がある.

初診時の注意点

●急性の顕性黄疸は,頻度的には直接型優位の高ビリルビン血症がほとんどであり,急性肝炎と閉塞性黄疸が多くみられる点を念頭において鑑別診断を行う.

●日常遭遇する間接型優位の高ビリルビン血症の多くは Gilbert 症候群である.

（滝川　一）

●文献

1) Wolkaff AW, et al：Bilirubin metabolism and jaundice. In：Schiff ER, et al（eds）．Schiff's Diseases of the Liver, Hoboken：Wiley-Blackwell；2012．p.120.

2) Roy-Chowdhury J, et al：Bilirubin metabolism and its disorders. In：Boyer TD, et al（eds）．Zakim and Boyer's Hepatology. Philadelphia：Saunders；2006．p.1449.

3) 滝川　一：黄疸. 高久史麿ほか（監）．新臨床内科学,第9版. 東京：医学書院；2009．p.524.

4) van de Steeg E, et al：Complete OATP1B1 and OAT-P1B3 deficiency causes human Rotor syndrome by interrupting conjugated bilirubin reuptake into the liver. *J Clin Invest* 2012；122：519.

6 血液・造血器

貧血 anemia

概念

赤血球数が正常域値以下に減少した状態が貧血である．一般には，測定誤差が少ないヘモグロビンやヘマトクリット値の低下を貧血と呼ぶことが多い．赤血球が減少すると，全身の組織に酸素が運搬できなくなるため，酸素不足によるさまざまな症状が起こる．

病態生理・成因

貧血の成因は，①赤血球産生の障害，②赤血球破壊の亢進（溶血），③赤血球の喪失（出血），に大別される（❶）．そのほかにまれなものとして，妊娠時のように循環血漿量の増加に伴う希釈性の貧血がある．赤血球産生障害のうち造血幹細胞の異常によるものには，造血幹細胞の量的減少（再生不良性貧血）や質的異常（骨髄異形成症候群）などの特発性のもののほかに，急性白血病や癌の骨髄転移などの占拠性病変によるものがある．最も頻度が高いのが鉄やビタミン B_{12} などの栄養素欠乏によるものである．

溶血には，赤血球膜蛋白の異常（遺伝性球状赤血球症），グロビン蛋白の合成障害（サラセミア），赤血球酵素異常（グルコース-6-リン酸脱水素酵素欠損症）などの赤血球自身の異常による先天性の溶血と，自己抗体（自己免疫性溶血性貧血）や，物理的圧力による赤血球の破壊（細血管障害性溶血性貧血）などの外的要因による後天性溶血がある．後天性ではあるが赤血球自身の異常によって溶血をきたす疾患に発作性夜間ヘモグロビン尿症（paroxysmal nocturnal hemoglobinuria：PNH）がある．PNH では，*PIGA* 遺伝子に突然変異をきたした造血幹細胞が造血を支持しているため，補体による攻撃から赤血球を守っている CD55 や CD59 などの glycosylphosphatidylinositol（GPI）アンカー膜蛋白を欠く赤血球が，補体の活性化に伴って破壊される．

鑑別診断

まず，平均赤血球容積（mean corpuscular volume：MCV）によって大別し，さらに網赤血球の増加の有無によって，産生障害による貧血か，溶血または出血による貧血かを鑑別する．その後は❷のフローチャートに従って鑑別を進める．

初診時の注意点

問診

- 過去に貧血を指摘されたことがあるか，もしなければ直近の検査で異常がないといわれたのはいつ頃か．
- 自覚症状の有無とその内容．慢性に進行した貧血では，貧血の程度の割に自覚症状がないか，あるいは軽度の場合が多い．頻度の高い症状は軽労作時の動悸・息切れ，倦怠感，頭痛などである．
- 偏食の有無．
- 便，尿の色の変化，月経過多，痔疾などの有無．
- 家族歴，薬剤服用歴の有無．
- 胃切除術，胆石症などの既往の有無．

身体所見

- 皮膚，粘膜，眼瞼結膜の色調．
- 爪の変形，さじ状爪，ばち状指の有無．

❶ 成因による貧血の分類

赤血球産生の障害	赤血球破壊の亢進（溶血）
1. 造血幹細胞の減少・異常 　　再生不良性貧血 　　赤芽球癆 　　骨髄異形成症候群 2. 栄養素・造血因子の欠乏 　　鉄欠乏性貧血 　　ビタミン B_{12} 欠乏 　　葉酸欠乏 　　慢性腎不全 　　甲状腺機能低下症 3. 骨髄占拠性病変による造血の障害 　　造血器悪性腫瘍 　　骨髄線維症 　　骨髄腫瘍 4. 造血抑制因子による造血の障害 　　慢性炎症に伴う貧血	1. 赤血球自身の異常による溶血 　　赤血球膜蛋白の異常（遺伝性球状赤血球症） 　　赤血球酵素異常（グルコース-6-リン酸脱水素酵素欠損症， 　　　ピルビン酸キナーゼ欠損症など） 　　異常ヘモグロビン症（サラセミア，不安定ヘモグロビン症など） 　　発作性夜間ヘモグロビン尿症 2. 外的要因による溶血 　　自己免疫性溶血性貧血 　　細血管障害性溶血性貧血 　　血球貪食症候群 　　脾機能亢進症
	赤血球の喪失
	出血

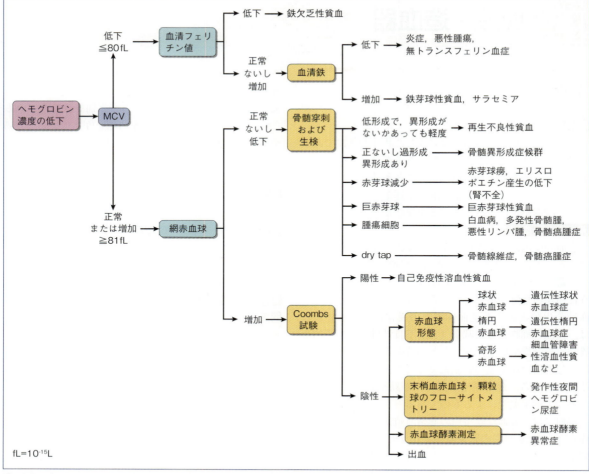

❷ 貧血を鑑別するためのフローチャート

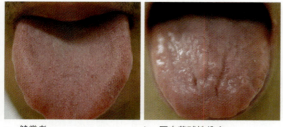

a. 健常者　　　b. 巨赤芽球性貧血

❸ 巨赤芽球性貧血でみられる Hunter 舌炎
健常者でみられる舌乳頭が巨赤芽球性貧血患者では消失し，光沢がみられる．

- 舌炎，舌乳頭の消失の有無（❸）．
- 黄疸，白髪の有無．
- 頻脈，心臓の聴診における機能性収縮期雑音，頸部の聴診における静脈コマ音の有無．
- 肝脾腫の有無．
- 知覚鈍麻・歩行障害の有無．

スクリーニングに必要な検査

- 血液検査：網赤血球を含む血算と一般生化学検査．病歴，身体所見から溶血が疑われる場合にはハプトグロビン，鉄欠乏性貧血が疑われる場合には血清鉄，総鉄結合能，フェリチンなども含める．
- 検尿．

（中尾眞二）

多血症　polycythemia

概念

多血症とは末梢血液単位体積あたりの赤血球数，ヘマトクリット（Hct）値またはヘモグロビン（Hb）濃度が正常範囲を超えた状態を指す．多血症の基準は近年引き下げられ，男性で Hb>16.5 g/dL あるいは Hct>49 %，女性で Hb>16.0 g/dL あるいは Hct>48 % のいずれかを超えた場合に多血症を考慮する（❹）[1]．

❹ 真性多血症の WHO 分類 2016 年改訂版

大項目3つすべてを満たすか，大項目1および2と小項目を満たしたときに真性多血症と診断する．

大項目

1. Hb＞16.5 g/dL あるいは Hct＞49 ％（男性）
   Hb＞16.0 g/dL あるいは Hct＞48 ％（女性）
   あるいは循環血漿量の増加

2. 骨髄生検標本の所見は，年齢相当より高細胞密度であり，著明な赤血球系，顆粒球系細胞の増殖，および多形性を示す大小さまざまな大きさの成熟巨核球を伴う巨核球系細胞の増殖を含む3系統の血球増加を示す．

3. JAK2 V617F 変異または JAK2 エクソン 12 変異を認める．

小項目

血清エリスロポエチンの低下

（Arber DA, et al：The 2016 revision to the World Organization classification of myeloid neoplasms and acute leukemia. Blood 2016；127：2391.）

このほか，循環血漿量を測定できる施設では，その増加を認めたときには多血症と診断する．

病態生理

　多血症は，以下の3つに大別される．循環赤血球量は正常でありながら循環血漿量の減少により赤血球数が高値を示す相対的赤血球増加症と，循環赤血球量自身が増加する絶対的赤血球増加症，および血清エリスロポエテン濃度の上昇に伴い多血症を呈する二次性赤血球増加症である（❺）．

　真性赤血球増加症（真性多血症）は造血幹細胞の異常によるクローン性疾患と想定されてきたが，近年の次世代シークエンサーの解析などにより原因遺伝子が同定された．真性赤血球増加症では，ほとんどの例において造血幹細胞の JAK2 遺伝子異常（V617F 変異あるいは JAK2 遺伝子のエクソン 12 変異）が認められることが証明された[2]．近年では，この JAK2 変異の検出は，真性赤血球増加症と診断するための重要な検査法となっている．

鑑別診断

　本来は，まず循環赤血球量を測定することにより，相対的赤血球増加症と絶対的赤血球増加症を鑑別することが望ましい．しかし，循環赤血球量を直接測定するために，これまで放射性クロム酸ナトリウムを用いた特殊検査がなされてきたが，わが国では実施が困難となっている．このため，通常は病歴の聴取，身体所見，血清エリスロポエチン（erythropoietin：EPO）測定などによって相対的多血症をまず除外する．

　EPO 値が正常または低下しており，白血球・血小板の増加，好中球アルカリホスファターゼスコアの高値，血清ビタミン B12 値の上昇，脾腫がみられる場合は JAK2 遺伝子変異を検索する．JAK2 変異が検出

❺ 成因による多血（赤血球増加）症の分類

A. 相対的赤血球増加症
1. 脱水による血液濃縮状態
2. 血漿の血管外漏出による血液濃縮状態
3. ストレス多血症

B. 絶対的赤血球増加症（造血細胞の増殖）
1. 真性多血症
   1）JAK2 V617F 変異
   2）JAK2 エクソン 12 変異
2. その他の骨髄増殖性疾患
   1）本態性血小板増多症
   2）骨髄線維症
   3）慢性骨髄性白血病の一部
3. 家族性・遺伝性多血症の
   1）エリスロポエチン受容体変異
   2）hypoxia-inducible factor-2a（-IF2A）変異
   3）high oxygen-affinity haemoglobin
   4）bisphosphoglycerate mutase deficiency
   5）VHL gene mutation（Chuvash erythrocytosis）

C. 二次性赤血球増加症（血清エリスロポエチン増加）
1. 低酸素状態
   1）高地在住
   2）慢性肺疾患
   3）過度の喫煙
   4）先天性心疾患
   5）睡眠時無呼吸症候群
   6）異常ヘモグロビン血症
2. エリスロポエチン産生腫瘍
   1）腎腫瘍
   2）肝細胞癌
   3）小脳血管芽細胞腫
   4）その他のさまざまな腫瘍
3. 医原性
   1）エリスロポエチン製剤
   2）蛋白同化ステロイド

VHL：von Hippel-Lindau.

（McMullin MF：The classification and diagnosis of erythrocytosis. Int J Lab Hematol 2008；30：447.）

されれば真性赤血球増加症と診断できる．一方，EPO 値が増加している場合には EPO 産生腫瘍や，von Hippel-Lindau 遺伝子異常，ヘモグロビン異常症などを疑う．このほか，JAK2 遺伝子変異がみられず，家系内の多血症がみられるときに，EPO 受容体遺伝子異常や HIF2A 変異などを疑う．

初診時の注意点

問診で聴取すべき項目：①下痢・発汗亢進，②喫煙，③いびき・睡眠時無呼吸，④頭痛・頭重感，⑤めまい・倦怠感，⑥ストレス，過緊張状態，⑦家族歴など．

身体所見で注意すべき項目：①赤ら顔，②結膜の充血，③皮膚・粘膜の脱水所見，④異常心音・呼吸音，⑤肝脾腫．

スクリーニングに必要な検査：①血算・直，網赤血球数，

②血清鉄，不飽和鉄結合能，血清フェリチン，③血清ビタミン B_{12}，④血清 EPO．
真性多血症の確定診断に有用な検査：① *JAK2* V617F 変異，② *JAK2* エクソン 12 変異．

(小船雅義，井山 諭，菊地尚平)

●文献
1) McMullin MF：The classification and diagnosis of erythrocytosis. *Int J Lab Hematol* 2008；30：447.
2) Barbui T, et al：The 2016 WHO classification and diagnostic criteria for myeloproliferative neoplasms：document summary and in-depth discussion. *Blood Cancer J* 2018；8：15.

出血傾向 bleeding tendency

概念
外傷や出血をきたす病変など，明らかな原因もないのに出血が起こり，いったん出血すると止まりにくい状態を出血傾向という．出血傾向は，主に血小板，凝固系および血管壁の異常の3種に大別される．

病態生理
一次止血異常
血管性因子，あるいは血小板数の減少あるいは機能的異常により生じる初期段階での出血傾向を一次止血異常という．皮膚や粘膜などの浅部の出血が特徴で，点状出血や小斑状出血であることが多い．頻度的に高いのは血小板数が減少する場合であり，再生不良性貧

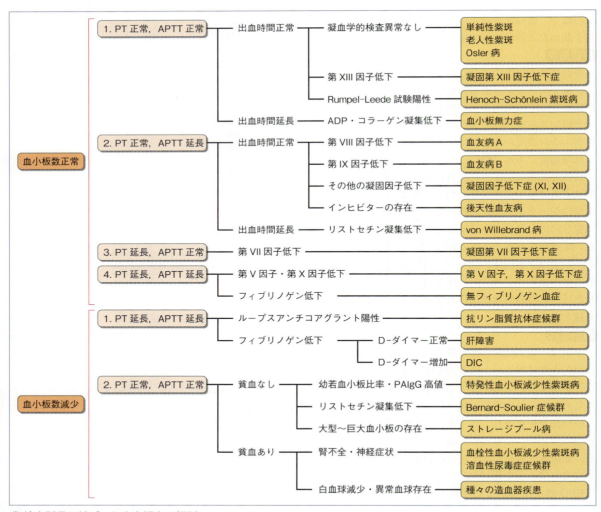

❻ 検査所見に基づいた出血傾向の鑑別
PAIgG：血小板結合性 IgG．
(家子正裕：出血傾向の鑑別．日本血栓止血学会誌 2007；18：555 を参考に作成．)

血や骨髄異形成症候群などの造血異常に基づく産生障害と，特発性血小板減少性紫斑病（idiopathic thrombocytopenic purpura：ITP）や血栓性血小板減少性紫斑病などでみられる破壊の亢進に大別される.

von Willebrand 因子（vWF）は，血管損傷部位の初期血小板粘着，血小板凝集，凝固第 VIII 因子の安定化作用をもつ高分子の血漿糖蛋白である．このため，vWF の量的・質的異常がある von Willebrand 病では，血小板粘着能の低下のため血小板減少と同様の出血傾向をきたす.

血小板機能異常症は，粘着能の異常である Bernard-Soulier 症候群，放出能の異常であるストレージプール病，凝集能の異常である血小板無力症が代表的な疾患である．このほか，アスピリンなどの解熱鎮痛薬による血小板機能低下もまれではない．また，骨髄増殖性疾患（真性赤血球増加症および本態性血小板血症），骨髄異形成症候群などで血小板機能が低下することがある.

血管壁の異常による出血傾向は，先天性疾患では，脳動静脈形態異常あるいは肝動静脈形態異常を併発する遺伝性出血性毛細血管拡張症（Osler 病）や，コラーゲン線維形成機構の異常のため皮膚・関節の過伸展を特徴とする Ehlers-Danlos 症候群などがあげられる．後天性疾患には Henoch-Schönlein 紫斑病がある．Henoch-Schönlein 紫斑病は，感染を契機に，紫斑，関節痛，腎炎，消化器症状を主徴とする細小動脈〜毛細血管炎で，小児に多い疾患である.

二次止血異常

種々の凝固因子の低下のため，皮下，筋肉，関節などの深部の出血をきたす．血友病 A（第 VIII 因子欠乏症），血友病 B（第 IX 因子欠乏症）などの先天性凝固因子欠乏症と，凝固因子に対するインヒビターによる後天性血友病がある．インヒビターによる APTT 延長は，一度出血をきたすときわめて止血困難なため注意を要する．このほか，ビタミン K 依存性凝固因子産生の低下などがある.

線溶系異常

先天性 α_2-プラスミンインヒビター欠損症やプラスミノゲンアクチベーターインヒビター 1（PAI-1）欠損症などの疾患に加えて，線溶系亢進型の播種性血管内凝固といった後天性のものがある.

鑑別診断

❻に検査所見に基づいた出血傾向の鑑別方法の概略を示す.

初診時の注意点

問診で聴取すべき項目

①発症した時期.

②家系内の出血傾向：男性のみの場合は血友病を疑う.

③先行感染の有無：急性 ITP や Henoch-Schönlein 紫斑病を念頭におく.

④抗血小板薬や消炎鎮痛薬の内服：血小板機能の低下を疑う.

身体所見で注意すべき項目

①出血症状が局所性か全身性か確認する.

②紫斑が点状か斑状かなどを明らかにする.

スクリーニングに必要な検査

①血算および幼若血小板比率，②PT（prothrombin time；プロトロンビン時間），APTT（activated partial thromboplastin time；活性化部分トロンボプラスチン時間），フィブリノゲン，D-ダイマー，③出血時間.

（小船雅義，井山 諭，池田 博）

● 文献

1）家子正裕：出血傾向の鑑別．日本血栓止血学会誌 2007 18：555.

7 腎，尿路

尿量異常

乏尿 oliguria，無尿 anuria

概念

通常，不要となった代謝産物を尿中に排泄するために1日に必要な尿量は400〜500 mLとされている．このため，乏尿とは1日の尿量が400 mL以下となることと定義されている．たとえば，成人が1日に摂取する蛋白質量を70 g，そのうちの20％が窒素であると仮定すると，分子内に2つの窒素原子をもつ尿素に換算して（70 g×0.2／14 g×2）500 mOsmの浸透圧物質ができる．もちろん尿中に排泄されるべき代謝産物は尿素以外にも尿酸，クレアチニン，リン酸塩など多々あるが，それらを含めてもおおよそ400〜600 mOsm／日程度と考えられている（10 mOsm/kg体重）．腎機能正常時の尿の最大濃縮力を1,200 mOsm/kgH$_2$Oとすると，500 mOsmを排泄するのに約400 mL（500 mOsm／1,200 mOsm/kgH$_2$O）の水が必要となる．

体液量の不足によるもののほかに，急性尿細管壊死などによる腎実質障害によっても尿生成が障害されるため乏尿となる．

1日の尿量が100 mL以下となることを無尿と呼ぶが，体液量の減少や腎実質障害の際に初期から無尿に陥ることはまれであり，両側尿管や腎動脈閉塞，前立腺肥大など腎後性の原因による場合が多い．

尿量の減少の原因が，下部尿路の閉塞によるものと診断されれば尿閉として乏尿とは区別される．

病態生理

体液量が減少すると体液浸透圧の上昇を前視床下部にある口渇中枢が感知し飲水が行われる．同時に下垂体後葉からの抗利尿ホルモン（antidiuretic hormone：ADH）分泌が増加し，腎尿細管でアクアポリンが活性化されることによって水再吸収が増加するため尿量は低下する．これらの機構により体液量は保たれている．

体液量の減少にもかかわらず飲水やADHの作用による尿の濃縮で補われないと循環血漿量が減少するため血圧が低下し，腎血流量も減少する．これによりレニン-アンジオテンシン-アルドステロン系が活性化され，ヒト心房性Na利尿ペプチド（human atrial natriuretic peptide：HANP）分泌も低下するため，血管壁は緊張し，腎尿細管では水の再吸収とともにNa再吸収が増加する．このような体液保持機構が働くため体液量減少時には尿量は減少し，尿中Na排泄量も減少する（❶）．

鑑別診断

脱水，出血などによる体液量の喪失が回復されなければ，腎前性急性腎障害（prerenal acute kidney injury：AKI）に陥る．この際，尿量の低下（<400 mL／日）とともに尿中Na排泄量も低下するため，Na排泄率（fractional sodium excretion：FE$_{Na}$）は1％以下になる．

腎実質障害によるAKI時の乏尿では，Na排泄が障害されているため尿中のNaは増加しFE$_{Na}$は1％以上になる．

初診時の注意点

- 乏尿・無尿はAKIの症候の一つである．早期に治療を始めることが大切であるが，原因によって治療法が異なるため，鑑別のための病歴情報や身体所見（脱水の有無，血圧の経過など）の重要性が高い．

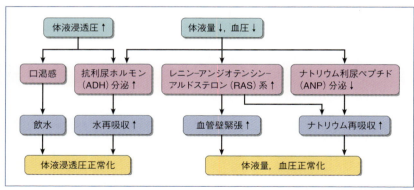

❶ 浸透圧と体液量の調節機構

多尿 polyuria

概念

尿量は運動量や飲水量によって日々異なるため個人差も大きいが，成人では通常 800〜1,500 mL/日程度である．1 日に尿中に排泄されるべき代謝産物は 400〜600 mOsm/日（10 mOsm/kg 体重）程度と考えられているが，腎障害により尿濃縮機能が低下して 300 mOsm/kgH$_2$O の等張尿しか排泄できなくなったとき 400〜600 mOsm の溶質を排泄するためには約 2,000 mL の尿が必要となる．このことから，1 日の尿量が 2,500 mL 以上（あるいは 3 L/日以上）である場合を多尿としている．また，就寝から起床時までの夜間尿量が 24 時間尿量の 20％以上（65 歳以上では 33％以上）を夜間多尿としている．

病態生理

水バランスに主に，口渇中枢，ADH 分泌，腎尿細管での再吸収によって調節されており，これらいずれの障害によっても多尿をきたす（❷）．

ADH 分泌障害による中枢性尿崩症あるいは ADH の標的臓器である腎集合管が反応しない腎性尿崩症では，水利尿による多尿であるため，いずれも 300 mOsm/kgH$_2$O 以下の低浸透圧尿となる．

糖尿病におけるブドウ糖，輸液におけるマンニトール，経管栄養などによる高蛋白負荷，浸透圧利尿薬投与時などのように多量の浸透圧物質が尿細管腔を通過すると尿細管腔に水が引き込まれるため尿流量が増加し，水・Na 再吸収は減少する．このため尿浸透圧は 300 mOsm/kgH$_2$O 以上（高浸透圧尿）の多尿となる．

急性腎障害回復期，非乏尿性急性腎障害，慢性腎臓病，尿細管障害時などでは，尿細管における Na 再吸収障害のため Na による浸透圧利尿に基づく多尿を呈する．

高齢者では HANP，ADH の日内変動の消失，腎血流量低下（特に高血圧では日中腎血流量低下）による夜間多尿をきたす．

鑑別診断（❸）

多尿の原因が水分摂取に対する適切な反応としての尿量増加か，水分バランスの調節機構の障害によるものなのかの鑑別を要する．

水利尿によるもの（低張尿）であれば，水制限により ADH 分泌を刺激して ADH と尿浸透圧の反応をみる水制限試験やバソプレシンの投与による反応性（尿浸透圧上昇の有無）をみるバソプレシン試験が行われる．

浸透圧利尿による多尿（高張尿）であれば，浸透圧物質の確認や腎機能検査，尿細管機能検査などを行う．

慢性腎臓病時には浸透圧利尿とともに尿濃縮障害も並存するため，等張尿となる．

❷ 多尿をきたす主な原因疾患

1. 水利尿によるもの
    1) 水過剰摂取
        心因性多飲，口渇中枢の異常（脳腫瘍，脳炎など）
    2) 尿崩症
        ① 中枢性（ADH 分泌障害）：遺伝性，後天性（特発性，術後，外傷，腫瘍など）
        ② 腎性（ADH 抵抗性）：遺伝性，続発性（間質性腎炎，低カリウム血症，高カルシウム血症，薬剤性など）
2. 浸透圧利尿によるもの
    1) 糖尿病
    2) 高カロリー輸液，高蛋白経管栄養
    3) マンニトール，グリセオール負荷
    4) 慢性腎不全

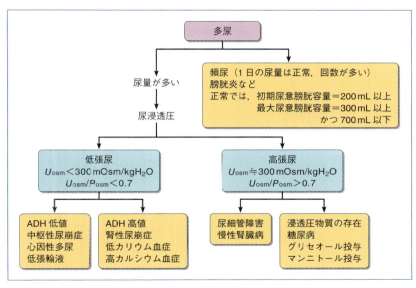

❸ 多尿の鑑別診断

初診時の注意点

● 糖尿病など浸透圧利尿時には多尿かつ高浸透圧血症となるため脱水になりやすいので注意が必要である.

● 水制限試験を行う際には,極度の脱水にならないよう注意を要する.

排尿障害 urinary disturbance

概念

　排尿障害によって生ずる症状を下部尿路症状という.

　排尿障害は排尿困難（排尿開始遅延,尿勢低下,尿線途絶,遷延性排尿,腹圧排尿など）,尿閉などの症状を呈する尿排出障害と頻尿（異常に短い間隔での排尿）,尿意切迫感（尿意を感じたらすぐに排尿しないと我慢できない）,尿失禁などを呈する蓄尿障害とに分けられる.主訴となる主な症状を❹に示す.

病態生理

　尿排出障害の原因には,男性では前立腺肥大症,前立腺癌など,女性では外尿道口狭窄,子宮脱,膀胱瘤などによる下部尿路閉塞と加齢や糖尿病性末梢神経障害,神経因性膀胱などによって生ずる膀胱収縮障害がある.

　蓄尿障害には,男性では前立腺手術後,女性では骨盤底筋群の弛緩・尿道過活動による腹圧性尿失禁など括約筋の機能低下によって生ずるものと,神経因性膀胱にみられる排尿筋過活動や膀胱炎などによる膀胱蓄尿機能障害によるものがある.

鑑別診断

　問診や身体所見により,尿排出障害であるのか,蓄尿障害であるのか,または両方なのかを判断し,❺に示すような原因疾患について鑑別・評価する.

　まず問診により,自覚症状のほか既往歴や合併症について聴取する.特に,骨盤内手術の既往や糖尿病・

脳神経血管障害などの基礎疾患や合併症の有無,服薬歴の確認が重要である.

　身体所見の評価は排尿障害の鑑別診断のうえでも重要である.手術痕の有無や中枢神経障害の症候を見逃さないようにする.また会陰部の知覚障害や膀胱・性器脱の有無,肛門反射,前立腺触診などの検査を行う.

　尿排出障害が疑われる場合,前立腺肥大や前立腺癌の鑑別を行い,前立腺疾患が否定的であれば尿道狭窄や膀胱頸部狭窄の診断のため膀胱尿道鏡,膀胱尿道造影などを行う.下部尿路閉塞がなく,膀胱排尿筋収縮低下があれば神経因性膀胱が疑われる.超音波検査は残尿測定ができるため尿排出障害のスクリーニングとしても重要である.

　蓄尿障害が疑われる場合には,腹圧をかけたり咳をしてもらい,尿の漏れ具合や子宮脱,直腸脱の合併の有無などを確かめる.また,3日間連続で1回ごとに排尿時刻と排尿量や尿失禁の有無などを記録する排尿日誌をつけてもらうことにより多くの情報が得られる.

　尿検査により血尿や尿路感染症のスクリーニングを行うことも必要である.

　女性の頻尿の原因の多くは膀胱炎であるが,腟分泌物を伴う頻尿は,膀胱炎より外陰腟炎の可能性のほうがはるかに高いことにも留意する.

初診時の注意点

● 尿路感染症や本人が気づいていない糖尿病,腎機能低下,脳・神経疾患の可能性に注意する.また,原疾患が重複して存在する可能性にも注意を要する.

● 習慣性の多飲,アルコール,利尿薬なども夜間多尿を引き起こし尿失禁の原因ともなる.

❹ 排尿障害時の主訴

排尿困難
「尿がなかなか出ない」「だらだら出る」「途中で途切れる」「尿が細い」「力まないと出ない」など
尿閉
「尿がたまって苦しい」「尿が出なくて苦しい」など
蓄尿障害
「トイレに行ってもすっきりしない」「またすぐに行きたくなる」など
尿失禁
「我慢できない」「お腹に力を入れたり,咳やくしゃみをしたら尿が漏れる」「寝ている間に下着を濡らしてしまう」など

❺ 排尿障害の分類と主な原因疾患

1. 尿排出障害
1) 下部尿路閉塞
前立腺肥大・癌
尿道狭窄,膀胱頸部狭窄
2) 膀胱収縮障害
神経因性膀胱（末梢神経障害）
（糖尿病,椎間板ヘルニア,脊椎管狭窄症,直腸癌・
子宮癌手術時神経損傷）
加齢
2. 蓄尿障害
1) 括約筋機能低下
女性腹圧性尿失禁
前立腺手術後括約筋障害
2) 膀胱蓄尿機能障害
神経因性膀胱（中枢神経障害）
（脳出血・梗塞,多発性硬化症,Parkinson病,脊髄損
傷による排尿筋過活動）
間質性膀胱炎
尿路感染症
膀胱癌

- 認知症性尿失禁などが疑われる場合には，認知症の程度なども把握しておく必要がある．
- 多くの疾患は尿排出障害と蓄尿障害を合併している．たとえば，前立腺肥大による下部尿路閉塞では，閉塞が高度になると尿閉に陥り，溢流性尿失禁も合併する．したがって，受診時だけではなく経時的な観察も必要である．
- 排尿障害で緊急処置が必要なのは，急性尿閉である．この際，無尿なのか尿閉なのかの鑑別が重要である．まず超音波検査などで確認し，導尿などで緊急の状態を脱してから原疾患の検索を行う．

血尿 hematuria，膿尿 pyuria

血尿

概念

赤血球が混入している尿を血尿といい，顕微鏡的血尿と肉眼的血尿とに分けられる．

「赤い」あるいは「黒っぽい（コーラ色）」，「色が濃い」といった尿の色調により，本人が気づく血尿を肉眼的血尿という．尿 1,000 mL 中に血液が 1 ～ 2 mL（0.1 ～ 0.2 %）以上混入すると肉眼的血尿を呈する．

健常者でも 1 日約 10^6 個の赤血球が腎から排泄される．このため，顕微鏡的血尿とは，尿 10 mL を 1,500回転／分で 5 分間遠心した後の沈渣成分を 400 倍視野で検鏡し，毎視野 5 個以上の赤血球を認める場合をいう．健常者では 5 ～ 6 視野中 1 個以下である．また，無遠心尿を用いたフローサイトメトリー法では 20 個／μL以上を血尿とする．

試験紙法による尿潜血反応はヘモグロビンのペルオキシダーゼ様活性を応用したものであり，尿潜血陽性が必ずしも血尿を意味しない．また，尿潜血反応の程度と尿沈渣の赤血球の程度とは一致しないこともある．特に，溶血性貧血によるヘモグロビン尿や横紋筋融解症などによるミオグロビン尿では潜血反応は陽性を示すが，腎障害がない限り尿沈渣の赤血球数は増加しない．

病態生理

血尿は腎尿路のすべての部位から生じうる，腎尿路疾患の重要な症候である．

血尿をきたす機序として，結石や外傷のように血管の外的な損傷により生じる場合，癌のように非生理的な血管構造の破綻による場合，および尿路の静脈圧の上昇により血管が破綻する場合が考えられる．

肉眼的血尿は小児や若年者を除くと泌尿器疾患を原因とすることがほとんどである．通常，血尿を自覚するとともに自主的に医療機関を受診する．

健診における潜血反応陽性で発見されることの多い顕微鏡的血尿は，女性に多くみられ，年齢とともに増加する．中年期以降の女性における蛋白尿を伴わない顕微鏡的血尿には無症候性血尿が多く，少なくとも経過観察を要するような病変の頻度は肉眼的血尿より低いが，出血部位や原因を検討するため，年齢，性，危険因子などを考慮した二次スクリーニング検査が必要である．

糸球体性血尿では，尿沈渣検査で赤血球円柱，白血球円柱，顆粒円柱などの病的円柱や高い変形赤血球率を認める（**6**）．

鑑別診断

血尿をきたす主な原因疾患を**7**に示す．これらの疾患を念頭に鑑別診断を進める（**8**）．

まず，複数回の検尿により持続性血尿か間欠性血尿かを鑑別する．持続性顕微鏡的血尿では赤血球円柱，

❻ 糸球体性血尿と非糸球体性血尿の鑑別

	非糸球体性血尿	糸球体性血尿
色（肉眼的血尿）	赤色あるいはピンク色	暗赤色あるいはコーラ色
凝血塊	認めることがある	認めない
蛋白尿	500 mg／日以下	500 mg／日以上のことが多い
赤血球形態	正常	変形率が高い
赤血球円柱	認めない	認めることが多い

❼ 血尿をきたす主な疾患

1. 肉眼的血尿
1) 尿路上皮癌（膀胱癌，腎盂尿管癌）
2) 腎癌
3) 前立腺肥大症
4) 腎動静脈奇形
5) 腎梗塞
6) 糸球体疾患
7) 尿路結石症
8) 出血性膀胱炎
9) 特発性腎出血（通常の泌尿器科的検査を行っても原因が不明なもので，ナットクラッカー現象，自律神経異常，腎低酸素症，腎杯腎静脈交通，腎炎，腎盂腎炎，アレルギー，病巣感染性腎出血，検査で発見できない病巣，線溶系異常などによる出血が推測されている）

2. 顕微鏡的血尿
1) 糸球体疾患
2) 腎尿路系悪性腫瘍
3) 尿路結石症
4) 膀胱炎
5) 前立腺肥大症
6) 腎動静脈奇形
7) 腎嚢胞，多発性嚢胞腎
8) 腎下垂（遊走腎）

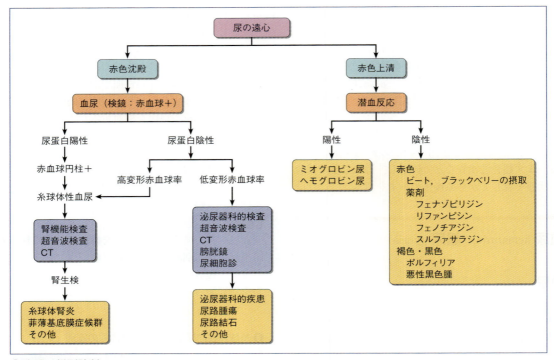

❽ 血尿の鑑別診断

変形赤血球，蛋白尿などの有無により，糸球体性血尿か非糸球体性血尿かの鑑別が可能である．

糸球体性血尿で蛋白尿を認めず，血尿の家族歴をもつ場合，菲薄基底膜症候群の頻度が高い．

非糸球体性の顕微鏡的血尿を呈する尿路上皮癌の危険因子として，40歳以上の男性，喫煙，有害物質への曝露，泌尿器疾患の既往，排尿刺激症状，尿路感染，鎮痛薬の多用などがあげられる．

肉眼的血尿では出血部位を推定するため，男性では2杯分尿試験を行う．最初の40〜50 mLを1杯目の尿とし，これが濃厚な血尿を呈すれば，前部尿道からの出血を考える．2杯目に血尿を認めれば，後部尿道，前立腺，膀胱頸部からの出血を考える．両者ともに血尿であれば膀胱よりも上部の出血と考えられる．女性では性器出血との判別のためカテーテル尿で調べることもある．

膀胱癌は50歳以上で肉眼的血尿をきたす最も多い原因であるばかりでなく，顕微鏡的血尿で診断される悪性腫瘍のなかでも最も多い．

原因検索のための泌尿器科的検査として超音波断層法（腎・腎盂の腫瘍性病変，結石，水腎症など），膀胱・尿道鏡（出血の部位診断），排泄性膀胱・尿道造影（膀胱尿管逆流症，下部尿路閉塞疾患），静脈性腎盂造影，逆行性腎盂・尿管造影，尿管鏡検査（腎盂・尿管の病変）などが駆使される．

初診時の注意点

- 尿中の血球成分や円柱は，低浸透圧尿や時間の経過により崩壊するため，低比重・低張尿や沈渣を検鏡するまで長時間放置するなど採取サンプルに問題がある場合にも尿潜血陽性かつ尿沈渣赤血球陰性となることがある．
- ビタミンC（アスコルビン酸）の服用による偽陰性の可能性があることも考慮する必要がある．
- 一般健診における検尿で潜血が陽性となるのは女性に多い．この背景には膀胱炎を起こしやすいこととともに，月経の影響がある．女性では一般に月経をはさんだ前3〜4日，後5〜6日の検尿成績，特に尿潜血反応の信憑性は低下する．

膿尿

概念

尿沈渣で1視野に5個/HPF（high power field）以上の白血球を認める尿を膿尿とする．

膿尿は細菌感染症による場合が多いが，糸球体腎炎，間質性腎炎，ウイルス感染などによるものや，尿路の化学物質・結石・異物など刺激物質による炎症でも出現する．

病態生理

膿尿と細菌尿がともに陽性の場合，尿路感染症が強く疑われる．

❾ 膿尿をきたす主な原因・疾患

1. 単純性尿路感染症
2. 複雑性尿路感染症
   1） 上部尿路尿流停滞
      腎盂尿管移行部や尿管膀胱移行部狭窄による水腎症
      膀胱尿管逆流症
   2） 膀胱機能異常，器質的異常
      神経因性膀胱
      膀胱憩室
   3） 下部尿路閉塞疾患
      前立腺肥大症
      膀胱頸部硬化症
      尿道狭窄
   4） バイオフィルム関連感染症
      尿路内異物
      尿路結石
3. 尿路手術後
4. 前立腺炎
5. 精巣上体炎
6. 尿道炎
7. 尿路真菌症
8. 尿路結核

非感染性腎疾患によるものでは細菌尿は陰性であり（無菌性膿尿），同時に血尿や蛋白尿を認める.

結核菌感染症では通常の細菌検査では検出されないため無菌性膿尿となる.

女性の自然尿の場合，外尿道口付近の白血球が混入することがある.

尿路感染症でも抗菌薬投与中，頻回の排尿後，炎症により尿のpHが5以下の場合，薬剤によって尿のpHが8以上になる場合には菌数が少なくなり，細菌尿が陰性になることがある.

尿道中の常在菌が混入したり，ウレアーゼ産生菌により尿が強アルカリ性となり白血球が破壊されている場合，細菌尿が陽性にもかかわらず膿尿を認めないことがある.

鑑別診断

尿路感染症には，急性膀胱炎や急性腎盂腎炎のような急性単純性尿路感染症と，尿流障害を背景とした複雑性尿路感染症がある.

急性単純性尿路感染症では，排尿痛，頻尿などを伴うことが多いので，診断は比較的容易である.

発熱，悪寒戦慄，側背部（側腹部）痛などがあり，血液培養が陽性の場合，腎盂腎炎や腎膿瘍が考えられる.

複雑性尿路感染症では，通常は無症候または軽い症状を示すのみで，尿流障害の悪化とともに急性増悪を繰り返すことが多い. また，尿路結石や尿路内異物も複雑性尿路感染症の一因となる. 膿尿をきたす主な原因を❾に示す.

初診時の注意点

● 膿尿を認めた場合，尿路結石と尿路上皮癌の除外のため，細菌培養検査に加え尿細胞診や超音波などの画像診断が必要となる.

（堀越　哲）

◉文献

1） 濱田千江子ほか：乏尿・無尿. 福井次矢（編）. 内科診断学. 第2版. 東京：医学書院；2008. p.600.
2） 血尿診断ガイドライン検討委員会：血尿診断ガイドライン. 日本腎臓学会誌 2006；48（suppl）：1.
3） Meyrier A：Urine sampling and culture in the diagnosis of urinary tract infection in adults. *Up To Date* 2012；8：17.
4） 山内豊明（監訳）：排尿困難，血尿. Tierney LM, et al （eds）. 聞く技術. 東京：日経BP社；2008. p.317

臨床症状

7

腎，尿路

8 神経・運動器

睡眠障害 sleep disorders

不眠 insomnia

概念

　入眠障害，中途覚醒，早朝覚醒，熟眠障害のいずれかがあり，かつ，眠りの問題のために昼間の日常生活機能に支障があると患者が自覚している状態を指す．睡眠時間が短いことと同義ではない．週に3回以上不眠があり，その状態が1か月以上続く場合に臨床的な意義が生じる（ICD-10）．

　慢性不眠の成り立ちの背後には，慢性不眠症の「3P」という3つの因子がある．「3P」とは，predisposing factor（準備因子），precipitating factor（結実因子），perpetuating factor（永続化因子）の3つのPで始まる因子のことである．

　不眠症の患者は，些細な出来事や，環境の影響で眠りが悪くなりやすい素質の持ち主であることが多い．この素質が「準備因子」に相当する．

　一時的なストレス，たとえば短期間の入院，試験などの出来事に曝されると，普通の人でも睡眠が妨げられやすいのだが，上述の準備因子の持ち主の場合には一層明らかな不眠が出現する．この不眠の契機となる出来事が不眠症の「結実因子」に相当するものである．

　普通であれば，ストレスの消失とともに不眠も改善する．しかし，不眠症の患者の場合にはストレスと不眠が持続している間に，後述する「永続化因子」が働いて，ストレスが去った後にも不眠が遷延化することになる．

病態生理

　不眠の遷延化をもたらす原因，すなわち，「永続化因子」は，「身体化された緊張」と，「学習された睡眠妨害的連想」という2つの要因の相互強化の結果であると考えられている．永続化因子を対象とする認知行動療法CBT-I（cognitive behavioral therapy-insomnia）は，精神疾患や身体疾患に伴う不眠にも有効である．

鑑別診断

　睡眠時無呼吸症候群の患者の一部は不眠を訴える．むずむず脚症候群との鑑別も必要である．

初診時の注意点

　うつ病に伴う不眠をまず念頭におくこと．

むずむず脚症候群 restless legs syndrome（RLS）

概念

　下肢静止不能症候群ともいう．四肢，特に下肢を動かしたいという衝動が認められ，安静時，臥位で増強し，下肢の運動で軽減する．夕～夜間にかけて出現・増悪するという日内変動が認められる．

　多くは，異常感覚（ほてり，蟻走感，うずきなど）を伴い入眠と睡眠維持が妨げられる．

　入眠後には周期性四肢運動障害（periodic limb movement disorder）と呼ばれる足関節の背屈，膝関節の屈曲などの不随意運動が現れ，中途覚醒と再入眠困難をもたらす．

　腎不全，血液透析，鉄欠乏性貧血，糖尿病，妊娠などによる続発性のものと，特発性のものがある．

病態生理

　ドパミン系の異常が想定されている．ドパミンアゴニスト，抗てんかん薬であるガバペンチン エナカルビルが有効である．

鑑別診断

　末梢神経障害，抗精神病薬によるアカシジアなどが鑑別すべき疾患である．

初診時の注意点

● 腎疾患，糖尿病，妊娠中の患者にみられる不眠では，特にRLSを疑うこと．

睡眠時無呼吸症候群 sleep apnea syndrome

概念

　覚醒時には呼吸障害がないにもかかわらず，睡眠時に換気の停止（無呼吸）が繰り返し現れ，昼間には過眠を呈する病態で，いびきを伴う．

　有病率は一般成人の4～5％以上で，著明な性差（男性が女性の3～8倍）があり，高血圧，虚血性心疾患，脳血管障害の危険因子である．

　経鼻持続陽圧補助呼吸療法（nasal continuous positive airway pressure：NCPAP）が有効である．

病態生理

　上気道の狭窄（単純肥満，粘液水腫，扁桃・アデノイドの肥大，軟口蓋の形態異常，下顎の後退など）に睡眠時の筋トーヌス低下が加わり，吸気時に上気道が虚脱することで上気道が閉塞し無呼吸になる．

鑑別診断

　昼間の眠気をきたす他の要因，①睡眠不足，交代勤務など，②ナルコレプシーなどとの鑑別が必要である．

初診時の注意点

● 配偶者にいびきの有無と程度，睡眠中の呼吸停止の有無を問診すること．

ナルコレプシー narcolepsy

概念

Gélineau 症候群ともいい，昼間の著しい眠気と居眠り，情動性脱力発作（cataplexy）を特徴とする病態である．情動性脱力発作とは，怒りや笑いなどの強い情動の動きによって誘発される一過性の骨格筋トーヌス低下をいう．その際の意識は清明である．

多くは 10 歳代で発症し，入眠時幻覚（入眠時に現れる主として視覚性の幻覚），睡眠麻痺（入眠時，時に出眠時に生じる骨格筋の「麻痺」，金縛り）を伴うものが多い．

有病率は 0.05 〜 0.1 ％で性差はなく，HLA-DR2 がほとんどの患者で陽性である．

眠気と居眠りには中枢神経刺激薬(モダフィニル〈モディオダール®〉，メチルフェニデート〈リタリン®〉)が，情動性脱力発作，入眠時幻覚，睡眠麻痺には三環系抗うつ薬（イミプラミン〈トフラニール®〉，クロミプラミン〈アナフラニール®〉）が有効である．

病態生理

睡眠潜時反復測定法（multiple sleep latency test：MSLT）で平均入眠潜時が 8 分以内と短縮していることと，入眠直後に REM 睡眠が 2 回以上出現する（sleep onset REM period：SOREMP）こと．

視床下部のオレキシンニューロンの脱落が認められ，患者の髄液中のオレキシン濃度は低値を示す．正確な機序は不明であるが，自己免疫機序が想定されている．

鑑別診断

睡眠時無呼吸症候群，睡眠不足などが鑑別すべき疾患である．

初診時の注意点

● 情動性脱力発作の有無が診断の決め手である．

（清水徹男）

●文献

1) 日本睡眠学会（編）：睡眠学．東京：朝倉書店：2009．
2) Kryger MH, et al（eds）：Principles and Practice of Sleep Medicine, 6th edition. Philadelphia：Elsevier Saunders；2017.

頭痛 headache，頭重感 dull headache

概念

頭痛，頭重感は神経疾患のなかでも最も頻繁に遭遇する症状の一つである．頭痛は CT や MRI では異常が認められない機能性頭痛である一次性頭痛と，器質的病変による痛みである二次性頭痛に大別される（❶）．

病態生理

頭蓋内外の疼痛感受部位

①頭蓋内：痛覚に感受性が強い組織は血管系と硬膜，髄膜，くも膜などであり脳実質にはない．
②頭蓋外：頭蓋外の諸筋および筋膜，血管，特に動脈，骨膜などは疼痛に敏感である．

頭痛に関与する感覚神経

頭蓋内で頭痛の発生に関与する感覚神経は三叉神経第 1 枝および第 1，2，3 頸神経である．それぞれ耳介部より前方，後方の頭痛に関与する．

発症の経過からみた鑑別診断 ❷

突発性

突然に出現し，1 分未満で痛みがピークに達する雷鳴頭痛を鑑別する必要がある．くも膜下出血，可逆性脳血管攣縮症候群，脳動脈解離，脳静脈洞血栓症，急性副鼻腔炎，咳嗽や労作，性行為に伴う頭痛，特発性低髄蓋内圧性頭痛，第三脳室コロイド嚢胞，下垂体卒中による頭痛などがある．三叉神経痛，舌咽神経痛，後頭神経痛においても一つ一つの疼痛発作の発症は突発性である．

❶ 国際頭痛分類

一次性頭痛
1. 片頭痛
2. 緊張型頭痛
3. 三叉神経・自律神経性頭痛（TACs）
4. その他の一次性頭痛疾患

二次性頭痛
5. 頭頸部外傷・傷害による頭痛
6. 頭頸部血管障害による頭痛
7. 非血管性頭蓋内疾患による頭痛
8. 物質またはその離脱による頭痛
9. 感染症による頭痛
10. ホメオスターシス障害による頭痛
11. 頭蓋骨，頸，眼，鼻，副鼻腔，歯，口あるいはその他の顔面・頭蓋の構成組織の障害による頭痛あるいは顔面痛
12. 精神疾患による頭痛

有痛性脳神経ニューロパチー，他の顔面痛およびその他の頭痛
13. 有痛性脳神経ニューロパチーおよび他の顔面痛
14. その他の頭痛性疾患

（日本頭痛学会・国際頭痛分類普及委員会・訳）：国際頭痛分類第 3 版　東京：医学書院；2018.）

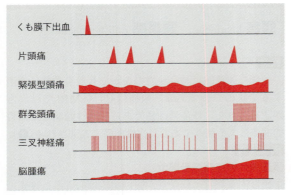

❷ 頭痛の発現様式と経過

急性
日の単位で症状が完成する突然の頭痛で2つのタイプに分けられる．
①髄膜刺激徴候を伴う：くも膜下出血，髄膜炎，脳炎．
②髄膜刺激徴候を伴わない：硬膜外血腫などの頭蓋内血腫，帯状疱疹，高血圧（褐色細胞腫，子癇など），緑内障，視神経炎，副鼻腔炎，虚血性眼球運動神経麻痺，未破裂囊状動脈瘤，Tolosa-Hunt（トロサ-ハント）症候群はいずれも眼痛や眼窩周囲の痛みとして訴えることが多い．反復する急性頭痛は片頭痛や群発頭痛でみられる．

亜急性
週ないし月の単位で症状が完成する頭痛である．結核性髄膜炎，真菌性髄膜炎，巨細胞性動脈炎，肥厚性硬膜炎，硬膜下出血，脳腫瘍，脳膿瘍，癌性髄膜炎，鼻咽頭腫瘍などがある．

慢性
月あるいは年の単位で継続する頭痛で，慢性片頭痛，緊張型頭痛，薬剤の使用過多による頭痛（medication overuse headache：MOH）などがある．

初診時の注意点
- 頭痛の原因として多いのは片頭痛や緊張型頭痛といった一次性頭痛であるが，最初に二次性頭痛を除外する必要がある．
- 以下の徴候・所見があるときに二次性頭痛を疑う．
  ①50歳以上で初めての発症．
  ②突発性発症．
  ③髄膜刺激徴候．
  ④神経徴候（複視，運動麻痺，感覚障害，Babinski徴候）．
  ⑤悪心，嘔吐，けいれん．
  ⑥圧痛，発疹，外傷．
  ⑦発熱．
  ⑧高血圧．

（柴田興一）

●文献
1) 日本頭痛学会・国際頭痛分類普及委員会（訳）：国際頭痛分類　第3版．東京：医学書院；2018.
2) Lance JW, et al：Diagnosis based on the history. In：Mechanism and Management of Headache, 6th edition. Oxford：Butterworth Heinemann；1998.
3) 日本頭痛学会（編）：慢性頭痛の診療ガイドライン 2013．東京：医学書院；2013.

腰痛 low back pain，背部痛 back pain

概念
腰痛は，2016（平成28）年の国民生活基礎調査（厚生労働省）によると，有訴者率が男性では第1位の，女性では肩こりに次いで第2位の症状である．

腰痛・背部痛をきたす病態は多様である．原因として，腰部脊柱の退行性疾患（加齢変化を基盤としている）（❸）が多数を占める．退行性変化は，高齢者になればほぼ全員に認められる所見である．しかし，これらの変化が腰痛・背部痛の原因となっているか否かの判断は容易ではない．

プライマリケアの現場では，腰痛・背部痛の診断がつかない症例が80〜90％との報告がある．

分類
罹病期間による分類では，①発症〜1か月：急性腰痛，②1〜3か月：亜急性腰痛，③3か月以上：慢性腰痛，とされる．

原因別の分類を❹に示す．

診察・診断
病歴の作成では，以下の項目を忘れてはならない．
①安静時痛の有無（ある場合は，感染や腫瘍などを考える必要がある），②月経との関連，③性に特有な疾患の想定，④随伴症状の有無，⑤発症誘因の有無，⑥症状の経過の評価，⑦間欠跛行の有無と鑑別（神経性間欠跛行と血管性間欠跛行）．

既往歴・他科疾患の把握を行う．特に，悪性腫瘍の既往，精神科疾患，結核，関節リウマチ，糖尿病，皮膚疾患，胃切除など．

身体所見の評価は重要である．視診・触診では，末梢動脈拍動，疼痛を訴える部位の圧痛，棘突起の叩打痛の検査は必須である．脊柱所見では，脊柱を動かすことにより症状が誘発されるか否かをみる．症状が誘発される場合は，動かした部位に病変が存在することが疑われる．神経学的所見では，深部反射，知覚，筋力を検査する．神経学的な異常が認められる場合は，異常の最頭側高位に病変が存在し，脊髄や神経根を障害している可能性が考えられる．

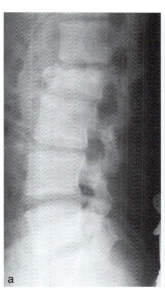
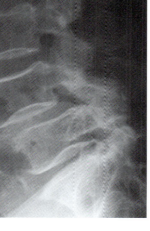

❹ 腰痛の分類（原因病態別）

心因性腰痛
内臓関連性腰痛
血管性腰痛
神経性腰痛
脊椎性腰痛

❸ 腰椎単純X線写真
a：前後像，b：側面像．
椎体の骨棘形成や椎間板腔の狭小化といった脊椎症性変化と第4腰椎の前方すべりが認められる．これらの変化が腰痛・背部痛の原因となっているか否かの判断は容易ではない．

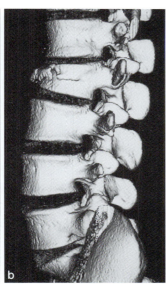
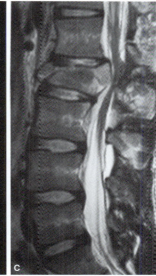

❺ 各種画像検査
a：単純X線写真，b：三次元CT，c：MRI．
単純X線写真（a）では，第2腰椎の圧潰が認められる．三次元CT（b）では，その変化を立体的にとらえることができる．MRI（c）では，圧潰した椎体の後方骨片により硬膜管と神経組織が圧排されている様子がとらえられる．

　病変の存在高位を推定したら，次にはその高位を中心とした画像検査を行う．各種画像検査には，長所と短所が存在する．各種画像検査の特徴を理解し，適切な検査を選択して，病態の把握をする必要がある（❺）．
　腰痛・背部痛の診断のための臨床検査としては，赤沈，CRP，ALP，Ca，P，総蛋白と蛋白分画などがある．高齢女性の腰痛・背部痛の原因として多い骨粗鬆症では，これらの臨床検査の値は，すべて正常である．総蛋白が高値で蛋白分画が低値（γグロブリンが高値）の場合は，多発性骨髄腫を疑う必要がある．

鑑別診断

　骨盤部・股関節疾患，脊椎疾患や関節疾患以外の疾患，特に内臓疾患や血管性疾患，非器質的腰痛・背部痛などとの鑑別が必要になる．
　鑑別すべき重篤な疾患の一つに，大動脈解離がある．重篤な腰・背部の激痛を訴えショック状態で搬送されてきた場合，この疾患の可能性を考慮する．突然発症する背部から腰部にかけて"引き裂かれるような痛み"を訴える．時に顔面蒼白で，冷汗がある．脈拍や血圧の左右差を認めることが多い．

治療

　急性腰痛・背部痛で，神経学的な異常を伴わず，明らかな器質的疾患が認められない場合は，非ステロイド性抗炎症薬（NSAIDs）やアセトアミノフェンを処方する．これは現時点で，その効果が科学的に証明された薬剤である．
　神経学的な異常が認められる場合は，その原因を早急に検索する必要がある．進行性の麻痺が認められる

場合には,手術で神経組織の圧迫を除去する必要がある.

　慢性の腰痛・背部痛では,神経学的な異常を伴わず,明らかな器質的疾患が認められない場合は,NSAIDs,弱オピオイド,セロトニン・ノルアドレナリン再取り込み阻害薬（SNRI）を処方する.これらの短期的な効果は科学的に証明されている.

　原因となる明らかな器質的疾患が認められる場合や内臓疾患や血管性疾患に由来する腰痛・背部痛を疑った場合は,その病態に適した治療を選択する必要がある.

初診時の注意点

● 患者が,安静にしても強い腰痛・背部痛を訴える場合は,要注意である.緊急性のある重篤な疾患である可能性を考える必要がある.
● 自動運動や他動運動をさせて,痛みが誘発された場合は,動かした部位に痛みの原因がある可能性が高い.

関節痛 arthralgia

概念

　関節痛は,2016（平成28）年の国民生活基礎調査（厚生労働省）によると,有訴者率が女性では肩こり,腰痛に次いで第3位の症状である.最も多い関節痛の部位は,膝関節である.

分類

　発症の様式からは急性関節痛と慢性関節痛に,罹患関節数からは単関節痛と多関節痛に分類される.

診察

　問診が重要である.外傷はあるか（関節内注射も含めて）,経過は急性か慢性か,炎症徴候はあるか,他関節にも異常はあるか,などは必須の問診項目である.

　外傷の場合は,受傷機転も詳細に聴取する.これにより損傷部位や損傷形態を推察することが可能となる.既往歴では,アルコール多飲の有無やステロイドの使用歴についても聴取する.大腿骨頭無腐性壊死などの関節壊死の一因となるからである.

　身体所見については,視診・触診では,腫脹,熱感,発赤などの炎症徴候の有無について注意を払う必要がある.乾癬などの皮膚疾患に伴う関節炎もあるため,全身の皮膚にも注意を払う.

　外傷の場合,関節内に血液が貯留することがある.関節痛により,可動域が制限されることがあるので,可動域の計測は必須である.他動的に関節を動かすことにより,可動域の制限が痛みによるものか,関節の拘縮によるものかの鑑別に役立つ.

　関節の不安定性の評価も必要である.膝関節の場合は,前方・後方・外反・内反ストレスをかけて,前十字靱帯,後十字靱帯,内側側副靱帯,外側側副靱帯の各靱帯損傷の診断を行う.

　関節のどの部位に圧痛が存在するかを調べることは,疾患の鑑別に役立つ.多関節痛を呈する場合は,全身性の疾患,たとえば関節リウマチなどを疑う必要がある.年齢層によって関節痛の原因の頻度が異なってくる.膝関節の場合を❻に示す.

検査

① 単純X線写真（❼）:画像検査の基本である.骨折,関節裂隙の狭小化,骨萎縮などの評価が可能である.
② MRI（❽）:軟部組織を描出できるため,靱帯損傷や軟部腫瘍の診断に有効である.また,骨髄内病変を検出できるため不顕性骨折や骨腫瘍の早期診断に有用である.

❻ 年代別の膝関節痛の原因となる主な疾患

小児期の慢性疾患	青年期の慢性疾患	中高年の慢性疾患
1. 膝伸展機構障害　　Osgood-Schlatter病　　分裂膝蓋骨　　膝蓋骨不安定症,など 2. 膝内障　　離断性骨軟骨炎　　円板状半月,など 3. 炎症性疾患　　若年性特発性関節炎　　化膿性関節炎,など 4. 腫瘍　　外骨腫　　Ewing肉腫　　白血病,など 5. その他　　関連痛（大腿骨頭すべり症など）	1. 膝伸展機構障害　　分裂膝蓋骨　　ジャンパー膝　　膝蓋骨不安定症,など 2. 膝内障　　離断性骨軟骨炎　　半月板障害　　顆部疲労骨折　　腸脛靱帯炎,鵞足炎　　タナ障害,など 3. 腫瘍　　巨細胞腫,骨肉腫,など	1. 退行性疾患など　　変形性膝関節症　　大腿骨顆部骨壊死,など 2. 炎症性疾患　　関節リウマチ　　痛風,偽痛風,など 3. 腫瘍　　色素性絨毛結節性滑膜炎　　骨悪性線維性組織球腫　　滑膜肉腫,など

（菊地臣一〈編〉:プライマリケアのための整形外科疼痛マニュアル.東京:金原出版;2007.p.59 を参考に作成.）

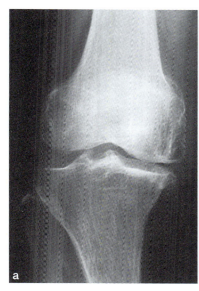
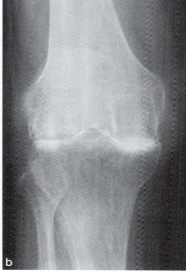

❼ 膝関節の単純X線前後像
a：変形性膝関節症，b：関節リウマチ．
変形性膝関節症（a）の場合は，著明な骨棘形成，特に内側の関節裂隙の狭小化が認められる．一方，関節リウマチ（b）の場合は，全体的な関節裂隙の狭小化（本例の場合は消失している）と骨萎縮が認められる．関節裂隙が狭小化しているにもかかわらず骨棘形成がほとんどないのが特徴的である．

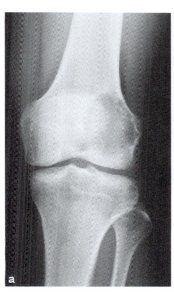
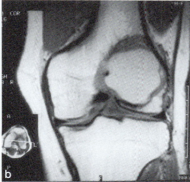
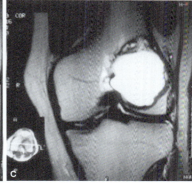

❽ 骨腫瘍（巨細胞腫）の画像
a：単純X線前後像，b：MRI（T1強調画像），c：MRI（T2強調画像）．
単純X線写真（a）では，大腿骨外顆の骨透亮像が認められ，骨腫瘍の存在が疑われるが，腫瘍の広がりは不明瞭であり，また質的な診断はできない．MRI（b, c）では，腫瘍の広がりが明瞭であり，早期診断に有用である．また，T1強調画像とT2強調画像の信号強度から質的な診断も可能である．

③骨シンチグラフィ：多発性の骨壊死や骨転移など全身の骨の検索には有用である．
④血液：炎症性疾患や化膿性疾患においては，CRPの計測は必須である．また，骨肉腫が疑われる場合はALPに注目する．

治療

関節の退行性疾患の場合は，NSAIDsの処方や関節内へのステロイドやヒアルロン酸ナトリウムの注射などが行われる．関節内注射を行う場合は，医原性の化膿性関節炎を起こさない細心の注意が必要である．
大腿四頭筋訓練などの運動療法は変形性関節症に対して有効性が証明されている治療である．

初診時の注意点

● 関節の腫脹や熱感の有無を，必ず触診で確認する．
● 自動運動や他動運動をさせて，可動域制限の有無は確認する．動かすことで痛みが誘発された場合は，動かした関節またはその近傍に痛みの原因がある可能性が高い．

四肢痛
pain of the upper and lower extremities

概念

四肢の痛みには，関節痛や筋肉痛，骨痛なども含まれるが，ここでは上肢や下肢全体に痛みを引き起こす，いわゆる「神経痛」について記載する．

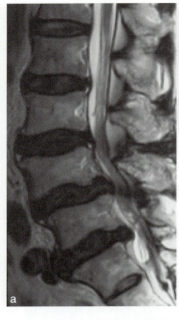
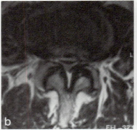
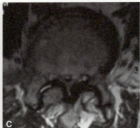
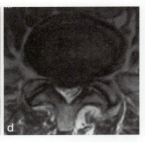

❾ 腰椎 MRI（T2 強調画像）
a：矢状断像，b：横断像（第 3/4 腰椎椎間板高位），c：横断像（第 4/5 腰椎椎間板高位），d：横断像（第 5 腰椎／第 1 仙椎椎間板高位）．
第 3/4 腰椎椎間板高位（b）と第 4/5 腰椎椎間板高位（c）では，脊柱管の狭窄により著明な硬膜管の狭小化が認められる．また，第 5 腰椎／第 1 仙椎椎間板高位（d）でも椎間板の膨隆により硬膜管の圧排が認められる．しかし，これらの所見からだけでは，どの高位が神経痛の原因となっているかの判断はできない．

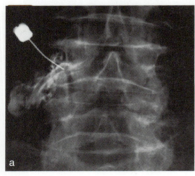
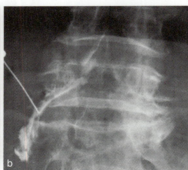

❿ 神経根造影・ブロック
a：第 4 腰神経根，b：第 5 腰神経根．
第 4 腰神経根のブロック（a）では，神経痛（下肢痛）にまったく変化は認められなかった．一方，第 5 腰神経根のブロック（b）では，一時的に神経痛は消失した．以上の結果は，神経痛の原因となっているのは第 4/5 腰椎椎間板高位（❾c）であって，第 3/4 腰椎椎間板高位（❾b）は無症候性の狭窄であることを示している．

急性痛と慢性痛に分類されるが，痛みの持続期間だけによる分類ではない．

急性痛には，組織の損傷に対する生体防御機構としての意味がある．一方，慢性痛の場合には，組織の損傷に対する生体防御機構としての意味は少なく，さまざまな因子が複雑にかかわって難治性の痛みを形成し，日常生活にも悪影響を及ぼすこともある．

【診察】

問診が重要である．外傷などの誘因の有無，疼痛以外の脱力などの症状の有無，症状が改善傾向にあるのか増悪傾向にあるのかは，必須の問診項目である．痛みの部位や広がりについては，正確に聴取する．

既往歴では，服用薬についても聴取する．

身体所見については，視診・触診では，皮疹（帯状疱疹など）や色素沈着（カフェオレ斑など），皮膚の腫瘍（神経線維腫など）の有無，に注意を払う必要がある．

四肢の神経痛の場合，神経学的な異常を伴うことがある．神経学的な所見から，罹患している神経を同定することが可能となる．

年齢層によって神経痛の原因の頻度が異なってくる．下肢の坐骨神経痛の場合，若年～青壮年の場合は，腰椎椎間板ヘルニアが多い．一方，壮年～高齢者では，腰部脊柱管狭窄が多くなる．

【検査】

①単純 X 線写真：画像検査の基本である．骨折，骨棘形成などの退行性変化，配列異常（椎体のすべり，など），骨融解などの評価が可能である．しかし，脊椎の退行性変化は，高齢者では一般的な所見であり，神経痛の原因となっているか否かの判断は容易ではない．

②CT：骨の形態異常をとらえるには有用な検査法である．しかし，神経などの軟部組織の描出能は低い．

③MRI（❾）：椎間板や神経組織などの軟部組織を描

出でるため，病態の把握に最も有用な検査である．

④神経根造影・ブロック（❿）：罹患神経根を局所麻酔薬で一時的にブロックして，痛みの変化を評価することができる機能的検査法である．

⑤骨シンチグラフィ：骨転移など全身の骨の検索には有用である．

⑥血液：炎症性疾患や化膿性疾患においては，CRPの計測は必須である．

治療

保存療法と手術療法がある．

保存療法には，非ステロイド性抗炎症薬（NSAIDs）やオピオイド，硬膜外ブロックや神経根ブロックなどの神経ブロック療法がある．慢性痛の場合は，心理療法やリハビリテーション治療など集学的アプローチによる治療が必要となる．

手術療法では，神経を圧迫して痛みの原因となっている組織の除去や脊椎の固定術などが行われる．

初診時の注意点

● 四肢の神経学的検査は必須である．
● 四肢の痛みが誘発される肢位，痛みが軽減する肢位を確認する．
● 患者が安静時でも強い痛みを訴える場合は，重篤な疾患の可能性を考える必要がある．

（矢吹省司）

● 文献

1) 菜垣五一：腰痛．東京：医学書院；2003．
2) 山下敏彦（編）：運動器の痛み診療ハンドブック．東京：南江堂；2007．
3) 菊地五一（編）：ペインクリニック 28（別冊秋号），運動器の痛みとその治療．東京：真興交易医書出版部；2007．
4) 日本整形外科学会診療ガイドライン委員会，腰痛診療ガイドライン策定委員会（編）／日本整形外科学会，日本腰痛学会（監）：腰痛診療ガイドライン 2012．東京：南江堂；2012．
5) 日本疼痛学会，痛みの教育コアカリキュラム編集委員会（編）痛みの集学的治療：痛みの教育コアカリキュラム．東京：真興交易医書出版部；2016．

運動麻痺 motor paralysis

概念

運動麻痺とは随意運動ができない状態である．厳密には「錐体路系運動神経（上位／下位運動ニューロン）が障害されたため，運動の迅速性（rapidity）と筋力（strength）が減衰，喪失したもの」である（柴崎　浩，2013）．日常診療の観点から，ここに神経筋接合部や筋に病因がある筋無力や脱力，および運動制御に関係する神経機構にも触れつつ概説する．

病因・病態生理

大脳，脳幹，脊髄，末梢神経，神経筋接合部，筋，あるいはその複数に原因があると麻痺を呈する．後述する，いわゆる錐体路とその回路の障害は運動麻痺の原因となる．

錐体路と皮質脊髄路

脊髄にある「下位」運動ニューロンが興奮し筋収縮が生じる．この運動ニューロンは筋紡錘からのフィードバックにより制御されるほか，大脳・脳幹の「上位」ニューロンおよび脊髄内のニューロンと直接ないし間接的に回路を形成し，複雑な随意運動を実現する．歴史的に延髄の錐体を通る下行路は錐体路と呼ばれてきた．大脳皮質の運動野にある錐体細胞からの線維が錐体を通り脊髄を下行することから，臨床の場では錐体路とその機能は，大脳皮質から脊髄の運動ニューロンに向かう皮質脊髄路とほぼ同義で用いられ，この障害の際に観察される神経症候は錐体路徴候と呼ばれ，局在診断の際に重要な手掛かりとなる．しかし，現在，大脳からの下行線維の起始は一次運動野（Brodmannの 4 野）の第Ⅴ層の Betz 巨細胞だけでなく他の錐体細胞，6 野，3 野，1 野，2 野からの線維も含まれ，さらに錐体を下行する一次運動野の錐体細胞由来の下行線維は約 3 〜 4 ％程度ほどにとどまり，大半はそれ以外の線維であることが明らかになっている．また，走行も複雑で約 85 〜 90 ％が交差し，10 〜 15 ％に同側を下行するほかの非交差の線維も存在し，脊髄ではそのほとんどは運動ニューロン以外に終止し，脊髄への感覚入力に影響を与える投射も存在することが示されている．なお，皮質から脳幹諸核，脳幹諸核から筋など効果器に投射する経路があり，皮質核路と呼ぶ．顔面神経核および舌下神経核への投射・走行は複雑で麻痺の出現側は脳幹の障害の高さや部位により異なる（寺尾心一ら，1991）．このほか，aberrant pyramidal tract（迷入錐体路）は中脳上部で錐体路と離れ内側毛帯内を下行し，延髄上部錐体路で再度近接して下行する．錐体路よりも体性感覚野由来の線維が多いことが MRI 拡散テンソル画像で指摘されており，この障害により脳幹運動核の核上性麻痺が生じる可能性が指摘されており今後の解明が待たれる．

臨床症状・診断

問診と診察により，麻痺の分布（片麻痺，対麻痺，三肢麻痺，四肢麻痺），性状（弛緩性か痙性か），筋力低下や萎縮を認める部位は近位筋優位（一般的には筋原性）か，遠位筋優位（一般的には神経原性）か，発症様式と経過（急性発症かゆっくりとした経過か）などを評価して病巣・原因を推定する（⓫⓬）

⓫ 運動麻痺の分布

	片麻痺	交差性片麻痺	片麻痺（頸部以下）	単麻痺	単麻痺	対麻痺	四肢麻痺
運動麻痺の分布	脳神経麻痺（例：顔面下半分）は同側	脳神経麻痺と四肢麻痺が逆側	頸部以下の片麻痺	片側上肢の麻痺	片側下肢の麻痺	両下肢以下の麻痺	四肢の麻痺
代表的な病変部	大脳 脳幹（中脳，橋：上・中部）	脳幹（橋：下部，延髄）	頸髄片側 脳幹下部	大脳皮質 頸髄前角 腕神経叢	大脳皮質 胸髄側索 腰髄前角 腰神経叢	胸髄以下 大脳・脳幹（両側性病変）	広範囲の大脳〜橋・延髄 末梢神経 筋
考えられる代表的疾患	脳血管障害 脱髄疾患 脳腫瘍	脳血管障害 脱髄疾患 脳腫瘍	頸髄損傷 頸髄脱髄疾患 頸髄血管障害	頸髄病変 平山病 末梢神経障害 運動ニューロン疾患 ポリオ	胸髄病変 末梢神経障害 運動ニューロン疾患 ポリオ	胸髄疾患（腫瘍，靭帯，血管性） HTLV-1関連脊髄症 遺伝性痙性対麻痺 大脳鎌病変 前大脳動脈病変	心拍再開後症候群 蘇生後脳症 橋底部血管障害 橋髄鞘融解 運動ニューロン疾患 末梢神経障害 重症筋無力症 筋疾患

大脳から脳幹に起因する顔面麻痺

橋上中部より吻側（いわゆる中枢性）	橋下部外側病変	橋下部よりも尾側（延髄）
病巣の反対側	病巣と同側	病巣の同側に中枢性（延髄外側病変），あるいは反対側に中枢性（延髄内側病変）

軽微な麻痺の検出法

　診察で軽微な麻痺を検出する方法として，上肢 Mingazzini 徴候や下肢 Mingazzini 徴候と Barré による変法（廣瀬源二郎，2015）のほか（豊倉康夫，1987，廣瀬源二郎，2015），手の Barré 徴候がある（岩田誠，1994，⓭⓮）．なお，実施にあたっては，位置覚の異常や注意の障害でも異常を呈するので注意する．反射を評価し（⓯），筋力（便宜上 MMT〈manual muscle testing〉で記載することが多い），握力を測定する．脊髄の障害レベル（髄節）の同定にはデルマトームも有用である．体幹の左右の感覚障害のレベルを伴う膀胱直腸障害の存在は，脊髄に病変があることを示唆する．

診断に有用な徴候

　臨床現場で有用な特徴的な徴候があり，下垂手（橈骨神経麻痺），下垂指（後骨間神経麻痺，遠位型頸椎症性筋萎縮症，C8 障害），猿手（正中神経麻痺），涙

⓬ 上位および下位ニューロン障害の鑑別

	上位ニューロンの障害	下位ニューロンの障害
腱反射	亢進	減弱から消失
Babinski 徴候	あり	なし
筋トーヌス	一般的には急性期弛緩のちに亢進（4 野のみ障害では弛緩のまま）痙縮（折りたたみナイフ現象）	低下
間代（クローヌス）	あり	なし
筋萎縮	なし	あり
線維束性収縮	なし	あり
（注）	手指の巧緻動作障害（亀山，1965）	

⓭ 上肢の評価

Mingazzini の上肢挙上試験

手掌を下に両上腕を水平に前方挙上
観察：病側は回内，落下
宣誓の姿勢で手指の屈曲

Pronator drift test（Strümpell の上肢回内落下試験〈廣瀬による〉）

閉眼
手掌を上に前方に両上肢を挙上・突き出す（指は開いたままでいい）
観察：病側は手の回内，落下

手の Barré

両手掌同士を近づけて，それぞれ力いっぱい開く
観察：障害側の手の開きは小さい

NIH stroke scale

健側上肢から始め，次に患側で実施
手掌を下に仰臥位なら45°，座位なら90°挙上，検者が10秒間数え落下の様子を観察する
落下時には床の上で動かすことができるかを追加して評価

⓮ 下肢の評価

下肢 Mingazzini 試験

背臥位
股関節と膝関節を直角に屈曲して両下肢を挙上
観察

下肢「Barré 変法」試験

伏臥位
第一下肢徴候：両膝関節を直角に屈曲させるが患側は膝関節が進展してきて膝裏の腱が目立ってくる
（続いて床から60°で屈曲）
第二下肢徴候：両膝関節を殿部に向かって屈曲させると，患側は屈曲が浅い

NIH stroke scale

健側下肢から始め，次に患側で実施
仰臥位で下肢を30°挙上，検者が5秒間数え落下の様子を観察
落下時には床の上で動かすことができるかを追加して評価

NIH：National Institute of Health.

⓯ 脊髄の障害レベル同定に有用な反射

反射	脊髄レベル	求心路と遠心路
下顎反射	橋	三叉神経
上腕二頭筋反射	C5，C6，C7	筋皮神経
腕橈骨筋反射	C5，C6	橈骨神経
上腕三頭筋反射	C5，C7，C8	橈骨神経
膝蓋腱反射	L2，L3，L4	大腿神経
アキレス腱反射	S1，S2	脛骨神経

⓰ 運動麻痺時に有用な検査

病変部位	X線検査	CT	MRI，MRA	採血，その他	電気生理学的検査	超音波検査
大脳脳幹	胸部X線（心陰影拡大，大動脈解離）	頭部CT（脳血管障害，血腫，水頭症，脳腫瘍）胸腹部CT（大動脈解離の検索）	左記に加えて大脳白質病変，脱髄病変，視神経の観察，Chiari 奇形，脳血管，脳動脈瘤，大動脈	脳血管障害の危険因子の検索凝固系，線溶系自己抗体，血糖，肝機能，アンモニア，脳脊髄液	磁気刺激検査，体性感覚誘発電位，視覚誘発電位，眼輪筋反射，聴性脳幹反応，脳波※脳梗塞の場合は12誘導心電図，24時間心電図	心臓，頚動脈，大動脈，下肢静脈の塞栓源，血栓の検索
脊髄	頸椎X線胸椎X線腰椎X線（圧迫・狭窄）	頸椎〜腰椎・仙椎CT（環軸椎病変，骨折，ヘルニア，靭帯の骨化，脊柱管狭窄）	左記に加えて脊髄自体の病変（脱髄，炎症，腫瘍，空洞），血管病変，flow void，脊髄の萎縮などを描出	抗AQP4抗体自己抗体脳脊髄液	磁気刺激検査体性感覚誘発電位視覚誘発電位針筋電図	
末梢神経			手根管など絞扼部位神経根腕神経叢の描出	M蛋白，自己抗体，抗ガングリオシド抗体，脳脊髄液	針筋電図，神経伝導検査，F波，インチング法，体性感覚誘発電位	神経根の観察
神経筋接合部	胸部X線（縦隔陰影，肺野）	胸部・縦隔CT（胸腺腫，癌）	眼筋肥大の描出（複視，甲状腺疾患）中脳病変の検索脳動脈瘤の検索（眼瞼下垂時）	抗アセチルコリン受容体抗体抗MuSK抗体抗リアノジン受容体抗体	反復刺激法single fiber EMG	
筋	胸部X線（癌，肺門部：サルコイドーシス）	胸部CT（間質性肺炎），筋CT（全身の筋萎縮の分布）	罹患筋の評価全身の筋萎縮の分布サルコイド結節	CK，アルドラーゼ，ミオグロビン，GOT（AST），GPT（ALT），自己抗体，カリウム，カルシウム，甲状腺機能	針筋電図	
共通したもの	必要に応じて，癌，感染症の検索，遺伝子検査，膠原病，糖尿病に関連する検査．検査治療前の妊娠の可能性の確認．ステロイド使用に先立つ肝炎ウイルス関連検査，免疫グロブリン大量療法に先立つ IgA 測定．					

のしずくサイン（前骨間神経麻痺≠回内筋症候群），祈祷師指位（正中神経麻痺，肘より近位の障害），鷲手（尺骨神経麻痺），Froment 徴候（尺骨神経麻痺，遠位型頸椎症性筋萎縮症，C8 障害），Phalen 徴候（手根管症候群），split hand（ALS），垂れ足（腓骨神経麻痺）などは局在診断のヒントになる．急性の橈骨神経麻痺や腓骨神経麻痺を思わせる症状では，脳梗塞との鑑別を留意する．

検査

麻痺の局在診断とポイントになる検査を❶に記す．髄液検査にあたっては，事前に，①脳圧亢進の有無を確認し，②検体提出の後に不足しないように必要量をあらかじめ見積もる，③細胞診などは検査当日の実施体制も考慮する，④実施にあたっては抗凝固薬や抗血小板薬，血小板，APTT，PT など止血線溶系を確認することが重要である．

治療

原因の是正，治療とリハビリテーションを適時行う．

付 平山病（若年性一側性上肢筋萎縮症）

11 ～ 22 歳の男性に多く，一側優位両側性の上肢遠位の筋萎縮を呈する．下部頸髄硬膜管後壁の前方移動により C7 ～ C8 を中心に C5 ～ Th1 までの頸髄の虚血性壊死病変を呈する．最初は進行性であるが，やがて停止する．頸部カラーの使用を検討する．

（齊藤正樹）

● 文献

1) 廣瀬源二郎：Barré 試験と Mingazzini 試験―Mingazzini 原著の重要性―. 臨床神経 2015；55：455.
2) 豊倉康夫：神経内科学書（第 2 版）. 東京：朝倉書店；2004.
3) 寺尾心一ほか：延髄梗塞にみられる中枢性顔面麻痺. 神経内科 1997；46：339.

9 内分泌

成長・発達障害
failure to thrive, developmental disorder

概念

小児の特徴は，成長（growth），発達（development）することである．身長，体重の量的な増加を成長といい，精神，運動，生理などの機能面の成熟過程を発達という．成長障害（低身長）は，同性，同年齢の身長に対して，平均身長と比較して−2 SD 以下の低身長あるいは 2 年以上連続する−1.5 SD 以下の成長速度と定義されている．発達障害は，乳児期から幼児期にかけてさまざまな原因が影響し，発達の遅滞や質的なひずみ，機能獲得の困難さが生じる心身の障害と定義されている．本項では主に内分泌代謝学の観点から成長障害について概説する．

病態生理

成長障害は❶のように原発性，続発性，特発性の 3 つの要因に分類される．原発性の原因は成長軟骨板の内因性異常によると考えられている．代表的なものは軟骨異栄養症や染色体異常によるものである．一部にはインスリン様成長因子−I（insulin-like growth factor-I：IGF-I）抵抗性によるものや *SHOX* 遺伝子の変異によるものがある．続発性の原因には，低栄養，慢性疾患と内分泌疾患がある．低栄養，慢性疾患は多くの場合，成長ホルモン（growth hormone：GH）抵抗性を生じる．内分泌疾患では，GH を含む成長発育に必須のホルモンの欠乏や GH 抵抗性による作用不全が主な原因となる．

近年，遺伝子異常によって引き起こされる IGF-I 欠損症の原因が次々と明らかにされている．これらの IGF-I 欠損症はホルモン，受容体，細胞内シグナル伝達分子を含む GH-IGF-I axis に関連した分子の遺伝子異常によって引き起こされ，成長に必須な IGF-I 自体あるいはその作用が欠乏することから低身長となる．

特発性は要因が明らかでないものであるが，そのなかにはいわゆる体質性の成長・成熟遅延あるいは遺伝性低身長症が含まれる．

鑑別診断

❶にあげられている病態について鑑別する．成長障害以外に外表奇形や代謝異常を伴っているかが重要で，原因により特徴的な所見を認める場合が多い．身体所見においては，四肢体幹のバランスがとれているかどうか，奇形がないかどうか，電解質（Ca，P を含む），血糖などの代謝異常がないかどうか，栄養状態，

❶ 成長障害の分類

原発性	軟骨異栄養症
	染色体異常（Turner 症候群，Down 症候群など）
	子宮内発育不全
続発性	低栄養
	慢性疾患
	内分泌疾患
	甲状腺機能低下症
	Cushing 症候群
	偽性副甲状腺機能低下症
	くる病
	低リン血症くる病
	IGF-I 欠損症
	（GH 分泌不全症，GH 作用異常症，遺伝性など）
特発性	遺伝性低身長
	体質性低身長

慢性疾患の有無についても注意が必要である．また GH-IGF-I axis を含めた内分泌学的検査を行う．具体的には血中 IGF-I，fT$_4$（遊離 T$_4$），甲状腺刺激ホルモン（thyroid stimulating hormone：TSH），コルチゾール，副腎皮質刺激ホルモン（adrenocorticotropic hormone：ACTH）濃度測定，GH 分泌刺激試験などを検討する．

初診時の注意点

- 出生時体重・身長をはじめとする母子手帳の情報を得る．
- 骨盤位分娩，仮死などの周産期異常があるときには下垂体茎断裂症候群を疑う．
- 新生児期の低血糖，遷延黄疸の存在は GH 分泌不全の可能性を示唆する．
- 成長曲線を作成することが重要である（先天的な要因なのか，後天的な器質的疾患によるのか鑑別可能な場合がある．ある時期から急に成長率が低下したときには脳腫瘍などの器質的な要因や愛情遮断症候群などを鑑別する）．
- 手の X 線像により骨年齢の遅延がないかどうか評価する．
- 頭痛，嘔気，嘔吐などの頭蓋内圧亢進症状や視力・視野障害，多飲，多尿などの尿崩症を示唆する症状があるときは，脳腫瘍を疑う．眼症状がないか，脳神経の障害がないか，神経学的所見を確認する．
- 視床下部，下垂体 MRI にて，腫瘍や下垂体茎断裂などの器質的疾患の有無をチェックする．
- 頻度の高い体質性低身長，思春期遅発症の鑑別のためには両親の身長と思春期発来時期を確認する．遺

伝子異常を疑った場合には三親等以上の情報を得て家系図を作成する.

● 元気がない, 成績が低下した, 寒がりになった, などの症状があるときは甲状腺機能低下症を疑う.

● 女児の低身長で明らかな原因が認められない場合には染色体検査を行う. Turner 症候群でもモザイクの場合には典型的な表現型を呈しないことがあるので注意が必要である.

（髙橋　裕）

● 文献

1) Melmed S, et al (eds)：Williams Textbook of Endocrinology, 13th edition. Philadelphia：Saunders；2015.

2) McDermott MT (ed)：Endocrine secrets, 4th edition. St Louis：Mosby；2004／阿倍好文（監訳）：内分泌代謝シークレット. 東京：メディカル・サイエンス・インターナショナル：2007.

性機能障害 sexual dysfunction

男性性機能障害

概念

男性性機能障害は,「性欲, 勃起, 性交, 射精, 極致感のいずれか1つ以上欠けるか, 不十分なもの」をいう. 勃起障害（erectile dysfunction：ED）は「性交時に有効な勃起が得られないため満足な性交が行えない状態と定義し, 通常, 性交のチャンスの75％以上で性交が行えない状態」とされる. 大きくとらえると, 男性更年期症状を呈する諸症状（精神・心理症状, 身体症状, 性機能症状）のなかの一つであり, 最も頻度の高い症状として性機能障害があると考えられる.

病態生理

加齢とともに男性ホルモンは減少し, 生理的機能の低下は起こる. 血中テストステロンの低下により, 陰茎の勃起硬度と勃起持続時間の低下, 性交頻度の低下などが起こる. ただし, 女性に比較し, エストロゲンの急激な減少に相当するほどのテストステロンの減少は認めない.

社会でのさまざまな責任と義務, 夢や理想と現実との乖離, 子どもの成長と自立による親としての役割の変化, 老年期を迎えた親の世話などを背景として, 抑うつ, いらだち, 不安感, 神経過敏, 無気力, 精神的疲労感などを呈する. また, 身体症状としても, 体調不良, 腰背部痛, 関節痛, 発汗・ほてり, 睡眠障害, 肉体的疲労感などの諸症状を呈する.

男性更年期症状のなかで最も頻度が高いのが性機能症状であり, そのなかでも ED の頻度がいちばん高い. 現在, 世界中の成人男性の5～20％が中等度ないし完全 ED であるとされる. その危険因子は, 加齢, 喫煙, 高血圧, 糖尿病, 脂質異常症, 肥満および運動不足, うつ病, 下部尿路症状, 前立腺肥大症, 薬剤など多岐にわたる.

鑑別診断

心因性 ED はストレスや不安などが背景にある. 突然 ED になったなどの状況があることが特徴で, 朝の勃起や自慰時の勃起は保たれていることが多い.

また, 多くの薬剤が薬剤性 ED を起こしうる. 通常, 原因薬剤の中止とともに改善することが多い. しかし, 薬剤性 ED を契機に, もともと表面化していなかった器質性 ED の要因が悪化し, 永続的に ED となる場合があり, 注意も必要である. 原因薬剤として, サイアザイド系利尿薬, β 遮断薬などの降圧薬, H_2 受容体拮抗薬などの抗潰瘍薬, 抗男性ホルモン薬, 向精神薬などが ED を引き起こしうる. ED を訴える患者の診察時には薬剤使用歴が重要である.

器質性 ED は, 糖尿病や高血圧, 動脈硬化, 加齢などによる血管性, 脊髄損傷, 骨盤内手術後などの神経性, また, 尿道下裂, 陰茎彎曲症などの陰茎性のものがある. 朝の勃起が消失することは器質性 ED に特徴的である.

初診時の注意点

● プライバシーの確保と時間の確保を行ったうえで診察を進める.

● ED を引き起こしうる薬剤の有無を念頭におき, 内服薬の確認を行う. 喫煙, 飲酒などの習慣も聞く.

● 勃起機能問診表である IIEF-5（International Index of Erectile Function）は, 重症度分類ときわめてよく相関し有用性が確立しているので, 利用が勧められる.

● 身体所見では, 身長/体重から BMI の算出, 二次性徴のチェック, 心血管系・神経学的チェック, 外陰部のチェック（陰茎, 精巣）, 50歳以上であれば前立腺の触診が望ましい.

● 薬物療法としては, PDE-5 阻害薬（勃起不全改善薬）が有用であり, シルデナフィル, バルデナフィル, タダラフィルの3剤が処方可能である.

女性性機能障害

概念

女性性機能障害は, 2003年に, ①性的興味と性欲の障害, ②性的興奮障害, ③オルガスム障害, ④ワギニスムス（腟痙）, ⑤性交疼痛障害, ⑥性嫌悪障害, と分類が改訂されている.

旧分類（1999年）から, 性的興奮障害が細かく,

またワギニスムス，性嫌悪障害は独立して分類された．男性に上し，女性では疼痛に関連する項目が分類に含まれることが特徴である．多くの調査でも性交を重視する男性に対し，女性では愛撫や会話を大切にし性交を義務と感じていることがあるのが特徴である．

病態生理

女性性機能障害では，男性に比較し精神的な背景があることが多い．育ってきた環境やレイプ，近親姦，中絶や死産などのトラウマ，長年の夫婦間の葛藤が要因となりうる．身体的要素としては，加齢によるエストロゲン低下に伴う腟の乾燥や萎縮，腟炎，膀胱炎，糖尿病，抗うつ薬などの影響，骨盤内手術の後遺症などがありうる．

女性では，更年期に急激な血中エストロゲンの低下を認め，のぼせ，ほてりをはじめとする更年期症状をしばしばきたすものの，性機能障害が更年期に一致して男性における ED のように表出することは少ない．しかし，男性の ED がもとで女性性機能障害を引き起こすこともあり，逆に ED の治療により女性性機能障害が改善することも報告されている．個々の女性の精神的・身体的状態により女性性機能障害の症状も異なり複雑となる．

危険因子は男性同様に，心血管疾患，内分泌疾患，高血圧，神経疾患，喫煙などである．

鑑別診断

一般の産婦人科外来においては，性交疼痛障害が主訴であることが多く，ワギニスムスが続く．性交疼痛障害，ワギニスムス，いずれにおいても器質的疾患を除外する必要がある．

性交痛を感じる部位は，主に腟入口部と骨盤内である．腟入口部の痛みとして，加齢による外陰部萎縮，会陰切開部瘢痕，ヘルペス，処女膜奇形，外陰炎などがある．骨盤内に由来する痛みとしては，子宮内膜症，子宮筋腫，骨盤内炎症性疾患などがありえる．内診を含めた産婦人科的な診察が必要である．

初診時の注意点

● 男性医師が女性患者を診察する場合，必ず女性看護師，女性カウンセラーなどの同伴が必須である．

● 器質的疾患のみられない説明のつかない性機能障害も実際には多い．成因は複合的である．心理学的な対応が必要である．

● 治療では，エストロゲン欠乏症状に対しては，ホルモン補充療法が有効である．潤滑補助剤としてゼリーやコンドームも効果的である．

● 性欲障害では，うつ病，糖尿病などの慢性疾患や薬物の影響も考慮し，除外診断する．

● 男女を通じて性機能障害での診療にあたって重要な考え方は，「性交にこだわらないこと」である．性交への心理的なこだわりや緊張，恐怖が原因となることもある．むしろ，性交にこだわらずお互いにリラックスすることで治療目的を達することもある．

(倉澤剛太郎)

● 文献

1) 日本性機能学会 ED 診療 2012 年ガイドライン作成委員会（編）：ED 診療ガイドライン［2012 年版］ 東京：ブラックウェルパブリッシング：2012.

2) 白井將文：性機能障害．東京：岩波書店：2001.

3) 大川玲子：女性の性反応と性機能障害—研究の歴史と現在．日本性科学会雑誌 2009：27：13.

索引

内科学書 Vol.1

和文索引

あ

亜鉛欠乏性味覚障害　386
亜鉛補充療法　387
赤い平らな舌　359
アカラシア　414
悪液質　355
悪性高血圧　406, 406
悪性高体温　341
悪性高体温症　236
悪性黒色腫　390
悪性腫瘍　339
悪性症候群　340
アザチオプリン　251
アシクロビル　5
足場非依存性増殖　106
アスピリン　5
アスピリン中毒　85
アセチルコリンエステラーゼ（AChE）阻害薬　74
アセトアミノフェン（AAP）　206
アセトアミノフェン中毒　84
圧補助換気　226
アトピー　6, 40
アトピー素因　41
アナフィラキシー　218
アナフィラキシーショック　343
アナフィラキシー様反応　92
アナログ画像　49
アフタ　359
アフラトキシン　102
アポトーシス　105
アミノグリコシド系抗菌薬　185
アルキル化薬　203
アルコール依存症　52
アルコール依存症患者数　52
アルコール依存症とうつ病　54
アルコール依存症の診断基準　52
アルコール関連問題　51
アルコール性肝臓疾患　53
アルコール代謝　52
アルコール乱用　51
アルブミン製剤　214
アルブミン製剤の適正使用　216
アルマ・アタ宣言　298, 299
アレキシサイミア　88, 89
アレキシソミア　88
アレルギー　39
アレルギー（性）疾患　39, 92
アレルギー性結膜炎　372
アレルギー反応　218
アレルギー反応の分類　40

い

イオン化（電離）　64
イオン化（電離）放射線　64
息切れ　397
息止め発作　348
医原性機能性便秘　423
医原性疾患　92
移行上皮癌　95
医師　302
意識障害　269, 344
意識障害を呈する疾患　344
意思決定支援　11
意思決定の共有　8
医師憲章　8
医師法　325
胃・十二指腸潰瘍　275, 412
維持輸液　211
異種膵島移植　257
異常呼吸　396
異常ヘモグロビン　402
移植コーディネーター　246
胃食道逆流症　415
胃・食道静脈瘤破裂　412
異所性肝移植　253
移植片対白血病効果　263
医心方　10
胃洗浄　82
イチゴ舌　359
一次医療　298
一次緩和ケア　292
一次救命処置　272
一次止血異常　432
一次性心停止　269
一次性頭痛　441
一次的多臓器機能障害　114
一次予防　306
一度近親　14, 15
一過性LES弛緩　415
一過性閾値上昇　378
一過性意識障害　349
一過性単純性便秘　423
一酸化炭素中毒　72
一親等　14
一点限局性の圧痛　139
一般人の精神的な健康増進のための精神保健活動　323
一般適応症候群　89
一般用医薬品　180
遺伝医学　13
遺伝医学と遺伝サービスにおける倫理問題に関する国際ガイドライン　175
遺伝カウンセリング　17, 176
遺伝学　14
遺伝学的検査　14, 15, 21
遺伝学的検査に関するガイドライン　175
遺伝子異常　18
遺伝子異常により癌が発生する証拠　105
遺伝子医療　21
遺伝子改変T細胞　6
遺伝子改変T細胞療法　240
遺伝子欠失の解析　174
遺伝子検査　14
遺伝子工学　3
遺伝子再構成の解析　174
遺伝子診断　170
遺伝子診断の利点　21
遺伝子刷り込み　19
遺伝子増幅　106
遺伝子増幅の解析　174
遺伝子多型　175, 183
遺伝子治療　3, 4, 239
遺伝子導入用ベクター　241
遺伝性球状赤血球症　429
遺伝性出血性毛細血管拡張症　433
遺伝性難聴　379
遺伝性肥満　354, 355
遺伝的不安定性の誘導　66
遺伝病　14
遺伝要因と環境要因　14
医の倫理　9
いびき　393
いびき音　395
いびきと睡眠時無呼吸の発生に関連する上気道の構造　398
イマチニブ　5, 110
イムノクロマト法　30
イメージング　5

医薬品医療機器総合機構（PMDA） 328
医薬品医療機器等法（薬機法） 328
医薬品規制調和国際会議 328
医薬品の開発 330
医薬品の癌原性を検出するための試験に関するガイダンス 103
医薬品の発癌性 105
易罹患性検査 16
医療安全活動 294
医療・介護関係事業者における個人情報の適切な取り扱いのためのガイダンス 326
医療関連感染症 93
医療事故への対応 327
医療水準論 326
医療における遺伝学的検査・診断に関するガイドライン 15
医療における法規制 325
医療費の流れ 312
医療被曝 238
医療プロフェッショナリズム教育 8
医療法 325
医療保険制度 311
医療面接 129
医療面接のコンテント 130
医療面接のプロセス 129
医療面接のポイント 91
医療用医薬品 180
医療倫理 9
イレウス 425
イレウスの輸液療法 212
胃瘻 223
インターフェロン 336
インターロイキン 336
咽頭痛 385
咽頭痛の原因疾患 385
インフォームド・コンセント 7, 8, 10
インフォームド・チョイス 17

う

ウイルス 27
ウイルス癌遺伝子 105
ウイルス性食中毒 79
ウイルスベクター 241
ウェルシュ（Welch）菌 79
う蝕 387
後ろ向きコホート研究 117
うっ血性脾腫 427
ウラ検査 217
運動機能のスクリーニング 141, 142
運動強度 180
運動麻痺 447
運動麻痺時に有用な検査 449
運動麻痺の分布 448
運動療法 179

え

エアウェイによる気道確保 224

エアロゾル 63
永続化因子 440
栄養過剰と疾病 55
栄養欠乏と疾病 54
栄養剤 224
栄養サポートチーム 301, 302
疫学 116
疫学研究における妥当性の検討 122
疫学研究の方法 122
腋窩リンパ節 138
腋窩リンパ節の診察 138
液性因子 280
益と害のバランス 123
エクソーム解析 16
エドモントンプロトコール 255
エネルギー給与量 178
エネルギー摂取量 179
エピゲノム 6
エピジェネティクス 109
エビデンスのレベル分類 122
エルシニア菌感染 219
嚥下 414
嚥下困難 414
嚥下痛 414
炎症性脾腫 427
エンドオブライフケア 25
エンドトキシン 336
延命措置のあり方 11

お

横隔神経ブロック 411
黄色ブドウ球菌 78
黄疸 427
嘔吐 420
嘔吐中枢 421
嘔吐の種類とそれに基づく疾患 421
嘔吐の発生機序 420
大型弱視鏡 377
おくび 415
悪心 420
恐れと怒りの出力経路 90
オゾン層破壊 48
オーダーメイド医療 183, 191
オッズ 128
オッズ比 117
オピオイド 206
オープンディスクロージャー 295
オモテ検査 217
音響窓 158
温熱効果 233
温熱療法 238

か

外因性感染 28
外因性発熱物質 336
海外渡航移植 248
外眼筋炎 377
外眼筋ミオパチー 376
開口障害 389

介護サービスの基盤強化のための介護保険法等の一部を改正する法律 320
介護サービスの種類 317
介護サービスの利用 316
介護施設 319
介護職 303
介護保険 315
介護保険法 315
介護予防 319
開始液 211
外傷性眼瞼下垂 376
外傷性嗅覚障害 383
改正介護保険 316
咳嗽 392
外毒素 28
介入研究 117
開腹空腸瘻 223
臥位腹部CT像 418
外部被曝モデル 63
解剖学 2
回盲部痛 417
潰瘍 359
下顎挙上法 272
化学性食中毒 79
化学発癌 102
化学物質による障害 60
化学放射線療法 238
化学レセプター誘発帯 420
踵おろし（衝撃）試験 140
かかりつけ医 319
過換気症候群 349, 398
可逆性脳血管攣縮症候群 441
核医学検査 162, 163
核・核下性麻痺 377
顎骨炎 387
顎骨嚢胞 388
拡散強調画像 155
核上性麻痺 377
覚醒剤 85
獲得免疫 31
顎部の痛み 387
角膜炎 372
家系図記載法 15
過呼吸 396, 397
過誤輸血 218
下肢 Barré 変法試験 449
下肢 Mingazzini 試験 449
下肢 Mingazzini 徴候 448
下肢の坐骨神経痛 446
下肢の診察 143
下肢の評価 449
過脂肪症 55
過剰適応 88
かぜ症候群 394
仮想内視鏡像 153
画像誘導放射線治療 235
加速型高血圧 406
家族性（遺伝性）腫瘍 108
下側肺障害 227
加速分割照射 235
家族歴の聴取 15

過体重　55
喀血　394, 395
活性炭投与　83
活性炭の繰り返し投与　83
カットオフ値　146
括約筋機能低下　436
カーテン徴候　141
加熱人血漿蛋白　216
カーバメート　74
カーバメート中毒　75
過敏性反応　70
下腹部痛　417
下部消化管出血　275
下部食道括約筋　414
カプセル内視鏡　168, 169
下部尿路症状　436
下部尿路閉塞　436
寡分割照射　235
過分割照射　235
カヘキシア　355
がま腫　388
空嘔吐　420
カラードプラ法　159, 160
カリウム40 (^{40}K)　63
カルシニューリン阻害薬　203
加齢　21
肝移植　252
癌遺伝子　103, 105
癌遺伝子産物の機能　108
癌遺伝子の活性化　106
感音難聴　378, 379
感覚機能のスクリーニング　142
眼窩減圧術　375
眼窩腫瘍　377
眼窩吹き抜け骨折　377
眼球運動神経麻痺　377
眼球周囲痛　373
眼球深部痛　372
眼球突出　374
環境汚染　48
環境中の発癌物質　103
環境要因による疾病　20, 43
間欠性血尿　437
間欠性跛行　406
間欠的陽圧換気　226
間欠熱　336
間欠跛行を呈する疾患の鑑別診断　407
癌原遺伝子　105
眼瞼下垂　375
眼瞼下垂の種類　376
眼瞼縮小症候群　375
還元ヘモグロビン　402
看護師　302
肝細胞性黄疸　427
渙散性解熱　336
癌死亡　97
患者安全　293
患者安全対策　293
患者-医師関係　7
患者と医師とのコミュニケーションの4
　類型　8

肝腫　425
感受性因子　70
肝腫をきたす疾患　426
眼振検査　382
間接抗グロブリン試験　217
間接聴診法　4
関節痛　444
関節内注射　445
関節リウマチ　444
感染症　27, 339
感染症以外の疾患による反応性リンパ節
　腫脹　364
感染症核酸検査　14
感染症診断法　30
感染症によるリンパ節腫脹　364
感染症の遺伝子診断　174
完全静脈栄養　220
感染制御チーム　301, 302
がん対策基本法　292
癌胎児性抗原　405
カンタベリー判決　10
眼痛　372
感度　128, 145
肝内胆汁うっ滞　427
眼内レンズ　264
癌年齢調整死亡率　100
癌年齢調整罹患率年次推移　98
癌のスクリーニング　111
癌の治療効果判定として使用される腫瘍
　マーカー　113
癌の発生・増殖・進展　103
癌の標準治療の変遷　331
癌の分類　95
眼表面痛　372
カンピロバクター　78
顔貌から疑われる病態生理と疾患　366
感冒後嗅覚障害　382, 383
顔貌の異常　366
ガンマカメラによるシンチグラム　162
癌抑制遺伝子　105, 108, 109
癌罹患　96
癌リハビリテーション　285
寒冷障害　46
関連痛　276
緩和ケア　291
緩和ケアコンサルテーションチーム
　292
緩和ケアチーム　302
緩和ケアの開始時期　292
緩和ケアの具体的な働き　291
緩和ケア病棟　292
緩和照射　235

き

気圧環境と疾病　43
機械的眼瞼下垂　376
気管音　395
偽眼球突出　374
偽眼瞼下垂　375
偽眼瞼下垂の種類　376

気管支音　395
気管支拡張症　394
気管支喘息　394
気管挿管法　224
器官病理学　4
危険因子　117, 307
危険指標　307
危険ドラッグ　36
危険有害性の絵表示と分類　71
義肢装具士　285
器質性ED　452
器質性視力障害　369
器質性便秘　423
記述疫学　116
基準値　145
基準範囲　145, 147
寄生体　27
寄生虫　28
寄生虫性食中毒　79
気息性嗄声　391
基礎代謝基準値　178
喫煙関連疾患　48
喫煙対策　50, 51
喫煙と発癌　104
喫煙率　50
吃逆　411
キット製剤　221
基底細胞癌　95
偽てんかん性けいれん　348
気道確保　224, 272
気道出血　275
機能性視力障害　369
機能性大腸通過正常型便秘　423
機能性大腸通過遅延型便秘　423
機能性便排出障害型便秘　423
機能性便秘　423
機能性胸やけ　415
機能的MRI　156
キノコ中毒　79
キノロン系抗菌薬　187
揮発性硫化物　410
偽膜性カンジダ症　390
奇脈　134
逆流　420
逆流過敏症　415
逆流性食道炎　415
逆行性腎盂・尿管造影　438
嗅覚障害　382
嗅覚障害の分類と原因疾患　382
嗅覚脱失　382
嗅覚低下　382
吸気呼気時間比　227
球結膜下出血　372
吸収性無気肺　226
弓状暗点　371
丘疹　358
急性アルコール中毒　53
急性胃粘膜病変　412
急性咳嗽　392
急性咳嗽の原因疾患　392
急性関節痛　444

急性器質性便秘　423
急性血性下痢便　424
急性抗体関連拒絶反応　251
急性呼吸窮迫症候群　280
急性出血　214
急性腎障害　280, 281
急性腎不全　281
急性水様性下痢便　424
急性単純性尿路感染症　439
急性中毒　70, 82
急性粘血性下痢便　424
急性脳疾患または全身疾患によるけいれ
　ん発作　347
急性腹症　275
急性腹症の原因となる主な疾患　418
急性副鼻腔炎　441
急性薬物中毒　82
急性薬物中毒で用いられる解毒・拮抗薬
　84
急性薬物中毒の原因薬物　82
急性緑内障発作　373
急速回内外運動　141
吸入酸素濃度（FiO₂）　227
胸腔内または縦隔内出血　275
胸骨圧迫　272
狭心症との鑑別を要する疾患　400
胸水　404
胸水検査　404
胸水の主な原因疾患　405
胸痛　400
共同意思決定　11
強度変調放射線治療　236
強皮症　402
胸部CT　152
胸部圧迫感　400
胸部の診察　137
胸部の打診と触診の順番　137
胸部ポータブル正面写真　151
胸部立位前後正面写真　151
強膜炎　372
強膜充血　372
胸膜生検　405
業務上疾病　58
虚血／再灌流障害　279
虚血性心疾患と性差　287
巨細胞腫　445
巨細胞性動脈炎　442
巨赤芽球性貧血　430
起立性低血圧　350, 406
緊急時の輸血　217
緊急照射　235
筋緊張性ジストロフィー　377
筋原性麻痺　377
緊張型頭痛　441, 442
筋痛性脳脊髄炎　342
筋攣縮　348
勤労者のメンタルヘルス　323

く

空気塞栓症　44

空腸瘻　223
口対口人工呼吸　272
くも状血管腫　363
くも状母斑　363
くも膜下出血　349, 441, 442
グラフト膵炎　254, 255
グリコペプチド系抗菌薬　186
クリニカルガバナンス　296
グリホサート製剤　74, 75
グルココルチコイド　198
グルコース-6-リン酸脱水素酵素欠損症
　429
グルホシネート製剤　74, 75, 76
クロスマッチ　217
群発頭痛　442

け

ケアマネジャー　302
経胃空腸管（PEG-J）　223
経管栄養　221
経口栄養補助　221, 222
経静脈栄養　220
経食道胃管　223
経腸栄養　221
経腸栄養剤　224
頸動脈の診察　136
軽度難聴　378
経鼻胃管　223
経鼻カニューレ　225
経鼻空腸管　223
経皮経食道胃管挿入術　223
経鼻持続陽圧補助呼吸療法　440
経皮的心肺補助装置　266
経皮内視鏡的胃瘻造設術　223
頸部リンパ節　136
頸部リンパ節の診察　135
係留・調整バイアス　126
稽留熱　336
けいれん　347
けいれんをきたしやすい薬物中毒　82
外科的気道確保　225
下血　413
血圧異常　406
血圧異常の機序と関連疾患　406
血液型検査　217
血液型不適合腎移植　252
血液吸着　232
血液凝固因子製剤　214
血液疾患による脾腫　427
血液浄化法　83
血液製剤　214
血液成分製剤　214
血液透析　282
血液分布異常性ショック　267
血液濾過　282
血液濾過透析　282
血液濾過法　231
結核性髄膜炎　442
血管再生　242
血管新生阻害薬　389

血管性間欠跛行　407
血管性腰痛　443
血管造影　150
血管内皮前駆細胞　243
血管内溶血　218
結実因子　440
血漿　351
血漿吸着　232
血漿交換　231
血漿製剤　214
血小板機能異常症　433
血小板製剤　214
血小板濃厚液　214
血小板濃厚液（PC）の適正使用　215
血小板無力症　433
血小板輸血不応状態　215
血小板由来成長因子　403
血漿分画製剤　214
血清エリスロポエチン増加　431
血性鼻漏　385
結節性甲状腺腫　368
血痰　394
血痰，喀血の原因疾患　395
血中エストロゲンの低下　453
血中テストステロンの低下　452
血尿　437
血尿の鑑別診断　438
血尿をきたす主な疾患　437
げっぷ　415
血便　413, 423
血便をきたす疾患　413
結膜下出血　372
結膜充血　371
解毒・拮抗薬　83
解熱　336
ゲノム異常のみられる主な癌遺伝子
　107
ゲノム医療　13
ゲノム編集技術　4
ゲノム薬理学　183
ゲフィチニブ　110
下痢　423
下痢原性大腸菌　78
下痢の原因　424
下痢の輸液療法　213
減圧症　44
原因アレルゲンへの曝露　42
牽引試験　377
眩暈　381
減感作療法　39
限局性肝疾患　426
健康管理　72
健康教育　307
健康増進法　56
健康日本21　56, 307
健康保険法　326
減呼吸　396
言語聴覚士　285
検査後確率　128
検査診断の特性　145
検査値に影響を及ぼす要因　144

検査前確率　145
献腎移植　249
顕性黄疸　427
検体検査　143
原体照射　235
検体の採取方法　144
検体の採取，保管状態による検査結果への影響　145
検体の保管と運搬　144
原虫　28
原発性免疫不全症の分類　38
顕微鏡的血尿　437

こ

抗HBV薬　189
抗HCV薬　189
抗HIV薬　189
抗RSウイルス薬　189
抗TSH受容体抗体　368
高圧障害　43
高圧神経症候群　43
抗アポトーシス蛋白　108
抗インフルエンザウイルス薬　187
抗ウイルス薬　187
抗うつ薬中毒　83
抗うつ薬の世代分類　84
高額療養費制度　312
口渇　350
抗癌薬　190, 191
抗癌薬の副作用　192
抗癌薬の有害事象　192
後期高齢者医療制度　315
抗胸腺細胞グロブリン　250
工業毒中毒　70, 73
抗菌スペクトル　185
抗菌薬　185
口腔カンジダ症　387, 409
口腔乾燥　389
口腔乾燥症の分類　390
口腔ケアチーム　302
口腔疾患性味覚障害　386
口腔出血　389
口腔症状　387
口腔粘膜の痛み　388
口腔扁平苔癬　390
高血圧症　56
抗原の提示機構　32, 34
膠原病　339
交差適合試験　217
高山病　44
咬刺症　80
膠質浸透圧（oncotic pressure）の差　210
高次脳機能検査　142
口臭　389, 410
甲状腺亢進症　374, 375, 377
甲状腺刺激ホルモン　368
甲状腺腫　367
甲状腺の診察　136
高浸透圧尿　435

後成現象　20
抗精神病薬中毒　84
向精神薬中毒　83
合成ステロイド薬　199
抗体依存性細胞介在性細胞障害　41
高体温　336, 340
高地脳浮腫　44
高地肺水腫　44
高張性脱水　212, 351
高張尿　435
後天性眼瞼下垂　375
後天性難聴　379
後天性免疫不全症候群　39
行動変容のステージモデル　309
高度難聴　378
腔内照射　237
高尿酸血症　56
後発医薬品　180
紅斑　358
高ビリルビン血症　427
後鼻漏　385
抗ヘルペスウイルス薬　189
硬膜外血腫　442
硬膜下出血　442
後迷路性難聴　378
効用値　127
合理的患者基準　11
抗利尿ホルモン　434
高流量鼻カニュラ　225
高齢者　22
高齢者医療費　313
高齢者虐待の類型　319
高齢者虐待防止・養護者支援法　318
高齢者のQOL　314
高齢者の医療を確保する法律　315
高齢者の疾患の特徴　23
高齢者モデルのリハビリテーション　284
語音聴力検査　379
誤解されやすい遺伝医学用語　14
コカイン　85
呼気終末陽圧呼吸　227
呼吸音の分類　396
呼吸困難　397
呼吸困難の原因疾患　398
呼吸困難の重症度の表現方法　398
呼吸困難を自覚させる主な因子　397
呼吸サポートチーム　302
呼吸促迫　397
呼吸停止　271
呼吸のタイプ　396
呼吸副雑音　395
呼吸理学療法　229
呼吸リハビリテーション　285
国際医療認証機関　295
国際癌研究機関　102
国際原子力機関　68
国際抗てんかん連盟　347
国際疾病分類　95
国際疾病分類（ICD-10）　96
国際頭痛分類　441

国際生活機能分類（ICF）　283
国際ヒトゲノムコンソーシアム　18
国際ヒトゲノムプロジェクト　4
国際放射線防護委員会　62
国際免疫学連合　39
国民医療費の構造　311
国民皆保険制度　311
黒毛舌　410
個人遺伝情報　17
個人情報の保護に関する法律　326
骨腫瘍　445
骨シンチグラム　164
骨髄異形成症候群　429
個の問題　11
コーヒー残渣様　412
個別化医療　183, 191
コホート研究　115
コホート研究における率の計算　119
コミュニケーションエラー　293
コミュニケーション技術　304
コレシストキニン　419
コレステリルエステル転送阻害薬　331
混合診療の禁止　312
混合診療の例外措置　312
混合性難聴　378, 379
混合痛　416
昏睡体位　271
コンタクトレンズ眼瞼下垂　376
根治照射　235
コンピュータ断層撮影　5

さ

催奇形性　70
細菌　27
細菌感染症　219
細菌性食中毒　77
サイクリックアデノシン一リン酸　336
細血管障害性溶血性貧血　429
再興感染症　29, 30
再生医療　242
再生医療等安全性確保法　331
再生不良性貧血　429
臍帯血幹細胞移植　262
最大値投影法　152
在宅医療　315
再発モニタリング　112
臍部痛　417
細胞外液　209, 351
細胞外ガドリニウム造影剤　161
細胞改変技術　241
細胞質内キナーゼ　108
細胞周期　109, 233
細胞周期の制御　110
細胞修復技術　241
細胞生物学　3
細胞内液　209, 351
細胞内補充液　211
細胞病理学　4
作業環境管理　70

作業管理　70
作業療法士　285
酢酸亜鉛水和物　387
鎖骨下静脈穿刺　220
サザンブロット法　171
サザンブロット法の手順　172
嗄声　391
嗄声をきたす主な喉頭疾患　391
殺虫剤　74
詐熱　340
サブスタンスP　392
サポート医　319
サラセミア　429
サラセミア　429
サリン中毒　77
サルゴ判決　10
サルコペニア　26, 286
サルバルサン　5
サルモネラ菌　78
三環系抗うつ薬　34
三叉神経痛　441
三次医療　298
三次元表示法　153
三次予防　306
酸素欠乏　44
酸素効果　233
酸素効果比　233
酸素中毒　43, 226
酸素療法　225
三大死因別にみた粗死亡率と年齢調整
　死亡率　118
三度近親　15

し

シェアードデシジョンメイキング　8
ジェネリック医薬品　180
歯科医師　302
紫外線による障害　47
歯科衛生士　303
自覚的耳鳴　380
視覚伝導路と障害部位による視野変化
　370
自家膵島移植　257
磁化率強調画像（SWI）　156
時間依存性抗菌薬　185
色素脱失　358
色素沈着　358, 390
糸球体性血尿　437
糸球体濾過率の推算式（eGFR）　183
事業者が行う健康の保持増進措置　61
シグナル伝達阻害薬　203
シクロスポリン　250
歯原性腫瘍　388
視交叉の障害　371
自己実現　325
自己造血幹細胞移植　264
自己免疫　33
自己免疫寛容　33
自己免疫疾患　35, 36
自己免疫疾患と炎症性疾患における免疫
　抑制薬の使用　205

自己免疫疾患のスペクトル　37
自己免疫性溶血性貧血　429
歯根膜炎　387
視索以降の障害　371
自殺遺伝子　241
四肢痛　445
自臭症　390
視床下部-下垂体-副腎軸　89
視床下部性肥満　354, 355
視神経炎　371
視神経の障害　371
歯髄炎　387
システマティックレビュー　123
歯性炎症の進展経路　388
自然毒食中毒　79
自然免疫　31
自然免疫の活性化　280
歯槽骨炎　387
持続腎代替療法　282
持続性咳嗽　392
持続性血尿　437
持続的携行型腹膜灌流（CAPD）　232
持続的血液濾過透析　282
持続的血液濾過／濾過透析（CHF／
　CHDF）　231
持続陽圧自然呼吸　226
耳朶褶　135
弛張熱　336
歯痛　387
疾患関連遺伝子　174
失感情症　88
シックハウス症候群　48
実験医学序説　6
実験疫学　117
失神　349
失神の原因分類　349
失体感症　88
失調性呼吸　396
疾病の自然史　306
至適基準検査　128
自動体外式除細動器　272
自動腹膜灌流（APD）　232
刺毒魚による刺症　80
シトクローム P450（CYP）　182
死の定義　11
シノプトフォア　377
紫斑　358, 359
指鼻指試験　141
しぶり腹　421
脂肪細胞の質的異常　354
脂肪細胞の量的異常　354
死亡診断書の精度　120
脂肪便　423
脂肪抑制画像　155
死亡率　118, 120
死亡率の年齢調整の2つの方法　119
耳鳴　378, 380
耳鳴の分類と原因疾患　380
締め付け障害　44
しもやけ　46
社会的認知理論　308

社会的聾　378
社会福祉士　302
若年性一側性上肢筋萎縮症　450
視野障害　370
しゃっくり　411
遮蔽検査　380
従圧式調節換気　226
周期性四肢運動障害　440
周期熱　336
住居と健康　48
周術期管理チーム　302
周術期の輸血　215
重症急性呼吸器症候群　29
重症筋無力症　375, 377
重症低血糖　258
集団全体に対する対策　307
重度難聴　378
従量式調節換気　226
宿主寄生体関係　28
宿主の免疫能低下に伴う病態　96
手術などによる医原性疾患　94
手掌紅斑　362
手掌紅斑の鑑別診断　362
出血　429
出血傾向　432
出血傾向の鑑別　432
出血性疾患　273
出血性ショック　268
術後回復液　211
術後照射　235
術前照射　235
腫瘍壊死因子　336
腫瘍形成　106
腫瘍細胞の産生物質により引き起こされ
　る病態　96
腫瘍随伴症候群　96
腫瘍性リンパ節腫脹　364
腫瘍による脾腫　427
腫瘍の悪性度　96
腫瘍の定義　94
腫瘍の分類　95
腫瘍マーカー　111
腫瘍マーカーと保険適用疾患　112
循環器疾患ごとの飲酒の効果・影響
　53
循環血液量減少性ショック　267, 279
循環血漿量減少性ショック　213
準備因子　440
上位および下位ニューロン障害の鑑別
　448
漿液性痰　394
障害調整生命年　322
消化管出血　275
消化管穿孔時の横隔膜下遊離ガス　419
消化管穿孔時の肝表面遊離ガス　419
消化管造影　150
消化管内視鏡検査　166
消化管粘膜障害　413
消化体栄養剤　224
小規模多機能型居宅介護サービス　318
上行性脳幹網様体賦活系　344

症候性肥満　354, 355
症候性慢性便秘　423
証拠に基づく医療　7
上肢 Mingazzini 徴候　448
消失相（β相）　182
上肢の診察　142
上肢の評価　449
小水疱　358
小腸移植　259
小腸・肝臓同時移植　260
小腸単独移植　260
小腸内視鏡　168
情動性脱力発作　441
小児肝移植　253
小児臓器移植　248
小児の脳死判定基準　245
小脳機能と深部知覚のスクリーニング
　　141
上部消化管内視鏡検査　418
情報格差　325
情報の非対称性　325
静脈栄養　220
静脈性腎盂造影　438
症例対照研究　117
職業性疾患　57
職業性疾患の予防対策　60
職業と発癌　104
食事摂取基準　178
食事療法　178
触診　134
触診における手の使い方　134
褥瘡対策チーム　302
食中毒　77, 78
食道異物　414
食道運動障害　414
食道静脈瘤破裂　275
食道内圧逆流　415
職場のメンタルヘルス対策　60
食品中の発癌物質　104
食品由来口臭　390
植物状態　245
食欲不振　419
食欲不振をきたす疾患　419
書痙　348
徐呼吸　396
女性性機能障害　452
除草剤　74
ショック　267, 280, 342
ショック臓器　268
ショックの5P症状　268
ショックの分類　343
処方カスケード　93
処方せん医薬品　180
自律性尊重　10
視力障害　369
腎移植　243
心因性ED　452
心因性脱力障害　369
心因性感覚障害　386
心因性頭痛　443
心外閉塞性・拘束性ショック　267

心窩部痛　417
真菌　28
真菌性髄膜炎　442
シンクロトロン加速器　236
神経学的診察法　5
神経起因性失神　350
神経筋接合部麻痺　377
神経原性ショック　343
神経根造影・ブロック　446
神経障害疼痛緩和薬　206
神経性開口障害　389
神経性間欠跛行　407, 408
神経性難聴　378
神経性腰痛　443
神経痛　445
神経の診察　140
神経ブロック療法　446
心原性失神　349
心原性ショック　267, 279
新興感染症　29, 30
人工呼吸　272
人工呼吸器関連肺炎　228
人工呼吸器起因性肺損傷　228
進行食道癌による狭窄　414
人工心臓　265
人工水晶体　264
人工臓器　264
人工多能性幹細胞　4, 21, 243
人工肺　265
心雑音の分類　137
診察の基本技能　134
心室細動　269
侵襲的機械換気　226
滲出性胸水　404
心身医学的治療　92
心身症　86
心身症としてとらえたほうがよい
　　身体疾患　86
心身症のカテゴリー別分類　88
心身症の分類　87
真性口臭　410
心静止　269
真性赤血球増加症　431
真性多血症のWHO分類　431
腎性尿崩症　435
腎前性急性腎障害　434
新鮮凍結血漿　214
新鮮凍結血漿（FFP）の適正使用　216
心尖部の診察　137
心臓CT　152
心臓移植　258
心臓死腎移植　249
心臓性動悸　401
心臓の診察　136
心臓リハビリテーション　285
腎臓リハビリテーション　286
身体各部の診察　135
身体活動量　179
身体診察　132
身体診察法　133
腎代替療法　281

身体的フレイルの診断　27
診断閾値　146
心停止　269
浸透圧性下痢　424
浸透圧と体液量の調節機構　434
振動障害　60
肝特異性造影剤　161
人年法による率　120
心肺蘇生法　271
深部腱反射　142
腎不全　281
新ミレニアムにおける医のプロフェッシ
　　ョナリズム　8
心理社会的発達課題　324
心理テストの種類　91
診療ガイドライン　177
診療報酬制度　312

す

膵β細胞補充療法　254
膵移植　254
水強調画像　155
水晶体再建術　373
膵腎同時移植　254
錐体路徴候　447
推定エネルギー必要量　178, 179
膵島移植　254, 255
膵島単独移植　254
水泡音　395
髄膜炎　442
髄膜刺激症状　141
睡眠時無呼吸症候群　398, 440
睡眠障害　440
睡眠潜時反復測定法　441
水様性下痢便　424
水様性鼻漏　385
スギ花粉症　42
スキューバダイビング　44
頭重感　441
頭痛　441
頭痛の発現様式と経過　442
ステロイド性抗炎症薬　198
ステロイドパルス療法　200, 375
ステロイド薬　198, 445
ステロイド薬が適応となる疾患　200
ステロイド薬の主な副作用　201
ストレージプール病　433
ストレス学説　89
ストレスチェック制度　324
ストレプトマイシン　5
ストロンチウム90（90Sr）　67
スパスム　347
スペシャルポピュレーション　133
素潜り　44
スルフヘモグロビン　402

せ

生化学　2
生活機能　284

生活習慣病　56
正義　12
性機能障害　452
性差医療　286, 287
生殖細胞系列遺伝子治療　242
精神障碍の予防・治療・社会復帰に関す
　る精神保健活動　322
精神性動悸　401
精神保健精神的に調和のとれた状態
　322
性生活と発癌　104
生体肝移植　252
生体検査　144
生体小腸グラフト　260
生体腎移植術　249
生体の防御機能　28
生体利用率　181
正中菱形舌炎　409
成長障害の分類　451
成長・発達障害　451
静的視野測定　370
生物学的効果比（RBE）　234
生物学的製剤　203
生物・心理・社会的モデル　87
成分栄養剤　224
成分輸血　214
星芒状血管腫　363
精密医療　191
生命情報科学　4
生命倫理　11
生理学　2
生理学的検査（法）　5, 144
生理食塩液　210
生理的口臭　390
世界保健機関　308
咳　392
赤外線による障害　47
脊髄性間欠跛行　408
脊髄の障害レベル同定に有用な反射
　449
脊椎性腰痛　443
セシウム 137（^{137}Cs）　63
舌咽神経痛　441
セツキシマブ　110
赤血球液　214
赤血球液（RBC）の適正使用　214
赤血球酵素異常　429
赤血球産生の障害　429
赤血球製剤　214
赤血球の喪失　429
赤血球破壊の亢進　429
摂食嚥下チーム　302
舌苔　359, 409
絶対的赤血球増加症　431
セルフエフィカシー　308
セルフエフィカシーに影響を与える 4 つ
　の主要な情報源　309
セルフケア　298
セレウス菌　79
セロトニン・ノルアドレナリン再取込み
　　阻害薬　84

線エネルギー付与（LET）　234
遷延性植物状態　245
遷延性慢性咳嗽の対応　393
腺癌　95
全肝移植　253
全血製剤　214
全ゲノム解析　16
善行　9, 10
先行的腎移植　249
全国遺伝子医療部門連絡会議　18
染色体異常（症）　13, 20, 451
染色体検査　171
染色体転座　107
染色体の発見　3
染色体分染法　171
全身倦怠感　341
全人工心臓　265
全身疾患性動悸　401
全身状態を診る　134
全身性炎症反応症候群　279
全身性疾患と呼気中成分との関連　411
全人的医療　2
選択的セロトニン再取込み阻害薬　84
疝痛　416
前庭神経炎　381
前庭性めまい　381
先天性α2-プラスミンインヒビター欠損
　症　433
先天性眼瞼下垂　375
先天性嗅覚障害　383
先天性難聴　379
蠕動不穏　425
前頭葉性肥満　354
全脳虚血　349
全脳死　245
喘鳴　395
専門職連携　301
専門的な緩和ケア　292
線溶系異常　433
線量率効果　233

そ

造影検査　150
造影剤　159
造影剤の種類と主な副作用　161
騒音障害　59
臓器移植　244
早期ビリルビン　427
臓器不全　113
造血幹細胞移植（HSCT）　261
造血幹細胞遺伝子治療　239
増殖因子とレセプター　108
相対的赤血球増加症　431
瘙痒　360
瘙痒の診断手順　361
瘙痒を伴う内臓疾患　361
足蹠紅斑　362
続発性免疫不全症の成因　39
組織間液　351
組織酸素代謝失調　279

組織低酸素　279
組織内照射　237
組織病理学　4
粗死亡率　118
咀嚼障害　389
粗糙性嗄声　391

た

体位呼吸療法　228, 229
体液　351
体液欠乏量の算出　212
体外循環　229
体外循環口　230
大規模臨床試験　330
太鼓ばち指　403
体細胞遺伝子検査　14
体細胞遺伝子治療　242
胎児性アルコール症候群　54
体質性黄疸　427
代謝異常による脾腫　427
代謝拮抗薬　203
代償細胞外液　210
帯状疱疹　442
胎生期・周産期難聴　379
体性痛　276, 416
ダイナミック CT　154
代表性バイアス　126
タイプ A 行動様式　88
大麻　85
多因子遺伝疾患（病）　14, 20
他覚的耳鳴　380
多関節痛　444
濁音界変位　139
タクロリムス　250
多型性マーカー　176
竹内基準　244
多血症　430
多呼吸　396, 397
多剤投与　22, 23
多剤併用療法　191
多疾患罹患状態　22
多種化学物質過敏状態　48
多職種診療　301
多職種連携　301
多職種連携教育　305
打診　134
打診法　4
多臓器機能障害　113
多臓器機能障害の発生メカニズム　114
多臓器障害症候群　279
多臓器不全　114, 268, 278
多断層面再構成　152
脱水　350
脱水症　212
脱水の原因　351
多内臓移植　260
ダニアレルギー　42
ダニの除去　42
多尿　435
多尿の鑑別診断　435

多尿をきたす主な原因疾患　435
タバコと疾病　49
たばこの規制に関する世界保健機関枠組
　条約　50
多病　22
ダブルバルーン内視鏡　169, 170
ダメージ関連分子パターン　280
多量飲酒　51
痰　394
単一遺伝子疾患（病）　13, 19
単位表記　148, 149
単眼性複視　377
単関節痛　444
炭酸リチウム中毒　84
胆汁うっ滞　427
単純X線検査　150
単純性肥満　354, 355
単純性閉塞性イレウス　425
単純先天眼瞼下垂　375
男性型多毛症　359
男性性機能障害　452
断続性ラ音　138, 395
痰の肉眼的性状の評価　394
蛋白質・エネルギー栄養障害　54
蛋白質補充遺伝子療法　241

ち

チアノーゼ　402
チアノーゼをきたす疾患　402
地域医療　297
地域がん登録における5年相対生存率
　99
地域がん登録における部位別5年相対生
　存率　101
地域包括ケア　319
地域包括ケアシステム　315, 318
地域包括ケアシステムの強化のための介
　護保険法等の一部を改正する法律
　321
地域包括支援センター　318
地域密着型サービス　318, 319
地域リハビリテーションの定義と活動指
　針　283
地球温暖化　48
蓄尿障害　436
治験　331
智歯周囲炎　387
地図状舌　409
チック　348
窒素化合物　410
窒素酔い　43
遅発型溶血性輸血副作用　218
チーム医療　301
チームを構成する専門職　301
致命率　120
注視眼振　382
中枢性チアノーゼ　402
中枢性トレランス　35
中枢性尿崩症　435
中等度難聴　378

中毒　69
中毒情報センター　270
腸炎ビブリオ　78
超音波Bモード　158
超音波エラストグラフィ　159
超音波検査　158
超音波検査の造影剤　162
超音波断層法　438
超音波ドプラ法　158
聴覚機能異常　378
腸管運動の異常　424
腸管ドレナージ　255
腸雑音　418
聴診　134
調節換気　226
腸内細菌説　42
腸粘膜傷害　424
聴力型による分類　379, 380
聴力障害　378
直接血液吸着（DHP）　232
直線加速器　235
直腸指診　418
直腸の診察　140
治療閾値　127, 146, 148
治療がもたらす不利益　127
治療で得られる利益　127
鎮痛消炎薬　206
鎮痛補助薬　206
鎮痛薬　207

つ

追跡調査　116
通常分割照射　235
爪の異常　359
爪の異常を伴う主な疾患　360

て

低圧障害　44
定位手術的照射　236
定位放射線照射（治療）　236
低栄養　24
低温環境　46
低級脂肪酸　410
低浸透圧尿　435
低張性脱水　212, 351
低張尿　435
笛音　395
適合試験　217
出来高払い制　313
デジタル画像　149
テタニー　348
テトラサイクリン系抗菌薬　186
テネスムス　421
手のBarré　449
デノスマブ　389
テーラーメイド医療　183
転移に伴う病態　96
伝音難聴　378, 379

電解質バランス　211
てんかん重積状態　347
てんかん性けいれん発作　347
てんかん発作の国際分類　347
電磁波による障害　60
電子ボルト　64
転写因子　108
点突然変異　106, 173
電離放射線　46

と

頭位眼振検査　382
頭位変換眼振検査　382
頭蓋内出血　275
動眼神経麻痺　375
動悸　401
同期式間欠的強制換気　226
動悸の発生原因と重症度　401
糖質コルチコイド　198, 199
当日照射　235
同種骨髄移植　262
同種腎移植　249
同種造血幹細胞移植　262
同種末梢血幹細胞移植　252
凍傷　46
同所性肝移植　253
頭振眼振検査　382
透析液　230
凍瘡　46
等張性脱水　212, 351
動的視野測定　370
動的変異　20
導入免疫抑制療法　261
糖尿病性腎症　281
頭部CT　152
頭部外傷性嗅覚障害　382
頭部後屈あご先挙上法　272
頭部の診察　135
特異度　128, 145
特殊経腸栄養剤　224
特発性血小板減少性紫斑病　433
特発性てんかん　347
毒物の吸収経路　69
時計皿爪　403
吐血　412
吐血をきたす疾患　412
突発性難聴　381
ドナー特異的抗HLA抗体　240
ドプラスペクトル表示法　159
塗抹・培養検査　30
トラフ値　184
トランスセオレティカル・モデル　308
トランスセオレティカル・モデルにおけ
　る10の行動変容プロセス　309
トランスフォーメーション　106
トリプレットリピート病　20
努力性嗄声　391
トレランス　33
トロンボキサンA$_2$（TXA$_2$）　206
呑酸　415

な

内因性感染　28
内因性発熱物質　336
内科学　2
内眼手術後眼瞼下垂　376
内頸静脈穿刺　220
内頸静脈の視診　136
内頸静脈拍動の観察　137
内視鏡陰性GERD　415
内視鏡検査　165, 166
内視鏡先端構造　167
内視鏡治療　168
内視鏡的粘膜下層剝離術　168
内視鏡的粘膜切除術　168
内耳性難聴　378
内臓関連性腰痛　443
内臓脂肪症候群　55
内臓痛　276, 416
内毒素　28
内皮前駆細胞　242, 243
内部被曝健康障害の事例　63
内部被曝による健康障害　62
内部被曝のメカニズム　63
内部被曝モデル　63
内分泌学的検査　451
内分泌性肥満　354, 355
泣き入りひきつけ　348
鉛中毒　72
ナルコーシス　225
ナルコレプシー　441
軟骨異栄養症　451
軟組織囊胞　388
難治性吃逆　411
難聴　378
難聴の分類　378, 379

に

におい成分　410
肉眼的血尿　437
ニコチン依存症　49
ニコチン依存症のスクリーニングテスト　49
ニコチン性口内炎　390
二次医療　298
二次救命処置　272
二次・三次緩和ケア　292
二次止血異常　433
二次性心停止　269
二次性頭痛　441
二次性赤血球増加症　431
二次的多臓器機能障害　114
二重造影法による注腸検査　151
二重濾過血漿分離交換法　231
二次予防　306
日常生活活動　284
二度近親　15
日本臓器移植ネットワーク　245
乳酸リンゲル液　211

乳歯90Srの測定　67
尿意切迫感　436
尿管鏡検査　438
尿失禁　436
尿のアルカリ化　83
尿排出障害　436
尿閉　436
尿量異常　434
尿路感染症　438
尿路造影　150
認知行動療法　440
認知症の行動・心理症状　319
認定遺伝カウンセラー制度　17
認定臨床研究審査委員会申請・情報公開システム　332

ね

ネイタンソン判決　10
熱虚脱　45
熱型　336
熱けいれん　45
熱射病　45
熱傷時の輸液療法　213
熱性けいれん　348
熱中症　45, 336
熱中症の予防　45
熱中症予防のための運動指針（日本体育協会）　46
熱疲憊　45
粘液性痰　394
粘液囊胞（粘液瘤）　388
粘血便　423
粘性鼻漏　385
捻髪音　395
粘膜疹　357
粘膜疹を伴う主要疾患　359
年齢調整死亡率　119
年齢調整死亡率の計算方法　119

の

脳炎　442
脳幹死　245
脳幹性難聴　378
膿胸　404, 405
脳血流シンチグラフィ　165
脳死　244
脳死肝移植　252
脳死腎移植　249
脳死臓器移植　247
脳死判定基準　245
脳静脈洞血栓症　441
脳神経のスクリーニング　140
膿性痰　394
膿性鼻漏　385
脳卒中モデルのリハビリテーション　284
濃度依存性抗菌薬　185
脳動脈解離　441
膿尿　437, 438

膿尿をきたす主な原因・疾患　439
膿疱　358
農薬中毒　74
ノモグラム　146

は

バイオアベイラビリティー　181
バイオエシックス　11
肺音の分類　138
敗血症　279, 337
敗血症患者の貧血　215
敗血症性DIC　280
敗血症性ショック　279, 280, 343
敗血症性多臓器不全　279
肺締め付け障害　44
バイスタンダー効果　64, 66
胚性幹細胞　21, 243
排泄性膀胱・尿道造影　438
バイタルサインを診る　134
排痰法　229
肺内のホット・スポット　64
肺内の「ホット・パーティクル」　67
排尿困難　436
排尿障害　436
排尿障害時の主訴　436
肺破裂　44
背部痛　442
ハイブリッド型人工臓器　264
肺胞音　396
培養検査　30
廃用症候群　25
ハイリスク対策　306
白苔　359
白斑　358
白斑症　409
白板症　390, 409
橋本病　368
波状熱　336
バシリキシマブ　251
橋渡し研究　7
バスキュラーアクセス　230
パターナリズム　7, 10
ばち指　403
ばち指の進行性変化の程度　403
発癌性　70
発癌物質　99, 103
発癌物質の代謝　102
バッグバルブマスク　272
発症者の確定診断を目的として行われる遺伝学的検査　16
発症前診断を目的とする遺伝学的検査　16
発症率　118
発達障害　451
発熱　336
発熱患者の鑑別　337
発熱患者の検査の進め方　338
発熱サイトカイン　336
波動　140
鼻の診察　135

ハーバード大学基準　244
ハプロ多植　262
ハーモニックイメージング　159
速い心室頻拍　269
パラコート製剤　74, 75, 76
パルスドプラ法　159
半消化態栄養剤　224
斑状・巣局性毛髪減少症　360
反動痛　139
汎発性腹痛　417
反復性けいれん発作　347

ひ

ヒアルロン酸ナトリウム　445
皮下結節　358
肥厚性硬膜炎　442
膝関節痛の原因となる主な疾患　444
非糸球体性血尿　437
皮質核黄　447
皮質性難聴　378
脾腫　425, 426
鼻出血　383
鼻出血患者の姿勢　384
脾腫をきたす疾患　427
皮疹　357
非侵襲的陽圧換気　226
皮疹を伴う主要疾患　358
ヒステリー性けいれん　348
非ステロイド性抗炎症薬　206, 207, 446
非ステロイド性抗炎症薬の副作用　208
ビスホスホネート製剤　389
非前庭性めまい　381
肥大性骨関節症　403
ビタミン欠乏症　54
左下腹部痛　417
左側腹部痛　417
左季肋部痛　417
非男性型多毛症　359
鼻中隔の動脈　384
ピッチ・マッチ法　380
非電離放射線と疾病　46
ヒト化モノクローナル抗体　111
人血清アルブミン　216
ヒトゲノムの多様性　18
ヒトゲノムバリエーションデータベース　18
ヒト心房性 Na 利尿ペプチド　434
人を対象とする医学系研究に関する倫理指針　332, 326
菲薄基底膜症候群　438
非発症保因者診断を目的とする遺伝学的検査　16
非びらん性胃食道逆流症　415
皮膚瘙痒症　360, 361
被包化胸水　404
非抱合型ビリルビン　427
比放射能　65
ヒポクラテス爪　403
ヒポクラテスの誓い　9

ヒポクラテス指　403
肥満　353
肥満症　354
びまん性肝疾患　426
びまん性甲状腺腫　368
びまん性毛髪減少症　359
肥満と肥満症　55
肥満の鑑別診断　355
肥満の分類　354
非密封線源放射線治療　237
非メンデル遺伝を示す疾患　19
ヒューマンエラー　293
ヒューリスティック　126
病院倫理委員会　12
非溶血性輸血副作用　218
表現促進現象　20
病原体　27
病原体関連分子パターン　31
病原微生物関連分子パターン　279
標準化死亡比　119
標準純音聴力検査　379
病態識別値　146, 147
病態別栄養剤　224
病的口臭　390
標的臓器　70
病理学　2
病理検査　144
病歴　133
日和見感染症　28
平山病　450
びらん　359
ビリルビン　427
ビリルビン産生過剰による黄疸　427
鼻漏　385
鼻漏の性状と原因疾患　385
貧血　429
貧血の分類　429
頻呼吸　396
頻尿　436

ふ

ファーマコキネティクス　180
ファーマコゲノミクス　183
ファーマコジェネティクス　183
ファーマコダイナミクス　180
部位別癌死亡数　99
部位別癌罹患率　97
フェイスマスク　225
フォーカス（細胞集団）の形成　105
不穏　346
不穏を呈する疾患　347
不可逆性ショック　268
不規則抗体検査　217
腹腔鏡検査　170
腹腔内または後腹膜出血　275
腹腔内遊離ガス像　418
複雑性尿路感染症　439
複視　377
副腎皮質ステロイド　5, 250

腹痛　276, 416
腹痛発現時期とその起こり方　417
腹痛をきたす主な疾患と部位　417
フグ毒　79
腹部血管雑音　418
腹部造影 CT　153
腹部超音波検査　418
腹部の血管雑音聴診部位　139
腹部の診察　138
腹部膨満　422
腹膜還流　229, 230, 233
腹膜刺激症状　418
腹膜透析　282
浮腫　352
浮腫の主な原因　352
不整脈　350
不適合輸血　218
部分肝移植　253
不眠　440
不明熱　339
不明熱（FUO）分類　339
不明熱の原因　339
プライマリケア　2, 298
プライマリケアの充実度　300
プライマリヘルスケアの阻害因子　300
プラスミノゲンアクチベーターインヒビター1（PAI-1）欠損症　433
プルトニウム239（^{239}Pu）　65
フレイル　25
フレイルサイクル　27
フレイルの位置づけ　26
プレシジョン・オンコロジー　6
プレシジョンメディシン　2, 4
プレショック　268
プロスタグランジン（PG）　206, 333
プロフェッショナリズム　8
分割肝移植　253
分時換気量　227
分子生物学　3
分子標的治療薬　191, 193
分子標的薬の臨床応用　110
分析疫学　116
憤怒けいれん　348
分泌性下痢　424
分布相（α相）　182
分布容積　181
糞便検査　418
分利性解熱　336

へ

閉塞性黄疸　427
閉塞性動脈硬化症　408
閉塞性動脈硬化症の病期分類　407
並列診療　301
ヘテロ接合　13
ヘテロ接合性の消失　174
ペニシリン　5
ヘビ咬症　80
ヘルスプロモーション活動　308
ヘロイン　85

片眼性眼球突出　375
変形性膝関節症　445
片頭痛　441, 442
ベンゾジアゼピン中毒　83
ベンチュリーマスク　225
便秘　422
便秘の鑑別診断　423
扁平上皮癌　95

ほ

保因者　14
包括払い（定額払い）制　313
膀胱癌　438
膀胱収縮障害　436
膀胱蓄尿機能障害　436
膀胱ドレナージ　255
膀胱・尿道鏡　438
放射線　46, 232
放射線性顎骨壊死　389
放射線増感薬　234
放射線治療　232, 239
放射線と単位　67
放射線被曝による医原性疾患　94
放射線防護の諸原則　68
放射線誘導遺伝的不安定性　65
ホウ素中性子捕捉療法（BNCT）　237
法的脳死診断　245
乏尿　434
保険外併用療養費　312
保険外併用療養費制度　327
保健師　302
母集団薬物動態解析　181
補助静脈栄養　220
補助人工心臓　265
ホスピス　292
ホスホマイシン系抗菌薬　186
補正血小板増加数　215
母性（細胞質）遺伝病　19
ポータブル写真　150
勃起障害　452
勃起不全改善薬　452
発作性夜間ヘモグロビン尿症　429
ボツリヌス菌　79
ポピュレーションファーマコキネティクス　181
ホモ接合　13
ホリスティックメディシン　2
ポリファーマシー　92, 93
ホルモン　6
ホルモン補充療法　453
本態性高血圧　56
本態性低血圧　406

ま

マイクロアレイ解析　16
マイクロサテライト　175
マイクロ波による障害　47
マイクロビオーム　7
前向き追跡調査　116

膜型人工肺　266
マクロライド系抗菌薬　186
末梢静脈栄養　220
末梢性チアノーゼ　402
末梢性トレランス　35
末梢挿入中心静脈カテーテル　220
マリファナ　85
マルチスライスCT　150
慢性咳嗽　392
慢性咳嗽の原因疾患　392
慢性関節痛　444
慢性器質性便秘　423
慢性吃逆の主な原因　411
慢性結膜炎　376
慢性抗体関連拒絶反応　251
慢性進行性外眼筋麻痺　376
慢性腎臓病　281
慢性腎不全　281
慢性心不全と性差　289
慢性中毒　70
慢性軟便　424
慢性粘血性下痢便　424
慢性反復性けいれん発作　347
慢性疲労症候群　342
慢性貧血　214
慢性副鼻腔炎　382, 383
慢性ぶどう膜炎　376
慢性不眠症の「3P」　440
慢性閉塞性肺疾患　50, 394
慢性片頭痛　442

み

ミオクローヌス　347, 348
味覚障害　386
右側腹部痛　417
右季肋部痛　417
ミコフェノール酸モフェチル　250
水・電解質異常　23
水バランス　211
水抑制画像（FLAIR）　155, 156
ミゾリビン　250
密封小線源治療　236
ミトコンドリア眼筋症　377
ミニサテライト　175
ミニサテライト突然変異　65, 66
ミネラル欠乏症　55
未発症者　14
耳の診察　135

む

無危害　9, 10
無菌性膿尿　439
無呼吸　440
無自覚低血糖　258
無症候性血尿　437
むせ　394
無尿　434
胸やけ　414
胸やけの鑑別疾患　415

無脈性電気活動　269
無力性嗄声　391

め

迷走神経刺激　411
メタボリックシンドローム　55
メチルメルカプタン　410
メッツ　180
メディエータ　280
メトヘモグロビン　402
眼の充血　371
眼の診察　135
めまい　381
めまい疾患の分類　381
免疫異常　31
免疫寛容　33
免疫グロブリン製剤　214
免疫チェックポイント阻害薬　6, 191, 193
免疫不全　37
免疫抑制薬　201
免疫抑制薬の適応症と副作用　204
免疫抑制薬の分類と作用機序　202
面接技法　130
メンデル遺伝病　13
メンデル遺伝を示す疾患　19

も

毛舌　359
毛髪過剰　359
毛髪の異常　359
毛髪の異常を伴う主な疾患　360
網膜虚血　370
網膜色素変性　370
網膜神経線維の走行　371
網膜の障害　370
網膜の神経線維　371
毛様充血　371
毛様白斑症　409
網羅的ゲノム解析　16
モルヒネ　85
問題指向型診療録　133

や

薬剤師　302
薬剤性ED　452
薬剤性疾患　92
薬剤性出血性腸炎　413
薬剤性パーキンソニズム　93
薬剤性肥満　354
薬剤性味覚障害　386
薬剤耐性　191
薬剤などの外因性動悸　401
薬剤熱　340
薬剤の使用過多による頭痛　442
薬剤リンパ球刺激試験　340
薬物アレルギー　92
薬物間相互作用　182

薬物関連顎骨壊死　389
薬物代謝　181
薬物代謝酵素　181
薬物代謝酵素の遺伝子多型　184
薬物中毒　81
薬物治療モニタリング　184
薬物動態　180
薬物動態学　30
薬物動態パラメータ　181
薬物の吸収と排泄　81
薬理遺伝学的検査　16
薬力学　30
山酔い　64
病める個人に対する対策　306
病める集団に対する対策　306

ゆ

有益性と有害性のバランス　123
有機溶剤中毒　72
有機溶剤中毒の症状と原因物質　71
有機リン　74
有機リン中毒　75
有酸素運動　179
有痛性外眼筋麻痺　373
有痛性強直性痙攣　348
有痛性正中神経ニューロパチー　441
有痛性痙縮　347
尤度比　128, 145
輸液製剤　210
輸液療法　209, 212
輸血過誤　218
輸血関連急性肺障害　219
輸血関連循環負荷　219
輸血後移植片対宿主病　219
輸血によるウイルス感染症　219
輸血による細菌感染症　219
輸血副作用　217
輸血用血液製剤　214
輸血療法　213

よ

葉間胸水　404
溶血　429
溶血性輸血副作用　218
養子免疫遺伝子療法　240
用手的気道確保　224
養生訓　10
腰痛　442
腰痛の分類　443
要配慮個人情報　326
用量規定毒性　192
ヨード造影剤　159
予防医学　306
予防医学的閾値　146
予防照射　235
ヨーロッパ放射線リスク委員会　62

ら

雷鳴頭痛　441
ラウドネスバランス法　380
ラ音　138
ランダム化比較試験（RCT）　121, 124
乱用薬物　85

り

理学療法士　284, 302
罹患率　118, 120
裏急後重　421
リザーバー付きフェイスマスク　225
リスクインジケーター　307
離脱　228
リニアック　235
リハビリテーション　282
リハビリテーション栄養　286
リハビリテーション診療の流れ　283
リポソーム／リポフェクション法　241
リポ多糖　336
硫化水素　410
粒子線治療　236
量–影響関係　69
両眼性眼球突出　374, 375
両眼性複視　377
利用しやすさバイアス　126
良性発作性頭位めまい症　381
量–反応関係　69
緑内障　370
緑内障の視野障害　371
緑内障発作眼　373
臨界濃度　70
リンコマイシン系抗菌薬　186
臨床遺伝専門医制度　17
臨床疫学　7, 121
臨床研究法　328, 331, 332
臨床研究法における規制の概要　329
臨床検査　143
臨床検査医学　2
輪状甲状膜切開　225
臨床試験　180, 328
臨床的脳死診断　245
臨床倫理　9
臨床倫理委員会　12
リンパ球交差試験　249
リンパ球刺激検査　30
リンパ球の機能的サブセット　32
リンパ球のサブセット　34
リンパ節腫脹　364
リンパ節腫脹の原因と分類　364
倫理4原則　12

る

累積死亡率　119
累積罹患率　119
るいそう　353
るいそうの鑑別診断　355

るいそうの原医疾患　354
るいそうをきたす器質的疾患の分類　355

れ

冷却濾過法　231
レーザー虹彩切開術　373
レーザーによる障害　47
レジスタンス運動　179
レプチン　419
連関痛　416
連続飲酒　52
連続性ラ音　138, 395
連続流型補助人工心臓　265

ろ

ロイコプラキー　409
聾　378
老化　21
老化に伴う各臓器の変化　23
漏出性胸水　404
老人性眼瞼下垂　375
労働環境要因と健康障害　57
労働者の疾病　57
老年期　22
老年期に多い慢性疾患　23
老年期の急性期疾患　24
老年症候群　23, 24

わ

ワクチン　5

数字

1/2等張液　211
1/3等張液　211
1/4等張液　211
^{18}F-FDG　162
^{18}F-FDG PET　165
1塩基変異　173
1塩基変異によるアミノ酸変異　173
1塩基変異の解析　174
2×2表による計算　128
2×2分割表　146, 147
2塩基以上の変異　174
2回主張のルール　304
4つのR　234
I型アレルギー　40
II型アレルギー　40
III型アレルギー　41
IV型アレルギー　41
V型アレルギー　41

欧文索引

ギリシャ文字

βラクタム系抗菌薬　185

A

ABCD^2 スコア　382
abdominal compartment syndrome　274
abdominal distention　422
abdominal pain　416
ABLB 検査　379
abnormal breath　396
ABO 血液型　217
accelerated fractionation（AF）　235
AChE 阻害薬　74, 75, 76
acoustic window　158
acquired immunodeficiency syndrome（AIDS）　39
acute abdomen　275
acute antibody-mediated rejection（AABMR）　251
acute gastric mucosal lesion（AGML）　412
acute kidney injury（AKI）　280, 281
acute mountain sickness（AMS）　44
acute renal failure（ARF）　281
acute respiratory distress syndrome（ARDS）　280
adaptive immunity　31
Addison 病　390
adenocarcinoma　95
ADL（activity of daily living）　284
advanced life support（ALS）　272
adventitious sound　395
AED（automated external defibrillator）　272
AGREE II　123
AIDS（acquired immunodeficiency syndrome）　5
Albright 症候群　390
alcohol abuse　51
alexisomia　88
alexythimia　88
ALK 阻害剤　110
allergy　39
Alma-Ata 宣言　298
alternate binaural loudness balance test　379
Alzheimer 病　383
analytical epidemiology　116
anemia　429
ankle brachial pressure index（ABI）　408
anorexia　418
antibody-dependent cellmediated cytotoxicity（ADCC）　41
anticipation　20

antidiuretic hormone（ADH）　434
antithymocyte globulin（ATG）　250
anuria　434
APC 遺伝子　109
apoptosis　105
ARAS と脳内容体　345
arteriosclerosis obliterans（ASO）　408
arthralgia　444
artificial organ　264
ascending reticular activating system（ARAS）　344
asystole　269
atopy　40
autoimmunity　33
azathioprine　251

B

Babinski 反射　142
Bacillus cereus　79
back pain　442
bacterial translocation（BT）　280
bag valve mask（BVM）　272
Banff 分類　251
Barré 徴候　141, 142
basal cell carcinoma　95
Basedow 病　368
basic life support（BLS）　272
behavioral and psychological symptoms of dementia（BPSD）　319
belching　415
beneficence　10
benefit-harm balance　123
Bernard-Soulier 症候群　433
beta cell replacement therapy　254
bioavailability　181
bioinformatics　4
biopsycho-social model　87
Biot 呼吸　396
Bjerrum 暗点　371
bleeding tendency　432
blepharoptosis　375
blood oxygenation level dependent（BOLD）　156
blood pressure dysregulation　406
bloody sputum　394
bloody stool　413
blue light imaging（BLI）　167
BMI による肥満，低体重の判定基準　354
body mass index（BMI）　353
bone marrow transplantation（BMT）　262
Borg スケール　397
Bragg ピーク　236
brain death　244
brain stem death　245
breathholding spell　348
breathlessness　397
Brudzinski 徴候　141

B 細胞　32
B 細胞抗原受容体の構造　33

C

cachexia　355
cAMP　336
Candida albicans　409
Canterbury 判決　10
carcinogenic substance　99
cardiogenic shock　267, 279
cardiopulmonary resuscitation（CPR）　271
CART　6
CAR-T 細胞療法　240
case control study　117
CAST 試験　330
cataplexy　441
CBT-I（cognitive behavioral therapy-in so mnia）　440
CD4$^+$T 細胞数と日和見感染症の関係　28
CEA（carcinoembryonic antigen）　405
CETP 阻害薬　331
cetuximab　110
CHART-2 研究　289
CHART-2 研究の症例背景における性差　290
chemoradiotherapy　238
chest oppression　400
chest pain　400
Cheyne-Stokes 呼吸　396, 397
chilblain　46
Child-Pugh 分類　183
cholecystokinin（CCK）　419
Choosing Wisely（賢明な選択）キャンペーン　9
chronic antibody-mediated rejection　251
chronic fatigue syndrome　342
chronic kidney disease（CKD）　281
chronic obstructive pulmonary disease（COPD）　50, 394
chronic renal failure（CRF）　281
clinical epidemiology　121
clinical ethics committee（CEC）　12
Clostridium botulinum　79
Clostridium perfringens　79
clubbed finger　403
c-myc 発現異常とリンパ腫　107
CO$_2$ ナルコーシス　225
coarse crackle　395
coat of tongue　409
coffee-ground　412
cohort study　116
colic pain　416
coma position　271
common disease　6
community medicine　297
community-oriented primary care

（COPC）299
computed tomography（CT）5
conformal radiation therapy 235
congenital fibrosis of the extraocular muscles 375
constipation 422
continuous fever 336
continuous hemodiafiltration（CHDF）282
continuous positive airway pressure breathing（CPAP）226
continuous renal replacement therapy（CRRT）282
control mode ventilation（CMV）226
conventional fractionation（CF）235
convulsion 347
COPCの方法論と特徴 300
cord blood stem cell transplantation（CBSCT）262
core values of primary care 300
corrected count increment（CCI）215
cough 392
COX-1 207
COX-2 207
cramp 347, 348
Crigler-Najjar 症候群 427
crisis 336
CRISPR-Cas9 4
cross-matching test 249
cryofiltration 231
CT 150
CTC-AE（Common Terminology Criteria for Adverse Events）197
CTZ（chemoreceptor trigger zone）420
CT 関節造影 154
CT 血管撮影 153, 154
CT 大腸鏡検査 153
CT の被曝 151
CT ミエログラフィ 154
CUS 304
cyanosis 402

D

damage-associated molecular patterns（DAMPs）280
decompression sickness 44
dehydration 350
delayed hemolytic transfusion reaction（DHTR）218
descriptive epidemiology 116
DESC スクリプト 305
developmental disorder 451
diadochokinesis 141
diarrhea 423
DIC 280
diplopia 377
direct percutaneous endoscopic jejunostomy（D-PEJ）223

direct to consumer 17
disability adjusted life year（DALY）322
distributine justice 11
distributive shock 267
dizziness 381
DNA ジャイレース 187
DNA 診断 171
DNA のトランスフェクション 105
do no harm 10
DOHaD（Developmental Origin of Health and Disease）説 6
donor specific anti-HLA antibody（DSA）249
double filtration plasmapheresis（DFPP）231
Down 症候群 20
DPC（Diagnosis Procedure Combination）313
drug fever 340
drug lymphocyte stimulation test（DLST）340
DTC 遺伝子検査 17
Dubin-Johnson 症候群 428
dull headache 441
dynamic mutation 20
dysoxia 279
dysphagia 414
dyspnea 397

E

EBM の実施 124
ECS（Emergency Coma Scale）345
edema 352
Ehlers-Danlos 症候群 433
emaciation 353
embryonic stem cell 21, 243
enanthema 357
end of life care 25
endoscopic mucosal resection（EMR）168
endoscopic submucosal dissection（ESD）168
endotoxin 28
enteral nutrition 221
enterosystemic cycle 212
environmental enrichment 19
epidemiology 116
epidermal growth factor receptor（EGFR）108
epigenetic phenomenon 20
epigenetics 109
epigenome 6
epileptic seizure 347
epistaxis 383
Epworth sleepiness scale（ESS）398
erectile dysfunction（ED）452
Erikson による発達課題 324
eruption 357
erythema of palm 362

ES 細胞 21, 243
ES 細胞由来膵島移植 257
European Committee on Radiation Risk（ECRR）62
evidence-based medicine（EBM）7, 122
exanthema 357
exophthalmos 374
exotoxin 28
experimental epidemiology 117
extracardiac-compressive, obstructive shock 267

F

failure to thrive 451
febrile convulsion 348
fever 336
fever of unknown origin（FUO）339
fine crackle 395
finger-nose-finger test 141
first degree relatives 14
Fisher 症候群 377
FISH 法 171
FitzGerald の仮説 208
FLAIR（fluid attenuated inversion recovery）155
fMRI（functional MRI）6
Fontaine 分類 407
forced duction test 377
FOUR（Full Outline of UnResponsiveness）score 345
frailty 25
Framingham Heart Study 287
Framingham 研究 116
Frenzel 眼鏡下での自発眼振 382
fresh frozen plasma（FFP）214
frostbite 46
functional MRI 156
FUO 分類 339

G

Gélineau 症候群 441
gastroesophageal reflux disease（GERD）415
GCP（good clinical practice）省令 328
GCP 省令 331
GCS（Glasgow coma scale）345
Geckler の分類 395
gefitinib 110
gender-specific medicine 285
gene-modified T cell therapy 240
general adaptation syndrome 89
general practice（GP）298
GeneReviews 18
genetic disease 14
genetic testing 14
genetics 14
genome editing 4

genome-wide association study (GWAS) 6
germline gene therapy 242
GH-IGF-I axis 451
Gilbert 症候群 427
Glasgow coma scale (GCS) 269, 280
glucocorticoid (GC) 198
goiter 367
Goldmann 視野計 370
good post-marketing study practice (GPSP) 省令 331
graft versus host disease (GVHD) 219
graft-versus-leukemia (GVL) 効果 263
GTP 結合蛋白 108

H

hairy leukoplakia 409
headache 441
hearing impairment 378
heart transplantation 258
heartburn 414
heat attack 45
heat collapse 45
heat cramp 45
heat exhaustion 45
heat stroke 45
hematemesis 412
hematochezia 413, 423
hematopoietic stem cell transplantation (HSCT) 261
hematuria 437
hemodiafiltration (HDF) 282
hemodialysis (HD) 230, 282
hemofiltration (HF) 231, 282
hemoperfusion (HP) 232
hemoptysis 394
hemorrhagic disease 273
Henoch-Schönlein 紫斑病 433
hepatomegaly 425
heredity 14
Hertel 眼球突出計 374
Hess 赤緑検査 377, 378
heuristic 126
hiccough, hiccup 411
High Value Care 9
high-altitude cerebral edema (HACE) 44
high-altitude pulmonary edema (HAPE) 44
Hippocrates 4
Hippocrates 誓詞 8
Hirschberg 法 377
HIV (human immunodeficiency virus) 39
hoarseness 391
Horner 症候群 376
hospital ethics committee (HEC) 12
host-parasite relationship 28

HTK 液 (histidine-tryptophan-ketoglutarate solution) 253
Hugh-Jones 分類 397
human atrial natriuretic peptide (HANP) 434
human genetic variation 18
Humphrey 視野計 370
Hunter 舌炎 430
hyperemia 371
hyper-fractionation (HF) 235
hyperthermia 238, 336
hypo-fractionation 235
hypoglycemia unawareness 258
hypothalamic-pituitary-adrenal axis (HPA axis) 89
hypovolemic shock 213, 267, 279
hypoxia 279

I

idiopathic thrombocytopenic purpura (ITP) 433
IGF-I 欠損症 451
IIEF-5 (International Index of Erectile Function) 452
image guided radiotherapy (IGRT) 235
imatinib 110
immunodeficiency 37
induced pluripotent stem cell (iPS cell) 4, 21, 243
infection control team (ICT) 301
infection nucleic-acid testing 14
infectious disease 27
innate immunity 31
insomnia 440
intensity modulated radiation therapy (IMRT) 236
interferon (IFN) 336
interleukin (IL) 336
intermittent claudication 406
intermittent fever 336
intermittent mandatory ventilation (IMV) 226
internal medicine 2
International Agency for Research on Cancer (IARC) 102
International Atomic Energy Agency (IAEA) 68
International Classification of Functioning, Disability and Health (ICF) 283
International Commission on Radiological Protection (ICRP) 62
International League Against Epilepsy (ILAE) 347
International Statistical Classification of Diseases and Related Health Problems (ICD-10) 95
interprofessional education (IPE) 305

interprofessional work (IPW) 301
intervention study 117
interventional radiology (IVR) 6
intestinal transplantation 259
intoxication 69
iPS 細胞 21, 243
iPS 細胞由来膵島移植 257
ISBAR 304
ischemia/reperfusion injury (IRI) 279
islet transplant alone (ITA) 254
itch 360
itching 360
IUIS (International Union of Immunological Societies) 39
IUIS 原発性免疫不全症分類 38

J

Japan coma scale (JCS) 269
jaundice 427
JCI が定める国際患者安全目標 295
JCS (Japan coma scale) 345
Joint Commission International (JCI) 295
jRCT (Japan Registry of Clinical Trials) 332
justice 12

K

Kallmann 症候群 383
KDIGO 分類 280
Kernig 徴候試験 141
kidney allo transplantation 249
kidney (renal) transplantation 248
Kiesselbach 部位 383, 384
killer chest pain 397
Klinefelter 症候群 20
Korotkoff 音 134
Kussmaul 大呼吸 396

L

Lambert-Eaton 症候群 377
Laugier-Hunziker-Baran 症候群 390
Levine の強度分類 137
linear energy transfer (LET) 233
linked color imaging (LCI) 167
lipopolysaccharide (LPS) 336
liver transplantation 252
loss of heterozygosity (LOH) 174
low back pain 442
Low Value Care 9
lower esophageal sphincter (LES) 414
lymph node enlargement 364
lysis 336

471

M

Müller and Jones の分類　394
Münchhausen 症候群　340
Ménière 病　381
MAC (*Mycobacterium avium* complex)　339
magnetic resonance imaging (MRI)　5
malignant hyperthermia　341
Mallory-Weiss 症候群　275, 412
Marcus Gunn 現象　375
Marie-Bamberger 症候群　404
Mariotte 盲点　371
Maslow の欲求階層と自己実現　324
medical ethics　9
medication overuse headache (MOH)　442
medication-related osteonecrosis of the jaw (MRONJ)　389
melena　413
mental well-being　322
metabolic equivalent (MET)　180
microbiome　7
Mingazzini の上肢挙上試験　449
minimally conscious state (MCS)　346
MIP (maximum intensity projection)　152
mixed pain　416
mizoribine　250
MLF 症候群　377
motor paralysis　447
mountain sickness　44
MPR (multiplanar reconstruction)　152
MR hydrography　155
MRA (MR angiography)　157
MRC 息切れスケール　397
MRI　154
MRI が禁忌となるもの　155
MRI の造影剤　161
MR 画像　155
MR 血管撮影 (MRA)　157
MR 検査の安全性　154
mucous and bloody stool　423
multidrug resistance protein 2 (MRP2)　427
multifactorial inheritance　20
multimorbidity　22
multiple chemical sensitivity　48
multiple organ dysfunction syndrome (MODS)　113, 279
multiple organ failure (MOF)　114, 268, 278
multiple sleep latency test (MSLT)　441
multiprofessional practice　301
myalgic encephalomyelitis　342
mycophenolate mofetil (MMF)　250

myoclonus　347, 348

N

naked DNA 法　241
narcolepsy　441
narrow band imaging (NBI)　167
nasal continuous positive airway pressure (NCPAP)　440
Natanson 判決　10
nausea　420
neck flexion test　141
neuroleptic malignant syndrome　340
nevus araneus　363
NIH stroke scale　449
non-erosive reflux disease (NERD)　415
noninvasive positive pressure ventilation (NPPV)　226
non-maleficence　10
non-steroidal anti-inflammatory drugs (NSAIDs)　206, 445, 446
nutrition support team (NST)　301

O

obesity　353
occupational therapist (OT)　285
Odds ratio　117
oliguria　434
OMIM (Online Mendelian Inheritance in Man)　18
oncogene　105
oncotic pressure の差　210
on-line HDF　231
ONS　222
oral nutritional supplement (ONS)　221
oral symptom　387
Osler 病　433
osteoradionecrosis of the jaw (ORJ)　389
oxgen enhancement ratio (OER)　233
ozostomia　410

P

PACS (picture archiving and communication system)　149
pain of the upper and lower extremities　445
palpitation　401
pancreas transplantation　254
paradoxical pulse　134
parallel practice　301
paraneoplastic syndrome　96
parenteral nutrition (PN)　220
Parkinson 病　383
paroxysmal nocturnal hemoglobinuria (PNH)　429
paternalism　10

pathogen-associated molecular patterns (PAMPs)　31, 280
pattern recognition receptors (PRRs)　280
PCR (polymerase chain reaction) 法　6, 30, 170, 172
PCR 法の手順　173
PDCA (Plan-Do-Check-Action) サイクル　294
PDE-5 阻害薬　452
PELOD (pediatric logistic organ dysfunction) score　346
percutaneous cardiopulmonary support (PCPS)　266
percutaneous endoscopic gastrostomy (PEG)　223
percutaneous trans-esophageal gastro-tubing (PTEG)　223
Performance Status (PS)　190
periodic fever　336
periodic limb movement disorder　440
peripheral blood stem cell transplantation (PBSCT)　262
peripheral parenteral nutrition or partial parenteral nutrition (PPN)　220
peripherally inserted central catheter (PICC)　220
peritoneal dialysis (PD)　232, 282
perpetuating factor　440
persistent vegetative state　245
PET (positron emission tomography)　5, 162
PET 検査　164
Peutz-Jeghers 症候群　392
PGE₂　336
pharmacodynamics (PD)　30, 181
pharmacogenetics　183
pharmacogenomics　183
pharmacokinetics (PK)　30, 180
pharyngodynia　385
Philadelphia 染色体 (Ph chromosome)　107
physical therapist (PT)　284
Ph 染色体と白血病　107
PK/PD 理論　30
plasma exchange (PE)　231
plasmapheresis (PP)　231
platelet concentrate (PC)　214
platelet-derived growth factor (PDGF)　403
pleural effusion　404
point tenderness　133
poisoning　69
polycythemia　430
polymorphism　175
polypharmacy　22, 23
polyuria　435
population health (PH)　298
population PK (PPK)　181
positive end-expiratory pressure

(PEEP) 227
post-antibiotic effect (PAE) 186, 187
post transfusion-graft versus host disease (PT-GVHD) 219
PPRF 症候群 377
Prausnitz-Küstner 反応（P-K 反応） 40
precipitating factor 440
precision medicine 4, 191
predisposing factor 440
preemptive kidney transplantation 249
prerenal acute kidney injury (AKI) 434
pressure control ventilation (PCV) 226
pressure support ventilation (PSV) 226
preventive medicine 306
primary care 298
primary health care (PHC) 298
primary medical care 298
primary MODS 114
procedural justice 12
Pronator drift test 449
prospective follow-up study 116
prostaglandin (PG) 336
protein-energy malnutrition (PEM) 54
proto-oncogene 105
pruritus 360
pseudoseizure 348
psychosomatic disease 86
ptosis 375
pulmonary embolism rule-out criteria (PERC) 126
pulmonary hypertrophic osteoarthropathy 404
pulseless electrical activity (PEA) 269
pyuria 437

Q

QOL (quality of life) 314
Quick SOFA (Sequential Organ Failure Assessment) スコア 337, 338, 346

R

Raynaud 現象 402
Raynaud 症候群 402
Raynaud 病 402
RB 遺伝子 109
RCT (randomized controlled trial) 121
rebound tenderness 139
RECIST (Response Evaluation Criteria in Solid Tumors) ガイドライン

197
red blood cells (RBC) 214
reference interval 145
reference value 145
referred pain 416
reflux hypersensitivity 415
regurgitation 420
rehabilitation nutrition 286
relative biological effectiveness (RBE) 233
remittent fever 336
renal failure 281
renal replacement therapy (RRT) 281
respect for autonomy 10
respiratory distress 397
restless 346
retching 420
retinoblastoma gene 109
retrospective cohort study 117
REVEAL 試験 331
RFLP (Restriction Fragment Length Polymorphism) 175
RFLP による LOH の検出 175
RhD 抗原検査 217
rhinorrhea 385
rhonchus 395
Rinne 法 380
risk factor 117
risk indicator 307
ROC 曲線 146, 147
Romberg 試験 141
Rotor 症候群 428

S

Salgo 判決 10
sarin poisoning 77
SARS (severe acute respiratory syndrome) 29
secondary care 298
secondary MODS 114
SEID (systemic exercise intolerance syndrome) 342
self care 298
self efficacy 308
self-actualization 324
Selye の一般適応症候群 89
sepsis 279
septic MOF 279
septic shock 279
Sequential Organ Failure Assessment (SCFA) スコア 115, 279
severe ARDS 280
severe hypoglycemia 258
sexual dysfunction 452
shared decision making 8, 11
shear wave imaging 159, 160
shifting dullness 139
shivering 46
shock 280, 342

short increment sensitivity index test 379
simultaneous pancreas kidney transplant (SPK) 254
sip feeds 223
SISI 検査 379
SI 単位系 149
skin diving 44
sleep apnea syndrome 440
sleep disorders 440
smell disturbance 382
snore 398
SNPs (single nucleotide polymorphisms) 173
SNRI 84
SOAP (subjective, objective, assessment, plan) 133
SOFA スコア 115
somatic cell gene therapy 242
somatic gene-based testing 14
somatic pain 416
spasm 347, 348
special population 183
SPECT (single photon emission computed tomography) 5, 162
speech-language-hearing therapist (ST) 285
spider angioma 363
splenomegaly 425
sputum 394
squamous cell carcinoma 95
SR 法 (surface rendering) 153
SSCP (single-strand conformation polymorphism) 法 173
SSRI 84
standardized mortality ratio (SMR) 119
START (Simple Triage and Rapid Treatment) 法 346
status epilepticus 347
steatorrhea 423
stellar nevus 363
stereotactic irradiation (STI) 236
stereotactic radiosurgery (SRS) 236
stereotactic radiotherapy (SRT) 236
story generation 295
strain elastography 159, 160
stridor 395
suicide gene 241
supplemental parenteral nutrition (SPN) 220
sustained fever 336
SWI (susceptibility-weighted imaging) 156
symptomatic GERD 415
synchronized intermittent mandatory ventilation (SIMV) 226
syncope 349
systemic inflammatory response syndrome (SIRS) 279
systemic scleroderma (SSc) 402

T

T cell receptor (TCR) 32
T1 強調画像 155
T2 強調画像 155
T2*強調画像 155
taste disorders 386
TD (tone decay) 検査 379
temporary threshold shift (TTS) 378
tenesmus 421
tertiary care 298
tetany 348
The International Conference on Harmonisation of Technical Requirements for Registration of Pharmaceuticals for Human Use (ICH) 328
The West of Scotland Coronary Prevention Study (WOS 研究) 124
therapeutic drug monitoring (TDM) 184
therapeutic window 192
thirst 350
thyroid stimulating hormone (TSH) 368
tic 348
time above MIC 185
tinnitus 378
Tobacco Dependence Screener (TDS) 49
Tolosa-Hunt 症候群 373, 377
total parenteral nutrition (TPN) 220
TPN 用補液製剤 221
transfusion-associated circulatory overload (TACO) 219
transfusion-related acute lung injury (TRALI) 219
transient LES relaxation (TLESR) 415

transitional cell carcinoma 95
translational medicine 7
transtheoretical model (TTM) 308
Traube の三角 139
tube feeding 221
tumor necrosis factor (TNF) 336
tumor suppressor gene 105
Turner 症候群 20
T 細胞 32
T 細胞抗原受容体の構造 33
T 細胞受容体 32

U

UDP-グルクロン酸転移酵素 427
undulant fever 336
Union for International Cancer Control (UICC) 95
University of Wisconsin solution (UW solution) 254
uridine diphosphate-glucronic acid glucuronosyltransferase (UGT) 427
urinary disturbance 436
UW 液 (University of Wisconsin solution) 253

V

vanishing tumor 404
VDT 作業 60
VDT 作業環境 60
VDT 作業の作業区分 59
ventilator-associated lung injury (VALI) 228
ventilator-associated pneumonia (VAP) 228
ventricular fibrillation (VF) 269
ventricular tachycardia (VT) 269
vertigo 381
VEST 試験 330

Virchow リンパ節 136, 364
virtual endoscopy (VE) 153
visceral pain 416
visible peristalsis 424
visual field disorder 370
visual impairment 369
VNTR (variable numbers of tandem repeats) 175
volume control ventilation (VCV) 226
volume depletion 350
vomiting 420
vomiting center 421
von Recklinghausen 病 390
von Willebrand 因子 (vWF) 433
von Willebrand 病 433
VR 法 (volume rendering) 153

W

Wallenberg 症候群 381
warm shock 268
weaning 228
Weber 法 380
Welch 菌 79
WFNS (World Federation of Neurosurgical Societies) 345
wheeze 395
WHO Framework Convention on Tobacco Control (FCTC) 50
World Health Organization (WHO) 308
WOS 研究 124
writer's cramp 348

X

X 線検査 149
X 線検査の被曝線量 149
X 線直線加速器 235

中山書店の出版物に関する情報は、小社サポートページを御覧ください．
https://www.nakayamashoten.jp/support.html

内科学書 改訂第9版（全7冊）

初　版	1971年	4月15日	第1刷	〔検印省略〕
第2版	1982年	2月 5日	第1刷	
第3版	1987年	9月 5日	第1刷	
第4版	1995年	4月28日	第1刷	
第5版	1999年	3月 1日	第1刷	
第6版	2002年	10月10日	第1刷	
第7版	2009年	11月10日	第1刷	
	2012年	4月20日	第2刷	
第8版	2013年	10月31日	第1刷	
第9版	2019年	8月30日	第1刷 ⓒ	

総編集 ――― 南学正臣（なんがくまさおみ）

発行者 ――― 平田　直

発行所 ――― 株式会社 中山書店
〒112-0006　東京都文京区小日向4-2-6
TEL 03-3813-1100（代表）　振替 00130-5-196565
https://www.nakayamashoten.jp/

本文デザイン・装丁 ――― 臼井弘志（公和図書 株式会社 デザイン室）
印刷・製本 ――― 三松堂 株式会社

Published by Nakayama Shoten. Co., Ltd.　　　　　　Printed in Japan
ISBN978-4-521-74749-1（分売不可）

落丁・乱丁の場合はお取り替え致します

- 本書の複製権・上映権・譲渡権・公衆送信権（送信可能化権を含む）は株式会社中山書店が保有します．

- **JCOPY** ＜(社)出版者著作権管理機構 委託出版物＞
本書の無断複写は著作権法上での例外を除き禁じられています．複写される場合は，そのつど事前に，(社)出版者著作権管理機構（電話 03-5244-5088，FAX 03-5244-5089, e-mail: info@jcopy.or.jp）の許諾を得てください．

本書をスキャン・デジタルデータ化するなどの複製を無許諾で行う行為は，著作権法上での限られた例外（「私的使用のための複製」など）を除き著作権法違反となります．なお，大学・病院・企業などにおいて，内部的に業務上使用する目的で上記の行為を行うことは，私的使用には該当せず違法です．また私的使用のためであっても，代行業者等の第三者に依頼して使用する本人以外の者が上記の行為を行うことは違法です．